TRAITÉ CLINIQUE

DES

MALADIES DU CŒUR

ET DES VAISSEAUX

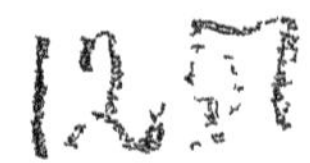

PAR

Henri HUCHARD

PRÉSIDENT D'HONNEUR DE LA SOCIÉTÉ MÉDICO-CHIRURGICALE DE PARIS
MÉDECIN DE L'HÔPITAL BICHAT

LEÇONS DE CLINIQUE ET DE THÉRAPEUTIQUE

LES CARDIOPATHIES ARTÉRIELLES

MALADIES DE L'HYPERTENSION ARTÉRIELLE,
ARTÉRIO-SCLÉROSE GÉNÉRALISÉE, CARDIO-SCLÉROSE, AORTITES,
ANGINE DE POITRINE

DEUXIÈME ÉDITION ENTIÈREMENT REMANIÉE

Avec 65 figures (4 planches hors texte)

Conserver la Couverture

PARIS
OCTAVE DOIN, ÉDITEUR
8, PLACE DE L'ODÉON, 8

1898

TRAITÉ CLINIQUE

DES MALADIES DU CŒUR

ET DES VAISSEAUX

DU MÊME AUTEUR

Traité des Névroses, 2e édition, par A. Axenfeld et H. Huchard. Un vol. grand in-8° de 1195 pages. Paris, 1883. Alcan, éditeur. Prix. . . . . . **20** francs.

Leçons de thérapeutique et de clinique médicales de l'hôpital Bichat. **Maladies du cœur et des vaisseaux**, par H. Huchard. Un vol. in-8° de 917 pages. Paris, 1889. Doin, éditeur (*Edition épuisée*).

EVREUX, IMPRIMERIE DE CHARLES HERISSEY

TRAITÉ CLINIQUE

DES

MALADIES DU CŒUR

ET DES VAISSEAUX

PAR

HENRI HUCHARD

PRÉSIDENT D'HONNEUR DE LA SOCIÉTÉ MÉDICO-CHIRURGICALE DE PARIS
MÉDECIN DE L'HÔPITAL BICHAT

LEÇONS DE CLINIQUE ET DE THÉRAPEUTIQUE

LES CARDIOPATHIES ARTÉRIELLES

MALADIES DE L'HYPERTENSION ARTÉRIELLE,
ARTÉRIO-SCLÉROSE GÉNÉRALISÉE, CARDIO-SCLÉROSE, AORTITES,
ANGINE DE POITRINE

DEUXIÈME ÉDITION ENTIÈREMENT REMANIÉE

Avec 65 figures (4 planches hors texte)

PARIS
OCTAVE DOIN, ÉDITEUR
8, PLACE DE L'ODÉON, 8

1893

A MON CHER ET VÉNÉRÉ MAITRE

M. LE PROFESSEUR POTAIN

JE DÉDIE CE LIVRE

Faible hommage d'une reconnaissance qui ne pourra jamais être acquittée.

H. H.

27 novembre 1892.

Ce n'est pas une seconde édition, c'est un livre nouveau que je présente aux lecteurs.

Lorsqu'à la fin de 1889 parut la première édition, bientôt épuisée en deux années, je laissais encore quelques points à élucider dans une partie jusqu'alors inexplorée de la pathologie cardiaque. L'intérêt croissant qui s'est attaché à toute une classe de maladies nouvelles, les CARDIOPATHIES ARTÉRIELLES, dont j'ai commencé l'étude dès 1870, c'est-à-dire depuis plus de vingt-deux ans, la bienveillante faveur avec laquelle ces leçons furent accueillies en France et à l'Étranger, me faisaient un devoir de les remanier entièrement, et de poursuivre sans relâche les mêmes recherches.

J'ai supprimé d'abord les trois premières leçons sur les « indications thérapeutiques en général » parce qu'elles sont étrangères à l'objet du livre, ensuite les trois dernières leçons sur « la digitale et la médication cardiosthénique », pensant qu'elles trouveraient mieux leur place dans un second volume où seront étudiées toutes les autres affections cardiaques et les CARDIOPATHIES VALVULAIRES avec leur traitement, ce qui fera bientôt de cette œuvre, un *Traité clinique des maladies du cœur et des vaisseaux*.

Enfin, après avoir supprimé encore un certain nombre d'observations devenues inutiles, j'ai complètement transformé, en leur donnant plus de développements et en les augmentant de données nouvelles, les leçons sur la tension artérielle, sur l'artério-sclérose généralisée, sur la cardio-sclérose, sur les aortites et l'angine de poitrine.

En science, il n'est sans doute jamais possible de publier une édition *ne varietur*. Cependant, il me semble important de déclarer que celle-ci, par les modifications nombreuses et profondes que j'y ai introduites, efface presque complètement la première, et qu'elle seule traduit avec exactitude et fidélité le résultat de mes travaux anciens ou récents sur ces diverses maladies.

C'est un devoir bien doux pour moi, d'adresser mes plus sincères remerciements : à M. le Dr A. Weber, mon ancien interne, dont la constante collaboration et les recherches personnelles sur l'anatomie pathologique m'ont été très utiles ; à M. le Dr Ch. Éloy, ancien interne des hôpitaux, qui non content de me prêter son précieux concours pour les expériences physiologiques et thérapeutiques, a bien voulu rédiger sur les aortites, les leçons faites en 1886 ; à l'éditeur distingué, M. O. Doin, pour les soins qu'il a donnés à la partie matérielle de cet ouvrage ; enfin, à tous les lecteurs qui m'ont si puissamment encouragé par leur bienveillance, à continuer mes recherches sur des questions paraissant dominer par leur importance la pathologie tout entière. Ils m'ont largement récompensé de mes efforts persévérants, en me permettant de voir une nouvelle classe de maladies cardiaques, les cardiopathies artérielles, définitivement fondée et acceptée.

HENRI HUCHARD.

TRAITÉ CLINIQUE

DES

MALADIES DU CŒUR

ET DES VAISSEAUX

LEÇONS SUR LES CARDIOPATHIES ARTÉRIELLES

PREMIÈRE LEÇON

LA TENSION ARTÉRIELLE DANS LES MALADIES

I. — Hypotension artérielle.

Importance pronostique de l'accélération du pouls dans la fièvre typhoïde. Dans cette maladie, la fièvre ne domine pas la situation ; l'hyperthermie est la mesure, et non la cause de la gravité.

Un syndrôme nouveau : l'*embryocardie*, rythme fœtal des bruits du cœur.

PRONOSTIC de l'embryocardie : signe avant-coureur d'une mort prochaine. — Observations de Stokes et observations personnelles. Rapport de l'embryocardie avec les accidents de collapsus. — *Fausse* lenteur du pouls, et accélération des battements cardiaques. — L'embryocardie n'est pas spéciale à la dothiénentérie. Exemples dans la pneumonie, la méningite, la tuberculose bulbo-méningée ; les varioles, rougeoles et scarlatines graves ; la diphtérie, la grippe, à la dernière période des maladies cachectiques et consomptives (cancer, tuberculose pulmonaire).

Pouls *instable* de la grippe. Influence aggravante de la grippe sur les cardiopathies. La grippe, comme la dothiénentérie, maladie d'hypotension artérielle.

PATHOGÉNIE des accidents de *collapsus* cardiaque dans les différentes maladies : adynamie ou affaiblissement cardiaque, et abaissement de la tension artérielle. Traitement rationnel et pathogénique du collapsus.

Hypotension artérielle dans les diverses cardiopathies et surtout dans les cardiopathies valvulaires, dans la tachycardie paroxystique. *Tachycardie* due à l'abaissement de la tension artérielle. Preuves cliniques et expérimentales.

Albuminurie des morphinomanes due à l'action dépressive de la morphine sur la tension artérielle. — Différence entre le pouls *fort* et le pouls *ample*. — Médicaments dépresseurs de la tension artérielle, à dose toxique, ou à dose thérapeutique.

Messieurs.

Je vais aborder, dans ces premières leçons, une étude qui n'a pas encore été faite au point de vue de la clinique, je veux parler de l'état de la tension artérielle dans les maladies. Cependant, cette question est des plus importantes en pratique, elle s'impose à votre attention dans un grand nombre d'affections, elle est, pour ainsi dire, la clef de la pathologie cardiaque. C'est pour cette raison que je place ces leçons au commencement de mon cours, pour bien faire comprendre tout ce qui doit suivre. Pour le moment, il suffit de savoir que la tension artérielle peut être définie : la pression exercée par la masse sanguine contre les parois vasculaires.

Les modifications sont relatives à son augmentation (*hypertension*), ou à sa diminution (*hypotension*). Je veux d'abord vous parler de cette dernière, et entrer immédiatement dans mon sujet par la citation de quelques exemples.

Un jeune homme de dix-neuf ans est entré le 3 février 1888 à l'hôpital avec tous les symptômes d'une fièvre typhoïde à son début. Déjà, les taches rosées apparaissaient sur l'abdomen, et, d'après les renseignements obtenus, nous avons pu établir que l'affection était arrivée à son onzième jour. Dès l'entrée du malade dans nos salles, j'ai formulé, à votre grand étonnement, un pronostic extrêmement grave. Cependant, la fièvre n'était pas très intense, la température ne dépassait pas le chiffre de 39°,2 ; les symptômes du côté du thorax, de l'abdomen et du système nerveux étaient à peine accusés : et, si l'état de sécheresse de la langue et un léger ballonnement du ventre commandaient déjà par eux-mêmes une certaine réserve au sujet du pronostic, ces signes ne nous permettaient pas encore d'affirmer la certitude d'une mort prochaine. Mais, ce qui m'avait permis, douze jours avant le dénouement fatal, de formuler un pronostic très grave et même mortel, c'était l'existence simultanée de deux signes très importants : l'*accélération du pouls*, et la *tendance des bruits du cœur à prendre le rythme fœtal.*

Pour le premier signe (accélération du pouls), tout le monde est d'accord : on sait depuis longtemps que le pouls de la fièvre typhoïde bénigne est relativement lent, puisqu'il ne dépasse pas le plus souvent le chiffre de 80 à 100 avec des températures parfois élevées. Dès 1834, Andral avait dit : « On n'observe pas un rapport rigoureux entre l'accélération de la circulation et l'élévation de la température. » Bernheim a pu voir évoluer, avec la plus complète régularité et sans accidents, une dothiénentérie dans laquelle la température avait atteint 41°, tandis que les pulsations radiales n'avaient pas dépassé le chiffre de 70. Mais, lorsque le pouls arrive à 115 et à 120, même avec une fièvre modérée, on peut déjà considerer cette accélération cardiaque comme suspecte, et l'on doit réserver le pronostic. La statistique suivante due à Murchison le prouve :

Dans 30 cas où le pouls n'a jamais dépassé 110, la maladie s'est terminée par la guérison ; sur 70 malades chez lesquels il a été au-dessus de 110, il a constaté 21 morts (mortalité : 30 p. 100) ; sur 32 malades chez lesquels il a été au-dessus de 120, il y a eu 15 morts (mortalité : 47 p. 100) ; sur 25 cas où il a dépassé 130, il y a eu 13 morts (mortalité : 52 p. 100) ; enfin, sur 10 cas où le chiffre de 140 pulsations a été dépassé, 6 ont été mortels (mortalité : 60 p. 100).

D'après cette statistique, on voit que la mortalité de la fièvre typhoïde suit une progression croissante avec l'accélération du pouls. Ce fait, essentiellement clinique, démontre qu'il est encore bon de tâter le pouls des malades, surtout celui des typhoïdiques, et de ne pas s'en tenir seulement à la constatation du chiffre thermique. Il devient aussi la condamnation des systèmes thérapeutiques fondés sur la doctrine allemande de l'hyperthermie et de cette phrase de Griesinger : « La fièvre domine la situation. » Il est plus conforme à la clinique de répéter au contraire, avec Liégeois et Noël Gueneau de Mussy : « L'hyperthermie est la mesure, et non la cause de la gravité. »

Quand, à l'accélération du pouls (ou tachycardie) se joint le *caractère fœtal* des bruits du cœur, signe presque inconnu sur lequel j'appelle depuis longtemps votre attention, le pronostic s'assombrit et devient le plus souvent mortel.

Or, quatre jours après l'entrée de notre malade à l'hôpital, je vous faisais constater l'existence de ce signe, consistant dans l'égalité parfaite, en durée, du grand et du petit silence du cœur, ce qui donnait à ses bruits égaux et précipités une ressemblance frappante avec le tic tac d'une montre, avec les mouvements du pendule, ou encore avec les battements fœtaux. D'après cette simple constatation, j'ai formulé un pronostic mortel.

Les jours suivants, en effet, les battements du cœur se précipitèrent, les pulsations atteignirent rapidement le chiffre de 120, 140, puis de 160 ; je constatai ensuite l'affaiblissement progressif du premier bruit, l'atténuation du deuxième bruit diastolique au niveau du foyer aortique, indice d'un abaissement considérable de la tension artérielle, révélé encore par l'examen sphygmomanométrique. Bientôt, on vit apparaître d'assez grandes quantités d'albumine dans les urines, et le malade succomba, comme nous l'avions prévu, le 16 février, douze jours après son entrée à l'hôpital, au milieu de symptômes asphyxiques, en pleine cyanose, et cela malgré la médication par les bains froids à laquelle nous l'avions soumis sévèrement dès le début. J'avais affirmé aussi, dès le premier jour, l'existence d'une myocardite typhoïdique confirmée ensuite à l'autopsie.

Ainsi donc, voilà un symptôme presque inconnu — le caractère fœtal des bruits du cœur — qui permet de formuler assez longtemps à l'avance un pronostic presque toujours inexorable. Je lui donne le nom d'*embryocardie*, préférable à celui de *cyématocardie* (de κύημα, fœtus, et καρδία, cœur), que j'avais tout d'abord adopté.

J'en ai seulement trouvé la mention dans l'ouvrage de Stokes, au sujet de sa description si remarquable de l'état du cœur dans le typhus. « L'extinction de l'un ou de l'autre bruit cardiaque n'a pas lieu, dit-il ; seulement, ils sont tous deux moins forts et deviennent presque complètement identiques. Nous avons donné à cet état le nom de *caractère fœtal*, tiré de la ressemblance étroite qu'il y a entre ce phénomène et les bruits du cœur du fœtus pendant la gestation. Cette similitude est presque absolue, lorsque le pouls a une rapidité de 125 à 140 pulsations à la minute. » Le médecin irlandais traitait ses malades par l'administration du vin à haute dose, et l'on peut lire trois observations où ce rythme particulier du cœur a été signalé.

Dans la première observation, un malade, âgé de vingt ans, présentait au 10e jour d'un typhus maculé grave, une absence presque complète du choc cardiaque et les pulsations atteignaient le chiffre de 124. A droite du mamelon gauche, on n'entendait que le deuxième bruit du cœur. Puis, au treizième jour, les bruits cardiaques, qui s'entendaient à peine entre les 5e et 6e côtes, avaient pris le rythme fœtal; mais celui-ci fut transitoire, et le malade finit par guérir.

Dans la deuxième observation, le malade, âgé de vingt ans, atteint de typhus maculé, était arrivé à un état très grave : prostration extrême, yeux injectés, langue couverte de fuliginosités brunes; pouls à 125, petit et sans force; action du cœur affaiblie, et respiration précipitée. Le lendemain de son entrée à l'hôpital, il y a du délire, du collapsus, du refroidissement des extrémités. Le pouls à 132 est mou, dépressible et variable; l'impulsion du cœur ne se perçoit pas, les bruits sont faibles, mais nets. Enfin, trois jours après, le pouls étant à 120, on remarque que « les bruits du cœur ressemblent à ceux de la circulation fœtale ». Dès le lendemain, ils se rapprochent de l'etat normal, et le malade guérit, grâce à l'administration du vin à fortes doses.

Le troisième malade, atteint également de typhus maculé, présente au dixième jour de son affection des bruits du cœur très faibles, ressemblant beaucoup à ceux du fœtus pendant la vie intra-utérine. A partir de ce moment, son état s'aggrave : impulsion cardiaque à peine appréciable, pouls intermittent et fréquent (120 et 136 pulsations). Au seizième jour, les extrémités se refroidissent, et la mort survient le lendemain, dix-septième jour de la maladie. A l'autopsie, on trouve le cœur avec son volume normal, « mais livide, extrêmement mou, cédant à la pression du ventricule gauche... Celui-ci est divisé de la base à la pointe : le tissu musculaire y offre un aspect très singulier ; on ne retrouve pas une seule fibre ; dans les deux tiers de son étendue, on remarque une couche d'un tissu homogène en apparence, d'une coloration plus foncée, et d'un huitième de ligne en épaisseur. Le tissu du ventricule est infiltré d'une matière gommeuse agglutinant les doigts et offrant quelque ressemblance avec la substance corticale des reins ; une section transversale donne les mêmes résultats. Le réseau des fibres musculaires présente plus de consistance, mais son état est le même. Les colonnes charnues postérieures semblent être peu altérées ; elles sont seulement pâles, mais leur consistance est normale. On peut en dire autant des colonnes charnues antérieures. Le ventricule droit est plus dur et plus ferme, il n'a pas le même aspect. L'oreillette droite contient un caillot sanguin ; la couleur de la membrane qui la tapisse n'offre rien de remarquable ; la cloison du cœur est ramollie et livide. »

Dans un autre passage de son livre, le médecin irlandais ajoute ces mots : « Sans chercher à établir qu'il n'existe pas de ramollissement cardiaque dans les cas de rythme fœtal, on peut admettre qu'il y a débilitation du cœur, et peut-être une modification typhoïde plus ou moins marquée. » Or, celle-ci est caractérisée le plus souvent par la myocardite, comme mes autopsies l'ont démontré. Mais je ne veux pas dire par là que l'inflammation du myocarde est, à elle seule, capable de donner lieu au phénomène de l'embryocardie. Car, d'après mes observations, l'*embryocardie* (unie toujours à la tachycardie) est un signe, non seulement de l'affaiblissement du cœur, mais aussi de l'abaissement considérable de la tension artérielle, deux conditions inséparables qui, dans la dothiénentérie, président souvent au développement des accidents graves connus sous le nom de *collapsus*.

J'ai hâte de vous citer encore dans la fièvre typhoïde deux faits d'embryocardie qui m'ont autrefois beaucoup impressionné :

Il y a neuf ans, à l'hôpital Tenon, se trouvait une malade qui, dans la convalescence d'une fièvre typhoïde de moyenne intensité, conservait toujours un pouls rapide (120 à 140) et dont les bruits du cœur présentaient le caractère fœtal. J'étais inquiet, sans doute, mais je me plaisais à espérer encore la guérison, parce que la malade était en pleine convalescence et qu'elle n'avait plus de fièvre depuis une douzaine de jours. Par la suite, elle eut une syncope, et elle finit par succomber lentement à des phénomènes asphyxiques, au vingtième jour de sa convalescence. Le caractère fœtal des bruits du cœur m'avait alors beaucoup frappé, et c'est depuis cette époque que j'ai pu étudier sa valeur diagnostique et pronostique.

En 1887, un de mes confrères de la province m'appelait pour sa jeune fille de quatorze ans, atteinte de fièvre typhoïde au huitième jour. La maladie semblait marcher avec toute la régularité désirable : les taches rosées commençaient à se montrer, la diarrhée était modérée et non fétide, la langue humide, l'état cérébral presque satisfaisant avec un léger subdélirium nocturne, l'auscultation de la poitrine ne révélait la présence d'aucun râle ; mais la température atteignait déjà le chiffre de 40°,5. Nonobstant cette élévation thermique, le pronostic paraissait rassurant à deux de mes confrères, lorsque j'appelai leur attention sur l'accélération du pouls qui battait 120 à 130 fois par minute, et je partis très préoccupé parce que j'avais constaté une tendance des bruits du cœur à prendre le caractère fœtal. Quatre jours après, la malade fut prise pendant une heure d'un état lipothymique qui fut attribué à tort à l'administration de l'antipyrine ; et le lendemain, quand je revins voir la petite malade, les accidents syncopaux ne s'étaient pas reproduits, le calme était revenu, et l'on était loin de s'attendre à un dénouement rapide et fatal. Mais le pouls était devenu plus fréquent (à 144), les bruits du cœur faibles et égaux en intensité, identiques par leur timbre, avaient pris nettement le caractère fœtal. M'appuyant alors sur la valeur pronostique de ce dernier signe, j'annonçai, au grand étonnement de mes confrères, la mort presque certaine et prochaine de l'enfant... Deux jours après, elle succombait au milieu des symptômes asphyxiques les plus prononcés, comme cela survient le plus souvent dans ces cas. J'avais cependant fait suivre — mais seulement dans les derniers jours — une médication qui m'a rendu parfois de grands services, médication consistant dans l'emploi d'injections sous-cutanees de caféine associées aux injections d'ergotine à la dose de trois ou quatre par jour, chaque seringue de Pravaz injectée représentant 1 gramme d'ergotine et 25 centigrammes de caféine.

Je ne vous ai cité jusqu'alors que des faits d'embryocardie observés dans le cours du typhus et surtout de la fièvre typhoïde. Mais ce serait une grave erreur de croire que ce syndrome est spécial seulement à ces deux maladies. Il peut s'observer dans un grand nombre d'états morbides où il traduit toujours un abaissement considérable de la tension artérielle, où il devient plutôt un élément de pronostic que de diagnostic, puisqu'il est le plus souvent le symptôme avant-coureur d'une mort prochaine et presque certaine.

Je suis appelé un jour par le Dr Finot pour une *broncho-pneumonie* très grave d'origine grippale. L'état de faiblesse de la malade était tel qu'on pouvait à peine la faire asseoir sur son lit pour l'ausculter. Il n'était pas possible d'établir le diagnostic d'une façon absolue, mais je pus facilement préciser le pronostic, d'après son pouls qui était faible et accéléré, et aussi d'après son cœur qui présentait le rythme fœtal. Dans ces conditions, s'annonçait la mort à brève échéance, et en effet, la malade succomba dès le surlendemain, comme je l'avais annoncé.

Il y a quelques mois, je voyais avec le Dr Biscarrat, une jeune femme atteinte de *méningite*. Ce diagnostic comportait un pronostic grave par lui-même; mais le syndrome de l'embryocardie que j'avais constaté était pour moi l'indice d'une mort prochaine que j'annonçai et qui survint au bout de quarante-huit heures. — Dernièrement encore, je voyais une malade âgée de vingt-sept ans, ayant une affection singulière au sujet de laquelle, je l'avoue, il me fut presque impossible de formuler un diagnostic précis. Elle était atteinte, depuis plusieurs mois, de polydipsie et de diabète insipide avec quelques signes de tuberculose au sommet gauche, lesquels me firent penser à l'existence d'une *méningite tuberculeuse* localisée vers le quatrième ventricule. Mais s'il était impossible d'établir un diagnostic formel, il n'en était pas de même du pronostic que je jugeai mortel dès le premier jour, en raison de la tachycardie (160 pulsations) et de l'embryocardie que j'avais nettement constatées. Huit jours après cette constatation, la malade succombait.

Vous pourrez encore rencontrer le syndrome embryocardique dans les *varioles*, les *rougeoles* et les *scarlatines* graves ; dans la *diphtérie*, dans la *grippe*, à la dernière période des maladies cachectiques et consomptives, comme dans le *cancer* et la *tuberculose pulmonaire*.

Pour la *grippe*, j'ai démontré[1] qu'elle se rapproche de la dothiénentérie par sa tendance à l'hypotension artérielle. Les nombreux historiens des grandes épidémies grippales avaient déjà signalé, avec Henisch en 1580 et Dupan (de Toulouse) en 1788, les caractères du pouls « petit, accéléré, inégal, bas et enfoncé ». Dans l'épidémie de Paris en 1802, Léveillé avait dit que « le pouls était mou et fréquent, fuyant sous le doigt, lors même qu'il se développait quelques symptômes d'inflammation locale ». Pour ma part, j'ai signalé pendant la convalescence, et dans le cours de la dernière épidémie de 1890, un caractère important du pouls que je

[1] Communications sur la grippe à la *Société médicale des hôpitaux* (24 janvier, 14 mars, mai 1890). — Voir encore : *Revue générale de clinique et de thérapeutique*, 1889-1890.

désigne sous le nom de *pouls instable*. Cela veut dire que les pulsations s'accélèrent rapidement et d'une façon exagérée sous l'influence du moindre mouvement, et même seulement par l'action de se porter de la position horizontale à la station verticale. Or, on doit attribuer ce symptôme à l'hypotension artérielle, et cette dernière peut être assez accusée pour produire le phénomène de l'embryocardie. En voici un exemple :

Une malade, âgée de cinquante et un ans, atteinte d'influenza, fut prise brusquement d'accidents cardio-vasculaires : pouls faible, très accéléré, presque incomptable; sensation de gêne rétro-sternale et d'oppression constante; cyanose des mains et des extrémités, refroidissement périphérique ; au cœur, battements précipités, au nombre de 200 à 220, égaux en timbre et en intensité, et séparés entre eux par deux silences d'une durée absolument égale (embryocardie). La malade mourut quarante heures après le début de ces accidents, sans aucune élévation de température, et même avec une tendance marquée à l'hypothermie.

D'un autre côté, si les affections du cœur sont souvent aggravées par l'influenza, comme je l'ai démontré[1], c'est surtout parce que cette dernière affection, tendant à abaisser la tension artérielle, prédispose ainsi les malades à l'hyposystolie et même à l'asystolie. C'est ainsi que je vous ai montré plusieurs cardiopathes dont la phase asystolique peut être datée, pour ainsi dire, de leur attaque de grippe.

Voici un autre fait que j'ai constaté à la dernière période d'une *phtisie pulmonaire*, encore une maladie dans laquelle la pression artérielle est habituellement abaissée :

Vous avez vu cette jeune femme de vingt-trois ans, atteinte de tuberculose pulmonaire à la dernière période. Un matin, nous la trouvons dans son lit en état de mort apparente : le visage est pâle, livide, cyanique, couvert d'une sueur froide; les extrémités sont algides; incapable de faire un mouvement, dans un état de prostration extrême, elle respire à peine; le pouls, presque insensible, est fréquent, misérable, incomptable; les battements du cœur sont précipités, ondulants, comme s'il s'agissait de battements d'ailes d'oiseau (*flutterings* des Anglais). A l'auscultation, les bruits du cœur sont faibles, rapides, semblables par le timbre, séparés par deux petits silences égaux en durée; en un mot, ils réalisent l'apparence des mouvements pendulaires, du rythme fœtal des bruits cardiaques. Cet état embryocardique des battements du cœur n'était pas le

[1] Influence de la grippe sur le cœur (*Congres pour l'avancement des sciences*. Marseille, 21 septembre 1891).

seul symptôme observé : il y avait encore du refroidissement des extrémités, de la cyanose, une sorte d'inertie musculaire invincible.

N'aviez-vous pas là le tableau symptomatique des accidents que Wunderlich d'abord, et Griesinger ensuite, ont désignés sous le nom de collapsus ? Vous les voyez subitement survenir dans le cours des maladies infectieuses, et surtout de la fièvre typhoïde, à la suite des diarrhées colliquatives, des hémorrhagies abondantes, des perforations des séreuses, et même après certaines réfrigérations provoquées dans un but thérapeutique. Mais, jusqu'ici, on n'avait pas su pénétrer le mécanisme intime de ce syndrome, vraiment solennel par sa subite apparition et par le caractère de gravité qu'il comporte. « Le collapsus — dit Griesinger — tient essentiellement à la faiblesse du cœur, à la vacuité relative des artères, à la réplétion des veines, au ralentissement de la circulation, au défaut d'oxydation du sang... », et il ajoute : « en partie à des causes inconnues. »

Or, depuis mes recherches sur l'état de la tension artérielle dans les maladies, nous connaissons maintenant ces causes. Elles ne résident pas seulement, comme le croyaient Wunderlich et Griesinger, dans la dégénérescence de la fibre musculaire du cœur, ce qui ne se comprendrait pas pour tous les états de collapsus consécutifs aux perforations des séreuses, car alors cette dégénérescence cardiaque ne pourrait se produire en quelques instants. Le collapsus, dont l'embryocardie est le phénomène prédominant et producteur, n'est pas seulement dû à l'adynamie cardiaque, mais aussi à l'affaiblissement considérable de la tension artérielle, et si cet accident est plus fréquent dans la fièvre typhoïde que dans d'autres affections, c'est parce que la dothiénentérie est une maladie d'hypotension artérielle, ce qui veut dire qu'elle est caractérisée tout d'abord par un abaissement plus ou moins considérable de la pression vasculaire. Donc, lorsque nous voyons survenir rapidement, ou même lentement, des accidents caractérisés par une dépression énorme des forces, par l'affaiblissement extrême et la précipitation des battements du cœur qui prennent le rythme fœtal, par la cyanose ou la pâleur livide de la face, par des congestions viscérales, par le refroidissement des extrémités coincidant souvent avec une température centrale très élevée (collapsus *algide* ou *hyperpyrétique*), dites-vous bien que l'indication thérapeutique consiste à augmenter l'énergie défaillante des contractions cardiaques, et surtout à relever la tension artérielle abaissée.

Chez notre malade, atteinte de tuberculose au troisième degré, le cœur était sans doute petit et atrophié, comme cela existe chez tous les phtisiques. Mais il avait été atteint subitement d'impuissance contractile ; la tension artérielle était tombée à son minimum, et c'est pour ces raisons que nous avons prescrit six à huit injections de caféine (renfermant 40 centigrammes de caféine par injection), et autant d'injections d'ergotine et d'éther. Cette médication a été continuée pendant plusieurs jours, parce que la malade a présenté encore quelques crises embryocardiques. et aujourd'hui, si cette femme doit succomber dans un bref délai à son affection pulmonaire, elle a été certainement délivrée d'un péril qui menaçait ses jours d'un moment à l'autre.

Qu'avons-nous fait en pareille circonstance ? Nous avons institué une médication pathogénique. Nous avons observé un syndrome, nous en avons découvert le mécanisme; nous en avons étudié la physiologie, le mode de production. Nous avons dit : le danger est au cœur, il faut donc le conjurer par l'administration de la caféine qui est un excitant musculaire et qui agit directement sur le myocarde; mais le danger est aussi aux vaisseaux, il faut le combattre par l'ergot de seigle qui, avec la caféine, relève la tension artérielle abaissée et augmente la contractilité vasculaire amoindrie; le danger est encore dans cet état de dépression profonde de tout l'organisme, et nous l'avons écarté par l'emploi répété d'injections d'éther.

Par cet exemple, je vous ai démontré qu'en fixant la pathogénie du collapsus dans les diverses maladies, en l'attribuant à sa vraie et principale cause, à l'abaissement considérable de la tension artérielle, on parvient à triompher d'accidents redoutables et promptement mortels.

Dans les *affections cardiaques*, les modifications de la tension artérielle jouent un si grand rôle, que j'ai pu d'après elles établir ma grande classification des cardiopathies organiques en *cardiopathies valvulaires* et *artérielles :* les premières caractérisées par leur tendance continuelle et progressive à l'abaissement de la tension artérielle, et vous savez que l'asystolie est produite par l'augmentation de la tension veineuse et la diminution de la pression artérielle ; les secondes caractérisées, surtout au début, par une tendance contraire à l'hypertension. Ces faits, que j'étudie sans relâche depuis dix ans, sont maintenant bien connus.

Mais, ce qui l'est moins, c'est l'état de la tension artérielle dans une maladie nouvellement décrite, la *tachycardie paroxystique*. Vous connaissez cette singulière affection, probablement d'origine bulbaire, caractérisée par des crises de tachycardie extrême pouvant porter le chiffre des pulsations jusqu'à 250 et même 300 par minute. Pendant ces accès, on observe souvent des phénomènes de cyanose, de dilatation aiguë du cœur, des battements embryocardiques, et si la mort est souvent subite, elle peut encore survenir au milieu des phénomènes les plus accentués de collapsus cardiaque. Or, j'ai pu établir le traitement rationnel de cette maladie en démontrant que « l'abaissement de la tension artérielle constitue l'un des principaux dangers de cette maladie[1] ». Mon collègue, Debove, m'a suivi dans cette voie en regardant, après moi, cette hypotension artérielle comme l'un des éléments constitutifs des accès tachycardiques. Du reste, ces deux symptômes — tachycardie et abaissement de la tension artérielle — marchent souvent ensemble et sont presque toujours connexes. Lorsque Hales produisait expérimentalement une abondante hémorrhagie sur un cheval, il constatait une accélération de plus du double des pulsations et, en même temps, un décroissement graduel de la pression sanguine dans les vaisseaux. Marey qui reproduisit ces expériences a également remarqué l'augmentation de la fréquence du pouls coïncidant exactement avec l'abaissement de la tension artérielle. Lorsque, dit-il, cette pression fut réduite de 15 centimètres à 5 1/2 centimètres de mercure, le pouls atteignit 150 par minute.

Dans la tachycardie paroxystique, on peut observer deux espèces d'*albuminuries :* l'une transitoire, peu abondante, d'origine bulbaire que j'ai observée, souvent en même temps qu'une glycosurie de même nature au début même des accès ; l'autre plus durable, plus abondante, liée à un état congestif du rein produit par les troubles de la circulation et par l'abaissement extrême de la tension artérielle.

Dans la *morphinomanie*, il existe également deux sortes d'albuminuries : l'une due à l'action de la morphine sur le centre bulbaire ; l'autre plus abondante, pouvant devenir permanente et aboutir à une sorte de mal de Bright morphinique, comme j'en ai cité des exemples[2]. Elle est due aux modifications plus ou moins profondes que l'usage répété et continu de la morphine entretient dans la tension artérielle. Car il est démontré, comme je le disais dès 1883, que la morphine « amène la dilatation passive des artères et l'abaissement de la pression sanguine[3] ».

A ce sujet, il faut toujours vous rappeler que l'*action médicamenteuse* sur la tension artérielle peut être très différente suivant les doses. Tel agent augmente cette tension à dose thérapeutique ou modérée, et l'abaisse à dose toxique ou exagérée. De ce nombre sont : la digitale,

[1] *Revue générale de clinique et de thérapeutique*, juillet et août 1890. — Voir aussi la thèse de mon elève M. Vincent, sur les *tachycardies* (Paris, 1891).

[2] L'albuminurie des morphinomanes et l'action de la morphine sur la tension artérielle (*Société médicale des hôpitaux*, 9 mai 1890).

[3] Des angines de poitrine (*Revue de médecine*, 1883).

l'alcool, l'atropine, le chloral, la quinine. L'opium, dont je viens de vous parler, peut élever la tension au début, et dans certains cas d'intoxication morphinique aiguë, on peut croire aussi à une hypertension vasculaire si l'on se base sur la force apparente du pouls. Ainsi, Marey raconte n'avoir jamais senti un pouls plus violent que celui d'un malade succombant à un empoisonnement par l'opium. Mais, ne vous y trompez pas : il y a une différence très grande entre l'ampleur du pouls et sa force, et vous savez qu'on observe souvent un pouls ample, mais dépressible, à la suite d'hémorrhagies très abondantes. Un pouls *fort* est résistant au doigt, il n'est pas facilement dépressible, il est en relation directe avec l'énergie de la contraction ventriculaire et le resserrement des vaisseaux périphériques ; un pouls *ample* se laisse facilement déprimer, il coïncide souvent avec la faiblesse des systoles cardiaques, il est en relation directe avec l'état de la circulation artérielle, avec la perméabilité et la dilatation des artérioles périphériques et du système capillaire.

Parmi les médicaments qui abaissent d'emblée la tension artérielle et qu'il faut se garder d'employer dans tous les cas où celle-ci est abaissée, il faut citer les nitrites (nitrite d'amyle, nitrites de sodium ou de potassium, nitroglycérine, etc.), les iodures, et peut-être la pilocarpine.

Cette question de l'action médicamenteuse sur la tension artérielle est très importante, et je me propose de la traiter un jour plus complètement.

DEUXIÈME LEÇON

LA TENSION ARTÉRIELLE DANS LES MALADIES (SUITE)

I. — Hypotension artérielle (FIN).

DIAGNOSTIC de l'embryocardie. La tachycardie différente de l'embryocardie et des palpitations. Accélération du pouls sans embryocardie et embryocardie sans accélération extrême du pouls. Trois caractères cliniques de l'embryocardie : 1° accélération cardiaque ; 2° similitude de timbre des deux bruits ; 3° égalité des deux silences. — Embryocardies fausses, complètes, incomplètes, transitoires, permanentes, à un seul temps. Caractères du pouls, symptômes viscéraux et périphériques : stases sanguines, cyanose de la face et des membres, algidité, refroidissement des extrémités. Défaut de concordance entre le refroidissement périphérique et l'élévation de la température centrale. Mort subite, rapide ou lente.

L'embryocardie, signe d'hypotension artérielle *extrême*. — Signes de l'hypotension artérielle *modérée*, sans embryocardie. — Mensuration de la tension artérielle, sphygmomanométrie et principaux sphygmomanomètres cliniques.

PATHOGÉNIE du syndrôme embryocardique : affaiblissement du cœur et abaissement considérable de la tension artérielle. Frein *nerveux* et frein *vasculaire* du cœur.

INDICATIONS THÉRAPEUTIQUES : Fortifier le cœur, élever la tension artérielle. Emploi de la caféine, de l'ergot de seigle, du camphre, de la strychnine en injections hypodermiques. Inefficacité de la digitale.

Médications systématiques de la fièvre typhoïde. Opportunisme thérapeutique.

Dans la leçon précédente, je vous ai cité un certain nombre d'observations pour vous montrer que le syndrôme embryocardique peut apparaître dans le cours ou à la fin de beaucoup d'affections diverses. Vous en connaissez la valeur pronostique, il faut maintenant étudier son diagnostic, sa pathogénie et son traitement.

Le DIAGNOSTIC et la description de ce syndrôme doivent nous arrêter, en raison de son importance pronostique.

A l'état normal, le premier bruit du cœur est sourd, prolongé, profond ; le second bruit est bref, clair, court, souvent éclatant, superficiel. Entre les deux, existe le petit silence ; après le second bruit, le grand silence qui est une sorte de pause du cœur. Lorsque les battements cardiaques sont accélérés, lorsqu'il y a simplement *tachycardie*, la même différence de timbre et d'intensité des deux bruits se maintient le plus souvent, et dans les cas d'accélération cardiaque, même extrême, les deux bruits sont toujours distincts par le timbre, le grand silence diminue de durée dans les mêmes proportions que le petit silence. La preuve que la tachycardie diffère essentiellement de l'embryocardie, c'est que cette dernière peut exister avec 120 pulsations, et la première se montrer sans embryocardie avec 160 et 200 pulsations.

Dans le goitre exophtalmique, les crises de palpitations ou d'accélération cardiaque élèvent souvent les pulsations jusqu'au nombre de 140 et même 160. Vous n'en conclurez pas à l'existence de l'embryocardie, et vous ne formulerez pas un pronostic grave, puisqu'il ne s'agit que d'une tachycardie simple. Ne vous y trompez pas cependant ; car parfois, à la dernière période de cette maladie, l'embryocardie peut apparaître avec ses trois caractères, ce qui m'a permis deux fois d'annoncer la mort à brève échéance.

Quels sont donc ces trois caractères de l'embryocardie [1] ? Ce sont : 1° l'accélération des battements du cœur, ou tachycardie ; 2° la similitude de timbre et d'intensité des deux bruits ; 3° l'égalisation en durée des deux silences. Pour que ce syndrôme existe réellement, la réunion de ces trois phénomènes est indispensable. Lorsque l'un deux est absent, il s'agit alors d'une *fausse* embryocardie. Mais gardez-vous de confondre les mots : tachycardie et palpitations. Celles-ci correspondent à un phénomène subjectif, elles sont en rapport avec l'énergie de la contraction ventriculaire, et pour faire comprendre la différence clinique qui les sépare, j'ai coutume de dire : on peut avoir de la tachycardie sans palpitations, et des palpitations sans tachycardie.

Le syndrôme embryocardique peut être *transitoire*, ce qui indique un pronostic grave, et non toujours mortel ; il est *permanent*, persistant sans modification apparente pendant plusieurs jours, ce qui permet de formuler un pronostic presque toujours mortel. Il peut être *incomplet*, quand le grand silence, quoique très abrégé, reste plus long que le petit ; ou il est *complet*, ce qui n'a pas besoin de définition. Dans quelques cas extrêmement graves, le premier bruit a complètement disparu, et l'on n'entend plus que le second bruit très atténué : c'est l'embryocardie *à un temps*. — Le pouls est ordinairement très fréquent, s'élevant jusqu'à

[1] Mon interne, H. Gillet, a consacré sa thèse inaugurale à l'étude de l'embryocardie (Thèse de Paris, 1888).

140, 160 pulsations, et même davantage. Parfois cependant, il *paraît* moins fréquent, quoique les battements cardiaques soient très accélérés, ce qui indique un cœur affaibli, au point qu'il est devenu incapable de faire sentir ses contractions jusqu'à la périphérie du systéme circulatoire. Le plus souvent, le pouls radial est faible, tremblotant, ondulant ; il présente quelques irrégularités ou intermittences, puis il devient filiforme, insensible et peut même disparaître.

On observe en même temps des phénomènes de stase sanguine dans les viscères et à la périphérie : engouement pulmonaire, congestion hépatique, albuminurie par hypérémie rénale, etc. Il s'agit là de congestions passives que l'on remarque également du côté de la peau : face cyanosée ou d'une pâleur cireuse ; extrémités livides, bleuâtres et froides ; au niveau des articulations et sur le trajet des membres, sugillations d'un rouge sombre et bleuâtre témoignant ainsi d'un profond ralentissement dans la circulation périphérique. En même temps, la température de l'aisselle s'abaisse, quoique la température centrale puisse rester très élevée.

A une période plus avancée, on observe des irrégularités, des faux pas du cœur, il existe un défaut de concordance entre l'accélération des battements de ce dernier et l'*apparente* lenteur des pulsations radiales. Puis, le second bruit diminue progressivement d'intensité jusqu'à disparaître, comme peut également disparaître le premier bruit ; les urines, rares d'abord, se suppriment ensuite, et le malade meurt, soit subitement, soit rapidement au milieu de symptômes asphyxiques (collapsus cardiaque *rapide*), soit lentement par une sorte de déchéance progressive et continue de tout l'appareil cardio-vasculaire (collapsus cardiaque *lent*).

Le syndrome embryocardique se manifeste le plus souvent dans le cours de la dothiénentérie ; mais il peut se montrer, quoique beaucoup plus rarement, pendant la convalescence de cette maladie, comme je vous en ai cité un exemple. Or, il suffit de vous rappeler les trois caractères du pouls de la convalescence — lenteur, irrégularité et polycrotisme — pour vous démontrer les différences profondes qui le séparent du pouls de l'embryocardie.

Après vous avoir décrit l'embryocardie et vous en avoir révélé la grave valeur pronostique, je tiens à vous dire que ce syndrome est un accident assez rare, et qu'il indique un abaissement *extrême* de l'artério-tension.

Il faut encore étudier les signes principaux à l'aide desquels vous pourrez constater l'existence d'une hypotension artérielle *modérée*. Je ne ferai que les signaler, car vous les connaissez déjà.

Cette hypotension est caractérisée par les signes suivants : pouls faible, mou et dépressible, le plus souvent très dicrote ; ou encore pouls à la fois ample et dépressible ; tendance à la tachycardie ; affaiblissement du premier bruit du cœur, diminution du second bruit diastolique de l'aorte à droite du sternum, pouvant coïncider avec une accentuation du second bruit de l'artère pulmonaire à gauche du même os (dans les cas où la tension est surélevée dans la petite circulation) ; faiblesse du choc précordial ; tendance aux congestions veineuses, etc.

On a pensé, pendant tongtemps, que les tracés spygmographiques du pouls pouvaient renseigner exactement sur l'état de la tension artérielle. Le plus souvent, il n'en est rien, et la sphygmographie ne donne que des indications vagues et peu précises. Cependant, lorsque le tracé du pouls présente une ligne d'ascension peu élevée et se rapprochant de la verticale, avec une ligne de descente marquée par le ressaut du dicrotisme, il indique déjà un état d'hypotention *modérée*. Quand celle-ci est beaucoup plus accusée et qu'elle se traduit par l'embryocardie, le tracé du pouls, sans être absolument caractéristique, présente un aspect très reconnaissable, et le dicrotisme est tel qu'il paraît représenter sur la ligne d'inscription comme une seconde pulsation, un peu atténuée. Voici, à ce sujet, trois tracés sphygmographiques :

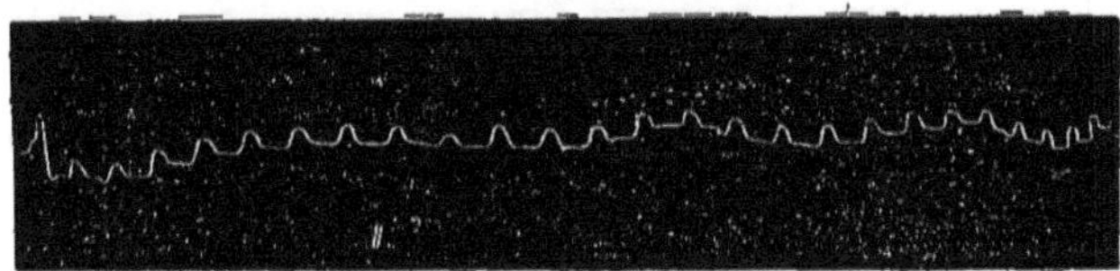

Fig 1. — Trace sphygmographique : Hypotension arterielle *modérée*.

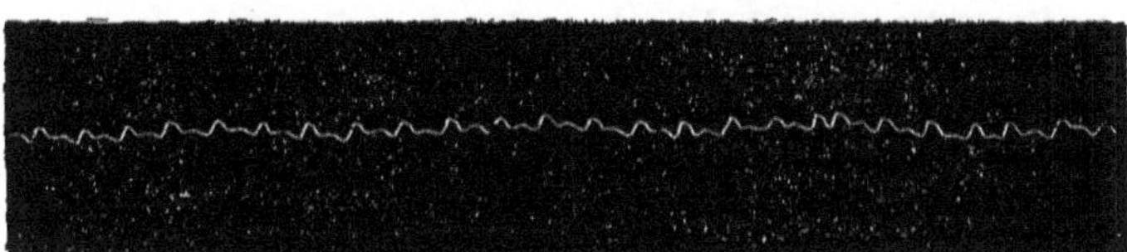

Fig 2. — Hypotension arterielle avec embryocardie commençante (Convalescence de fievre typhoide.)

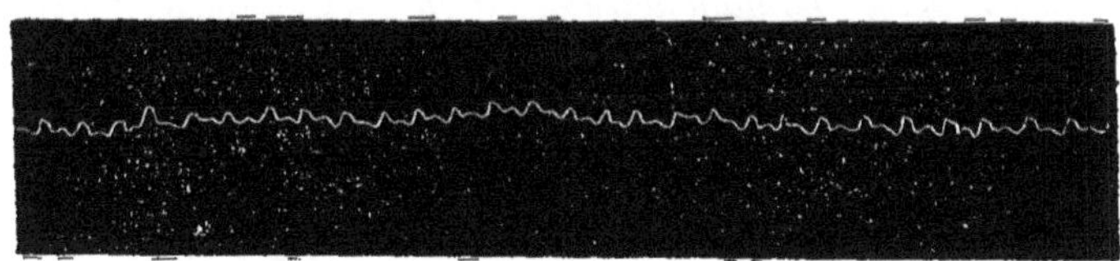

Fig. 3. — Hypotension arterielle avec embryocardie confirmee et quelques irrégularites cardiaques. (Convalescence de fièvre typhoide.)

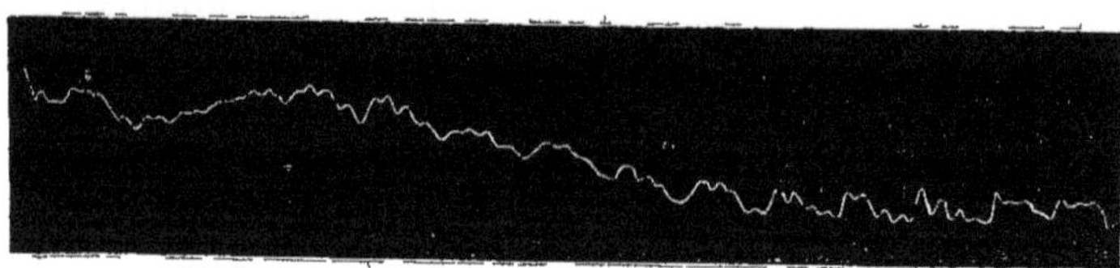

Fig. 4. — Hypotension artérielle extrême avec embryocardie et irrégularités cardiaques. (Période ultime.)

La palpation du pouls avec le doigt et la sphygmographie peuvent bien vous renseigner sur l'état de la tension artérielle, mais nullement sur sa mesure. Pour cette dernière constatation, il faut faire usage d'appareils particuliers auxquels on a donné le nom de sphygmomanomètres.

La *sphygmomanométrie*, c'est-à-dire la mesure de la tension artérielle, n'a été usitée pendant longtemps qu'en physiologie. C'est Hales, le premier, qui eut l'idée de mesurer la pression sanguine sur la carotide d'un cheval. On connaît les manomètres de Faivre et de Poiseuille, l'hémomètre de Magendie, les appareils de Marey, de Chauveau, de Ludwig, de Setschenow, etc. Je n'ai pas à les exposer ici, puisqu'il s'agit d'appareils de physiologie. Ceux que je veux décrire, au nombre de trois (appareils de Basch et de Potain), peuvent être au contraire employés dans la clinique journalière. Il en existe d'autres encore, ceux de Bloch, de Verdin, de Waldenburg. Mais ce dernier est d'un emploi difficile, et il a été abandonné.

1° *Premier sphygmomanomètre de Basch.* — Ce sphygmomanomètre est abandonné depuis quelque temps par son auteur. Il se compose d'un manomètre à mercure, à deux branches (*m*), en communication au moyen d'un tube en caoutchouc rempli d'eau, avec la pelote (*p*) destinée à être appliquée sur l'artère. En *a*, se trouve un tube en T communiquant avec le manomètre par l'anneau *b* et par le caoutchouc *c* avec l'entonnoir de verre *d*, entonnoir que l'on peut séparer par un robinet, de l'appareil rempli d'eau. (Voir figure 5, à la page suivante.)

2° *Second sphygmomanonètre de Basch.* — Cet appareil se compose d'un manomètre métallique F communiquant à l'aide d'un tube en caoutchouc D avec la pelote A. Cette pelote, ici, est représentée à l'état d'affaissement.

Pour se servir de l'appareil, il faut avoir introduit, au préalable, de l'eau dans le tube D. Pour cela on ouvre un petit robinet E avec une clé mobile G, et dès que l'eau a suffisamment distendu l'ampoule, on ferme ce robinet. (Ce liquide une fois introduit peut y rester longtemps et l'on n'a besoin d'en remettre que lorsque l'ampoule s'est de nouveau affaissée et forme une surface concave au lieu d'une surface convexe.) La pelote est renfermée dans une enveloppe métallique B, mobile à l'aide du ressort C. Pour se servir de l'instrument, on prend la tige du petit tambour métallique auquel est fixée la pelote, et on appuie sur elle jusqu'à ce que le doigt fixé au-dessous de l'appareil, sur l'artère radiale, ne sente plus de battements. Il faut se rappeler qu'avec cet appareil, la tension artérielle normale est représentée par le chiffre de 11 à 16 pour la tension radiale, et par celui de 9 à 12 pour la temporale. Basch recommande

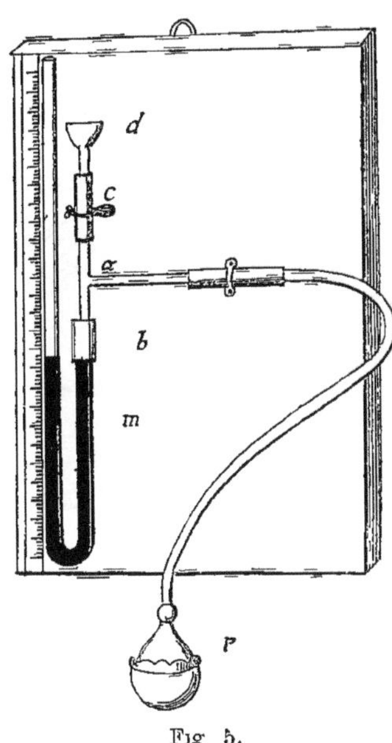

Fig 5.

plutôt l'exploration de cette dernière, parce qu'elle repose sur un plan plus résistant, parce qu'elle est plus superficielle, et qu'elle est peu séparée du doigt par les tissus environnants. (Voir figure 6, à la page suivante.)

3° *Sphygmomanomètre de Potain.* — Il se compose d'une ampoule en caoutchouc A, d'un tube de transmission B, d'un tube supplémentaire C avec son robinet, d'un manomètre E. J'y ai ajouté une poire en caoutchouc D, que l'on adapte sur l'ajustage C' lorsqu'on veut se servir de l'appareil, et qui est destinée à faire pénétrer l'air dans les deux tubes C et B.

L'ampoule A est en caoutchouc ; la partie qui doit être appliquée sur l'artère est en caoutchouc plus mince et moins résistant.

Avant de se servir de l'instrument, on insuffle de l'air dans les tubes B et C au moyen de la poire en caoutchouc D que l'on presse entre les mains après avoir au préalable ouvert le robinet du tube G. Quand, sous l'influence de cette injection d'air, l'aiguille du manomètre est arrivée à 4 ou 5 divisions du cadran, on ferme le robinet du tube C. Alors, l'ampoule gonflée par l'air est suffisamment résistante, et l'on peut appliquer le sphygmomanomètre sur l'artère radiale. Voici son mode d'application : l'avant-bras est d'abord placé horizontalement et dans la demi-pronation, avec la main pendante vers le bord cubital. Puis, on applique l'ampoule A, par sa partie mince, sur l'artère radiale, en ayant

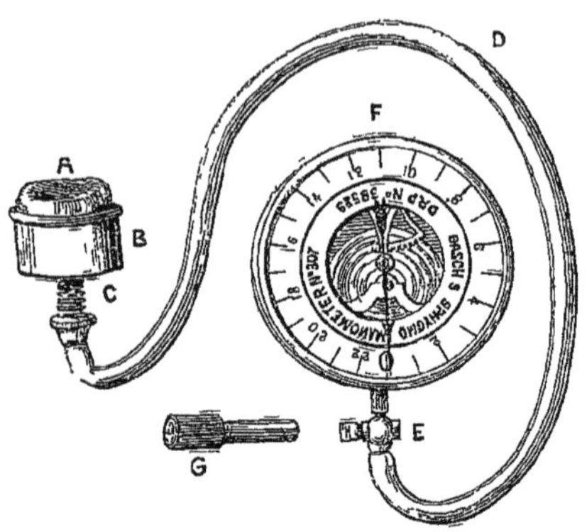

Fig. 6.

soin de l'appliquer dans le sens de son grand axe correspondant à la direction du vaisseau. On place l'index de la main gauche sur la radiale immédiatement au-dessous de l'ampoule, de façon à bien sentir les pulsations de l'artère, et le médius au-dessous du doigt indicateur de façon à effacer complètement l'artère et à empêcher la récurrence palmaire. Alors, les choses étant ainsi disposées, on peut commencer à mesurer le degré de la tension artérielle. Pour cela, l'indicateur de la main droite qui tenait l'ampoule sur l'artère appuie progressivement sur cette ampoule, jusqu'à ce que le doigt indicateur gauche appuyé sur la radiale ne sente plus les battements de l'artère. Le moment précis de la disparition de ces battements est celui où l'on doit lire sur le cadran du manomètre la mesure exacte de la tension. L'état normal est mesuré par les chiffres 16 et 18 ; au-dessous de ce chiffre, il y a de l'hypotension artérielle; au-dessus, de l'hypertension. (Voir figure 7, à la page suivante.)

Une des maladies qui présente parfois une faiblesse très accusée de tension artérielle est la *fièvre typhoïde*, et c'est ainsi qu'on a vu l'aiguille du sphygmomanomètre descendre jusqu'à 7 ou 8 divisions. Les maladies qui s'accompagnent de la tension artérielle la plus élevée sont l'artério-sclérose, la néphrite interstitielle, et c'est ainsi que j'ai pu parfois constater le chiffre de 28 à 30.

Quand on ne se sert plus de l'instrument, il est bon d'ouvrir le robinet du tube C, afin de faire sortir l'air de l'appareil, et de ne pas laisser

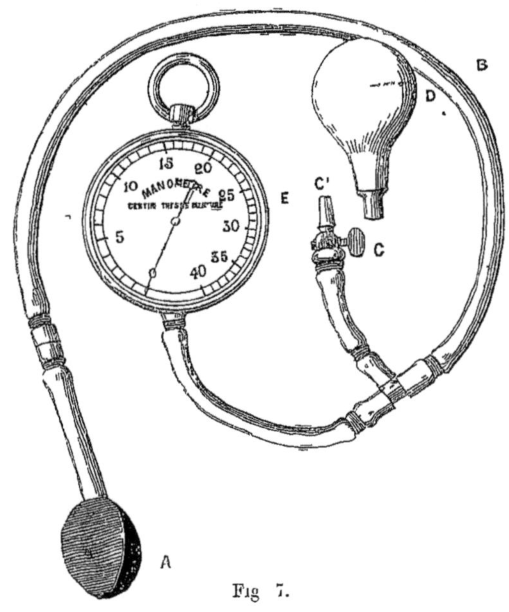

Fig 7.

l'ampoule dans un état de distension continuelle, qui pourrait altérer ou rompre le caoutchouc. Cette précaution est d'autant plus importante à prendre, que cette ampoule constitue la partie la plus altérable de l'appareil.

Tous les sphygmomanomètres sont défectueux; car ils ne donnent qu'une mesure approximative de la tension artérielle. La compression de la pelote ne s'exerce pas seulement sur le vaisseau, mais aussi par ses parties latérales, et les sphygmomanomètres ne permettent que de constater les grands écarts de la pression artérielle. Je persiste à croire que, sans le secours d'un appareil quelconque, il est permis, sinon de mesurer, au moins de constater l'état de la tension artérielle, et je répète que le etentissement diastolique de l'aorte est un signe qu'il faut toujours savoir rechercher et trouver pour affirmer l'existence de l'hypertension artérielle. L'affaiblissement du ton diastolique de l'aorte est, au contraire, un signe d'hypotension artérielle.

La Pathogénie de l'embryocardie doit nous arrêter un instant.

Bernheim, qui a insisté en 1882 sur une *forme cardiaque* de la fièvre typhoïde, forme clinique bien décrite dans la thèse de son élève Willaume en 1887, attribue certains accidents à l'action typhique sur le nerf pneumogastrique et sur l'innervation cardiaque. D'après lui, ce poison agit à la façon de la digitale et des acides biliaires qui ralentissent le cœur par irritation de son centre nerveux modérateur. C'est même ce qui expliquerait la lenteur relative du pouls dans la dothiénentérie. Mais, de même que la digitale à dose toxique détermine au contraire l'accélération du pouls, de même aussi le poison typhique, à dose exagérée, peut produire l'accélération paralytique du cœur.

Cette théorie paraîtrait presque confirmée par les résultats de la thérapeutique, en raison même des dangers ou de l'insuccès de la digitale que j'ai souvent constatés dans cette forme cardiaque ; car alors le médicament agirait dans le sens même de la maladie. La chose est possible, et vous avez vu dans le service un dothiénentérique chez lequel les accidents ont semblé s'aggraver par l'emploi de la digitale.

Mais cette théorie exclusivement nerveuse n'est pas satisfaisante ; et si les observations assez nombreuses sur lesquelles elle s'appuie notent l'absence d'altération du myocarde, elles ne font aucune mention des lésions artérielles de la fièvre typhoïde dont l'existence a été si souvent démontrée. Mon interne, Weber, qui a examiné attentivement au microscope le myocarde du malade, sujet de la première observation, nous a fait ainsi voir que, pour une *faible* lésion du myocarde, il y avait une inflammation *profonde* des artères cardiaques.

Voilà donc un danger signalé : il existe du côté du cœur, et cela non seulement dans la fièvre typhoïde, mais aussi dans les pyrexies, notamment dans la variole où les premiers, Desnos et moi, l'avons constaté, il y a plus de vingt ans, dès l'année 1870.

Mais *le danger n'est pas seulement au cœur central, il est au cœur périphérique;* il est dans les vaisseaux, dans l'abaissement souvent énorme de la tension artérielle.

Or, rappelez-vous que, de toutes les maladies, c'est la fièvre typhoïde qui a la tendance la plus marquée à s'accompagner de la diminution de la pression vasculaire. Celle-ci, mesurée à l'aide du sphygmomanomètre de Potain, peut s'abaisser au chiffre de 14 centimètres de mercure, et même de 8 et de 7 centimètres, surtout dans les formes adynamiques, alors que chez l'homme sain la pression moyenne est représentée par 16 à 18 centimètres. Depuis que je poursuis l'étude de la pression artérielle dans les maladies, je vous ai démontré que, dans la plupart des formes *cardio-vasculaires* de la dothiénentérie, la tension artérielle s'abaisse considerablement.

Pour vous démontrer que l'embryocardie est, à la fois, un symptôme *cardiaque* et *vasculaire*, il suffit de vous rappeler ce que représentent les deux bruits du cœur.

La force du premier dépend de la vigueur de la contraction systolique ; la force du second correspond à l'état de la tension artérielle. D'où il résulte que l'affaiblissement de ces deux bruits signifie : d'une part, la diminution de l'énergie contractile du cœur ; d'une autre part, l'abaissement de la tension dans le système artériel. Vous arrivez donc par la clinique à savoir que dans l'embryocardie, le fonctionnement du cœur et des vaisseaux est troublé à la fois. L'anatomie pathologique vous en fournit la démonstration éclatante, puisqu'elle vous permet de constater les lésions du myocarde et celles d'une artérite plus ou moins généralisée.

Mais, tout cela ne vous explique par encore la production du rythme fœtal des bruits du cœur. Voici l'interprétation que j'en donne :

Si l'on admet pour le cœur un nerf frénateur (frein *nerveux*), on n'a pas assez dit qu'il existe aussi pour cet organe, à la périphérie du système circulatoire, un autre frein (frein *vasculaire*), représenté par la contractilité artérielle. Celle-ci vient-elle à diminuer, ou même à presque disparaître par le fait de la maladie ? Le cœur alors, suivant une loi de Marey, se contracte d'autant plus vite que les résistances périphériques sont moindres ; livré à lui-même, il bat à la dérive, ses contractions s'affaiblissent, se rapprochent et se précipitent, et les symptômes d'asphyxie ou de cyanose se produisent avec d'autant plus de facilité que le moteur central a une fibre plus molle et plus altérée.

Les INDICATIONS THÉRAPEUTIQUES du syndrôme embryocardique résultent de l'interprétation pathogénique que je vous en ai donnée.

Le danger est au cœur, vous ai-je dit ; on doit donc le conjurer par l'administration de la caféine. Mais il est aussi aux vaisseaux, et il faut le combattre par l'ergot de seigle, qui relève la tension artérielle abaissée, et augmente la contractilité des vaisseaux amoindrie. A lui seul, l'ergot de seigle ne suffit pas, quoiqu'on ait voulu l'élever parfois au rang de médicament cardiaque ; il n'agit qu'indirectement sur le cœur, en fortifiant les vaisseaux, dont l'affaiblissement joue parfois un si grand rôle dans la production de quelques symptômes cardiaques.

Vous devez, de préférence, employer la caféine et l'ergotine en *injections sous-cutanées*, dans une maladie où l'absorption de l'intestin, en raison de ses profondes lésions, doit être forcément réduite, comme le démontrent les doses de 3 à 5 grammes de sulfate de quinine qu'on a pu impunément prescrire.

Si les injections d'ergotine et de caféine ne suffisent pas, joignez-y celles d'éther, ou encore celles de camphre, qui ont également pour résultat de combattre victorieusement les accidents de collapsus, et pour avantage de n'être douées d'aucune action toxique. Voici les deux formules que j'emploie :

1° Huile d'olive pure, stérilisée . . . . 100 grammes
Camphre . . . . 10 —

Injecter 2 à 4 seringues de Pravaz par jour.

2° Huile d'olive pure, stérilisée . . . . 100 grammes
Camphre . . . . 25 —

Injecter 1 à 2 seringues de Pravaz par jour.

Dans certains cas, on peut encore, comme je l'ai proposé pour la grippe infectieuse adynamique, recourir aux injections de strychnine d'après cette formule :

Eau distillée. . . . . 10 grammes
Sulfate de strychnine . . . . 1 centigramme

Injecter 2 à 4 seringues de Pravaz par jour.

Voici plusieurs formules pour les injections d'ergotine :

1° Ergotine Bonjean. . . . . 2 grammes
Eau distillée. . . . . }
Glycérine pure. . . . . } ââ 10 —

Injecter 1 à 2 seringues de Pravaz.

2° Solution d'ergotine Yvon . . . . 10 grammes

Injecter plusieurs seringues par jour.

3° Ergotinine de Tanret . . . . 0,01 centigramme
Acide lactique. . . . . 0,02 —
Eau distillée de laurier-cerise . . . . 10 grammes.

Un centimètre cube de cette solution représente un milligramme d'ergotinine. Injecter 1/2 quart ou un quart de seringue chaque fois.

Voici les deux formules auxquelles j'ai le plus souvent recours pour les injections de caféine :

1° Benzoate de soude.	3 gr.
Caféine	2 — 50
Eau distillee.	6 —

Faites la solution à chaud. Chaque seringue de Pravaz renferme 0.25 cent. de caféine. Injecter 6 à 10 seringues par jour.

2° Salicylate de soude.	3 gr. 10.
Caféine	4 —
Eau distillée.	6 —

Faites la solution à chaud. Chaque seringue de Pravaz renferme 0,40 cent. de caféine. Injecter 4 à 6 seringues par jour. — Toutes ces injections (de camphre, de caféine, ou d'éther) doivent être pratiquées *très profondément* dans l'hypoderme, et même jusque dans le tissu musculaire, pour les rendre moins douloureuses.

Je ne vous parle pas de l'emploi de la digitale pour relever la contractilité cardiaque. Vous savez que ce médicament s'est montré, non seulement inefficace, mais nuisible dans l'embryocardie. Bernheim croit l'expliquer par une action parallèle de la digitale et du poison typhique sur le nerf pneumogastrique. Selon moi, le remède est souvent nuisible comme il l'est dans tous les faits de dégénérescence avancée de la fibre cardiaque. D'un autre côté, en supposant même qu'elle n'ait que des effets favorables, la digitale ne doit pas être employée, parce que son action est tardive contre une complication redoutable qui réclame rapidement une thérapeutique d'urgence.

Voici deux exemples qui vous montreront les bienfaits de la médication par la caféine et l'ergotine :

Une jeune fille de dix-huit ans, entrée à l'hôpital le 8 mars 1887, dut certainement sa guérison à l'emploi de cette médication. Les pulsations étaient très fréquentes, elles étaient même devenues incomptables (160 à 180); les bruits du cœur faibles, séparés par des intervalles égaux, avaient affecté à plusieurs reprises le rythme fœtal ; la face, les mains et les extrémités couvertes de teintes cyaniques devenaient froides par moments, et la malade était menacée à chaque instant de succomber aux progrès incessants de l'asphyxie ou d'un état syncopal qui se reproduisait tous les jours. Chaque injection de caféine et d'ergotine remontait son pouls et fortifiait son cœur, et après deux mois de maladie marquée par des alternatives fréquentes d'aggravation et d'amélioration, la malade sortait de l'hôpital définitivement guérie.

Demange (de Nancy) a publié une observation très concluante en faveur de la médication par l'ergot de seigle[1]. Il mentionne une fois, sans s'y arrêter davantage, le caractère des bruits du cœur dont « le rythme se

[1] DEMANGE (*Revue de médecine*, 1885).

rapproche du rythme fœtal ». Il s'agissait d'une jeune fille de onze ans, atteinte d'une fièvre typhoïde grave à forme ataxique, qui fut prise de syncopes répétées et chez laquelle le pouls petit et dépressible oscillait entre 140 et 150. Les extrémités étaient froides et cyanosées, les bruits du cœur très faibles et précipités, la respiration prenait parfois le rythme de Cheyne-Stokes, et la mort était imminente. Sous l'influence de trois injections de 1 gramme d'ergotine (associées à des injections d'éther et à la digitale), le pouls, qui était, dix minutes auparavant, imperceptible et filiforme, se releva, les syncopes ne se reproduisirent plus, les phénomènes ataxiques disparurent, et la malade finit par guérir, contre toute attente.

La médication ergotique dans la dothiénentérie a été indiquée autrefois par Parola en 1846, et dix ans plus tard par Billard. Mais l'honneur en revient presque entièrement à Duboué qui, envisageant « la fièvre typhoïde comme une asphyxie lente due principalement à l'impuissance plus ou moins prolongée des muscles cardio-vasculaires », institua la médication par l'ergot de seigle à la dose de 1 à 3 grammes de poudre par jour. Là où je ne partage pas son avis, c'est quand il dit que le médicament convient, non seulement à toutes les périodes, mais même à toutes les formes de la maladie, « qu'il s'agisse des formes ataxique, adynamique, cérébrale, pectorale, hémorrhagique, algide, spinale même, c'est-à-dire convulsivante ». La raison en est bien simple d'après lui : c'est parce que le processus morbide est toujours le même dans toutes ces formes, comme il est le même dans la syphilis ou les fièvres palustres, où les mêmes agents médicamenteux sont utiles au même degré, malgré les formes si variées que peuvent revêtir ces maladies [1].

C'est supprimer du même coup toutes les indications thérapeutiques dans la fièvre typhoïde, ou plutôt c'est n'en connaître qu'une seule : celle qui s'adresse à la diminution de la contractilité vasculaire et cardiaque.

Adopter à la lettre de telles conclusions, ce serait se montrer aussi exclusif que les Brandistes, qui ne voient qu'un danger, l'hyperthermie, ou qu'une indication, le refroidissement du malade ; aussi exclusif encore que les médecins disposés à ne considérer dans la dothiénentérie qu'un bout d'intestin malade, et qu'une grande indication thérapeutique, l'antisepsie intestinale; aussi exclusif toujours que certains thérapeutes pour lesquels il n'existe qu'un seul médicament de la fièvre typhoïde, le sulfate de quinine.

[1] Voir le résumé du « traitement de la fièvre typhoïde par l'ergot de seigle », par Duboué (*Revue générale de clinique et de thérapeutique*, 1888, pages 506 et 520).

Nous voilà dans un grand embarras, et comme la phtisie pulmonaire ou la diphtérie, la fièvre typhoïde n'a plus de médication, parce qu'elle en a trop. Sans doute, toutes ces méthodes de traitement s'appuient sur de très belles statistiques au nom desquelles Broussais raisonnait et agissait autrefois ; et, chose au moins surprenante, parties de principes différents, elles aboutissent aux mêmes résultats, aux mêmes succès extraordinaires, elles arrivent toutes à abaisser à 6 ou 8 p. 100 le taux de la mortalité. Elles seraient toutes excellentes, ce qui ne doit pas contribuer à faire cesser nos hésitations et notre embarras.

A ce sujet, voici ce qu'il faut dire :

Oui, les bains froids répétés, suivant la méthode de Brand, comptent de grands succès; qui oserait le nier? J'estime même qu'ils agissent souvent en prévenant ou en combattant la diminution de la tension artérielle. Oui encore, l'antisepsie intestinale produit parfois des effets remarquables, et le sulfate de quinine possède une action spéciale sur la fièvre et le processus dothiénentériques. Je crois avec Duboué, que l'emploi de l'ergot de seigle, auquel je joins celui de la caféine, peut abaisser notablement la mortalité *dans des cas bien déterminés*, dans certaines formes cardio-vasculaires. Je vous l'ai démontré pour cette variéte si grave de la maladie où l'abaissement extrême de la tension artérielle associé à l'affaiblissement du cœur détermine, avec l'accélération du pouls, la production de l'*embryocardie*.

Mais on ne saurait trop s'élever contre les médications systématiques et contre leur prétention de s'affranchir de la loi immuable des indications thérapeutiques. En un mot, il est bon d'être éclectique. Ici, les bains froids contre l'hyperthermie et les accidents nerveux ; là, l'antisepsie de l'intestin, lorsque prédominent les accidents secondaires de la septicémie intestinale ; d'autres fois, la caféine et l'ergotine contre les symptômes relevant de la faiblesse du cœur et de l'abaissement de la tension artérielle.

Ainsi l'on soigne des typhoïdiques, et non une fièvre typhoïde.

Et ce que je dis de la dothiénentérie, on peut le répéter pour toutes les autres maladies que j'ai passées en revue en vous montrant cette nouvelle source d'indications thérapeutiques tirées de l'état de la pression vasculaire.

En résumé, je reviens à la définition que j'ai donnée naguère de l'indication thérapeutique, *la notion de l'opportunité médicamenteuse*, pour terminer par ces mots, qui peuvent servir de profession de foi et de conclusion à cette leçon :

En thérapeutique, il faut être opportuniste.

TROISIÈME LEÇON

LA TENSION ARTÉRIELLE DANS LES MALADIES (SUITE)

II. — L'hypertension artérielle.

Causes physiologiques. — Définition de la tension artérielle. Trois éléments de production de la tension artérielle : masse sanguine, impulsion cardiaque, tonus vasculaire. Importance prépondérante du dernier facteur, du tonus vasculaire ; preuves physiologiques et cliniques.

Hypertension artérielle par vaso-constriction et vaso-dilatation active. Artério-scléreux blancs et rouges ; artério-sclérose par vaso-constriction, et artério-sclérose par vaso-dilatation. Observations cliniques à l'appui.

Principales variations physiologiques de la tension artérielle.

Pathogénie de l'hypertension artérielle dans les maladies : rôle du cœur, du sang, des vaisseaux.

Causes pathologiques de l'hypertension artérielle : goutte, arthritis, alcoolisme, saturnisme, tabagisme. abus des boissons, hérédité, puberté, ménopause, grossesse, état sénile, émotions, alimentation cornée et toxines alimentaires. — Filiation des accidents aboutissant à l'artério-sclérose : adultération sanguine, hypertension artérielle par vaso-constriction ou vaso-dilatation, lesions cardio-vasculaires. Preuves expérimentales.

Dans les leçons précédentes, je vous ai montré les dangers de l'hypotension artérielle. Je veux maintenant vous révéler ceux du phénomène contraire, de l'hypertension. Mais, avant d'aborder ce sujet, il est utile de résumer quelques principes de physiologie.

Je vous répète que la tension artérielle doit être définie : la pression exercée par la masse sanguine contre les parois vasculaires ; elle est mesurée par la force avec laquelle le sang s'échapperait hors du vaisseau [1].

Par conséquent, au point de vue physiologique, la meilleure manière d'évaluer cette pression et cette force consiste à introduire un tube

[1] Pour Marey, « la tension arterielle n'est, en definitive, que la force deployée par le cœur, force mise en reserve dans l'aorte et les grosses artères, puis regularisee par l'elasticite de ces vaisseaux ».

manométrique dans le vaisseau d'un animal; c'est là le principe de la plupart des sphygmomanomètres employés par les physiologistes. En clinique, les sphygmomanomètres indiquent d'une façon indirecte l'état de la tension vasculaire d'après l'évaluation de la contre-pression exercée sur le vaisseau et nécessaire pour en faire disparaître les battements.

Trois éléments entrent en jeu pour produire la tension artérielle :

1° La masse sanguine ;

2° L'impulsion cardiaque ;

3° La tonicité des artères, effet immédiat de l'élasticité et de la contractilité artérielles [1].

Cette dernière propriété est très importante, comme nous le verrons plus loin, et c'est en s'appuyant sur elle qu'au siècle dernier, Sénac regardait les artères comme « de vrais cœurs sous une autre forme », que Hunter et Henle ont admis, même pour la circulation normale, un état permanent de contraction de ces vaisseaux; c'est ce que l'on appelle le *tonus vasculaire*.

1° Une expérience physiologique bien connue démontre la réalité de la première cause, du volume de la masse sanguine : c'est celle de Pourfour du Petit, reproduite par Cl. Bernard. Après la section du grand sympathique au cou, notre célèbre physiologiste a constaté que la pression sanguine augmente dans les artères correspondantes. Sans doute, comme Vulpian le fait remarquer, on comprendrait mieux une diminution de tension, puisque cette section abolit le tonus vasculaire, dilate les artérioles et facilite le cours du sang. Mais celui-ci circule en plus grande abondance, et l'augmentation de l'afflux sanguin élève la tension des vaisseaux malgré leur dilatation.

A ce point de vue, la clinique confirme les données de la physiologie. Pendant la grossesse, la pléthore vasculaire aboutit du côté du cœur à l'hypertrophie gravide signalée depuis longtemps par Larcher, et du côté des reins à l'albuminurie avec toutes ses conséquences.

2° L'augmentation de la tension artérielle par le fait de l'impulsion cardiaque est démontrée physiologiquement par l'excitation des nerfs accélérateurs du cœur et par l'importance du débit ventriculaire. En effet, le ventricule, lançant à chaque contraction 180 à 200 grammes de sang dans le système artériel, exerce sur la masse sanguine une sorte de percussion se traduisant par le pouls. La pression du sang dans un

[1] Lorain a dit judicieusement que « la tension artérielle résulte de la réplétion des artères, accrue de l'impulsion du cœur, et aidée ou desservie par la résistance des capillaires ».

point quelconque de l'appareil circulatoire est donc en raison de la distance à laquelle ce point est placé du sommet ventriculaire et du sommet auriculaire du double cône circulatoire : au niveau du sommet ventriculaire, c'est-à-dire dans l'aorte, la pression est à son maximum (1/4 ou 25 p. 100 d'atmosphère) ; au sommet auriculaire, c'est-à-dire dans les veines caves, elle peut être regardée comme à peu près égale à 0 ou 1/100 d'atmosphère (E. Küss).

En clinique, l'hypertension artérielle due surtout à l'augmentation de l'impulsion ventriculaire est réalisée dans les hypertrophies cardiaques de la croissance et à la période d'hypersystolie des cardiopathies.

3° L'élévation de la tension artérielle par le fait de l'augmentation du tonus vasculaire et des résistances situées à la périphérie du système circulatoire, a été démontrée expérimentalement par la ligature de l'aorte, et l'augmentation de ces résistances périphériques est produite par l'excitation des nerfs vaso-constricteurs et des centres vaso-moteurs. Or, ceux-ci n'existent pas seulement dans la moelle allongée, comme autrefois Nasse, Schiff et Owjawnikow le pensaient ; ils sont répartis inégalement sur tout le trajet des centres nerveux, dans les pédoncules cérébraux, les couches optiques, l'écorce encéphalique, les parties supérieures de la moelle et les centres ganglionnaires du système sympathique.

En clinique, la répartition des centres vaso-moteurs sur une si grande étendue du système nerveux, leur facile excitabilité, leurs fréquentes et presque incessantes excitations expliquent les énormes et faciles oscillations de la tension artérielle. La clinique peut encore réaliser l'expérience de la ligature de l'aorte par la présence de tumeurs plus ou moins volumineuses comprimant ce gros vaisseau.

Des trois facteurs qui président à l'état de la tension artérielle, le plus important est certainement la résistance opposée par les petits vaisseaux, et celle-ci varie suivant leur état de resserrement ou de dilatation. A ce sujet, je ne saurais mieux faire que de vous reproduire le passage suivant de Vulpian :

« Le volume des ondées sanguines lancées par le ventricule gauche peut varier ; la réaction des parois artérielles, du moins de celles qui contiennent des éléments musculaires, peut offrir une énergie plus ou moins grande, et ces variations peuvent évidemment avoir une action plus ou moins considérable sur la pression sanguine intra-artérielle ; mais le facteur le plus important est, sans contredit, la résistance opposée par les petits vaisseaux au cours du sang dans les artères, et cette résistance varie nécessairement suivant que les artérioles sont resserrées ou dilatées. Comme l'état de leur calibre dépend essentiellement du degré d'activité de l'appareil vaso-moteur, on conçoit combien est grande l'influence de cet appareil sur la pression sanguine intra-artérielle. »

Du reste, en réfléchissant aux résultats produits par les ligatures ou compressions expérimentales de l'aorte, on peut émettre cet axiome : Toutes choses égales d'ailleurs, et la masse sanguine ainsi que l'impulsion cardiaque restant normales, la seule augmentation des résistances périphériques est capable d'élever la pression vasculaire. Bien plus, ces résistances périphériques agissent sur le moteur circulatoire central, dont elles renforcent la puissance systolique, et aussi sur la masse sanguine dont elles augmentent le volume dans la partie située au-dessus de l'obstacle. Par conséquent, l'intervention de ce seul facteur — l'augmentation des résistances circulatoires périphériques — met en jeu les deux autres, et c'est ainsi que la plus grande part, dans la production de l'hypertension vasculaire, revient le plus souvent à l'état de la circulation artérielle.

Mais, dans les conditions physiologiques, la pression moyenne des artères se maintient sensiblement constante et presque invariable, malgré les influences diverses qui semblent devoir la modifier, telles que le travail de la digestion, les émotions, les changements de température, etc. C'est un point sur lequel Wertheimer (de Lille) a judicieusement insisté, en s'appuyant sur ses expériences personnelles et sur celles de Schüller, d'Istamanoff, de Vulpian [1], etc. Cette invariabilité de la pression vasculaire tient à une sorte de « balancement entre la circulation périphérique et la circulation centrale [2] » en vertu de laquelle les vaisseaux des viscères se dilatent quand ceux de la périphérie se contractent, et réciproquement. Ainsi, Schüller a vu la dilatation des vaisseaux de la pie-mère suivre l'application de compresses froides sur le ventre d'un lapin, et leur resserrement succéder au contraire à l'application de compresses chaudes. Dans le même ordre d'idées, Istamanoff observant un enfant de douze ans atteint de perte de substance du crâne, a remarqué que des manuluves très froids s'accompagnaient d'une augmentation de volume de cerveau. Dans l'empoisonnement par la nicotine, Colas et Wertheimer ont noté cette opposition entre la circulation périphérique et la circulation centrale. Lorsqu'on injecte cette substance à la dose de 5 à 10 milligrammes dans la veine d'un animal, on voit d'abord la pression vasculaire s'élever du double. A ce moment,

[1] SCHÜLLER (*Deutsch. Arch. f. kl. med.*, 1874). — ISTAMANOFF (*Arch. de Pfluger*, 1886). — VULPIAN (*Leçons sur l'appareil vaso-moteur*, t. 1er).

[2] WERTHEIMER (*Bull. méd. du Nord*, 1891).

les muqueuses de la bouche, des lèvres, de la langue, et la face deviennent le siège d'une congestion très vive, tandis que les organes abdominaux, tels que la rate et le rein, diminuent beaucoup de volume par suite du rétrécissement de leurs petits vaisseaux. Dans la seconde phase de l'empoisonnement, la chute de la pression artérielle coïncide avec une augmentation de volume des viscères due à la vaso-dilatation et avec la pâleur de la face par vaso-constriction.

J'ai dit que la résistance opposée par le tonus vasculaire, varie suivant l'état de resserrement ou de dilatation des artérioles. Encore faut-il s'entendre sur cette dilatation. Le plus ordinairement — abstraction faite de la masse sanguine — lorsque cette dilatation *passive* résulte de la paralysie expérimentale ou clinique des vaso-constricteurs, il y a tendance à l'*hypotension* artérielle. Mais les nerfs vaso-dilatateurs, découverts par Cl. Bernard, exercent aussi leur action en clinique comme en physiologie, leur excitation déterminant la vaso-dilatation *active* aboutit à l'*hypertension* artérielle.

Celle-ci se produit donc par un double mécanisme, et il en existe deux espèces :

1° L'hypertension artérielle par vaso-constriction ;

2° L'hypertension artérielle par vaso-dilatation active.

Ce ne sont pas là de simples hypothèses. En effet, si l'intoxication tabagique détermine, d'après Cl. Bernard, un état plus ou moins accusé de vaso-constriction, que mes expériences ont en partie confirmé [1], elle a aussi une tendance à s'accompagner d'une vaso-dilatation active ou hypertension, comme l'a dernièrement démontré Colas (de Lille), en s'inspirant de mes recherches sur les angines de poitrine tabagiques [2].

En clinique, ce fait expérimental se confirme : à côté des tabagiques aux téguments pâles par vaso-constriction, on voit d'autres tabagiques à la face rouge et congestive par vaso-dilatation.

Pour l'artério-sclérose généralisée, la clinique démontre encore la double pathogénie de l'hypertension artérielle. Prenons pour exemple une des localisations fréquentes de l'artério-sclérose, une insuffisance aortique d'origine artérielle. Rien de plus variable que l'aspect extérieur de deux malades atteints de cette même affection : les uns ont la face pâle, anémique, avec tendance aux vertiges, aux syncopes, aux lipothymies d'origine ischémique, avec des battements modérés des artères cervicales ; les autres ont la figure rouge, animée; les artères,

[1] Voir, plus loin, les leçons sur l'*Angine de poitrine tabagique*.

[2] *Revue générale de Clinique et de Thérapeutique*, août 1891, et *Archives de physiologie*, 1891 (Travail de COLAS et WERTHEIMER).

très dilatées, battent avec violence ; les vertiges moins fréquents sont de nature congestive, et du reste, on voit chez ces malades se manifester des fluxions actives du poumon, du cerveau, etc., fluxions dont on n'avait pas, jusqu'à ce jour, compris l'interprétation pathogénique. Les premiers malades sont des aortiques à vaso-constriction ; les seconds sont des aortiques à vaso-dilatation. Tous deux, par un procédé physiologique différent, ont de l'hypertension artérielle.

De même, il y a des artério-scléreux *blancs* à l'aspect anémique, chez lesquels la vaso-constriction prédomine, chez lesquels les ischémies viscérales sont très accentuées, qui présentent du côté des différents organes des insuffisances de fonctionnement par insuffisance d'irrigation sanguine : ils ont des vertiges anémiques, des aphasies transitoires, des accidents causés par la thrombose cérébrale ; ils ont de l'angine de poitrine par ischémie du myocarde. Chez ces malades, l'hypertension artérielle est en danger ; mais, au point de vue thérapeutique, il ne faut pas oublier qu'elle procède de la vaso-constriction.

Il y a des artério-scléreux *rouges* à l'aspect congestif, chez lesquels la vaso-dilatation prédomine, chez lesquels on constate surtout des congestions viscérales au cerveau, aux poumons, aux reins, au foie, etc. Ils ont rarement des accidents angineux et ils présentent une albuminurie le plus souvent abondante, parce qu'ils ont de la néphrite mixte, tandis que chez les premiers, l'albuminurie dépendant d'une néphrite interstitielle est à peine appréciable.

Dernièrement, je voyais un malade atteint, depuis deux ans, d'une artério-sclérose généralisee à laquelle il a fini par succomber à cinquante ans sous l'influence d'accidents congestifs ou hémorragiques multiples et variés. Dans sa jeunesse, à l'âge de vingt-deux ans, il avait eu des hémoptysies très abondantes qui n'avaient laissé aucune trace. Celles-ci, dues à l'hypertension artérielle, étaient sans doute d'origine arthritique, comme je l'ai établi dès 1882 [1] ; ou encore, elles pouvaient être considerées comme des phénomènes précurseurs, à longue echéance, de l'artério-sclérose, ainsi que l'a démontré récemment Duclos (de Tours) [2]. Bientôt, apparurent quelques troubles cardiaques caractérisés par des palpitations et des accès d'arythmie, une albuminurie abondante dont les fluctuations se mesuraient aux poussées congestives fréquentes du côté des reins ; il eut encore des hémorragies rétiniennes, puis deux attaques d'hémiplégie successives dues à des hemorragies cérébrales, et succomba enfin

[1] Congestions pulmonaires et hemoptysies t hritiques (*Congres pour l'avancement des sciences*. Rouen, 1882)

[2] Duclos. *Revue generale de clinique et de therapeutique*, 1890

à des accidents comateux. Chez ce malade, j'avais pu constater, dès le début de l'affection, l'existence de l'hypertension artérielle. Celle-ci constituait un danger, mais elle était d'une autre nature que celle des artério-scléreux à vaso-constriction, et, au point de vue thérapeutique, il ne fallait pas oublier que cette hypertension était l'œuvre de la vaso-dilatation active.

Donc, au point de vue pathogénique, il y a deux sortes d'hypertensions artérielles, comme il y a deux sortes d'artério-scléroses. Les unes sont angio-constrictives, les autres sont angio-dilatatrices. Au point de vue thérapeutique, cette distinction, à la fois physiologique et clinique, n'est pas sans importance.

Avant d'étudier avec vous les causes pathologiques de l'hypertension artérielle, il est utile de vous montrer dans le tableau suivant ses principales variations physiologiques :

TENSION ARTÉRIELLE AUGMENTÉE	TENSION ARTÉRIELLE DIMINUÉE
Pendant la systole cardiaque.	Pendant la diastole.
Par la compression d'une artère, au-dessus d'elle.	Au-dessous de la compression.
Pendant l'expiration dans la respiration à type thoracique (Marey).	Pendant l'inspiration dans la respiration à type thoracique.
Pendant l'inspiration dans la respiration à type abdominal (Marey).	Pendant l'expiration dans la respiration à type abdominal.
Par excitation du nerf sciatique, et par sensations douloureuses, ou impressions émotionnelles fortes.	Par excitation du bout périphérique du nerf pneumogastrique.
Par les efforts, les cris, la toux.	Par un exercice musculaire modéré sans effort.
Dans l'attitude horizontale.	Dans la station verticale.
Pendant le sommeil.	A l'état de veille.
A la puberté, dans l'état sénile, avant la menstruation, à la ménopause, pendant la grossesse.	Pendant et après la menstruation après l'accouchement (Lebedeff et Porosjakow).
Pendant l'hiver.	Pendant l'été.
Sous l'influence du froid, des bains froids ou très chauds.	Sous l'influence d'une chaleur modérée.
Pendant et après les repas, pendant les premières heures de la digestion, et le soir, en dehors de l'influence des repas.	Le matin, dans la journée et dans l'intervalle des repas.

J'ajoute qu'on observe encore un abaissement de la tension sanguine sous l'influence de la pression barométrique quand elle dépasse une atmosphère, de l'air raréfié, de l'air comprimé, etc.

Après avoir passé en revue les causes et variations physiologiques de la tension artérielle, il nous sera plus facile maintenant d'étudier celle-ci à l'état pathologique.

La PATHOGÉNIE de l'hypertension artérielle dans les maladies doit être recherchée dans l'état du cœur, du sang ou des vaisseaux.

Au *cœur*, on a pris l'effet pour la cause, et si l'augmentation de l'énergie et de la musculature cardiaques peut, dans une certaine mesure, produire l'élévation de la tension artérielle, elle lui est le plus souvent consécutive. On n'oserait jamais prétendre que l'hypertrophie du cœur puisse et doive jamais précéder un rétrécissement d'orifice. De même, cette hypertrophie doit être consécutive à l'obstacle ou au rétrécissement créé à l'extrémité de l'arbre circulatoire par le spasme artériel.

La *quantité* et la *qualité* du sang ont une influence restreinte, mais réelle. Si l'élément aqueux du liquide nourricier est augmenté (pléthore séreuse), il doit en résulter de l'hypertension artérielle. Aussi, est-il permis de constater souvent un désaccord entre l'ingestion des liquides et l'excretion urinaire ; ce désaccord existe quand un individu boit, par exemple, deux litres de liquide par jour et qu'il rend seulement un litre d'urine. Donc, l'indication thérapeutique consiste à prévenir la rétention aqueuse et à rétablir l'équilibre, tout en tenant compte des pertes de liquides subies par l'organisme au moyen des divers émonctoires (sécrétion sudorale, exhalation pulmonaire).

La *qualité* du sang joue aussi un certain rôle. Par exemple, le saturnisme détermine, comme on le sait, une hypertension artérielle ; si cette dernière résulte d'abord de l'état spasmodique du système vasculaire, elle est due également à l'état des globules rouges, devenus plus volumineux, plus adhérents aux parois des vaisseaux, ce qui détermine ainsi un obstacle au courant circulatoire. Enfin, le sang peut encore renfermer des produits toxiques dus à la rétention des matériaux de dechet que les divers émonctoires ne peuvent plus qu'insuffisamment éliminer. C'est là encore une cause de spasme vasculaire et d'hypertension artérielle.

Mais, c'est surtout à l'*état du système artériel périphérique*, au spasme des arterioles et des capillaires que l'on doit attribuer la cause réelle de cette hypertension. Cet état spasmodique — passager ou permanent — et l'hypertension artérielle qui en est la conséquence ont été attribués, bien à tort, par tous les auteurs seulement à la néphrite interstitielle. Or, il faut rattacher, non à cette dernière maladie, mais au spasme artériel tous les symptômes qu'on a mis sur le compte des lésions rénales : les algidités locales, les accès de pâleur et de refroidissement, les syncopes et asphyxies locales des extrémités, certaines attaques de dyspnée et d'angor pectoris, certaines dilatations aiguës du cœur, etc.

Les CAUSES PATHOLOGIQUES de l'hypertension artérielle seront maintenant mieux comprises. Parmi les plus importants, il faut citer : la *goutte* qui est aux artères ce que le rhumatisme est au cœur, la *diathèse arthritique*, l'*alcoolisme* (produisant surtout l'hypertension par vaso-dilatation active), l'*intoxication saturnine* et le *tabagisme* (déterminant l'hypertension par vaso-constriction), l'*abus des boissons* qu'il ne faut pas confondre avec l'alcoolisme et qui produit l'hypertension par suite d'une véritable pléthore vasculaire. *L'hérédité* peut être invoquée, et c'est ainsi que certains individus, que les enfants de goutteux, présentent à l'état normal et même d'une façon congénitale une hypertension vasculaire plus ou moins accusée. Vous comprenez alors pourquoi les cardiopathies artérielles peuvent être directement héréditaires, tandis que les cardiopathies valvulaires le sont indirectement par l'intermédiaire du rhumatisme. La *chlorose*, mais seulement celle qui est due, d'après Virchow, à l'étroitesse congénitale du système artériel (*chlorosis aortica*), peut et doit même s'accompagner d'hypertension artérielle. L'*artério-sclérose*, effet de l'hypertension, peut en être aussi la cause, et c'est la raison pour laquelle les *cardiopathies artérielles*, certaines *néphrites interstitielles* sont caractérisées par une élévation souvent considérable de la pression vasculaire. Il faut encore ajouter les époques de la *puberté* et de la *ménopause*, la *grossesse*, l'*état sénile*. Enfin, les *impressions émotionnelles* déterminant souvent des accès de spasme vasculaire, peuvent contribuer à produire l'hypertension artérielle.

Du reste, l'existence du spasme artériel sous l'influence de la moindre émotion est démontrée par les expériences de Mosso à l'aide de son appareil, le pléthysmographe. C'est un vase long dont le col est fermé au moyen d'un bouchon traversé par un tube rempli d'eau. Quand, après avoir plongé la main et l'avant-bras dans ce vase, on provoque une émotion même légère, on voit immédiatement l'eau descendre dans le tube, ce qui ne peut s'expliquer que par la diminution de l'irritation sanguine due au spasme artériel. Supposez des émotions répétées ou prolongées, et vous assistez alors à un état presque permanent de spasme vasculaire et d'hypertension artérielle. C'est ainsi que naît le *goitre exophtalmique*, — la maladie émotionnelle par excellence — et caractérisée souvent par l'élévation de la pression vasculaire, contrairement à l'opinion généralement admise.

Donc, les émotions fortes et répétées ne sont pas incapables de déterminer des affections artérielles et cardiaques par leur action incessante sur le système circulatoire périphérique. C'est là une des raisons pour lesquelles l'artério-sclérose est, d'après mes observations, si fréquente dans la profession médicale. Elle est la maladie des médecins, comme elle est celle des hommes politiques, des financiers, etc., en raison des émotions si nombreuses auxquelles ils sont sujets et du surmenage continuel auquel ils se livrent.

Enfin, j'ai démontré depuis deux ans que l'hypertension artérielle passagère ou permanente peut avoir une *origine alimentaire*. Je suis convaincu que les excès et surtout les erreurs d'alimentation, en jetant dans l'organisme un grand nombre de substances toxiques, telles que les ptomaïnes non éliminées par le filtre rénal, sont une cause fréquente d'artério-sclérose ; en un mot, certaines toxines alimentaires possèdent des propriétés convulsivantes agissant, les unes sur les muscles des membres comme dans le cas de contracture des extrémités d'origine gastrique, les autres sur la musculature vasculaire. Il en résulte, dans tout le système artériel, un état de spasme plus ou moins permanent, lequel produit rapidement de l'hypertension et consécutivement l'artério-sclérose.

Ainsi donc, la filiation des accidents aboutissant au développement de l'artério-sclérose peut être ainsi résumée : le premier anneau de la chaîne pathologique commence à l'adultération sanguine ; puis survient le second stade, d'une importance prépondérante, l'hypertension artérielle, provoquée le plus souvent par un état de vaso-constriction et parfois de vaso-dilatation active ; enfin, dans le troisième et dernier stade, à la faveur de l'irritation vasculaire produite par cette hypertension artérielle, se développent les lésions scléreuses des vaisseaux.

On pourrait croire que ce sont là de simples vues théoriques non confirmées par la clinique ou par l'expérimentation. Or, sans parler de faits nombreux où j'ai constaté depuis huit ans l'existence de l'hypertension artérielle simple chez des individus qui ont présenté ensuite les lésions et les accidents les plus manifestes de l'artério-sclérose, je veux vous rappeler les travaux récents de Roy et Adami (de Cambridge) qui, s'inspirant de mes recherches cliniques, les ont confirmées expérimentalement de la façon la plus formelle. Ils ont pu, en effet, déterminer des lésions scléreuses des vaisseaux et du cœur sur des animaux chez lesquels ils avaient progressivement augmenté la tension vasculaire.

Ils obtenaient cette hypertension artérielle par la compression de l'aorte, ou par l'excitation des nerfs vaso-constricteurs. Par la compression de l'aorte ascendante chez les chiens, ils ont pu élever la pression intra cardiaque du double environ, et déterminer une dilatation aiguë du cœur. Dans six cas sur sept, ils ont constaté chez les chiens en expérience une sorte d'œdème localisé aux faces valvulaires avec un état congestif et hémorrhagies punctiformes, la dilatation des vaisseaux et la chute de leur épithélium. Or, il est à remarquer que cet œdème siège exactement aux mêmes endroits où l'on remarque l'épaississement fibreux des valvules et des artères dans les maladies caractérisées par une augmentation permanente de la tension artérielle. Chez les animaux, cette hypertension n'avait pu être que temporaire et n'avait déterminé qu'un simple œdème, lequel est vraisemblablement le début des épaississements scléro-fibreux des valvules et des vaisseaux.

Vous voyez ainsi que ces auteurs ont donné la preuve expérimentale de faits cliniques que j'ai avancés depuis plusieurs années, et qu'ils ont pu produire sur des animaux, au moyen de l'hypertension artérielle, des lésions vasculaires et des dilatations aiguës du cœur que j'ai décrites dans le cours de l'artério-sclérose[1].

A l'aide de ces données, nous pourrons maintenant étudier dans les prochaines leçons les maladies de l'hypertension artérielle avec leurs indications thérapeutiques.

[1] Voyez : *Soc. méd. des hôpitaux*, nov. 1887. — ADAMI et ROY (de Cambridge). *Assoc. méd. britannique* de Glascow, 7 août 1888.

QUATRIÈME LEÇON

LA TENSION ARTÉRIELLE DANS LES MALADIES (SUITE)

II. — Hypertension artérielle (SUITE).

Deux exemples de dyspnées cardiaques avec augmentation ou diminution de la tension artérielle. — Indications thérapeutiques contraires. = Dyspnées *cardiaque*, *aortique*, *cardio-aortique*.

Rôle de l'hypertension artérielle dans la production des hémorrhagies diverses : metrorrhagie, hémoptysies utérines ou menstruelles, épistaxis et hémoptysies des adolescents et des arthritiques ; leur traitement.

La tension artérielle dans l'épilepsie, l'excitation maniaque, l'hémorrhagie cérébrale, la migraine (*migraines menstruelles*), dans la syncope locale des extrémités, dans les névralgies, la sciatique.

La tension artérielle dans les maladies du sang, du cœur et des vaisseaux ; chlorose, cardiopathies diverses, affections de l'aorte, néphrite interstitielle, goitre exophtalmique, angine de poitrine (cause de l'attitude verticale des angineux) ; dans les intoxications, les maladies de l'appareil respiratoire.

Hypertension passagère et hypertension permanente. = Rapports pathogéniques entre l'hypertension permanente et le développement de l'artério-sclérose. = L'hypertension précède et produit la sclérose artérielle. Exemples à l'appui et objections ; le tonus vasculaire.

CARDIOPATHIES DE LA MÉNOPAUSE. Six formes. Artério-sclérose, et tachycardie de la menopause. — Accidents cardiaques de la puberté (fausse hypertrophie de croissance). — Rapports de la migraine ophtalmique avec l'artério-sclérose (débuts migraineux de l'artério-sclérose). — Dangers des névroses vasomotrices.

Dans les leçons précédentes, je vous ai rapporté un assez grand nombre de faits dans lesquels la tension artérielle était abaissée. Avant d'étudier avec vous le phénomène contraire, c'est-à-dire l'hypertension artérielle dans les maladies, je veux vous citer les deux exemples suivants pour vous montrer l'intérêt pratique de la question.

Une femme de soixante ans, atteinte de cardiopathie *artérielle* (artério-sclérose du cœur), à forme arythmique et sans souffle, entre à l'hôpital pour des accès violents de pseudo-asthme cardiaque. Les crises de dyspnée surviennent d'une façon paroxystique, tous les soirs, et se prolongent pendant une grande partie de la nuit. Cependant, on n'observe aucun signe de congestion et d'œdème pulmonaires, ni la moindre infiltration péri-malléolaire. Bref, il n'existe aucun indice d'hyposystolie ou d'asystolie caractérisée par la diminution de la tension artérielle et l'augmentation de la tension veineuse. Nous notons, au contraire, une exagération de la tension artérielle, démontrée non seulement par les mensurations sphygmo-manométriques, mais aussi et surtout par le *retentissement diastolique* de l'aorte, auquel j'attache une si grande importance à ce point de vue. Le choc précordial est énergique, les battements du cœur fortement frappés quoique franchement arythmiques, le pouls serré, concentré, presque vibrant et un peu irrégulier. Les urines ont toujours été normales, abondantes, sans la moindre trace d'albumine.

Dans le but de faire disparaître cette crise d'oppression, un de mes confrères, suivant alors la visite, insistait sur l'administration de la digitale, et vous vous rappelez que ce médicament a eu pour effet, comme je l'avais annoncé, d'augmenter encore les accidents.

La raison de cette aggravation par le médicament était facile à prévoir. En effet, dans ce cas, où était le danger? Dans l'hypertension artérielle. Quelle était alors l'indication thérapeutique? Elle consistait à diminuer la pression vasculaire surélevée par la maladie. C'est pourquoi la digitale était absolument contre-indiquée, puisqu'elle a pour effet d'élever la tension artérielle; c'est pourquoi la prescription du régime lacté exclusif fit disparaître dès le second jour tous les accidents dyspnéiques; enfin, c'est pourquoi, plusieurs mois auparavant, une large saignée pratiquée à cette malade avait également eu raison d'un formidable accès de pseudo-asthme menaçant pour ses jours. Ici donc, la saignée et le régime lacté ont agi dans le même sens, en abaissant la tension artérielle, et peut-être aussi en combattant l'élément toxique de la dyspnée.

Comparez cette malade à la suivante : Elle est atteinte de cardiopathie *valvulaire* (rétrécissement et insuffisance de l'orifice mitral, insuffisance tricuspidienne avec battements hépatiques). Le pouls est faible, dépressible, inégal, irrégulier, intermittent et rapide; il n'y a pas d'œdème des membres inférieurs, mais le foie est énorme et les poumons sont congestionnés aux deux bases; il y a un retentissement diastolique qui existe, non pas à droite du sternum, comme pour la première malade, mais à gauche de ce plan osseux, au foyer de l'orifice pulmonaire, ce qui est l'indice d'une tension exagérée dans la petite circulation. Les cavités droites du cœur sont dilatées, et si la dyspnée revient par accès, elle est subcontinue, ne disparaissant pas complètement pendant le jour.

Ici, où était le danger? Dans l'abaissement de la tension artérielle que nous avions encore constatée au sphygmo-manomètre. Quelle était l'indication thérapeutique? Elle nous prescrivait de relever cette tension amoindrie, et vous vous rappelez que, si le régime lacté a été impuissant pour modérer cette dyspnée, la digitale, au contraire, en a triomphé très rapidement.

Ces deux exemples, que je prends au hasard, démontrent qu'il existe dans les maladies des indications thérapeutiques relatives à l'état de la tension artérielle. Ils démontrent encore, non seulement au point de vue clinique, mais aussi au point de vue thérapeutique, l'importance de la division que j'établis depuis plusieurs années, entre les cardiopathies *valvulaires* et les cardiopathies *vasculaires* ou *artérielles* (artério-sclérose du cœur) : les premières commençant aux orifices cardiaques et caractérisées par la tendance à l'abaissement de la tension arterielle ; les secondes ayant la lésion des artères pour origine, et caractérisées par leur tendance à l'hypertension vasculaire. Ils démontrent enfin qu'il ne suffit pas seulement de constater un symptôme, — la dyspnée — mais qu'il faut aussi voir la manière dont il se produit, et connaître sa pathogénie, si l'on veut utilement le combattre.

En effet, sous le nom de « dyspnée cardiaque », on confond souvent deux choses différentes. La dyspnée *cardiaque* survient le plus ordinairement dans les affections mitrales et les dilatations du cœur ; alors, elle est moins franchement paroxystique que la suivante, elle est subcontinue avec quelques exacerbations, elle s'accompagne de diminution dans la tension du système artériel avec augmentation dans celle de la petite circulation, ce que vous constatez par l'existence du retentissement diastolique, à *gauche* du sternum, au foyer de l'artère pulmonaire. — La seconde, la dyspnee *aortique*, survient dans les affections aortiques ou artérielles, elle est paroxystique, c'est une dyspnée d'effort symptomatique d'une hypertension artérielle, laquelle vous est démontrée par le retentissement diastolique, à *droite* du sternum, au foyer de l'orifice de l'aorte. — Pour la première, encore une fois, l'indication thérapeutique consiste dans l'élévation de la tension au moyen des toniques cardio-vasculaires et surtout de la digitale. Pour la seconde, il s'agit au contraire d'abaisser cette tension surélevée au moyen du régime lacté exclusif, de saignées locales ou générales, de médicaments dépresseurs de l'artériotension (trinitrine, nitrites, iodures). Mais, à la fin des cardiopathies artérielles, le cœur fléchit, le myocarde s'affaiblit, les cavités cardiaques se dilatent, et avec elles, l'orifice auriculo-ventriculaire gauche qui est atteint d'insuffisance fonctionnelle, ce que l'on constate par l'existence d'un souffle systolique de la pointe, bref, rapide, très localisé. En un mot, le cardiopathe *vasculaire* devient *valvulaire*, il entre dans la mitralité ; la dyspnée subcontinue est traversée par des paroxysmes, elle est donc complexe, et mérite le nom de *cardio-aortique*. Dans ce cas, la médication doit être également complexe : le régime lacté seul ne suffit pas, il faut y joindre l'emploi des toniques du cœur, et principalement de la digitale.

A. Hypertension passagère. — L'hypertension artérielle ne joue pas seulement un rôle considérable dans certaines cardiopathies, elle peut encore être invoquée dans bon nombre d'affections ou de symptômes disparates, comme vous allez le voir.

Voici une femme atteinte de *métrorrhagie*, et à laquelle vous avez pratiqué avec succès une ou plusieurs injections sous-cutanées d'ergotine. Mais chez une autre malade, le même traitement est suivi d'un résultat tout opposé : il augmente au contraire l'hémorrhagie, et vous n'arrivez à la combattre efficacement que par l'emploi des sédatifs, des calmants, c'est-à-dire de l'opium ou de lavements laudanisés, ou encore par les injections très chaudes ou les bains chauds. En un mot, il y a, comme je l'ai dit[1], *des métrorrhagies qui n'aiment pas l'ergot de seigle ;* elles sont aggravées non seulement par les préparations ergotiques et par le froid, mais aussi par l'emploi des autres agents vaso-constricteurs, du sulfate de quinine ou de la digitale.

Chez les tuberculeux, les *hémoptysies* sont, dans la plupart des cas, favorablement influencées par les injections d'ergotine, tandis que d'autres sont aggravées par elles. De ce nombre sont les hémoptysies survenant au début de la période cataméniale, et auxquelles j'ai donné le nom d'*hémoptysies utérines* ou *menstruelles*, dans la thèse déjà ancienne de mon élève Pétrasu[2]. Cet insuccès thérapeutique est facile à comprendre : car, si la tension artérielle s'abaisse pendant le flux cataménial, elle est notablement élevée pendant sa période de préparation, et durant le stade de molimen menstruel. C'est l'hypertension artérielle qui, trou-

[1] Voir, à ce sujet, la thèse inaugurale de mon élève Floris-Ortlaga, sur *la congestion utérine et la métrorrhagie d'origine névralgique* (Paris, 1881). — Voir aussi le *Traité des névroses* (2e édition, par Axenfeld et Huchard, 1883, p. 133).

[2] Pétrasu. *La tuberculose péritonéale, ses formes cliniques*. (Thèse de Paris, 1869.)

vant dans les vaisseaux d'un poumon tuberculeux un *locus minoris résistentiæ*, va devenir la cause occasionnelle de l'hémoptysie. Donc, la digitale et l'ergot de seigle, qui augmentent encore cette pression vasculaire, sont nuisibles, tandis que l'opium et l'ipéca répondent mieux aux indications thérapeutiques. C'est ainsi que vous obtiendrez des succès avec de simples injections de morphine, et l'administration de la poudre de Dower à la dose de 0,50 à 0,60 centigrammes.

L'*épistaxis*, l'*hémoptysie* des adolescents, et celle des arthritiques que j'ai naguère décrite [1] sont le plus souvent produites par l'hypertension artérielle. Alors, le perchlorure de fer est inutile, les préparations ergotiques sont nuisibles ; il faut combattre la pléthore vasculaire, diminuer la tension artérielle par des moyens divers, au nombre desquels il n'en est pas de meilleur que l'abstinence relative des boissons, le régime sec.

En effet, comme je le disais il y a quelques années [2], la diète des liquides est applicable non seulement aux maladies de l'estomac, « mais encore à d'autres affections *caractérisées surtout par l'excès de tension artérielle*, chez les athéromateux, chez les individus atteints de néphrite interstitielle, d'affections aortiques, de certaines angines de poitrine avec élévation considérable de la pression vasculaire, chez ceux qui sont prédisposés aux hémorrhagies diverses, aux congestions ou hémorrhagies cérébrales, aux épistaxis ». Voilà ce que je disais il y a huit ans ; voilà ce que je répète aujourd'hui. L'hypertension artérielle joue un grand rôle dans la production d'hémorrhagies diverses, et c'est elle seule que votre thérapeutique doit viser si vous voulez combattre utilement la tendance hémorrhagique.

Telle est la voie thérapeutique dans laquelle il faut s'engager. A ce sujet, j'ai été bien compris par Liégeois [3] qui, dans une étude récente, a rattaché avec raison les épistaxis de la puberté (appelées encore *génitales*) à l'hypertension artérielle, et non pas à une sorte « d'excitation physiologique de l'appareil de la génération », ce qui n'explique rien et constate seulement un fait.

Dans les *maladies du système nerveux*, l'étude de la tension artérielle n'est pas sans importance, et Féré a démontré que, dans l'*épilepsie*, la

[1] Congestions pulmonaires et hemoptysies arthritiques (*Congrès pour l'avancement des sciences de Rouen*, 1883).

[2] Du regime sec dans les maladies (*Societé de Thérapeutique*, juillet 1884).

[3] LIÉGEOIS (de Bainville aux Saules). Hemorrhagies par hypertension arterielle (*Bull. med. des Vosges*, octobre 1888 ; n° 10, p. 41).

pression artérielle subit une augmentation dès le début et pendant toute la durée des crises convulsives et psychiques ; après ces crises survient une diminution qui persiste pendant plusieurs heures et même plusieurs jours. — Elle est encore surélevée dans l'*excitation maniaque*, dans l'*hémorrhagie cérébrale*, tandis qu'elle est diminuée chez les hémiplégiques, les lypémaniaques et en général sous l'influence des émotions dépressives.

J'ajoute encore que, dans la *migraine*, dans la migraine simple, angiotonique, et surtout dans la migraine ophtalmique, j'ai toujours constaté l'existence de l'hypertension. Or, comme celle-ci est un phénomène presque normal à l'approche des règles, vous comprenez ainsi la raison des *migraines menstruelles*, si fréquentes chez certaines femmes, et surtout chez celles qui sont sous l'influence de diathèse arthritique ou goutteuse, deux maladies d'hypertension artérielle.

C'est encore pour la même raison que, dans la *maladie de Maurice Raynaud*, les accidents de syncope locale des extrémités augmentent ou se produisent parfois surtout au moment des époques menstruelles. La constatation et l'explication de tous ces faits n'est pas sans importance pratique, puisque vous comprenez ainsi combien il faut être circonspect dans l'administration de certains médicaments à l'approche ou dans les cours de la période cataméniale.

Les sujets atteints de *sciatique* présenteraient habituellement de la polyurie — d'après Debove et Rémond (de Metz) — polyurie débutant avec la douleur, augmentant avec elle, et cessant quand elle a disparu. Ils l'attribuent à l'hypertension artérielle produite par l'excitation douloureuse, ce qui expliquerait encore sa production dans tous les paroxysmes douloureux de la colique hépatique et de diverses névralgies, et ils l'assimilent à l'augmentation de la pression artérielle consécutive à la constriction réflexe des petits vaisseaux, que l'on fait naître chez un chien dont on a excité le bout central du sciatique. Avant ces auteurs, Lépine et Hugonnard (de Lyon) avaient déjà signalé le fait, mais sans le généraliser[1]. Les expériences nombreuses entreprises sur les animaux leur ont permis de formuler les conclusions suivantes dont j'ai démontré la preuve clinique :

1° Les excitations *moyennes* ou *fortes* du sciatique diminuent considérablement et même arrêtent la sécrétion urinaire ;

[1] Hugonnard. Contribution experimentale à l'etude du système nerveux sur la secretion urinaire (Thèse de Lyon, 1880). — Lépine. Sur la polyurie dans la sciatique. — Debove et Rémond. De la polyurie chez les malades atteints de sciatique. — H. Huchard. Sur l'etat de la tension artérielle et de la secretion urinaire dans la sciatique (*Soc. méd. des hôp.*, oct. à decembre 1891 et février 1892).

2° Les excitations *légères* du même nerf l'augmentent ;

3° L'énervement du rein par la section des filets nerveux du hile, et celui qui est causé par la section du tronc du splanchnique, produit une polyurie très nette et très abondante, souvent avec albuminurie, et quelquefois avec hematurie ;

4° Si l'un des reins est partiellement énervé, l'effet de l'excitation du sciatique est moins marqué.

Retenez surtout les deux premières conclusions, et vous verrez pourquoi la polyurie dans la sciatique doit être un phénomène au moins très rare, contrairement aux assertions de quelques auteurs. J'ai démontré que dans les sciatiques très douloureuses et surtout dans celles qui sont provoquées par l'inflammation du nerf, la sécrétion urinaire est le plus souvent diminuée, qu'il y a de l'oligurie et non de la polyurie. Celle-ci ne se montre, — et cela très rarement encore — que dans les sciatiques légères, ou même dans les sciatiques intenses développées chez les artério-scléreux ou chez les goutteux. Chez ces malades, l'hypertension artérielle est un phénomène habituel, et le terrain est ainsi tout préparé pour la production facile de la polyurie consécutive aux excitations douloureuses.

Jetons maintenant un coup d'œil sur l'hypertension artérielle dans les maladies du *sang* et de l'*appareil circulatoire*.

Vous connaissez la résistance qu'offrent parfois aux diverses traitements les palpitations des *chlorotiques* et des *anémiques*. Les ferrugineux sous toutes les formes, l'arsenic, le quinquina, l'hydrothérapie sont souvent sans effet ; les médicaments cardiaques, et parmi eux la digitale, sont parfois nuisibles. Pourquoi l'impuissance de cette thérapeutique ? C'est parce que celle-ci ne vise que l'élément dyscrasique, et qu'elle méconnaît un autre facteur très important qui entre souvent en scène : le spasme vasculaire, et sa conséquence immédiate, l'hypertension artérielle. Les chloro-anémiques ont le système vaso-moteur très excitable et émotif, ce qui explique le refroidissement des extrémités, les algidités et les ischémies locales, les alternatives de pâleur et de rougeur de la face, l'émission d'urines claires, limpides et abondantes. Ce qui prouve l'émotivité de leur système circulatoire, c'est l'existence du bruit de souffle dit anémo-spasmodique au niveau de l'artère pulmonaire. Si les souffles anémiques peuvent se montrer à tous les orifices, c'est encore en raison du spasme artério-capillaire qui crée un obstacle, qui produit un rétrécissement à la périphérie du système circulatoire, obstacle et rétrécissement contre lesquels le cœur lutte en se dilatant. Mais, avec lui les orifices s'élargissent, et il en résulte, suivant les cas, la production de souffles fonctionnels aux orifices mitral et tricuspide, et même celle d'un souffle diastolique à l'aorte, comme j'en ai observé deux faits indéniables. La pathogénie de ces bruits divers est ainsi différente de celle qu'on leur a attribuée sous le nom de bruits extra-cardiaques. Donc, pour combattre certaines palpitations rebelles des chloro-anémiques, la thérapeutique doit viser le spasme vasculaire et l'hypertension artérielle, par l'emploi des agents vaso-dilatateurs et des dépresseurs de cette tension.

Dans les *maladies du cœur* et *des vaisseaux*, les modifications de la tension artérielle jouent un rôle prépondérant. Vous savez tous que l'hyposystolie et l'asystolie sont caractérisées par l'abaissement plus ou moins considérable de la pression artérielle ; je vous ai appris que les cardiopathies valvulaires (insuffisance mitrale, rétrécissement mitral, insuffisance tricuspide, etc.) sont remarquables par leur tendance à l'hypotension, et qu'au contraire, les cardiopathies artérielles et l'artério-sclérose sont produites par le phénomène contraire, l'hypertension artérielle. Parmi ces maladies, il faut citer le rétrécissement et l'insuffisance aortique (surtout lorsque cette dernière est d'origine artérielle), les aortites aiguë ou chronique, la dilatation athéromateuse de l'aorte, l'artério-sclérose du cœur, l'angine de poitrine vraie, l'artério-sclérose généralisée, la néphrite interstitielle, les affections valvulaires mitrales ou aortiques d'origine artérielle, etc. Plus tard, nous reviendrons sur l'étude de ces maladies. Pour le moment, laissez-moi vous dire quelques mots sur l'état de la tension artérielle dans l'*angine de poitrine*.

Dans celle-ci, l'hypertension est de règle. C'est pourquoi la digitale, qui l'élève encore, peut contribuer à aggraver ou à précipiter les accidents; c'est pourquoi la médication iodurée, outre son action spéciale sur les parois vasculaires, agit encore à la longue sur la pression artérielle qu'elle modère. Puis, sous l'influence d'un effort, d'une marche, d'une émotion, de la position couchée durant le sommeil, cette tension s'élève encore; aussi l'accès d'angor trouve-t-il le plus souvent un moyen héroïque dans l'emploi des inhalations de nitrite d'amyle, qui déterminent promptement un abaissement de cette tension. Celle-ci augmente après les repas, ce qui explique, mieux que la plénitude de l'estomac ou l'existence des réflexes gastriques, l'apparition fréquente des accès angineux à la suite de repas plus ou moins copieux. Vous pouvez alors faire cesser des attaques souvent sévères d'angor en modifiant la quantité ou la qualité des aliments, et en soumettant les malades au régime lacté qui a pour résultat d'abaisser la tension artérielle. Enfin, je vous ai dit que, dans la position horizontale, la tension artérielle augmente, tandis qu'elle diminue sensiblement dans la station verticale. Ceci vous explique pourquoi les angineux préfèrent surtout cette dernière attitude[1]. Les mitraux, à la période d'hyposystolie, affectent plutôt la position assise dans leur lit, non pas seulement parce que leur tension artérielle est abaissée, mais aussi et surtout en raison de leur état dyspnéique. Quant aux aortiques et surtout à ceux qui sont atteints d'insuffisance aortique, ils aiment coucher la tête basse pour lutter contre l'ischémie cérébrale ; s'il y a parfois des exceptions à cette règle, c'est seulement lorsque les aortiques deviennent dyspnéiques.

J'ai peu de choses à vous apprendre sur l'état de la tension artérielle dans les affections de l'*appareil respiratoire*. Je vous ai déjà dit qu'elle est ordinairement abaissée dans la phtisie pulmonaire. Dans l'épanchement pleural, un de mes anciens internes, M. P. Binet (de Genève), qui a exposé mes idées dans une excellente revue critique, fait remarquer judicieusement que si la pression artérielle augmente quelquefois, c'est par le fait de la compression exercée par l'exsudat sur le cœur et les gros troncs vasculaires et non pas comme conséquence du refoulement du poumon ; car, il est démontré que si l'oblitération d'une grande partie du réseau capillaire de cet organe peut donner lieu à une surtension dans la petite circulation, elle n'a aucune influence sur la pression aortique ; il est encore prouvé que la pression dans la petite circulation conserve une certaine indépendance par rapport à la pression générale[2].

Bien d'autres exemples pourraient encore être cités ; ceux-là sont suffisants pour vous démontrer l'importance pratique de la question. Tous ces faits d'hypertension transitoire ou passagère servent pour ainsi dire de préface à l'etude de l'hypertension permanente que je vais maintenant aborder avec plus de facilité.

B. Hypertension permanente. — Celle-ci a été regardée comme appartenant seulement à la nephrite interstitielle à laquelle elle succéderait. C'est le contraire qui est vrai. *L'hypertension artérielle est la* CAUSE de l'*artério-sclérose; elle* PRÉCÈDE, *pendant un temps plus ou moins long, l'évolution de diverses maladies* (cardiopathies et néphrites artérielles, etc.), *lesquelles sont elles-mêmes sous la dépendance de la sclérose vasculaire.*

Donc, les faits se succèdent dans l'ordre suivant : spasme artério-capillaire, hypertension artérielle, sclérose artérielle, sclérose viscérale.

[1] Note sur l'attitude des angineux. (*Soc. medico-pratique*, decembre 1891, et *Revue gén. de clinique et therap*, janvier 1892.)

[2] Binet. (*Revue de la Suisse Romande*, 1890.)

Les preuves cliniques abondent. Voici quelques exemples destinés à démontrer que l'hypertension artérielle peut constituer à elle seule tout l'état morbide, et que c'est elle que la thérapeutique doit d'abord viser.

Il y a neuf ans, chez un faux asthmatique, j'avais déjà remarqué les signes d'une tension artérielle exagérée, et parmi eux le retentissement diastolique de l'aorte, symptôme très important d'hypertension, que nous étudierons plus tard. Il ne présentait alors que de la dyspnée d'effort, c'est-à-dire une dyspnée survenant le plus souvent sous l'influence de la marche ou d'un effort quelconque. Trois années se passent pendant lesquelles l'hypertension artérielle restait toujours le seul phénomène morbide. Puis, éclatent des accès angineux ; enfin, depuis deux ans seulement, ce malade a de la néphrite interstitielle.

Un homme de quarante-neuf ans est atteint d'accès effrayants de dyspnée, survenant sous l'influence du moindre effort, de l'action de s'habiller, de monter à son lit ; il y a de l'œdème des membres inférieurs, et cependant les poumons sont indemnes ; le cœur n'est le siège d'aucun souffle, d'aucune arythmie, et seul, le second bruit aortique est très retentissant. Je prescris, même en l'absence d'albumine qui n'a jamais été constatée, le régime lacté exclusif, l'iodure de sodium, la trinitrine, qui ont pour effet de faire baisser la tension artérielle de 27 à 19. La dyspnée cesse, l'œdème péri-malléolaire disparaît, et depuis cinq ans que le malade continue sa médication, la guérison ne s'est pas démentie, parce que, depuis cette époque, et sous l'influence du traitement, la tension artérielle n'a jamais dépassé le chiffre de 18 à 20 au sphygmomanomètre.

Il y a quatre ans, mon ami Le Piez (de Saint-Germain) me fait voir un malade présentant, avec des accès d'oppression provoqués par l'effort, tous les signes d'une dilatation aiguë du cœur. J'attribue celle-ci et la dyspnée à l'hypertension artérielle que je combats par les mêmes moyens. Depuis cette époque, tous les accidents ont définitivement disparu.

Au mois de novembre 1887, je vois un malade âgé de soixante-cinq ans, en proie à des accès nocturnes d'anxiété respiratoire et de dyspnée formidable. Tout cela disparaît avec la diminution de la tension vasculaire promptement obtenue par la médication, et cet homme, que l'on pouvait croire atteint d'une affection cardiaque grave, ne souffrait que d'une hypertension surélevée. Depuis trois ans, les accidents dyspnéiques n'ont plus reparu, et le cœur fonctionne régulièrement.

Enfin, vers la même époque, je constatais par hasard, chez un de mes confrères, à l'aide du sphygmo-manomètre dont je voulais lui montrer le mécanisme, une élévation de la tension artérielle jusqu'à 26. Je l'interroge ; il m'affirme, en souriant, qu'il n'est pas malade et qu'il éprouve seulement de l'essoufflement en marchant. Mais j'avais constaté déjà chez lui un retentissement diastolique de l'aorte, et la dyspnée d'effort dont il souffrait me semblait être le phénomène avant-coureur d'accidents beaucoup plus graves. Or, quelques semaines après, il venait en toute hâte se plaindre de violents accès d'oppression et d'un œdème prétibial. Il n'y avait pas d'albumine dans les urines, et je constatai par la palpation, mieux qu'à l'oreille, un léger mouvement de galop cardiaque. Tous ces accidents se sont évanouis, pour ne plus se reproduire, par l'emploi des dépresseurs de la tension artérielle.

Qu'est-ce que cela prouve ? C'est que l'hypertension artérielle peut précéder, pendant des mois et même pendant des années, l'évolution de l'artério-sclérose dont elle dépend ; c'est que la clinique doit savoir reconnaître de bonne heure les signes de cette hypertension, afin que la thérapeutique puisse hâtivement en combattre les effets et retarder le développement de l'artério-sclérose généralisée. Or, si la tension artérielle doit être définie l'*effort du sang pour sortir du vaisseau*, on comprend que plus cet effort sera considérable, plus l'irritation inflammatoire des parois vasculaires qui aboutit à l'artério-sclérose aura de tendance à se produire. Les auteurs anciens avaient certainement entrevu l'hypertension artérielle, lorsqu'ils parlaient de « pléthore » et de la « violence de l'impetus du sang ».

Mais voici une première objection que je prévois :

Tous les symptômes que je rattache à l'hypertension artérielle simple, et le retentissement diastolique du second bruit aortique, ne seraient-ils pas les indices de l'artério-sclérose déjà en pleine évolution ? Je réponds :

Démontrez que cette artério-sclérose existe, et que l'éclat du second bruit de l'aorte en est le signe toujours accusateur. En tous cas, ne vous semble-t-il pas étrange que le régime lacté uni aux médicaments dépresseurs de la tension vasculaire puisse faire disparaître, en quelques jours et pendant des mois ou des années, des accidents que vous mettez sur le compte de la sclérose artérielle, et n'est-il pas plus logique de les rattacher à l'augmentation de la pression sanguine ? Vous comprenez fort bien qu'en deux ou trois jours on puisse faire disparaître les symptômes de l'hypertension artérielle ; mais vous ne pourrez jamais croire que la même médication soit capable d'arrêter dans le même laps de temps l'évolution de l'artério-sclérose.

Voici une seconde objection :

Ce spasme permanent, « cette contraction éternelle » des artères, est étrange, elle est impossible. — Je réponds :

Elle n'est pas étrange, puisque la clinique la démontre, comme vous le verrez dans la prochaine leçon où nous étudierons la symptomatologie de l'hypertension artérielle. Elle n'est pas impossible, et c'est un physiologiste éminent, Vulpian, qui se charge de vous réfuter :

« Un premier fait que je dois établir, c'est que l'appareil vaso-moteur est en état d'activité permanente, qu'il n'est jamais en repos, jamais en inertie; les nerfs vaso-moteurs, en d'autres termes, sont toujours excités; ils sont toujours comme si un léger courant faradique les traversait. Il en résulte que la tunique musculaire des vaisseaux est toujours dans un état de demi-contraction. Cet état de demi-contraction a reçu un nom particulier, il s'appelle : tonus vasculaire..... Ce phénomène du tonus artériel n'est pas un phénomène isolé dans l'économie ; les artères ne sont pas les seuls organes qui soient en état de contraction permanente; tous les tissus musculaires sont plus ou moins dans le même cas. » Et plus loin : « Supposons que, sous l'influence d'une vive douleur déterminée par un traumatisme quelconque, ou même simplement par le pincement d'un point de la peau, il se produise un resserrement de la plupart des artérioles du corps, il y aura, comme nous l'avons vu, augmentation de la tension artérielle, et le cœur aura à lutter contre cet excès de tension. Le cœur sera donc forcé de déployer plus d'énergie pour pousser chaque ondée ventriculaire dans les artères, dans l'aorte, pour ne nous occuper que de la circulation générale. Et non seulement ses contractions deviendront plus vigoureuses, mais encore elles deviendront plus rapides. »

Ainsi, vous le voyez, Vulpian qui ne prévoyait pas encore l'importance et l'utilité de l'étude de l'hypertension artérielle dans les maladies, réfute victorieusement, au nom même de la physiologie, l'objection de ceux qui se refusent à admettre la possibilité de la permanence ou de la prolongation du spasme artério-capillaire. — Puisque les nerfs vasomoteurs « sont *toujours* comme si un léger courant faradique les traversait », puisque « la tunique vasculaire est *toujours* dans un état de demi-contraction », je me demande pourquoi vous n'admettez pas en pathologie ce qui est démontré à l'état physiologique. Du reste, quand je parle d'un spasme permanent, je ne prétends pas qu'il soit « éternel », je veux simplement dire qu'il peut être prolongé ou souvent répété, et que cette prolongation de l'état spasmodique du système vasculaire est capable de créer une hypertension plus ou moins permanente.

J'ai répondu aux deux principales objections soulevées par quelques adversaires de mes idées, nous pouvons maintenant poursuivre l'étude des maladies de l'hypertension artérielle.

Je vous ai déjà parlé de l'état de la tension artérielle pendant la menstruation : augmentation de cette tension pendant les jours qui la précèdent, et surtout lorsque le flux cataménial se produit incomplètement ou difficilement, comme dans certaines dysménorrhées ; chute de cette pression à l'apparition des menstrues et pendant les jours qui la suivent.

Or, dans les cas où la ménopause s'établit d'une façon anormale et plus ou moins pénible, les femmes sont absolument dans la situation de celles qui vont avoir leurs règles, et c'est ainsi que pendant des mois et même pendant des années, la tension peut rester presque constamment surélevée. Il en résulte une cause d'irritation incessante pour la membrane interne des vaisseaux, laquelle finit par s'altérer. De là, production de l'*artério-sclérose de la ménopause* que j'ai décrite.

Les *cardiopathies de la ménopause* n'ont pas d'autre origine, ni d'autre pathogénie.

Stokes, le premier, a parlé de « palpitations hystériques succédant chez les femmes à la cessation physiologique des fonctions utérines » ; mais il n'en a compris ni le mécanisme, ni l'importance. « Cette forme morbide, dit-il, peut avoir une durée très prolongée ; elle succède plus souvent à des impressions morales qu'à des fatigues physiques. J'ai vu les accès de la maladie reparaître pendant plus de deux années. Ces palpitations se montrent sous forme d'accès caracterisés par des battements precipités du cœur, par un sentiment de plénitude du cou et de la poitrine, et par une anxiété très grande avec prostration morale. Entre les accès, le cœur et les artères fonctionnent d'une façon parfaitement naturelle. Dans un cas de cette espèce, la disparition de l'écoulement menstruel avait eu lieu subitement, chez une femme âgée de cinquante ans, qui jusque-là s'était toujours bien portée et n'avait présenté aucun accident hystérique. »

En 1884, Clément (de Lyon) a décrit une cardiopathie de la ménopause qui me paraît réunir la plupart des symptômes importants que j'ai assignés aux cardiopathies artérielles.

Les femmes qui en sont atteintes éprouvent des palpitations pénibles et angoissantes capables de troubler leur sommeil ; elle ont des lipothymies et éprouvent facilement de l'essoufflement par la marche un peu rapide ; à un degré plus avancé, la respiration, qui est calme pendant le repos, devient oppressée au moindre mouvement (dyspnée d'effort) ; l'action de monter dans le lit, d'élever les bras, cause cette dyspnée passagère qui disparaît par le repos et l'immobilité ; il y a de véritables accès d'hyposystolie, l'impulsion cardiaque est exagérée, parfois il existe des irrégularités cardiaques, le plus souvent les battements du cœur sont accélérés et le pouls rapide *(tachycardie de la ménopause)*. Ce qui domine encore, c'est la fréquence des troubles de la circulation périphérique : sensation de froid aux membres, syncope locale des extrémités, décoloration ou rougeurs subites du visage, troubles vaso-moteurs. J'ai vu ces derniers, pendant la période menstruelle et à l'époque de la ménopause, affecter tout un côté du corps sous la forme d'un grand refroidissement avec pâleur des téguments (vaso-constriction), suivi d'une hypérémie avec sueurs très accusées du même côté (vaso-dilatation parétique).

M. Clément, qui attribue la cardiopathie de la ménopause à une excitation du grand sympathique, a insisté avec raison sur ces troubles vaso-moteurs, et c'est ainsi qu'il a pu faire la remarque suivante : « On dirait que les vaso-constricteurs sont excités, et qu'il y a un spasme général des artérioles. »

Or, d'après moi, les cardiopathies de la ménopause accomplissent les trois périodes que j'ai assignées au développement de l'artério-sclérose. D'abord, au début, ce sont les troubles vaso-moteurs (sous forme de vaso-constriction ou de vaso-dilatation active) qui prédominent. Puis, survient presque en même temps le stade important de l'hypertension artérielle, dont la disparition ou la prolongation décidera du sort cardiaque de la malade. Car, jusque-là, il ne s'agit que de troubles vasculaires et cardiaques de nature fonctionnelle, et c'est seulement plus tard que surviendront les lésions artérielles avec toutes leurs conséquences sur la nutrition du myocarde.

J'ai observé un certain nombre d'accidents cardiaques dans le cours de la ménopause. Ils affectent six formes :

1° *Forme tachycardique.* — La tachycardie de la ménopause peut être d'origine fonctionnelle ou organique.

a). Lorsqu'elle est fonctionnelle, elle est due à l'hypertension artérielle ; elle est caractérisée par l'accélération du pouls qui peut battre 120 à 130 fois par minute, par des accès de palpitations souvent nocturnes, qui surviennent spontanément ou sous l'influence de la cause la plus insignifiante, qui s'accompagnent d'un sentiment de tension et de constriction thoraciques, de sensations angineuses et dyspnéiques, de battements carotidiens, de poussées congestives vers la face, de bourdonnements d'oreilles, de vertiges, et parfois de syncopes ou de simples lipothymies.

Cette forme de tachycardie, consécutive à l'hypertension artérielle sans lésions, paraît être en opposition avec les données de la physiologie, puisque Marey a établi que la fréquence des battements du cœur est en raison inverse de la tension vasculaire. Mais la clinique nous a enseigné qu'il existe tout un groupe de tachycardies liées à l'hypertension artérielle. Exemple : la tachycardie, l'accélération du pouls que l'on observe dans le cours ou au début de la néphrite interstitielle, maladie caractérisée par une augmentation souvent énorme de la pression vasculaire. Du reste, les frères Cyon ont établi, par leurs expériences, que l'hypertension entraîne souvent une accélération des battements cardiaques ; mais, quand elle dépasse certaines limites, la tachycardie tend à disparaître (Bezold et Stezinski). Pour S. Tschirjew, le rythme du cœur est lié à la pression sanguine, à laquelle est subordonné le travail du myocarde, comme le travail d'un muscle dépend de la force qu'il doit déployer et des obstacles qu'il est obligé de vaincre. C'est la même idée que j'ai exprimée en vous disant que le cœur est réglé par deux freins : un *frein nerveux*, représenté par le nerf pneumogastrique ; un *frein vasculaire*, constitué par les obstacles périphériques, par la contractilité et l'élasticité artérielles. Celles-ci augmentant par le fait d'une menstruation ou d'une ménopause difficiles, on comprend, d'après les données de la physiologie, la production de certaines tachycardies transitoires ou permanentes survenant dans ces conditions.

b). Lorsque la tachycardie de la ménopause est de nature organique, elle est sous la dépendance des lésions diverses du cœur et des vaisseaux qui ressortissent à la forme artérielle.

2° *Forme artérielle*. — Elle est organique et due aux lésions vasculaires que l'hypertension a fait naître. Elle se manifeste par l'existence d'une cardiopathie artérielle, de l'artério-sclérose généralisée ou encore d'une aortite. Ces maladies diverses de l'appareil circulatoire que le travail de la ménopause peut développer seront étudiées dans plusieurs leçons, et je ne fais que les signaler ici.

3° *Forme aggravante de cardiopathies préexistantes*. — On rencontre des femmes atteintes depuis de longues années d'une affection valvulaire, restée latente jusque-là, d'un rétrécissement mitral, par exemple, et dont la période asystolique date de la ménopause. Le surcroît de travail que l'hypertension artérielle impose au cœur à cette période de la vie, contribue pour sa grande part à préparer les troubles asystoliques.

4° *Forme névrosique*. — L'âge critique éveille les manifestations nerveuses, et c'est ainsi que surviennent l'*hystérie* et la *neurasthénie de la ménopause*. Alors l'hystérie est surtout viscérale, et, dans ce cas, elle possède un caractère de fixité que ne présentent pas d'ordinaire les manifestations si vagabondes de la névrose[1]. L'hystérie est cardiaque, il s'agit alors souvent d'une simple névrose du pneumogastrique (arythmies, accidents pseudo-angineux, tachycardie sans hypertension artérielle, etc.), et l'on peut dire que chez ces malades, c'est leur nerf vague qui divague.

5° *Forme utérine.* — A cette époque de la vie sexuelle de la femme, on constate aussi une assez grande fréquence des affections utérines (métrites, péri-métrites, fibrômes, carcinômes, etc.). Or, si la ménopause éveille les manifestations nerveuses, elle excite, peut-être à ce titre, les troubles réflexes, et c'est ainsi que peuvent apparaître des accidents fonctionnels du côté du cœur, caractérisés par des syncopes, des lipothymies, de la tachycardie et même par des phénomènes d'asystolie dus à la dilatation des cavités droites. Ces divers accidents que j'ai observés pour ma part, sont comparables à ceux qui ont été décrits à la suite des affections du foie et de l'estomac. Il y a donc, sous l'influence indirecte de la ménopause, des *cardiopathies utérines* se produisant par action réflexe et dont l'appareil de la génération serait le point de départ.

6° *Forme adiposique.* — La ménopause devient souvent l'origine d'une obésité généralisée qui, s'étendant au cœur, détermine les accidents de l'adipose cardiaque, parmi lesquels il faut signaler la dyspnée et les palpitations au moindre effort, des accidents d'asthme cardiaque, de catarrhe bronchique, etc. Cependant, Kisch a fait la remarque que cette adipose cardiaque, « par une sorte d'accommodation », produit moins d'accidents que chez l'homme, ce qui s'expliquerait chez la femme par une « sorte d'habitude morbide aux modifications fréquentes que la puberté, la grossesse et la lactation impriment à la quantité de tissu adipeux réparti dans leur organisme ».

De ces six formes, les deux premières rentrent seules dans notre sujet, puisqu'elles sont la conséquence de l'hypertension artérielle ; les trois autres n'ont aucun rapport de causalité avec cette dernière. J'ai voulu vous les signaler pour vous montrer toute l'importance que cette étude peut avoir au double point de vue du diagnostic et du traitement.

J'arrive, par une transition naturelle, à l'étude pathogénique des *accidents cardiaques de la puberté*, lesquels ont été signalés depuis longtemps déjà par Corrigan, Stokes et Richard Pfaff. Le terme « d'hyper-

[1] Voir à ce sujet, le *Traité des névroses* par Axenfeld et Huchard (2e édition 1883, pages 1014-1043), sur « l'hystérie viscérale ».

trophie cardiaque de la croissance » est inexact, car il n'y a jamais hypertrophie dans le vrai sens du mot, il ne s'agit que de dilatation du cœur consécutive à l'hypertension artérielle de la puberté. Il ne s'agit pas, non plus, d'accidents de croissance, puisqu'ils peuvent s'observer chez des adolescents dont le développement reste parfois incomplet. Vous voyez ainsi des enfants chez lesquels la systole cardiaque est forte, énergique, chez lesquels vous constatez l'existence d'un retentissement diastolique de l'aorte ; ils ont de la dyspnée au moindre effort, de la céphalée, des épistaxis fréquentes.

Voici, à titre de document historique, l'énumération des symptômes cardiaques que Stokes a faites sous le titre : *Palpitations se rattachant à la croissance.*

« Il faut insister sur les circonstances suivantes : les variations présentées par le cœur ; — le caractère de soudaineté, de netteté, et quelquefois le timbre métallique de ses contractions ; — la force de l'impulsion, à la pointe de l'organe, là où on ne la perçoit ordinairement pas ; — l'absence du bruit de souffle, ou s'il existe, son caractère fugace et incertain ; — l'absence des signes d'une affection pulmonaire ou hépatique ; — et enfin, le défaut de proportion entre la force apparente du cœur, et celle du pouls radial. »

Cette description reproduit presque fidèlement celle que j'ai assignée à la symptomatologie de l'hypertension artérielle. Stokes n'a certainement pas compris alors le mecanisme pathogénique des cardiopathies fonctionnelles de la puberté ; mais il faut lui reconnaître le merite, à lui et non à d'autres, d'en avoir admirablement et presque complètement decrit les caractères cliniques.

A cette période de l'existence, comme à l'époque de la ménopause, il est encore un symptôme cardiaque important à signaler : c'est la *tachycardie* liée à l'hypertension artérielle. Encore, faut-il s'entendre, et ne pas toujours l'attribuer au travail de la puberté parce qu'elle se produit à ce moment.

J'ai vu une erreur de ce genre commise au sujet d'un jeune homme de dix-huit ans chez lequel une croissance rapide et vraiment extraordinaire s'était produite dans l'espace de dix-huit mois. Ce jeune homme présentait alors des accidents cardiaques qu'un médecin consulté attribuait à la croissance ; le pouls battait 130 à 140 fois par minute, et cette tachycardie sans fièvre était presque permanente. Or, il s'agissait d'une adénopathie trachéo-bronchique qui comprimait le pneumogastrique et dont la nature tuberculeuse, établie par moi dès le début des accidents, se révéla huit mois plus tard.

Je cite ce fait pour vous prémunir contre une erreur qui vous ferait voir l'hypertension artérielle un peu partout, là où elle n'existe réellement pas.

Pour terminer cette étude, il importe de faire la remarque suivante : Si l'hypertension de la puberté n'aboutit jamais, ou presque jamais, au développement de lésions cardiaques, analogues à celles de la ménopause, c'est parce qu'elle trouve des parois vasculaires normales, capables de résister à l'effort continu de la masse sanguine.

Tous ces développements vous démontrent quel intérêt pratique s'attache à cette étude, et combien il est intéressant de savoir qu'aux deux extrêmes de la vie sexuelle, les accidents cardio-vasculaires sont reliés à la même cause pathogénique, à l'hypertension artérielle.

Je vous ai dit que l'accès de migraine simple, à forme angio-tonique, est caractérisé par de l'hypertension artérielle passagère dont les conséquences ont le plus souvent peu d'importance. Il n'en est pas de même de la variété de migraine ophtalmique ; elle peut devenir l'origine de lésions vasculaires, capables d'aboutir au développement de la périencéphalite diffuse, comme on en a cité des exemples, ou encore d'une artério-sclérose généralisée, comme j'en ai observé deux cas indéniables. L'artério-sclérose peut donc avoir un *début migraineux*.

Ce n'est certes pas la migraine qui a été cause de la périencéphalite diffuse ou de l'artério-sclérose généralisée. Mais, il ne faut pas oublier que la migraine, et surtout la variété ophtalmique, est une névrose vaso-motrice, et que l'excitation répétée des vaso-constricteurs ou des vaso-dilatateurs par le fait de l'hémicrânie, est capable de provoquer, à la longue, des altérations vasculaires. On commet un abus de langage et une erreur de diagnostic en parlant d'aphasies, de paralysies partielles, et d'hémiplégies transitoires « d'origine migraineuse ». Lorsque ces accidents surviennent dans le cours des accès de migraine, vous auriez tort d'établir toujours un pronostic bénin ; car, le trouble vaso-moteur qui leur donne naissance a déjà commencé à produire quelques lésions vasculaires, et si vous n'y prenez garde, si vous ne cherchez pas alors à modérer la vaso-constriction et l'hypertension artérielle, l'artério-sclérose, cérébrale ou généralisée, commencera son œuvre.

Il y a trois ans, je voyais un homme de cinquante-huit ans atteint de *migraine* ophtalmique ; son médecin, très au courant des recherches modernes, avait constaté chez lui depuis longtemps tous les signes de l'hypertension artérielle. Le malade eut, à plusieurs reprises, trois ou quatre fois, des attaques d'*aphasie* transitoire et d'*hémiplégie* gauche sans ictus ; leur durée était de quelques heures à quelques jours. S'appuyant sur le caractère éphémère de ces accidents, son médecin insistait beaucoup sur la bénignité du pronostic. Instruit par l'expérience, je ne partageai pas son avis ; je pensai que ces accidents pouvaient être déjà les indices révélateurs d'une artério-sclérose commençante, et j'instituai, dans le but de modérer la tension artérielle, un traitement assez sévère qui, du reste, ne fut pas suivi. Un an après, ce malade venait me consulter pour des troubles cardiaques que l'on regardait comme fonctionnels et que l'on rattachait à l'existence d'une dilatation de l'estomac ; (or, dès cette époque, je formulai le diagnostic de *cardiopathie artérielle*). L'année dernière, je revis encore le même malade, en proie à une dyspnée d'effort très accusée, avec un bruit de galop cardiaque des plus nets, un peu d'œdème des membres inférieurs et un léger nuage albumineux dans les urines. Mon confrère commença dès lors à ne plus croire à l'existence de troubles fonctionnels, et il m'adressa de nouveau son malade en formulant le diagnostic exact de *néphrite interstitielle.*

Ce migraineux a-t-il eu plusieurs maladies qui sont venues l'atteindre comme par hasard : il y a deux ans, des accès de migraine, puis des attaques d'aphasie et d'hémiplégie transitoire ; il y a un an, une affection cardiaque, et aujourd'hui une affection rénale ? Nullement. Toutes ces affections ont été des manifestations *locales* d'une maladie *générale*, l'artério-sclérose, et celle-ci a été constamment sous la dépendance d'un état d'hypertension artérielle et de vaso-constriction ou de vaso-dilatation dont la migraine ophtalmique a été l'une des principales causes.

Défiez-vous des *névroses vaso-motrices* qui peuvent, après un temps plus ou moins long, franchir la période des troubles fonctionnels et entrer dans celle des lésions organiques. Défiez-vous-en ; étudiez attentivement l'hypertension artérielle dans sa symptomatologie et c'est ainsi que vous aurez des armes plus sûres pour la combattre de bonne heure et éviter ses funestes conséquences.

CINQUIÈME LEÇON

LA TENSION ARTÉRIELLE DANS LES MALADIES (FIN)

II. — Hypertension artérielle (FIN)

SYMPTOMATOLOGIE de l'hypertension artérielle.

I. SYMPTÔMES VASO-MOTEURS OU VASCULAIRES : Algidités locales, syncopes locales des extrémités, douleurs rhumatoïdes, vertiges, céphalée, troubles visuels, somnolence, accès de pâleur, etc., symptômes dus à la vaso-constriction. — Bourdonnements d'oreilles, vertiges congestifs, paresse de la mémoire et de l'intelligence, légere excitation psychique, céphalalgie congestive et pulsatile, etc., symptômes dus à la vaso-dilatation active.

Caracteres du *pouls* : plein, fort, vibrant, résistant dans l'hypertension due à la vaso-dilatation ; serré, concentré, cordé et tendu dans l'hypertension due a la vaso-constriction. — Pouls rétracté et résistant, avec fausse apparence de petitesse (opinion de Sénac). Exemple de contracture artérielle généralisée dans un cas de saturnisme aigu, avec terminaison fatale. — Pouls régulier, sans intermittences ou inégalités dans les pulsations de la même artere. Inégalité des deux pouls (pouls gauche moins fort). — *Tachycardie* de l hypertension, en désaccord avec une loi de Marey. Mensurations sphygmométriques. Tracés sphygmographiques.

Conditions morbides (état fébrile, hémiplégie, etc.) capables d'abaisser l'hypertension. Hémi-hypertension artérielle.

II. SYMPTÔMES AORTIQUES. *Retentissement diastolique de l aorte*. Son siège, à droite du sternum, ses caractères cliniques, sa cause de production : augmentation de la tension dans le système aortique. Diagnostic avec le retentissement diastolique de l'artère pulmonaire, situé à gauche du sternum, et indice d'une augmentation de tension dans la petite circulation. — Diagnostic avec le « bruit clangoreux » de l'aorte, indice d'une dilatation de ce vaisseau. Insuffisance aortique fonctionnelle. — Hypertension artérielle, cause d'artérite généralisée (opinion de Boerhaave). — Tableau des maladies avec retentissement diastolique de l'aorte ou de l'artère pulmonaire. Cardiopathies *artérielles* avec retentissement diastolique de l'aorte ; cardiopathies *valvulaires* avec retentissement diastolique de l'artere pulmonaire.

III. SYMPTÔMES CARDIAQUES. — Bradycardie, tachycardie, palpitations, modifications du choc précordial. Bruit de galop mésosystolique ou bruit de trot ; prolongation de la systole et polysystolie. — *Dilatation aigue du cœur*. Cardiectasies par perte d'élasticité du myocarde, et cardiectasies par perte de contractilité. Insuffisance mitrale fonctionnelle, conséquence de la cardiectasie. Caractères du souffle de l'insuffisance fonctionnelle. Bruits de galop.

IV. SYMPTÔMES VISCÉRAUX. — Congestions, hémorrhagies capillaires, épistaxis, etc.

Dyspnée d'effort (dyspnée de Corvisart), polyurie, etc. — Exemples d'épistaxis et d'hemoptysies précédant de plusieurs années l'évolution de l'artério-sclérose.

PRONOSTIC. — Hypertension passagere, prolongée ou permanente.

TRAITEMENT. — Plusieurs indications : a) *Combattre l'hypertension* dans ses causes : alimentation, réduction des boissons, proscription des médicaments vaso-constricteurs; — b) *Combattre l'hypertension dans ses conséquences*. Médicaments artériels vaso-dilatateurs : iodures, nitrites Action de la saignée générale.

Conclusion : La therapeutique de l'hypertension arterielle est une thérapeutique préventive de l'artério-sclérose, des cardiopathies artérielles, etc.

Est-il possible d'assigner une symptomatologie précise à l'hypertension artérielle, surtout lorsqu'elle est permanente, ou seulement prolongée ? Je réponds affirmativement, et d'une façon formelle, à cette question. Mais, à vrai dire, il s'agit surtout des conséquences que cette hypertension peut produire sur les vaisseaux, sur l'aorte, sur le cœur, et en dernier lieu sur les viscères. Il en résulte que les symptômes sont de quatre ordres : vasculaires ou vaso-moteurs, aortiques, cardiaques, viscéraux.

I. — SYMPTÔMES VASCULAIRES OU VASO-MOTEURS. — Ils sont le plus souvent le résultat du spasme artério-capillaire, et c'est pour cette raison que les malades présentent les symptômes suivants :

Algidités locales (refroidissements limités aux membres inférieurs, à un segment de membre, aux genoux, quelquefois aux membres supérieurs, plus rarement dans la moitié du corps) ; des accidents ressemblant à la *syncope locale des extrémités* (phénomène du doigt mort, avec fourmillements et légère diminution de la sensibilité dans l'un des bras, surtout dans le bras gauche) ; des *douleurs rhumatoïdes* et *crampes* dans la continuité des membres, avec sensation de fatigues locales, de lourdeur comme parétique, douleurs vagues qui, bien étudiées par mon chef de clinique Weber, sont encore le résultat du spasme artério-capillaire et qu'il ne faut pas confondre avec des névralgies ni attribuer au rhumatisme; des *vertiges* survenant surtout le matin, ou un état vertigineux habituel ; une *céphalée* sourde avec lourdeur de tête, bourdonnements d'oreilles ; quelques *troubles visuels* pouvant prendre parfois les caractères de la migraine ophtalmique; une tendance à la *somnolence*, au vague cérébral, aux fatigues intellectuelles ; la *pâleur des téguments* et surtout de la face pouvant survenir d'une façon paroxystique. Ce dernier symptôme, constitué par des accès de pâleur du visage, doit être recherché : rapidement et d'une façon spontanée, la face devient pâle, d'un teint anémique, puis, au bout de quelques minutes ou de quelques heures, elle reprend sa coloration normale et peut même être envahie par quelques bouffées de rougeur avec sensation de chaleur à la tête.

Tous ces accidents, je le répète, sont imputables à des troubles vaso-moteurs, ils sont le résultat du spasme artériel des membres, de la face et du cerveau. Mais, dans des cas plus rares, lorsque l'hypertension artérielle est due à l'excitation des vaso-dilatateurs, ou encore à l'augmentation de la masse sanguine (sorte de pléthore des anciens), les phénomènes congestifs prennent la place des symptômes d'ischémie locale. Alors, la face est rouge, animée et souvent traversée par des bouffées de chaleur; il y a des bourdonnements d'oreilles, des vertiges congestifs, un peu de paresse de la mémoire et de lenteur intellectuelle pouvant alterner avec une légère excitation psychique, une réelle tendance au sommeil.

Parfois, la céphalalgie et les douleurs névralgiformes prennent des caractères particuliers : c'est une céphalalgie *pulsatile*, caractérisée surtout par de violents battements dans les tempes, le cou et la tête. Je vous citerai comme exemple un malade que mon regretté ami, Hallez (de Lille), me fit voir, et qui ne pouvait faire quelques pas ou un simple effort sans éprouver immédiatement des battements extrêmement douloureux dans toute la tête, battements ayant pour caractère de cesser rapidement par le repos; mais ils se produisaient aussi parfois d'une façon spontanée. J'ai à peine besoin de vous dire que la médication anti-névralgique par la quinine, l'antipyrine ou l'aconitine ne produisit aucun résultat thérapeutique. En m'appuyant sur les principaux symptômes accusateurs de l'hypertension artérielle, je prescrivis à ce malade des médicaments dépresseurs de la tension vasculaire. Cette médication rationnelle, suivie pendant quelques mois, fit disparaître assez rapidement cette affection douloureuse qui avait été rebelle à tous les traitements depuis plus de deux ans.

Le *pouls* présente des caractères bien plus importants encore; car jusqu'ici les symptômes vasculaires et vaso-moteurs ne sont pas très saillants et ne permettent pas suffisamment de reconnaître l'existence de l'hypertension artérielle. Lorsque celle-ci est le résultat de la vaso-dilatation active, le pouls radial est plein, fort, presque vibrant, et toujours très résistant au doigt qui le comprime. Lorsqu'elle est consécutive à la vaso-constriction, le pouls est serré, concentré, cordé (suivant l'expression des anciens), tendu comme un fil de fer. Dans certains cas, il est comme rétracté et difficile à sentir; alors, il a l'apparence de la petitesse, et l'on est souvent étonné de constater au sphygmomanomètre une force et une résistance que la simple palpation du doigt ne faisait pas soupçonner.

A ce sujet, il n'est pas inutile de vous reproduire un passage de Sénac écrit dès 1749 :

« Le pouls peut être très fort et très petit en même temps ; il sera tel lorsque l'action du cœur sera vive, et que les artères seront resserrées ; alors, la forme de ce pouls pourra être variable ; l'artère peut être dure et tendue comme une corde, c'est ce qu'on appelle *pulsus tensivus ;* le sang peut frapper comme un dard les parois artérielles, c'est ce qui forme le pouls qu'on a nommé *vibrativus*, pouls *dardant*, il est l'effet d'une grande irritation inflammatoire... Le pouls *dur* est une espèce de pouls fort ; en certains cas, il peut dépendre de la sécheresse des artères qui, étant durcies et tendues, ressemblent à des cordes ; la contraction des parois artérielles peut leur donner aussi de la dureté ; quelquefois les artères dures sont fort dilatées ; en divers cas, elles sont concentrées ; or, dans ces deux états, elles ressemblent à des cylindres durs qui présentent une grande résistance au doigt qui les comprime ; l'excès de cette raideur forme le pouls qu'on appelle *serratus*... Le pouls *dur* marque donc, ou la sécheresse des artères, ou le resserrement de leurs parois exposées à quelque irritation violente, ou la difficulté que trouve le sang en passant par les filières des artères. »

Vous voyez, par cette citation, qu'au milieu du siècle dernier, Sénac avait déjà décrit en termes précis les caractères de la dureté du pouls due à la « contraction des parois artérielles ».

Quand l'hypertension est extrême, le pouls radial peut être à peine perceptible, et c'est ainsi que je vous ai montré, il y a quelques semaines, un saturnin présentant une contracture vasculaire telle qu'on pouvait à peine sentir les pulsations dans toutes les artères ; et cependant le cœur se contractait énergiquement et violemment, sans doute pour lutter contre les obstacles périphériques. Les téguments de toute la surface du corps étaient d'une pâleur cadavéreuse, et le malade finit par succomber après quelques jours. A l'autopsie, nous n'avons trouvé qu'un petit anévrisme situé au niveau de la première portion de l'aorte descendante, maladie qui, à ce degré, et sans aucune rupture de la poche anévrismale n'avait pas été capable de provoquer une terminaison funeste. Je crois que, chez cet homme en état d'hypertension permanente par le fait même de son anévrisme, la contracture généralisée de tout le système vasculaire par suite de son intoxication saturnine, a été l'une des principales causes, sinon la seule cause de la mort. A ce sujet, je vous rappelle que, pour Broadbent, l'exagération soudaine et considérable de la pression artérielle peut devenir fatale.

Ainsi, ne vous y trompez pas. Le pouls peut avoir l'apparence de la petitesse lorsqu'il est profondément rétracté ; mais, quand il est en même temps résistant au doigt qui le comprime, il est l'indice d'une hypertension extrême. Lorsqu'il est à la fois petit et facilement dépressible, il est au contraire un signe d'hypotension. Vous ne confondrez donc pas le pouls petit et résistant (signe d'hypertension) avec le pouls petit, mou et dépressible (signe d'hypotension). Je vous ai dit également qu'un pouls ample et dépressible (pouls post-hémorrhagique) n'est pas synonyme de pouls fort ou plein, et qu'il est souvent symptomatique d'un abaissement dans la tension artérielle.

Vous savez encore que l'hypertension artérielle due à la vaso-constriction, est le résultat des obstacles existant à la périphérie du système circulatoire. Or, vous pouvez avoir la démonstration de ce fait par l'expérience suivante : lorsque vous prenez le tracé sphygmographique du pouls, comprimez, de façon à l'effacer complètement, l'artère radiale au dessous de l'instrument, et vous verrez immédiatement le tracé changer de caractère. Cette modification dans la forme et la force du pouls ne sera jamais aussi complète que dans l'hypertension artérielle.

Le pouls de l'hypertension artérielle est le plus ordinairement régulier, sans inégalités, sans intermittences. Parfois cependant, on observe comme je vous l'ai fait souvent constater, une inégalité de force des deux pouls, et c'est presque toujours celui de gauche qui est moins développé que celui de droite. C'est là un caractère que nous retrouverons du reste, dans l'artério-sclérose confirmée.

Il présente souvent une fréquence anormale; mais parfois, il est lent, ou plutôt traînant et prolongé, se rapprochant du pouls du rétrécissement aortique, avec une ligne d'ascension inclinée et oblique au sphygmographe, ce qui indique la lenteur relative de pénétration de la masse sanguine dans l'arbre artériel. D'autres fois, au contraire, il est plus fréquent qu'à l'état normal, soit d'une façon permanente, soit d'une façon paroxystique. Mais il s'agit là d'une *tachycardie* modérée, caractérisée par le chiffre de 90 à 100 ou 120 pulsations au plus, et provoquée par la lutte que le cœur doit soutenir contre les obstacles créés à la périphérie du système vasculaire par le fait de son état spasmodique.

On voit donc, par là, qu'il ne faut pas prendre à la lettre la loi suivante de Marey à laquelle la clinique donne de nombreux dementis : « La fréquence du pouls est en raison inverse de la tension artérielle. » Du reste, cet expérimentateur a corrigé ce que cette loi pouvait avoir d'excessif, en ajoutant que la faible tension artérielle n'est pas la seule cause capable d'augmenter la fréquence des battements du cœur. Car, dans certains cas — dit-il avec raison — celui-ci paraît directement stimulé. La preuve, c'est ce qu'on observe après les repas : une accélération des battements artériels coïncidant avec une élévation de la pression vasculaire.

Les mensurations sphygmomanométriques permettent de constater l'hypertension artérielle, et c'est ainsi qu'avec le sphygmomanomètre de Potain, on peut voir l'aiguille atteindre 20, 25 et jusqu'à 30 divisions, au lieu de 16 ou 18, chiffre normal.

Enfin, les tracés sphygmographiques peuvent aussi dans certains cas, quoique d'une façon incomplète, vous renseigner sur l'état exagéré de la tension artérielle. Ainsi, la ligne d'ascension est ordinairement lente, oblique, le sommet est un peu arrondi et le dicrotisme de la ligne de descente tend à diminuer et même à disparaître. Lorsque l'hypertension artérielle est due à la vaso-dilatation, la ligne d'ascension est plus haute, se rapprochant davantage de la verticale, et il existe un léger rebondissement de la ligne de descente, ébauchant une sorte de dicrotisme. Parfois, celui-ci existe sur la ligne ascendante, au lieu d'être sur la ligne descendante; ce dicrotisme ascendant traduit l'effort de la systole, laquelle semble se faire en deux fois pour vaincre les obstacles périphériques.

Voici quatre tracés sphygmographiques où ces principaux caractères sont assez nettement inscrits :

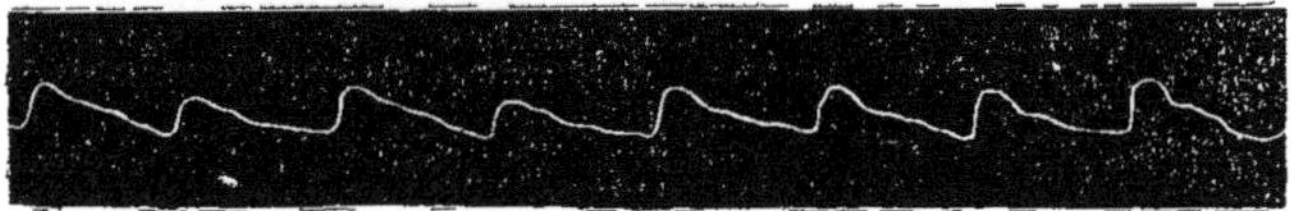

Fig 8. — Trace sphygmographique d'hypertension moderee. (Conservation du dicrotisme sur quelques pulsations.)

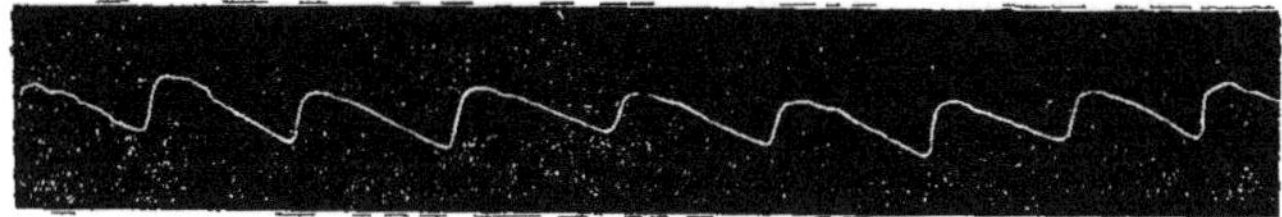

Fig 9. — Trace sphygmographique d'hypertension moderee. (Diminution du dicrotisme descendant)

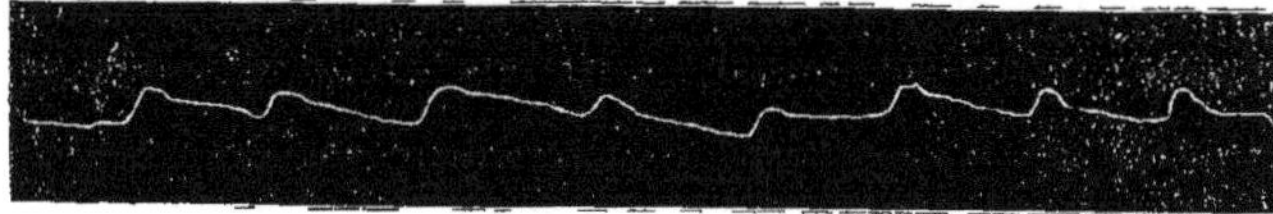

Fig. 10. — Trace sphygmographique d'hypertension. (Disparition presque complète du dicrotisme.)

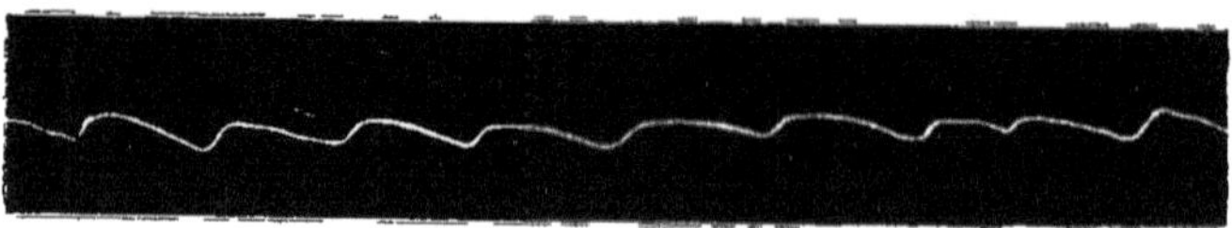

Fig. 11. — Tracé sphygmographique d'hypertension plus accusée. (Disparition du dicrotisme.)

L'hypertension artérielle étant momentanément modifiée par les circonstances qui l'élèvent et que j'ai passées en revue dans la précédente leçon (efforts, exercice musculaire modéré, émotions, etc.), il en résulte que le pouls peut ainsi subir des changements assez fréquents. D'autres fois, c'est dans le sens de l'hypotension artérielle qu'ils se produisent. Ainsi, vous savez que l'état fébrile, et surtout la dothiénentérie diminue la tension artérielle; c'est pourquoi, chez les individus présentant d'ordinaire une hypertension artérielle permanente, on voit sous l'influence des états fébriles, les caractères sphygmographiques du pouls se modifier, et le dicrotisme apparaître sur la ligne de descente. Dans les hémiplégies récentes survenant à la suite des hémorrhagies cérébrales par exemple, on peut voir apparaître, du côté de l'hémiplégie, des phénomènes de parésie vaso-motrice (chaleur de la peau, hémi-œdème, etc.). Dans ces cas le pouls du côté sain conserve ses caractères, il peut rester fort, vibrant, tendu et toujours résistant, tandis que, du côté opposé, il est ample et dépressible avec un tracé sphygmographique tout à fait différent et caractérisé par la tendance au dicrotisme. Voilà, pour le dire en passant, un exemple de plus qui vous montre que l'état de la tension des artères est subordonné à leur contractilité et à leur elasticité, puisque du côté opposé à l'hémiplégie, le pouls peut présenter les caractères de l'hypertension (hémi-hypertension artérielle), tandis que, du côté paralysé, il offre ceux de l'hypotension (hémi-hypotension).

Enfin, vous constaterez souvent des battements exagérés et visibles des artères du cou.

II. Symptômes aortiques. — Le signe vraiment pathognomonique de l'hypertension artérielle réside dans l'existence de ce que j'étudie depuis longtemps sous le nom de *retentissement diastolique de l'aorte, en coup de marteau.* Il présente son maximum d'intensité à droite du sternum, près de son bord droit, dans le deuxième espace intercostal. D'autres fois, il se rapproche encore plus de ce plan osseux, et c'est à sa partie médiane qu'on peut mieux l'entendre, parce qu'il sert ainsi d'organe de renforcement. Enfin, il n'est pas rare, surtout lorsque le cœur hypertrophié est un peu abaissé, de le constater plus bas, soit dans le troisième et même quatrième espace intercostal droit, soit à la partie moyenne de la région sternale. Il s'agit, non pas seulement d'un simple renforcement du second bruit, mais d'un renforcement avec *rebondissement* que j'ai essayé de faire comprendre et de décrire en le comparant à un coup de marteau frappé sur une surface solide, et qui ébranlerait de dedans en dehors et d'arrière en avant la paroi sterno-intercostale. Il est d'ordinaire limité dans un point précis, il ne se propage pas, et meurt pour ainsi dire sur place.

Il ne s'agit donc pas d'une modification dans le timbre de ce bruit, puisque ses caractères normaux sont simplement exagérés. Vous savez qu'à l'état physiologique, le premier bruit est sourd, prolongé, presque étouffé et qu'il s'entend plutôt à la pointe, tandis que le second bruit dont le maximum est à la base, est clair, net, éclatant, presque superficiel, représentant bien le claquement d'une soupape qui se ferme en s'abaissant brusquement, semblable au bruit fait par le chien qui lappe (dit Bouillaud), ou encore à celui produit par la percussion du plat de la main sur une surface liquide. Mais, si le timbre de ce retentissement diastolique n'est pas modifié, il n'en est pas de même de sa tonalité, qui est souvent plus élevée [1]. Sa production est absolument subordonnée à l'augmentation de la tension artérielle qui détermine une fermeture plus rapide et plus violente du plancher sygmoïdien. Donc, toutes les fois que vous constaterez ce retentissement diastolique *à droite* du sternum dans l'aire aortique, vous devrez conclure à l'existence de l'hypertension artérielle. Par contre, toutes les fois que vous le constaterez *à gauche* du sternum, au niveau de l'artère pulmonaire, vous admettrez l'augmentation de la tension dans la petite circulation.

Il faut bien se garder de confondre ce retentissement diastolique de l'aorte avec le «bruit clangoreux» ou l'éclat tympanique du même vaisseau. «Ce bruit — comme le dit Noël Gueneau de Mussy — a une amplitude, une redondance, une vibrance métallique caractéristiques ; il est au bruit normal ce que le souffle amphorique est au souffle bronchique.» Le retentissement diastolique est simplement une modification dans l'intensité et la tonalité du second bruit du cœur ; son éclat clangoreux ou métallique résulte d'une modification dans son timbre. C'est pour cette

[1] Quoiqu'il n'ait ni indiqué ni compris la valeur diagnostique de ce retentissement diastolique, Bouillaud paraît l'avoir observé, d'après le passage suivant « J'ai rencontré un grand nombre de cas où les bruits valvulaires avaient un timbre si sec, si *claquant* et si dur, qu'on croyait entendre le bruit que produiraient deux lames de parchemin en se choquant brusquement et fortement l'une contre l'autre ; et de là le nom de *claquement* ou de *bruit parcheminé* sous lequel j'ai l'habitude de désigner cette modification des bruits valvulaires. Il faut bien se garder de confondre ce *claquement parcheminé* avec le simple frôlement de parchemin ou de taffetas dont je parlerai à l'occasion des bruits du péricarde.»

raison que les auteurs ont assigné à ce dernier un ton, ou un écho métallique (Skoda), qu'ils l'ont comparé à la résonance d'une clochette, ou d'un gong (Gairdner). Bouillaud l'avait autrefois désigné sous le nom « d'un bruit âpre, étouffé, légèrement enroué, ou même tout à fait rauque », et il l'avait rapporté plutôt au frottement de la colonne sanguine qu'au choc des valvules. Bucquoy et Marfan reproduisent à peu près la même idée, puisqu'ils attribuent ce bruit clangoreux au simple athérome de l'aorte sans dilatation de ce vaisseau. Je ne partage pas cette opinion, et avec Gueneau de Mussy, je suis en mesure d'affirmer que ce bruit est presque toujours l'indice d'une dilatation cylindroïde de l'aorte.

Vous voyez qu'il est nécessaire de distinguer cliniquement ces deux bruits : le retentissement diastolique et le bruit clangoreux de l'aorte. Le premier signifie, élévation de la tension artérielle ; le second, dilatation de l'aorte avec ou sans hypertension artérielle. Celui-là est une simple augmentation d'intensité ou de tonalité du second bruit qui devient ainsi plus éclatant ; celui-ci est le résultat d'un changement de timbre du même bruit qui devient métallique, prolongé sous forme d'un écho lointain et progressivement affaibli. Le retentissement diastolique reste bien localisé, il ne s'étend pas au delà des limites presque normales de l'aorte ; le bruit clangoreux s'entend souvent au-dessus et au-dessous, ainsi qu'en dehors de la région aortique.

Cette distinction est importante parce que, dans le cas où l'hypertension s'accuse et persiste pendant un temps plus ou moins long, on peut assister sur place à la transformation du retentissement diastolique en bruit clangoreux. En effet, sous l'influence de la pression sanguine exagérée qui est d'autant plus grande qu'elle porte sur un vaisseau plus rapproché du cœur, l'élasticité de l'aorte finit par être vaincue; alors le vaisseau se dilate, ce que vous pouvez constater par l'apparition du bruit clangoreux.

On voit même, rarement il est vrai, survenir sous l'influence d'une hypertension sanguine longtemps prolongée, une sorte d'*insuffisance aortique fonctionnelle*, analogue à l'insuffisance mitrale de même nature qui survient par suite de la dilatation simple de l'orifice auriculo-ventriculaire. Bouveret (de Lyon) a signalé cette insuffisance fonctionnelle de l'aorte dans le cours de la néphrite interstitielle. Mais il est démontré pour moi qu'elle peut apparaître avant même la localisation rénale de l'artério-sclérose, pendant la période plus ou moins longue d'hypertension artérielle qui la précède. Car je vous ai déjà dit que celle-ci est la cause d'altérations vasculaires et de l'artérite généralisée et qu'elle peut même, par suite de l'irritation constante de l'endartère, produire à la longue les lésions de l'aortite. C'est là une opinion que je cherche à faire prévaloir depuis plusieurs années et dont on trouve l'indication dans ce passage de Boerhaave écrit dès 1708 : « L'impulsion contre les parois artérielles exerce sur les petits vaisseaux qui composent leur tunique, une action telle que ces compressions successives de chaque ondée sanguine finissent par rétrécir ces petits vaisseaux, oblitérer leurs cavités, épaissir leurs parois, d'où il résulte que leurs tuniques artérielles elles-mêmes deviennent plus solides, plus cartilagineuses, plus osseuses. »

En résumé, le renforcement du second bruit, à *droite* du sternum (retentissement diastolique de l'aorte) signifie : augmentation de la tension artérielle. Le timbre clangoreux du second bruit avec ou sans renforcement de ce dernier, veut dire : dilatation de l'aorte. On constate le retentissement diastolique de l'aorte dans le cours de l'artério-sclérose généralisee ou même dans sa période prémonitoire, dans les cardiopathies artérielles (artério-sclérose du cœur, angine de poitrine vraie, affections valvulaires artérielles), dans l'athérome, chez les vieillards, chez les jeunes gens atteints de palpitations et d'hypertrophie cardiaque de la puberté, dans la sténose artérielle congénitale, dans cette forme de chlorose, ou *chlorosis aortica*, liée à l'étroitesse de l'aorte et à l'angustie congénitale du système artériel, enfin dans la néphrite interstitielle où ce signe est des plus accusés. Mais, rappelez-vous que ce retentissement diastolique peut être transitoire ou permanent, comme l'hypertension elle-même qui est transitoire ou permanente. Du reste, sous l'influence de certaines conditions, comme par exemple d'un état fébrile intercurrent qui a pour résultat d'abaisser la tension artérielle, le retentissement diastolique peut considérablement diminuer.

Le renforcement du second bruit, à *gauche* du sternum (retentissement diastolique de l'artère pulmonaire), signifie : augmentation de tension dans la petite circulation. Il s'observe dans les affections mitrales et surtout dans le rétrécissement mitral, dans toutes les cardiopathies réflexes dues au retentissement d'affections viscérales sur le cœur droit (estomac, intestins, foie, utérus, etc.), dans certaines affections pulmonaires (sclérose du poumon, dilatation des bronches, phtisie à forme fibreuse, congestions pulmonaires, etc.), dans la chlorose et l'anémie.

Ce serait une erreur de croire que ces deux renforcements soient dans un rapport inverse ou direct l'un de l'autre. Il n'en est rien, parce que la tension du système aortique et celle de l'artère pulmonaire sont absolument indépendantes. En d'autres termes, une tension artérielle exagérée n'amène pas forcément une diminution de la tension de la petite circulation, et réciproquement ; ce qui veut dire qu'avec un retentissement diastolique de l'aorte, vous pouvez avoir un second bruit absolument normal au niveau de l'orifice pulmonaire.

Dans certains cas, les deux bruits diastoliques, aortique et pulmonaire, peuvent être tous deux exagérés en même temps dans leur intensité : c'est lorsqu'il y a en même temps augmentation de tension dans les deux circulations. Ces deux conditions sont réalisées, par exemple, chez un malade atteint à la fois de néphrite interstitielle et de rétrécissement mitral, dans certains cas d'anémie saturnine, etc.

La constatation du retentissement diastolique de l'aorte a une grande importance pour établir le diagnostic entre les cardiopathies valvulaires et les cardiopathies artérielles. Il y a des cardiopathies arythmiques qui s'accompagnent de ce renforcement du second bruit de l'aorte ; ce sont des cardiopathies artérielles. Il y a des insuffisances aortiques avec ou sans retentissement diastolique de l'aorte ; les premières sont d'origine endartérique, tandis que les secondes sont de nature endocardique. Voici un malade présentant un souffle systolique à la pointe : il est mitral par son souffle, aortique par la maladie, si le retentissement diastolique, au lieu de siéger à gauche, existe à droite du sternum.

Si le renforcement du second bruit aortique indique l'augmentation de la tension artérielle, son affaiblissement ne peut signifier que le phénomène contraire, c'est-à-dire un état d'hypotension. Je regarde donc comme erronée l'opinion de Bucquoy et Marfan qui, après avoir rappelé que le retentissement diastolique de l'aorte « traduit une exagération de la pression artérielle », affirment avec Stokes, que « l'affaiblissement du second bruit est le meilleur indice de l'affaiblissement de l'énergie cardiaque ». Leurs conclusions, comme vous le voyez, ne sont pas en concordance avec les prémisses de leur première proposition, et il est plus juste de dire : L'affaiblissement du premier bruit est l'indice de l'état asthénique du cœur ; l'affaiblissement du deuxième bruit aortique est l'indice de l'abaissement de la tension artérielle.

Le tableau suivant vous montrera la valeur séméiologique du retentissement diastolique, suivant qu'il siège à droite du sternum (région de l'aorte) ou à gauche (région de l'artère pulmonaire), ou encore dans ces deux points à la fois.

1° Retentissement diastolique de l'aorte (à droite du sternum, à la partie interne du deuxième espace intercostal droit).	Artério-sclérose généralisée dans son cours ou à sa période prémonitoire. Cardiopathies artérielles (artério-sclérose du cœur, angor pectoris, affections valvulaires artérielles, etc.). Palpitations et hypertrophie cardiaque de la puberté. Ménopause. Sténose artérielle congénitale. Aortisme héréditaire. Chlorosis aortica. Néphrites interstitielle, artérielle et saturnine. Diathèse goutteuse, etc.

2° Retentissement diastolique de l'artère pulmonaire (à gauche du sternum, à la partie interne du deuxième espace intercostal gauche).	Affections mitrales, et surtout rétrécissement mitral. Cardiopathies réflexes d'affections de l'estomac, de l'intestin, du foie. de l'utérus. Affections pulmonaires (sclérose du poumon. dilatation des bronches, phthisie fibreuse, congestions pulmonaires, etc.). Chlorose, anémies.
3° Retentissement diastolique droit et gauche.	Coexistence d'un rétrécissement mitral et d'une néphrite interstitielle. Anémie saturnine. Chlorose.

Voici, représentées dans ces deux figures, les principales régions où l'on constate le retentissement diastolique droit ou gauche (*signe d'hypertension dans la grande ou la petite circulation*), et le bruit clangoreux de l'aorte (*signe de dilatation aortique*).

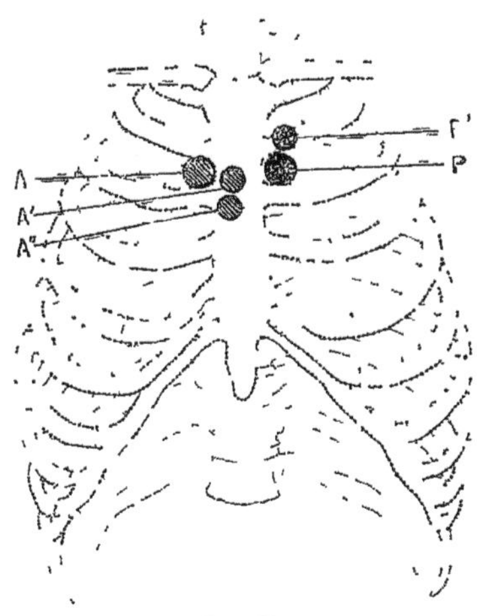

Fig. 12.

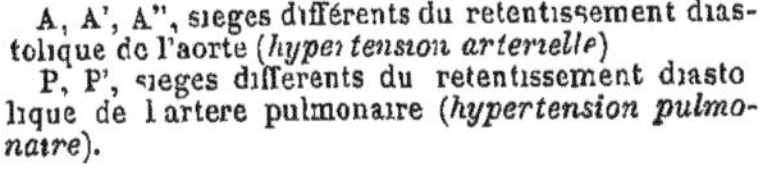
A, A', A'', sièges différents du retentissement diastolique de l'aorte (*hypertension artérielle*)
P, P', sièges différents du retentissement diastolique de l'artère pulmonaire (*hypertension pulmonaire*).

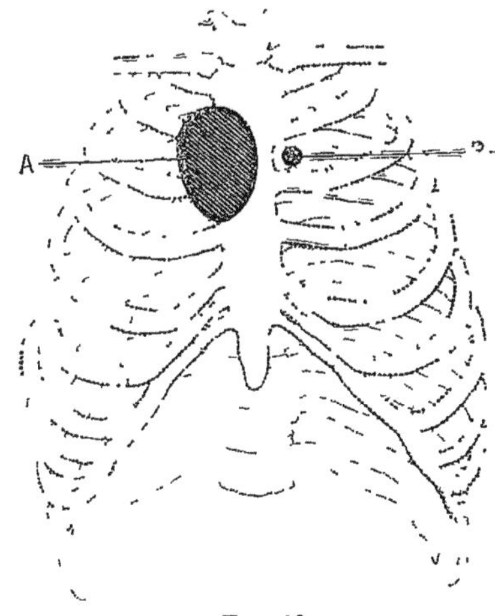

Fig 13.

A siège et étendue du bruit diastolique clangoreux de l'aorte (*dilatation aortique*).
P, siège du second bruit normal de l'artère pulmonaire

Symptômes cardiaques. — Ceux-ci prennent quelquefois dans les maladies artérielles une importance telle qu'ils en font méconnaître la véritable origine, et que l'on attribue au cœur seul la cause d'accidents appartenant au système vasculaire. Je vous ai déjà parlé de la lenteur du pouls (*bradycardie*), et aussi du phénomène contraire, de la *tachycardie*. Or, celle-ci peut créer un danger par elle-même, et produite par l'hypertension artérielle, elle est capable à son tour, quand elle est exagérée et prolongée, de déterminer une chute de cette pression, parce que les révolutions cardiaques trop rapprochées s'opposent au complet remplissage du ventricule gauche. Au début, la tachycardie est donc en quelque sorte compensatrice, puisqu'elle tend à modérer la tension artérielle surélevée; mais, lorsqu'elle a été trop longtemps prolongée, elle abaisse cette tension au delà de ses limites naturelles, et il faut la combattre quelquefois par la digitale.

L'hypertension artérielle produit aussi des *palpitations* qu'on ne doit pas confondre avec la tachycardie. Elles sont le résultat de la lutte que le cœur est obligé de soutenir sans cesse contre les obstacles situés à la périphérie circulatoire. Ces palpitations ont des caractères particuliers : elles sont souvent très pénibles, presque douloureuses, s'accompagnant d'une vague sensation de plénitude ou d'anxiété précordiale qu'il ne faut pas assimiler à l'angine de poitrine; enfin, elles sont souvent nocturnes parce que le sommeil et la position couchée contribuent encore pour leur part à augmenter la tension artérielle.

Du rétrécissement artériel généralisé, résulte une *hypertrophie cardiaque* analogue, au moins par son mécanisme, à toutes les hypertrophies qui se produisent derrière les rétrécissements d'orifices.

Le *choc précordial* est le plus souvent exagéré, il se fait sur une assez large surface, et la main appuyée sur la région du cœur à la pointe et au-dessus, sent une sorte de *rebondissement* qui est parfois un indice ou une ébauche de bruit de galop. Mais à cette période et tant que l'élasticité du muscle cardiaque est conservée, on ne constate pas de vrai bruit de galop ; celui-ci n'apparaît le plus souvent que dans les cas d'artério-sclérose confirmée. Je n'ai donc pas à le décrire ici. Le cœur présente aussi le caractère de ce que j'appelle le *cœur impulsif*.

Le *premier bruit* est parcheminé, avec une sorte de dédoublement incomplet, la première partie du bruit ayant conservé son caractère sourd, et la seconde se terminant par un timbre éclatant (bruit de clapet, et ressemblant assez à celui qui serait provoqué par la percussion rapide d'un plan solide sur une surface liquide). Il s'agit, dans ce cas, d'un faux bruit de galop mésosystolique, que j'explique de la façon suivante : l'effort systolique ne pouvant pas vaincre en une fois les obstacles périphériques, tend à se prolonger et à se faire en deux temps. Cette prolongation avec redoublement de la systole se traduit sur les tracés sphygmographiques par une ligne d'ascension traînante et oblique terminée par un léger ressaut qui a été parfois confondu avec le crochet de l'insuffisance aortique (faux dicrotisme ascendant).

Tous ces signes (augmentation et accentuation du choc précordial, tachycardie, palpitations, prolongation de la systole, etc.) doivent être regardés comme les conséquences de l'hypertension artérielle, et non comme leur cause, ainsi qu'on l'a cru pendant trop longtemps. L'état de la tension artérielle est réglé, gouverné par celui de la circulation périphérique, il est rarement subordonné à l'énergie plus ou moins grande de la contractilité cardiaque. Si dans le cours de l'hypertension, le cœur se contracte avec plus de force, c'est parce qu'il lutte. c'est pour lutter contre les obstacles périphériques. Ainsi, Marey a pu dire : « La force du pouls n'est point en rapport avec l'énergie de la contraction ventriculaire, mais elle est réglée par l'état de la circulation dans les dernières ramifications du système vasculaire. » Le cœur obéit donc aux vaisseaux, et non pas les vaisseaux au cœur ; il est plus souvent « entraîné qu'entraîneur », comme Lorain l'a si judicieusement fait remarquer.

Mon but, en entrant dans tous ces détails, c'est de déposséder le cœur d'un certain nombre de symptômes qui ne lui appartiennent pas en propre et qui sont dus plutôt à l'état de la contractilité artérielle ; mon but est de vous démontrer, encore une fois, qu'on a trop étudié le cœur central à l'exclusion du cœur périphérique constitué par tout le système vasculaire.

Quand l'hypertension existe depuis longtemps, quand elle a été souvent répétée, l'élasticité cardiaque est vaincue, et l'on observe ainsi de véritables *dilatations aigues du cœur gauche* que vous constatez par la vue (légère voussure précordiale) et surtout par la percussion (augmentation de la matité cardiaque dans ses diamètres horizontal et vertical). Il ne faut pas confondre ces cardiectasies dues à la perte d'élasticité du myocarde aux cardiectasies dues à la perte de sa contractilité. Les premières sont temporaires et curables ; les secondes sont plus durables, parfois permanentes et souvent définitives, parce qu'elles sont dues aux lésions dégénératives des fibres cardiaques.

Sous l'influence de la cardiectasie, surtout lorsqu'elle existe depuis longtemps et qu'elle atteint certaines limites, on peut voir survenir une dilatation parallèle de l'orifice auriculo-ventriculaire, une *insuffisance mitrale fonctionnelle* se traduisant par l'existence à la pointe d'un souffle bref, rapide, très localisé, et ayant peu de tendance à se propager vers l'aisselle ou dans la région dorsale, à timbre parfois intense au point de prendre le caractère d'un bruit serratique ; car c'est une erreur de croire que la moindre intensité du souffle peut servir d'élément de diagnostic en faveur de l'insuffisance fonctionnelle, et il vous arrivera souvent de constater dans les insuffisances organiques des souffles beaucoup moins intenses. Cette insuffisance fonctionnelle est plus souvent temporaire, c'est-à-dire qu'elle peut disparaître avec la dilatation cardiaque qui lui a donné naissance ; mais parfois aussi elle persiste indéfiniment, elle reste permanente comme le souffle systolique de la pointe auquel elle a donné naissance, et c'est ainsi que vous voyez, dans la néphrite interstitielle, apparaître assez brusquement sous l'oreille un souffle systolique de la pointe qui ne disparaîtra plus jamais (souffle d'insuffisance fonctionnelle et permanente de la mitrale). Il a pour caractère, encore une fois, d'être très localisé à la pointe et de pouvoir diminuer beaucoup d'intensité après l'administration de la digitale.

A cette période, le cœur est obligé de lutter contre deux obstacles ; celui de la périphérie dont je vous ai déjà parlé, et l'obstacle central dû à l'encombrement ventriculaire. C'est alors qu'il s'hypertrophie et que l'on constate à la main et au moment de la systole le *rebondissement cardiaque*, ébauche du *bruit de galop* qui, par la suite s'accentuant davantage, devient toujours l'indice d'un état asthénique du cœur. Je vous parlerai plus tard de ce bruit de galop dû au bruit surajouté du choc diastolique précédant le choc systolique normal. Il reproduit le rythme de l'anapeste ◡◡‒ (deux brèves et une longue), comme pour la prononciation de ce mot : Pă, lăp-pā). Il doit être distingué du *bruit de trot*[1] dû à la contraction bisystolique du cœur ◡‒◡ (une longue entre deux brèves : (Pĕ'āp-pă) ; et aussi du bruit de rappel dû au dédoublement du second bruit et correspondant au dactyle ‒◡◡ (une longue suivie de deux brèves : Pā-lăp, pă).

Symptômes viscéraux. — Je vous les ai déjà signalés en partie lorsque je vous ai parlé des troubles cérébraux caractérisés par la céphalée, les vertiges, la somnolence, les troubles visuels, etc.

Il faut encore ajouter la tendance aux *congestions*, aux *hémorrhagies* capillaires (congestions pulmonaires, hémoptysies, épistaxis, etc.), à la dyspnée et surtout à la *dyspnée* d'effort, enfin à la *polyurie*, symptôme fréquent et même habituel de l'hypertension artérielle.

Je vous ai déjà rappelé qu'en 1882, j'ai appelé l'attention, sous le nom « d'hémoptysies arthritiques »[2] sur des *hémorrhagies* qui peuvent survenir à toutes les périodes de la vie, qui, n'étant dues à aucune lésion de l'appareil cardio-pulmonaire, doivent être vraisemblablement rattachées à l'hypertension artérielle. De son côté, Duclos (de Tours) a rap-

[1] M. d'Espine (de Genève) a signalé le « bruit de trot » (*Rev. de méd.*, 1882), auquel il donne une interprétation séméiologique différente, et qu'il regarde comme une variété de bruit de galop.

[2] *Loc. cit.* (*Congrès de Rouen*, 1882).

porté les observations de malades qui, plusieurs années avant d'être atteints d'artério-sclérose, ont eu des hémoptysies répétées. Voici ce qu'il a observé sur ces malades :

Les uns aboutissent, dans un délai variable d'une à plusieurs années, à des manifestations rhumatismales très nettes et parfois au rhumatisme fibreux ; les autres arrivent, après un temps beaucoup plus long, à l'artério-sclérose qui se généralise peu à peu, rarement, très rarement, d'emblée ; les autres enfin, sans présenter en apparence aucune trace ni de rhumatisme fibreux, ni d'artério-sclérose généralisée. arrivent dans un délai variable, mais généralement plus court que dans les deux cas précédents, à la néphrite interstitielle [1].

C'est au même ordre de faits que doivent être rapportées les épistaxis d'un homme de quarante-trois ans dont j'ai rapporté l'histoire en 1888 [2]. Il s'agissait d'un goutteux qui avait eu déjà pendant son enfance et sa jeunesse des épistaxis abondantes et répétées qui avaient disparu vers l'âge de dix-huit ans. Elles reparurent à l'âge de quarante-deux ans (en 1878), et les années suivantes, jusqu'en 1883, elles furent si abondantes qu'elles nécessitèrent plusieurs fois l'emploi du tamponnement. A cette époque, comme je le faisais alors remarquer, il n'y avait aucun signe de néphrite interstitielle, aucune trace d'albumine dans les urines, mais on remarquait chez le malade tous les signes d'hypertension artérielle : pouls fort, vibrant, concentré ; retentissement diastolique de l'aorte ; battements anormaux des artères cervicales et temporales, légère dilatation de l'aorte. La même année (en 1883), il eut, sans hémiplégie, une légère attaque d'aphasie qui disparut en quelques jours, et dès cette époque il éprouva de la dyspnee d'effort survenant sous l'influence de la marche ou d'un travail quelconque. Ce fut seulement l'année suivante que se montrèrent pour la première fois les symptômes de la néphrite interstitielle à laquelle il finit par succomber. L'histoire de ce malade peut donc se partager en trois périodes : Dans la première, à l'âge de quinze à dix-huit ans, des épistaxis répétées qui peuvent bien être d'origine rhumatismale ou goutteuse, mais qu'il faut rattacher à l'état d'hypertension artérielle ; dans la seconde, vers l'âge de quarante-deux ans, on voit se renouveler ces épistaxis dues à la même cause et à l'évolution d'une artérite généralisée ; enfin, la troisième période est caractérisée, à l'âge de cinquante ans, par tous les symptômes de la néphrite interstitielle à laquelle le malade succombe une année après.

Quant à la *dyspnée*, elle a des caractères particuliers : elle se traduit

[1] Duclos (de Tours), *loc. cit.* (*Revue gen. de clin. et ther.*, 1890).
[2] *Société méd. des hôpitaux*, 1888.

de bonne heure sous la forme d'anhélation survenant surtout sous l'influence de la marche, du moindre effort. Elle s'accompagne parfois d'une sensation d'anxiété vaguement douloureuse dans la poitrine; mais elle est surtout un symptôme important de l'artério-sclérose confirmée, de l'artério-sclérose du cœur et du rein. Je vous en montrerai plus opportunément les caractères, lorsque j'étudierai ces maladies dans les leçons suivantes. Il me suffira pour aujourd'hui de vous rappeler que cette *dyspnée d'effort* peut être appelée du nom de *dyspnée de Corvisart*, pour rendre hommage à cet auteur qui, le premier, l'a bien décrite. « Le moindre exercice — a-t-il dit — cause un essoufflement accablant; de temps en temps le malade est forcé, pour respirer plus facilement, de suspendre sa marche, surtout quand il monte un escalier. »

La *polyurie* due à l'hypertension simple en l'absence de tout symptôme de néphrite interstitielle, est habituellement modérée (2 litres à 2 litres 1/2 d'urine par jour); elle est intermittente, et c'est ainsi que les malades rendent parfois des urines abondantes, peu denses, claires et limpides, et que d'autres fois celles-ci sont assez rares, chargées d'urates et concentrées. Ces urines qu'on peut appeler *alternantes*, sont en rapport avec les fluctuations qui se produisent souvent dans l'état de la tension artérielle.

Enfin, parmi les troubles viscéraux, il faut encore signaler ceux qui se passent du côté du cœur et sur lesquels j'ai suffisamment insisté, il y a quelques instants.

Pronostic. — Broadbent a dit que l'hypertension soudaine et violente peut, par elle-même, déterminer la mort. Je n'ai pas vu de ces faits, quoique je regarde la chose comme très possible. En tous cas, la notion du pronostic est contenue dans les accidents qu'elle détermine lorsqu'elle est passagère, accidents que je vous ai énumérés dans la leçon précédente. Mais, lorsqu'elle est permanente, ou seulement prolongée, elle peut avoir un retentissement défavorable sur le cœur lui-même, comme je viens de vous le démontrer; elle peut en outre devenir l'origine de l'artério-sclérose généralisée, comme vous le verrez dans les leçons suivantes, lorsque nous étudierons ce grand processus morbide.

Traitement. — L'étude que je poursuis avec vous depuis plus de six ans sur cette question éminemment pratique de la tension artérielle dans les divers états morbides, m'a permis de créer une grande classe de maladies que l'on peut réunir sous le vocable de *maladies par modifications de la tension artérielle*. Je vous ai démontré, au sujet de l'hypotension artérielle, que cette étude a une sanction thérapeutique; il doit en être de même pour l'hypertension qu'il faut combattre dans ses causes ou dans son mode de production, et surtout dans ses conséquences.

a). *Il faut la combattre dans ses causes.* — C'est ici que l'hygiène et le régime alimentaire prennent une grande importance.

Prescrivez beaucoup de laitage dans l'alimentation, la diminution des boissons et surtout la suppression de toutes celles qui sont excitantes, du thé, du café, des liqueurs, du vin pur ; la suppression des aliments qui renferment plus ou moins de ptomaïnes comme les poissons, les viandes faisandées et peu cuites, les fromages faits, la charcuterie, le gibier dont la viande est d'autant plus toxique que l'animal a été davantage surmené par la course et la chasse. Tous ces aliments doivent être proscrits, parce qu'ils déterminent l'augmentation de la tension artérielle en excitant la contractilité des vaisseaux.

La réduction des boissons a une très grande importance ; car, lorsque celles-ci sont prises en trop grande abondance, elles ont pour résultat de produire une sorte de pléthore vasculaire qui aboutit forcément à l'hypertension artérielle.

« Tous, nous buvons trop, a dit Œrtel ; la proportion habituelle de nos boissons dépasse de beaucoup la quantité necessaire aux échanges nutritifs ; jamais nous ne les réglons sur nos dépenses. »

C'est pour cette raison que dès l'année 1884, à propos des bons effets du régime sec dans les maladies de l'estomac, je m'exprimais déjà en ces termes : « La diète sèche est encore applicable, comme j'espère pouvoir le démontrer un jour, à d'autres affections caractérisées surtout par l'excès de tension artérielle, chez les athéromateux, chez les individus atteints de néphrite interstitielle, d'affections aortiques, ou d'angine de poitrine avec élévation plus ou moins considérable de la pression vasculaire, chez ceux qui sont prédisposés aux hémorrhagies diverses, aux congestions ou aux hémorrhagies cérébrales, aux épistaxis, etc.[1] »

La *quantité* de boissons peut donc conduire à l'hypertension artérielle et à ses conséquences, et c'est pour cela qu'il faut restreindre cette quantité dans toutes les maladies de l'hypertension que j'ai déjà étudiées, principalement dans l'artério-sclérose, les cardiopathies de la puberté et de la ménopause, chez les goutteux, etc.

On peut encore ajouter que nous mangeons trop, et l'abus que nous faisons de la viande et surtout de la viande mal cuite ou faisandée, conduit vraisemblablement au même résultat. Toutes ces causes peuvent

[1] Du regime sec dans les maladies de l'estomac et principalement dans la dyspepsie des liquides. (*Societe de therapeutique*, 30 août 1884.)

aboutir à l'artério-sclérose en produisant une sorte de surmenage artériel.

Vous devez encore employer avec circonspection les médicaments qui ont pour effet d'élever la pression vasculaire ou de produire la vaso-constriction. Dans ce nombre se placent le seigle ergoté, l'atropine et la belladone, etc. Quant aux médicaments cardiaques, aux préparations de digitale en particulier, on ne doit jamais en abuser, quoique la digitale porte en elle-même son correctif, par la diurèse qu'elle détermine en abaissant la pression artérielle après l'avoir d'abord élevée. Mais il faut, surtout et avant tout, supprimer l'usage du tabac qui détermine la vaso-constriction, l'hypertension artérielle, et peut conduire à l'artério-sclérose.

La *qualité* des boissons a aussi une grande influence sur la production de l'hypertension artérielle, et c'est ainsi que, pour combattre ou prévenir celle-ci, il faut proscrire l'usage de l'alcool, des boissons spiritueuses, etc.

Comme l'hypertension s'accompagne le plus souvent d'un état spasmodique de tout le système artériel. il faut aussi veiller au fonctionnement de la peau, combattre la tendance aux algidités périphériques, et pour cela, prescrire des bains fréquents, du massage, des frictions sèches sur le tronc et sur les membres.

b). *Il faut combattre l'hypertension artérielle dans ses conséquences.* — C'est ici que le traitement médicamenteux fait son apparition et qu'il faut avoir recours aux médicaments possédant une action spéciale sur le système vasculaire. Pour cette raison, je les ai appelés du nom de *médicaments artériels*. Ceux-ci sont de deux sortes :

1° Les uns agissent en produisant la vaso-constriction et l'augmentation de la tension artérielle ; ils ne peuvent donc pas être employés pour combattre celle-ci.

Dans cette catégorie de médicaments artériels *vaso-constricteurs*, se placent : l'ergot de seigle, la belladone, l'hydrastis canadensis, la cocaïne, la strychnine, etc.

Au sujet de la strychnine, qui est le type des poisons convulsivants, Richter a cru voir, en 1863, qu'elle détermine une augmentation considérable de la tension artérielle et une forte contraction des vaisseaux de la membrane interdigitale des grenouilles en expérience. Sigmund Mayer partage cette opinion, qui n'est pas acceptée par Vulpian. Pour ce dernier, la strychnine n'agit pas d'une façon spéciale sur les vaso-moteurs et sur le centre vaso-moteur. Il s'agirait alors d'un resserrement réflexe d'un grand nombre de vaisseaux périphériques, resserrement réflexe dû probablement aux stimulations excito-motrices de la substance grise bulbo-médullaire modifiée par cet agent toxique En voici la preuve : A un chien chloralisé, on injecte de la strychnine. Dans ces conditions, la pression artérielle ne change pas, et cependant l'excitation des vaso-moteurs peut produire des constrictions vasculaires chez les animaux chloralisés. Si la strychnine déterminait une excitation directe des centres vaso-moteurs, on devrait observer chez cet animal strychnisé une élévation de la pression vasculaire. Or, si ce resserrement ne se produit pas, c'est parce que le chloral abolit la réflectivité vaso-motrice de la moelle.

2° Les autres médicaments artériels, parmi lesquels il faut citer les iodures, les nitrites, la nitro-glycérine, agissent en déterminant la vaso-dilatation et l'abaissement de la tension artérielle.

C'est là une action complexe fort importante que mes expériences avec Eloy ont révélée il y a cinq ans. Donc, si les médicaments cardiaques (digitale, strophantus, cafeine, etc.) agissent comme *soutiens* du cœur en tonifiant directement le myocarde et en élevant la tension vasculaire, les médicaments artériels se comportent comme des agents de *soulagement* du cœur. Ils agissent indirectement sur l'organe central de la circulation, en favorisant ou en facilitant son travail par l'abaissement de la tension artérielle, par la dilatation vasculaire et par la diminution consécutive des obstacles périphériques. Ils activent encore l'irrigation sanguine des parois du myocarde en produisant la dilatation des coronaires. Ils possèdent également une action spéciale sur les parois artérielles, ce qui rend compte (avec l'abaissement de la pression vasculaire) des améliorations et des guerisons des anévrismes aortiques *non syphilitiques* au moyen de la médication iodurée.

Un de mes anciens internes, P. Binet (de Genève), vient à nouveau d'étudier l'action des iodures sur la tension artérielle[1]. D'après lui, les expériences ne permettent pas d'attribuer à l'iode et aux iodures une influence bien manifeste sur la pression quand ils sont ingérés à dose faible, non toxique, et par voie stomacale, dans les conditions physiologiques. « On ne saurait nier cependant, ajoute-t-il, les heureux effets du traitement ioduré dans l'artério-sclérose et certaines cardiopathies. Il est possible qu'une pression *pathologiquement* modifiée soit plus accessible à l'action des iodures. »

J'ai soutenu naguère la même idée[2], lorsque j'ai comparé l'action differente des médicaments à l'état sain ou à l'état pathologique.

[1] P. Binet et J.-L. Prevost. *Action de l'iode et des iodures sur la pression artérielle.* (*Rev. med. de la Suisse romande*, août 1890.)

[2] L'*Action thérapeutique des médicaments comparee à leur action physiologique* (*Soc. de therapeutique*, 26 mars 1890). Voir sur le même sujet : *Revue gén. de clin. et de therap.*, 890, n° 34.

c). — La *saignée* générale a-t-elle une action sur la tension artérielle? A ce sujet, les avis sont partagés. C'est ainsi qu'en 1850, Volkmann a démontré par des expériences l'abaissement de la pression sous l'influence des hémorrhagies. Worm-Müller a prouvé (en 1873) qu'on peut enlever à des chiens bien portants une quantité de sang égale à 1,6 ou à 2,82 pour 100 du poids du corps sans diminution notable de la pression carotidienne. Celle-ci commence à baisser quand l'hémorrhagie atteint 3,76 pour 100 du poids du corps. Enfin, d'après Vinay et Arloing (de Lyon), la saignée veineuse donne certainement lieu à un abaissement de pression artérielle, laquelle se relève lentement, tout en restant inférieure à ce qu'elle était avant l'opération.

Quoi qu'il en soit, la saignée générale dans les affections valvulaires du cœur et surtout dans les cardiopathies artérielles, doit être considérée comme une *médication d'urgence*, dont l'indication s'impose formellement, surtout dans les cas de dilatation aiguë du cœur. Un de mes élèves, Thierry, en a démontré les effets, parfois très remarquables[1]. Mais je suis loin de croire que les saignées puissent, comme on le pensait autrefois, agir à titre de *médication préventive*, et dans le but d'abaisser la tension artérielle surélevée de certains malades. C'est là une pratique condamnée par les expériences physiologiques et par les observations cliniques.

C'est par ces considérations que je termine aujourd'hui cette étude sur les maladies de l'hypertension artérielle, question d'une grande importance au triple point de vue de la clinique, de la prophylaxie et du traitement rationnel d'un grand nombre de maladies.

Combattre de bonne heure l'hypertension artérielle, c'est prévenir ses maladies (artério-sclérose, cardiopathies et néphrites artérielles, affections aortiques, angine de poitrine, cardiopathies de la ménopause, etc.). C'est un moyen de s'opposer à l'envahissement de l'artério-sclérose, cette maladie du *surmenage artériel*. Aussi, je soumets avec espoir et confiance cette question nouvelle des maladies de la tension artérielle à vos méditations et à vos recherches.

[1] THIERRY. *La saignée dans les affections du cœur et de l'aorte.* (Thèse in., Paris, 1887.)

SIXIÈME LEÇON

ARTÉRIO-SCLÉROSE

I. — Exposé clinique.

Observations d'artério-scléroses, du rein. du cerveau, du cœur. Dans les cardiopathies *artérielles*, absence de cycle morbide spécial aux cardiopathies *valvulaires*, les organes devenant malades au hasard des lésions artérielles. Multiplicité des localisations de la sclérose dans divers organes; unicité du processus anatomo-pathologique. — Aspect protéiforme des artérites; diversité de leur siège et de leurs accidents. Scléroses *associées* : scléroses du cœur et du foie, du cœur et du rein, du cœur et du poumon, du cœur et du cerveau, de l'aorte et de la moelle Théories mécaniques ou dyscrasiques de Rayer, Bright, Traube, etc. *Arterio-capillary-fibrosis* de Gull et Sutton. Néphrites et myocardites seléreuses associées.

Hémorrhagies diverses produites par l'artério-sclérose; anévrismes miliaires du cerveau et leur généralisation. Gangrène des extrémités dans les néphrites artérielles. Gastrites interstitielles, cirrhoses hépatiques. Exemples d'indurations scléreuses de l'estomac et du pylore.

Scléroses du foie, du cœur et du rein. Différents modes de début de l'artério-sclérose. Rapports de celle ci avec l'emphysème, les pneumonies chroniques, les scléroses pulmonaires, les bronchectasies, etc.

Rapports des affections médullaires avec celles de l'aorte. Les scléroses médullaires *diffuses*, plus que les scléroses *systématiques*. peuvent être une manifestation de l'artério-sclérose. Artério-sclérose oculaire.

Déduction thérapeutique : L'artério-sclérose, maladie du système circulatoire tout entier (cœur, artères, veines, capillaires). Angio-scléroses. Varices (phlébo-sclérose) et artério-sclérose Pléthore abdominale, hémorrhoïdes, etc. — La médication doit viser, non pas tel organe malade, mais tout un système anatomique, le système artériel.

Je vous ai montré à la salle Andral, n° 9, un homme de soixante ans, entré le 4 mars 1885 à l'hôpital Bichat, pour une dyspnée, très accusée depuis quelques jours. Ce malade, sujet aux bronchites, très essoufflé au moindre mouvement, présentait à l'inspection et à la percussion de la poitrine les signes d'un emphysème pulmonaire d'ancienne date. Mais, par un examen plus prolongé, je vis bientôt qu'un état aigu avait dû venir depuis peu de temps se greffer sur l'état ancien des poumons, puisque nous constations les symptômes suivants : pouls plein et vibrant, à 120 par minute ; peau chaude avec température axillaire de 38,9 ; quelques vésicules d'herpès vers l'orifice nasal et à la lèvre supérieure ; à l'auscultation, râles sonores généralisés, avec un foyer de râles crépitants fins sur une largeur égale à la paume de la main dans la région sous-épineuse droite, là où existaient une diminution de la sonorité à la percussion et un léger retentissement de la voix. Du reste, cet homme toussait depuis un mois environ, il avait éprouvé six jours auparavant, après une impression de froid, une légère douleur de côté avec quelques frissons ; l'expectoration, un peu visqueuse et filante, analogue à une solution de gomme, nous permit encore d'affirmer le diagnostic de broncho-pneumonie, ou de pneumonie catarrhale.

Cinq jours après l'entrée du malade à l'hôpital, les accidents aigus avaient disparu, la fièvre avait cédé, les râles de bronchite et de congestion pulmonaire s'étaient beaucoup atténués, et cependant la dyspnée persistait, hors de proportion avec les phénomènes stéthoscopiques. Cette dyspnée présentait quelques symptômes particuliers : nullement continue, mais paroxystique, survenant surtout le soir et pendant la nuit, au point que le malade privé de sommeil était obligé de se mettre sur son séant pour pouvoir respirer plus à l'aise.

Pour lui et pour beaucoup d'entre vous, il ne s'agissait que d'accès d'asthme. Pour nous, il devait y avoir autre chose, et l'étude attentive des accès d'oppression auxquels nous avons pu assister un jour nous révéla les particularités suivantes : Au milieu du calme respiratoire en apparence le plus parfait, survenait soudain une attaque de dyspnée ; d'abord les mouvements respiratoires étaient petits et superficiels, puis ils prenaient progressivement une amplitude de plus en plus grande pour diminuer encore dans la même progression et arriver ensuite à une sorte d'apnée incomplète ou pause respiratoire d'une durée de vingt secondes environ, apnée accompagnée toujours d'un léger etat de somnolence, et suivie bientôt des mêmes troubles dyspnéiques. Vous avez reconnu là le *type respiratoire de Cheyne-Stokes* qui se produit, comme vous le savez, dans trois maladies différentes : dans les affections cérébrales, dans certaines cardiopathies caractérisées par la dégénérescence du myocarde, et aussi dans les maladies des reins arrivées à leur période urémique. De maladie encéphalique il ne devait pas être question. Mais le cœur était hypertrophié, impulsif au palper, et l'on pouvait percevoir à la main, plutôt qu'à l'oreille, un léger mouvement de galop qui s'est nettement accusé plus tard. Le premier bruit de la base était sec et parcheminé, le second bruit légèrement retentissant à droite du sternum, et au milieu des battements veineux des jugulaires, nous pouvions voir des pulsations artérielles du cou plus violentes qu'à l'état normal. Du reste, le pouls radial était dur, concentré, tendu, et l'artère présentait tous les caractères de l'athérôme à son debut.

Alors, nous avons appris que le malade était obligé de se lever plusieurs fois pendant la nuit pour uriner ; il était donc atteint de pollakiurie, symptôme qu'il ne faut pas confondre avec la polyurie. Enfin, les urines étaient pâles, abondantes, peu denses, sans albumine.

Il n'en fallait pas davantage pour me permettre d'affirmer, malgré l'absence même de toute trace d'albuminurie, que ce malade était atteint de néphrite interstitielle. C'était chez lui la lésion prépondérante. Quant aux signes cardiaques observés, ils m'avaient guidé dans mon diagnostic pour affirmer l'existence de la maladie causale, l'artério-sclérose, diagnostic d'ailleurs confirmé plus tard par les résultats de l'autopsie. Du reste, dès le 20 mars, nous constations pour la première fois par la chaleur et l'acide nitrique l'existence d'un léger nuage albumineux. Bientôt, les accidents rénaux s'accentuèrent davantage, les urines changèrent d'aspect et devinrent plus colorées, rares et chargées de sels, et l'albumine qui était apparue sous forme de nuage, se présenta dès le 1er avril par les réactifs ordinaires, sous forme de flocons abondants dont la quantité a été évaluée par la suite à 3 grammes par litre. En outre, le bruit de galop était des plus manifestes, les accès d'oppression plus violents et presque subintrants. Nous assistions, à n'en pas douter, à une crise d'urémie dyspnéique, et nous en avions la preuve expérimentale dans ce fait que l'urine du malade, injectée dans le tissu cellulaire d'un lapin, n'a produit aucun accident toxique.

Que s'était-il donc passé chez cet homme? Il n'avait pas été atteint subitement de son affection rénale ; celle-ci existait à l'état latent pour ainsi dire. Elle ne demandait qu'une occasion pour s'affirmer ; ellela trouvée dans cette complication pulmonaire qui, par son retentissement sur les cavités droites du cœur, a épuisé rapidement la fibre cardiaque déjà altérée, et a précipité ainsi d'une façon indirecte la production des accidents rénaux, à la faveur d'une altération préexistante des vaisseaux du rein. Mais avant tout, le système artériel était atteint de longue date chez cet homme alcoolique ; et je crois pouvoir affirmer qu'il a commencé par le rein, l'artério-sclérose dont il était affecté.

Des deux autres malades que je peux mettre en parallèle avec le précédent, l'un est un homme de cinquante-sept ans, alcoolique. Son père est mort d'une attaque d'apoplexie cérébrale, et lui-même a eu, il y a six mois environ, sans ictus, une parésie lente et progressive des membres du côté gauche, parésie qui a fini par disparaître complètement au bout de six semaines environ, mais en laissant un état vertigineux se manifestant surtout lorsque le malade passait rapidement de la position horizontale à la station verticale. Il y a quinze jours, en se réveillant, il s'aperçoit qu'il traîne la jambe droite et qu'il ne peut se servir qu'incomplètement du membre supérieur du même côté. Entré le 8 mars dans le service, il en est sorti complètement guéri le 4 avril.

Or, pour expliquer ces deux hémiplégies successives et incomplètes, survenant sans ictus, accompagnées et suivies de quelques phénomènes vertigineux, disparaissant après quelques semaines sans laisser aucune trace, on ne peut penser qu'à des attaques d'ischémie cérébrale provoquées par un état athéromateux du système artériel. Ce diagnostic a été confirmé par l'examen du malade qui nous a permis de constater l'existence d'artères dures et sinueuses avec pouls radial fort et résistant, une augmentation légère de la matité aortique avec retentissement du second bruit à droite du sternum. Depuis longtemps, du reste, cet homme était affecté de pollakiurie nocturne, les urines alors non albumineuses étaient claires, peu denses, plus abondantes qu'à l'état normal, et il est certain que cette polyurie permanente, bien distincte de la polyurie transitoire constatée souvent à la suite des attaques d'hémorrhagie ou de ramollissement cérébral, annonçait déjà un commencement de sclérose rénale. En tous cas, ce malade était certainement scléro-athéromateux, mais il avait commencé son artério-sclérose par le cerveau au lieu de la commencer par le rein, comme dans la première observation.

Voici un troisième malade, âgé de soixante-trois ans, peintre en voitures, et couché depuis le 24 avril 1885 à la salle Andral, n° 7. Un fait frappe d'abord l'attention : c'est l'état très athéromateux de toutes ses artères. La région du cou est fortement soulevée par des battements artériels, l'artère radiale est dure et flexueuse, la matité précordiale est augmentée dans tous ses diamètres, la paroi est soulevée en masse et donne ainsi les caractères du cœur impulsif. Les battements de celui-ci sont tumultueux et irréguliers, les bruits de la base retentissants. Enfin, on perçoit à la pointe et dans l'aisselle un bruit de souffle manifeste que l'on ne retrouve plus quelques jours après. Il ne s'agissait pas certainement d'un bruit extra-cardiaque, et ce souffle transitoire ne faisait que traduire l'insuffisance fonctionnelle également transitoire de l'orifice mitral survenue sous l'influence de la dilatation des cavités ventriculaires. — Le foie est hypertrophié, douloureux à la pression ; les poumons sont congestionnés avec un épanchement léger de la plèvre droite ; les urines sont rares (à peine 300 grammes par jour), très foncées en couleur et chargées d'albumine.

Tous ces accidents ont débuté par le cœur il y a six mois seulement, et se sont traduits, après de longues fatigues et des marches prolongées, par de violentes palpitations, de l'anxiété précordiale, de la dyspnée au moindre effort, et de l'œdème périmalléolaire. Ce malade n'est ni emphysémateux, ni rhumatisant, c'est un cardiaque du fait de l'artério-sclérose, et il a commencé celle-ci par le cœur et les vaisseaux au lieu de la commencer par le cerveau ou les reins, comme les deux premiers malades.

Sans doute, vous n'avez pas encore la preuve anatomique de ce que j'avance. Je vais vous la donner.

L'an dernier, le 17 mars 1884, entrait à l'hôpital (salle Andral, nº 22) un homme âgé de cinquante-quatre ans, très alcoolique, et dont l'histoire peut se résumer ainsi :

Exempt d'antécédents rhumatismaux, cet homme éprouvait depuis le mois de décembre 1883 de violentes palpitations, de l'essoufflement et de la dyspnée par accès. Déjà, vers cette époque, il avait de la polyurie. En février, cette dernière a augmenté, et en même temps on observa un œdème sans cesse croissant des membres inférieurs.

Vous vous rappelez, à coup sûr, son facies cyanique, son oppression, ses violentes palpitations cardiaques et ses crachats hémoptoïques, tous indices accusateurs de troubles profonds dans la circulation. Il avait de l'asystolie, un double souffle systolique, tricuspidien et mitral, enfin une hypertrophie cardiaque énorme et comparable à celle de la maladie de Corrigan. Son pouls était athéromateux, et les deux bases pulmonaires étaient le siège d'une submatité des plus nettes.

Je posai le diagnostic de *cardiopathie artérielle*, et l'autopsie me donna complètement raison. Le 25 mars, ce malade mourait rapidement, enlevé par des accidents complexes caractérisés, comme je vous l'ai fait observer, par un mélange de phénomènes asystoliques et urémiques, et nous trouvions à l'ouverture du corps : un cœur volumineux et dur du poids de 840 grammes avec des traces de péricardite, un épaississement de 2 centimètres de la paroi ventriculaire gauche, une dilatation fonctionnelle des orifices auriculo-ventriculaires, des lésions athéromateuses très avancées de l'aorte et des autres vaisseaux. De plus, le foie était hypertrophié, dur, granité, d'aspect et de consistance cirrhotiques, les reins étaient gros, granuleux et rouges, présentant ainsi tous les caractères de la sclérose rénale à la première période. En résumé, toutes ces lésions considérées à l'œil nu correspondaient bien à cet état qu'on a souvent décrit sous les noms de *rein cardiaque* et de *cœur rénal*. L'examen histologique de ces organes ne présentait pas un moindre intérêt : il a permis de reconnaître les altérations de la myocardite scléreuse, de la cirrhose hépatique et de la néphrite interstitielle.

Ce malade était, comme les précédents, atteint d'artério-sclérose ; mais celle-ci avait débuté par le cœur où les lésions étaient plus avancées et plus profondes que dans les autres organes. Il s'agissait donc d'une artério-sclérose du cœur, d'une de ces *cardiopathies artérielles*, comme je les appelle, bien différentes des cardiopathies valvulaires. Dans ces dernières, l'évolution des symptômes se fait souvent suivant un ordre presque invariable et déterminé, avec l'asystolie pour période ultime. Dans les cardiopathies artérielles, au contraire, les organes deviennent malades au hasard des lésions scléreuses, et tel cardiopathe au début peut mourir comme un rénal, un hépatique, ou encore un cérébral, ce qui prouve que le fameux cycle morbide des maladies du cœur n'est pas toujours vrai en clinique.

Je reviens à mes trois malades, dont je vous ai résumé rapidement l'histoire. Ces trois malades, dont le premier est un rénal, le second un cérébral, et le troisième un cardiaque, sont atteints de la même affection, l'*artério-sclérose*. La localisation ou la prédominance des lésions dans les organes les sépare ; le même processus anatomo-pathologique les réunit. En un mot, ce rénal, ce cérébral et ce cardiaque sont tous trois des artério-scléreux.

En voici la preuve clinique, et c'est un malade de la ville qui va me la fournir ; car dans la dernière période de sa vie, il a réuni ces trois localisations et a passé par les trois états dont je viens de vous citer des exemples. Son histoire est pour ainsi dire une synthèse clinique du processus artério-scléreux dont les trois malades du service nous présentaient la vivante analyse.

Homme de soixante-huit ans, alcoolique, mais alcoolique à la manière des gens du monde qui s'intoxiquent lentement, progressivement, à petites doses, d'une manière presque continue, il buvait tous les jours deux bouteilles de vin, et régulièrement quatre petits verres de cognac.

Cet alcoolisme à jet-continu diffère notablement d'une autre forme d'intoxication que vous rencontrez chez les ouvriers et qui procède plus irrégulièrement par l'absorption de grandes quantités d'alcool ou de liqueurs fortes. Le premier conduit aux lésions lentes et progressives du système artériel ; le second impressionne plus vivement, plus rapidement le système nerveux, et c'est à lui qu'appartiennent ces grands désordres cérébraux connus sous le nom de délire alcoolique ou de delirium tremens.

Cette remarque que je vous fais en passant n'est pas inutile; car, chez les gens du monde, lorsque vous leur ferez subir un interrogatoire sur leurs habitudes alcooliques, il ne vous suffira pas le plus souvent de leur adresser une simple question ; car ils vous répondent toujours de bonne foi qu'ils sont très sobres. En un mot, ils font de l'alcoolisme sans le savoir. Mais il faut pénétrer dans leur existence, leur faire énumérer la quantité de boissons qu'ils absorbent chaque jour, et vous convaincre que, depuis longtemps déjà, ils se livrent à des excès continus et répétés qui doivent tôt ou tard aboutir à l'artério-sclérose.

Ainsi, notre homme était un alcoolique, malgré ses dénégations ; il était de plus arthritique, migraineux, et avait eu à plusieurs reprises quelques poussées d'eczéma. En 1879, il est frappé d'une hémiplégie gauche passagère et incomplète, qui disparaît au bout de trois semaines ; en 1880, il devient un peu sourd, par suite d'une otite scléreuse ; en 1881, il éprouve en marchant quelques douleurs précordiales, puis des accès angineux francs ; à ces symptômes s'ajoutent encore des palpitations, de la dyspnée d'effort, et je constate une dureté insolite du pouls avec les signes d'une aortite subaigue. En 1882, les palpitations augmentent de violence, la gêne respiratoire et l'essoufflement en marchant s'accusent davantage ; il y a de la polyurie et de la pollakiurie. Les urines qui avaient éte examinées plusieurs fois sans résultat décèlent alors l'existence d'un nuage albumineux. Je le soumets au régime lacté exclusif qui, au bout d'un mois, améliore considérablement son état.

En 1883, ce malade, qui avait été d'abord un cérébral, puis un rénal, devient franchement cardiaque avec de l'œdème des membres inférieurs, des congestions passives à la base des deux poumons, un foie gros et douloureux. Je constate manifestement alors une hypertrophie cardiaque des plus nettes et un souffle mitral. Bientôt tous ces phénomènes s'accentuent, se précipitent et se terminent par la mort.

Cet homme, si vous considérez les organes successivement atteints, et non le processus morbide, aurait-il eu quatre maladies distinctes en quatre ans ? Certainement non. Il était atteint d'une seule maladie générale, l'*artério-sclérose*, qui s'est localisée successivement sur le système circulatoire du cerveau, du rein, du cœur et sur l'aorte.

Cette démonstration clinique n'est-elle pas suffisante ? Vous faut-il la preuve anatomique ? C'est encore un malade de notre service qui va nous la fournir.

Le 28 janvier 1885, un robuste forgeron occupait le lit n° 2 de la salle Andral. Alcoolique et rhumatisant, il présentait, depuis plus de six mois, tous les signes d'une cirrhose atrophique du foie avec ascite considérable, urines rares et uratiques, amaigrissement assez rapide, etc. Le diagnostic de cirrhose s'imposait sans doute, mais, ainsi formulé, il était bien incomplet, et je vous ai démontré que vos investigations cliniques devaient porter sur tous les organes. En effet, cet homme était emphysémateux et présentait les signes d'une congestion pulmonaire passive siégeant surtout aux deux bases ; les artères étaient dures et athéromateuses ; le cœur était hypertrophié, avec un caractère impulsif très prononcé ; le premier bruit aortique était sec et parcheminé, le second bruit à droite du sternum retentissant et comme clangoreux. Dès le premier jour, j'affirmais le diagnostic d'artério-sclérose avec dilatation de l'aorte et je vous avouais que l'état du système artériel de cet homme me préoccupait bien plus que l'état de son foie.

Or, quinze jours après son entrée à l'hôpital, la scène change ; nous voyons survenir des accès de dyspnée tellement disproportionnés avec les symptômes de congestion hypostatique et d'emphysème, que je les attribuai à une autre cause. En même temps, il éprouvait une sensation de barre transversale épigastrique et sous-sternale. Vous avez aussi remarqué ses accès de pâleur faciale, l'œdème des membres inférieurs, et plus tard vous savez que nous avons constaté l'existence d'albumine en petite quantité dans les urines. A ce moment, l'auscultation du cœur révélait pour la première fois l'existence d'un bruit de galop.

Prenant alors en considération l'augmentation de la matité aortique, l'élévation de l'artère sous-clavière droite, le battement des artères cervicales, le retentissement diastolique de la base, je vous affirmai que cet homme atteint d'artério-sclérose pulmonaire, cardiaque, rénale et hépatique, présentait encore les signes d'une aortite chronique. Le 4 avril, ce malade succombait après avoir présenté dans les derniers jours une augmentation considérable de l'ascite, une diminution des urines, des épistaxis, des crachats sanguinolents, de la dyspnée, et enfin du subdelirium.

A l'autopsie, voici les lésions constatées : Un litre de liquide environ dans la cavité pleurale droite ; congestion hypostatique des deux poumons ; emphysème pulmonaire ; cœur hypertrophié, dur, de consistance fibreuse avec lésions de myocardite scléreuse constatées au microscope ; plaques saillantes et gélatineuses d'aortite subaiguë entées sur une aortite chronique ; foie granulé, atrophié, de couleur jaune roux avec traces de périhépatite ; rate volumineuse, avec périsplénite ; reins lobulés, rouges, se décortiquant difficilement et présentant les lésions bien connues de la néphrite scléreuse. L'estomac lui-même n'a pas échappé au processus pathologique : on y remarquait toutes les altérations de la gastrite scléreuse avec épaississement des parois, accusé surtout au niveau du pylore, à ce point qu'on aurait pu croire à un carcinôme de cette région.

Ici donc, l'aorte, le foie, la rate, le cœur, les reins, l'estomac ont été tour à tour le siège de transformations scléreuses. Faut-il admettre que cet homme était atteint de six maladies différentes ? S'il avait six organes malades, il n'avait qu'une seule affection, unique dans son processus anatomique, mais variée dans ses expressions symptomatiques et dans son siège. Cet homme était atteint d'artério-sclérose.

Ce qui frappe dans l'histoire de cette maladie, c'est la variété de ses aspects : elle porte son action sur le système artériel tout entier ; tous les organes de l'économie peuvent être atteints. C'est ce qui avait fait si bien dire à Fabre (de Marseille) : « Il n'y a pas de maladie plus protéiforme que l'artérite. »

Elle est protéiforme par son siège, et vous en avez eu la preuve en étudiant ses lésions dans l'aorte, le cœur, le rein, le foie, la rate et l'estomac. Elle est encore protéiforme par ses accidents, car elle se traduit, ici par l'hémorrhagie ou le ramollissement cérébral, là par des gangrènes, ailleurs par des cirrhoses. C'est parmi ces dernières manifestations de l'artério-sclérose qu'il faut ranger les *scléroses viscérales.* Or, de même que vous pouvez voir souvent chez certains artério-scléreux le processus se localiser tout entier aux gros vaisseaux artériels, à l'aorte par exemple, de même certaines *scléroses isolées* des viscères trahissent la tendance du processus artério-scléreux à se localiser et à concentrer ses effets sur tel ou tel organe.

Mais à côté des scléroses *isolées,* c'est-à-dire n'atteignant qu'un seul organe, il existe de véritables *scléroses associées.*

Depuis longtemps, en effet, on sait que le tissu scléreux peut envahir le cœur et le foie, le cœur et le rein, le cœur et le poumon, le cœur et le cerveau, ou encore la moelle et l'aorte. Que faut-il en conclure ? Doit-on, avec nombre d'observateurs, expliquer ces associations si fréquentes au moyen de théories mécaniques, et admettre par exemple, dans tous les cas, une sorte de retentissement du cœur sur le foie, du cœur sur le rein, ou encore du rein sur le cœur ? Non assurément, et dans l'espèce je me garderai bien d'ajouter une nouvelle théorie aux théories mécaniques. Celles-ci sont trop nombreuses, et, à mon avis, souvent impuissantes pour donner une bonne raison de ces relations pathologiques.

Les unes, avec Rayer et Bamberger pour parrains, considèrent la lésion cardiaque comme primitive, mais elles n'expliquent pas les cas nombreux où la sclérose rénale existe seule en l'absence de toute cardiopathie. Les autres qui placent la lésion primitive dans le rein ne s'accordent pas non plus avec tous les faits cliniques, quoique Dickinson ait noté l'hypertrophie cardiaque 31 fois sur 68 cas de maladie de Bright, et que Grainger Stewart ait déclaré que cette coïncidence est la règle. De là plusieurs théories : d'abord celle de Bright attribuant l'hypertrophie du cœur à l'irritation de cet organe, sous l'influence de l'adultération sanguine due à la néphrite ; ensuite celle de Traube qui, ayant constaté sur 100 cas de néphrite, 93 fois l'hypertrophie cardiaque. rattachait celle-ci à l'exagération de la tension artérielle provoquée par la disparition des capillaires des reins. Mais ces théories dyscrasique et mécanique ne pouvaient expliquer les cas dans lesquels on n'observe pas de retentissement cardiaque.

Alors, s'édifièrent d'autres théories qu'on peut appeler artérielles : celle de Kirkes, voyant l'obstacle dans les parois vasculaires solidifiées par l'athérome ; celle de Gull et Sutton qui, sous le nom d'*artério-capillary-fibrosis*, placèrent la lésion dans les réseaux capillaires envahis par une sorte de dégénérescence hyaline ; celle de Johnson qui admit l'hypertrophie de la tunique musculaire des vaisseaux, causée par l'effort que provoque la gêne circulatoire due à la rétraction rénale ; celle de Gordon, qui le premier fit jouer le principal rôle à l'élévation de la tension artérielle ; enfin celle de Gilewski et d'Oscar Weitling, qui imaginèrent une sorte de névrose réflexe du cœur.

La vérité était ailleurs, et si Gull et Sutton ont parfaitement vu la lésion des petits vaisseaux, il est juste de reconnaître qu'avant eux, les auteurs français ont bien compris la notion de la maladie généralisée à tout le système artériel. Je vous rappelle que Lancereaux a écrit, dès 1871 : « Il n'existe pas, à vrai dire, de maladie des reins, et l'altération de ces organes est l'expression anatomique d'une maladie plus générale. » Là est la vérité, et comme corollaire à la proposition précédente, vous m'avez souvent entendu répéter : La néphrite interstitielle, avant d'être une maladie des reins, est une affection de tout le système cardio-artériel. Aussi, pour en indiquer la vraie nature, faut-il substituer au nom de néphrite interstitielle celui de *néphrite artérielle*. En un mot, la cardiopathie artérielle comme l'affection rénale dépendent d'une lésion commune qui les domine, et cette lésion, c'est l'artério-sclérose. Debove et Letulle n'ont pas dit autre chose, en affirmant que les néphrites et myocardites scléreuses sont les « coeffets d'un état général et d'une sorte de diathèse fibreuse » ; ils ont admis que le cœur subit les mêmes altérations que les artères, que la sclérose dans ce premier organe envahit plus spécialement les piliers du ventricule gauche, pour s'étendre de là au cœur droit, fait anatomique qui ruine absolument la théorie mécanique de Traube. L'hypertrophie du cœur n'était plus seulement motivée par la nécessité de vaincre un obstacle *cavitaire* comme dans les cardiopathies valvulaires, ou un obstacle rénal, comme le voulait Traube, elle avait sa raison d'être dans un obstacle *intraparietal*, dans la sclérose cardiaque elle-même.

Féconde en applications cliniques, puisqu'elle permet de comprendre dans les affections scléreuses du type rénal les lésions si fréquentes qui relient le rein au cœur et réciproquement, cette théorie que j'adopte n'en est pas moins féconde au point de vue de la pathologie générale. Dès lors, on comprend que les lésions cardiaques et rénales procèdent de la même origine, d'une origine vasculaire.

Ces considérations ne s'appliquent pas seulement à la pathologie cardio-rénale, elles sont encore vraies pour d'autres organes ou d'autres maladies.

Les hémorrhagies cérébrales, rétiniennes et nasales, quelques hémorrhagies pulmonaires ou gastriques de la néphrite interstitielle peuvent aussi relever de l'artério-sclérose. La généralisation des anévrismes miliaires étudiée par Liouville dès 1869 n'est-elle pas du même ordre, et n'emprunte-t-elle pas une importance pathogénique à l'artério-sclérose ? Ne connaît-on pas leur fréquente coïncidence avec les néphrites interstitielles? N'en est-il pas de même encore pour la gangrène des extrémités dans les néphrites? Sans doute, ces dernières peuvent procéder de troubles vaso-moteurs, mais il est facile de démontrer que ceux-ci font partie intégrante de l'histoire clinique de l'artério-sclérose ; elles peuvent avoir rarement une origine embolique; mais, le plus souvent, elles surviennent sous l'influence de l'artérite des membres.

Le processus scléreux s'étend aussi à l'estomac, et c'est ainsi qu'il faut comprendre les gastrites interstitielles signalées par divers auteurs.

Je vous rappelle à ce sujet l'histoire de ce robuste forgeron dont je vous ai cité plus haut l'observation [1] et à l'autopsie duquel on trouva une sclérose généralisée à presque tous les organes. Nous avons constaté « les altérations de la gastrite scléreuse avec épaississement des parois, accusé surtout au niveau du pylore ». Pendant la vie, nous avions constaté des troubles gastriques caractérisés surtout par des vomissements abondants et tels que nous avions discuté un moment le diagnostic de cancer pylorique. Or, à l'autopsie, et par un simple examen à l'œil nu, quelques-uns d'entre vous n'étaient pas bien convaincus de

[1] Voir page 84.

l'absence d'un carcinome, et il a fallu un examen microscopique complet pour vous montrer qu'il s'agissait d'un simple épaississement scléreux du pylore. Brinton a étudié l'inflammation cirrhotique ou « linitis plastique de l'estomac » sans voir les relations existant parfois entre ces lésions et l'artério-sclérose généralisée. J'ai vu, pour ma part, chez les artério-scléreux, bon nombre de ces *faux cancers* de l'estomac qui après douze ou quinze ans, ne s'étaient pas encore terminés par la mort. L'un d'eux, qui présentait depuis dix ans les symptômes d'une induration pylorique, a fini par succomber aux progrès d'une néphrite interstitielle, compliquée d'hypertrophie cardiaque, deux ans après avoir été frappé d'hémorrhagie cérébrale. Or, dans ce cas, il s'agissait d'une artério-sclérose qui, après avoir atteint l'estomac, avait frappé le cerveau, ensuite le rein et le cœur.

Je trouve dans une des cliniques de Rendu un fait à peu près semblable que je veux vous reproduire, parce qu'il confirme pleinement les idées que je vous expose depuis si longtemps :

« Je donne mes soins en ville, depuis 1878, à une dame âgée actuellement de quatre-vingts ans, ancienne cliente de M. Potain, qui la traitait pour une dyspepsie suspecte, et avait constaté, en 1877, la présence d'une induration de la région pylorique. Le diagnostic porté à cette époque avait été celui d'un cancer. Or, voilà dix ans que cet état de choses subsiste ; l'estomac est manifestement dilaté, et son extrémité pylorique donne la sensation d'une tumeur marronnée, dure et peu douloureuse. Malgré cela, la santé générale se maintient, et les digestions sont bonnes, à la condition de se restreindre à un régime très strict, presque exclusivement lacté. Depuis quelques années, des signes d'artério-sclérose diffuse se sont développés chez cette dame ; elle a de l'insuffisance aortique et de la néphrite interstitielle, et il est vraisemblable que l'induration pylorique tient à une sclérose analogue, d'origine également vasculaire. Voilà donc un cas où tous les signes rationnels du cancer, y compris la tumeur, se trouvent réunis, et où cependant il n'y a pas de lésion organique. »

L'artério-sclérose généralisée envahit encore le foie, et c'est ainsi qu'Handfield Jones a constaté la cirrhose hépatique 26 fois sur 30. Sans doute, le foie cardiaque relève le plus souvent de la gêne circulatoire ; mais parfois aussi, les lésions relèvent de l'artérite et appartiennent aux altérations générales de la diathèse fibroïde, comme vous avez pu le voir dernièrement par l'exemple de ce malade que vous regardiez d'abord seulement comme un cirrhotique du foie, et qui a fini par succomber rapidement aux progrès de la néphrite interstitielle.

Vous noterez souvent la coïncidence de l'athérome avec l'emphysème pulmonaire, et je vous signale encore les rapports de l'artério-sclérose avec les pneumonies chroniques ou interstitielles, avec certaines bronchites chroniques et bronchectasies etc.

La sclérose du rein est souvent associée à celle du cœur et cette sclérose cardio-rénale peut commencer, soit par le rein, soit par le cœur, soit par les deux organes à la fois.

La sclérose cardio-hépatique peut aussi débuter indifféremment par le foie ou par le cœur ou par le rein ; il en résulte que le tableau symptomatique doit singulièrement varier, puisque tantôt ce sont les accidents hépatiques, tantôt les accidents cardiaques ou rénaux qui ouvrent la scène et prédominent.

La raison de ces localisations du processus scléreux nous échappe souvent. Cependant ce n'est pas le plus souvent affaire de maladie, c'est plutôt affaire de malades, ce qui prouve une fois de plus la vérité de cette profonde parole d'Hufeland : « On doit généraliser la maladie et individualiser le malade. » Il existe des individus présentant dans un ou plusieurs organes un *locus minoris resistentiæ* en vertu duquel le cœur, le foie, le rein ou le cerveau peuvent être, suivant les cas, dans une prédisposition morbide. Cependant, on a voulu subordonner les lésions des organes les unes aux autres, et Traube a placé l'hypertrophie du cœur sous la dépendance de l'affection rénale dans la néphrite interstitielle et de l'augmentation de la tension artérielle qui en serait la conséquence. Cette hypothèse semblerait même démontrée par les expériences de Straus qui, à la suite de ligatures pratiquées sur les artères rénales, a pu produire chez les cobayes une hypersarcose ventriculaire en l'absence de toute prolifération conjonctive dans les vaisseaux et les viscères. Mais les explications les plus diverses, les expériences les plus nombreuses ne peuvent rien contre l'observation de ce fait : l'artério-sclérose est une affection primitivement généralisée à tout le système circulatoire. Cette opinion, dont je suis depuis longtemps le partisan convaincu, a été ingénieusement exprimée par Gull :

« Vous voyez — disait-il — dans ce bocal, un cœur hypertrophié et un rein atrophié. Bright montrait souvent ces deux pièces pour prouver que l'hypertrophie cardiaque est la conséquence de l'atrophie rénale. Je vénère le nom de ce grand savant, mais je ne suis pas absolument convaincu de l'exactitude de son opinion, et je crois que, s'il eût été possible de placer dans ce bocal, non seulement le système capillaire, mais même le sujet tout entier en même temps que ces deux viscères, on aurait une idée plus exacte de la vraie cause de l'hypertrophie cardiaque et de l'atrophie rénale. »

Si nous poursuivons cette enquête, nous trouvons encore les mêmes rapports entre artério-sclérose et les affections médullaires. Vous connaissez la coïncidence assez fréquente de l'ataxie locomotrice avec les lésions aortiques. Or, pour Hippolyte Martin et Adamkiewicz, l'ataxie locomotrice peut être parfois due à l'artério-sclérose de certains départements de la moelle. Ici, s'élève une objection anatomique : celle de la localisation des lésions dans les myélites dites *systématiques,* la localisation exacte des lésions dans les cordons postérieurs par exemple ne pouvant s'expliquer par les altérations diffuses des vaisseaux. Mais cette objection ne peut être mise en avant quand il s'agit des myélites diffuses : tels, ces cas de sclérose diffuse des cordons latéraux et postérieurs d'origine périvasculaire dont Ballet et Minor ont publié l'histoire ; telles, ces observations de Demange où la périartérite et l'endoartérite des vaisseaux spinaux donnèrent lieu à la sclérose diffuse des cordons médullaires chez une femme en puissance d'athérome et de rein sénile ; telle encore cette sclérose en plaques qui permit à Déjerine de conclure à l'origine vasculaire de quelques scléroses médullaires. Enfin, il existerait un rapport assez étroit entre l'artérite chronique et la paralysie générale, et dernièrement, le travail inaugural de Bordes-Pagès[1] a établi que l'aortite et l'artérite chroniques se sont montrées comme une lésion constante dans 52 cas de périencéphalite diffuse. On a encore noté la coexistence assez fréquente des lésions artérielles dans la maladie de Parkinson, la chorée sénile, etc.

L'artério-sclérose frappe aussi les organes des sens, et c'est ainsi, par exemple, qu'elle peut avoir un début oculaire. Elle est capable de produire de nombreuses lésions ou maladies du côté des yeux : rétrécissement des artères rétiniennes dans le cours de la néphrite interstitielle, artérite noueuse de la rétine avec foyers phlébectasiques, hémorrhagies rétiniennes et apoplexies du nerf optique ; thrombose de l'artère centrale de la rétine, quelquefois affections glaucomateuses et opacités cristalliniennes, amblyopies ou amauroses complètes sans lésions du fond de l'œil et survenant sous l'influence de troubles circulatoires des centres optiques. J'ai vu un cas de ce genre chez un homme dont l'artério-sclérose de l'œil (amblyopie par lésions vasculaires probables des centres optiques) a précédé de trois ans l'evolution de la maladie dans les divers organes.

Ainsi donc, l'artério-sclérose étend son vaste domaine sur tous les organes. C'est beaucoup, me direz-vous ? Eh bien, ce n'est pas tout, et je crois qu'il faut envisager la question d'une façon plus générale encore.

[1] Bordes-Pagès. (*Thèse inaug.*, Paris, 1887.)

L'artério-sclérose n'est pas seulement limitée au système artériel, elle s'étend même jusqu'au système veineux tout entier. Les varices des veines font souvent partie intégrante de ce grand processus morbide, elles peuvent le précéder, l'accompagner ou le suivre. Encore faut-il s'entendre :

Vous voyez souvent des malades chez lesquels les varices dépendent de causes locales (compression, obstacles au retour du sang veineux, etc.), ou vous en rencontrez qui présentent des dilatations considérables des veines des membres sans aucune réaction inflammatoire. Ici, l'ectasie veineuse est la seule lésion, la maladie reste *locale*, et vous commettriez une grave erreur en la faisant dépendre d'un état général ou constitutionnel.

D'autres fois, vous ne pouvez invoquer aucune cause de compression ; l'ectasie veineuse est la manifestation d'une maladie *générale*, elle s'installe lentement, sourdement, elle se manifeste par des douleurs dues non seulement aux névrites variqueuses bien étudiées dans ces derniers temps, mais provoquées surtout par un état sub inflammatoire de la veine (*endophlébite* et *périphlébite* analogues à l'endoartérite et à la péri-artérite) ; il s'agit réellement d'une sorte de *phlébo-sclérose*, et votre malade n'a pas seulement des varices douloureuses des membres inférieurs, mais il présente aussi tous les attributs de la pléthore abdominale, il souffre d'hémorrhoïdes, etc. Or, cet hémorrhoïdaire et ce variqueux sont déjà des artério-scléreux. Vous le voyez : Je généralise la question beaucoup plus que Gull et Sutton, au point que l'artério-sclérose devrait recevoir plutôt le nom d'*angio-sclérose ;* son domaine s'étend sur tout le système circulatoire, sur le cœur, sur les artères grosses et petites, sur les veines et sur les veinules, enfin sur les capillaires.

Il en résulte que vous devez toujours chercher l'état du système veineux chez les artério-scléreux, d'autant plus que la sclérose des veines peut précéder pendant plusieurs années celle des artères. Ce sont des vues théoriques, direz-vous ? Eh bien, sur un total de 87 artério-scléreux j'ai constaté 51 fois la coexistence de lésions veineuses. Je vous rappelle que Quenu a recherché l'état des artères dans cinq cas de varices, et quatre fois il a trouvé « les altérations de l'endartérite avec infiltration calcaire des parois et quelquefois thrombose des branches volumineuses [1] ». En dehors de l'altération des veines profondes et des filets

[1] QUENU (*Revue de chirurgie*, 1882). — SACK et BREGMANN (*Diss. inaug. de Dorpat*, 1887 et 1890). POKROSVKI (*Diss. in. de Saint-Petersbourg*, 1890) ont decrit les lesions de la phlebosclerose. — Enfin, THIEBAULT, elève de SPILLMANN, a confirme, dans sa thèse inaugurale (Nancy, 1890), sur les « *lésions veineuses chez les artério-scléreux* », une grande partie des idees emises dans cette sixieme leçon faite en 1885, et parue en 1889 dans la première edition de ce livre.

nerveux, on doit encore invoquer les lésions concomitantes du système artériel pour expliquer la production des ulcères variqueux.

En résumé, un fait important domine l'histoire clinique de l'artério-sclérose : c'est la généralisation et l'ubiquité des lésions dans les départements les plus divers et les plus éloignés de l'organisme. Au nom de la clinique, j'ai donc le droit de conclure que toute cette pathologie dérive de la même maladie artérielle, de l'artério-sclérose.

Ces considérations ne sont pas d'ordre purement spéculatif, elles ont une portée plus étendue, un intérêt plus pratique et plus direct. Au nom de la thérapeutique, je les revendique encore ; car plus tard nous les utiliserons pour établir que la médication doit viser, non pas tel ou tel organe malade, mais tout un système anatomique, le système artériel.

SEPTIÈME LEÇON

ARTÉRIO-SCLÉROSE (SUITE)

Anatomie pathologique.

Artério-sclérose, maladie générale. Distinction entre les scléroses viscérales dépendantes de l'artério-sclérose généralisée, et les scléroses viscérales, *primitivement locales*, d'origine lymphatique ou glandulaire. (Pneumonies chroniques, cirrhoses du foie, syphilitiques, cirrhoses biliaires, rein sénile et néphrites épithéliales des saturnins).

I — Artério-sclérose et athérome. — L'artério-sclérose et l'athérome artériel désignent deux etats, deux localisations distinctes d'un même processus morbide, l'artérite des petits vaisseaux. L'athérome est la lésion; l'artério-sclérose, la maladie. — Scleroses viscérales et dégénérescences athéromateuses des artères, conséquences d'un trouble nutritif par irrigation insuffisante des organes ou des parois arterielles. — *Arterio-capillary-fibrosis* de Gull et Sutton. L'artério-sclerose généralisée presque d'emblée viscérale (*sclerose arterio-viscerale*) et étendue non seulement aux arteres, mais aux veines, c'est-à-dire au systeme circulatoire tout entier (*angio-sclerose*). L'atherome artériel seulement generalisé aux artères avec peu de lésions viscérales.

Anatomie normale du système artériel.

II. Description de l'athérome artériel. C'est un mélange d'inflammation et de nécrobiose. — Trois théories : 1° théorie *inflammatoire* et premier stade *actif;* 2° théorie *dégenerative* et premier stade *passif;* 3° théorie de M. Martin : Premier stade de l'athérome constitué par l'endartérite oblitérante des vasa vasorum; deuxième stade constitué par la diminution d'apport sanguin dans les parois artérielles, et surtout dans la couche profonde de la tunique interne. Objections à cette derniere théorie. — Endarterites *nodulaires* et en *plaques*. Infarctus viscéraux microscopiques.

Conséquences de l'endartérite : 1° mortification, nécrobiose des éléments nobles des organes; 2° excitation de nutrition du tissu conjonctif. — Scléroses viscérales *dystrophiques* par endarterite; scléroses *inflammatoires* par péri-artérite. Dans le premier cas, scléroses *para*-vasculaires; dans le second, scléroses *péri*-vasculaires.

Examen des principales manifestations locales de l'artério-sclérose : *Néphrite interstitielle* ou *artérielle*, toujours dominée par la généralisation de l'artério-sclerose. Scleroses rénale et cardiaque souvent associées. Le rein sénile et la nephrite saturnine sont des néphrites à la fois épithéliales et artérielles. — *Cirrhose du foie* d'origine artérielle. Trois classes d'hépatites chroniques : cirrhoses vasculaires, biliaires, lymphatiques. Trois ordres de cirrhoses vasculaires : cirrhose atrophique alcoolique de Laennec ; cirrhose cardiaque, cirrhose cardio-artérielle. —

Foie sénile avec endartérite hépatique. — *Artério-sclérose pulmonaire.* Rapports de l'emphysème constitutionnel avec l'athérome et l'artério-sclérose. Distinction entre l'artério-sclérose pulmonaire et deux sortes de scléroses pulmonaires d'origine cardiaque : induration cyanotique, et induration œdémateuse du poumon. — *Artério-sclerose cardiaque* consécutive à l'endartérite oblitérante, comme l'artério-sclérose du rein, du foie et du poumon. Examens anatomo-pathologiques à l'appui. Artério-sclérose valvulaire (cardiopathie artérielle à type valvulaire). — *Artério-sclérose des centres nerveux :* paralysie générale, sclérose diffuse de la moelle ou du cerveau, dans la maladie de Parkinson, la choree sénile, etc. Tabes dorsal et lésions aortiques ou artérielles. — *Artério-sclérose des organes génito-urinaires, de la rate, de l'estomac, du pancréas*, etc.

I. — Je vous ai démontré par quelques exemples empruntés à la clinique que l'artério-sclérose est une maladie générale, qu'elle étend son action sur tous les organes, et que les cirrhoses viscérales sont sous la dépendance de la sclérose artérielle, aboutissant habituel de l'inflammation chronique des artères.

Elles sont bien différentes, à tous les points de vue, d'autres scléroses qui se localisent dans un organe et qui n'envahissent pas les autres. Ces cirrhoses *locales* prennent naissance dans les canaux lymphatiques des organes, comme certaines pneumonies chroniques (Charcot), une variété de sclérose hépatique syphilitique (Lacombe), ou encore dans les canaux glandulaires comme les cirrhoses biliaires, les cirrhoses hypertrophiques, certaines néphrites interstitielles des saturnins et des vieillards auxquelles Charcot donne le nom de cirrhoses *épithéliales*.

Ces dernières sont donc primitivement *localisées*, procédant d'une influence locale, prenant leur origine dans les lymphatiques ou les tubes glandulaires. Nous n'avons pas à nous en occuper ici. Mais rappelez-vous qu'elles doivent être distinguées des scléroses artérielles : celles-ci procèdent d'une influence générale, d'une sorte de « diathèse fibreuse », et s'étendant à tout l'organisme, elles finissent par déterminer des accidents multiples en rapport avec la diversité des organes atteints. Cela ne veut pas dire qu'une cirrhose artérielle ne puisse se localiser au début dans un seul viscère, où les lésions restent prédominantes pendant un temps plus ou moins long ; mais là où la clinique ne voit d'abord qu'un organe atteint, l'anatomie pathologique découvre dans tous les autres viscères et dans le système artériel, des lésions qui, pour ne se manifester encore par aucun symptôme pendant la vie, n'en sont pas moins évidentes à l'autopsie.

Voyez, en effet, ce qui arrive chez un individu atteint de cirrhose hépatique d'origine alcoolique. Durant son existence, la maladie du foie s'est traduite par tous les symptômes que vous connaissez, et après la mort vous pouvez constater les lésions d'une artérite plus ou moins généralisée et d'une sclérose d'intensité variable dans divers organes, tels que le rein et le cœur. Cependant quelques auteurs, comme Lancereaux par exemple, refusent à l'alcoolisme une influence sur la production de l'athérome artériel, et du reste, il faut bien dire que la cirrhose alcoolique est primitivement locale puisqu'elle résulte du passage de matériaux irritants à travers le foie.

Tout autre est le processus de l'artério-sclérose généralisée. Dans ce cas, comme l'a si bien dit Duplaix, « l'altération du système vasculaire ne manque jamais, il suffit de la chercher[1] ».

Mais il nous faut connaître en quoi consiste anatomiquement cette dernière altération. C'est ce que nous allons étudier en appelant votre sérieuse attention sur les détails qui vont suivre ; car ici, l'anatomie pathologique ne sert pas seulement de contrôle au diagnostic, elle devient pour le clinicien une étude pathogénique des accidents qu'il observe.

Tout d'abord, une question se présente. Vous entendez souvent prononcer indifféremment les deux termes *artério-sclérose* et *athérome* artériel. Ces expressions seraient-elles absolument synonymes ? Non, certainement. D'ailleurs, si l'on s'en tient à l'étymologie, elles doivent avoir une signification différente. Car, athérome vient du mot grec ἀθέρωμα, qui signifie *bouillie*, et sclérose du mot σκλήρωσις, qui veut dire dur, fibreux. Les auteurs allemands se servent habituellement du terme *arterio-sclerosis* pour désigner la dégénérescence athéromateuse des artères. Or, vous savez que depuis longtemps je l'emploie pour désigner un état général, dont l'athérome n'est en somme qu'une des nombreuses manifestations. Vous savez aussi, par tout ce que je vous ai dit dans mes leçons precédentes, que je range parmi les effets de la maladie que j'appelle l'*artério-sclérose*, un certain nombre de scléroses viscérales. Ces lésions si dissemblables au premier aspect, l'athérome artériel d'une part, les scléroses viscérales d'autre part, sont toutes dominées par une lésion primordiale, l'inflammation chronique des petits vaisseaux décrite par plusieurs auteurs sous le nom d'endartériolite oblitérante. Cette dernière lésion est la compagne obligée de la maladie dont je veux vous entretenir. L'artérite des petits vaisseaux est en somme la caractéristique anatomique de l'artério-sclérose. Nous verrons plus tard, quand je vous aurai décrit la symptomatologie de cette affection, comment il faut expliquer la production de cette lésion primordiale.

En somme, l'athérome et l'artério-sclérose servent à désigner deux

[1] J.-B. Duplaix. Contribution à l'étude de la sclérose. (*Thèse inaugurale*. Paris, 1883.)

choses assez différentes. L'athérome est la lésion, l'artério-sclérose est la maladie. Mais, si cette maladie détermine sur les gros vaisseaux des lésions de dégénérescence athéromateuse, ailleurs, dans les parenchymes viscéraux, elle donne lieu à des altérations nutritives analogues, dont l'aboutissant le plus ordinaire est la transformation fibreuse cicatricielle, la sclérose viscérale.

Mais, lorsqu'à l'autopsie de vieux athéromateux, vous constatez ces lésions souvent colossales, ces indurations vasculaires ayant converti les artères en tubes rigides jusqu'à l'ossification, vous voyez que ces altérations n'ont pas toujours un égal retentissement sur tous les organes. Souvent, tout le trouble nutritif se réduit à l'atrophie simple, sans que l'envahissement du tissu scléreux ou la transformation fibreuse soient proportionnels à l'athérome des gros vaisseaux. Tout dépend de la localisation du processus morbide.

Dans l'artério-sclérose, ce sont surtout les petites artères, les fines artérioles intra-viscérales qui sont atteintes, et si la description que je vais en donner diffère de celle de Gull et Sutton, il n'en est pas moins vrai que ces auteurs ont eu parfaitement raison de localiser ses altérations dans les petits vaisseaux, dans le système capillaire artériel, en les désignant sous le nom d'*artério-capillary-fibrosis;* il en résulte que cette lésion artérielle, en rapport plus direct avec un viscère, donne lieu plus facilement à la production du tissu scléreux. Celui-ci se propage plus ou moins rapidement dans l'intérieur de l'organe, et souvent même il affecte une marche subaiguë, rapidement fatale, ce qui se comprend, puisque les éléments nobles des viscères sont plus promptement atteints.

Sans doute, il est assez rare de constater une artério-sclérose généralisée avec l'absence absolue d'athérome artériel; mais la localisation du processus morbide peut ne pas se faire avec la même intensité dans toute l'économie. Elle se fait au contraire un peu au hasard du système artériel, et peut-être sous l'influence de conditions étiologiques spéciales, quelquefois inconnues, souvent aussi parfaitement déterminées.

Que de fois aussi ne voyez-vous pas, comme chez le vieillard, une aorte entièrement calcifiée avec des lésions à peine accentuées dans les petites artérioles? Et même, lorsque ces dernières lésions existent, elles se sont presque entièrement localisées au système artériel et n'ont pas eu un grand retentissement sur la trame conjonctive des organes.

Il faut encore voir dans les deux termes, *artério-sclérose* et *athérome*, non pas une différence de nature, mais plutôt une différence de localisation ou de propagation du processus morbide. L'athérome artériel reste longtemps localisé aux gros vaisseaux, sans grande tendance aux dégénérescences des viscères. L'artério-sclérose affecte les petites artères et produit rapidement du tissu conjonctif dans la trame des organes. La première lésion rayonne peu au delà du système vasculaire; la seconde s'étend toujours aux viscères, de sorte qu'on pourrait l'appeler *sclérose artério-viscérale*. Enfin, elle frappe non seulement les artères, mais aussi les veines, c'est-à-dire qu'affectant le plus souvent le système circulatoire tout entier, il serait plus juste de la dénommer encore : *angio-sclérose*.

Voyez les deux cœurs que je vous présente :

L'un appartient à un homme de trente-neuf ans, arthritique et adonné aux boissons alcooliques. Son cœur est énorme, de consistance très dure, offrant à la coupe quelques plaques d'un blanc grisâtre, et au microscope des îlots de tissu scléreux ayant pris la place des fibres musculaires avec des travées conjonctives considérables; les petites artères intra-myocardiques sont le siège d'une périartérite et surtout d'une endartérite oblitérante des plus manifestes, à ce point qu'à certains endroits la lumière des vaisseaux est presque complètement obstruée; et cependant les troncs des artères coronaires et ses branches collatérales sont à peine atteintes par le processus scléreux; de plus, vous ne constatez que quelques plaques athéromateuses sur tout le trajet de l'aorte et des grosses artères collatérales. La lésion ne s'est pas localisée au cœur quoiqu'elle y soit prépondérante : le foie est légèrement atrophié, dur, finement lobulé avec un commencement de cirrhose; les reins sont petits avec adhérence de leur capsule, disparition de la substance corticale; et l'estomac lui-même présente un épaississement de ses tuniques que je vous ai fait parfois constater à l'autopsie des artério-scléreux.

L'autre cœur provient d'un homme de soixante-dix-huit ans, atteint d'athéromasie sénile des plus prononcées. L'aorte au niveau de sa crosse et dans tout son parcours, les artères des membres, sont converties en tubes rigides et osseux; les artères coronaires sont béantes et dures jusque dans leurs dernières divisions. Mais le cœur est atrophié, flasque, de consistance molle. recouvert de graisse à sa partie postérieure ; l'examen micrographique ne permet de constater qu'une légère sclérose, disséminée dans l'organe avec atrophie et dégénérescence granuleuse des fibres musculaires. Le foie a conservé ses dimensions normales, mais il est légèrement graisseux; les reins ont leur volume ordinaire, et l'on n'y trouve seulement que quelques traces de sclérose péritubulaire.

Dans le premier cas, la lésion a évolué en deux ou trois ans; dans le second, elle est l'œuvre latente de plusieurs années. Or, ne voyez-vous pas, au double point de vue de l'anatomie pathologique et de la clinique, une certaine différence dans ces deux faits? Le premier malade était atteint d'artério-sclérose subaiguë, le second était atteint d'artério-sclérose chronique, c'était un athéromateux sénile. Chez l'un, la sclérose artérielle a envahi surtout les vaisseaux de petit calibre ; chez l'autre, elle s'est limitée surtout aux grosses artères périphériques ou viscérales. Chez celui-là, le processus scléreux a promptement atteint ou absorbé les éléments nobles des organes ; chez celui-ci, elle les a respectés ou n'a fait que les effleurer. Dans le premier cas, la sclérose est à la fois artérielle et viscérale; dans le second, les lésions sont localisées au système vasculaire.

En résumé, l'artério-sclérose est une maladie générale d'emblée, procédant plus particulièrement des petits vaisseaux et caractérisée surtout par la production de scléroses viscérales diverses. Mais, encore une fois, si l'on s'en tient à la nature *anatomique* du processus morbide, les artério-scléreux sont aussi des athéromateux, et ceux-ci sont avant tout des artério-scléreux. Si l'on a égard à la marche *clinique*, on doit reconnaître deux types absolument distincts : les vasculaires ou athéromateux, et les viscéraux.

II. — L'ANATOMIE NORMALE du système artériel doit d'abord vous être décrite, afin de vous faire mieux comprendre l'anatomie pathologique de l'athérome et des artérites.

Les artères sont composées de trois couches qui sont de dehors en dedans : la tunique externe, la tunique moyenne et la tunique interne.

La *tunique externe* (tunique *conjonctive*, *celluleuse*, *adventice* ou *feutrée* de Chassaignac), de coloration blanchâtre, peu apparente sur les gros troncs et les artérioles, est surtout accusée sur les vaisseaux de moyen calibre. Elle se continue en dehors avec le tissu conjonctif voisin qui forme ainsi autour d'elle une véritable gaine celluleuse ; une exception doit être faite pour les artères du cerveau, de la moelle et de la rétine, qui sont entourées de gaines lymphatiques dépourvues d'endothélium. Elle se compose de fibres conjonctives et élastiques entremêlées, dont les unes sont groupées en faisceaux longitudinaux et dont les autres prennent la forme de réseaux à mailles plus ou moins serrées, dans l'intérieur desquelles on voit parfois quelques rares cellules adipeuses. L'entrelacement de ces fibres est tel qu'on l'a comparé à celui d'un cocon de ver à soie. Eberth et Remak ont signalé l'existence de quelques fibres-cellules musculaires à direction longitudinale dans la tunique adventice des artères rénale, splénique, fémorale, dans le tronc de la mésentérique supérieure, dans la crosse de l'aorte, etc. C'est cette tunique qui renferme les nerfs et les vaisseaux des artères. — Ces vaisseaux (*vasa vasorum*) ne pénètrent pas au delà de la tunique externe d'après Robin et Ranvier ; mais, après des recherches faites sur les grands animaux, Sappey tend à croire qu'ils se terminent dans toute l'épaisseur de la tunique moyenne, tandis qu'Eberth ne les aurait vus que dans les parties superficielles de celle-ci. — Les nerfs qui naissent en majeure partie du grand sympathique (nerfs vaso-moteurs), au sujet desquels Cl. Bernard fit ses belles découvertes, pénètrent avec les vasa vasorum dans la tunique externe, et après des divisions nombreuses et des anastomes très riches formant de véritables plexus, ils se perdent dans la tunique moyenne. — On n'a pas trouvé de lymphatiques dans la structure des artères.

Cette tunique externe a pour propriétés principales : d'abord sa grande extensibilité dans le sens longitudinal, l'extensibilité très limitée dans le sens transversal appartenant à la tunique moyenne ; ensuite sa grande résistance qui permet aux artères de supporter de fortes pressions ou tractions et qui offre ainsi une barrière protectrice contre l'extravasation du sang dans les anévrismes spontanés.

La *tunique moyenne* (ou *musculo-élastique*), épaisse, d'un blanc jaunâtre dans les grosses artères et rouge dans les petites, renferme du tissu élastique, du tissu conjonctif et du tissu musculaire lisse. Les grosses artères (aorte, carotides, etc.) possèdent plus d'éléments élastiques ; les moyennes et les petites, plus d'élements musculaires. La partie superficielle de cette couche moyenne est composée de fibres élastiques anastomosées entre elles et présentant une forme flexueuse et circulaire d'après Sappey ; elle fait partie intégrante de la tunique moyenne à laquelle elle adhère fortement, mais elle n'est pas une dépendance de la tunique externe, comme l'ont cru Ch. Robin et Gimbert ; elle ne forme pas non plus une couche spéciale que Fase Luigi (de Palerme) avait tenté d'isoler sous le nom de *tunica elastica propria*. La couche profonde contient aussi des fibres élastiques qui offrent une disposition longitudinale, à réseaux plus ou moins larges donnant un aspect fenêtré, d'où le nom de *membrane fenêtrée* donné à cette « bandelette élastique interne » (*membrane élastique interne* ou *limitante interne*). Celle-ci repose immédiatement sur la tunique interne, et c'est en dedans d'elle que s'effectue d'abord tout le travail pathologique de l'arterio-sclérose. Dans les petites artérioles, le réseau elastique est réduit à cette bandelette interne qui, très mince, apparaît sous la forme d'une ligne ondulée, festonnée et réfringente. La charpente élastique de la tunique moyenne renferme des fibres musculaires lisses, fibres-cellules de $0^{mm},005$ à $0^{mm},007$ de longueur, assez rares dans les grosses artères, tandis qu'elles forment des couches superposées dans les artérioles où elles sont nombreuses, pressées les unes contre les autres, avec une disposition fasciculaire et une direction transversale, c'est-à-dire perpendiculaire à l'axe du vaisseau. Quelques-unes de ces fibres musculaires sont reliées entre elles par d'autres fibres légèrement obliques ou longitudinales. L'élément musculaire et élastique est relié par du tissu conjonctif groupé en petits fascicules et non en larges faisceaux comme dans la tunique externe. Ce tissu conjonctif, très abondant dans les grosses artères, tend à disparaître dans les artérioles ; il augmente beaucoup avec l'âge. en raison des lésions artério-scléreuses ; il en est de même de l'élément musculaire qui peut s'hypertrophier dans les artères au même titre que dans le myocarde, et cela pour lutter contre les obstacles périphériques créés par l'artério-sclérose confirmée.

C'est dans la tunique moyenne que résident les principales propriétés des artères : l'élasticité et la contractilité. L'élasticité rend compte de la béance de ces vaisseaux à l'état de vacuité, après la mort ; elle contribue à régulariser le courant sanguin dans les organes en changeant le mouvement intermittent que le sang reçoit du cœur en un écoulement continu et uniforme. Par le retrait élastique des artères, elle est, comme le dit Marey, une force qui s'ajoute à celle du cœur en poussant le sang dans les moments où ce dernier organe se repose, et surtout en diminuant les résistances que le sang éprouve à passer du cœur dans les vaisseaux. En vertu de cette propriété, l'artère et le sang qui la traverse exercent constamment l'une sur l'autre une pression réciproque, ce qui produit le phénomène de la *tension* des artères. Quant à leur *tonicité*, elle est le résultat des propriétés élastiques et contractiles de ces vaisseaux. Enfin, la contractilité a pour effet de continuer l'impulsion du cœur, de favoriser et de régler les circulations locales dans les divers organes.

La *tunique interne* est formée de deux couches : la première, en contact avec la tunique moyenne, est fibro-élastique ; la seconde, libre, en rapport avec la colonne sanguine qui la traverse, est endothéliale.

La couche *fibro-élastique de Bichat* est composée de fibrilles circonscrivant un réticulum très fin de mailles allongées et lamellaires, à direction longitudinale, très adhérentes et presque inséparables de la partie profonde de la tunique moyenne. Dans cette couche, Langhans, Remak et Eberth ont vu quelques fibres musculaires lisses sur les artères hépatiques, spléniques, cérébrales, rénales et sur la mésentérique supérieure surtout au niveau de leurs bifurcations. Cette couche fibro-élastique tend à disparaître dans les artérioles où la membrane interne est représentée seulement par le revêtement endothélial.

La couche *endothéliale* est formée de cellules minces, allongées, pavimenteuses, à noyau aplati, ovalaire ou fusiforme. Ces cellules sont de forme conique ou losangique dans les artérioles, de forme polygonale à grand axe parallèle à celui du vaisseau dans les grosses artères. Disposées sur une seule couche, elles présentent des contours rectilignes ou un peu onduleux. Leur aplatissement est dû, d'après Ranvier, à la pression exercée constamment sur elles par la colonne sanguine, absolument comme les cellules du foie s'aplatissent par la pression des tumeurs développées en dehors ou en dedans de son parenchyme.

Cette portion de la tunique interne forme une membrane mince, fragile, peu extensible, se rompant facilement par traction ; elle est transparente et lisse comme un vernis, et c'est elle qui, par sa lubréfaction constante, est destinée à favoriser le glissement de la colonne sanguine. Elle présente quelques plis longitudinaux en rapport avec les mouvements alternatifs de resserrement et de dilatation des vaisseaux, et au niveau des grandes articulations on voit des rides transversales disparaissant et reparaissant par l'extension et la flexion des membres.

Cette membrane, comme les autres tuniques artérielles, n'est douée d'aucune sensibilité ; cependant quelques artères viscérales seraient légèrement sensibles par leur tunique externe seulement. Au contact, la membrane interne, absolument insensible, peut devenir très douloureuse à l'état pathologique comme dans les artérites aiguës, ou encore lorsqu'on injecte à sa surface un liquide irritant. L'extrême caducité ou fragilité de ses cellules explique ses promptes altérations sous l'influence de l'artério-sclérose et la facilité avec laquelle se produisent des thromboses en présence d'un épithélium devenu dépoli et inégal par sa chute.

Vous connaissez suffisamment l'anatomie normale du système artériel ; il vous sera plus facile maintenant de comprendre les altérations qu'il subit sous l'influence de l'artério-sclérose et de l'athérome.

III. — L'anatomie pathologique de l'athérome artériel doit d'abord nous occuper.

Lorsque vous examinez des artères athéromateuses ayant subi plus ou moins la transformation calcaire, vous constatez qu'elles sont dures au toucher, tortueuses, dilatées, comme variqueuses et moniliformes ; elles subissent dans certains points une véritable élongation, leurs parois sont épaisses et rigides avec des lésions plus accentuées au niveau de leurs courbures et de leurs bifurcations. Elles présentent des séries de dilatations et de rétrécissements; mais parfois à la coupe, leur lumière est béante, ce qui avait fait regarder bien à tort par Riolan l'athérome comme une maladie providentielle, puisqu'elle devait maintenir, d'après lui, les vaisseaux ouverts pour rendre la circulation plus facile : *Natura in eo ossicula collocavit ut arteriæ manerent apertæ.*

La surface interne des artères est mamelonnée, comme pavée, présentant des plaques molles ou dures, cartilagineuses ou osseuses suivant le degré de la lésion. Dans un cas observé par Morgagni, « l'aorte depuis le cœur jusqu'au premier orifice des branches supérieures était très dilatée, et couverte à l'intérieur, dans presque toute cette étendue, de petites écailles osseuses qui ne ressemblaient à rien tant qu'à des gouttes très rapprochées de cire blanche après qu'elles se sont refroidies sur le pavé ». A la période ultime du processus, ces plaques se ramollissent et deviennent quelquefois le siège d'ulcérations et d'abcès puriformes. Cette sorte de bouillie athéromateuse renferme des cellules en voie de dégénérescence, des granulations graisseuses libres, des fibres et des cellules musculaires dégénérées, des cristaux de cholestérine, etc. A une période moins avancée, lorsque les plaques sont molles ou dures sans apparence encore de ramollissement, la tunique interne est infiltrée de cellules embryonnaires, rondes, allongées ou étoilées; la tunique moyenne est remplie de jeunes éléments, la tunique externe vascularisée et épaissie. En un mot, il y a, dans toutes ces lésions, un mélange d'inflammation et de nécrobiose. Or, les auteurs sont partagés au sujet de la nature de l'athérome artériel .

1° Les uns pensent depuis Monro, avec Broussais, Rayer, Bouillaud, Virchow, Lancereaux, etc., que l'athérome n'est autre chose que l'inflammation *primitive* des artères (théorie *inflammatoire*). Un des partisans de cette théorie, Virchow, croit que le début de la dégénérescence athéromateuse est l'inflammation de la tunique interne de l'artère (endartérite), et Lancereaux admet un premier stade *actif* dont témoignent la multiplication des noyaux et l'hyperplasie de la couche profonde de l'endartère, puis un second stade *passif* qu'il attribue à la disette de l'apport nutritif.

2° Laennec, Andral, Cornil et Ranvier, qui représentent la deuxième théorie, admettent au contraire qu'il s'agit, au début, d'un processus de nécrobiose (théorie *dégénérative*). Ils reconnaissent un premier stade *passif* représenté par le dépôt primitif de granulations graisseuses dans la couche profonde de l'endartère; cette nécrobiose détermine ensuite autour d'elle une irritation lente qui aboutit à la multiplication des fibres conjonctives, à l'épaississement consécutif de la tunique interne et à l'extension inflammatoire des autres tuniques (stade *actif* et *secondaire* d'endopériartérite).

3° La troisième théorie, qui se rapproche de la précédente par quelques points, est la théorie *dystrophique*. Les auteurs qui ont constaté le premier stade régressif de l'athérome ne nous apprennent pas sa véritable cause anatomique ; ils ne nous disent pas en vertu de quel mécanisme les parties profondes de l'endartère se nécrosent. Or, le raisonnement indiquait déjà qu'il devait y avoir quelque part un obstacle à la nutrition de la tunique interne des artères. Cette lacune de l'anatomie pathologique a été comblée par Hippolyte Martin qui a démontré le véritable mécanisme de ces lésions dégénératives du début de l'athérome, et pour ne pas affaiblir sa pensée ni l'importance de ses recherches, je lui laisse la parole :

« C'est par la face profonde de la tunique externe que pénètrent, on le sait, les artérioles nourricières de la paroi du vaisseau. Or, si on examine attentivement toutes ces fines artères qui cheminent en tous sens, dans un tissu conjonctif d'ailleurs normal, on les trouve généralement saines, à l'exception de celles qui correspondent au foyer athéromateux. A ce niveau, l'artériole nourricière de la région dégénérée présente, surtout lorsqu'elle a été sectionnée bien perpendiculairement à son grand axe, une belle *endartérite proliférative* qui, dans le cas où le foyer athéromateux est réduit à l'état de caverne, oblitère presque entièrement la lumière du vaisseau, de façon à rendre à peu près impossible la circulation sanguine à ce niveau. C'est là une lésion qui ne fait jamais défaut, mais elle est quelquefois difficile à constater, et il est bon d'être prévenu afin de ne point la laisser passer inaperçue [1]. »

Pour bien vous faire comprendre la nature des lésions de l'athérome artériel, je place sous vos yeux la préparation suivante [2]. Il s'agit d'une artère coronaire entièrement oblitérée au-dessous du foyer athéromateux. Vous voyez que le maximum des lésions se trouve au-dessous et dans l'épaisseur de la tunique interne dont le bourgeonnement a déterminé l'oblitération presque complète de la lumière vasculaire ; vous constatez encore l'oblitération des artérioles (ou vasa vasorum) de la tunique externe dont l'altération n'est pas comparable à celle de la tunique interne.

[1] H. MARTIN. (*Revue de medecine*, 1881.) — Atherome arteriel generalise et son influence sur la nutrition des organes. (*Acad. de méd.*, 1882.)

[2] Voir la figure 14, page suivante (p. 105). — Toutes les preparations anatomiques ont ete faites avec l'aide de mon habile chef de clinique, M. WEBER, que je suis heureux de remercier.

Ainsi donc, le premier stade de l'athérome artériel est constitué par l'endartérite oblitérante des vasa vasorum, c'est-à-dire des vaisseaux nourriciers de l'artère; il en résulte une diminution d'apport sanguin et nutritif de cette artère. Donc, celle-ci va s'altérer, puisqu'elle n'est plus suffisamment nourrie. Mais cette altération ne doit se montrer, ni dans la paroi externe du vaisseau qui reçoit encore quelques anastomoses vasculaires, ni dans les couches les plus superficielles de la paroi interne qui puisent une notable quantité de lymphe nutritive dans le torrent

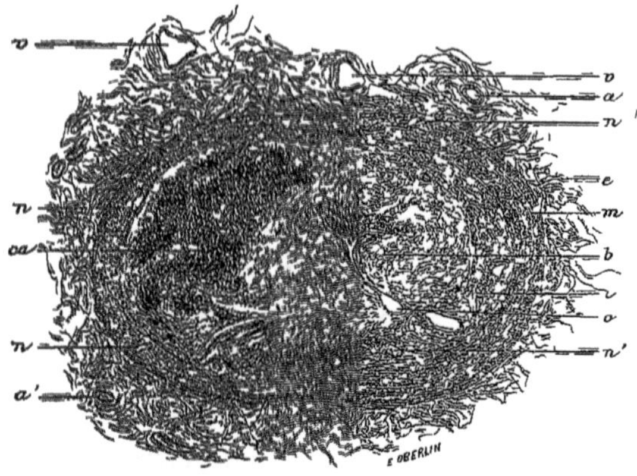

Fig. 14. — Section d'une coronaire entièrement oblitérée au-dessous du foyer athéromateux.

e, tunique externe; *m*, tunique moyenne; *i* tunique interne; *b*, bourgeonnement de la tunique interne; *o*, vestiges de la lumière du vaisseau ; *ca*, masse calcaire déposée dans la couche profonde de la tunique interne et se continuant avec l'athérome sous-jacent; *nn*, vaisseaux néoformés dans la tunique moyenne, *n'*, vaisseaux néoformés passant dans la tunique interne, *vv*, veinules de la tunique externe, *aa'*, artérioles de la tunique externe dont l'une (*a'*) est oblitérée.

circulatoire dont elles sont si voisines. C'est dans les couches profondes de cette tunique interne, c'est-à-dire dans les parties où, même à l'état normal, la nutrition se fait avec plus de lenteur et de difficulté, qu'ont lieu primitivement la dégénération des cellules et l'hyperplasie conjonctive. Et c'est là tout le secret des scléroses vasculaires et viscérales.

Pour les premières, c'est-à-dire pour les scléroses vasculaires, l'endartérite oblitérante des vasa vasorum, l'endovascularite, phénomène primitif, détermine la mortification des couches les plus profondes de la tunique interne du vaisseau artériel, à l'extrémité même et le plus loin possible du centre vasculaire, là où la nutrition est la plus imparfaite.

Pour les secondes, c'est-à-dire pour les scléroses viscérales, l'endartériolite (ou inflammation des vasa vasorum) détermine la dégénérescence scléreuse des petites artères, et sous l'influence de l'irritation lente causée par les parties mortifiées, les artères et artérioles s'enflamment, deviennent le siège d'endartérites plus ou moins prolifératives et oblitérantes qui produiront à leur tour, sur les viscères qu'elles sont chargées de nourrir, les mêmes phénomènes de nécrobiose et d'hyperplasie conjonctive dont leurs parois ont été primitivement envahies.

Objections. — On a fait plusieurs objections à cette théorie dont j'ai cependant confirmé l'exactitude dans mes nombreuses recherches.

On a dit, par exemple, que les vasa vasorum n'atteignent pas la membrane interne et qu'ils pénètrent à peine dans la moyenne. On a dit encore, avec Brault, que la difficulté est reculée et non résolue, puisque l'oblitération et l'endartérite des artérioles de l'adventice, regardées comme cause de la sclérose ou de l'athérome, n'ont pas reçu une explication plausible de leur production. Enfin, on a prétendu que les oblitérations vasculaires produisent des infarctus, mais non du tissu scléreux.

Toutes ces objections tombent devant les faits, comme vous le verrez lorsque nous étudierons bientôt l'artério-sclérose du cœur. Mais nous pouvons déjà les réfuter.

Première objection. — Il est juste de dire que les vasa vasorum n'atteignent pas la membrane interne; c'est même la raison pour laquelle la lesion dystrophique consécutive à l'inflammation commence, non pas dans la couche superficielle de cette membrane, mais dans la bandelette élastique placée entre cette dernière et la membrane moyenne. Celle-ci n'est altérée qu'à une période plus avancée de la lésion, et comme elle est formée d'élements élastiques et musculaires, on conçoit que son altération et sa destruction contribuent à l'élongation et à la dilatation du vaisseau. Quant à la tunique externe formée d'un tissu conjonctif qui se continue avec celui du voisinage, elle n'est altérée qu'en dernier lieu. Il faut donc surprendre le processus dès son début, ou à une période rapprochée de son début, pour bien voir qu'il commence par les couches profondes de l'endartère, et non par le périartère. On assiste alors à la prolifération et à la multiplication des cellules de l'endartère, d'où la formation d'un tissu fibroïde et bourgeonnant capable de rétrécir ou même d'oblitérer dans certains points la lumière vasculaire. Le travail pathologique commence *en dedans* de la bandelette élastique interne, mais elle peut parfois aussi debuter *en dehors* de cette bandelette, entre elle et la couche profonde des fibres musculaires de la tunique moyenne. Quand l'endartérite proliférante et oblitérante se localise dans certains points du vaisseau, sous forme de nodules, elle est dite *nodulaire*. Quand elle est répartie à peu près uniformément sur tous les points de l'endartère, il s'agit d'une endartérite *en plaques*. Mais, dans l'un comme dans l'autre cas, le processus anatomique est le même.

Du reste, pour vous démontrer qu'il s'agit bien d'une endartérite, et non d'une périartérite, pour vous démontrer encore que la lésion commence par les couches profondes de l'endartère, je n'ai besoin que de vous mettre encore sous les yeux la figure suivante où vous verrez très

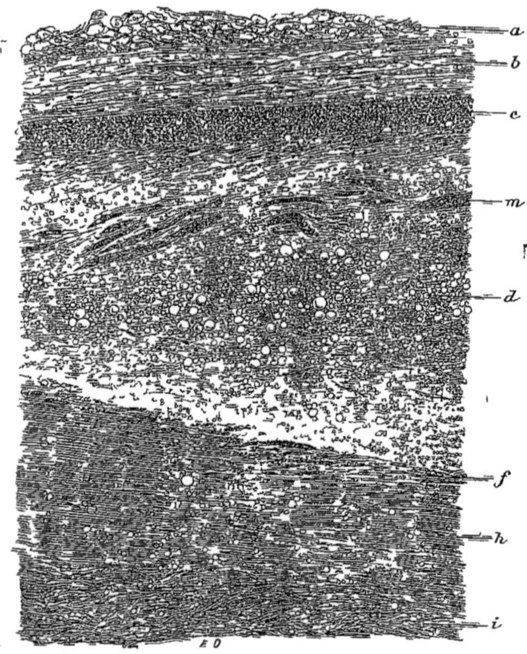

Fig. 15. — Coupe d'une coronaire athéromateuse (branche antérieure verticale) au niveau du foyer athéromateux lui-même.

a, *b*, tunique externe ; *c*, couche musculaire ; *m*, débris de la lame élastique interne infiltrée de sels calcaires ; *d*, foyer d'athérome très étendu renfermant de nombreux éléments graisseux, granulations et gouttelettes graisseuses ; *f*, zone de noyaux allongés de tissu conjonctif hypertrophiés et infiltrés de granulations graisseuses ; *h*, *i*, tunique interne contenant de nombreux éléments fusiformes et noyaux inflammatoires. — (On retrouve l'infiltration graisseuse dans toutes les couches de cette tunique artérielle.

manifestement les lésions artérielles augmenter du centre à la périphérie du vaisseau (fig. 15).

Deuxième objection. — J'ai répondu à la première objection. Voyons la seconde ; elle n'a pas plus de valeur que la première.

Sans doute, la difficulté est reculée, et il s'agit de savoir à quelle cause attribuer l'endartérite des vasa vasorum. Mais il est probable que ceux-ci, en raison de la délicatesse de leur structure, sont plus vulnérables et plus sensibles à l'action des corps irritants qui les traversent, et du reste, je vous démontrerai plus loin l'influence du système nerveux sur la production des artérites. Enfin, si la difficulté est reculée par la notion de la sclérose dystrophique, celle-ci démontre, mieux que toute autre théorie, pourquoi, dans une artère athéromateuse par exemple, la prolifération des éléments conjonctifs de la tunique interne se produit le plus souvent en même temps que la régression graisseuse des cellules. Ces deux processus simultanés, et cependant si dissemblables, sont reliés à la même cause pathogénique : à l'oblitération progressive des artères nourricières du vaisseau. Et c'est ainsi que dans l'épaisseur des artères, comme dans l'intimité des organes, les processus scléreux et graisseux sont sous la dépendance d'une même cause, de la nutrition incomplète et insuffisante.

Troisième objection. — Celle-ci est encore facile à réfuter. Les oblitérations vasculaires aboutissent à des infarctus lorsqu'elles se font rapidement ou subitement ; elles produisent du tissu scléreux lorsqu'elles s'établissent d'une façon progressive, et, du reste, l'endartérite des petits vaisseaux se traduit souvent dans l'épaisseur des organes par des *infarctus microscopiques* souvent méconnus parce qu'on ne les a pas cherchés.

Ainsi donc, dans le cœur, dans le rein, dans le foie, dans tous les organes en un mot, ce n'est pas autour, ce n'est pas dans le voisinage des artères malades que se produiront les lésions dégénératives de sclérose proprement dite ; c'est toujours à l'extrémité du centre vasculaire, là encore une fois où la circulation est plus languissante, où la nutrition est moins active.

Jetez les yeux sur les belles préparations anatomiques [1] faites sur des malades du service par mon chef de clinique Weber, qui vient d'écrire une thèse si remarquable sur « l'artério-sclérose du cœur », vous verrez que dans le cœur par exemple, autour des vaisseaux atteints d'endartérite, le myocarde est presque normal et qu'il n'est nullement envahi par le tissu scléreux ; c'est beaucoup plus loin, c'est-à-dire à l'extrémité du centre vasculaire rétréci et oblitéré, que se remarquent l'atrophie des fibres musculaires et leur disparition avec la production d'une hyperplasie conjonctive des plus considérables. La sclérose vasculaire, pas plus que la sclérose viscérale, n'est due ici à l'inflammation, mais elle doit être attribuée à une insuffisance de nutrition ; d'où le nom si juste de sclérose *dystrophique*.

Vous pouvez donc établir déjà cette loi d'anatomie pathologique générale :

[1] Voir la figure 16, page 109.

Partout où l'endartérite apparaît, elle détermine une diminution d'apport des sucs nutritifs dans les organes, d'où un ralentissement dans la nutrition interstitielle qui aboutit à deux conséquences : 1° à la mortification, à la nécrobiose des éléments nobles de ces organes (cellules musculaires, cellules striées du rein, cellules du foie, tissu élastique et musculaire des artères, etc.) ; 2° à l'excitation de nutrition du tissu conjonctif.

La mortification consécutive à l'endartérite oblitérante s'explique

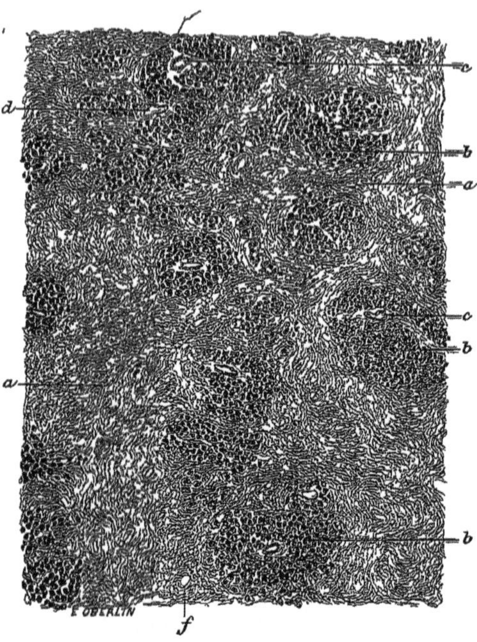

Fig. 16. — Coupe montrant une vue d'ensemble de la sclerose dystrophique.

aaa, tissu scléreux adulte ; *bbb*, ilot musculaire a centre vasculaire de la sclérose dystrophique ; *ccc*, arterioles atteintes d'endarterite obliterante, *d*, veinule, *f*, capillaire.

d'elle-même. L'hypernutrition du tissu conjonctif se comprend moins, quoiqu'elle soit due, d'après moi[1], à la stase sanguine et lymphatique toujours observée à la suite des rétrécissements ou oblitérations vasculaires, et au rôle irritatif joué par l'élément noble des tissus, nécrobiosé et devenu corps étranger. C'est dans cette stase que le tissu conjonctif puise les éléments de nutrition suffisants pour sa prolifération. On peut comparer, avec H. Martin, ces phénomènes à ceux des terrains mal cultivés, où l'engrais est insuffisant, dans lesquels l'ivraie pullule et finit par étouffer le froment, comme le tissu conjonctif pullule et finit par envahir et faire disparaître les éléments importants de nos organes.

La figure (p. 109) vous démontre les lésions viscérales d'origine dystrophique, et consécutives à l'endartérite oblitérante. Vous remarquez que la sclérose a envahi la presque totalité de la préparation et que les groupes musculaires qui ont résisté au processus scléreux renferment tous un vaisseau à leur centre. Les plus nombreux d'entre eux ont comme centre une artériole; d'autres, une veinule; enfin, quelques-uns contiennent à la fois une artériole et une veinule.

Il ne faut pas cependant être exclusif, et c'est en cela que je diffère d'opinion avec plusieurs auteurs.

L'artério-sclérose ne produit pas seulement des scléroses *dystrophiques* dans les organes, et vous pourrez aussi parfois constater l'existence de scléroses viscérales réellement *inflammatoires* et périartérielles. En effet, l'inflammation de la membrane interne de l'artère peut se propager, et se propage souvent aux tuniques moyenne et externe. Il en résulte par conséquent une endopériartérite qui a pour conséquences : 1° une sclérose *dystrophique*, d'après le mécanisme que je vous ai indiqué, sclérose *para*-vasculaire, puisqu'elle est éloignée du vaisseau malade; 2° une sclérose *inflammatoire*, par suite de la propagation de l'inflammation du périartère aux parties avoisinantes, sclérose *péri*-vasculaire. La première se fait en îlots plus ou moins irréguliers; la seconde est guidée souvent par les interstices cellulaires normaux et prend l'aspect de bandes ou de travées conjonctives. Mais souvent, la périartérite isolée peut conduire à la sclérose dystrophique et non inflammatoire; car, la membrane externe sert à la dissémination des vaisseaux apportant aux parois artérielles leurs matériaux de nutrition, et vous comprenez que son inflammation, par suite de la compression des vasa vasorum, soit capable de produire les lésions dégénératives de l'endartérite oblitérante.

On peut établir les conclusions suivantes :

1° La sclérose artérielle (l'athérome) n'est autre chose qu'une sclérose *dystrophique* des tuniques vasculaires, consécutive à l'endartériolite oblitérante de leurs vaisseaux nourriciers. « Il n'y a pas, dit H. Martin, d'athérome arteriel sur une artère douée de vasa vasorum, sans endartérite *antérieure* de ces vasa vasorum nourriciers » ;

2° Les scleroses viscérales d'origine artérielle sont le plus souvent aussi, comme les scléroses artérielles elles-mêmes dont elles sont l'équivalent, des scléroses dystrophiques ;

3° Les scleroses viscerales peuvent être mixtes, c'est-à-dire qu'elles sont à la fois dystrophiques et inflammatoires : dystrophiques, par suite de l'insuffisance de l'apport sanguin due à l'endartériolite oblitérante ;

inflammatoires, par suite de la coexistence de la périartérite (endopériartérite), et de la propagation phlegmasique autour du périartère ;

4° Beaucoup plus rarement, la sclérose est simplement inflammatoire (périartérite sans endartérite), elle est toujours alors beaucoup moins accusée. Dans ce cas encore, la périartérite isolée peut encore aboutir à la sclérose dystrophique ;

5° Dans l'évolution de l'artério-sclérose généralisée, on peut distinguer deux périodes anatomiques : *a.*) développement de l'endo-vascularite, ou endartérite primitive des vasa vasorum ; *b.*) troubles nutritifs qui en sont la conséquence et conduisent à la sclérose artérielle d'une part, à la sclérose viscérale d'autre part ;

6° Au point de vue clinique, la première période (*vasculaire*) est souvent latente ; la période des troubles de nutrition (période *viscérale*) donne lieu à des symptômes plus ou moins accusés.

Je persiste à croire que la périartérite *primitive*, considérée comme cause anatomique de l'artério-sclérose, est extrêmement rare, et qu'il s'agit le plus souvent d'une périartérite *secondaire*, c'est-à-dire consécutive à l'endartérite. D'une autre part, les auteurs ont souvent pris pour du tissu conjonctif pathologique périartériel l'enveloppe celluleuse normale qui entoure les vaisseaux comme une gaine. Voyez, à ce sujet, la figure de la page suivante[1]. Si, dans cette préparation, l'artère est enflammée, comme le démontrent les amas cellulaires que l'on peut voir dans son enveloppe externe, il est facile de constater, d'autre part, les particularités suivantes : 1° le tissu conjonctif périartériel est lâche comme à l'état normal; 2° il ne renferme, en aucun point, de débris musculaires; 3° enfin, le tissu musculaire voisin est absolument normal et ne s'est laissé pénétrer par aucune néoformation fibreuse. Il n'y a donc pas ici, comme on pourrait le croire, la moindre trace de myocardite par propagation du périartère au myocarde voisin. L'artério-sclérose vasculaire et viscérale est donc le résultat de l'endartérite, et presque jamais, ou même jamais, de la périartérite.

Tel est le processus de l'artério-sclérose généralisée. Vous comprenez que si, au point de vue purement clinique et pendant la vie, la sclérose a paru n'envahir qu'un seul organe, il n'en est pas de même au point de vue de l'anatomie pathologique, et il vous sera toujours possible de constater après la mort dans les différentes artères ou artérioles de l'économie et dans presque tous les organes, les traces d'un travail scléreux à sa première période.

[1] Voir la figure 17, page 112.

Je vais vous le démontrer, en passant rapidement en revue avec vous au point de vue anatomo-pathologique, comme je l'ai fait au point de vue clinique, les principales manifestations locales de l'artério-sclérose

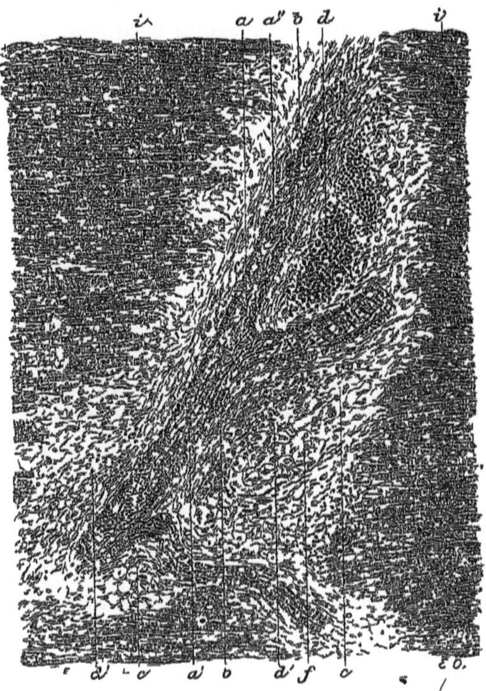

Fig. 17. — Coupe longitudinale d'une artériole assez volumineuse de la paroi ventriculaire gauche.

a, artère ; ses noyaux de fibres musculaires transversales (*a'*) coupés eux-mêmes transversalement et obliquement, *b*, tunique externe de cette artère; *c*, gaine conjonctive de l'artère, *d*, amas de noyaux embryonnaires que cette gaine renferme entre deux branches artérielles, *d'*, autre agglomération de noyaux, *f*, reticulum de fibres et de noyaux conjonctifs, *i* fibres cardiaques absolument normales

dans les organes, dans le rein, le foie, les poumons, le cœur, le système nerveux, etc.

a.) *Sclérose rénale.* — Je vous ai déjà dit que la néphrite interstitielle est le plus souvent une néphrite *artérielle;* cela veut dire qu'elle est consécutive à la lesion artérielle du rein, toujours accompagnée et dominée par la généralisation de l'artério-sclérose. Celle-ci peut atteindre le cœur avant ou après le rein, ou encore en même temps que lui, ce qui vous explique la coïncidence des *pseudo*-hypertrophies cardiaques dans la néphrite interstitielle. Car il ne s'agit pas d'une hypertrophie vraie, comme le croyait à tort Traube qui l'attribuait à une simple action mécanique, à l'hypertension artérielle due à la suppression d'une partie du champ circulatoire de l'organe rénal. La preuve que cette pseudo-hypertrophie n'est pas une conséquence directe de la néphrite vous est fournie par l'apparition possible et fréquente de la lésion cardiaque avant la lésion rénale. La preuve qu'il s'agit d'une pseudo-hypertrophie et non d'une hypertrophie vraie due à l'hypernutrition des fibres du myocarde ou à leur hypergénèse, vous est encore donnée par l'examen anatomo-pathologique qui vous démontre dans le cœur l'existence d'un travail scléreux analogue à celui du rein et des autres organes.

Pour certains auteurs, pour Ballet, pour Charcot et Gombault, le rein sénile et la néphrite saturnine ne seraient pas sous la dépendance de l'artério-sclérose, et on devrait les rattacher à la classe des néphrites *épithéliales*, caractérisées par l'altération primitive de l'épithélium rénal. Les expériences semblent avoir démontré, en effet, que le plomb, en s'éliminant par les reins, doit produire, par suite de l'irritation des canalicules urinifères, une sclérose péritubulaire, et d'un autre côté, on peut se demander avec Ballet si, pour la production du rein sénile, « la véritable cause ne réside pas dans certains principes de l'urine susceptibles de déterminer une irritation analogue à celle que produit le plomb ».

Ces opinions exclusives ont été réfutées victorieusement par Duplaix à qui je laisse la parole :

« Il n'est pas discutable que la lésion se développe autour des tubuli dans ces cas spéciaux (dans la néphrite saturnine). Mais la présence des lésions vasculaires dans les reins de ces malades est également un fait indiscutable. L'artérite s'y rencontre au même titre que dans le cœur, la moelle et le foie. Le plomb transporté dans le système circulatoire agit aussi bien et de la même façon sur les vaisseaux du rein que sur ceux d'autres organes, et, avant d'aller irriter les cellules des tubes urinifères, il circule dans les vaisseaux de l'organe sur lesquels il exerce une action irritative aussi forte que sur les canaux glandulaires. Les deux systèmes, vasculaire et urinaire, subissent donc l'influence du plomb, et de même qu'il y a sclérose péritubulaire, il y a également sclérose vasculaire dans les reins de tout saturnin. Pourquoi alors accorder dans l'évolution de la néphrite interstitielle une importance aussi grande à la lésion épithéliale, et voir uniquement dans cette altération cellulaire l'origine de la sclérose ? Nous croyons qu'il y a deux choses à considérer dans la néphrite des saturnins : d'une part, la lésion péritubulaire, et d'autre part, la lésion vasculaire. Celle-ci se trouve dans les reins comme dans les autres organes, et ce n'est pas par extension du processus qu'elle se développe tôt ou tard. L'intoxication saturnine qui a donné naissance à l'une, a permis à l'autre de se manifester, elles sont évidemment connexes, mais nullement dépendantes l'une de l'autre... » Pour le rein sénile, « de même que dans l'intoxication saturnine, il peut y avoir sclérose péritubulaire par irritation due à l'urine altérée, mais l'artérite se rencontre aussi dans le rein des vieillards comme dans tous les autres organes, et il n'y a pas de raison pour lui refuser ici un rôle qu'on ne peut mettre en doute ailleurs[1] ».

Telle est l'opinion que je soutiens depuis longtemps déjà, tout en vous faisant remarquer que la lésion vasculaire, dans la néphrite interstitielle, n'est pas une périartérite, mais bien plutot une endartérite avec sa conséquence naturelle et inévitable, la sclérose dystrophique du rein. Il serait bien extraordinaire, du reste, que cet organe dût échapper au même processus anatomo-pathologique existant dans tous les autres.

b.) *Sclérose hépatique.* — La cirrhose du foie est aussi d'origine artérielle ; mais, a ce point de vue, laissez-moi vous rappeler que les hépatites chroniques sont rangées en trois classes, d'après le point de départ de la sclérose, dans les vaisseaux sanguins, les canaux biliaires ou les conduits lymphatiques. Or, les cirrhoses vasculaires qui, seules, nous intéressent ici sont de trois ordres :

1° La *cirrhose atrophique alcoolique* (maladie de Laennec) ;
2° La *cirrhose d'origine cardiaque ;*
3° La *cirrhose d'origine artérielle.*

La *cirrhose alcoolique* est une sclérose veineuse ou portale caractérisée par l'altération scléreuse des branches intra-hépatiques de la veine porte. Un médecin distingué de l'armee, H. Blanc, qui a écrit un excellent travail à l'appui des idées que je defends, fait remarquer judicieusement qu'ici, la veine porte se comporte comme une artère, et que son inflammation est d'autant plus précoce et plus intense que ce vaisseau est d'abord le lieu de passage de l'alcool absorbé. Mais, plus tard, après avoir séjourné dans le foie, et après avoir passé dans le poumon, l'alcool pénètre dans le système artériel général, et c'est alors qu'il détermine l'endopériartérite, l'athérome et la sclérose des viscères autres que le foie. « L'endophlébite porte et l'endopériartérite de l'arbre artériel sont co-effets d'une cause commune, et la cirrhose hépatique est, au même titre que la sclérose des autres organes, l'expression dépendante d'un même etat général, l'alcoolisme. » Ce qui le prouve, du reste, c'est la concomitance

[1] DUPLAIX, *loc. cit.*, 1883. — CHARCOT et GOMBAULT. (*Arch. de phys*, 1880.) — BALLET. (*Revue de med.*, 1881.) — H. MARTIN. (*Revue de med.*, 1881.)

possible de la néphrite interstitielle avec la cirrhose hépatique, c'est la possibilité de rencontrer, en même temps que cette dernière, des lésions scléreuses dans le poumon, le foie et aussi dans le cœur.

La *cirrhose cardiaque* est la conséquence d'une stase et d'une dilatation vasculaires déterminant une périphlébite sus-hépatique. Mais, on avait remarqué depuis longtemps que, « chez certains cardiaques, le foie est rapidement envahi avant que les circulations intermédiaires, celle du poumon par exemple, en aient éprouvé le contre-coup ». (Dieulafoy.) Ce que la clinique avait constaté, l'anatomie pathologique l'a encore pleinement confirmé. Talamon a fait judicieusement remarquer que, dans la cirrhose cardiaque, « tout ne peut être mis sous la dépendance directe de la lésion du cœur dans les modifications subies par le foie », et c'est ainsi que ce dernier auteur y a vu deux sortes de lésions : d'une part, celles qui dépendant de l'artérite rentrent dans la classe des altérations générales scléreuses ; d'autre part, celles qui, dues à la lésion cardiaque même, sont consécutives à la gêne circulatoire du système veineux hépatique. Voilà ce qui a été bien observé, ce qui a été admis, sans être expliqué. Or, il est démontré pour moi qu'il y a non seulement un foie cardiaque, mais aussi un foie artériel, et tout se comprend, comme le dit H. Blanc, avec la distinction que j'ai établie entre les cardiopathies *valvulaires* et les cardiopathies *artérielles*. « Chez les premiers malades, la cirrhose est sus-hépatique et périphlébitique ; chez les seconds, elle est interlobulaire et périartérielle. L'une est liée à la stase veineuse et aux lésions consécutives des veines ; l'autre dépend d'une altération artérielle et constitue une vraie artério-sclérose hépatique [1]. »

Cette cirrhose *cardio-artérielle* que j'oppose à la cirrhose cardiaque simple, est encore réalisée chez les vieillards, et Boy-Tessier a confirmé encore pour le foie sénile les idées que je vous expose. Il a démontré dans ces cas l'existence de l'artérite et de lésions caractérisées par l'atrophie de la cellule hépatique, l'épaississement du stroma et la sclérose localisée de l'espace porte. Mais cette sclérose est de nature dystrophique, étant consécutive à l'endartérite [2].

c.) Sclérose du poumon. — L'artério-sclérose porte aussi son action sur le *poumon*, et Boy-Tessier l'a caractérisée par l'épaississement des travées péri et intralobulaires et des cloisons interalvéolaires allant parfois jusqu'à l'étouffement de l'alvéole, par la présence constante

[1] H. Blanc. L'artério-sclérose en général et les scléroses vasculaires dans l'armée. (*Archives de médecine et de pharmacie militaires*, 1891.)

[2] Boy-Tessier. (*Revue de médecine*, 1883.)

de lésions artérielles. En effet, sur vingt-cinq poumons examinés, il a trouvé vingt-cinq fois des lésions artérielles caractérisées par la périartérite, l'endopériartérite, et surtout par l'endartérite des vaisseaux pulmonaires et bronchiques. Cette endartérite s'est montrée sans caractères particuliers. « C'est toujours l'épaississement de la tunique interne, formé de plusieurs lits de cellules embryonnaires, fusiformes, rouges, reposant sur la limitante interne dont les festons réguliers, la coloration jaune clair et la réfringence ne peuvent laisser aucun doute à son égard. Cet épaississement affecte deux formes : ou bien il est circulaire et rétrécit assez régulièrement la lumière du vaisseau, ou bien il pousse dans son intérieur des bourgeonnements à base plus ou moins étendue[1]. » Le même observateur établit encore que la nutrition du parenchyme pulmonaire est altérée dans un rapport proportionné aux lésions artérielles, et qu'ainsi la sclérose cardiaque est de nature dystrophique, et non pas inflammatoire.

Il y a encore une lésion en rapport avec l'artérite pulmonaire, c'est l'emphysème constitutionnel. Du reste, on sait depuis longtemps que les malades atteints de cette dernière affection sont souvent des artério-scléreux ou des athéromateux, et ce rapport entre les lésions des artères et l'emphysème pulmonaire n'avait pas échappé, dès 1862, à la sagacité clinique de Waters et de mon regretté maître Noël Gueneau de Mussy. D'après cette théorie, l'emphysème constitutionnel serait donc encore sous la dépendance d'une sorte de sclérose dystrophique, d'un trouble, ou plutôt d'une insuffisance de nutrition par endartérite des vaisseaux pulmonaires ou bronchiques.

Telle est, en quelques mots, l'artério-sclérose pulmonaire. Mais il faut bien vous garder de la confondre avec d'autres scléroses du poumon d'origine cardiaque. Celles-ci sont de deux sortes : elles sont dues à des hypérémies passives chroniques, à des stases veineuses plus ou moins prolongées qui peuvent amener à la longue l'épaississement des travées conjonctives et la condensation de l'organe caractérisée si bien par Kelsch sous le nom d'*indurations cyanotiques ;* les autres sont dues aux œdèmes persistants de l'organe qui produisent à la longue une sorte de condensation inflammatoire du poumon analogue aux infiltrations dures du tissu cellulaire sous-cutané qui finit par s'enflammer sous l'influence d'un œdème continu. Il a été démontré en effet par J. Renaut (de Lyon) que l'œdème persistant d'un tissu en détermine la cirrhose. Celle-ci se montre surtout dans certains cas de rétrécissement mitral extrême : les poumons envahis constamment par l'œdème finissent par se scléroser,

[1] Boy. Du poumon cardiaque (sclerose pulmonaire). *Thèse de Lyon*, 1883.

ils sont le siège d'une induration diffuse, élastique, avec aspect grisâtre ou ardoisé à la coupe, et sous forme de nappes parfois très accusées, le long des bronches interlobulaires, des bronchioles intralobulaires et des bronchioles terminales, pour se répandre ensuite dans le parenchyme alvéolaire qui subit un travail d'atrophie sous l'influence de l'épaississement fibreux. Tel est le type de l'*induration œdémateuse* du poumon[1].

d.) Sclérose cardiaque. — L'*artério-sclérose du cœur* sera étudiée complètement dans les leçons suivantes. Mais c'est dans cet organe surtout que j'ai constaté nettement le caractère dystrophique du processus scléreux consécutif à l'endartérite oblitérante des coronaires. Les figures précédentes sont des types de ce genre : elles vous montrent que la dégénérescence de la fibre cardiaque se fait à l'extrémité du territoire vasculaire sous la forme de vastes champs ou d'îlots de sclérose.

L'endartérite oblitérante ne fait pas sentir seulement ses effets dans l'intimité du muscle cardiaque, mais elle peut aussi se rencontrer sur les valvules elles-mêmes et créer ainsi des cardiopathies artérielles à type valvulaire. J'en ai observé des cas assez nombreux, et Hippolyte Martin a cité un fait dans lequel les vaisseaux nourriciers de la valvule mitrale présentaient une endartérite tellement intense que leur lumière était en grande partie oblitérée ; il en résulte une dégénérescence athéro-calcaire très accusée, comparable, par la nature et la pathogénie, à celle de l'aorte. Mais je reviendrai sur tous ces faits, quand j'etudierai avec vous l'artério-sclérose du cœur.

e.) Sclérose des centres nerveux. — L'*artério-sclérose des centres nerveux* n'a pas été beaucoup étudiée ; mais il est indubitable qu'un certain nombre de myélites sont sous la dépendance d'une endartérite oblitérante. Vous savez qu'on a noté la coexistence fréquente des lésions artérielles dans la paralysie générale, dans certaines scléroses diffuses de la moelle ou du cerveau, dans la maladie de Parkinson, la chorée sénile. Je vous rappelle la fréquence des lésions cardio-aortiques dans le tabes; et comme cette dernière maladie est le plus souvent d'origine syphilitique, et que la syphilis porte souvent son action principale sur le système artériel, il est probable que c'est elle qui produit à la fois les lésions cardio-artérielles et la dégénérescence des cordons postérieurs de la moelle. C'est ainsi qu'Hippolyte Martin a

[1] J. Renaut. Contribution à l'etude anatomique et clinique de l'erysipèle et des œdèmes lymphatiques. (*Thèse de Paris*, 1875.) Circulation pulmonaire dans le retrecissement mitral. (*Province médicale*, 1886.) — Jules Honnorat. Processus histologique de l'œdème pulmonaire d'origine cardiaque. (*These de Lyon*, 1887.)

vu dans un tabes dorsal l'existence d'une endartérite des plus manifestes sur les artères méningées se rendant dans la zone postérieure de la moelle, alors que les artérioles des autres parties de l'axe médullaire étaient restées saines.

f.) *Scléroses d'autres organes.* — Je termine enfin cet exposé, en vous rappelant que d'autres organes, comme la *rate*, l'*estomac*, le *pancréas*, etc., peuvent être aussi le siège d'une endartérite avec prolifération conjonctive irrégulière et disséminée.

L'artério-sclérose des *organes génito-urinaires* est encore un fait bien connu, et l'on sait que la plupart des prostatiques sont des athéromateux; la sclérose de la *prostate*, de la *vessie*, des *uretères* et des *reins* a son point de départ dans l'endo-périartérite, comme les recherches de Guyon et de son élève Lannois l'ont démontré, et cette sclérose de l'appareil génito-urinaire coïncide le plus souvent avec des lésions de même nature disséminées dans d'autres organes.

Enfin, je vous ai dit que l'artério-sclérose porte également son action sur l'*œil* et sur l'*oreille*.

L'anatomie pathologique vous démontre ainsi l'envahissement de tous les organes par le processus scléreux. Nous pouvons maintenant aborder de nouveau la clinique de cette maladie générale.

HUITIÈME LEÇON

ARTÉRIO-SCLÉROSE

Étiologie.

1° Causes *diathésiques :* rhumatismes aigu et chronique. Goutte, diabète, arthritis, hérédité, aortisme héréditaire. Les cardiopathies *artérielles* peuvent être directement héréditaires. les cardiopathies *valvulaires* ne le sont pas, ou ne le sont qu'indirectement. Faits à l'appui : hérédité dans les lésions, hérédité dans les organes.

2° Causes *toxiques :* alcoolisme, saturnisme, tabagisme, erreurs d'alimentation, surmenage, sénilité, ménopause. Observations d'athérome artériel dans le jeune âge. — Influence du *surmenage :* myocardite aigue par intoxication, cœur forcé et artério-sclérose du surmenage moral et intellectuel. Surmenage artériel par les émotions répétées. Choc traumatique et choc moral, action des emotions sur le cœur par l'intermédiaire du système artériel · contracture vasculaire, hypertension artérielle, artério-sclérose. Influence des émotions sur le système vasculaire d'abord, et sur le cœur ensuite. Action de la sénilité.

3° Causes *infectieuses.* Parmi les infections aigues : fievre typhoide, variole, scarlatine, grippe, diphtérie, etc. Parmi les infections chroniques . syphilis, impaludisme.

Pathogénie. — Agents de l'irritation vasculaire contenus dans le sang : excès d'acide urique dans le sang des goutteux, des saturnins, des alcooliques ; acide lactique dans le sang des rhumatisants; plomb considéré comme agent d'irritation arterielle et d'excitation musculaire. Théorie parasitaire du rhumatisme. Contractures vasculaires des saturnins. Influence de la pression artérielle. Fréquence de l'athérome artériel d'après les différentes artères.

Rôle du système nerveux dans la production des altérations cardio-vasculaires, et des lésions scléro-athéromateuses. Expériences et observations diverses. Influence trophique *directe* des nerfs sur les tissus ; influence trophique *indirecte* par l'intermédiaire des vaisseaux (*tropho-neurose vasculaire*).

Les causes de l'artério-sclérose sont de trois ordres : elles sont *diathésiques*, *toxiques* et *infectieuses*.

Les premières concernent : le rhumatisme, la goutte, le diabète, l'arthritis, l'hérédité.

Les secondes comprennent : l'alcoolisme, le tabagisme, le saturnisme, les erreurs d'alimentation, le surmenage, la sénilité.

Les troisièmes dérivent de maladies infectieuses : fièvre typhoïde, variole, scarlatine, grippe, diphtérie, syphilis, impaludisme.

1° CAUSES DIATHÉSIQUES. — *a*). C'est le *rhumatisme chronique* qui donne lieu ordinairement aux indurations artérielles. Quant au *rhumatisme articulaire aigu*, il est moins souvent accompagné ou suivi de manifestations artérielles. Cependant, vous verrez des cas où des malades ayant été atteints de plusieurs attaques de rhumatisme articulaire franchement aigu, sont devenus artério-scléreux à la longue, et tout dernièrement encore, j'observais un homme atteint d'artério-sclérose du cœur, chez lequel on ne pouvait noter dans les antécédents pathologiques qu'une série de rhumatismes articulaires aigus. Du reste, Bouillaud a autrefois affirmé que cette maladie porte son action non seulement sur le cœur, mais parfois aussi sur les vaisseaux. D'autres fois, vous ne trouverez dans les antécédents personnels ou héréditaires des malades, que des manifestations abarticulaires de la diathèse rhumatismale, telles que des migraines, des névralgies erratiques et très rebelles, des affections cutanées ou des attaques d'asthme. D'après N. Gueneau de Mussy, la lésion artérielle chez les arthritiques et les rhumatisants, commence d'abord le plus souvent par les artères femorales avant d'atteindre les autres vaisseaux périphériques. « Si l'on cherche — dit-il — dans quelles proportions les manifestations rhumatismales ont coïncidé avec les lesions artérielles, on trouve que dans 140 cas, on les a constatées 68 fois, c'est-à-dire chez près de la moitié des malades... Quand on réfléchit encore au rôle dominateur que le rhumatisme joue dans l'étiologie des maladies du cœur, dont les artères sont une annexe, il n'est guère permis de conserver des doutes sur les rapports pathogéniques qui existent entre le rhumatisme et les lésions artérielles. L'evolution de celles-ci me semble moins rapide que celle des lésions cardiaques, ou moins apparente à ses débuts ; mais dans le rhumatisme du cœur, après le choc de la maladie aiguë, l'organe affecté peut subir une modification lente qui transforme les produits du processus inflammatoire, et soit sous l'action persistante mais latente de la diathèse, soit sous l'influence des troubles fonctionnels qui résultent de la lésion primitive, les altérations du cœur deviennent très souvent plus graves et plus profondes. » Cette opinion, que je partage, n'est pas celle de Lancereaux. Cet observateur opposant les altérations viscérales observées dans le rhumatisme articulaire aigu et ce qu'il appelle l'herpétis, affirme que le premier affecte le cœur et non les artères, tandis que les manifestations articulaires de l'herpétis, « à peu près sans effet sur le cœur, sont presque toujours suivies, sinon accompagnées de lésions généralisées du système artériel ».

b). L'influence de la *diathèse goutteuse* sur le développement de l'artério-sclérose et de l'athérome artériel est si bien établi, qu'il me semble inutile d'y insister. Je vous répète souvent que la goutte est aux artères ce que le rhumatisme est au cœur, et je vous ai démontré après Gueneau de Mussy combien la dégénérescence artérielle se montre précoce dans certaines familles d'hérédité goutteuse. Cela est si vrai que l'artério-sclérose et l'athérome vasculaire peuvent être chez certains sujets les seules manifestations de cette diathèse. Vous voyez ainsi chez des goutteux héréditaires, avant même l'apparition des symptômes articulaires, se développer lentement les lésions de l'artério-sclérose.

Dans le *diabète*, Dupuytren a remarqué le premier une certaine fréquence des lésions athéromateuses des artères, et c'est ainsi que s'expliquent les faits d'asphyxie locale et de gangrène des extrémités, d'hémorrhagies cérébrales ou rétiniennes dans cette maladie. L'endocardite diabétique signalée par Lecorché serait, d'après moi, le plus souvent de nature artérielle, et cela quoiqu'elle affecte le plus souvent l'orifice mitral que l'orifice aortique. On a dit encore que l'athéromasie des diabétiques atteint plutôt les vaisseaux de moyen et de petit calibre que les gros troncs artériels et qu'elle n'a pas une grande tendance à se généraliser. Pour ma part, je crois que l'on a souvent attribué au diabète ce qui revient à la goutte, et que l'athéromasie des diabétiques doit être plutôt mise sur le compte de cette dernière diathèse.

c). L'artério-sclérose dérive encore de l'*arthritis*, ce tronc commun de l'arbre pathologique dont la goutte et le rhumatisme sont les principales branches.

C'est ainsi qu'il faut comprendre les faits d'*hérédité* de la sclérose artérielle que j'ai observés plusieurs fois, et l'arthritis souvent méconnu, avec ses manifestations plus ou moins frustes ou larvées, rend compte de certaines cardiopathies héréditaires, qui ne sont autre chose que des cardiopathies artérielles. Le rhumatisme peut être héréditaire, mais les affections cardiaques qui en dépendent (*cardiopathies valvulaires*) ne le sont pas. Il n'en est pas de même de l'artério-sclérose généralisée et de l'artério-sclérose du cœur (*cardiopathies artérielles*) qui sont souvent héréditaires, alors même qu'on ne peut invoquer chez les ascendants l'influence de l'arthritis, de la goutte ou de la syphilis. Voici un des nombreux exemples d'hérédité de l'artério-sclérose :

M. B..., soixante ans, ni syphilitique, ni alcoolique, mais ayant autrefois abusé du tabac, ne présente aucun antécédent héréditaire de goutte ou de rhumatisme. Il est atteint d'artério-sclérose cardio-rénale dont le début a été annoncé, il y a deux ans, par une bronchite très tenace, et qui a été compliquée depuis trois mois par la dyspnée d'effort, des palpitations nocturnes très douloureuses, un léger bruit de galop, des battements artériels du cou, le retentissement diastolique de l'aorte, de la pollakiurie nocturne (sans aucune trace d'albuminurie). Son frère est mort d'angine de poitrine ; un autre frère, d'une affection cardiaque ; une sœur, d'hémiplégie ; son père mort accidentellement à cinquante et un ans ; mère morte d'apoplexie cérébrale ; grand-père maternel, mort d'affection cardiaque (œdème des membres inférieurs, etc.) ; grand'mère maternelle, d'un cancer au sein ; grand-père paternel, « d'hydropisie du ventre » ; grand'mère paternelle. de vieillesse à quatre-vingt-dix ans. — Cet homme a eu trois enfants : l'un d'eux a succombé vers l'âge de deux mois à une entérite ; le second a souffert du cœur (palpitations, œdème des membres inférieurs) ; le troisième est mort tuberculeux.

Il est donc démontré que certaines affections cardiaques sont directement héréditaires. Du reste, les auteurs anciens avaient autrefois insisté sur cette étiologie. Lancisi raconte que, dans une même famille, l'aïeul, le grand-père, le père et le fils ont été successivement atteints « d'anévrisme du cœur ». Albertini parle d'une femme déjà fort âgée qui avait eu cinq frères morts de maladies du cœur à la fleur de l'âge, et qui elle-même luttait depuis plus de trente ans contre une affection semblable. Corvisart avait classé les causes des cardiopathies en « héréditaires, innées ou acquises ». Bouillaud, après avoir affirmé que cette question d'hérédité ne peut être mise en doute, s'exprime ainsi : « Il reste à déterminer d'une manière plus précise qu'on ne l'a fait jusqu'ici, quelles sont, parmi ces maladies, celles dans le développement desquelles influe surtout l'hérédité, quelles sont les limites de cette influence, et jusqu'à quel point elle peut être neutralisée par une sage observation des lois de l'hygiène. » Près de vingt ans plus tard, en 1868, cette question de l'hérédité des maladies du cœur n'était pas résolue, puisque Maurice Raynaud après avoir reconnu que l'on voit des parents atteints d'hypertrophie cardiaque, donnant le jour à des enfants qui présenteront la même affection, s'empressait d'ajouter : « Ce qui est héréditaire, ce n'est pas l'hypertrophie en tant qu'hypertrophie, c'est la diathèse rhumatismale. »

Or, Bouillaud, en disant judicieusement que l'on ne connaît pas, parmi les maladies du cœur, « celles dans le développement desquelles influe

[1] AXENFELD et HUCHARD, *loc. cit.* — Voyez aussi la thèse de mon élève M. Deniau sur l'*hystérie gastrique*, p. 10, 1883.

surtout l'hérédité », a posé nettement les termes d'un problème. Je le résous par cette affirmation : Les cardiopathies *valvulaires* ne sont pas directement héréditaires ; seules, les cardiopathies *vasculaires* se transmettent par hérédité, à la faveur de la maladie artérielle qui peut se transmettre chez les descendants sur des organes divers et avec des affections en apparence différente. Je vous répète ce que je vous ai déjà dit à ce sujet : Ce qui est héréditaire; ce n'est pas toujours la maladie d'un organe, c'est la maladie étendue à tout le système vasculaire, c'est l'artério-sclérose qui peut se traduire dans plusieurs générations par des hémorrhagies cérébrales, des anévrismes, des affections de l'aorte (aortites, rétrécissement et insuffisance aortiques), des cardiopathies artérielles, des néphrites interstitielles, etc. Ce sont là des affections artérielles qui peuvent se transmettre héréditairement sur des organes différents, il est vrai, mais sur le même système organique, sur l'arbre aortique. J'ai donné à ce fait étiologique le nom d'*aortisme héréditaire*.

Mais cette question de l'hérédité touche encore à l'un des points les plus importants de la pathologie générale : il vous arrivera souvent, en effet, de constater la transmission d'une maladie organique sous forme de troubles fonctionnels dans le même organe atteint par les ascendants. C'est cette vérité que j'ai autrefois exprimée : Parfois, disais-je alors, l'hérédité exerce une influence réelle sur la fixation de la névrose dans un organe ou un appareil. Tel malade, par exemple, qui présente des symptômes d'hystérie gastrique, a eu des ascendants goutteux ou rhumatisants qui ont souffert de l'estomac sous forme de dyspepsie simple, de gastralgie ou même de cancer ; tel autre qui se plaint de palpitations, de syncopes répétées, est issu d'une mère morte d'une affection réelle du cœur... Ces faits prouvent qu'à côté de l'*hérédité dans les lésions*, il faut placer l'*hérédité dans les organes*.

2° Causes toxiques. — Elles sont nombreuses et peu discutables. A cette catégorie, appartiennent l'*alcoolisme*, le *saturnisme*, le *tabagisme*, les *erreurs d'alimentation*, le *surmenage*, la *sénilité*.

a). L'*alcoolisme* est une cause fréquente d'artério-sclérose d'après la plupart des auteurs. Mais, il faut bien reconnaître que la sclérose n'a pas ici une grande tendance à la généralisation, qu'elle n'affecte le système artériel qu'après avoir agi localement sur le foie, et qu'elle porte ensuite son action sur l'artère pulmonaire avant de s'étendre à tout le système artériel.

D'après Lancereaux, l'action de l'alcool sur les parois artérielles ne serait pas de nature sclérogène; elle déterminerait, non pas l'artério-sclérose, mais l'*artério-stéatose*. Cette lésion apparaît sur des vaisseaux habituellement dilatés ou amincis, et non resserrés ou épaissis, sous forme de taches graisseuses, blanchâtres ou d'un blanc grisâtre et opalin, à peine saillantes, à contours irréguliers et sinueux (taches en îles, presqu'îles ou golfes), à limites diffuses, ou encore sous forme de stries longitudinales et transversales plus ou moins régulières. Ce qui fait croire à l'identité des deux lésions (stéatose et sclérose artérielles), c'est que souvent des plaques d'athérome coexistent chez le même sujet à côté de ces plaques de stéatose. Mais leurs caractères morphologiques différents permettent d'en fixer le diagnostic anatomique, et l'examen histologique fait voir que ces plaques stéatosiques renferment un grand nombre de granulations graisseuses, puisqu'elles se colorent fortement en noir sous l'influence de l'acide osmique. Il est même important, au point de vue clinique, de poursuivre cette distinction entre l'artério-stéatose et l'artério-sclérose. Dans celle-ci, la tension artérielle est toujours accrue ; dans celle-là, elle est normale, souvent diminuée. Dans la seconde, la dégénérescence graisseuse du myocarde est très rare, le muscle étant envahi par la sclérose ischémique ou dystrophique ; dans la première, elle est presque de règle. Dans l'une, le cœur est dilaté plutôt qu'hypertrophié, parce que la tension artérielle est faible et que les resistances périphériques sont amoindries ; dans l'autre, c'est-à-dire dans l'artério-sclérose, le cœur est surtout hypertrophié parce qu'il a sans cesse à lutter contre l'hypertension artérielle et la rétraction vasculaire. Les artério-scléreux meurent en aortiques ; les artério-stéateux en mitraux [1].

b). Le *saturnisme* produit certainement des lésions du cœur et des vaisseaux, et quelques auteurs ont eu tort de les nier, en les attribuant le plus souvent à l'alcoolisme concomitant. Or, il est démontré que l'empoisonnement plombique détermine la contraction et même la contracture des parois vasculaires et qu'il donne lieu à l'hypertension artérielle, cause prochaine de l'arterio-sclérose ; et si les alcooliques saturnins deviennent souvent arterio-scléreux, c'est plutôt à la faveur du saturnisme que de l'alcoolisme. Du reste, Andral avait déjà été frappé de certains symptômes de dyspnée cardiaque chez les saturnins. Beau avait noté la fréquence de l'hypertrophie cardiaque. Duroziez, en 1867, a décrit l'endocardite saturnine ainsi que les lésions athéromateuses des artères et la dégénérescence graisseuse du cœur. Kusmaul et Maier ont rencontré des lésions dans les parois des vaisseaux du cerveau, des reins et même de l'intestin, et

[1] LANCEREAUX (*Anat. path.*, 1879). — *Theses de Paris* par PRUVOST et DUCLOS (1888 et 1889).

ils ont encore constaté l'atrophie histologique des fibres musculaires du cœur. Sur 24 malades ayant succombé à l'intoxication saturnine, Leudet a vu que les causes de la mort se répartissent ainsi : 17 lésions organiques du cœur, 2 néphrites albumineuses, 2 gangrènes du poumon, 2 tuberculoses pulmonaires, une cirrhose du foie ; il a encore trouvé la dilatation et l'athérome de l'aorte, des dégénérescences du cœur, du rein et du foie, une hypertrophie du ventricule gauche. Celle-ci, du reste, peut être le résultat d'une lésion rénale (néphrite interstitielle), ou encore de l'altération généralisée à tout le système artériel[1].

Les lésions cardio-artérielles peuvent être produites directement par le saturnisme, ou indirectement par la goutte que cette intoxication détermine fréquemment. A ce dernier point de vue, il y a une analogie presque absolue entre la nature des arthrites ou des néphrites saturnines et celle des arthrites ou néphrites goutteuses. Dans les deux cas, l'altération du sang est la même, et les plaques athéromasiques renferment, dans l'un comme dans l'autre, des dépôts uratiques. Comme le saturnisme peut atteindre les malades à un âge peu avancé, on comprend que l'athérome artériel puisse se montrer de bonne heure, à trente ans et même à vingt ans, ainsi qu'on en a cité quelques exemples.

Vous voyez donc que ces lésions cardio-artérielles du saturnisme ne font plus maintenant aucun doute. Je vous en ai montré des faits assez nombreux dans le service, et je vous rappelle ce malade encore jeune qui est venu succomber dans nos salles avec une contracture généralisée de tout le système artériel et chez lequel nous avons trouvé à l'autopsie un début de néphrite insterstitielle, de l'athérome artériel, et un petit anévrisme de l'aorte. Du reste, lorsque nous étudierons la pathogénie, nous verrons les raisons multiples qui doivent provoquer toutes ces lésions. Il me suffit pour le moment de vous rappeler que le plomb porte son action non seulement sur la tunique musculaire des vaisseaux, mais aussi sur la fibre cardiaque qui devient rigide jusqu'à la contracture. La systole chez les saturnins se fait d'une façon toute particulière, et sur les tracés sphygmographiques, vous pouvez constater l'existence d'un plateau, comme chez les vieillards, avec une sorte de pulsation tricrote ou polycrote.

J'ai constaté enfin à l'autopsie des saturnins l'existence d'une endartérite plus ou moins généralisée présentant des caractères semblables à ceux de l'artério-sclerose et de l'athérome d'origine goutteuse.

c). L'influence du *tabagisme* sur le développement de l'artério-sclérose

[1] ANDRAL (*Clin. med.*, 1839). — DUROZIEZ (*Gaz. des hôp.*, 1867). — KUSMAUL et R. MAIER (*Arch. f. Klinsch. med.*, 1872). — LEUDET (*Clin. med. de l'Hôtel-Dieu de Rouen*, 1874). — ROBLOT (*Thèse de Paris*, 1889).

me paraît démontrée, et ce fait ne doit point vous surprendre, puisque la nicotine produit le plus souvent une hypertension artérielle par vaso-constriction, comme les expériences de Cl. Bernard l'ont prouvé. Cependant la sanction de l'anatomie pathologique fait encore défaut, et ce sujet appelle, à ce dernier point de vue, quelques recherches nouvelles.

On peut se demander si l'*ergot de seigle* peut produire à la longue des dégénérescences artérielles. La chose est possible, surtout si l'on songe à l'action de cet agent médicamenteux sur la tunique moyenne des artères, et aussi à la fréquence des gangrènes. Mais les faits d'intoxication chronique par l'ergot de seigle sont devenus extrêmement rares, de sorte que l'on peut laisser de côté cette étiologie.

d). Une cause sur laquelle j'appelle votre attention est relative au *régime alimentaire;* non pas que celui-ci n'ait jamais été incriminé, puisque Gubler et Lacassagne ont attribué l'athérome des gens de la campagne à l'abus de l'alimentation végétarienne [1]; mais je crois que la proposition contraire doit être acceptée, et que c'est le régime végétarien qui est le meilleur préservatif des dégénérescences artérielles. A ce sujet, voici ce que je disais déjà en 1889 [2] :

« Je suis convaincu, pour ma part, que les excès et surtout les erreurs d'alimentation, en jetant dans l'organisme un grand nombre de substances toxiques, telles que les ptomaïnes non éliminées par le filtre rénal devenu de bonne heure insuffisant ou imperméable, sont une cause fréquente d'artério-sclérose ; en un mot, certaines toxines alimentaires possèdent des propriétés convulsivantes agissant, les unes sur les muscles des membres comme dans le cas de contracture des extrémités d'origine gastrique, les autres sur la musculature vasculaire. Il en résulte, dans tout le système artériel, un état de spasme plus ou moins permanent, lequel produit rapidement de l'hypertension et consécutivement l'artério-sclérose. La conclusion thérapeutique est celle-ci : il faut prescrire un régime d'où sont exclus les aliments plus ou moins riches en ptomaïnes ou en matières extractives. Ceux qui viendront après moi confirmeront ces idées, et auront ainsi, avec les déductions thérapeutiques que soulève cette question, l'explication de la grande fréquence des affections cardio-artérielles. »

[1] Lacassagne ayant remarqué (*Ann. d'hygiène*, vol. XLIX) que l'athérome est rare chez les animaux herbivores, et qu'il ne survient chez les végétaristes qu'après de grandes fatigues et des marches forcées a émis la théorie suivante : « Le travail excessif augmente la proportion d'acide carbonique contenu dans le sang, ce qui détermine la formation exagérée et la précipitation de carbonates alcalins et de phosphates. Dès lors, on comprendrait qu'un régime exclusivement végétal puisse jeter dans l'économie une proportion plus forte des principes minéraux et favorise ainsi la production de l'athérome ». (C'est là une vue théorique non confirmée par la clinique.)

[2] Voir le chapitre préliminaire de la 1re édition de cet ouvrage (1889, page 7).

Or, à deux ans de date, Dujardin-Beaumetz a bien voulu soutenir l'opinion que j'ai été le premier à défendre, et c'est en des termes presque identiques qu'il s'exprime[1]. En dehors de ces intoxications (saturnisme, goutte, diabète, etc.), « il en est d'autres, — dit-il, — qui jouent « un rôle non moins important, je veux parler des troubles amenés par « les ptomaïnes et les leucomaïnes, substances toxiques sans cesse « fabriquées par l'économie, ainsi que nous l'ont démontré les intéres- « santes recherches de Gautier. Ces substances irritent à la longue la « paroi des artères et finissent par l'altérer ».

Je n'ai rien à redire à cette citation qui reproduit si bien mes idées, sinon que les ptomaïnes ne sont pas seulement « fabriquées par l'économie » et qu'il en est au contraire un plus grand nombre que l'on introduit dans l'organisme par l'alimentation.

Partant de cette idée que l'insuffisance rénale est un symptôme précoce et presque constant des cardiopathies artérielles, j'ai pensé qu'elle pouvait en être aussi la cause. En effet, le rein n'a pas une faculté illimitée d'élimination ; quand on introduit trop de poisons dans l'organisme, il en reste une certaine quantité qui ne peut être complètement éliminée, le rein est insuffisant à la tâche excessive qu on lui impose, et c'est ainsi qu'est constituée l'insuffisance *relative* du rein. Elle est relative, parce qu'elle ne dépend pas directement de l'organe éliminateur encore intact, mais de la quantité trop grande de matières à éliminer. Ainsi donc, la maladie commence par une intoxication, elle se continue et finit par une intoxication.

Or, le riche et le citadin qui mangent trop de viande et surtout de la viande faisandée et peu cuite, comme le pauvre et le paysan qui en consomment moins, mais des viandes de qualité inférieure provenant d'animaux tués depuis longtemps, se soumettent journellement à un empoisonnement presque égal, puisque ce régime alimentaire aboutit à l'absorption d'une trop grande quantité de ptomaïnes incapables d'être complètement éliminées. Ainsi, le riche a aussi sa misère physiologique.

Sans doute, il ne s'agit pas ici d'accidents aigus souvent formidables et revêtant le caractère de véritables épidémies, tels qu'on les a si souvent signalés dans les empoisonnements alimentaires. Mais l'intoxication est lente, insidieuse, elle ne se manifeste le plus souvent que par des symptômes à peine appréciables : céphalalgie gravative, état vertigineux, inaptitude au travail, fatigues matinales, troubles vaso-moteurs, refroidissements partiels et algidités locales, bourdonnements d'oreilles, certaine faiblesse musculaire, sueurs profuses, etc.

[1] DUJARDIN-BEAUMETZ. Leçons de clinique thérapeutique (1891, p. 29).

A ceux qui objecteraient que cette intoxication ne porte pas son action sur l'appareil circulatoire, on peut répondre par les expériences de Brieger qui a produit de fréquents troubles de ce côté, et par le nombre assez considérable d'artério-scléreux chez lesquels j'ai noté une alimentation carnée excessive comme cause de la maladie. Et si l'artério-sclérose généralisée, si les cardiopathies artérielles sont devenues des affections extrêmement communes, cela dépend assurément, en dehors des causes diathésiques, infectieuses ou toxiques, qui n'ont pas dû augmenter sensiblement de fréquence dans ces dernières années, cela dépend, dis-je, du changement profond qui s'est produit dans notre mode alimentaire. Ce sujet n'est pas nouveau, et Sénèque qui avait dit : « L'homme ne meurt pas, il se tue », avait ajouté que maintes maladies sont créées par notre manière de vivre.

Ce n'est pas l'alimentation carnée qui rend les hommes plus forts et plus vigoureux. En Grèce, les jeunes gens se destinant à la profession d'athlètes se soumettaient à un régime composé de figues, de noix, de fromage et de pain grossier. Pivion, dans son « étude sur le régime de Pythagore », a rappelé que le tunnel du Saint-Gothard a pu être percé grâce à la force des travailleurs italiens se nourrissant de polenta, et le chemin de fer du Pacifique des Etats-Unis a été rapidement construit à l'aide d'ouvriers chinois, grands mangeurs de riz. Ce n'est pas là évidemment le régime qu'il faut songer à imposer à notre génération, mais il faut recommander l'usage de l'alimentation végétarienne qui permet une plus longue existence, comme on l'a constaté chez les Chartreux et les Trappistes ; il faut mettre un terme à l'abus de l'alimentation azotée. Cet abus apparaît clairement dans le tableau suivant, qui montre dans quelle proportion la consommation de la viande et des boissons a augmenté en France dans l'espace d'un demi-siècle, depuis 1820 jusqu'en 1870 :

	En 1820		En 1870		Augmentation
Alimentation végétale .	47.5	—	77.12	—	63 p. 100
— animale	24 35	—	62 64	—	157
Boissons indigènes .	12.30	—	40 10	—	226
Denrées diverses	8.22	—	15.61	—	88

Telle est encore une des causes qui explique la grande fréquence des maladies du cœur et des vaisseaux [1].

d). La question du *surmenage* est très complexe et difficile à résoudre, comme vous allez le voir.

[1] H. HUCHARD. Les causes de l'artério-sclérose et des cardiopathies artérielles (leur origine alimentaire et leur traitement préventif). *Congrès de Marseille*, 21 septembre 1891, et *Revue gén. de clin. et de thérapeutique*, octobre 1891.

Quand la cellule animale travaille, et surtout quand elle travaille jusqu'à la fatigue, elle élabore des déchets de désassimilation plus ou moins toxiques, et différents avec les organes. Ainsi, le cerveau produit la leucine et la cholestérine. Un muscle fatigué est un muscle intoxiqué par des acides et surtout par l'acide lactique, et Ranke a conclu de ses expériences, que celui-ci est la cause de la sensation de fatigue; mais on peut soutenir aussi qu'il en est plutôt l'effet. Challan fait jouer à la créatine et à la créatinine le même rôle que Ranke à l'acide lactique. Enfin, Matteucci et d'autres auteurs pensent que l'acidité d'un muscle fatigué peut être également due à son imprégnation par l'acide carbonique[1].

Les théories peuvent changer, mais le fait suivant demeure :

Le muscle, alcalin à l'état de repos, devient promptement acide à la suite de contractions répétées et énergiques. — La fatigue amène l'épuisement des centres vaso-constricteurs, et chez les animaux surmenés, les capillaires sont largement dilatés comme si on avait administré des médicaments vaso-dilatateurs (Arloing). Le liquide sanguin, de consistance fluide et de coloration noirâtre, s'est promptement chargé de principes toxiques, et Ranke, en injectant le sang d'un animal fatigué dans l'artère d'un animal sain, a déterminé la sensation de fatigue dans le domaine de ce vaisseau. Revilliod avait autrefois émis l'idée que ce sang injecté dans la grande circulation d'un animal au repos doit produire sur l'organisme les phénomènes et les altérations de la fatigue, et dernièrement Roger a pu démontrer l'auto-intoxication des surmenés, puisqu'il suffit de l'injection de 0,15 centimètres cubes de leur sang pour tuer un kilogramme de lapin, tandis qu'on n'arrive au même résultat qu'avec 0,25 centimètres cubes de sang d'animaux reposés et après quatre expériences semblables. La toxicité urinaire est encore augmentée, et en voici la preuve d'après Bouchard : tandis qu'à l'état normal, il faut 0,45 centimètres cubes d'urines pour produire des phénomènes d'intoxication, il suffit de 0,12 centimètres cubes de l'urine d'un courbaturé.

L'accumulation dans le sang de tous les déchets de désassimilation est donc capable de produire dans les organes diverses lésions parmi lesquelles il faut noter, d'après Revilliod, dans le système circulatoire : « l'irritation, l'épaississement, la raréfaction ou la destruction de l'endothélium des vaisseaux et des valvules du cœur, les vices de nutrition de la fibre cardiaque, sa dégénérescence, celle des fibres musculaires des vaisseaux[2] ».

On sait encore, depuis Byasson, que le travail intellectuel augmente

[1] Ranke (*Arch. f. anat. med. phys.*, 1864). — Challan (*Thèse inaug. de Strasbourg*, 1865).

[2] Revilliod (*Soc. med. de Genève*, 1880). — Preyer (d'Iena) et Keim (*Thèse inaug. de Lyon*, 1882) ont pu produire expérimentalement chez les animaux la sensation de fatigue par des injections de lactate de soude.

l'excrétion de l'urée, des phosphates et des sulfates. Broca et Lombard ont démontré, sous la même influence, l'élévation de la température de la tête ; mais, lorsque ce travail est excessif jusqu'à la fatigue cérébrale, il n'est pas sans favoriser dans les artères de l'encéphale le développement de phlegmasies chroniques (Hallopeau).

Tous ces faits vous démontrent que le surmenage est capable de produire des lésions de l'appareil circulatoire.

Donc, le surmenage, en jetant dans l'économie une quantité considérable de matières extractives et de déchets de désassimilation insuffisamment éliminés par les émonctoires naturels, porte son action nocive sur les muscles vasculaire et cardiaque. Il s'agit alors d'*artérites*, et surtout de *myocardites par intoxication*. Revilliod en a cité des exemples, et j'ai observé des faits semblables.

D'autres fois, c'est par le mécanisme de l'effort plus ou moins répété que seront produites certaines affections du cœur, admises par les uns, niées par les autres, et aboutissant aux symptômes du cœur forcé chez les soldats en campagne. On a beaucoup discouru à ce sujet ; on a dit, non sans raison, que le cœur ne se fatigue pas, et qu'il se dilate plutôt qu'il s'hypertrophie dans ces cas. Du reste, la question est fort complexe, et l'on doit rattacher les scléroses vasculaires dans l'armée à des causes nombreuses : syphilis, tabagisme, surmenage, maladies infectieuses, etc.

En résumé, il est probable que le surmenage *physique* est capable de produire, à la longue et par le mécanisme de l'intoxication, des altérations du muscle cardiaque et du système artériel. La chose est probable, je le répète, mais difficile encore à démontrer par l'anatomie pathologique.

Quant au surmenage *moral*, son mécanisme est tout autre, et sans nier absolument qu'on puisse assimiler ses résultats et son mode d'action à ceux de la fatigue physique dont je vous ai parlé, je pense qu'ici l'intoxication joue un rôle secondaire, et que l'action du système nerveux est prépondérante.

Voyez un homme sous le coup d'une triste et violente émotion : la face pâlit et se couvre de sueur, les extrémités se refroidissent, le pouls est petit, faible et misérable, une angoisse indicible étreint le cœur dont les battements précipités et tumultueux d'abord peuvent se suspendre au milieu d'un état lipothymique ou syncopal. Niera-t-on, dans ce cas, l'existence d'un spasme vasculaire, et n'en avez-vous pas vu la preuve dans l'expérience de Mosso à l'aide de son pléthysmographe ? Supposez alors des emotions qui se répètent, qui se perpétuent, comme vous en voyez dans la vie agitée des hommes politiques, des financiers, des ambitieux ou des incompris, et alors vous comprendrez pourquoi leur système artériel en état d'hypertension permanente pourra subir à la longue les lésions de la sclérose. En un mot, puisque tout le monde admet l'influence aggravante du choc traumatique sur les affections du cœur préexistantes, je ne comprends pas pourquoi on se refuserait à croire que le choc ou traumatisme moral souvent répété et prolongé ne puisse déterminer à la longue les mêmes effets. Vous savez, du reste, que le goitre exophtalmique succède souvent aux émotions.

Sans tomber dans l'exagération des auteurs anciens, et de Corvisart en particulier, qui attribuaient une importance prépondérante et exagérée aux causes morales de toutes les cardiopathies, je crois que cette étiologie ne doit pas être entièrement abandonnée, surtout en ce qui concerne les cardiopathies artérielles ; car il est certain que cette pathogénie ne peut être attribuée aux maladies valvulaires.

Je vous rappelle, à ce sujet, que Bernheim [1] a cité plusieurs observations dans lesquelles les « causes morales déprimantes » ont certainement dû jouer un grand rôle pour la production de troubles profonds dans la circulation. — L'une de ses malades, nullement rhumatisante, réduite à la misère après de grands revers de fortune, éprouva d'abord de violentes palpitations auxquelles succéda une dyspnée croissante ; puis, survinrent de l'œdème des membres inférieurs, une hypertrophie du cœur, la dyspnée de Cheyne-Stokes et des troubles graves de compensation qui aboutirent à une asystolie mortelle. A l'autopsie, on trouva une hypertrophie ventriculaire considérable, des plaques athéromateuses de l'aorte avec intégrité des orifices de cœur. — Mais il faut avouer que cette observation n'est pas absolument concluante, puisqu'elle porte sur une femme âgée de soixante-six ans. On doit dire, en effet, comme pour quelques autres faits semblables, que les influences morales ont pu précipiter la marche d'une cardiopathie, mais qu'elles n'ont pu la produire.

Il est certain cependant — comme Revilliod l'a dit — que « le cœur ressent le contre-coup de la fatigue musculaire comme de la fatigue morale ». C'est à peu près la même vérité exprimée ensuite par ces mots : « le cœur physique est doublé d'un cœur moral », et Peter a pu dire que l'hypertrophie du ventricule gauche « est la maladie des organismes usés par la fatigue, les passions et les excès : fatigue de la vie maritime, de la vie guerrière, de la vie politique. Elle est la maladie des « viveurs », chez lesquels le système artériel est constamment tendu, et s'use prématurément par excès de tension habituelle ».

Voici un exemple que j'ai observé il y a quelques années et qu'il est utile de vous soumettre à l'appui de ces idées :

[1] Bernheim (*Leçons de clin. méd.*, 1877).

Un homme de cinquante-deux ans, riche banquier dans une ville importante, maire et conseiller général de son pays, descend dans l'arène politique ; il est grand électeur de son pays, il combat ses adversaires avec une vigueur inaccoutumée par la plume et par l'action. Puis, l'heure des déceptions arrive : ses candidats sont battus par le parti adverse ; battu lui-même, il ne parvient qu'à grand'peine à rester à la tête de l'administration de son pays. Alors, les désastres de ses finances succèdent aux désastres de son ambition déçue ; le visage pâlit, le cœur est agité par de folles palpitations, le pouls est serré, petit, concentré, et le médecin voit évoluer pas à pas, jour par jour, une affection cardiaque d'origine artérielle. Les artères tendues et résistantes d'abord au toucher, deviennent très dures et athéromateuses, l'aorte se dilate, et l'on finit par constater une double lésion de l'orifice aortique. Chez cet homme, on ne peut invoquer aucune cause de son affection : il n'était ni syphilitique, ni alcoolique, ni goutteux, ni rhumatisant, ni fumeur. Seules, les émotions de cette vie tourmentée et tumultueuse avaient agi en déterminant un double surmenage : celui du système nerveux et celui du système circulatoire. Il y a quelques mois, il mourait asystolique, en laissant dans sa caisse un déficit de près d'un million de francs, déficit qu'il avait soigneusement caché aux siens.

Ainsi donc, il n'est pas absolument improbable que les émotions violentes et répétées puissent agir, d'abord sur le système artériel, ensuite sur le cœur. En cela, je diffère d'opinion avec les auteurs qui pensent que les influences morales agissent d'abord sur le cœur. A ce sujet, je vous prie de vous rappeler ce que je vous ai dit dans les précédentes leçons sur l'hypertension artérielle. Je vous ai montré tout l'arbre circulatoire en état de contraction sous l'influence d'une émotion, la plus légère en apparence ; or, cette contraction vasculaire est un facteur important de l'hypertension artérielle, et cette dernière, comme je crois vous l'avoir prouvé, est la cause première de l'artério-sclérose.

e. L'influence athéromigène de la *vieillesse* n'est plus à démontrer, qu'il s'agisse de la vieillesse prématurée des saturnins, des alcooliques, des surmenés, ou de la sénilité succédant à l'accumulation des ans.

Ces deux vieillesses ne se ressemblent pas absolument au point de vue de l'anatomie pathologique, de la clinique et de leurs causes. Pour la première, les scléroses viscérales sont fréquentes, et la lésion est prédominante dans les petits vaisseaux ; en un mot, il y a plus d'artério-sclérose viscérale que d'athérome artériel. Pour la seconde, le processus se localise davantage dans les gros troncs artériels, le retentissement viscéral moins accusé ne se manifeste parfois que par l'atrophie des organes, il y a plus d'athérome artériel que d'artério-sclérose viscérale. La marche est subaiguë dans l'une, plus souvent chronique dans l'autre.

Mais toutes deux sont le résultat d'une intoxication. Vous le savez déjà pour l'alcoolisme, le saturnisme, le tabagisme, le surmenage. Je vais vous démontrer maintenant que la vieillesse est une sorte de maladie (*senectus, ipsa morbus*), et que cette maladie est une intoxication.

Chez le vieillard, le sang est altéré pour deux causes principales :
1° En raison des troubles d'hématose;
2° En raison du mouvement de désassimilation.

1° Les troubles de l'hématose sont tels que Réveillé-Parise (de Lille) avait voulu voir dans l'appareil respiratoire la cause prochaine de la vieillesse, ce qui est une exagération. Car, l'emphysème sénile qui, par l'atrophie ou la destruction de nombreuses alvéoles pulmonaires, rétrécit considérablement le champ respiratoire, peut n'être pas très accusé chez les vieux athéromateux, et d'un autre côté il est vraisemblablement causé par l'endartérite des vaisseaux bronchiques. La difficulté est donc simplement reculée, et il est nécessaire de chercher la cause de cette lésion vasculaire chez les vieillards. En tous cas, même en l'absence de toute lésion emphysémateuse, la loi suivante de Schnepf peut être invoquée : « La capacité vitale du poumon suit une double oscillation, une progression ascendante, depuis l'enfance jusqu'à l'âge de vingt ans, et descendante à partir de cette époque jusque dans la vieillesse reculée.[1] »

Hutchinson est arrivé à des conclusions semblables, mais différentes au point de vue de l'âge (trente-cinq ans au lieu de vingt) auquel le poumon atteindrait sa plus grande capacité fonctionnelle. Or, cette capacité vitale ou fonctionnelle des poumons mesurant la quantité d'air inspiré ou expiré dans la respiration la plus profonde possible, il en résulte qu'il y a dans ces organes, par les effets de l'âge, une diminution de la pénétration de l'air laquelle s'ajoute encore à la diminution de l'apport du sang, puisque les capillaires pulmonaires sont, les uns atrophiés et les autres disparus. Donc, le sang emprunte moins d'oxygène à l'air, et celui-ci lui enlève moins d'acide carbonique. Il doit en résulter déjà une altération sanguine par rétrécissement du champ de l'hématose. Le liquide nourricier prend les caractères de la « vénosité », comme l'a dit Canstatt; il est moins riche en globules, en oxygène, en hémoglobine, en fibrine, et sa capacité respiratoire est amoindrie; il est ainsi moins vivifiant et moins nutritif que celui de l'adulte, et l'organisme du vieillard se trouve en état

[1] B. Schnepf. Capacité du poumon. Paris, 1857.

ou en imminence presque continuelle de surmenage. Le travail de désassimilation augmente, celui de la nutrition diminue, et la vieillesse appartient pour ainsi dire aux maladies par ralentissement de la nutrition, maladies capables de provoquer des dégénérescences artérielles.

2° Ce n'est pas tout encore, et il faut vous prouver que, par son mouvement incessant de désassimilation, la vieillesse rentre dans la catégorie des maladies toxiques. C'est à elle surtout que l'on peut appliquer cette parole de Bouchard : l'organisme est un réceptacle et un laboratoire de poisons. Cela est vrai pour les vieillards dont le sang renferme une plus grande quantité d'urée ; au lieu de 0,017 à 0,019, chiffre normal chez l'adulte, il y aurait, d'après Quinquaud, une moyenne de 0,032 à un âge avancé. Mais, cette plus forte proportion d'urée dans le sang, ou *azotémie*, ne coïncide pas avec une élimination plus grande de ce produit par les urines ; il y a, au contraire de l'hypoazoturie. D'un autre côté, l'azotémie n'est pas due à l'augmentation de l'alimentation qui est moindre, mais bien à la désassimilation des tissus. Enfin, le sang renferme plus de cholestérine, une grande quantité de matières extractives, et tous ces poisons deviennent des agents d'intoxication à plus ou moins longue échéance, parce que, dans la vieillesse, les urines sont moins abondantes, parce que la dépuration rénale est insuffisante, faits démontrés par une moindre toxicité urinaire. Le sang des vieillards présente [donc un état toxique réel, capable d'expliquer la tendance adynamique de leurs maladies et la production des dégénérescences artérielles. Car la vieillesse est en rapport presque direct avec ces dégénérescences, et c'est ainsi que Cazalis a pu dire que « l'on a l'âge de ses artères ».

Je vous ai donc prouvé que la vieillesse est une intoxication, ce qui justifie la place que je lui ai assignée parmi les causes toxiques de l'artério-sclérose et de l'athérome artériel.

Si la *ménopause* est fréquemment une cause d'artério-sclérose, il n'est pas illogique d'admettre qu'à cette période de la vie, la lésion artérielle puisse se produire à la faveur d'une adultération sanguine. Mais c'est là une hypothèse que des recherches ultérieures devront confirmer.

L'artério-sclérose et les dégénérescences artérielles peuvent, par exception, s'observer dès les *premiers âges* de la vie. Les faits que je vais vous citer n'infirment pas la règle, d'autant plus que ces lésions artérielles peuvent être dues à des causes méconnues (saturnisme, syphilis héréditaire tardive, etc.).

Chez un enfant de vingt-trois mois, Hippolyte Martin a trouvé au-dessus de l'orifice de l'artère coronaire gauche un point d'athérome aortique ayant un millimètre de diamètre, et il fait la remarque que dès l'âge le plus tendre, à trois ou quatre ans, on peut constater déjà quelques stries athéromateuses sur les vaisseaux. Phœnomenow a cité en 1882 un cas unique en son genre, relatif à un vaste anévrisme de l'aorte abdominale d'un volume tellement considérable qu'il était devenu chez un fœtus la principale cause de dystocie. Chez un enfant de deux mois, Moutard-Martin a constaté une aortite chronique avec rétrécissement de l'aorte. Hogdson raconte que Young a enlevé une artère temporale absolument calcaire sur un enfant de quinze mois. Portal et Scarpa auraient encore rencontré des faits semblables. Andral a vu des ossifications aortiques chez un enfant de huit ans, et chez cinq ou six malades âgés de moins de trente ans, Henri Roger et Sanné[1] ont rencontré chacun un cas d'anévrisme de l'aorte avec lésions athéromateuses chez deux enfants de dix ans et de treize ans et demi. Enfin, sur 551 cas d'anévrismes rassemblés par Crisp (de Londres), cinq appartenaient à des sujets dont l'âge variait de quelques jours à vingt ans.

3° Causes infectieuses. — Après les diathèses et les intoxications, on doit placer les maladies infectieuses, qu'elles soient aiguës (fièvre typhoïde, variole, scarlatine, diphtérie, grippe, etc.), ou chroniques (impaludisme, syphilis). Le processus anatomique des premières, au lieu d'être lent et progressif comme celui de l'impaludisme et de la syphilis, des diathèses et des intoxications, est au contraire aigu et rapide à son début pour s'accomplir ensuite avec la lenteur des phlegmasies chroniques.

a. L'histoire des artérites dans les maladies infectieuses aiguës se lie à celle des myocardites, et il n'est pas inutile, pour vous faire comprendre l'importance de cette question, de jeter un regard en arrière. Je laisse de côté les artérites périphériques si connues depuis les travaux de Bourgeois (d'Etampes), de Gigon (d'Angoulême), de Trousseau et de Patry (de Sainte-Maure), sous forme de gangrènes des membres dans la fièvre typhoïde[2], et je ne veux m'occuper ici que des artérites viscérales.

Le domaine des cardiopathies myocardiques tend à s'agrandir tous les jours, depuis l'époque où la clinique a secoué le joug de la loi trop exclusive de Bouillaud sur l'origine endocardique et rhumatismale des mala-

[1] Sanné. De l'anévrisme de l'aorte et de l'atheromasie aortique chez les enfants (*Revue mensuelle des maladies de l'enfance*, 1885).

[2] Bourgeois (d'Etampes) (*Archiv. de méd.*, 1857). — Gigon (*Un. med.*, 1861). — Trousseau (*Clin. med.*, 4e édit.). — Patry (*Archiv. de méd.*, 1863). — Voir un bon expose de la question, par Barié (*Rev. de méd.*, 1884).

dies organiques du cœur, depuis l'époque déjà lointaine où, en 1870 — il y a donc plus de vingt ans — j'ai démontré dans un travail fait en collaboration avec M. Desnos, la fréquence des lésions du myocarde et des coronaires dans la maladie infectieuse que nous étudions alors, dans la *variole*[1].

La « cardite aiguë » avait été autrefois signalée dans les pyrexies par Sénac, Virchow, Rokitansky, Zenker, Waldeyer et Bernheim. Mais aucun de ces auteurs n'avait vu que les altérations myocardiques sont sous la dépendance directe des lésions coronariennes. Une exception doit être faite en faveur de Hayem qui étudia d'abord les rapports existant entre la mort subite et les altérations vasculaires du cœur dans la *fièvre typhoïde*, et qui, dans un autre mémoire[2] sur les « myosites symptomatiques » nous fit l'honneur de reproduire notre description clinique de la myocardite aiguë[3].

Nous avions alors admis l'existence « d'endartérites qui, par l'épaississement de la membrane interne des petites artères et aussi par l'accumulation des globules blancs et de bouchons fibrineux, peuvent, ou rétrécir considérablement la lumière des vaisseaux, ou l'oblitérer tout à fait. Ces thromboses multiples — ajoutions-nous — donnent lieu à des infarctus hémorrhagiques, et dans tous les cas, l'ischémie musculaire qui résulte du rétrécissement artériel, doit singulièrement hâter la dégénérescence graisseuse. Celle-ci reconnaîtrait donc deux causes dans la myocardite : l'inflammation, et le defaut d'irrigation sanguine par l'oblitération des petites artères ».

Ce passage de notre travail a posé et résolu la question de l'ischémie et des degénérescences du myocarde consécutives à l'endartérite coronarienne des fièvres, question dont la confirmation se retrouve encore dans

[1] Desnos et Henri Huchard. Des complications cardiaques dans la variole, et notamment de la myocardite varioleuse (*Union med.*, 1870-1871)

[2] Hayem (*Arch. de phys.*, 1869 et 1870, *Progrès med.*, 1875).

[3] La publication de notre travail sur la myocardite aigue devint le point de départ de nombreux travaux qui confirmerent pour d'autres maladies les resultats de nos recherches relatives a la variole : 1° Complications cardiaques du croup et de la diphterie (*These in. de Paris*, 1873, par Labadif-Lagrave) ; — 2° Les manifestations cardiaques de l'erysipèle de la face (*Thèse in. de Paris*, 1874, par A. Sevestre) ; — 3° Etude sur la variole par Brouardel (*Arch. de med.*, 1874), — 4° Les alterations du cœur et des muscles volontaires dans les fièvres pernicieuses, par Vallin (*Un. med.*, 1874), — 5° Sur un cas de mort subite dans le rhumatisme (par myocardite), *These inaug.*, par Chopy, 1875 ; — 6° La myocardite puerperale comme cause la plus frequente de mort subite après l'accouchement (*These inaug*, par Coste, 1876); — 7° Ueber myocarditis diphterica, par Rosenbach (*Virchow's arch.*, 1877), — 8° Contribution a l'histoire de l'arterite et des cardiopathies typhoidiques. — Etude des localisations angio-cardiaques typhoidiques ; leurs conséquences immediates, prochaines et eloignees, par Landouzy et Siredey (*Revue de médecine*, 1885 et 1887) ; — 9° La myocardite diffuse de la diphterie, par Stoeffen (*Iahrbuch f. Kinderh.*, 1887); — 10° Etude anatomo-pathologique et clinique sur la myocardite infectieuse diphtérique (*These in. de Paris*, par Huguenin, 1890).

ma thèse inaugurale sur « les causes de la mort dans la variole[1] ».

Plus tard, en 1877, à propos de la pathogénie de « la mort subite dans la fièvre typhoïde », je revenais sur cette question de la coronarite aiguë, et je disais encore[2] :

« Dans un muscle, dans le myocarde enflammé, il faut considérer deux choses : d'une part, l'inflammation du muscle avec tous ses caractères de gonflement, de prolifération, de multiplication des éléments ; d'autre part, l'inflammation des artérioles du muscle, et consécutivement le rétrécissement de leur calibre, l'oblitération de leur lumière favorisant, d'une façon plus rapide encore, l'anémie de l'organe, sa dénutrition, et la dégénération de ses fibres ainsi que des produits inflammatoires. »

Deux ans après notre travail sur la myocardite varioleuse, Brouardel, s'inspirant de nos recherches, démontrait que les varioles graves déterminent des lésions inflammatoires, non seulement sur la membrane interne du cœur, mais aussi sur celle de l'aorte. On peut dire que, dès cette époque, la question de l'influence des maladies infectieuses sur le développement ultérieur d'affections artérielles a été nettement posée, comme vous pouvez le voir par ce passage : « Il existe, suivant nous, une endocardite et une endartérite varioleuses. Elles diffèrent assez dans leurs lésions, dans leurs signes physiques et surtout dans leur marche, pour être séparées, dans les descriptions, des complications cardiaques du rhumatisme et de la pleuro-pneumonie. Il faudra les ranger à côté des lésions identiques ou analogues qui surviennent dans les maladies infectieuses. Il reste à déterminer quelle est leur part d'influence sur le développement ultérieur des affections du cœur et des artères. »

A l'époque où ces lignes étaient écrites, on ne pouvait savoir encore l'avenir réservé aux myocardites aiguës provoquées par les maladies infectieuses, parce que les malades n'avaient pas encore être suivis. Ce fut beaucoup plus tard, en 1882, que Balzer a pu dire : « Les scléroses, aussi bien que les autres altérations que l'on observe dans les maladies infectieuses, paraissent déterminées par la présence, au sein des tissus, d'organismes inférieurs, et surtout de microbes de diverses espèces. Le nom de *scléroses parasitaires* serait donc mieux justifié pour les désigner[3]. »

Landouzy et Siredey qui, en 1885, c'est-à-dire quinze années environ après notre travail sur la myocardite varioleuse, ont constaté comme nous les lésions artérielles du myocarde dans les pyrexies (fièvre

[1] Étude sur les causes de la mort dans la variole (*Arch. de med.*, mai, juin, juillet 1871, et *Thèse inaugurale*, 1872). — [2] *Union méd.*, 1877.

[3] BALZER (*Dict de méd. et chir. pratiques*, 1882).

typhoïde, scarlatine, variole), ont établi que l'artérite aiguë engendrée par elles, peut poursuivre lentement et chroniquement son évolution et devenir le point de départ d'artérite chronique généralisée ou partielle. Pendant le cours de la fièvre typhoïde ou dans sa convalescence, la lésion artérielle atteint, d'après ces auteurs, les trois tuniques à la fois, mais surtout la tunique interne qui est bourgeonnante, végétante jusqu'à l'oblitération de la lumière vasculaire; la tunique moyenne est également altérée, et l'adventice est remarquable par la congestion intense des vasa-vasorum. Ces lésions sont peu accusées sur l'aorte, sur les gros troncs artériels, sur les branches des coronaires; mais elles augmentent d'intensité dans les fines artérioles, à mesure qu'elles atteignent les vaisseaux plus petits, ce qui explique l'absence d'accidents angineux, ceux-ci se produisant surtout lorsque de plus grosses branches artérielles sont atteintes. Consécutivement à cette endartérite, évoluent des lésions parenchymateuses et interstitielles, les premières dégénératives paraissant succéder aux secondes. Celles-ci consistent en une prolifération tellement considérable des cellules fixes du tissu conjonctif, qu'elles contribuent à étouffer l'élément musculaire qui dès lors s'atrophie et dégénère, selon le mécanisme de la dégénérescence de la cellule hépatique, dans les altérations du foie dues aux maladies infectieuses[1].

Telles sont les lésions produites sur le cœur par la fièvre typhoïde. Elles ressemblent beaucoup à celles que nous avions révélées dans la variole. Ces altérations peuvent certainement disparaître; mais d'autres fois elles donnent lieu, à longue échéance (après cinq et même vingt ans), à des aortites, à des insuffisances aortiques, à des myocardites, ou encore à des scléroses rénales, hépatiques ou cérébro-spinales dont jusqu'ici l'étiologie infectieuse avait été méconnue. Il est donc juste de reconnaître, qu'avec la variole, « la fièvre typhoïde est un des facteurs les plus importants des infirmités cardiaques et de l'artério-sclérose »[2].

b. Ce qui est vrai pour la fièvre typhoïde et la variole, l'est encore pour la *diphtérie*, la *scarlatine*, la *rougeole* et la *grippe*.

Autrefois — comme le dit H. Martin — lorsqu'on décrivait des néphrites, des myocardites, des broncho-pneumonies d'origine typhoïdique, variolique ou diphtérique, etc., on ne cherchait et on ne trouvait que des inflammations des épithéliums; mais on méconnaissait la cause résidant dans l'inflammation primitive de la tunique interne des artères. « Or, dans la diphtérie, il est facile de constater un épaississement énorme de

[1] SIREDEY (*Rev. de med.*, 1886). — [2] LANDOUZY et SIREDEY (*loc. cit.*).

la tunique interne des artérioles, non seulement dans les poumons, atteints de broncho-pneumonie, mais encore dans le cœur et souvent même dans les reins. »

Ces notions étiologiques dont vous comprenez toute l'importance ont été encore dernièrement accentuées par Roux et Yersin : « Beaucoup de néphrites ou de maladies nerveuses dont on ignore l'origine — disent-ils — ou que l'on rapporte à des causes banales, sont probablement la suite d'une infection microbienne qui a passé inaperçue[1]. »

c. Dans la *tuberculose pulmonaire* et surtout dans sa forme aiguë, j'ai observé pour ma part deux exemples remarquables d'aortite et d'endartérite généralisée, certainement développées sous son influence. Vous savez, du reste, que la tuberculose prend parfois dans le poumon la forme fibreuse, bien étudiée dans ces dernières années ; mais, cette influence sclérosante peut s'exercer encore sur quelques-uns des organes ordinairement indemnes de toute néoplasie bacillaire, et c'est ainsi que l'ataxie locomotrice, si souvent d'origine syphilitique, peut être aussi parfois d'origine tuberculeuse, d'après Leyden et Bouchard. On avait jusqu'ici regardé la tuberculose comme consécutive au tabes dorsal, ce qui est sans doute possible, comme j'en ai vu un certain nombre de cas ; mais, parfois aussi, c'est la seconde maladie qui est cause de la première, et, à ce point de vue, je vous rappelle que Stokes avait déjà signalé les rapports de la tuberculose et de la maladie athéromateuse. A ce sujet, je vous renvoie à ma prochaine leçon sur l'aortite aiguë, et vous y verrez que cette dernière affection a coïncidé avec une tuberculose aiguë.

Je vous ai cité tous ces travaux, non pas par amour-propre d'auteur, mais aussi et surtout pour vous montrer la part qui revient à chacun d'eux, et l'importance qui s'attache à ces questions. Il est donc certain que l'artério-sclérose, que les cardiopathies artérielles, qu'un grand nombre de scléroses viscérales peuvent être d'origine infectieuse ou microbienne. Néanmoins, je dois vous dire que, d'après mes nombreuses recherches sur les antécédents des artério-scléreux, la fréquence de cette cause ne saurait être exagérée, comme elle l'a été par quelques observateurs, quoique l'expérimentation et la microbiologie en aient établi la valeur que je ne veux certes pas nier. Ainsi, dans ces derniers temps, Rattone a vu certains micro-organismes, comme le bacille d'Eberth, se loger dans l'endothélium vasculaire ou dans les vasa-vasorum. Dernièrement encore, Lion

[1] H. MARTIN (*Rev. de méd.*, 1881). — ROUX et YERSIN (*Ann. de l'Institut Pasteur*, 1889).

a pu, par des inoculations d'un bacille découvert par lui et Gilbert, produire non seulement des endocardites végétantes, mais aussi des artérites infectieuses, « rappelant la transformation scléro-calcaire des parois artérielles, et donnant ainsi la preuve expérimentale du rôle joué par les maladies infectieuses dans l'étiologie de cette altération vasculaire [1] ».

Parmi les maladies infectieuses chroniques dont l'action sclérogène est démontrée, il faut citer l'*impaludisme* et la *syphilis.*

d. Vous savez que la *malaria* donne lieu à des hypertrophies du foie et de la rate. Les premières, bien étudiées par Kelsch et Kiener [2], procèdent d'une double lesion, à la fois vasculaire et parenchymateuse. Mais, on peut observer aussi des scléroses dans d'autres organes sous forme de néphrite interstitielle, de pneumonie chronique, et même d'induration du pancréas. Il est probable, quoique le fait ne soit pas absolument démontré, qu'il s'agit ici de scléroses vasculaires, si j'en juge par l'existence des syncopes locales et des gangrènes des extrémités d'origine palustre. Du reste, les éléments parasitaires du paludisme sont connus depuis les recherches de Laveran, ils circulent avec le sang, et on les rencontre dans presque tous les organes, dans tous les tissus renfermant des vaisseaux sanguins, avec une prédilection marquée pour ceux du foie, de la rate, des reins et des centres nerveux. « Le plus souvent, le foie est augmenté de volume et de poids, et présente les altérations de la congestion chronique et à un faible degré celles de la cirrhose vasculaire. Dans la rate, les vaisseaux sanguins sont dilatés, remplis de sang, et leurs parois sont épaissies, l'endothélium vasculaire paraît prendre une part active à cet épaisissement. » (Laveran.) Il en est de même des reins qui présentent aussi les lésions de la néphrite chronique interstitielle, et des poumons parfois atteints de cirrhose partielle dans le paludisme chronique.

Ce qui tend à prouver l'origine vasculaire de ces scléroses, c'est l'existence de l'artérite qui a été démontrée dans le paludisme chronique. Il y a des aortites chroniques, des dilatations ou des anévrismes de l'aorte, des rétrécissements ou insuffisances aortiques, des myocardites chroniques qui n'ont pas d'autre cause. Mais, il s'agit ici rarement d'une endartérite oblitérante, le plus souvent d'une *artérite en plaques* qui a pour caractères de se localiser sur plusieurs points du système artériel, de n'affecter que très rarement ce système tout entier, de siéger

[1] Lion. *Thèse inaug.* Paris., 1891.
[2] Kelsch et Kiener (*Arch. de phys.*, 1878).

ordinairement sur les gros troncs vasculaires (aorte dans ses portions ascendante et thoracique, et artères naissant directement de ce vaisseau), enfin de se terminer parfois par des anévrismes. Cette forme anatomique de l'artérite est presque spéciale à l'impaludisme, puisque sur vingt cas d'artérite en plaques, Lancereaux a noté onze fois l'intoxication palustre dans les antécédents des malades. Les plaques d'aortite peuvent siéger au niveau des coronaires dont elles rétrécissent ou oblitèrent les orifices, et c'est ainsi qu'on voit survenir l'angine de poitrine d'origine palustre. Les artères coronaires peuvent être égalcment atteintes, beaucoup plus rarement, il est vrai, que les gros troncs artériels ; mais la lésion porte sur les principales branches des artères cardiaques et avec une moindre intensité sur leurs fines divisions. Comme il s'agit d'une artérite en plaques, d'une artérite pariétale, rarement oblitérante, les altérations consécutives des fibres musculaires et du tissu conjonctif de l'organe se font plus lentement. D'après Lancereaux, dans cette forme d'artérite, toutes les tuniques artérielles prennent part à cette altération, de sorte qu'il y a à la fois périartérite, mésartérite et endartérite. Je dois vous dire cependant que l'existence de ces artérites palustres n'est pas admise par tous les auteurs. Laveran ne les aurait jamais observées, et « si elles existent, elles doivent être au moins fort rares ». Mais, ajoute-t-il, elles doivent être recherchées à l'avenir, puisqu'on a publié des faits incontestables de gangrènes chez les individus atteints de paludisme [1].

e. Dans la *syphilis*, on observe souvent, à la période tertiaire, des scléroses du foie, du rein, parfois même du cœur, des glossites ou orchites scléreuses, des affections encéphaliques désignées sous le terme de syphilis cérébrale, et qui ont pour point de départ une lésion vasculaire. Il en est de même des scléroses de la moelle, et vous savez que le tabes dorsal est presque toujours d'origine syphilitique. La syphilis artérielle produit encore des anévrismes aortiques, des aortites, des lésions orificielles de l'aorte, des gangrènes des extrémités, des cardio-scléroses avec angine de poitrine. Elle peut être une conséquence directe de la syphilis héréditaire, et c'est ainsi que Chiari a vu un enfant mort à quinze mois d'hérédo-syphilis, chez lequel les artères de la base du cerveau étaient épaissies, avec tous les caractères de l'endartérite oblitérante [2]. Or, comme la syphilis héréditaire peut exercer son action sur plusieurs générations, de sorte « qu'un petit-fils peut être tributaire de la syphilis souvent ignorée de son aïeul », vous devez en conclure qu'un certain nombre de lésions aortiques,

[1] Laveran (*Communication orale*, et *Traité des fièvres palustres*). Paris, 1884.
[2] Chiari (*Wien. med. Woch.*, 1881).

d'insuffisances de l'aorte et de cardiopathies artérielles dont la vraie cause est souvent inconnue, peuvent être justifiables de cette étiologie.

On avait pensé autrefois que les gommes placées au voisinage des artères déterminaient souvent leur inflammation ; mais bon nombre d'auteurs sont portés à croire que l'artérite précède et produit les néoplasies gommeuses.

Ce n'est pas seulement à ses périodes tertiaire et secondaire que la syphilis porte son action sur le système artériel. Au moment de son accident initial, au niveau du chancre induré, on peut déjà constater un épaississement notable de toutes les tuniques artérielles.

Donc, la *syphilis aime les artères*. Mais comment? Produit-elle plutôt l'endartérite que la périartérite? A ce sujet, les avis sont partagés, et il y a trois opinions en présence, comme vous allez le voir :

1° — Pour Heubner, il s'agit plutôt d'une *endartérite*. La lésion se développe d'abord au-dessous de l'endothélium, en dedans de la membrane élastique interne, sous forme d'éléments fusiformes dont la prolifération fait saillie au niveau du revêtement endothélial qu'elle soulève. Il en résulte une petite nodosité (endartérite nodulaire) pénétrant dans l'intérieur du vaisseau (endartérite oblitérante), sans occuper sa circonférence tout entière; ces infiltrats nodulaires, sorte de gommes microscopiques, envoient des prolongements à travers la membrane fenêtrée. — Cet auteur a encore décrit un autre foyer inflammatoire dans la tunique externe, et réalisé par l'inflammation des vasa-vasorum. Il regarde ce foyer comme secondaire, donnant le nom de foyer principal à la lésion de la couche sous-endothéliale. Or, c'est le contraire qu'il faut dire, et la véritable pathogénie de ces lésions a été incomprise. Je vous ai démontré, en effet, que l'inflammation des vasa-vasorum constitue l'acte primordial de l'endartérite oblitérante, puisqu'elle tient sous sa dépendance les altérations dystrophiques de la couche sous-endothéliale. Le foyer inflammatoire de la tunique externe est donc primitif, et c'est le foyer inflammatoire de la tunique interne qui est le plus souvent secondaire.

2° — Pour Baumgarten et Lancereaux, l'artérite syphilitique est d'abord une *périartérite*, ce qui explique son siège cérébral, dû à la présence de la gaine lymphatique autour des artères encéphaliques et à la tendance de la syphilis à envahir les tissus lymphatiques. La lésion ne serait pas diffuse, elle commencerait par divers points circonscrits du vaisseau où elle produirait de petits foyers sous forme de nodosités miliaires prenant avec le temps une coloration jaunâtre. On observe d'abord une tuméfaction de la tunique externe qui s'infiltre d'éléments embryonnaires; puis, la tunique interne se prend à son tour et détermine souvent par son épaississement et sa rétraction, le rétrécissement ou l'oblitération du vaisseau. Quant à la tunique moyenne. elle est le plus souvent comprimée par l'épaississement des tuniques interne et externe, et elle peut ainsi s'atrophier ou disparaître, ce qui explique la production fréquente de dilatations partielles ou de petits anévrismes des artères cérébrales. Mais ces dilatations anévrismales se montrent également sur les gros troncs artériels, par exemple sur l'aorte et ses principales branches.

Ainsi donc, au point de vue anatomique, l'artérite syphilitique est tantôt oblitérante, tantôt anévrismatique. Puisqu'elle est oblitérante, peu importe qu'elle commence par le périartère ou l'endartère, puisque le résultat est le même. Du reste, Lancereaux ne paraît pas attacher une grande importance à la distinction anatomique qu'il a établie, puisqu'il dit lui-même que cette artérite ressemble histologiquement à celle qui succède à une ligature ou à une embolie, que « tantôt les parois altérées sont épaissies, tantôt amincies, tantôt dilatées ou rétrécies, en sorte qu'il serait difficile d'admettre une identité parfaite du processus ».

3° — Ces discussions n'ont pas une grande importance, et je crois qu'il faut dire avec Fournier : « Il se peut que le processus scléreux prédomine soit vers les tuniques extérieures, soit vers les tuniques les plus internes. On a affaire alors, dans le premier cas, à une périartérite, et dans le second, à une endartérite. Cette distinction n'a pas, à mon gré, l'importance que certains auteurs lui ont attribuée ; car souvent, ces deux modes de lésions se trouvent associés, et souvent aussi telle est la ténuité du vaisseau affecté que les lésions des tuniques externes ne tardent pas à retentir sur la circulation, comme celles des tuniques les plus intérieures. »

En tous cas, qu'on la fasse débuter par l'adventice ou par l'endartère, l'artérite syphilitique présente les caractères suivants :

Elle est *nodulaire* et non diffuse, ayant une tendance à envahir plusieurs points du vaisseau et non sa totalité ; le plus ordinairement chronique d'emblée, elle peut affecter aussi le mode aigu ; elle atteint surtout les artères cérébrales où elle est souvent bilatérale et symétrique, et après elles, par ordre de fréquence, les gros troncs artériels (aorte dans ses portions ascendante, thoracique et abdominale), puis les artères du cœur et du rein ; elle n'a pas une grande tendance à se généraliser et à se terminer par la dégénérescence athéromateuse et calcaire [1] ; elle est

[1] C'est Heubner qui a prétendu que l'artérite syphilitique ne se termine jamais par la dégénérescence athéromateuse et calcaire. C'est là une exagération, et Davidson (*Army medical départ. reports*, 1879) a établi d'une façon certaine la relation de cause à effet entre la syphilis et l'athérome.

tantôt oblitérante, tantôt anévrismatique ; elle est oblitérante, soit par endartérite bourgeonnante, soit par une sorte de rétraction nodulaire et cicatricielle de la membrane interne, soit par thrombose.

Quand l'artérite syphilitique est oblitérante, elle détermine dans les organes, soit des lésions de ramollissement comme pour le cerveau, soit des ruptures comme pour le cœur si l'oblitération est rapide, et si elle atteint un gros vaisseau, soit encore des scléroses dystrophiques analogues à celles que je vous ai fait connaître. En tous cas, l'artério-syphilose passe par deux phases : celle d'induration avec perméabilité du vaisseau, et celle d'oblitération avec sclérose dystrophique consécutive.

Lorsque l'artérite syphilitique est anévrismatique, elle détermine assez fréquemment sur le système artériel des anévrismes signalés depuis longtemps déjà par Lancisi, et bien étudiés surtout par Welch qui en a démontré la fréquence. Ils ont pour caractères d'être multiples (et c'est ainsi qu'on en peut trouver trois ou quatre sur le même sujet), de pouvoir survenir chez des individus relativement jeunes, enfin de siéger en plus ou moins grand nombre sur les artères cérébrales, dans les différents points de l'aorte (à ses régions ascendante, thoracique ou abdominale, et souvent à la partie postérieure). On en a observé encore sur les artères cardiaques (Chvostek, Erlich), sur les vaisseaux du péricarde (Balzer).

Au point de vue anatomique, l'artérite syphilitique offre beaucoup d'analogies avec celle qui peut survenir dans le cours de la *tuberculose*. Mais cette dernière est rare ; elle a les vaisseaux du cerveau et du poumon pour sièges de prédilection. Cependant, on peut l'observer un peu partout et jusque dans les artères de moyen et de petit calibre. Elle est le plus souvent nodulaire avec tendance à l'oblitération, et parfois à la dilatation anévrismale. Je vous rappelle encore que Stokes a signalé les rapports existant parfois « entre la diathèse athéromateuse et la diathèse tuberculeuse ».

Après l'énumération de toutes ces causes dont vous voyez la multiplicité et la fréquence, je prévois l'objection : « Mais alors, direz-vous, personne n'échappe à l'artério-sclérose, et c'est la maladie de tout le genre humain que vous voulez nous décrire ? » Vous avez raison. Il s'agit d'un état morbide des plus fréquents auquel nous devons payer notre tribut. L'athérome est, comme l'a dit Bichat, la « rouille de la vie », et j'ajoute que, vivre c'est déjà commencer à mourir. Nous vieillissons tous les jours, mais il s'agit de ne vieillir ni trop tôt ni trop vite. Et si quelques-unes de ces causes s'imposent fatalement à nous (hérédité, goutte, arthritis, maladies infectieuses), il en est d'autres qu'il est en notre pouvoir d'écarter par l'hygiène et par une thérapeutique préventive.

Parmi ces dernières, il faut citer toutes les causes toxiques, ainsi que certaines maladies infectieuses. Il n'était donc pas inutile de vous décrire complètement cette étiologie.

Le tableau suivant vous montrera, dans une vue d'ensemble, non seulement les causes diverses des artérites, mais aussi leurs localisations :

Causes et localisations des artérites.

	Causes	Localisations
I. **Causes diathésiques.**	GOUTTE	Endartérite aiguë, le plus souvent chronique, avec tendance à la généralisation et à l'athérome. Fréquentes localisations au cœur, à l'aorte, au rein.
	ARTHRITIS	Comme pour la goutte.
	DIABÈTE	Artérites le plus souvent d'origine goutteuse.
	RHUMATISME CHRONIQUE	Artérites généralisées avec localisations semblables à celles de la goutte, mais rares au cœur. Rareté des artérites dans les rhumatismes noueux, déformant, fibreux, et surtout dans les pseudo-rhumatismes.
	HÉRÉDITÉ (avec antécédents goutteux, sans goutte articulaire)	Endartérites goutteuses, en l'absence de manifestations articulaires.
	AORTISME HÉRÉDITAIRE	Artérite des gros troncs vasculaires, ou endartérite généralisée.
II. **Causes toxiques.**	TABAGISME	Artérite cardiaque probable des coronaires.
	ALCOOLISME	Artérites hépatique, de l'artère pulmonaire, cardio-aortique. Artério-sclérose, et artério-stéatose.
	SATURNISME	Artérite rénale, puis cardiaque. Tendance à la généralisation.
	ALIMENTATION	Artério-sclérose généralisée.
	ERGOTISME	Artérites non encore démontrées [1].
	SURMENAGE	Artérite cardiaque.
	SÉNILITÉ	Endartérite des gros troncs et des petits vaisseaux. Athérome artériel (atrophie ou sclérose des organes).

[1] L'artérite, comme cause des gangrènes, a été admise autrefois dans l'ergotisme, par Ch. Roche, en 1844. Elle a été niée en 1865 par O. Weber (*Pathologie générale chirurg. de Billroth*) qui attribue les gangrènes à la contracture des artérioles capable d'oblitérer la lumière vasculaire. Mais il est possible que cette contracture vasculaire, par sa répétition ou prolongation, produise les lésions de l'endartérite.

III. Causes infectieuses.	1° Maladies infectieuses aigues	Fièvre typhoïde.	Endartérites aigues et chroniques du cœur. Endartérites pariétales ou oblitérantes, viscérales (cœur) ou périphériques (fémorales).
		Scarlatine, variole, rougeole, diphtérie, grippe.	Endartérites cardiaques.
	2° Maladies infectieuses chroniques	Impaludisme . . .	Artérites cardiaque, aortique, hépatique, rénale. Artérites en plaques.
		Syphilis	Endartérites (*Heubner*). Périartérites (*Lancereaux*, *Baumgarten*). Artérites nodulaires, oblitérantes ou anévrismatiques. Artérites surtout à localisation cérébrale, puis cardiaque. Artérites des gros troncs (aortites, anévrismes) Peu de tendance à la généralisation.
		Tuberculose. . .	Endartérites nodulaires de siège cérébral et pulmonaire. Pas de tendance à l'artériosclérose généralisée.

D'après ce tableau, vous voyez que l'influence étiologique joue un rôle important sur la localisation des artérites. Ainsi, chez les alcooliques artério-scléreux, la sclérose aura plus de tendance à envahir d'abord le foie, tandis qu'elle atteindra de préférence le cœur chez les arthritiques, le cœur, le foie ou le rein chez les goutteux, le rein chez les saturnins, le cerveau chez les syphilitiques, le cœur chez les tabagiques, etc.

Cependant, certaines localisations de l'athérome restent inexpliquées. Gueneau de Mussy a constaté que l'athérome artériel peut se localiser chez les arthritiques sur les artères fémorales. Bonnemaison (de Toulouse) a cité l'observation intéressante d'un malade de soixante-huit ans, atteint d'athérome artériel, chez lequel l'aorte ayant conservé son intégrité presque complète, la lésion athéromateuse ne s'observait que sur les fémorales, les carotides et les artères cérébrales. Ces faits sont en opposition formelle avec les tableaux de Rokitansky et de Lobstein qui placent l'aorte et ses divisions parmi les vaisseaux le plus souvent atteints d'athérome. Jaccoud a rapporté l'autopsie d'un malade présentant une artérite limitée à l'aorte, aux artères carotides et aux sous-clavières ; mais, dans ce cas, l'artérite chronique était très probablement d'origine traumatique, puisque le malade avait dû subir quelques années auparavant la ligature de la sous-clavière. D'après cet auteur, l'inflammation endo-artérielle avait dû être provoquée par une augmentation subite et considérable de la pression vasculaire sous l'influence de cette opération, ce qui est souvent une cause d'irritation pour les parois artérielles qui les supportent ; elle devait être aussi produite par la propagation inflammatoire venant de la ligature elle-même[1].

Pathogénie. — *a.* Il existe pour les vaisseaux une sorte de *traumatisme physiologique* qui les expose aux dégénérescences, et Rayer a remarqué judicieusement leur fréquence sur toutes les artères, comme l'aorte, les radiales, les temporales, enfin les artères du crâne, qui, reposant sur des plans osseux, sont exposées à chaque instant à des causes d'irritation par suite du choc de l'ondée sanguine sur des parois résistantes.

b. Il y a encore un rapport réel entre la production des lésions athéromateuses et l'*activité* ou l'*exagération* du *fonctionnement artériel.* C'est même là une cause de la fréquence des lésions coronaires, et Lecorché attribue au fonctionnement exagéré des artères de la rate les nodus athéromateux qu'on y rencontre souvent dans le cours des fièvres intermittentes[2].

c. Mais la cause la plus fréquente des artérites et qui peut résumer toutes les autres, est celle de la *pression* supportée par les parois artérielles. Partout où cette pression s'exerce avec plus de force, c'est-à-dire dans les vaisseaux voisins du cœur, au niveau de leurs courbures ou de leurs bifurcations, les lésions sont plus accentuées. Il n'est donc pas nécessaire d'établir avec Peter, ce qu'il appelle « les lois des diamètres, des courbures et des éperons ». Il n'y a qu'une seule loi, celle de la pression. Plus celle-ci est accusée, et plus la lésion artérielle a de tendance à se produire. Ainsi, la tension moyenne du système aortique diminuant

[1] N. Gueneau de Mussy (*Arch. de méd.*, 1872). — Bonnemaison. De l'artérite chronique et des indurations artérielles (*Mémoire de l'Académie des sciences de Toulouse*). *Essais de clinique médicale*, 1874. — Jaccoud. Sur un cas de maladie cardio-artérielle (*Leçons de clinique médicale de l'hôpital de la Pitié*, 1884-1885).

[2] Feraud. Altérations séniles du système vasculaire (*Thèse inaugurale*. Paris, 1868). — Lecorché. Des lésions athéromateuses des artères (*Thèse d'agrégation*. Paris, 1869).

à mesure qu'on s'éloigne du cœur, vous comprenez pourquoi les artères coronaires, les plus rapprochées de cet organe, ont à subir une pression considérable. Lorsqu'un vaisseau est comprimé par une tumeur, il s'altère pour la même raison, et c'est ainsi que j'ai constaté une lésion relativement très rare, l'athérome de l'artère pulmonaire, dans un cas où celle-ci était comprimée par un anévrisme aortique.

d. Si la pression exercée sur les parois artérielles, près du cœur, et au niveau des gros troncs vasculaires, de leurs courbures ou de leurs bifurcations, exerce une influence sur le degré de fréquence et d'intensité des artérites, on aurait grand tort de ne considérer que ce facteur. Car, à celui-ci s'ajoute encore la *nature* de la cause provocatrice de la lésion artérielle. Je m'explique :

S'il s'agit d'artérite syphilitique, les artères cérébrales peuvent être atteintes longtemps avant les gros troncs vasculaires, et même à l'exclusion de ceux-ci, parce que la syphilis porte son action sur les artères du cerveau, comme je vous l'ai démontré. De même, dans l'artério-sclérose saturnine, les vaisseaux du rein peuvent être primitivement atteints bien avant ceux du cœur, et même avant l'aorte. Dans l'alcoolisme, la lésion frappe d'abord les vaisseaux du foie, et ensuite l'artère pulmonaire. Enfin, ne vous ai-je pas démontré, dans l'artério-sclérose généralisée, un désaccord profond entre l'intensité des lésions des artérioles et l'intégrité presque absolue du tronc aortique et de ses diverses branches? Il faut donc vous garder de prendre à la lettre la conclusion de ceux qui tendent à admettre que la fréquence et la gravité des lesions de l'endartère sont en raison du calibre des artères parce que celles-ci renferment une plus grande quantité de liquide en mouvement. Encore une fois, la nature même de la cause (syphilis, saturnisme, alcoolisme, etc.) qui produit les artérites, joue un rôle des plus importants sur leurs localisations.

e. Cependant, lorsque les lésions artérielles procèdent de la *sénilité*, elles peuvent obéir seulement à la loi des pressions, et c'est ainsi que Lobstein et Rokitansky ont établi les tableaux suivants, d'après la fréquence et le siège de ces lésions :

Fréquence des localisations artérielles dans l'atheromasie sénile.

D'après Lobstein	D'après Rokitansky
1° Crosse de l'aorte.	1° Aorte ascendante
2° Aorte à son extrémité inférieure.	2° Crosse de l'aorte.
3° Aorte thoracique.	3° Aorte abdominale.
4° Artère splénique	4° Aorte thoracique.

5° Aorte abdominale.
6° Artère crurale et ses branches.
7° Artères coronaires.
8° Artères sous-clavières.
9° Bifurcation de la carotide primitive.
10° Carotide interne.
11° Artères cérébrales.
12° Carotide externe.
13° Artères des parois thoraciques et abdominales.
14° Artères brachiales.
15° Petites artères cérébrales.
16° Artère pulmonaire.

5° Artère splénique.
6° Artères crurales.
7° Artères iliaques externes.
8° Artères coronaires.
9° Artères vertébrales internes.
10° Artères brachiales.
11° Artères sous-clavières.
12° Artères spermatiques.
13° Artère carotide primitive.
14° Artère hypogastrique.
15° Artère pulmonaire.
16° Exceptionnellement, artères mésentérique, cœliaque, coronaire stomachique, hépatique, etc.

Ces deux tableaux renferment un assez grand nombre d'inexactitudes. D'abord, il n'est pas question des artères temporales qui sont si souvent atteintes et à un degré très avancé. Ensuite, les artères cardiaques n'occupent que le 7e ou 8e rang, tandis que, d'après mes observations, elles doivent être placées au 4e, ou même au 3e rang.

La fréquence des lésions coronariennes est due à des causes assez nombreuses :

1° A la pression considérable que ces artères doivent subir en raison de leur proximité du cœur et du plancher sygmoïdien, et cela malgré leur naissance sur l'aorte, presque à angle droit ;

2° Aux chocs incessants qui se font sentir d'autant plus sur ces vaisseaux qu'ils présentent entre eux des anastomoses assez rares ;

3° A leur texture moins riche en tissu élastique et conjonctif que l'aorte (la membrane externe, adventice, formant la tunique la plus résistante des canaux artériels) ;

4° A leurs grandes flexuosités et nombreuses courbures ;

5° A l'excès de fonctionnement de ces vaisseaux, et surtout de l'artère coronaire gauche destinée à nourrir un muscle en activité continuelle ;

6° A leur situation au-dessous du tronc de l'artère pulmonaire dont l'ondée sanguine n'est pas sans exercer une compression sur elles ;

7° A la petitesse relative du calibre de l'artère coronaire gauche, comparée à celle de sa congénère, ce qui tend, avec ses plus grandes flexuosités, à favoriser son oblitération ;

8° Au nombre restreint des coronaires supplémentaires de la coronaire gauche, surtout si on les compare à celle de la coronaire postérieure.

Toutes ces causes vous expliquent la fréquence relative des lésions coronariennes, et la plupart d'entre elles peuvent être également invoquées pour les artères rénales qui, avec leur court trajet, leur diamètre relativement considérable, leurs flexuosités, doivent supporter de grandes pressions. C'est peut-être là une des raisons pour lesquelles les altérations des artères cardiaques et rénales sont si souvent associées. Enfin, si l'artérite atteint plus fréquemment la coronaire gauche que la droite, c'est en raison de son excès de fonctionnement, de la petitesse relative de son calibre, et du nombre restreint des coronaires supplémentaires [1].

Vous voyez encore dans ces tableaux et dans celui qui va suivre que les artères radiales n'occupent que le 12e ou 13e rang. Cette particularité vous explique le tort que l'on a trop souvent de juger du degré de l'athéromasie par l'état des artères radiales. Car, d'après mes observations, parmi les vaisseaux périphériques, ce sont surtout les artères temporales, et principalement celle de droite, qui présentent les lésions les plus accentuées et précoces.

Le tableau de la fréquence et de l'intensité des lésions artérielles doit être, d'après mes recherches, modifié comme il suit :

Fréquence des localisations artérielles dans l'athéromasie sénile.

D'APRÈS H. HUCHARD

1° Crosse de l'aorte.
2° Aorte ascendante.
3° Artères coronaires.
4° Aorte abdominale vers sa bifurcation.
5° Aorte thoracique.
6° Artères rénales.
7° Arteres temporales.
8° Artères de la base du crâne.
9° Arteres sous-clavières.
10° Artere carotide primitive.
11° Arteres iliaques.
12° Artère splénique.
13° Artères brachiale et radiale.
14° Artères crurales.
15° Artères poplitées.
16° Artères vertébrales internes.
17° Petites artères cérébrales.
18° Artères bronchiques.
19° Artère pulmonaire.
20° Arteres coronaire stomachique, mésentériques, utérines, spermatiques, etc.

f. Les causes de l'artério-sclérose vous sont suffisamment connues; il faut poursuivre cette étude, et savoir comment elles se comportent pour la produire. Il est certain qu'elles agissent souvent par l'intermédiaire du *sang* plus ou moins modifié dans sa composition. Mais l'agent de l'irritation n'est pas le même suivant les cas.

Le sang des goutteux, des arthritiques, des saturnins et même des alcooliques, est riche en acide urique, et chez ces deux derniers, la pré-

[1] Les artères coronaires supplementaires, deja indiquées par Vieussens (voir la prochaine leçon), sont des arterioles qui, naissant sur le tronc même de ces vaisseaux, sont destinees a assurer la circulation intracardiaque. Elles ont encore eté etudiees dernierement par Budor. (*These in. de Paris*, 1888, sur « les oblitérations des artères cardiaques et les lesions du myocarde.) Sur 38 cœurs examines par lui, 10 fois les coronaires presenterent des orifices multiples, et, sur ces 10 cas, 7 appartenaient à la coronaire droite, et 2 seulement a la coronaire gauche. Sept fois, l'orifice surajoute etait unique; deux fois la coronaire posterieure offrait deux orifices secondaires, et une fois elle en presentait trois.

sence du plomb ou de l'alcool n'est pas étrangère à l'irritation des parois vasculaires. Le sang des rhumatisants renfermerait, d'après Richardson, de notables proportions d'acide lactique, ce qui est loin d'être prouvé.

Quant à la théorie parasitaire du rhumatisme, elle n'est pas encore démontrée, malgré les recherches de Koster et de Klebs. Pour ce dernier, le parasite serait une « monadine », de sorte que l'expression de rhumatisme pourrait être remplacée par celle de « monadinie ».

Mais, si les agents de l'irritation vasculaire sont variables, s'ils ne sont pas encore bien démontrés dans les différentes maladies que nous venons de passer en revue, on peut pressentir leur mode d'action, et pour ma part, en m'appuyant sur l'existence du spasme artériel qui précède presque toujours dans les petits vaisseaux la production de la sclérose, je crois qu'ils se comportent tous comme des poisons ou des *excitants musculaires*.

Cette pathogénie est démontrée pour le plomb qui détermine un état de rigidité musculaire du cœur et des vaisseaux. Du reste, depuis longtemps, on a constaté, sous l'influence du saturnisme, la diminution du calibre des artérioles et l'épaississement assez rapide de leur paroi celluleuse. C'est là un fait déjà observé par les auteurs anciens, et Stoll avait remarqué que les malades présentent pendant un temps plus ou moins long après des coliques saturnines, une dureté et une tension anormales de tout le système artériel. Donc, pour expliquer la fréquence de l'artério-sclérose chez les saturnins, il n'est pas nécessaire de toujours invoquer, comme le pensent à tort quelques auteurs, l'usage immodéré du vin et des liqueurs; on doit tenir compte encore de l'altération sanguine caractérisée par l'augmentation de la fibrine, la diminution des globules rouges, et surtout (d'après Malassez) par une sorte d'hypertrophie de ces globules qui, plus volumineux qu'à l'état normal, deviennent moins souples et moins ductiles. Il en résulte un réel ralentissement du courant sanguin, démontré par l'expérience suivante due à Potain et Malassez : du sérum contenant 1 p. 1000 d'acétate de plomb circule moins vite dans un tube en verre que du sérum pur.

g. Jusqu'ici, comme l'a fait remarquer H. Martin, il ne s'agit que d'endartérite consécutive à une irritation locale, d'une endartérite *traumatique*, pour ainsi dire. On doit se demander encore s'il n'y aurait pas une endartérite *spontanée* d'origine nerveuse. Or, les expériences et certaines observations tendraient à prouver son existence, et je ne serais pas éloigné, pour ma part, de croire avec Giovanni que la sclérose artérielle fût le résultat de perversions dans le fonctionnement des nerfs vaso-moteurs. Cet expérimentateur a sectionné à plusieurs reprises chez les chiens à travers deux espaces intercostaux les cordons du grand sympathique. Après avoir sacrifié ces animaux, quelques mois ou quelques semaines après, il a toujours trouvé à l'autopsie des taches jaunâtres athéromateuses disséminées à la surface interne de l'aorte descendante[1]. Ce même auteur cite, à l'appui de son opinion, l'observation suivante : Chez une femme de cinquante ans, atteinte depuis sa jeunesse d'une névralgie faciale du côté droit, l'artère temporale et ses ramifications étaient volumineuses et rigides, tandis que celles du côté opposé étaient absolument normales.

Botkin avait déjà fait, en 1875, la remarque que l'endartérite se développe beaucoup plus dans les artères siégeant du côté même où l'on observait des troubles vaso-moteurs symptomatiques d'une lésion unilatérale du cerveau.

J'ai vu, pour ma part, un fait semblable dans un cas de névralgie brachiale, une des névralgies les plus rebelles qui existent. Le malade éprouvait depuis plusieurs années, sans qu'il eût été possible de les calmer, des souffrances continues et violentes. Or, je constatai, de la façon la plus manifeste, que toutes les artères du bras et de l'avant-bras du côté gauche, siège des douleurs névralgiques, étaient devenues dures, flexueuses et très athéromateuses, tandis que celles de droite avaient gardé leurs caractères normaux.

Il résulte de ces faits expérimentaux et cliniques que l'endartérite peut être produite par des lésions nerveuses. Si l'existence des nerfs trophiques de Samuel a été contestée par divers auteurs et notamment par Hermann Joseph, elle a été, d'autre part, démontrée par les nouvelles expériences d'Eichhorst, de Rosanoff, de Wassilief et d'Hippolyte Martin[2]. Les deux premiers expérimentateurs, après la section des pneumogastriques chez des oiseaux, ont pu observer une altération graisseuse très manifeste des fibres striées du myocarde, altération qu'ils ont attribuée à une action directe des nerfs sur le muscle. Le dernier auteur a répété ces expériences, et, d'après la topographie des lésions, il est arrivé à cette conclusion, qu'après la section des nerfs, le premier phénomène constaté est l'altération vasculaire, et que les lésions musculaires et conjonctives lui sont consécutives. Cette interprétation concorde avec les données de l'anatomie pathologique qui nous ont appris la subordination des dégénérescences musculaires et scléreuses à l'endartérite oblitérante. Il faut en conclure que les centres nerveux n'exercent pas une influence trophique

[1] GIOVANNI. Contribuzione alla patogenesi della endarterita (*Ann. univ. di medicina*, 1877).

[2] HIPPOLYTE MARTIN. (*Loc. cit.*) — Voir encore à ce sujet la thèse de SCHNELL : Lésions cardio-vasculaires d'origine nerveuse (*Thèse inaug. de Paris*, 1886).

directe sur les tissus, qu'ils agissent sur ces derniers seulement par l'intermédiaire des vaisseaux. On a donc affaire à une véritable « *trophoneurose vasculaire* ».

Ces faits ne sont pas sans importance. Ils ne doivent pas vous étonner, si vous réfléchissez aux nombreux troubles vaso-moteurs produits par les névralgies ; et si vous admettez que le système nerveux joue également son rôle dans la production de l'artério-sclérose, vous comprenez ainsi pourquoi les causes morales, les émotions diverses, le surmenage intellectuel et moral sont capables d'agir par l'intermédiaire des vaisseaux dans le développement de cette maladie.

Nous sommes maintenant en mesure d'étudier la principale localisation de l'artério-sclérose sur le cœur.

NEUVIÈME LEÇON

ARTÉRIO-SCLÉROSE DU CŒUR

(CARDIO-SCLÉROSE OU CARDIOPATHIES ARTÉRIELLES)

I. — Anatomie pathologique.

Opinion de Corvisart sur la nature anatomique du « carditis » Trois théories :

1° Le travail pathologique commence par le muscle; la myocardite est primitivement *parenchymateuse* (Sobernheim, Rokitansky, Riegel, Ruhle, Köster). La myocardite segmentaire de J. Renaut (de Lyon) est une lésion commune à des états morbides divers, mais non une maladie;

2° Le travail pathologique commence par le tissu conjonctif : la myocardite est *interstitielle* (Bristowe, Friedreich, Lancereaux, Bard et Philippe);

3° Le travail pathologique commence par les vaisseaux, les altérations scléreuses sont consécutives : à la *periarterite*, et dans ce cas la sclérose est *inflammatoire* (Duplaix, Debove et Letulle, Juhel Rénoy et Rigal, Haushalter et Demange); à l'*endarterite*, et dans ce dernier cas, il s'agit toujours de sclérose *dystrophique* (H. Martin, Huchard et Weber). Le mot de myocardite chronique, remplacé par celui d'*arterio-sclerose du cœur*.

Anatomie pathologique macroscopique de l'artério-sclérose du cœur. — Etude du volume, du poids, de la forme, de la consistance, de la coloration du myocarde. Differents aspects du tissu scléreux à l'œil nu. Sclérose jeune et sclérose adulte. Répartition des foyers sclereux dans les diverses régions du cœur. — Topographie de la sclérose cardiaque, en rapport avec les lésions coronariennes. — Consequences anatomiques de ces lésions et de l oblitération des coronaires : sclérose cardiaque dystrophique; dilatations partielles et anévrysmes parietaux, ruptures du cœur. Arteres cardiaques supplémentaires. — Cause de l'hypertrophie du cœur coïncidant avec l'atrophie scléreuse d'autres organes; l'hypertrophie du cœur précède le plus souvent l'evolution du processus sclereux.

Anatomie pathologique microscopique. — Développement du tissu scléreux à l'extrémité des territoires vasculaires. Etude histologique des nappes scléreuses. Altérations des fibres musculaires : atrophie, dégéneration granulo-fragmentaire, état vacuolaire ou évidement des cellules musculaires, hypertrophie. Aspect normal des fibres musculaires autour des artérioles atteintes d'endartérite. — Irritation inflammatoire du tissu conjonctif, *consecutive* à l'altération des fibres musculaires jouant le rôle de corps étrangers. Lésions des veinules, des capillaires, des lymphatiques et des nerfs. La sclérose dystrophique, consécutive à l'endartérite, est une sclerose *para*-vasculaire. — Figures à l'appui.

Trois variétés de sclérose du cœur : sclérose *dystrophique* et *para*-artérielle, de toutes la plus fréquente ; sclérose *inflammatoire* et *péri*-artérielle, très rare ; sclérose *mixte*. — Observations avec examen nécroscopique.

En commençant cette étude de l'artério-sclérose du cœur, je tiens à mettre sous vos yeux le passage suivant de Corvisart qui, dès le commencement de ce siècle, a posé nettement la question au point de vue de l'anatomie pathologique :

« Le carditis est mis, dans quelques ouvrages, au rang des phlegmasies des muscles ; je l'ai placé dans cette classe (maladies qui intéressent à la fois divers tissus du cœur), parce que je pense, contre le sentiment de plusieurs auteurs, que cette affection n'appartient point exclusivement et isolément à l'un des tissus qui composent cet organe, mais qu'elle intéresse d'une manière aussi marquée, et le tissu musculaire et le séreux, et le cellulaire, je n'en excepte pas même le vasculaire, qui entrent dans la texture du cœur. Peut-être même, s'il fallait décider quel est celui de ces divers tissus qui se trouve le plus affecté, pourrais-je avancer que le tissu cellulaire est plus vivement et plus essentiellement lésé qu'aucun autre. »

Aujourd'hui, comme au commencement de ce siècle, la question se pose encore entre ceux qui font commencer le travail pathologique par le muscle, le tissu conjonctif interstitiel, ou encore par les vaisseaux. De là trois théories :

1° Les représentants de la première opinion, de la myocardite (mot employé pour la première fois en 1837 par Sobernheim) se font de plus en plus rares, et bien peu d'auteurs croient encore avec Kreysig, Simonet, Andral, Bouillaud et Rokitansky, que la cardite est due à une inflammation commençant par le muscle; ou encore avec Cruveilhier, que l'élément contractile se transforme en tissu fibreux par suite d'une sorte « d'irritation de transformation », comme il l'appelait dans un langage un peu obscur.

Nous ne pouvons plus admettre avec Pelvet, que l'altération des coronaires est consécutive à l'anévrisme pariétal du cœur, au lieu d'en être la cause. Cependant, quelques auteurs allemands (Rühle, Riegel, Köster) pensent que parfois les lésions parenchymateuses sont primitives, que la nécrobiose de l'élément musculaire est le phénomène primordial, et que les lésions du tissu conjonctif et des vaisseaux sont secondaires.

Dernièrement, en 1889, Renaut (de Lyon)[1] a décrit une forme

[1] J. Renaut (*Acad. de méd.*, 1889). — J. Mollard. De la myocardite segmentaire essentielle et principalement de la forme sénile de cette affection (*Thèse de Lyon*, 1889).

sénile de « *myocardite segmentaire* » due à la dissociation des cellules musculaires, par suite de la fonte du ciment qui réunit normalement celles-ci[1]. La symptomatologie de cette affection reproduit le tableau clinique des cardiopathies artérielles, tel que je l'ai exposé dès 1885, ce qui ne doit pas vous surprendre ; car cette myocardite segmentaire est le plus souvent un des résultats de la sclérose dystrophique due à l'altération sénile des artères cardiaques. Du reste, la dissociation des fibres musculaires du myocarde ne peut et ne doit pas être élevée à la hauteur d'une maladie distincte, elle est seulement une simple lésion commune à des états morbides très divers : elle se rencontre, en effet, dans l'asystolie des cardiopathies valvulaires, dans tous les cas d'inertie cardiaque [1], dans l'hypertrophie cardiaque consécutive au mal de Bright, dans la phtisie pulmonaire, la cachexie cancéreuse, la fièvre typhoïde[2], dans le cœur forcé et le surmenage[3], enfin chez les individus prématurément sénilisés par les excès, l'alcoolisme, la goutte[4], chez les femmes enceintes[5], etc.

2° D'après la seconde théorie, représentée autrefois par Meckel d'abord, puis par Corvisart, et enfin par Dittrich, la lésion commencerait par le tissu conjonctif, et il s'agirait d'une inflammation interstitielle du cœur.

C'est l'opinion défendue par Bristowe qui le premier, dès 1842, a prononcé le nom de *cirrhose cardiaque;* par Friedreich qui place le point de départ de la maladie (*myocarditis fibrosa*) dans le tissu interstitiel du muscle et dans sa prolifération ; par Lancereaux qui lui donne le nom de myocardite *proliférative;* enfin, par Bard et Philippe[6], qui l'appellent myocardite *interstitielle*. Ces deux derniers auteurs, sans nier absolument la sclérose d'origine artérielle, cherchent à prouver que, dans la plupart des cas, le processus scléreux est indépendant de celui des vaisseaux, et que, s'il prédomine davantage autour de ceux-ci, c'est parce que c'est dans cette région que le tissu conjonctif est le plus abondant. Je vous ferai remarquer qu'ici encore, la symptomatologie de cette « myocardite interstitielle » reproduit celle que j'ai depuis longtemps établie au sujet des cardiopathies artérielles. Il doit y avoir entre tous ces auteurs et nous une différence d'interprétation au point de vue anatomique, puisque nous nous rencontrons sur le terrain clinique.

3° Les partisans de la troisième théorie regardent les vaisseaux

[1] RENAUT et LANDOUZY (*Soc. de biologie*, 1877). J. RENAUT. Altérations du myocarde accompagnant l'inertie cardiaque (*Gaz., hebd.*, 1877). — [2] COLRAT. Contribution à l'étude des myocardites chroniques et de la désintégration cardiaque (*Lyon méd.*, 1879) DURAND (*Thèse de Lyon*, 1879) et CHALOT (*Thèse de Paris*, 1880). — [3] A. ROBIN. Clin. et thérap. médicales (Paris, 1887). — [4] MOLLARD (*Loc. cit.*). — [5] BUDIN et LEGRAND. Un cas d'asystolie gravidique (*Progrès méd.*, 1889).

[6] *Revue de méd.*, 1891.

comme le point de départ des altérations scléreuses du myocarde. Mais ici, deux opinions sont encore en présence :

D'abord, celle qui admet (avec Duplaix, Debove et Letulle, Juhel-Rénoy et Rigal, Demange et Haushalter, etc.) l'existence de la *périartérite* déterminant, par propagation inflammatoire, une prolifération du tissu conjonctif qui, naissant de l'adventice, rayonne ainsi du centre à la périphérie pour former des bandes de tissu fibreux ;

Ensuite, celle qui admet (avec H. Martin, Huchard et Weber) une sclérose *dystrophique* en îlots. Celle-ci n'est pas inflammatoire, puisqu'elle est due à l'insuffisance nutritive due à l'*endartérite ;*

Enfin, on pourrait citer encore l'opinion éclectique d'autres auteurs qui prononcent le nom d'*endo-périartérite*. Mais, dans ce dernier cas, c'est encore la sclérose dystrophique, et non la sclérose inflammatoire, qui est prédominante.

Je ne nie pas l'existence de myocardites interstitielles et primitives du muscle cardiaque; mais je les crois très rares. Je pense même qu'elles disparaîtront un jour du langage médical, comme a presque disparu le nom d'encéphalite dont on abusait autrefois. Aujourd'hui, on voit surtout des lésions dégénératives du tissu nerveux, lésions consécutives à l'oblitération des artères cérébrales, là où l'on croyait voir tous les caractères d'une inflammation encéphalique, et le mot de ramollissement cérébral a remplacé celui d'encéphalite. Le terme de myocardite aura le même sort que celui d'encéphalite : le mot disparaîtra, parce que la chose est très rare. C'est pour cette raison qué j'emploie les dénominations de « cardiopathies artérielles », de cardio-sclérose, ou mieux encore d'*artério-sclérose du cœur.*

On ne réfute pas des résultats anatomiques par des arguments, mais par des faits. Aussi, tout en vous renvoyant à l'étude anatomo-pathologique de l'artério-sclérose en général, je veux aujourd'hui vous démontrer que la doctrine de la sclérose dystrophique se confirme d'une façon éclatante pour le cœur.

I

Les LÉSIONS MACROSCOPIQUES nous occuperont d'abord.

Lorsqu'on examine un cœur atteint d'artério-sclérose (myocardite scléreuse des auteurs), on constate une augmentation de *volume* due à deux causes : à la plus grande épaisseur des parois qui peuvent dépasser le double de la normale, ensuite à la dilatation des cavités, surtout à gauche.

Son *poids* varie de 450 à 600 grammes, parfois même il peut atteindre 900 et 1,000 grammes; mais ce sont là des cas exceptionnels.

La *forme* est globuleuse ou franchement conique, due à la prédominance du ventricule gauche sur le ventricule droit, et je vous dirai plus tard pourquoi le premier est toujours plus profondément altéré que le second. Parfois aussi, le ventricule droit est également envahi par le processus scléreux, et dans ces cas rares, au lieu de prendre, comme à l'état normal, l'apparence d'un appendice du ventricule gauche, il donne à tout l'organe un aspect bilobé.

La *consistance* du muscle cardiaque a ordinairement augmenté; elle est dure, ligneuse et résistante, surtout au ventricule gauche. Mais, il s'agit ici d'une pseudo-hypertrophie qu'il faut savoir distinguer de l'hypertrophie vraie à laquelle Corvisart avait donné le nom « d'anévrisme actif » du cœur. Cet auteur, que j'aime à citer parce qu'il a entrevu beaucoup de choses démontrées aujourd'hui, avait eu soin d'établir ainsi cette distinction capitale, dans son étude sur ce qu'il appelle « l'endurcissement du tissu musculaire du cœur ». — « L'endurcissement dont je veux parler, dit-il, ne doit pas être confondu avec la solidité qu'acquièrent quelquefois les parois du cœur dans l'anévrisme de la première espèce. Dans ce dernier cas, les fibres charnues, quoique plus épaisses et plus consistantes, jouissent encore de toute leur force contractile, tandis que l'état pathologique dont il va être question (c'est-à-dire l'endurcissement cardiaque) est caractérisé par la perte partielle plus ou moins étendue de la contractilité musculaire[1]. »

[1] Corvisart avait déjà publié (*Journal de médecine*, mars 1801) l'observation d'une blanchisseuse âgée de cinquante-cinq ans. Après une suppression des règles, en 1796, qui ne reparurent qu'en 1800, elle présenta de l'enflure des jambes, une respiration gênée, surtout quand la malade « précipitait sa marche », des battements du cœur obscurs, intermittents, très irréguliers, et se produisant sur une grande étendue, « un pouls petit, fréquent, serré et concentré ». Plus tard, douleur fixe et insupportable à l'épigastre, infiltration presque générale, et mort. Voici les résultats de l'autopsie, en ce qui concerne le cœur :

« L'oreillette et le ventricule droits, ainsi que l'artère pulmonaire, n'offraient rien de particulier, sinon que les piliers du ventricule, et même les parois de l'oreillette, étaient d'une consistance presque remarquable, et que les parois charnues de ces cavités, plus épaisses qu'elles ne le sont ordinairement, étaient si compactes qu'elles se soutenaient au lieu de s'affaisser, comme il arrive toujours quand ce ventricule est vide. Toutes ces parties étaient élastiques, elles cédaient difficilement à la pression, et se rétablissaient d'elles-mêmes. La cavité de l'oreillette gauche était dilatée, et présentait la même consistance que celle du côté droit. La cavité du ventricule gauche paraissait fort distendue; ses parois avaient au moins le double de l'épaisseur ordinaire. Elles se soutenaient en voûte, et formaient véritablement une boîte charnue, très élastique, et résonnant, quand on la frappait, de même que si l'on eût frappé une espèce de cornet. Cette élasticité, cette propriété de résonner, étaient d'autant plus extraordinaires, que la portion charnue de ce ventricule avait sa couleur propre, et ne paraissait convertie ni en substance osseuse, ni en substance cartilagineuse, ni en rien d'analogue; et cependant, en

Parfois, la dure consistance du tissu cardiaque et sa grande épaisseur contrastent dans certains points avec sa mollesse et la minceur des parois, lorsqu'elles sont atteintes d'un ramollissement ou d'une dégénérescence atrophique. Ainsi, dans un cas[1], le ventricule gauche présentait une hypertrophie générale de ses parois (12 à 17 millimètres d'épaisseur), à l'exception d'un point situé au-dessus de la pointe où, dans une étendue de six centimètres carrés, on observait une dépression de la paroi avec amincissement tel que celui-ci mesurait à peine trois millimètres d'épaisseur. Cette lésion était manifestement en rapport avec une branche artérielle oblitérée.

La *coloration* du tissu cardiaque a conservé le plus souvent sa teinte rosée et n'a pas changé à la superficie, ce qui se comprend lorsque les foyers scléreux existent seulement dans la profondeur. Là, sa teinte est d'un pâle grisâtre ou jaunâtre, mais rarement d'une façon uniforme ; elle ne ressemble pas à cette apparence de « feuille morte » que présente le myocarde des maladies infectieuses aiguës. Du reste, cet aspect résulte d'une diminution ou d'une modification de l'hémoglobine musculaire, et nullement de l'inflammation de la fibre cardiaque, comme on l'a cru jusqu'alors.

La *surcharge graisseuse* qui s'observe fréquemment, peut offrir toutes les variétés de siège, d'étendue et d'intensité : tantôt, il s'agit de bandes adipeuses se montrant principalement sur le parcours extérieur des coronaires ; tantôt le myocarde est enveloppe presque entièrement par le tissu graisseux, et cela surtout au niveau de la paroi postérieure où cette adipose extra-cardiaque atteint son maximum d'intensité. Nous avons souvent remarqué que cette altération est surtout excessive sur les cœurs dilatés, et qu'elle est toujours moins considérable quand l'hypertrophie est prédominante. Dans le premier cas, ces cœurs donnent l'apparence de « cœur gros », et il vous arrivera parfois de constater l'envahissement de la dégénérescence graisseuse sur les parties superficielles des parois ; mais, dans leur profondeur, cette dégénérescence est le plus souvent absente ou peu accusée, ce qui prouve une fois de plus l'indépendance absolue de la surcharge graisseuse du cœur et de la dégénérescence de même nature de ses fibres.

l'entamant, le scalpel eprouvait une resistance insolite, et faisait entendre un bruit de crepitation singulier. »

Telle est l'observation interessante de Corvisart qui jusqu'ici avait passe completement inaperçue.

[1] H. Huchard et Weber. Coronarite primitive avec atrophies partielles du cœur (*Soc. méd. des hôpitaux*, 10 fevrier 1888).

La *transformation scléreuse* présente des caractères et des aspects différents, très importants à connaître. A la surface de section du tissu cardiaque, on constate assez facilement à l'œil nu, au milieu du myocarde ayant conservé sa coloration rosée presque normale, des plaques de sclérose, sous l'aspect de travées ou de bandes, ou encore de points étoilés, d'îlots à forme allongée, ovalaire et le plus souvent irrégulière. Ces plaques sont discrètes ou confluentes, grosses comme un grain de millet, une tête d'épingle, un grain de blé ; d'autres sont encore plus étendues et plus volumineuses, elles peuvent envahir une grande portion de la paroi. Elles sont toutes d'une coloration d'un blanc nacré, bleuâtre, cendré ou grisâtre, et sont manifestement déprimées au milieu du myocarde qui fait une légère saillie au-dessus d'elles. Quelques-unes sont reliées entre elles par des tractus à peine apparents. Parfois, le foyer scléreux affecte la disposition d'un coin enfoncé dans la paroi cardiaque, ce qui lui donne, d'après Weber, l'apparence d'une sorte d'infarctus presque microscopique. Le plus souvent, la sclérose affecte la forme insulaire, en îlots disséminés, ce qui est en rapport avec l'endartérite oblitérante. Elle ne prend la forme diffuse que par l'adjonction de la périartérite.

A côté des foyers de sclérose *adulte*, on rencontre souvent, dans l'intérieur du myocarde, une lésion analogue par le processus, mais différente par l'âge : c'est la sclérose *jeune*, en voie d'évolution. Ici, les foyers peuvent être disposés de la même façon, et, comme les premiers, ils sont disséminés ou groupés. Comme eux, ils ont la forme d'îlots à contours irréguliers quand ils sont examinés sur une surface de section transversale, tandis que sur les surfaces de section parallèles à l'axe des fibres cardiaques, ils paraissent disposés en tractus, en bandelettes plus ou moins étendues, dont les extrémités plus ou moins effilées viennent s'intriquer avec les faisceaux de fibres cardiaques correspondantes. Mais ils diffèrent absolument des foyers de sclérose adulte par leur coloration jaunâtre ou gris sale ; leur tissu est loin d'être aussi dense, il est même souvent un peu humide, et le myocarde qui les entoure ne fait pas saillie à leur périphérie. Ces caractères montrent bien que ces foyers de sclérose ne sont pas arrivés à leur complet développement et qu'ils n'ont pas encore acquis cette rétractilité propre aux premiers. Aussi ne s'accompagnent-ils jamais d'un amincissement aussi accusé de la paroi.

Il est certainement utile d'observer les diverses phases de développement de la sclérose ; mais je ne partage pas l'opinion de ceux qui basent leur description anatomo-pathologique sur l'étude de la sclérose à l'état de développement incomplet, c'est-à-dire lorsqu'elle est jeune. Ils lui donnent alors le nom de sclérose *molle* par opposition à celui de sclérose *dure*. Ces dénominations sont défectueuses, parce qu'elles n'indiquent pas l'âge de la lésion, et je leur préfère celles de sclérose *jeune* et *adulte*, lesquelles correspondent aux deux phases successives du processus scléreux. Pour bien comprendre et saisir sa nature dystrophique, je persiste à croire qu'il faut étudier ce processus à l'état de complet développement, lorsqu'il est arrivé à l'état adulte, et non pas lorsqu'il est incomplètement formé. C'est en se conformant à ces principes rationnels que l'on arrivera certainement à l'adoption et à la confirmation de nos idées sur ce point important d'anatomie pathologique.

En résumé, d'après ses differents âges, la sclérose du cœur présente deux aspects différents :

1° La sclérose *dure*, ou plutôt sclérose *adulte*, arrivée à l'apogée de son développement ;

2° La sclérose *molle*, ou plutôt *jeune*, en voie d'évolution.

Cette dernière offre des degrés divers, parmi lesquels je ne ferai que mentionner la *sclérose hémorrhagique* caractérisée par une coloration variant souvent du rouge intense à la teinte rouillée. Elle peut contenir ces petites hémorrhagies intra-musculaires que j'ai signalées dans la myocardite aiguë de la variole, et que j'ai rattachées, il y a plus de vingt ans, à de véritables infarctus hémorrhagiques, dus eux-mêmes aux thromboses vasculaires favorisées par l'endartérite. Elle doit être encore rapprochée de la lésion étudiée par Cruveilhier sous le nom de « ramollissement cardiaque apoplectiforme ». Mais il ne faut pas croire, avec Virchow, que ces hémorrhagies sont toujours le résultat de ruptures musculaires, ou encore avec Stein qu'elles sont attribuables à une sorte d'infiltration granuleuse des parois vasculaires.

La *répartition* des foyers scléreux dans les différentes régions du cœur est très importante à étudier au point de vue de la confirmation des idées que je soutiens.

En passant en revue les nombreuses observations recueillies dans mon service de l'hôpital Bichat, j'ai pu me convaincre d'un fait, c'est que la sclérose est beaucoup plus fréquente dans les parties centrales que dans les parties périphériques de l'organe, et beaucoup plus souvent localisée au ventricule gauche. Ce sont les piliers de la mitrale qui sont le plus ordinairement atteints, puis, par ordre de fréquence, la cloison interventriculaire, la paroi du ventricule gauche, et enfin le ventricule droit.

Quand la sclérose se localise surtout sur les parois cardiaques, c'est de préférence dans la région de la pointe qu'elle se cantonne, occupant souvent à la fois une partie de la cloison et de la paroi ventriculaire dans le tiers inférieur des ventricules. Tantôt, elle empiète alors sur la face antérieure, tantôt sur la face postérieure.

Ce siège de prédilection de la sclérose dans la région de la pointe est particulièrement intéressant à constater. En effet, le territoire vasculaire qui correspond à cette région est celui de l'artère verticale antérieure, branche de l'artère coronaire gauche. C'est elle qui apporte le sang à la moitié antérieure et inférieure de la cloison et à la partie inférieure et moyenne de la paroi antérieure du ventricule gauche; c'est aussi cette artère, comme vous le verrez, qui présente les lésions vasculaires les plus constantes et les plus intenses. D'autre part, vous n'ignorez pas que la région de la pointe dans le voisinage de la cloison est le siège de prédilection de ces dilatations partielles ou anévrismales du cœur, si fréquentes chez les artério-scléreux.

Mais la cardio-sclérose est loin de présenter dans tous les cas des caractères aussi tranchés. Souvent, en effet, les parois du cœur sont à peine envahies et ne renferment que des petits tractus scléreux très éloignés les uns des autres. Alors, vous trouverez toujours ou presque toujours une altération profonde des piliers de la mitrale; ceux-ci sont, et ils peuvent être le plus souvent de volume très inégal, selon l'intensité et surtout l'ancienneté du processus scléreux qui les a envahis, ou encore on les trouve tous deux hypertrophiés. Ailleurs, l'un d'eux a pris l'aspect d'un véritable tendon et se trouve fort réduit de volume. Enfin, vous pourrez les voir tous deux atrophiés et rétractés par la sclérose. Dans le ventricule droit, il est possible de retrouver quelquefois des lésions très avancées; mais, ordinairement, elles sont peu marquées.

Ces transformations scléreuses régionales du muscle cardiaque (sclérose des piliers, sclérose avec dilatation partielle du cœur localisée à la pointe) ne sont pas les seules variétés de siège. On peut encore décrire trois autres variétés de sclérose, suivant qu'elle existe sous le péricarde, dans l'intérieur du myocarde ou immédiatement sous l'endocarde. Ces trois localisations répondent d'ailleurs aux deux couches musculaires superposées que l'on rencontre à la partie moyenne du ventricule gauche: la couche externe représentant le tiers de l'épaisseur et ne renfermant que des fibres verticales; la couche interne étant divisée en deux portions très inégales, la première formée de fibres transversales, la seconde contiguë à l'endocarde, composée de fibres obliques, puis de nouveau verticales. Or, quoique l'angéiologie du cœur ne soit pas encore bien connue dans tous ses détails, il est permis d'émettre l'hypothèse qu'à chacune de ces couches musculaires correspondent des artères nourricières plus ou moins distinctes.

En résumé, qu'il s'agisse de sclérose de la cloison ou de la pointe, de sclérose sous-endocardique, intra-myocardique ou sous-péricardique, qu'il s'agisse de sclérose du ventricule gauche ou droit, on sera toujours obligé de faire jouer un rôle important aux lésions vasculaires lorsqu'elles peuvent être constatées concurremment avec celles du myocarde. Et c'est du reste là un fait d'observation courante : la lésion scléreuse marche toujours de pair avec la lésion vasculaire. Toutes les fois que nous avons reconnu à l'autopsie des artério-sclereux les caractères macroscopiques sur lesquels je viens d'insister, nous avons toujours trouvé avec un peu d'attention une lésion correspondante des vaisseaux.

Cette lésion, c'est presque toujours, sinon toujours, l'endartérite de coronaires.

Les *lésions vasculaires* commandent la topographie de la sclérose cardiaque dont elle est absolument dépendante, et si le ventricule gauche est le plus souvent atteint, c'est en raison de l'altération beaucoup plus fréquente de l'artère coronaire gauche. Ainsi, sur 44 cœurs d'artério-scléreux examinés à ce point de vue, j'ai trouvé avec Weber 31 fois les lésions athéromateuses beaucoup plus intenses sur l'artère coronaire gauche, 7 fois sur la coronaire postérieure, et 6 fois des lésions à peu près égales sur les deux branches artérielles.

Si l'artère coronaire antérieure est le plus souvent altérée, c'est en raison de l'excès de fonctionnement du ventricule gauche qu'elle doit irriguer et nourrir, c'est en raison aussi des nombreuses collatérales qui en partent et qui forment à sa naissance un véritable *carrefour d'éperons*, par suite de ses nombreuses divisions naissant de son tronc originel : la coronaire verticale antérieure, les branches ventriculaires, l'artère du sillon auriculo-ventriculaire. L'athérome se localise en second lieu sur le tronc de la coronaire postérieure, parce que cette artère présente de grandes sinuosités.

La sclérose cardiaque est donc gouvernée, dominée par les lésions coronariennes, elle est toujours en rapport avec le territoire vasculaire atteint, et la gravité des formes cliniques qui lui correspondent dépend plus du siège de la lésion que de son étendue ou de son intensité. Tel est le principe des *localisations myocardiques* que mes recherches ont contribué à établir. C'est ainsi que la sclérose limitée à la cloison interventriculaire, ou celle des régions ganglionnaires, celle de la pointe de l'organe, ou encore celle de la région de Kronecker et Schmey occupant à la limite inférieure du tiers supérieur du ventricule gauche un point de quelques millimètres, peuvent donner lieu à des symptômes très divers dont la gravité est loin d'être en rapport avec l'étendue de la lésion.

De ce qui précède, on peut établir les conclusions suivantes :

1° La sclérose du myocarde prédomine dans le ventricule gauche, et c'est dans le territoire de la coronaire antérieure que l'athérome atteint son maximum d'intensité et de fréquence ;

2° Après les altérations des piliers et des valvules auriculo-ventriculaires, les plus fréquentes sont celles des parois du ventricule gauche dans la moitié inférieure du cœur ;

3° Il existe différentes variétés topographiques de la sclérose, correspondant à certaines modalités cliniques de l'artério-sclérose du cœur ;

4° L'altération des coronaires est une lésion constante et nécessaire de la maladie ;

5° Le processus athéromateux évolue surtout dans certains territoires vasculaires prédisposés, lesquels constituent des variétés topographiques correspondant à celles de la sclérose ;

6° L'athérome des coronaires, ainsi que l'artério-sclérose du cœur, peuvent évoluer indépendamment des lésions aortiques[1].

L'oblitération des coronaires ne donne pas lieu seulement à la sclérose cardiaque, elle produit aussi des *anévrismes* et des *ruptures* du cœur.

Sur quarante cas de *ruptures* de cet organe, Le Piez a trouvé que si la lésion affectait 31 fois le ventricule gauche, c'est parce qu'elle est toujours en rapport avec l'altération de la coronaire gauche, ce qui a pu lui faire dire si justement « que l'altération des coronaires domine l'histoire des ruptures cardiaques, et que celles-ci ont lieu le plus souvent à la suite d'infarctus ». C'est ce qu'a répété Karl Huber, dix ans plus tard, lorsqu'il assimilait les foyers de myocardite chronique et partielle à de véritables infarctus du cœur consécutifs à la coronarite.

Ces ruptures cardiaques auxquelles on avait autrefois donné injustement le nom de « spontanées », sont donc préparées par la lésion des coronaires et par l'altération consécutive du myocarde. Pas plus que les anévrismes pariétaux du cœur, et moins que ces derniers encore, elles ne doivent être regardées comme des accidents nécessaires et ultimes de la cardio-sclérose. Car, il faut faire une distinction entre l'oblitération *progressive* des petites artères cardiaques et l'oblitération *rapide* ou *brusque* des grosses branches de ces mêmes vaisseaux ; celle-là conduit à la sclé-

[1] H. HUCHARD et WEBER. Artério-sclérose de la pointe du cœur ; contribution à l'étude des localisations myocardiques (*Société médicale des hôpitaux*, juillet 1891).

rose dystrophique que nous étudions, à la sclérose adulte ou dure qui, par sa résistance même, met le plus souvent obstacle aux dilatations partielles, aux anévrismes ou aux ruptures du cœur; celle-ci aboutit plus souvent à un ramollissement de l'organe (*myomalacia cordis* de Ziegler), ramollissement qui le prédispose ainsi aux dilatations partielles et aux ruptures. Du reste, je vous ai dit que l'amincissement atrophique de certains points de la paroi peut coexister avec l'hypertrophie et l'hyperplasie conjonctive du cœur. Vous en lirez une bonne observation communiquée en 1888 à la Société médicale des hôpitaux[1] :

Le cœur, débarrassé de ses caillots, pesait 625 grammes ; le ventricule gauche présentait une hypertrophie générale très nette de ses parois dont l'épaisseur variait de 12 à 17 millimètres. Mais, à deux centimètres au-dessus de la pointe, sur la face antérieure du ventricule gauche et sur une étendue de 6 à 8 centimètres carrés, nous constations que la paroi se déprimait facilement; à sa section, nous avons vu que celle-ci, débarrassée de ses nombreux caillots adhérents qui l'avaient sans doute protégée contre une dilatation plus grande, avait subi un amincissement considérable, puisqu'elle ne mesurait plus que 3 millimètres d'épaisseur. Or, cette atrophie partielle de la paroi ventriculaire gauche, à laquelle s'ajoutait l'atrophie du pilier postérieur de la valve mitrale, était la conséquence : l'une de l'athérome et du rétrécissement de calibre de l'artère cardiaque antérieure; l'autre, de l'oblitération de la cardiaque postérieure de la première branche ventriculaire oblique, bifurcation de l'auriculo-ventriculaire gauche. Cette observation vous fait ainsi assister à la première période de la dilatation anévrismale, de l'anévrisme vrai du cœur.

Les *anévrismes* du cœur, comme ses ruptures ou sa sclérose, siègent principalement à la pointe ou dans une partie voisine; de plus, ils affectent beaucoup plus souvent le ventricule gauche. C'est là déjà une preuve en faveur de l'identité du processus anatomique qui donne lieu à ces diverses altérations. Si le ventricule gauche est plus souvent atteint, c'est parce que l'artère coronaire antérieure est plus fréquemment altérée, comme je vous l'ai démontré.

Vous voyez qu'il n'est pas nécessaire, pour vous rendre compte de ce siège de prédilection des lésions, de l'explication hypothétique émise autrefois, en 1838, par Thurnam. Selon cet auteur, le ventricule gauche est plus souvent atteint, en raison de la fermeture complète de l'orifice mitral lors de la systole ventriculaire, l'orifice tricuspidien se fermant

[1] H. Huchard et Weber. Coronarite primitive avec atrophies partielles du cœur (*Soc. méd. des hôp.*, 10 février 1888).

toujours incomplètement à l'état normal, d'après King; l'insuffisance, pour ainsi dire physiologique de la valvule auriculo-ventriculaire droite permettrait ainsi une régurgitation sanguine capable d'empêcher le trop-plein ventriculaire et de préserver les parois du ventricule correspondant contre la distension résultant d'une pression sanguine exagérée. Cette opinion est inadmissible, d'abord parce que cette sorte d'insuffisance physiologique de l'orifice tricuspidien est loin d'être démontrée, ensuite parce que les dilatations anévrismales du cœur sont aussi souvent et aussi facilement survenues dans les cardio-scléroses compliquées d'insuffisance mitrale.

Rokitansky avait déjà dit que l'anévrisme de la pointe est plus fréquent, parce que c'est là un des sièges de prédilection de la myocardite chronique. J'ajoute que la pointe, ou ses régions voisines, sont plus souvent atteintes de sclérose, parce que les artères nourricières de cette partie du cœur sont plus fréquemment altérées. Je ne prétends pas dire par là que les dilatations anévrismales du cœur se produisent toujours d'après cette pathogénie, car il est prouvé par des observations assez nombreuses qu'elles peuvent être consécutives à l'endocardite chronique, et aussi à la péricardite adhésive avec adhérences partielles; mais je tiens à vous faire remarquer qu'elles sont le plus ordinairement le résultat de la myocardite scléreuse liée aux lésions chroniques des coronaires. Dans certains points, la paroi ventriculaire cède ou se dilate partiellement sous l'effort de la pression sanguine, parce qu'elle est devenue moins extensible et plus faible sous l'influence de son altération et de son amincissement atrophique.

Cette pathogénie a, du reste, été indiquée depuis longtemps déjà : par Baillie qui, observant en 1793[1] un anévrisme de la pointe, l'attribue à « une faiblesse relative ou absolue du tissu musculaire du cœur »; par Dance, Chassinat, Hartmann, Forget, etc.,[2] qui admettent une sorte de ramollissement inflammatoire; par Cruveilhier, Rokitansky, Craigie, Thurnam, Peacock, Mercier, Pelvet[3], etc., qui parlent de « transformation fibreuse » des parois, probablement de nature phlegmasique. Mais il faut distinguer ces anévrismes *vrais* du cœur dus à la simple dilatation des parois, des anévrismes *faux* dus à la rupture incomplète des fibres

[1] BAILLIE. Anat. path. des organes les plus importants du corps humain. 1re édition, 1793; 2e édit., 1815, trad. Guerbois. — [2] CHASSINAT. Dilatation partielle du ventricule gauche (*Thèse de Paris*, 1835). HARTMANN (*Thèse de Strasbourg*, 1844). FORGET (*de Strasbourg*). Recherches cliniques sur l'anévrisme partiel du cœur (*Gaz. méd.*, 1853). — [3] CRUVEILHIER (*Anat. path. et bulletins de la Soc. anat.*, 1837-1852). ROKITANSKY (*Anat. path.*, 1844 et 1856). CRAIGIE (*Edinb. med. and. surg. journal*, 1843). THURNAM. *Lond. med. chir. transact.*, 1838. PEACOCK (*Edinb. med. and. surg. journal*, 1846). MERCIER. Sur la myocardite considérée comme cause d'anévrisme partiel (*Gaz. méd.*, 1857). PELVET. Des anévrismes du cœur (*Thèse inaug. de Paris*, 1867).

myocardiques, et le tort des anciens auteurs, de Breschet, de Bouillaud, et de Lobstein, a été de croire que les anévrismes cardiaques se produisaient toujours suivant ce dernier mode pathogénique[1].

Je devrais encore vous parler de la *transformation cartilagineuse et osseuse* du cœur dont je vous ai montré trois beaux spécimens observés dans notre service. Mais, quoique cette transformation se montre le plus souvent sur des cœurs séniles et se montre consécutivement à l'oblitération des coronaires, il faut bien dire que sa pathogénie est complexe, et qu'un grand nombre de plaques calcaires du myocarde se développent primitivement dans le péricarde.

Si les lésions des artères coronaires peuvent produire par ordre de fréquence la cardio-sclérose, des dilatations anévrismales et des ruptures du cœur, *il est des cas assez nombreux où elles n'ont aucun retentissement sur la fibre cardiaque*. Cela se voit surtout sur les cœurs des vieillards qui ont subi souvent une atrophie simple sans sclérose, ou encore dont la fibre musculaire est restée indemne, malgré l'altération souvent considérable des artères cardiaques converties en tubes rigides et presque osseux. Ce fait, contradictoire en apparence, tient à deux causes :

1° A la perméabilité persistante des vaisseaux coronaires ;

2° A la suppléance circulatoire qui peut être normale chez certains sujets, ou qui peut encore se produire à l'état pathologique chez d'autres.

1° La perméabilité persistante des coronaires, malgré leurs profondes altérations, est un fait bien connu, et vous voyez fréquemment chez les vieillards l'athérome de ces vaisseaux coïncider avec leur dilatation. Car, il ne faut pas l'oublier, la lésion coronarienne, même très intense, peut n'avoir aucun retentissement sur le myocarde, si elle n'aboutit pas à la sténose ou à l'oblitération vasculaires, et c'est moins l'altération des grosses branches des artères cardiaques que celle de leurs fines divisions, qui est susceptible de produire les lésions scléreuses des organes. Il est inutile, je crois, d'insister davantage.

2° On cite des observations où l'oblitération complète d'une branche même importante des artères coronaires n'a produit aucune lésion du muscle cardiaque. Pour l'explication de ces faits, il me suffira de vous reproduire le passage suivant d'une de nos récentes communications à la Société médicale des hôpitaux[2].

« Il est des cas dans lesquels l'irrigation sanguine défectueuse du

[1] Breschet. *Répert. d'anat. et de phys.*, t. III, 1827.

[2] Huchard et Weber (*Soc. méd. des hôp.*, 31 juillet 1891).

muscle cardiaque est en quelque sorte une cause d'appel pour le développement des coronaires supplémentaires. Ces artères, bien connues des anciens, puisqu'on en trouve la description dans les œuvres de Vieussens, sont habituellement groupées autour de l'une des coronaires, surtout de la postérieure, et constituées par de fines artérioles, quelquefois méconnues à un examen superficiel. Dans un grand nombre de cas, on les voit naître de l'origine même des troncs des coronaires et se répandre dans le tissu adipeux de la base du cœur ; de là, le nom d'*artères graisseuses,* que leur a donné l'illustre anatomiste. Mais, ordinairement, on en trouve une ou deux, rarement plus, qui naissent directement de l'aorte. C'est une de ces artères dites graisseuses que nous avons vu atteindre, dans une de nos observations, le calibre de l'artère verticale antérieure. Elle se dirigeait obliquement de haut en bas, vers la pointe du cœur droit, sans présenter aucune altération, et envoyait des rameaux à la partie supérieure de la cloison et à la paroi du ventricule droit. Elle jouait donc apparemment, dans ce cas, un rôle providentiel à l'égard de l'artère du sillon vertical antérieur, dont elle suivait exactement la direction à 2 centimètres au plus à sa droite. L'existence de ces *artères cardiaques supplémentaires* est très importante, et il est juste de rappeler qu'elle a été reconnue, il y aura bientôt deux siècles, par Vieussens. Après avoir signalé la présence assez fréquente de l'*artère graisseuse* et sa naissance habituelle au côté droit de l'aorte, tout près de l'embouchure de la coronaire postérieure, notre grand anatomiste s'exprimait ainsi :

« Toutes les fois que j'ai examiné — disait-il — avec attention les premières origines des artères propres du cœur, j'ai observé auprès d'elles, tantôt deux, tantôt trois trous, très petits à la vérité, mais pourtant sensibles, qui sont les embouchures de ces artères très petites [1]. »

Dans les cas d'oblitération complète d'une ou des deux artères coronaires, la suppléance circulatoire peut sans doute se faire par les deux grands cercles anastomotiques qui entourent le cœur, et aussi par certaines anastomoses des artères cardiaques avec les artères bronchiques droites. Mais s'il est vrai, comme le pense Cohnheim, que les artères coronaires présentent le type des artères dites terminales (et cela contrairement à l'opinion de Sappey et de Legg), l'existence des artères supplémentaires peut jouer quelquefois, lorsqu'elles n'ont pas eu le temps de s'altérer, un rôle important sous le rapport des suppléances circulatoires, lorsque le tronc des grosses artères cardiaques est oblitéré.

[1] VIEUSSENS. Traite nouveau de la structure et des causes du mouvement naturel du cœur (*Toulouse*, 1715).

J'appelle toute votre attention sur ces faits anatomiques très importants, car ils me serviront encore lorsque j'entreprendrai la réfutation des théories erronées, émises sur la nature de l'angine de poitrine.

Je vous ai dit que le cœur est habituellement *hypertrophié* et *dilaté*. Or, une question se présente : la dilatation précède-t-elle l'hypertrophie, ou est-ce l'hypertrophie qui précède la dilatation ? — Le plus souvent, c'est la seconde éventualité qui se produit, surtout dans les cas d'artério-sclérose généralisée ; et si le cœur s'hypertrophie, c'est parce qu'il lutte d'abord contre les obstacles circulatoires de la périphérie dus à la sclérose des petites artères ; il ne se dilate ensuite qu'à une période plus avancée, lorsque la lésion des artères coronaires porte atteinte à sa nutrition. Je sais qu'en cela, je ne suis pas d'accord avec tous les auteurs, mais je vous dis ce que la clinique m'a toujours appris. — D'autres fois, au contraire, la dilatation précède l'hypertrophie ; c'est lorsque les lésions artérielles ont frappé de bonne heure le muscle cardiaque.

L'explication que je vous donne vous rend compte de l'apparente contradiction d'une hypertrophie du myocarde coexistant avec le processus scléreux, lequel est cependant d'essence atrophiante. Car, dans tous les cas d'artério-sclérose cardio-rénale, vous savez que la même maladie produit à la fois l'*atrophie* des reins et l'*hypertrophie* du cœur. Pourquoi donc, pour le même processus anatomique, l'atrophie sur un viscère et l'hypertrophie sur un autre ? En voici la raison :

Si le cœur augmente toujours de volume, c'est parce qu'il est un organe musculaire et qu'il trouve dans sa constitution anatomique les éléments d'une compensation suffisante, ce qui ne peut pas être pour le rein. Mais, je vous répète que cette compensation est le plus souvent antérieure à ses lésions scléreuses. Weber a donc eu raison de dire, dans sa thèse, que l'hypothèse d'un stade hypertrophique précédant le stade scléro-atrophique est à la fois logique et vraisemblable. Je ne partage pas absolument, comme vous le voyez, l'opinion de Debove et Letulle admettant que l'hyperplasie conjonctive, par suite de la gêne apportée à l'action des fibres musculaires, est la principale cause de l'hypertrophie du cœur [1]. En un mot, le myocarde, avant de lutter contre cet « obstacle intrapariétal » du cœur, a déjà subi une hypertrophie plus ou moins considérable, parce qu'il a eu à lutter contre des obstacles périphériques constitués par l'artério-sclérose généralisée.

Néanmoins, je ne révoque pas en doute cette hypertrophie cardiaque

[1] Debove et Letulle. Recherches anatomiques et cliniques sur l'hypertrophie cardiaque de la néphrite interstitielle (*Arch. de méd.*, 1880).

d'origine intrapariétale, et je l'assimile même à l'hypertrophie de la couche moyenne du système artériel, lésion que Johnson avait eu tort d'attribuer à l'artérite elle-même, et qui est seulement la conséquence des efforts de la tunique musculaire des artères obligée de lutter contre les obstacles créés par l'endartérite oblitérante.

II

L'Histologie des foyers scléreux du muscle cardiaque doit terminer cette étude anatomo-pathologique. Je vais vous l'exposer d'après mon observation personnelle, et aussi d'après les recherches que mon chef de clinique Weber a consignées en partie dans sa remarquable thèse inaugurale[1].

Je vous rappelle d'abord que le myocarde se compose essentiellement de fibres musculaires disposées en faisceaux, et d'un stroma conjonctivo-vasculaire. Vous connaissez la disposition normale des fibres musculaires : longitudinales dans le voisinage du péricarde, transversales dans l'épaisseur des parois, puis de nouveau longitudinales ou verticales à mesure qu'on se rapproche de l'endocarde. — Les faisceaux musculaires qui constituent le myocarde sont isolés les uns des autres par un tissu cellulaire très lâche en général et peu abondant, au point d'être distingué avec peine sur les coupes, et dans lequel cheminent les fines artérioles et les capillaires. Sur une coupe de la paroi faite perpendiculairement à l'axe du cœur, on rencontre donc de dehors en dedans : le péricarde, les fibres longitudinales coupées transversalement, puis les fibres transversales vues suivant leur longueur, et enfin, à mesure qu'on se rapproche de l'endocarde, des sections de fibres d'abord obliques, puis nettement transversales comme les premières. Mais il faut être favorisé un peu par le hasard, pour obtenir une surface de section aussi schématique. Souvent, la coupe est faite plus ou moins obliquement, et il devient alors presque impossible de distinguer les rapports qu'affectent entre elles les différentes parties qui se présentent sous le champ du microscope. Au contraire, certaines parties du myocarde, les piliers par exemple, ont une structure beaucoup plus simple. Ici, les fibres musculaires ont une direction unique parallèle au grand axe du pilier, et une coupe de celui-ci montrera sur toute sa surface des fibres musculaires sectionnées dans le même sens.

Si j'insiste sur cette différence d'aspect des préparations histologiques faites dans l'épaisseur des parois du cœur et des piliers, c'est qu'on nous

[1] Weber. Contribution a l'etude anatomo-pathologique de l'arterio-sclérose du cœur (sclerose du myocarde). *Thèse de Paris*, 1887.

a reproché de n'avoir pas fait de coupes des parois du cœur, quand nous avons démontré certaines relations topographiques de la sclérose avec les lésions artériellees. Or, c'est précisément en raison de la simplicité de structure des piliers, qu'il nous a été possible d'affirmer l'exactitude des faits que les travaux de H. Martin avaient fait pressentir en établissant d'une façon irréfutable le groupe des scléroses dystrophiques. Dans les piliers, en effet, les artérioles et les fibres cardiaques affectent entre elles un parallélisme constant, et il ne sera pas difficile, par conséquent, lorsqu'ils sont envahis par la sclérose, de voir si cette lésion est en rapport de contiguité avec les parois des artérioles, ou si au contraire elle se développe loin des vaisseaux. Dans la paroi des ventricules, cet aspect régulier disparaît plus ou moins facilement, en raison de la direction variable que prennent les fibres musculaires et les artérioles qui les accompagnent. Aussi, la lésion scléreuse n'offre-t-elle bien souvent alors aucune disposition régulière par rapport aux vaisseaux.

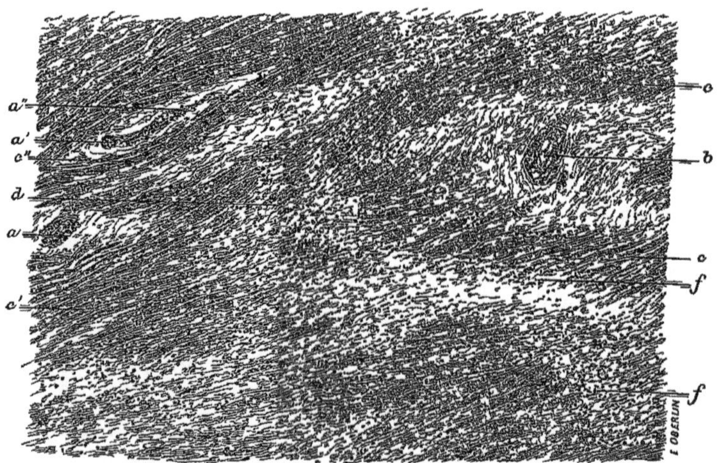

Fig. 18. — Paroi ventriculaire gauche.

a, a' a'', artérioles plus ou moins rétrécies ; *b*, artériole plus volumineuse, à lumière fort rétrécie et à enveloppe conjonctive assez large, mais non enflammée ; *c*, couronne de fibres cardiaques affectant même disposition qu'en *c'* et *c''*, sans altération ; *d*, partie centrale du foyer scléreux renfermant de nombreux débris musculaires et des amas de granulations pigmentaires, *f*, zone inflammatoire dans le voisinage même de la couronne des fibres cardiaques intactes.

Cependant, il est encore possible de voir (fig. 18), dans les parois cardiaques elles-mêmes, la disposition des fibres musculaires normales qui entourent comme d'une couronne ininterrompue les artérioles oblitérées par l'endartérite. Cette figure vous montre encore : 1° la disposition *para*-artérielle des granulations pigmentaires et des débris musculaires, éléments qu'on n'observe pas dans le péri-artère; 2° le rôle irritant qu'exercent les éléments nécrobiosés sur les fibres cardiaques voisines.

Examinons maintenant la coupe transversale d'un pilier de la mitrale atteint de sclérose parfaite, c'est-à-dire de sclérose arrivée à son complet développement. Je suppose la coupe coloriée au picro-carmin et montée dans la glycérine. Trois choses frappent aussitôt le regard :

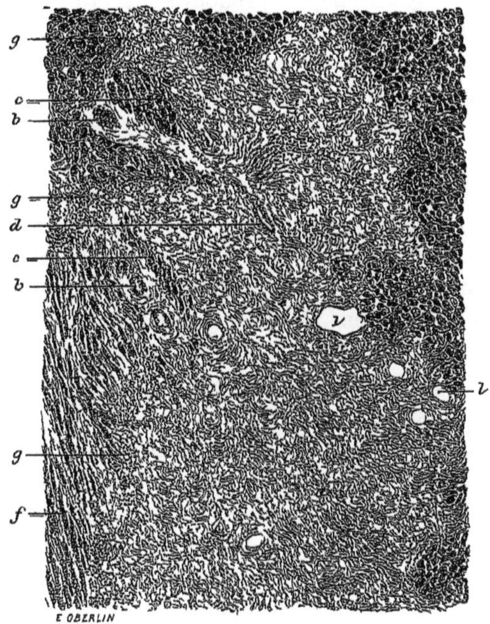

Fig. 19. — Coupe faite à la base d'un trabecule sclérosé du cœur, pris dans le voisinage de la paroi ventriculaire.

a a a, énorme plaque de tissu scléreux intra-myocardique ; *b b*, artérioles atteintes d'endartérite plus ou moins accusée ; *c c*, îlots de fibres musculaires sectionnées transversalement et enveloppant les artérioles. Entre ces îlots musculaires et l'artériole, tissu scléreux développé à la faveur de l'endopériartérite, *d*, artériole isolée au sein du tissu scléreux. Les fibres musculaires ont entièrement disparu dans le voisinage (endopériartérite), *f*, fibres musculaires coupées longitudinalement et faisant partie de la paroi ventriculaire, *g g g*, zones inflammatoires voisines des fibres musculaires, noyaux embryonnaires beaucoup plus abondants que dans les parties centrales du foyer scléreux, *v*, coupe d'une veinule (?), *l*, coupe de lymphatique dilaté.

1° De grandes nappes d'un rose tendre ; c'est la sclérose ;

2° Disséminés au milieu de ces champs de sclérose, des groupes ou îlots plus ou moins grands de fibres musculaires coupées transversalement, tranchant sur le reste de la préparation par leur couleur plus foncée ;

3° Enfin, au centre de ces îlots musculaires, la section d'une artériole dont la tunique interne a bourgeonné à l'intérieur du calibre vasculaire, et a rétréci, quelquefois oblitéré le vaisseau.

Cet aspect des coupes des piliers caractérise la sclérose dystrophique. Il est évident que si la lésion se développe loin des parois artérielles, on ne peut guère expliquer son développement autrement que par un défaut d'irrigation dû à un trouble nutritif.

La figure ci-contre (fig. 19, p. 172) est destinée à vous montrer, à côté de la sclérose dystrophique prédominante (ou sclérose *para*-artérielle due à l'endartérite), d'autres lésions beaucoup moins accusées et développées dans le voisinage des vaisseaux par suite de la propagation inflammatoire de l'endartère à la tunique externe (sclérose *péri*-artérielle due à l'endopériartérite).

En tous cas, il est impossible d'admettre toujours qu'il s'agit d'une altération scléreuse de nature inflammatoire par voie de propagation des artérioles au myocarde. Et, si la lésion artérielle, l'endartérite oblitérante est constante dans la sclérose, il faut bien convenir qu'elle devra jouer un rôle dans sa production. Or, c'est là un fait d'observation : il n'y a pas de sclérose un peu intense sans endartérite concomitante.

D'ailleurs, cette disposition topographique n'est pas propre aux piliers de la mitrale. Il n'est pas rare, malgré les difficultés que présentent les examens des coupes de la paroi, de retrouver là aussi une disposition semblable. Vous pourrez vous en convaincre en étudiant la figure suivante (fig. 20) que je place sous vos yeux. Elle prouve que la sclérose dystrophique ou para-artérielle se rencontre aussi bien dans les parois ventriculaires que dans les piliers valvulaires ; elle démontre, une fois de plus, que l'îlot de fibres cardiaques enveloppant l'artériole forme une sorte de véritable manchon qui se poursuit sur toute la longueur du vaisseau. La disposition dystrophique se reconnaît donc aussi bien sur des coupes transversales que sur des coupes longitudinales, dans les piliers comme dans les parois du cœur.

Si maintenant vous vous armez d'un grossissement un peu fort, vous pourrez reconnaître sur ces mêmes préparations les détails suivants :

Les nappes scléreuses qui enveloppent plus ou moins complètement les îlots musculaires sont constituées par une foule de petits blocs donnant à ces nappes un aspect vaguement lobulé. Çà et là, on reconnaît les vestiges de quelques rares fibres musculaires, la section des capillaires dilatés, des granulations pigmentaires d'autant plus rares que la sclérose est plus avancée, enfin quelques cellules conjonctives.

Dans les stades les plus avancés, on peut encore y trouver la trace de quelque artériole entièrement oblitérée dont les parois sont comprimées par le tissu scléreux qui l'entoure, l'îlot musculaire qui l'enveloppait ayant depuis longtemps disparu faute de liquide nourricier. L'aspect de la sclérose rappelle alors celui du tissu élastique.

Quant aux *fibres musculaires*, elles présentent de nombreuses altérations parmi lesquelles il faut signaler l'*atrophie simple*, et avec Nicolle[1], la transformation *vésiculaire* (mieux appelée *vacuolaire*), et l'*état fendillé*.

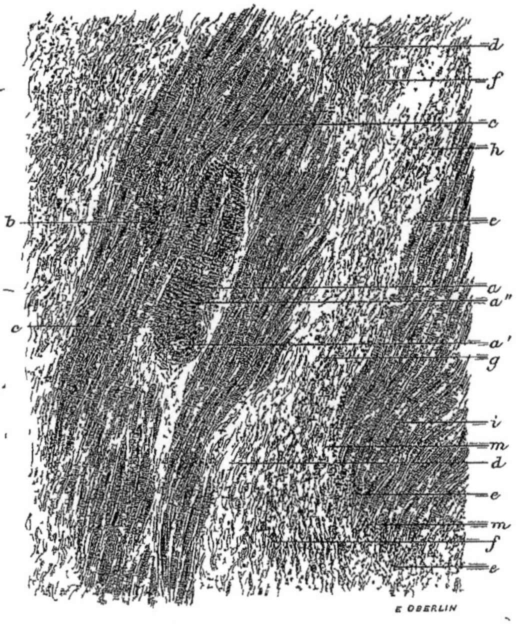

Fig. 20. — Paroi ventriculaire gauche dans le voisinage de la cloison.

a, coupe oblique d'une artériole *a'*, lumière de cette artériole *a''*, tunique musculaire; *b*, capillaire visible à travers la couche de fibres musculaires, *c*, îlot periartériel de fibres cardiaques absolument saines avec leur striation nettement conservée; *d*, *d*, *d*, champ de sclerose dystrophique renfermant des fibres de tissu conjonctif (*f*), des noyaux embryonnaires (*e*), plus nombreux dans le voisinage des fibres cardiaques; des granulations pigmentaires jaunâtres (*g*), des debris de noyaux et de fibres cardiaques (*h*), *i*, îlot musculaire voisin, entouré d'une zone de réaction inflammatoire (*m*, *m*).

1° Les fibres des îlots musculaires intra-scléreux ne sont pas toutes également atteintes d'*atrophie ;* celle-ci n'existe en réalité que dans le voisinage du tissu scléreux, c'est-à-dire à la périphérie de l'îlot, les fibres voisines de l'artériole centrale ayant presque toujours conservé leur volume, sauf dans les cas de périartérite concomitante.

2° A côté de l'atrophie, on voit souvent, dans les mêmes régions, c'est-à-dire à la périphérie des îlots musculaires intra-scléreux, des fibres car-

[1] M. Nicolle. Les grandes scleroses cardiaques (*These de Paris*, 1890).

diaques qui, paraissant comme évidées à leur centre, ont subi l'altération *vacuolaire*. La fibre ressemble à un anneau, ou bien elle n'est plus représentée que par un segment plus ou moins volumineux.

La cellule musculaire paraît hypertrophiée, et le noyau a augmenté de volume. A un degré plus avancé, la cellule musculaire se dissocie, elle n'est plus reliée à sa voisine par le ciment d'Eberth qui a souvent disparu. Pour Nicolle, cette altération vacuolaire, qui peut également se rencontrer dans les lésions les plus diverses du myocarde, et qui est propre surtout aux phases peu avancées de la sclérose, ne paraît pas être autre chose que l'œdème de la fibre cardiaque.

3° L'*état fendillé* constitue la première phase de l'altération vacuolaire. Il a été décrit par Brault et Cornil dans les cœurs d'athéromateux, sous la désignation « d'exagération de la striation longitudinale », et cette apparence est surtout manifeste quand on examine la fibre suivant sa longueur.

4° Il existe encore d'autres altérations de la fibre musculaire : la *dégénérescence granulo-pigmentaire, la dégénérescence amyloïde* décrite par Letulle, la *segmentation musculaire,* enfin la *transformation vitreuse*.

De toutes ces altérations, la dernière est la plus importante et la plus constante. M. Weber me l'a montrée dans un grand nombre de préparations anatomiques, et je ne saurais mieux faire que de reproduire à ce sujet son excellente description :

« L'altération *vitreuse* des fibres musculaires consiste dans une transformation spéciale de ces fibres qui perdent leur striation et prennent l'aspect hyalin. La substance vitreuse se laisse colorer assez facilement par le carmin. Le nombre des faisceaux atteints est toujours limité. Ainsi, sur nos coupes, nous n'avons jamais rencontré de larges surfaces occupées par cette altération. Ordinairement, les fibres hyalines sont disséminées au hasard et de préférence dans les parties occupées par l'atrophie ; ou bien, ce qui n'est pas rare, elles sont groupées en foyers irréguliers. Les fibres qui entrent dans leur composition se distinguent des fibres normales par leur contour plus arrondi, leur volume tantôt supérieur, tantôt inférieur, leur réfringence spéciale, et leur coloration due au carmin. Elles sont souvent fendillées sur leurs bords. A un fort grossissement, les plus volumineuses présentent dans leur partie centrale une petite masse jaunâtre nettement granuleuse et foncée. Dans les intervalles qui les séparent, on rencontre peu d'éléments fibreux, mais au contraire une grande quantité d'éléments cellulaires... La cause immédiate de cette transformation vitreuse est difficile à élucider. Cependant l'examen attentif de certains foyers nous permet d'émettre une hypothèse à ce sujet. Ainsi, sur le pourtour du foyer, on remarque les traces d'un foyer inflammatoire (cellules embryonnaires, corps granuleux, leucocytes, globules rouges), beaucoup plus accentué qu'à la partie centrale. Dans le voisinage et en dehors de cette zone inflammatoire, un certain nombre de capillaires ont leur paroi épaissie par le gonflement bien apparent de leurs cellules endothéliales. C'est principalement là que les leucocytes abondent. Il est donc assez vraisemblable d'admettre qu'à la suite de l'oblitération d'une fine artériole, il s'est produit en cet endroit une sorte d'infarctus suivi d'un travail inflammatoire. Et, comme il arrive dans le voisinage des abcès et des tumeurs des muscles ou du phlegmon chronique, le tissu musculaire a été envahi en ce point par la dégénérescence vitreuse. Nous serions donc volontiers porté à croire que ce procédé de destruction du myocarde est le procédé habituel de la sclérose dystrophique du cœur. »

Quant à la *dégénérescence granulo-graisseuse* qu'un grand nombre d'auteurs regardent comme toujours consécutive à l'altération des coronaires, je ne vous en parle pas, parce qu'elle n'existe pas dans la sclérose du myocarde. Elle ne s'observe qu'après l'oblitération brusque et rapide des artères cardiaques. Du reste, rappelez-vous qu'à un faible degré, cette dégénérescence granuleuse du myocarde est pour ainsi dire physiologique.

La figure suivante (p. 177) vous représente la coupe d'un îlot musculaire de sclérose dystrophique avec deux centres vasculaires : le premier formé par une artériole presque oblitérée (endartérite) ; le second par une veine atteinte de légère périphlébite. Les fibres musculaires qui entourent la veine sont normales ; celles qui entourent immédiatement l'artériole sont normales également, et l'altération vacuolaire dont je vous ai parlé, il y a un instant, n'apparaît que vers la périphérie du manchon vasculaire circumartériel. Comme les lésions scléreuses, les altérations de la fibre musculaire (fragmentation des fibres cardiaques, état vacuolaire, etc.) se produisent loin de l'artériole oblitérée. Cela vous prouve qu'il s'agit d'un trouble nutritif ischémique causant une véritable nécrobiose de la fibre musculaire. Aussi, dans les scléroses adultes, on retrouve dans les mêmes régions occupées par les fibres musculaires des lésions irritatives produites elles-mêmes par ces mêmes débris musculaires jouant le rôle de corps étrangers. Vous pouvez vous en convaincre en examinant les figures 18, 19 et 20, où vous verrez (aux lettres *d*, *g*, *e*) des amas de noyaux embryonnaires à la périphérie des faisceaux contractiles. C'est la seule trace du travail inflammatoire apparaissant dans le cours de la sclérose dystrophique ; il lui succède, au lieu de la précéder et de la produire, comme le croient à tort la plupart des anatomo-pathologistes.

Les lésions vasculaires que vous observez dans le myocarde ne sont pas les seules, et il faut les rechercher dans les autres vaisseaux. Or, comme je vous l'ai déjà dit, il n'existe pas de parallélisme obligé entre les lésions des artérioles intracardiaques et celles des grosses artères, de l'aorte, par exemple. Le plus souvent, sans doute, ces dernières sont associées à la sclérose cardiaque, mais avec des lésions scléreuses très avancées du myocarde, on peut constater des lésions athéromateuses à peine mar-

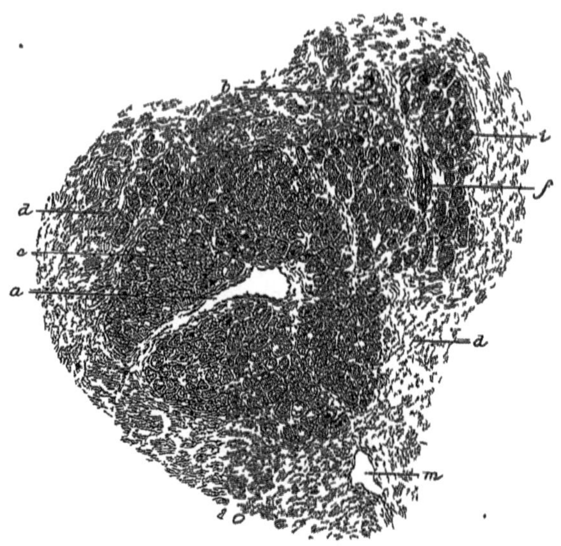

Fig. 21. — Coupe d'un îlot de sclerose dystrophique avec altération vacuolaire des fibres musculaires, et periphlebite.

a, veine centrale dont la paroi est un peu epaissie (périphlebite); *c*, fibres musculaires entourant la veine centrale; *d*, *d*, sclérose environnante, *m*, veinule située en pleine sclerose *f*, artériole enveloppee de fibres musculaires moins nombreuses et plus alterees; *b*, fibres musculaires comme évidees ayant subi l'altération vacuolaire.

quées dans l'aorte et les gros vaisseaux, et réciproquement. De même, l'athérome des grosses branches coronaires est parfaitement compatible avec l'intégrité de ses plus fines ramifications dans l'intérieur du muscle. Cette particularité importante vous démontre, une fois de plus, que l'artério-sclérose a pour siège fréquent le système des petites artérioles, et qu'il ne vous suffit pas de constater à un examen trop rapide l'intégrité des grosses artères cardiaques pour conclure à l'intégrité du myocarde, de même que vous ne devez pas croire forcément à la lésion de ce dernier en présence d'un athérome considérable des branches coronaires. Vous en avez eu dernièrement un exemple frappant sous les yeux.

Un homme présentant des lésions athéromateuses considérables, à ce point qu'il paraissait atteint d'une ectasie artérielle généralisée, meurt dans le service. A l'autopsie, on trouve toutes les artères converties en tubes rigides, durs et presque osseux; les artères coronaires étaient extrêmement dilatées et d'une dureté cartilagineuse, et cependant les fines artérioles intra-myocardiques étaient à peine altérées, la sclérose des plus discrètes, et le cœur seulement atrophié.

Je finis cette description par l'état des *veines*, des *capillaires*, des *lymphatiques*, et des *nerfs*.

Le plus souvent, les grosses *veines* ne présentent aucune altération; parfois cependant, elle sont enveloppées de tissu conjonctif à l'état de prolifération, et leur tunique externe est atteinte d'une légère inflammation. Mais jamais, on ne constate d'endophlébite, et l'on voit ainsi des veinules assez nombreuses, absolument saines parcourir les tissus sclérosés. Je me suis demandé souvent si dans l'artério-sclérose du cœur, il n'y aurait pas aussi une cirrhose cardiaque d'origine veineuse que l'on observe parfois dans les affections des orifices mitral et tricuspide. Je l'ai à peine constatée, et jusqu'à preuve du contraire, je crois qu'elle est très rare, au moins dans la maladie que j'étudie.

Les *capillaires* offrent dans les parties sclérosées des dilatations assez considérables qui peuvent donner parfois par leur réunion une apparence aréolaire. Ces dilatations, comme celles des veinules qui sont le résultat de la stase, se montrent surtout au début du processus scléreux, et elles ont peut-être pour résultat de suppléer à l'insuffisance de l'irrigation sanguine (Weber).

Letulle attribue un rôle très important, non seulement à la stase veineuse et capillaire consécutive à l'anémie artérielle, mais aussi et surtout à la *stase lymphatique*. Celle-ci serait, au même titre que la stase sanguine, le point de départ d'une sorte d'irritation interstitielle devant contribuer pour sa part à accélérer les troubles nutritifs. « La lymphe stationnaire se surcharge de déchets qui ne peuvent plus être aussi bien chassés par les mouvements artériels et par les contractions musculaires trop défectueuses; elle devient toxique, et le muscle, de plus en plus mal nourri, devient, à son tour, pour lui-même la source d'intoxications progressives[1]. » Il en résulterait donc pour le myocarde, une double cause de déchéance organique par suite de l'anoxhémie et de l'accumulation de produits toxiques. Ce n'est là malheureusement qu'une théorie non confirmée par les faits, et les préparations de Weber n'ont pas permis

[1] Letulle (*Soc. med des hop.* 1887).

de constater au niveau des confluents des capillaires lymphatiques, l'accumulation de noyaux embryonnaires qui deviendrait ainsi l'origine des lésions irritatives des cellules musculaires.

Les lymphatiques sont simplement dilatés et les *filets nerveux* ont toujours paru exempts d'altération.

L'*artério-sclérose valvulaire* doit nous arrêter un instant. — Jusqu'ici, je ne vous ai parlé que de l'artério-sclérose exerçant son action sur le myocarde; mais elle peut aussi avoir son retentissement sur l'appareil valvulaire qu'elle atteint sous forme de dégénérescence scléro-athéromateuse.

Ce fait a une grande importance, et c'est ainsi qu'à côté des cardiopathies artérielles à *type myocardique*, nous devons décrire les cardiopathies artérielles à *type valvulaire*, celles-ci bien différentes des cardiopathies endocardiques d'origine rhumatismale. Je vous l'ai démontré au moyen de l'anatomie pathologique; j'espère vous le confirmer par la clinique.

Mais ici, se présente une grosse difficulté que je ne puis méconnaître : les valvules du cœur sont très pauvres en vaisseaux, et on a même nié leur existence, malgré l'opinion contraire de Luschka. La plupart des anatomistes (Kölliker, Cruveilhier, Henle, Sappey, Frey, Rindfleich) ont bien trouvé quelques vaisseaux au bord adhérent de valvules auriculo-ventriculaires, mais ils n'en ont jamais rencontré dans les valvules semilunaires aortiques ou pulmonaires. Ludwig Langer[1], dans deux travaux importants, a même complètement nié la vascularité des valvules du cœur humain, tout le monde admet qu'il n'y pas de vaisseaux dans l'endocarde et que ceux-ci existent seulement dans la couche conjonctive qui le sépare du myocarde. Cependant, dans ces derniers temps, Darier[2], après avoir prouvé à nouveau que, chez l'homme, les valvules sigmoïdes ne renferment jamais de vaisseaux à l'état normal, a démontré l'existence d'un réseau vasculaire sur la valve aortique de la mitrale dans sa portion musculeuse qui comprend la sixième partie de la hauteur de la valvule; ce réseau vasculaire serait alimenté par un ou deux ramuscules artériels naissant de la coronaire gauche à proximité de son origine et le plus souvent encore de la branche de bifurcation de cette artère qui, contournant l'oreillette droite, contribue à former le cercle artériel horizontal du cœur. Il affirme avec Langer, qu'à l'état normal, on ne voit

[1] LANGER. Ueber die Blutgefässe der Herzklappen des Menschen. *Sitzungsber, der K. Akademie der Wissenschaften* 1880. Ueber die Blutegfässe in den Herzklappen bei Endocarditis valvularis (*Wirch. Arch.*, 1887). — [2] DARIER. Les vaisseaux des valvules du cœur chez l'homme à l'etat normal et à l'etat pathologique (*Arch. de physiologie*, 1888).

jamais de vaisseaux remontant par les cordages tendineux des muscles papillaires jusqu'aux valvules auriculo-ventriculaires. Les vaisseaux de ces derniers muscles dépassent à peine la portion charnue. Mais, à l'état pathologique, toutes les valvules du cœur peuvent acquérir une vascularisation propre, absolument comme la cornée, qui, dépourvue de vaisseaux à l'état normal, présente de nombreux éléments vasculaires de néoformation à l'état pathologique.

En tout cas, l'endartérite oblitérante peut encore se retrouver sur les vaisseaux des valvules, et j'ai remarqué que la grande valve mitrale, précisément celle qui est pourvue normalement de vaisseaux dans sa portion musculeuse, est altérée avec plus de fréquence et d'intensité que sa congénère dans l'athérome artériel. D'un autre côté, H. Martin a publié l'observation intéressante d'un artério-scléreux, chez lequel les vaisseaux nourriciers de la valvule mitrale en état de dégénérescence athéro-calcaire très avancée, dans leur parcours à travers l'anneau fibreux qu'ils traversent tout autour de l'orifice auriculo-ventriculaire pour se rendre à cette valvule, présentaient une endartérite tellement avancée que leur lumière en était en grande partie oblitérée[1]. Le muscle cardiaque présentait une endartérite de même nature avec les lésions consécutives de sclérose dystrophique.

Pour terminer ce qui a trait à la sclérose dystrophique, il me resterait à vous montrer les différents aspects que prend la sclérose dans ses phases moins avancées et à la suivre avec vous depuis son début jusqu'à son entier développement. Il vous suffira, je pense, d'examiner différentes préparations pour vous convaincre de la marche du processus. Les artérioles sont tout d'abord lésées. Leur tunique interne bourgeonne et finit par amener l'oblitération complète du vaisseau. A mesure que cette oblitération s'achève, les fibres cardiaques de ce territoire vasculaire, mais tout d'abord celles qui sont le plus éloignées, perdent leur vitalité, faute de l'aliment nécessaire. Elles dégénèrent et se mortifient; les granulations remplissent leur interieur en amenant leur fragmentation, et c'est alors que la trame conjonctive commence à proliférer. L'inflammation réparatrice s'installe, et c'est ainsi que peu à peu le tissu musculaire se trouve remplacé par un tissu scléreux d'abord mou, puis de plus en plus fibreux. Les différentes phases de la transformation scléreuse peuvent s'observer sur une seule et même préparation.

Tels sont les caractères distinctifs de la sclérose dystrophique et *para*-vasculaire. Cette variété de sclérose est de beaucoup la plus fréquente. Elle appartient en propre aux cœurs artério-scléreux.

[1] H. Martin (*Rev. de med.*, 1886).

Mais à côté d'elle, il ne faut pas oublier une autre variété anatomique, la sclérose *péri*-vasculaire. Bien qu'elle joue un rôle beaucoup moins important dans l'artério-sclérose du cœur, elle se rencontre également associée à la sclérose dystrophique Elle donne lieu à la sclérose *mixte*.

D'autre part, cette sclérose péri-vasculaire ou péri-artérielle est quelquefois, quoique rarement d'après mes observations, constatée isolément. Elle appartient alors à des scléroses spéciales dont je n'ai pas à vous entretenir et qui ne relèvent pas de l'artério-sclérose.

Quoi qu'il en soit, quand on la rencontre, elle n'est jamais bien accusée, à tel point que bien souvent on pourrait élever des doutes sur la réalité de son existence. C'est ainsi que dans certaines hypertrophies concentriques et générales du ventricule gauche, elle se présente au microscope avec des caractères faciles à résumer :

La tunique externe des artérioles semble épaissie et envoie entre les faisceaux musculaires du myocarde des prolongements de tissu conjonctif dont le volume est au-dessus de la normale. Toutefois, sur certaines préparations d'artério-sclérose vraie du cœur, cet épaississement de la tunique externe est quelquefois très marqué, et la transformation fibreuse semble très nette. Mais alors, il s'agit le plus souvent d'artérioles d'un certain calibre dans lesquelles l'inflammation a progressé rapidement et envahi presque simultanément la tunique interne et la tunique externe. Du reste, il est difficile d'admettre que l'endartérite évolue sans inflammation concomitante du périartère.

En résumé, les faits de lésions coronariennes plus ou moins intenses coïncidant parfois avec l'intégrité du myocarde, n'infirment pas cette loi générale : *La sclérose cardiaque est, dans la plupart des cas, d'origine vasculaire.* Cette loi n'est pas en défaut, soit que la sclérose apparaisse sous forme de vastes îlots ou de larges plaques, ou qu'elle prenne l'aspect de travées ou de bandes, ou encore qu'elle semble succéder à de véritables infarctus. Ces diverses apparences ne constituent pas autant de variétés de la sclérose du myocarde, et c'est surtout au mode pathogénique qu'il faut s'adresser pour établir une classification sérieuse. Or, voici les trois formes de scléroses cardiaques que nous pouvons admettre :

1° *Sclérose dystrophique.* — Consécutive à l'endartérite oblitérante progressive des vaisseaux coronaires, elle diffère essentiellement de la myocardite scléreuse hypertrophique décrite par Rigal et Juhel-Renoy, Debove et Letulle. Loin d'avoir son point de départ dans le voisinage immédiat de l'artère malade, par suite d'une périartérite, elle débute, dans chaque territoire vasculaire, le plus loin possible de l'artère, et le processus marche ensuite de la périphérie au centre, de telle sorte que les fibres musculaires les plus rapprochées du vaisseau oblitéré sont les dernières atteintes. La lésion (endartérite oblitérante) retentit donc au loin et à l'extrémité du territoire vasculaire ; le processus de dégénérescence est la conséquence d'une insuffisance sanguine et non d'une inflammation du périartère propagée au tissu conjonctif voisin. Il ne s'agit donc pas ici d'une phlegmasie, mais d'une dégénération du myocarde, et le terme de myocardite doit être remplacé par ceux d'artério-sclérose du cœur, de cardio-sclérose ou de cardiopathie artérielle.

2° *Sclérose inflammatoire.* — Décrite par les auteurs sous le nom de « myocardite scléreuse ou interstitielle », elle est une conséquence directe de la périartérite. Ici, les lésions se propagent le long des vaisseaux malades, elles sont toujours inflammatoires, et progressent en marchant du centre à la périphérie, du périartère au myocarde. Mais, souvent aussi, la périartérite peut aboutir directement à la sclérose dystrophique. Car l'inflammation de la membrane adventice ayant pour conséquence la compression des vasa-vasorum que cette tunique renferme, il en résulte un trouble de nutrition de la membrane interne, d'où la production consécutive d'une endartérite, avec sa conséquence inévitable, la sclérose dystrophique. Voilà ce qui explique l'extrême fréquence, et je dirais même la constance de celle-ci.

3° *Sclérose dystrophique et inflammatoire* (*sclérose mixte*). — Dans une certaine catégorie de faits, on trouve les deux variétés précédentes réunies sur la même coupe. Cette forme mixte est consécutive à l'endopériartérite, elle est à la fois d'origine périartérielle et para-artérielle, de nature inflammatoire et de nature dystrophique[1].

Vous voyez que, d'après la lésion vasculaire, suivant qu'il s'agit d'endartérite, de periarterite, ou encore d'endopériartérite, la sclérose du myocarde peut être d'une nature et d'un aspect différents. La sclérose consécutive à l'endartérite oblitérante est la plus fréquente, la plus importante, elle acquiert des dimensions plus considérables que la sclérose inflammatoire due à la périartérite. La première (sclérose *ischémique*, *dystrophique* et *para*-artérielle) a une marche centripète par rapport à l'artère, et se présente sous l'aspect d'îlots ou blocs considérables et irréguliers de tissu scléreux éloignés de l'artère ; la seconde

[1] Voir encore pour ces trois especes anatomiques de scleroses cardiaques (scleroses *dystrophique*, *inflammatoire* et *mixte*), les deux planches placees à la fin de cette leçon.

(sclérose *inflammatoire* et *péri*-artérielle) a une marche centrifuge, et se présente sous la forme de bandes ou de travées étroites de tissu conjonctif avoisinant et suivant les vaisseaux malades.

Ces divers modes pathogéniques obéissent sans doute à la notion étiologique ; et si, pour divers auteurs, la myocardite scléreuse rhumatismale évolue en foyers séparés les uns des autres, si celle des syphilitiques est diffuse et disséminée, si celle des alcooliques présente encore les mêmes caractères, j'en trouve la cause dans le processus artériel lui-même, qui doit être celui de l'endartérite oblitérante.

Dans son étude sur « les hypertrophies cardiaques secondaires », Letulle[1] dont quelques observations ont dû certainement porter sur des cas de cardiopathies artérielles, inconnues alors, dit que la dissémination irrégulière de l'hypernutrition du myocarde a lieu « suivant une loi qui lui échappe », et il décrit des scléroses *périfasciculaires* (autour des faisceaux musculaires) et des scléroses *périvasculaires*. Cette loi est connue maintenant depuis nos recherches : elle est celle des scléroses dystrophiques, et cette dissémination n'a de l'irrégularité que l'apparence, puisque les lésions sont commandées et dominées par l'altération vasculaire.

L'observation suivante[2] vous donnera une idée, aussi complète que possible, des lésions de l'artério sclérose du cœur.

Ici, la lésion du myocarde est caractérisée par une transformation fibreuse du muscle cardiaque. Cette lésion est manifestement la conséquence de l'endartérite des coronaires, et son évolution s'est faite par le procédé de l'ischémie cardiaque. Nous en avons la démonstration macroscopique, puisque nous avons vu la transformation fibreuse n'atteindre que la partie interne de la paroi ventriculaire. De plus, l'étude histologique de la lésion nous la montre évoluant progressivement des points les plus éloignés de chaque territoire vasculaire vers l'artère elle-même, comme point central et dernière étape de la marche du processus.

Observation I. — R... (Jean-Baptiste), charretier, âgé de soixante-quatre ans, entre à l'hôpital Bichat, salle Andral, n° 9 (service de M. Huchard), le 23 septembre 1885.

Ses antécédents héréditaires sont négatifs. En dehors d'une pleurésie gauche à l'âge de quinze ans et de deux blennorrhagies, il a toujours joui d'une bonne santé. Ni rhumatisme, ni syphilis, ni maladie infectieuse. Des

[1] Letulle. *Thèse inaug.* Paris, 1879.

[2] H. Huchard et Weber. *Soc. méd. des hôp.* (*loc. cit.*), 24 juin 1887.

l'âge de vingt-cinq ans, il s'est livré à de nombreux excès de boisson; aussi est-il sujet depuis plusieurs années à des accidents d'intoxication alcoolique (pituites matinales, anorexie, cauchemars, troubles de la sensibilité, tremblement). Depuis un an environ, il a de la gêne respiratoire pendant son travail, principalement à la suite d'un effort quelconque ; enfin depuis quelques mois, le malade éprouve en outre, à l'occasion de ses accès d'oppression, de véritables douleurs dans la poitrine. L'intensité croissante de ses accès douloureux le force à interrompre son travail et à entrer à l'hôpital.

Dès son arrivée, l'examen attentif du malade permet de reconnaître que les accès douloureux sur lesquels il attire tout d'abord l'attention sont de véritables acces d'angine de poitrine. Le malade éprouve à ce moment une angoisse inexprimable avec sensation d'un « poids énorme » au-devant de la poitrine, et il localise nettement la douleur en arrière du sternum. Pendant l'attaque qui dure un quart d'heure et se répète plusieurs fois par jour, le cœur bat tumultueusement. L'accès laisse ordinairement un peu de dyspnée qui ne tarde pas à disparaître. Le malade est d'une pâleur excessive, et cette pâleur caractéristique des téguments est générale. Les arteres superficielles sont dures, sinueuses, animées de battements; les sous-clavieres sont saillantes et surélevées. Le pouls est petit, dur, concentré (80 par minute), avec quelques intermittences et irrégularités. Le cœur est hypertrophié (pointe au 6e espace, matité précordiale); mais plus étendue surtout dans le diamètre vertical; malgré cette hypertrophie, il n'est pas possible, par l'inspection seule, de localiser le lieu où bat la pointe. A l'auscultation, les bruits du cœur sont sourds, sans bruit de souffle; au niveau de l'aorte, le premier bruit est rugueux, le second est sec et franchement cangloreux.

Le foie paraît un peu volumineux et douloureux à la pression. Les urines assez abondantes ne renferment ni sucre ni albumine.

Le malade est soumis au repos sans aucun traitement pendant un mois environ.

Au bout de ce temps, l'observation des crises douloureuses confirme de plus en plus le diagnostic d'artério-sclérose avec aortite et accès angineux vrais. L'état du malade cependant s'est légèrement amélioré par le repos: il se plaint moins de sa douleur sternale; l'appétit est revenu.

Le 13 *décembre*, il a une crise douloureuse plus violente que jamais, accompagnee de congestion de la face, de dyspnée et d'irradiations douloureuses dans le bras gauche. On le soumet à l'iodure de potassium (4 grammes par jour).

27 *décembre*. — Depuis quinze jours, il n'a eu qu'un très léger accès angineux. On supprime l'iodure momentanement. Deux jours apres, survient un nouvel accès d'angor.

29 *décembre*. — Pâleur extrême, respiration anxieuse et rapide. Point douloureux à l'insertion sterno-claviculaire du sterno-cléido-mastoidien. Iodure de potassium (5 grammes par jour), nitrite d'amyle; injections de morphine.

Malgré cette médication, le malade éprouve à plusieurs reprises des accès angineux toujours légers. Son état général s'était un peu amélioré, lorsque, le 28 *janvier* 1886, apparaissent des signes de congestion pulmonaire (mouvement fébrile, râles à la base gauche). Les jours suivants, l'oppression s'accroît et le malade se plaint de souffrir beaucoup.

18 *février*. — Depuis quelque temps, la dyspnée est continue ; par instants, elle s'exagère. En même temps la pâleur du visage devient excessive et attire vivement l'attention. Les signes de congestion pulmonaire sont beaucoup plus accusés. On constate un léger épanchement pleural à droite. Les urines sont un peu albumineuses.

A partir de ce jour, l'état du malade s'aggrave de plus en plus malgré le traitement. Il prend peu à peu l'aspect d'un véritable cachectique. L'œdème apparaît aux membres inférieurs et s'accroît progressivement jusqu'à la mort. Celle-ci survient le 12 mars, avec tous les signes d'un affaiblissement progressif du cœur. Les accès angineux avaient fini par disparaître complètement, cédant la place à un ensemble de signes dont les principaux étaient la dyspnée, l'anasarque, l'albuminurie et l'affaiblissement du myocarde.

Cet homme, dont l'affection avait débuté par des accidents exclusivement cardiaques, succombait en définitive à une albuminurie croissante.

A L'AUTOPSIE, pratiquée le lendemain 13 mars, on constate les lésions suivantes :

Appareil pulmonaire. — Épanchement pleural considérable à droite. Légère splénisation du lobe inférieur droit. Hyperhémie du poumon droit tout entier et de la moitié inférieure gauche.

Foie. — Poids, 1,815 grammes ; crie sous le couteau. Cirrhose.

Reins. — Poids, 200 à 225 grammes, lobulés, durs : capsules adhérentes ; sclérose manifeste et atrophie de la substance corticale ; hyperhémie de la substance médullaire

Aorte. — Aortite intense : plaques athéromateuses, dures, calcaires. La partie ascendante de la crosse très dilatée, mesure étalée 13 centimètres. L'intensité des lésions athéromateuses diminue à mesure qu'on se rapproche de l'aorte abdominale. Les orifices des artères qui en partent sont tous épaissis et entourés par l'athérome. L'épreuve de l'eau révèle une légère insuffisance des valvules aortiques. Celles-ci sont épaissies, mais peu déformées : l'athérome a envahi les nids valvulaires.

Artères coronaires. — En face du point d'émergences de l'*artère coronaire gauche*, on aperçoit sur la paroi interne de l'aorte altérée, au milieu des bosselures et des rugosités de l'athérome, un petit orifice de forme ovale dont le grand diamètre mesure exactement 2 millimètres. Ce rétrécissement est dû à un épais bourrelet athéromateux, qui enveloppe l'artère à son origine.

Quant à l'orifice de la *coronaire droite*, il a entièrement disparu sous une plaque calcaire très adhérente à la paroi, et qui envoie dans l'intérieur du vaisseau un prolongement de plusieurs millimètres de longueur et de consistance calcaire. Il est impossible de trouver un passage même étroit de l'artère dans l'aorte avec le stylet le plus effilé.

Le tronc d'origine de la *coronaire droite* et ses branches principales ont des parois d'épaisseur inégale. Çà et là, elles présentent de petites taches jaunâtres correspondant à un épaississement de leurs parois. L'une des branches ventriculaires du tronc auriculo-ventriculaire gauche (branche horizontale de la coronaire gauche) renferme un caillot sanguin de 2 centimètres environ de longueur ; a ce niveau, la paroi de l'artère est manifestement épaissie et alterée.

Les branches de calibre moyen de la *coronaire gauche* paraissent normales au premier abord ; toutefois, il est facile de s'assurer par un examen attentif que leurs parois sont d'une minceur excessive ; de plus, on voit facilement, en examinant leur paroi interne, qu'un grand nombre des orifices correspondant a l'émergence des petites artères collaterales ont un diamètre inférieur au calibre de l'arteriole elle-même, un pourtour jaunâtre et un peu saillant.

Immédiatement en arriere de la plaque calcaire et du prolongement atheromateux qui obliterent completement l'orifice de la *coronaire droite*, on trouve le vaisseau lui-même tres atrophie et ses parois réduites a une membrane mince et transparente. Sur l'une de ses branches, on rencontre un petit foyer athéromateux qui retrecit son calibre.

Ce qui frappe le plus dans la dissection des vaisseaux coronaires, c'est : 1° le *developpement énorme de la coronaire gauche* et de ses branches, comparé a celui de la coronaire droite par suite de l'obliteration et de l'atrophie de cette derniere , 2° l'atherome, manifeste en plusieurs points de leur trajet et principalement dans le voisinage des orifices des artérioles collatérales.

Avant de poursuivre cette description, nous insistons sur ce developpement énorme de l'artere coronaire gauche qui, suppléant ainsi à la circulation imparfaite de la coronaire droite oblitérée, peut bien donner en grande partie l'explication de la disparition des acces angineux chez ce malade quelques mois avant sa mort. En tout cas, il apporte une premiere confirmation à l'hypothese soutenue dernièrement par M. Huchard sur le rôle considérable que doit exercer la circulation collaterale complémentaire dans les cas d'obstruction de l'une des coronaires. On comprend tres bien que, dans ces faits, l'irrigation sanguine etant a peu pres assurée, les phénomenes angineux aient pu ne pas se produire avec un rétrécissement ou même avec une obliteration complete de l'une des arteres cardiaques.

Cœur. — Il est le siège d'une hypertrophie enorme, à laquelle le ventricule gauche prend la plus grande part. Celui-ci, en effet, mesure 15 centimètres du sillon auriculo-ventriculaire à la pointe du cœur. La circonférence maxima du cœur est de 38 centimetres. Quant aux orifices valvulaires, ils mesurent etales, l'orifice aortique 10 centimetres a l'insertion des valvules, l'orifice mitral 9 centimetres et demi.

L'hypertrophie du *ventricule gauche* est plus appréciable encore sur une coupe du cœur perpendiculaire a son grand axe. On voit alors nettement que le cœur droit y prend peu de part. De plus, la cavité du ventricule gauche est dilatée et presente un diamètre intérieur maximum de 7 centimètres. La paroi du muscle cardiaque offre partout une épaisseur qui varie de 2 a 2 centimètres et demi : nulle part elle n'est amincie. Sur la coupe transversale du ventricule faite à 5 centimètres environ de la pointe, on aperçoit dans l'épaisseur du muscle, mais siegeant tous dans la zone externe, de nombreux orifices béants dus à la section des ramifications des coronaires. Dans leur voisinage immédiat, la paroi cardiaque, d'un rouge foncé, paraît saine. Mais, à mesure qu'on se rapproche de l'endocarde, on distingue de petites taches d'un blanc nacré qui augmentent de nombre et d'étendue vers la cavité ventriculaire. A 2 millimètres de l'endocarde, on ne distingue plus aucune trace du muscle, de telle sorte que la zone interne de la coupe est entierement transformée en un tissu blanc grisâtre, nacré, très dur et criant sous le scapel. Cette disposition se retrouve circulairement et de haut en bas sur toute l'etendue des parois du ventricule gauche, y compris la cloison. Elle donne aux piliers et aux colonnes charnues de la cavité ventriculaire l'aspect exterieur du tissu tendineux. Mais c'est principalement à la base du pilier gauche et au point d'intersection de la cloison avec la paroi postérieure que la lesion semble avoir atteint son maximum.

Le *ventricule droit* est beaucoup moins altére que le gauche. A peine voit-on quelques traces de la lésion. Cependant, elle est manifeste en certains points et on la retrouve assez développée sur une coupe, les piliers affectant d'ailleurs la même disposition par rapport à l'artère et aux fibres musculaires. La cavite du ventricule droit est légerement augmentée de volume. Mais les parois ne sont nullement épaissies, leur epaisseur maxima atteignant un centimetre au plus.

Enfin, quant au tissu graisseux qui enveloppe le cœur, il n'est pas possible de dire qu'il y a surcharge graisseuse, bien qu'il soit assez développé le long des grands sillons vasculaires de la surface de l'organe.

Examen histologique. — Cet examen a porté :

1° Sur l'*athérome aortique ;*
2° Sur les *lésions des coronaires ;*
3° Sur *celles du myocarde.*

1° *Athérome aortique.* — Sur une coupe de la paroi aortique, nous avons constaté, au milieu de nombreux amas de gouttelettes graisseuses, de veritables foyers athéromateux, à contours bien limités et occupant presque toute l'épaisseur de la tunique interne. En outre, nous avons retrouvé, sur plusieurs coupes, la lésion de l'artériole nourricière, l'endartérite oblitérante.

2° *Lésions des coronaires.* — Comme pour l'aorte, la lesion des grosses branches est la dégénérescence athéromateuse avec infiltration graisseuse des couches profondes de la tunique interne. C'est l'altération que nous avons observée sur l'une des branches ventriculaires de la coronaire gauche, oblitérée par un caillot sanguin. De plus, partout nous avons constaté des lésions inflammatoires de l'endartere.

3° *Lésions du myocarde.* — L'examen d'une coupe faite sur l'un des piliers donne les résultats suivants :

A un très faible grossissement (obj. 0, ocul. 1), on constate tout d'abord que, presque sur toute l'étendue de la surface de la coupe, les fibres musculaires ont disparu et ont fait place à un tissu nouveau coloré par le carmin. Les fibres musculaires restantes sont disposées, les unes à la périphérie de la coupe, formant une zone ininterrompue limitée en dehors par l'endocarde épaissi, en dedans par le tissu de nouvelle formation, qui n'est autre chose que du tissu scléreux, comme nous le verrons plus loin. Les autres sont groupées par îlots disséminés au milieu de ce tissu scléreux.

A un plus fort grossissement, tous ces îlots de fibres musculaires présentent à leur centre la coupe d'une artere plus ou moins oblitérée par l'épaississement de sa tunique interne, et dont la tunique externe est d'épaisseur normale. *Les fibres musculaires, qui sont en contact immédiat avec cette artère sont saines*, sans altération de volume ni de forme ; les interstices qui les séparent ne sont nullement élargis et ne reçoivent aucun prolongement de tissu conjonctif venu des parois de l'artère malade. A mesure qu'on s'éloigne de cette dernière, c'est-à-dire à la périphérie de l'îlot musculaire, ces fibres changent d'aspect, perdent de leur volume, elles se laissent envahir et séparer les unes des autres par des prolongements de tissu scléreux. Un grand nombre d'entre elles sont atrophiées, arrondies, fortement réfringentes et se sont laissé colorer par le carmin. Enfin, sur la limite extrême de l'îlot, déjà en plein tissu scléreux, on voit encore de petits éléments qui ne sont autre chose que des debris musculaires. Nulle part, on ne trouve de dégénérescence graisseuse des fibres.

Le tissu scléreux, dont le développement exagéré a causé manifestement l'atrophie et la disparition du tissu musculaire, est constitué par des faisceaux de fibres colorées en rose par le carmin, entre lesquelles on voit un grand nombre d'éléments nucléaires. Ces fibres sont disposées parallèlement aux fibres musculaires, et sont comme elles sectionnées perpendiculairement à leur direction. Elles donnent ainsi l'aspect d'une sorte de dallage dont les éléments constitutifs ont un diamètre inférieur à celui des fibres musculaires normales, et supérieur à celui des fibres du tissu conjonctif ordinaire. Il s'agit donc là d'un véritable tissu fibreux adulte. En effet, à mesure qu'on examine des parties moins atteintes par la lésion, ces élements fibrillaires deviennent de plus en plus tenus. Au milieu d'eux, on rencontre de nombreuses vacuoles qui représentent les orifices de section de veinules et de capillaires dilatés.

PLANCHE I

ENDARTÉRITE

(SCLÉROSE DYSTROPHIQUE)

Figures 22 et 23. — *Coupe d'un pilier de la mitrale, à divers grossissements, renfermant deux grands foyers de sclérose.*

(Voir encore les figures : n° 16, page 109 ; n° 18 et 19, pages 171 et 172 ; n° 20 et 21, pages 174 et 177.)

EXPLICATION DE LA PLANCHE I

ARTÉRIO-SCLÉROSE DU CŒUR (Endartérite).

SCLÉROSE DYSTROPHIQUE (avec quelques bandes de sclérose peri-artérielle).

Fig. 22. — Figure d'ensemble. *Coupe d'un pilier de la mitrale renfermant deux grands foyers de sclérose.*

a, *a'*, artères atteintes d'endo-periarterite Obliteration complète en *a*.

b, prolongement de tissu sclereux provenant du periartère.

c, epaississement sclereux des espaces conjonctifs qui environnent les ramifications arterielles.

d, agglomerations de fibres musculaires dont la reunion constitue à un degre plus avance l'îlot de fibres musculaires periarteriel de la sclerose dystrophique.

e, foyer de sclerose dystrophique en voie de formation.

f, grand espace conjonctif interfasciculaire.

g, endocarde sain.

(Dans cette figure, la sclerose affecte la forme de vastes *îlots* separes de l'artère par des fibres musculaires (*d*, *d*) saines ou en voie d'atrophie.)

Fig 23. — *Foyer de sclérose de la figure* 1 (*a' b*), *vu à un grossissement plus fort.* (*Ocul.* 1, *Obj.* 2.)

a, artère dont la lumière est fort retrecie par l'epaississement considerable de la tunique interne.

b, lumière du vaisseau.

c, periartère très epaissi.

d, *d'*, agglomeration de fibres musculaires dont un grand nombre est en voie d'atrophie, surtout dans le voisinage de la sclerose.

e, coupe longitudinale d'une artériole peu altérée.

f, veinule entouree de quelques fibres musculaires.

g arteriole retrecie par l'endartérite et entouree de quelques rares fibres musculaires atrophies

PLANCHE II

ENDOPÉRIARTÉRITE

(SCLÉROSES DYSTROPHIQUE ET INFLAMMATOIRE)

Figure 24. (*Formation des îlots musculaires périartériels des scléroses dystrophiques*)

Figure 25. — (*Propagation de la sclérose périarterielle.*)

(Voir encore les figures : n° 19, page 172; n° 21, page 177.)

EXPLICATION DE LA PLANCHE II

ANTÉRIO-SCLEROSE DU CŒUR (Endo-périartérite).

SCLÉROSE DYSTROPHIQUE ET INFLAMMATOIRE

Fig. 24. — *Formation des îlots musculaires périarteriels des scléroses dystrophiques.*

a, coupe oblique d'une arteriole atteinte d'endo-périarterite.

b, fibres musculaires qui l'environnent.

c, autre arteriole egalement alteree.

d, fibres musculaires en voie d'atrophie.

e, debris de fibres musculaires degenerees, non colorees par le carmin, granuleuses.

f, aspect lacunaire de la sclerose. Trame conjonctive debarrassee des fibres musculaires.

a', *a"*, îlots musculaires periarteriels, ou l'on voit un peu au-dessus des cellules musculaires ayant subi un commencement d'alteration vacuolaire.

g, zone sclereuse environnant completement l'îlot vasculo-musculaire (*a*, *b*).

(Dans cette figure, la sclerose affecte la forme de *bandes* longitudinales suivant le trajet des vaisseaux arteriels.)

Fig. 25. — *Propagation de la sclerose periartérielle.*

a, tunique interne epaissie, presque normale en *b*.

c, tunique externe tres épaissie.

d, *d*, prolongements et irradiations perivasculaires de la periartérite.

e, arteriole coupee obliquement et legèrement alteree.

f, sclerose periarterielle.

h, fibres musculaires atrophiees.

l, fibres musculaires saines.

(Dans cette figure, on retrouve les caracteres d'une sclerose *mixte* (*péri* et *para*-artérielle), la premiere sous forme de *bandes* conjonctives et avoisinant les artères, la seconde sous forme d'*îlots* considerables siegeant à l'extremite du territoire vasculaire.)

DIXIÈME LEÇON

ARTÉRIO-SCLÉROSE DU CŒUR (SUITE)

II. Clinique. (*Symptomatologie.*)

Quatre types de myocardites subaiguës ou chroniques : Myocardites *parenchymateuse, suppurative, interstitielle; artério-sclerose du cœur*. La plupart des myocardites interstitielles sont des cardiopathies artérielles. Opinions diverses des auteurs anciens et modernes sur la symptomatologie de la cardio-sclérose. Symptomatologie de celle-ci, inséparable de l'étude clinique de l'artério-sclérose généralisée, laquelle comprend la description de trois symptômes *extra-cardiaques :* 1° symptômes d'hypertension artérielle; 2° symptômes méiopragiques ; 3° symptômes toxiques.

I. SYMPTOMES EXTRA-CARDIAQUES. — 1° *Symptômes d'hypertension artérielle* (décrits dans la 7e leçon). Description clinique des bruits de galop ; leur pathogénie (théories de Sibson, Exchaquet et Johnson, de d'Espine et Bouveret, de Potain). Modalités cliniques des bruits de galop : bruits de trot, de rappel, de galop. Diagnostic. Bruits de galop présystoliques, diastoliques et systoliques ou post-systoliques.

Bruit de *galop* gauche dans l'hypertension artérielle, la cardio-sclérose, la sclérose rénale, les péricardites, les anévrismes cardiaques. etc. Bruit de trot, systolique, signe d'hypertension artérielle simple ; bruit de *galop,* diastolique, signe d'hypertension artérielle avec artério-sclérose.

Premiere loi clinique.

2° *Symptômes méiopragiques*. Définition de la méiopragie. Exemples de méiopragies cérébrale, bulbaire, médullaire, cardiaque, respiratoire, rénale, etc. Vertige méiopragique des artério-scléreux. Claudication intermittente des extrémités ; « effondrement des jambes » (giving way of the legs) dans l'alcoolisme, le diabete, le tabes, le goitre exophtalmique, l'artério-sclérose. Angine de poitrine, arythmie, asystolie, considérées comme des méiopragies cardiaques. Trois sortes d'asystolies dans la cardio-sclérose : asystolies méiopragique, cardiectasique, amyocardique. — Méiopragies permanentes ou transitoires. Méiopragies de l'appareil respiratoire, du foie, du rein, etc. Méiopragies associées ou successives dans l'artério-sclérose géneralisée.

Deuxième loi clinique.

3° *Symptômes toxiques*. — Dyspnée, vertige, délire, d'origine toxique. Insuffisances rénale et hépatique. Toxicité urinaire des cardiopathes-artériels. Résultats thérapeutiques.

Troisième loi clinique.

Les maladies connues sous les noms de « myocardites aiguës, subaiguës, ou chroniques » correspondent aux quatre types suivants :

1° La myocardite parenchymateuse aiguë ou chronique ;

2° La myocardite suppurative;

3° La myocardite interstitielle non suppurative ;

4° L'artério-sclérose du cœur que nous allons plus spécialement étudier. Elle est caractérisée par une dégénérescence. une dystrophie, et non une inflammation du myocarde, comme je l'ai démontré par l'anatomie pathologique.

1° La myocardite *parenchymateuse aiguë* (carditis, cardite, cardiomalacie, ramollissement du cœur) a été à peine signalée dans ses rapports avec les fièvres, par Sénac au siècle dernier : « S'il est vrai — dit-il — que le cœur s'enflamme dans diverses fièvres, l'inflammation peut être plus fréquente qu'on ne le croit. » Elle fut étudiée ensuite en Angleterre par Davis, en 1808, et en France par Simonet, en 1824. Mais, la nature inflammatoire du ramollissement cardiaque a été plus tard judicieusement contestée par Laennec et Lobstein, puis affirmée par Hope, Andral et Bouillaud. Pour ce dernier auteur, le ramollissement du cœur offre trois variétés : le rouge, correspondant à la période aiguë ; le blanc ou gris, à la suppuration ; le jaune, à la phlegmasie chronique. D'après lui encore, la cardite est à la fois l'inflammation du tissu musculaire et du tissu inter-musculaire du cœur. Rokitansky reconnut ensuite deux espèces de myocardites aigùes : l'une, parenchymateuse, intéressant le tissu musculaire ; l'autre, interstitielle, affectant le tissu cellulaire interfasciculaire et aboutissant souvent à la suppuration, la fibre musculaire n'ayant pas de tendance à suppurer par elle-même, comme Demme le démontra en 1862. Il suffit de signaler encore les travaux de Zenker et de Hayem sur les lésions musculaires de la fièvre typhoïde et les myosites symptomatiques, puis notre mémoire de 1870 fait en collaboration avec Desnos, mémoire où nous avons indiqué la fréquence et l'existence des myocardites dans les fièvres, et où nous avons reconnu que les lésions du myocarde obéissent à deux processus : un processus inflammatoire, et une dégénérescence musculaire consécutive à l'altération des artères cardiaques. Enfin, Landouzy et Siredey, dans deux travaux consécutifs en 1885-1887, après avoir également décrit les altérations du myocarde consécutives à ses lésions vasculaires, ont eu le mérite d'appeler l'attention sur les conséquences immédiates, prochaines ou éloignées des localisations angio-cardiaques typhoïdiques[1].

La myocardite *parenchymateuse chronique* a été signalée en 1849 par

[1] Voir pour l'historique complet de cette question, la huitième leçon, p. 135-140.

Dittrich, puis par Demme et Stein, par Ricord et Virchow dans la syphilis. Mais, dans tous ces cas, il s'agit bien plutôt de myocardite interstitielle avec lésions consécutives du muscle cardiaque. C'est ainsi, que dès 1841, Dittrich, donnant raison à l'opinion anciennement émise par Meckel sur la fréquence relative de l'inflammation du tissu cellulaire interposé entre les fibres du myocarde, a pu décrire le rétrécissement fibreux de l'infundibulum du ventricule droit par myocardite chronique. La plupart des cas désignés sous le nom de myocardite chronique parenchymateuse rentrent donc dans la catégorie des myocardites interstitielles non suppuratives.

2° La myocardite *suppurative* est connue depuis longtemps, et dès les premiers âges de la médecine, Galien la regardait comme « la maladie des gladiateurs ». Mais, c'était là une simple hypothèse sur laquelle il serait imprudent de s'appuyer.

Elle se présente sous forme diffuse (infiltration purulente), ou encore sous forme circonscrite donnant lieu à la production de véritables abcès du cœur. Elle a eté constatée à l'autopsie pour la première fois aux xve et xvie siècles par Béniveni, médecin de Florence, et Nicolas Massa[1]; par François Rota, Fernel, Rivière, Th. Bonet, Morgagni (4e, 16e et 43e lettres) ; par Sénac qui a ouvert, au siècle dernier, un chapitre sur les inflammations du cœur ; par Simonet en 1824 ; par Oppolzer, Salter, Latham en 1839; par Friedreich qui en a donné une bonne observation; enfin par Féréol en 1878, et par Ch. Stevenel en 1882[2]. Je borne ici ces citations, parce que je n'ai pas à faire l'histoire des myocardites suppuratives, et parce qu'un grand nombre de ces observations doivent être rapportées à l'endocardite ulcéreuse. Il suffit de se rappeler que les myocardites suppuratives ont été observées le plus souvent dans le cours de la pyohémie, ou qu'elles ont pu encore se développer dans certains cas, sans cause connue, sans l'intervention d'un état pyohémique ou d'une maladie de même nature. Il en était ainsi dans l'observation de Féréol : la myocardite suppurative était caractérisée par la présence, au milieu du myocarde, d'une grande quantité de petits abcès, gros comme des têtes d'épingle, développés chez un homme de quarante-quatre ans, ni syphilitique, ni alcoolique, mais ancien impaludique, atteint en même temps d'aortite aiguë et d'athérome généralisé. Dans l'observation de Stevenel, la myocardite suppurative s'était développée dans le cours

[1] Beniveni a trouvé dans le ventricule gauche « un abcès rempli de pituite : abcessum in sinistro cordis ventre redundantem. » — Nicolas Massa a observé, en 1553, a la suite d'une plaie de tête, un abcès du cerveau et du cervelet avec hémiplegie, un abcès du ventricule droit avec ulceration sanieuse de la surface externe de l'oreillette.

[2] Féreol (*Soc. méd. des hôpitaux*, 1878). — Ch. Stevenel (*Thèse de Paris*, 1882).

d'une endocardite ulcéro-végétante chez un homme de soixante-sept ans, atteint de cachexie saturnine et de néphrite interstitielle. Ici, les abcès intra-cardiaques avaient un volume plus considérable, puisque l'un d'eux atteignait les dimensions d'une noisette.

Cette myocardite suppurative peut affecter les types aigu, subaigu, ou chronique.

3° La myocardite *interstitielle*, primitive (myocardite fibreuse, scléreuse, proliférative, hypertrophique des auteurs) est certainement très rare, mais elle existe réellement sous forme diffuse ou localisée. Dans ce dernier cas, elle peut déterminer des sténoses orificielles siégeant au-dessous de l'appareil valvulaire (rétrécissement sous-aortique, rétrécissement de l'artère pulmonaire, au niveau de l'infundibulum, etc.)

Les myocardites interstitielles, diffuses ou localisées, seraient caractérisées par l'inflammation primitive du tissu conjonctif; mais la plupart d'entre elles doivent être rattachées, comme je vous l'ai démontré, à des faits d'artério-scléroses du cœur, à des scléroses dystrophiques consécutives à la lésion des coronaires. Les scléroses dystrophiques sont au cœur ce que le ramollissement est au cerveau. On cite, et l'on citera encore des cas d'encéphalite, comme on rapportera encore des faits de myocardites chroniques primitives ; mais il est certain que le terme de myocardite devra être le plus souvent remplacé par celui de sclérose dystrophique du myocarde, comme celui d'encéphalite a fait place au ramollissement cérébral. Le fait est déjà démontré par l'anatomie pathologique d'un grand nombre d'observations publiées sous le titre de « myocardites fibreuses ou interstitielles », et devant être rangées dans la catégorie des cardiopathies artérielles.

4° Dans l'*artério-sclérose du cœur* que nous avons déjà étudiée au double point de vue de l'anatomie pathologique et de l'étiologie, la lésion primitive est vasculaire ; la lésion secondaire étendue au myocarde et surtout à son tissu conjonctif est une dégénérescence, une dystrophie, et nullement une inflammation. La conception de cet état morbide regardé, non pas comme une simple affection cardiaque, mais aussi et surtout comme une maladie généralisée à tout l'arbre artériel, va nous permettre d'en poursuivre l'étude clinique.

Tout d'abord, est-il possible d'assigner à la cardio-sclérose une symptomatologie spéciale? Beaucoup de cliniciens répondent négativement à cette question.

Au commencement de ce siècle, avant ou immédiatement après la découverte de l'auscultation, cette affirmation ne doit pas nous étonner, et l'on comprend que Corvisart ait divisé le carditis en *occulte* et en *manifeste*, d'autant plus qu'à l'époque où il écrivait, il constatait l'impossibilité d'un diagnostic entre la péricardite et la myocardite. Avant lui et au milieu du siècle dernier, Sénac avait dit que la symptomatologie des inflammations du cœur « ne renferme que des objets qui sont très cachés; il n'y a que la mort qui puisse lever le rideau qui les couvre ».

Bertin, le précurseur et maître de Bouillaud, écrivait en 1824 :

« Malgré les écrits et les observations de Galien, de Salius Diversus, de Vésale, de Rondelet, de Forestus, de Benivenius, de Rivière, de Kerkring, de Meckel et de quelques autres, l'inflammation générale de la substance du cœur est une des maladies sur lesquelles règne encore la plus affligeante obscurité. Cela n'est pas étonnant, s'il est vrai, comme le dit Laennec, qu'il n'existe peut-être pas un seul exemple incontestable et bien décrit de la cardite générale, soit aiguë, soit chronique[1]. »

A une époque plus rapprochée de nous, Grisolle pensait « qu'il n'existe aucun signe capable de faire reconnaître ou même soupçonner une cardite ». — Lorain, dans ses annotations au livre de Valleix, affirmait en 1866, « qu'on n'avait aucun fait authentique de cardite chronique ». C'était nier l'existence même de la maladie. — Quelques années plus tard, Parrot disait encore : « Il est peu d'affections dont la symptomatologie soit aussi mal connue que celle de la myocardite. » — Jaccoud s'exprime de la même manière : « La myocardite est une des affections qu'on présume quelquefois, mais qu'on ne doit jamais affirmer. » — Telle était aussi l'opinion exprimée autrefois par Friedreich : « Les phénomènes cliniques ne permettent en aucune façon de conclure avec probabilité à l'existence d'une myocardite chronique. » — Enfin, Traube, et plus tard Fraenkel en 1882, Bard et Philippe en 1891, ont encore admis l'impossibilité de fixer l'étude clinique de l'artério-sclérose du cœur.

Ainsi qu'il arrive toujours en pareil cas, la symptomatologie de cette affection que beaucoup d'auteurs regardent encore aujourd'hui comme difficile et même impossible à établir, a trouvé chez d'autres une description erronée ou trop riche.

Ainsi, Kreysig, au commencement de ce siècle, en créant sa « cardite polypeuse » attribuait à l'inflammation du myocarde la production des concrétions sanguines dans les cavités cardiaques. — Rochoux, en 1822, insistait parmi les symptômes propres à cette affection, sur un sentiment

[1] Laennec a dit que, pour les maladies du myocarde, « il n'est pas probable que l'auscultation en fournira des signes certains », prédiction que l'avenir n'a pas démentie encore, ajoute Bernheim dans sa thèse inaugurale sur la myocardite aiguë. (Strasbourg, 1866.)

subit de défaillance, sur une toux et une oppression habituelles, sur l'existence presque constante d'une douleur sourde siégeant à la paroi précordiale, sur la petitesse du pouls, etc. — Sobernheim, le créateur du mot « myocardite » en 1837, parle de douleurs obtuses, d'anxiété extrême, de palpitations pénibles, de tendances syncopales, de refroidissement des extrémités et de pouls petit, irrégulier et accéléré. — De nos jours, les uns, avec Rigal et Juhel-Rénoy, regardent l'irrégularité cardiaque comme exceptionnelle dans la sclérose hypertrophique du cœur ; d'autres avec Fraenkel, Bard et Philippe, assignent à l'arythmie le premier rang dans la symptomatologie de la « myocardite interstitielle » ; d'autres encore, s'appuyant sur la nature inflammatoire de la « myocardite fibreuse » insistent, avec Peter, sur la fréquence des douleurs provoquées aux 3e. 4e, 5e et 6e espaces intercostaux du côté gauche, et ils vont jusqu'à dire que cette pression douloureuse « devient une révélation de la maladie, au point que jamais, au cas de myocardite, on en manque de provoquer une assez vive douleur. » Or, je tiens à formuler tout d'abord les conclusions suivantes :

Les points douloureux sont très rares, si même ils existent, et ils n'appartiennent point au cœur devenu douloureux ; l'arythmie cardiaque fait parfois défaut, et la symptomatologie trop bruyante attribuée par les anciens auteurs aux affections du myocarde, d'après certaines vues théoriques, est contraire à la vérité.

Si les descriptions cliniques varient avec les différents observateurs, c'est parce que l'anatomie pathologique a été mal ou incomplètement interprétée. Jusqu'ici, le désaccord le plus complet a régné sur la nature des lésions constatées à l'autopsie ; il devait ainsi se poursuivre en clinique.

On a décrit, avec force détails, les divers signes d'une « myocardite granulo-graisseuse », quand l'anatomie pathologique est venue proclamer que cette dégénérescence est très rare, au moins dans sa forme primitive. On a voulu assigner à la « myocardite segmentaire » une symptomatologie propre, quand il est démontré que cette segmentation musculaire est une simple lésion commune à beaucoup d'états morbides. « La myocardite segmentaire — dit Recklinghausen — n'est pas une lésion primitive ; on la rencontre dans les lésions valvulaires, dans toutes les myocardites, dans les maladies des vaisseaux coronaires. C'est une maladie hypothétique. »

Je vous ai démontré que les myocardites chroniques des différents auteurs ne sont pas des inflammations, mais le plus souvent des dégénérescences musculaires consécutives aux lésions coronariennes ; je vous ai démontré que derrière le myocarde malade, il faut toujours voir l'atteinte portée à tout le système artériel. J'espère vous prouver encore que la symptomatologie de l'artério-sclérose du cœur dont je poursuis l'étude depuis près de dix années, est en accord complet avec les résultats de l'anatomie pathologique.

Tous les cliniciens ont vu un grand nombre d'affections organiques du cœur pour lesquelles un interrogatoire des plus complets ne parvient pas à faire découvrir une cause et une origine rhumatismales. Or, à côté de la classe des cardiopathies *valvulaires*, presque toujours d'origine rhumatismale, il faut placer le groupe, plus important encore, des cardiopathies que j'appelle *vasculaires* ou *artérielles*, pour marquer d'un mot leur nature et leur origine. Ces dernières relèvent du processus scléreux général engendré par les causes diverses et nombreuses que je vous ai fait connaître, elles sont caractérisées par les lésions anatomiques que j'ai longuement étudiées avec vous. Ce processus peut envahir diversement l'organe central de la circulation, en frappant :

1° Les artères nourricières du cœur avec participation consécutive du myocarde et du tissu conjonctif; 2° l'aorte et les appareils valvulaires de l'organe (mais, dans ce dernier cas, le myocarde et tout le système artériel sont presque toujours altérés).

Les premières que nous allons d'abord étudier, sont les cardiopathies artérielles à type *myocardique ;*

Les secondes sont les cardiopathies artérielles à type *valvulaire.*

Mais toutes deux présentent des symptômes communs dont il faut présenter d'abord la description.

L'anatomie pathologique vous a démontré que l'artério-sclérose est l'expression locale d'une maladie le plus souvent généralisée à tout le système artériel. Donc, la clinique doit obéir à cet enseignement, et la description de la cardio-sclérose doit comprendre celle de la sclérose artérielle. Je vous ai dit encore que la maladie peut se fixer de préférence sur le cœur d'abord, ou sur les reins, sur les poumons, sur le foie, ou encore sur le système nerveux. Enfin, je vous ai fait entrevoir la possibilité de véritables localisations myocardiques, lesquelles doivent certainement avoir une influence sur la production de certains symptômes, suivant le siège de la lésion à la pointe du cœur, à la cloison, à la base des ventricules, dans les régions ganglionnaires, ou enfin dans le point vital de Schmey et Kronecker. Vous comprenez, par là, l'extrême variabilité de la symptomatologie et la raison du désaccord qui existe entre les divers cliniciens. J'espère le faire cesser en décrivant les symptômes communs de l'artério-sclérose du cœur et de l'artério-sclérose viscérale plus ou moins généralisée. Ceux-ci comprennent d'abord trois ordres de symptômes, que j'appelle extra-cardiaques :

1° Symptômes d'hypertension artérielle ;
2° Symptômes méiopragiques ;
3° Symptômes toxiques.

I. — SYMPTOMES EXTRA-CARDIAQUES

1° Symptômes d'hypertension artérielle. — Je vous ai dit, et je vous répète encore, que l'augmentation de la tension artérielle constitue un stade, pour ainsi dire prémonitoire, de la sclérose vasculaire qu'elle produit le plus souvent, au lieu d'être produite par elle. Je vous en ai décrit la symptomatologie complète dans une des leçons précédentes. Mais, il faut savoir que cette hypertension persiste longtemps encore, alors que la maladie scléreuse est confirmée; elle est même augmentée par elle, et dans les cas fréquents où la sclérose a envahi l'appareil rénal, dans les cas moins nombreux où celui-ci est absolument indemne, on constate souvent l'existence d'un symptôme très important, je veux parler du *bruit de galop* qu'il importe de décrire complètement, vous renvoyant à l'une des leçons précédentes pour la description complète des symptômes de l'hypertension artérielle[1]. Parmi eux, je vous rappelle que le *retentissement diastolique de l'aorte*, à droite du sternum, occupe une place importante dans cette symptomatologie.

Vous connaissez le *bruit de galop*, dont la description a été si remarquablement faite par Potain. C'est un rythme particulier qui se compose de trois bruits : des deux bruits normaux du cœur, et d'un bruit surajouté. Celui-ci est produit pendant la diastole, se rapprochant le plus souvent beaucoup du premier bruit (galop *présystolique*). Par conséquent, il précède la systole ventriculaire, surtout lorsque les battements du cœur s'accélèrent. Mais, lorsqu'ils se ralentissent, le galop devient franchement diastolique, il peut même se rapprocher du second bruit au point de simuler un dédoublement (galop *post-systolique*). Quand il se fait entendre au milieu de la diastole, il contribue à produire, à chaque révolution cardiaque, trois bruits se succédant à intervalles presque égaux et séparés par un très court silence (galop *médio-diastolique*).

Le bruit surajouté est — comme le dit Potain — « un bruit sourd, un choc, un soulèvement sensible, à peine un bruit ». C'est une sensation tactile plus encore qu'une sensation auditive, ce qui explique pourquoi on l'entend si mal avec le stéthoscope, pourquoi la main appliquée sur la région

[1] Voir, pages 57-73, les symptômes de l'hypertension artérielle.

précordiale, éprouve la sensation d'un « soulèvement vague et étalé », bien différent de l'impulsion nette de la pointe au moment de la production du premier bruit, ou encore la sensation d'un rebondissement appréciable, surtout au milieu et un peu au-dessous de cette région. Il est, le plus souvent, accompagné par les signes d'hypertrophie cardiaque et d'hypertension artérielle avec renforcement du second bruit aortique. On le perçoit parfois dans toute l'étendue de la région précordiale, mais ordinairement son maximum d'intensité est un peu au-dessus et à droite de la pointe. Presque toujours, ce bruit de galop à timbre sourd, un peu étouffé et profond, coexiste avec la tachycardie. Lorsqu'il est peu accentué chez certains malades, il peut disparaître à l'état de repos, et apparaître assez rapidement sous l'influence d'un effort, d'une marche un peu précipitée qui a pour effet d'accélérer les battements du cœur.

Ce dernier caractère — la provocation du galop par la marche — a une grande importance sur laquelle j'ai maintes fois appelé votre attention, et que les auteurs n'ont pas suffisamment signalé. Lorsque vous constatez à la main une sorte de rebondissement cardiaque sans qu'il soit possible de constater encore aucun bruit morbide à l'auscultation, il vous suffira de faire courir ou marcher rapidement le malade pour voir apparaître sous votre oreille le bruit de galop. Une émotion peut avoir naturellement le même résultat.

Il faut se garder de confondre le bruit surajouté du rythme de galop avec un *dédoublement*. Qu'est-ce, en effet, qu'un dédoublement? C'est la répétition d'un même bruit normal, tandis que dans le galop cardiaque, il s'agit d'un bruit anormal et surajouté aux bruits normaux du cœur. Or, les dédoublements sont de deux sortes : tantôt ils appartiennent au second temps, ce qui est le cas le plus fréquent, dans le rétrécissement mitral par exemple, et alors il s'entend à la base du cœur parce qu'il est dû au défaut de synchronisme de fermeture des deux orifices aortique et pulmonaire, le claquement sigmoïdien droit retardant sur le claquement sigmoïdien gauche, par suite des différences de pression existant dans le système aortique et dans le système pulmonaire ; tantôt ils appartiennent au premier bruit, ce qui est dû parfois au défaut de synchronisme des claquements auriculo-ventriculaire droit et gauche. Les dédoublements sont donc des bruits divisés, comme Skoda les appelle (*gespalten*). Mais ils peuvent être aussi tout à fait normaux, ayant des rapports intimes avec les mouvements respiratoires, puisqu'ils se produisent à la fin de l'inspiration et au début de l'expiration pour le dédoublement diastolique, à la fin de l'expiration et au début de l'inspiration pour le dédoublement systolique (Potain).

Cette distinction entre les galops et les dédoublements est très importante à établir, parce qu'il s'agit d'une question de diagnostic.

Le rythme avec dédoublement du second bruit est représenté par un dactyle (une longue et deux brèves (—◡◡). C'est le *bruit de rappel* ou de caille, du rétrécissement mitral ; on peut encore l'entendre dans les adhérences générales du péricarde, au début de la péricardite [1], et dans les anévrismes pariétaux du cœur.

Le rythme avec dédoublement du premier bruit peut être représenté par une longue entre deux brèves (◡—◡). C'est le *bruit du trot* que j'ai déjà signalé comme appartenant à l'hypertension artérielle et que j'attribue avec d'Espine à la contraction bisystolique du ventricule gauche accomplissant le mouvement systolique en deux temps.

Le *rythme de galop* est représenté par l'anapeste (deux brèves suivies d'une longue (◡◡—). J'en donnerai plus loin l'explication. Il se distingue des dédoublements par les caractères cliniques sur lesquels je viens d'insister. Mais, comme il peut se rapprocher beaucoup du second bruit, on comprend qu'il puisse simuler, dans certains cas, un dédoublement de ce second bruit.

Dans ce dernier cas, l'erreur est encore facile à éviter avec le diagnostic de rétrécissement mitral. Quand il s'agit d'un vrai bruit de galop diastolique, celui-ci s'entend un peu au-dessus de la pointe, il s'accompagne le plus souvent d'hypertrophie du cœur gauche et d'un retentissement diastolique de l'aorte à droite du sternum; il est souvent symptomatique de néphrite interstitielle ; enfin il constitue moins une sensation auditive qu'une sensation tactile, s'accompagnant du phénomène de rebondissement cardiaque. Dans le rétrécissement mitral au contraire, le dédoublement siège à la base, le ventricule gauche est plutôt atrophié, il n'y a pas de signes de nephrite interstitielle, il n'existe pas de rebondissement cardiaque.

D'autres fois, le bruit surajouté du rythme de galop est franchement présystolique, il se rapproche tellement du premier bruit, qu'il ressemble au roulement diastolique du rétrécissement mitral, et ici la confusion entre cette maladie et la néphrite interstitielle dont le bruit de galop est le plus souvent symptomatique, est d'autant plus facile à faire, que ces deux maladies sont très dyspnéisantes, et qu'un bruit de galop présystolique peut par la suite devenir diastolique et reproduire ainsi les variabilités extrêmes d'auscultation qui sont pour ainsi dire de règle dans la sténose de l'orifice auriculo-ventriculaire. Je vous ai montré plusieurs cas où cette confusion a pu être commise, où l'on a regardé tour à tour

[1] POTAIN (*Bull. de la Soc. anat.*, 1856). — *Revue de médecine*, 1887.

un malade comme atteint de rétrécissement mitral ou de néphrite interstitielle. Il vous suffit sans doute d'être prévenu de ces causes d'erreurs pour les éviter.

L'arythmie produit parfois la sensation d'un *faux* bruit de galop. Souvent, comme d'Espine le fait remarquer, après une série de révolutions cardiaques complètes accompagnées des deux bruits normaux du cœur, on entend le dernier couple de bruits suivi d'un seul bruit (systole avortée, ou faux pas du cœur), puis d'un silence momentané, reproduisant à l'oreille le rythme de galop. Mais ici, l'erreur est facile à éviter, parce que ce faux rythme de galop est accidentel et qu'il survient irrégulièrement après quelques révolutions cardiaques.

Il ne faut pas confondre non plus le bruit de galop *gauche* symptomatique de l'hypertrophie du ventricule gauche dans la néphrite interstitielle, avec le bruit de galop *droit* symptomatique de la cardiectasie et de l'hypertrophie du cœur droit dans les maladies de l'estomac, du foie et des organes abdominaux. Ce dernier a, comme Potain l'a démontré, son maximum correspondant au ventricule droit vers l'épigastre, au niveau de la partie inférieure du sternum ; il a pour caractères d'apparaître soudainement, transitoirement chez un sujet dyspeptique sous l'influence d'une exagération des phénomènes gastriques ; il coïncide avec le retentissement diastolique du second bruit pulmonaire, à gauche de la région sternale, ce qui est l'indice d'une hypertension dans la petite circulation. De plus, le pouls, dans le bruit de galop gauche, est dur, plein, serré, concentré, cordé ; dans le bruit de galop droit, il reste normal, ou il peut être faible, mou et dépressible.

Pour l'explication du bruit de galop gauche, plusieurs théories ont été émises :

1° *Théorie de Sibson*[1]. — D'après l'opinion de cet auteur, acceptée ensuite par Barr et Sansom, le bruit de galop n'est autre chose qu'un dédoublement du premier bruit résultant du claquement successif des valvules tricuspide et mitrale, par suite de l'hypertension artérielle qui modifie et trouble le synchronisme normal de ces deux claquements. La contraction du ventricule gauche retarde sur celle du ventricule droit, d'où le dédoublement du premier bruit. — Mais, Potain a fait remarquer que le bruit anormal n'a, en aucune façon, le timbre et les caractères habituels d'un claquement valvulaire ; de plus, il ne prédomine point, comme cela devrait être, dans la région du ventricule droit ; enfin, on peut entendre chez certains malades successivement et dans une même

[1] Sibson (*The Lancet*, 1874).

révolution cardiaque, le bruit de galop proprement dit et le dédoublement du premier bruit. « Et comme il est reçu de tous — ajoute-t-il — que le dédoublement du premier bruit tient au claquement successif des valvules tricuspide et mitrale, il faut bien que le bruit de galop ait une cause différente. »

2° *Théorie d'Exchaquet et de Johnson*[1]. — Le bruit de galop serait dû à l'exagération d'action de l'oreillette déterminant la pénétration brusque de l'ondée sanguine dans le ventricule pendant la période diastolique. Le bruit anormal serait donc produit par l'exagération de la systole auriculaire, et ce mécanisme expliquerait sa production avant la systole. — Cette théorie a été complètement abandonnée pour beaucoup de raisons, et surtout parce que le soulèvement précordial ne se fait pas au niveau de l'oreillette, mais bien dans la région ventriculaire.

3° *Théorie de d'Espine et Bouveret*[2]. — D'après d'Espine, le bruit surajouté serait un bruit systolique, et l'on verrait ainsi se produire à l'état pathologique chez l'homme, le même phénomène qui a lieu à l'état normal chez certains animaux, comme chez le cheval, par exemple, où la contraction ventriculaire, au lieu de se faire en une seule fois, s'accomplit, d'après Chauveau, en deux ou trois fois. La contraction ventriculaire se composerait donc de plusieurs efforts systoliques nécessaires pour vaincre les obstacles situés à la périphérie du système artériel, par suite de l'hypertension vasculaire. Traube et Rosenstein avaient admis déjà que la systole n'est pas constituée par une secousse unique, mais par une série de plusieurs contractions, et Lépine a cité un cas de systole en deux temps chez un cardiopathe en état d'hypertension artérielle[3]. D'après d'Espine, il serait possible de reconnaître plusieurs degrés dans ce bruit de galop : Au 1er degré, il n'y a pas trace de redoublement du premier bruit, mais celui-ci est rude, prolongé et va crescendo comme intensité et comme tonalité ; c'est ce qu'il appelle le premier bruit *renflé*; il se distingue du murmure mitral qui va, au contraire, en diminuant. Au 2e degré, l'oreille perçoit un double premier bruit dont les deux termes sont à peine dissociés (bruit *de trot*). Enfin, au 3e degré, la dissociation du double premier bruit est complète (bruit *de galop*).

Cette théorie est combattue par ceux qui admettent que le choc du galop est diastolique et non systolique, et qu'il est dû à la distension brusque de la paroi, et non à sa simple contraction. Comment expliquer

[1] Exchaquet (*These de Paris*, 1875). — Johnson (*Brit. med. journ.*, 1876).

[2] Ad. d'Espine (*Bull. méd. de la Suisse romande*, 1879, et *Revue de médecine*, 1882). — Bouveret et Chabalier (*Lyon med.*, 1889).

[3] Rosenstein (*Deutsch. arch. f. klin. med*, 1879). — Lépine (de Lyon), (*Lyon méd.*, 1880).

par cette théorie, les cas assez nombreux où le bruit surajouté se produit au milieu et même au commencement de la diastole, au point de simuler un dédoublement du second bruit ?

Bouveret et Chabalier (de Lyon) partagent l'opinion de d'Espine, et ils ont démontré par des tracés cardiographiques, que pour la production du bruit de galop, « la systole ventriculaire présente deux efforts successifs, au lieu d'un seul, comme à l'état normal, et que le double choc de la pointe est précisément la manifestation extérieure de ce double effort systolique ».

4° *Théorie de Potain.* — Après avoir démontré par divers tracés cardiographiques, que c'est bien au moment de la présystole que se produit le mouvement anormal donnant lieu à la sensation du bruit de galop, Potain en donne l'explication suivante :

Le bruit surajouté est un *choc de tension diastolique*, déterminé par la pénétration de l'ondée sanguine dans le ventricule au moment de sa diastole, et ce choc résulte de la distension brusque des parois ventriculaires se produisant le plus souvent à la fin de la période diastolique, au moment de la présystole, c'est-à-dire au moment de la contraction auriculaire qui termine brusquement le remplissage ventriculaire. Cette brusque distension ventriculaire n'est que l'exagération de l'état normal, comme j'ai pu le constater sur une de mes malades atteinte d'ectocardie et que j'ai présentée à la Société médicale des hôpitaux [1]. A l'état pathologique, cette distension ventriculaire se perçoit à la main et à l'oreille, elle est le résultat de l'inextensibilité et de la rigidité des parois ventriculaires, deux conditions réalisées par l'épaississement scléreux du myocarde, ou par son état spasmodique, ou encore par l'épuisement de sa tonicité musculaire. Il en résulte que la paroi n'ayant plus, pour résister à l'ondée sanguine, que son élasticité seule, entre en tension au moment précis où celle-ci se produit (fièvre typhoïde, cachexies, chlorose, dilatation cardiaque droite d'origine abdominale). La contraction des oreillettes ne joue aucun rôle, et ce qui vient à l'appui de la théorie de la production du bruit anormal par la tension de la paroi ventriculaire est le fait que, dans le cas d'intermittence cardiaque où cette tension est nulle, on voit se produire à la suite une ou deux révolutions sans bruit de galop [2].

L'inextensibilité de la paroi ventriculaire peut être définitive et *permanente,* auquel cas le bruit de galop reste aussi permanent. Cependant,

[1] H. Huchard. Un cas d'ectocardie. (*Soc. med. des hôp.*, 1888.) — François Franck (*Arch. de Phys.*, 1889).

[2] Potain (*Soc. médicale des hôpitaux*, 1875). — *Congrès de Grenoble*, 1886.

par le repos, par le régime lacté et la digitale, il a une tendance à diminuer et même à disparaître, parce que le repos et le régime lacté abaissent la tension artérielle, parce que la digitale la régularise et qu'elle ralentit et fortifie le cœur. Car, il ne faut pas oublier que le plus souvent, le bruit de galop est un indice de fatigue cardiaque.

Cette inextensibilité peut être *passagère* dans plusieurs conditions : 1° dans les cas d'hypertension artérielle simple s'accompagnant, non seulement de spasme artériel, mais aussi de spasme cardiaque ; 2° dans les premières périodes de l'artério-sclérose généralisée avec hypertrophie du cœur ; 3° dans les simples congestions rénales et dans toutes les néphrites interstitielles indépendantes de l'artério-sclérose. Il en résulte que le bruit de galop est également passager.

La même théorie peut être invoquée pour la production du bruit de galop dans la péricardite aiguë et les anévrismes pariétaux du cœur. Celui de la péricardite se montre dès le début de l'affection, avant l'apparition des frottements ; il se distingue par conséquent des *faux* bruits de galop pour lesquels le bruit surajouté est constitué par un frottement mésodiastolique ou présystolique, et il n'est certes pas dû, comme l'a dit Maurice Raynaud, à un frottement se montrant pendant le grand silence sous l'influence de la contraction auriculaire. Pour Potain, le mécanisme de sa production est celui-ci : le myocarde perd une partie de sa tonicité par suite de la plegmasie du feuillet viscéral péricardique ; il en résulte, au moment de la réplétion ventriculaire, un choc de tension diastolique analogue à celui de la néphrite interstitielle. Mais, dans la péricardite, comme dans la fièvre typhoïde et la grippe, comme dans tous les cas où le bruit surajouté est dû à une diminution de la tonicité du muscle cardiaque, le bruit de galop est beaucoup moins accusé que dans ceux où, comme dans l'artério-sclérose, la paroi ventriculaire est atteinte de rigidité et d'inextensibilité.

Dans les anévrismes pariétaux du cœur, on peut constater aussi un rythme de galop dans lequel le bruit surajouté est produit par la mise en tension de la poche anévrismale. Dans un cas cité par Rendu[1], ce rythme avait des caractères particuliers qui permettaient de le distinguer du galop de la néphrite interstitielle. Dans l'anévrisme, en effet, par suite de ses rapports souvent plus immédiats avec la cage thoracique, par suite de l'amincissement de la paroi anévrismale et de son défaut absolu de contractilité, le claquement surajouté peut être, à timbre net et éclatant, s'entendant dans une étendue assez considérable, tandis que celui de la néphrite interstitielle présente un timbre sourd et pro-

[1] Rendu (*Soc. médicale des hôpitaux*, 1881).

fond. Mais ces différences de timbre, qui tiennent seulement à la constitution différente de la poche anévrismale et de la paroi ventriculaire, n'indiquent certainement pas un nouveau mécanisme dans sa production.

Je vous ai dit que, tantôt le bruit de galop se rapproche de la systole (galop présystolique), que tantôt il s'en éloigne, le bruit surajouté ayant lieu au milieu du grand silence et pouvant même se rapprocher du second bruit (galop diastolique). Comment expliquer ces faits, et peuvent-ils avoir une signification pronostique?

Mes recherches m'ont appris que, le plus souvent, le mode de contraction de l'oreillette, s'il n'a aucune influence sur la production du bruit de galop lui-même, peut en avoir sur le moment de sa production. Si l'oreillette est hypertrophiée et si elle se contracte brusquement à la fin de la diastole ventriculaire, elle déterminera surtout le galop présystolique ; si l'oreillette est simplement dilatée avec diminution de sa contractilité, elle se contractera avec plus de lenteur, et produira le galop diastolique, lequel sera ainsi d'un pronostic plus sérieux.

D'après Lépine [1] (de Lyon), « l'écartement anormal des systoles auriculaire et ventriculaire » aurait parfois une certaine influence sur le mode de production et d'apparition du bruit de galop. A l'état normal, la systole de l'oreillette gauche précède d'un temps très court celle du ventricule. Cependant, il est des cas où la systole de l'oreillette s'écarte de cette dernière, au point d'en être séparée par un intervalle assez long. Or, cet écartement anormal des systoles auriculaire et ventriculaire expliquerait la production du bruit de galop diastolique. Mais ce n'est pas la contraction de l'oreillette qui anticipe, c'est celle du ventricule qui retarde, en raison de son énergie devenue insuffisante pour surmonter les obstacles périphériques.

Selon Potain, ces modifications dans le moment d'apparition du bruit surajouté dépendent de la rapidité plus ou moins grande avec laquelle le cœur se contracte. Quand celui-ci se remplit vite, le bruit est diastolique; lorsqu'il se remplit lentement, la systole auriculaire est plus tardive, se rapprochant davantage de la systole ventriculaire, et le galop est plus franchement présystolique.

Pour Cuffer et Barbillon [2], le galop diastolique indiquerait le plus souvent une hypertrophie concentrique du ventricule gauche. Car, dans ce cas, le cœur dont la capacité ventriculaire est diminuée, se remplit plus vite qu'un cœur dilaté, la tension intra-ventriculaire arrive plus rapi-

[1] Lepine (*Revue de médecine*, 1882).

[2] Cuffer et L. Guinon (*Revue de médecine*, 1886). — Cuffer et Barbillon (*Arch. de médecine*, 1887).

dement à son maximum, le choc a lieu plus tôt, il se rapproche donc du second bruit. Le galop présystolique indique une hypertrophie excentrique, parce que la capacité du ventricule étant augmentée, son évacuation est plus longue, le bruit surajouté a lieu plus près du premier bruit du cœur, qui peut même devenir soufflant par suite de la dilatation de l'orifice mitral. Cette théorie est très hypothétique, car elle est incapable d'expliquer les cas assez nombreux où un galop présystolique devient diastolique sur le même sujet, en quelques heures ou en quelques jours.

Je suis entré dans tous ces détails sur la pathogénie du bruit de galop pour bien montrer sa valeur diagnostique et pronostique. Avec la théorie un peu exclusive de Potain, qui suppose pour sa production l'altération préalable et l'inextensibilité de la paroi ventriculaire, on comprend difficilement son apparition sous la seule influence de l'hypertension artérielle et dès les premières périodes de l'artério-sclérose, alors que celle-ci est restée limitée aux parois vasculaires et n'a pas encore envahi le cœur. On la comprend mieux avec la théorie de d'Espine et de Bouveret, qui admet la division de la systole en deux temps. Or, les tracés cardiographiques donnent raison à ces deux opinions. Que faut-il en conclure? C'est qu'il n'y a pas un bruit de galop, mais plusieurs bruits de galop.

Le bruit de galop *diastolique* ou *présystolique* indique l'altération scléreuse du myocarde, et il a pour principal caractère sa tendance à persister. De plus, il coïncide parfois avec la production d'un souffle fonctionnel de la mitrale dû à la dilatation des cavités cardiaques, et avec quelques symptômes d'hyposystolie (léger œdème prétibial, etc.), ce qui en fait un signe de fatigue cardiaque. Enfin il est représenté le plus souvent par deux brèves et une longue(◡◡—).

Le bruit de galop *systolique* (ou plutôt *mésosystolique*, puisqu'il fait partie de la systole) ne devient pas et ne peut pas devenir diastolique; il n'est symptomatique que de l'hypertension artérielle et du premier stade de l'artério-sclérose ; il se montre à une période où le cœur est seulement hypertrophié sans être envahi encore par la sclérose dystrophique; il s'accompagne rarement de souffle fonctionnel de la mitrale; il a pour caractère sa tendance à apparaître ou à disparaître rapidement sous l'influence des causes capables d'augmenter momentanément la pression vasculaire. Ce bruit de galop mérite mieux le nom de *bruit de trot*, et il peut être représenté par une longue entre deux brèves (◡—◡).

Ce bruit de trot (systolique) signifie faiblesse du cœur par augmentation des résistances périphériques. Le bruit de galop (diastolique) est un signe d'artério-sclérose à sa seconde ou troisième période ; il signifie encore faiblesse du cœur, non seulement par augmentation des résistances périphériques, mais aussi et surtout par diminution de la force contractile du cœur.

La distinction entre ces deux bruits n'est pas toujours facile à faire au lit du malade, j'en conviens ; mais elle n'est pas impossible avec un peu d'attention, et elle peut acquérir une grande importance, puisqu'elle permet d'établir la période de la maladie et son degré de curabilité.

En tout cas, le bruit de galop, ou plutôt une de ses variétés, le bruit de trot, doit être ajouté encore aux symptômes d'hypertension artérielle, puisque celle-ci est une des principales conditions de sa production.

Ces symptômes que j'ai étudiés dans une des précédentes leçons, m'ont permis de formuler cette première loi clinique :

L'artério-sclérose du cœur, comme l'artério-sclérose généralisée, étant l'effet et non la cause de l'hypertension artérielle, est caractérisée pendant la plus grande partie de son évolution clinique, par les symptômes de cette hypertension.

2° Symptomes méiopragiques. — Comme l'a démontré Cl. Bernard, la circulation sanguine sert dans les organes, à leur fonction et à leur nutrition, et l'on cite de nombreux cas où la circulation suffisante pour la nutrition est insuffisante pour la fonction.

Comme exemple, on peut rappeler ce qui se passe pour la claudication intermittente des extrémités. Par suite de l'oblitération ou du rétrécissement de l'aorte abdominale chez le cheval, l'afflux sanguin, suffisant pour entretenir la nutrition des membres postérieurs au repos, devient insuffisant pour leur fonctionnement, parce que celui-ci a toujours besoin d'une irrigation vasculaire plus importante. Aussi, après quelques pas ou après une course d'une durée plus ou moins courte, le train postérieur faiblit, puis il se raidit et l'animal tombe ; après quelques instants, il se relève, marche de nouveau pour tomber encore. Cette maladie décrite chez les animaux par Bouley, et chez l'homme par Charcot en 1858, porte le nom de « paralysie douloureuse intermittente », ou encore de « claudication intermittente des extrémités ». Elle résulte d'une diminution dans l'aptitude fonctionnelle d'un membre ou d'un organe, fait que Potain a désigné sous le nom de *miopragie*, ou mieux de *méiopragie* (de μεῖον, moins, et de πρασσειν, fonctionner). En un mot, « les accidents causés par l'ischémie s'exagèrent toutes les fois que l'organe malade entre en action, en raison de la quantité de sang plus grande que son fonctionnement réclame[1] ». Les myopes sont atteints de méiopragie fonctionnelle de la vision, et, comme le dit Potain, les myopies viscérales sont nombreuses.

Or, qu'arrive-t-il dans l'artério-sclérose généralisée, dans cette maladie qui a pour résultat de diminuer, par suite du rétrécissement artériel, l'afflux sanguin dans tous les organes? Elle place ceux-ci dans un état d'infériorite, de fatigue et de méiopragie continuelles, elle les fait boiter, non seulement lorsque leur fonctionnement s'exagère, mais aussi lorsqu'il est normal, et c'est ainsi qu'il y a des méiopragies cérébrales, médullaires, bulbaires, cardiaques, rénales, hépatiques, etc.

Rappelez-vous ce malade de la salle Bazin, âgé de soixante-dix-sept ans, atteint d'athéromasie cérébrale très accusée. Nous le faisons lire. Pendant quelque temps, il s'acquitte fort bien de cette lecture, puis il s'arrête parce qu'il ne comprend plus, parce qu'il souffre, et il est incapable de continuer. Après un moment de repos, il reprend sa lecture pour s'arrêter encore. Il est atteint d'une sorte de claudication cérébrale intermittente désignée par quelques auteurs sous le nom de *dyslexie*. Ce phénomène ressemble à celui qu'éprouvait le malade d'Abercrombie : atteint d'anémie cérébrale, il se plaignait d'un grand mal de tête et d'un certain trouble intellectuel quand il voulait écrire ou lire. Il rappelle encore cet autre malade observé par Bricheteau, et qui pouvait travailler seulement lorsqu'il avait la tête déclive. C'est pour la même raison que les vieillards ou les individus atteints d'athérome cérébral ont des vertiges lorsqu'ils se lèvent, lorsqu'ils passent brusquement de la position horizontale à la station verticale, ou encore lorsqu'ils se livrent à quelques travaux intellectuels. Le *vertige méiopragique* est même un symptôme fréquent chez les artério-scléreux, comme je l'ai écrit dès 1889, et comme Grasset l'a bien démontré en 1890 dans son étude sur le vertige cardio-vasculaire[2].

« La localisation de l'artério-sclérose sur un organe — dit cet auteur — donne naissance, pendant les premières phases de l'affection, à des troubles curieux, inexplicables avant la théorie de Huchard, et qui constituent ce que l'on peut appeler la *claudication intermittente de l'organe*... Quand l'artério-sclérose envahit un viscère, qu'il s'agisse du spasme initial ou de l'artérite consécutive, la circulation est gênée dans cet organe. Cette gêne n'est point suffisante pour empêcher les actes ordinaires de la vie ; mais si, à un moment donné, la fonction s'exagère, l'organe, devenu insuffisant, fait quelques faux pas, puis cesse momentané-

[1] POTAIN (*Dict. encyclopédique*, 1870, et *Bulletin medical*, 30 mai, 1888).

[2] GRASSET (*Montpellier medical*, 1890).

ment de fonctionner. Bientôt, il a acquis de nouvelles forces et reprend sa fonction un instant interrompue. Voilà ce que j'appelle la claudication intermittente des organes ; il s'agit là d'un trouble passager de la fonction pouvant aboutir à sa suppression transitoire, et provoqué par une irrigation insuffisante. »

On doit encore citer, parmi les *méiopragies médullaires*, les paraplégies passagères de certains diabétiques, les contractures fugaces, les anesthésies avec ou sans fourmillements, etc. ; parmi les *méiopragies cérébrales*, l'hémiparésie, l'amnésie, la fatigue intellectuelle, les aphasies transitoires, etc. ; enfin, parmi les méiopragies *bulbaires*, la maladie de Stokes-Adams, ou pouls lent permanent avec attaques syncopales et épileptiformes, certaines formes transitoires de respiration de Cheyne-Stokes.

Au sujet des méiopragies médullaires, il est intéressant d'appeler l'attention sur un phénomène clinique bien singulier, signalé en Angleterre par Buzzard, sous le nom de : *giving way of the legs*, et en France par Charcot, sous ceux « d'effondrement, de dérobement », ou encore « d'affaissement et de tassement » des jambes, d'après la dernière expression d'un de mes malades. Je vous ai montré une femme âgée de quarante-six ans, alcoolique et nerveuse, qui présentait l'accident suivant : elle marchait avec la plus grande facilité et pouvait même courir pendant quelques instants ; puis, subitement, elle s'affaissait sur elle-même et tombait à terre. Elle se relevait ensuite, et marchait de nouveau pour retomber encore. Il s'agissait là d'une véritable claudication intermittente des extrémités.

D'autres fois, cet accident se présente sous une forme plus atténuée, et je vous en ai montré plusieurs cas chez des malades atteints de goître exophtalmique, de diabète ou de tabes. Il s'agit alors d'un simple affaiblissement de l'un ou des deux membres inférieurs, qui survient et cesse rapidement sans être suivi de chute. Or, ce symptôme est un diminutif de la claudication intermittente des extrémités ; il se rencontre non seulement chez les diabétiques, les alcooliques et les tabétiques, maladies caractérisées par la fréquence assez grande des dégénérescences artérielles, mais aussi chez les artério-scléreux où l'on observe avant ou après la production de l'endartérite généralisée, des spasmes vasculaires analogues à ceux du goître exophtalmique. En résumé, toutes les maladies qui donnent lieu à ce signe de « l'effondrement des jambes » ne le produisent qu'à la faveur de l'endartérite ou du spasme artériel, et c'est pour cette raison qu'on l'observe parfois au début l'artério-sclérose généralisée et dans le cours de la maladie de Parry-Graves. Il s'agit encore là d'une méiopragie des membres inférieurs, absolument comparable à celles que j'ai déjà passées en revue.

Etudions maintenant les *méiopragies cardiaques*. Le type de la claudication intermittente du cœur est représenté par l'*angine de poitrine* vraie, et vous verrez, lorsque nous aborderons son étude, que le caractère clinique le plus important de ce syndrome consiste dans la provocation des accès par la marche, par un effort, par tout acte qui augmente le fonctionnement de l'organe. Plus tard, même sans effort, le fonctionnement normal du cœur obligé d'être continuellement en mouvement, provoque à chaque instant des crises, lorsque les artères coronaires sont presque complètement oblitérées, et c'est ainsi que le malade se trouve, comme je l'ai dit, en *état de mal angineux*.

Chez les artério-scléreux, l'*asystolie* peut être encore un accident de méiopragie cardiaque. C'est ainsi que je vous ai montré chez ces malades bon nombre d'asystolies transitoires provoquées par quelques fatigues ou quelques marches, asystolies qui disparaissaient assez rapidement par un repos de quelques jours. Pour les cardiopathies artérielles surtout, le repos est la digitale du cœur. Vous auriez donc tort de regarder toujours l'asystolie comme un accident terminal de toutes les cardiopathies; elle peut être transitoire, de nature fonctionnelle, provoquée seulement par quelques efforts, et disparaître assez rapidement; ou encore, elle peut être permanente, définitive, de nature organique, et causée par l'altération irrémédiable du muscle cardiaque.

Vous avez vu ce malade, arterio-scléreux et cardiopathe artériel. Agé de cinquante-six ans, alcoolique et syphilitique, il souffre de son cœur depuis quatre ou cinq ans, et il nous est arrivé dans un état lamentable : œdème considérable des membres inférieurs et remontant jusqu'aux cuisses, congestion intense des poumons, du foie et des reins avec albuminurie abondante ; au cœur, aucun souffle, mais battements précipités, inégaux et faibles avec disparition du choc précordial, et augmentation de la matité cardiaque. Ici, l'état asystolique est installé depuis plusieurs mois, il est devenu définitif et résiste au repos, au régime lacté comme à la digitale. Nous pourrons retarder encore l'échéance fatale, mais nous ne l'empêcherons pas, l'asystolie est permanente parce que les lésions dégénératives du muscle cardiaque sont également définitives et permanentes.

Tout autre est ce malade, âgé de quarante-neuf ans, fort et vigoureux, alcoolique et saturnin, couché au n° 3 de la salle Bazin. Charretier de son état, il a été obligé, depuis quelques mois, de faire de longues marches et de porter de lourds fardeaux. Il nous est arrivé dans un état notable d'hyposystolie : léger œdème des membres inférieurs, un peu d'hypérémie hépatique et de congestion œdémateuse de la base des deux poumons, dyspnée continue, battements du cœur faibles, précipités et arythmiques. Le cœur ne présente qu'un léger prolongement du premier bruit, symptomatique d'une cardiectasie subaiguë et d'une dilatation consécutive de l'orifice auriculo-ventriculaire gauche. Cet homme est un artério-scléreux, comme vous avez pu le constater par l'état de ses artères, il n'a pas de lésion valvulaire proprement dite, et son affection cardiaque doit être rapportée au groupe des cardiopathies artérielles. Eh bien, le repos au lit, pendant une huitaine de jours, avec le régime lacté mitigé, a été capable, sans l'intervention d'aucune autre médication, de faire disparaître cette crise asystolique transitoire, occasionnée seulement par quelques fatigues et par le fonctionnement exagéré du cœur.

Grasset a publié une observation absolument semblable à cette dernière, et pour laquelle la crise d'asystolie passagère devait être également attribuée à une rupture brusque de l'équilibre cardiaque, à un faux pas du cœur provoqué par l'irrigation insuffisante de l'organe. Car, il ne faut pas oublier, comme il le dit si judicieusement, que « la vascularisation du myocarde, chez l'artério-scléreux cardiopathe, est incomplète ; elle suffit pourtant à la vie hygiénique, c'est-à-dire à une existence sans fatigue, sans effort, sans refroidissement, en un mot, sans raison aucune d'une rupture d'équilibre. Que la circulation du myocarde, sous l'influence d'une perturbation quelconque, devienne insuffisante, aussitôt le cœur boite, et l'asystolie survient. Mais, comme il s'agit seulement d'un spasme des artérioles et non d'une altération avancée du myocarde, on arrive assez facilement à rétablir l'équilibre, à faire disparaître la claudication cardiaque et ses conséquences ».

Je ne saurais mieux dire pour exposer les idées que je vous soumets.

Mais, dans ces asystolies transitoires et presque subites des cardiopathes-artériels que j'ai fait connaître dès 1886 [1], un autre élément que le spasme des artérioles entre en jeu : c'est la dilatation aiguë du cœur dont sont souvent atteints ces malades, dilatation le plus souvent consécutive à la contracture et à l'altération commençante du système artériel.

Il existe donc trois sortes d'asystolies dans l'artério-sclérose :

1° L'asystolie *méiopragique*, due à la diminution d'aptitude fonctionnelle du myocarde ;

2° L'asystolie *cardiectasique*, due à la dilatation du cœur, accident fréquent de la cardio-sclérose ;

3° L'asystolie *amyocardique*, due à la dégénérescence complète et définitive du myocarde. La dernière seule est souvent irrémédiable et permanente.

[1] *Congrès de Nancy*, 1886.

Le rythme du cœur est, comme on le sait, fonction du muscle cardiaque et non de ses nerfs. Par conséquent, on comprend bien pourquoi la dégénérescence dystrophique du myocarde consécutive à la sténose ou à l'oblitération des coronaires donne lieu, d'une façon permanente, à une *arythmie* rebelle à tous les moyens thérapeutiques. Cette boiterie du cœur devient incurable, elle est presque une infirmité cardiaque, parce qu'elle résulte d'une méiopragie permanente.

Mais, il existe aussi dans la cardio-sclérose une autre forme d'arythmie. Paroxystique, elle me paraît être en rapport avec les accès de spasme des artères coronaires, au début même de la maladie. Cette arythmie, que j'ai souvent observée, et qui s'accompagne ordinairement d'une sensation d'anxiété précordiale, mérite le nom d'*arythmie angoissante paroxystique*. Dans l'intervalle des accès, les battements du cœur sont normaux, et l'arythmie est provoquée par le plus léger effort ou par une émotion qui accélère les mouvements de l'organe. C'est là un exemple de méiopragie cardiaque transitoire à forme arythmique.

Le *rythme couplé* du cœur sur lequel je m'étendrai plus loin, est caractérisé par la réunion de deux révolutions cardiaques rapprochées l'une de l'autre et dont la première est forte et la seconde assez faible pour ne pas se faire sentir au pouls. C'est là une forme d'arythmie cadencée que j'ai assez souvent rencontrée dans la cardio-sclérose. Ces deux révolutions cardiaques sont séparées du couple suivant par un long silence, correspondant à une sorte de repos du cœur. Il s'agit encore d'une sorte de meiopragie transitoire.

A l'appareil respiratoire correspond un accident du même ordre. A l'état normal, et lorsque le malade est au repos complet, la respiration est régulière ; mais, sous l'influence d'un mouvement, de la marche, elle se précipite et devient pénible. C'est ce qui caractérise la *dyspnée d'effort* ou *dyspnée de travail* (dyspnée de Corvisart) des artério-scléreux. Je l'étudierai plus complètement en parlant des symptômes toxiques.

Du côté du foie et du rein, on observe encore des phénomènes semblables. Le malade peut momentanément boiter par son foie et par son rein, et comme la destruction et l'élimination des poisons subissent un temps d'arrêt, il en résulte des accidents d'intoxication que nous aurons à étudier plus loin. Souvent, chez les vieillards comme chez les athéromateux, la lésion rénale était restée latente ; sous l'influence d'une maladie fébrile, d'une pneumonie par exemple, le rein devient tout d'un coup insuffisant pour l'élimination de l'excès des déchets organiques engendrés par la maladie fébrile, et il en résulte une *auto-intoxication* qui se traduit de bonne heure par l'apparition de phénomènes typhoïdes. Le rein est encore en état de méiopragie, et c'est là une des causes de la gravité des pneumonies chez les vieillards et les artério-scléreux.

Ainsi donc, en raison de leurs scléroses vasculaires, tous les organes sont en imminence continuelle de fatigue et d'inaptitude fonctionnelle, et par le fait de la généralisation de la maladie dans les viscères, les méiopragies diverses peuvent s'associer et se succéder.

Je vous ai montré, à ce sujet, un cardiopathe-artériel qui eut d'abord des vertiges (méiopragie cérébrale), puis des accès d'angine de poitrine (méiopragie cardiaque) et qui succomba à une gangrène des membres inférieurs, elle-même précédée pendant plusieurs mois par tous les symptômes caractéristiques de la claudication intermittente des extrémités (méiopragie périphérique). Charcot a cité l'exemple d'un artério-scléreux qui, après avoir été atteint d'une cécité subite de l'œil due à une thrombose de l'artère centrale de la rétine, éprouva tous les symptômes d'une claudication intermittente des extrémités et finit par succomber à une attaque d'angine de poitrine. « Le même sujet qui avait boité des jambes, boita du cœur au bout d'un certain temps. » Le diabète qui produit de l'endartérite oblitérante, probablement sous l'influence de la goutte parfois concomitante, peut donner lieu successivement à cette claudication intermittente des extrémités, et à la claudication intermittente du cœur, ou angine de poitrine, comme Vizioli en a donné récemment une observation intéressante [1].

Il serait facile de multiplier encore les exemples. Ceux que je viens de citer sont suffisants pour faire comprendre leur importance et leur fréquence. Il faut les étudier et les chercher avec soin, car les symptômes méiopragiques avec ceux de l'hypertension artérielle, et les symptômes toxiques que nous allons passer en revue, peuvent être considérés comme les *stigmates de l'artério-sclérose.*

Les développements dans lesquels je viens d'entrer me permettent de formuler cette deuxième loi clinique :

Dans l'artério-sclérose, sous l'influence des sténoses artérielles, organiques par endartérite, ou fonctionnelles par spasme vasculaire, tous les viscères et appareils sont en imminence continuelle de fatigue ou de méiopragie.

3° Symptomes toxiques. — Dans le cours, et même au début des cardiopathies artérielles, on voit survenir des accidents dont la pathogénie

[1] Vizioli (*Acad. med. Napoli.*, 1891).

avait été méconnue. Ce sont, par ordre d'importance et de fréquence : la *dyspnée,* certains *vertiges* et *délires.*

Depuis plus de six ans, c'est-à-dire depuis le jour où dans la thèse de mon élève Sabatier en 1886, j'ai établi la distinction entre les cardiopathies artérielles (endartériques) et les cardiopathies valvulaires (endocardiques), j'ai distrait de la dyspnée dite cardiaque, tout un ordre de dyspnées auquel j'ai reconnu, par les observations cliniques et les résultats thérapeutiques, une origine toxique. C'est là un des sujets les plus intéressants de la cardiopathologie, plus important même à étudier que les syncopes et les palpitations ; car la syncope n'est presque jamais un signe de maladie organique du cœur, et lorsqu'on la rencontre, on doit toujours penser à son origine réflexe ou nerveuse, condition souvent réalisée dans l'association assez fréquente des cardiopathies avec des névroses diverses, et surtout avec l'hystérie, comme je l'ai démontré dans la thèse récente d'un de mes élèves [1]. D'un autre côté, les palpitations les plus violentes et les plus rebelles sont fréquemment l'apanage de troubles fonctionnels, ou encore de troubles réflexes dont le point de départ vient le plus souvent des maladies diverses des organes abdominaux (dyspepsie, maladies de l'intestin, du foie, de l'utérus et de ses annexes, etc.). Par contre, la dyspnée est l'un des accidents les plus constants, les plus tenaces des cardiopathies. Mais, au point de vue pathogénique, elle offre deux grandes variétés : la dyspnée *mécanique* et la dyspnée *toxique.*

La première est connue depuis longtemps. Elle est le résultat direct de l'affection du cœur, dans les endocardites et myocardites aiguës, et surtout dans les affections organiques de l'appareil valvulaire, dans le rétrécissement mitral, la maladie dyspnéisante par excellence, dans les dégénérescences graisseuses du cœur où elles peuvent être dues à la cardiectasie contre laquelle une large saignée produit parfois de merveilleux effets, ainsi que cela résulte des observations publiées dans la thèse de mon élève M. Thierry [2]. Mais ce sont surtout les complications du côté de l'appareil pulmonaire (congestions du poumon, œdèmes pulmonaires aigu ou subaigu, infarctus, etc.), qui réalisent le plus souvent cette cause de dyspnée mécanique provoquée par la rupture de compensation de la lésion cardiaque. La médication est ici anti-asystolique, et c'est la digitale qui en fait tous les frais et qui assure souvent le succès. Je n'insiste pas sur cette dyspnée *mécanique* connue depuis longtemps, mais à laquelle on a fait jouer à tort un rôle prépondérant, puisque Maurice Raynaud disait que « dans l'immense majorité des cas, sinon

[1] Huc. Maladies du cœur et nevroses (*Thèse inaug. de Paris*, 1891).

[2] M. Thierry. La saignee dans les affections organiques du cœur et de l'aorte (*These inaug. de Paris*, 1887).

toujours, la dyspnée cardiaque se rattache à des lésions matérielles des poumons ou de leur enveloppe séreuse ».

Il n'en est pas de même de la dyspnée *toxique*[1], qu'aucun auteur ne signale. En voici un exemple parmi les 200 cas que j'ai observés :

Un malade présente du côté du cœur des signes caractérisés par une légère arythmie et par la présence d'un souffle très fort à l'orifice mitral. Or, cet homme est mitral par son souffle et aortique par la maladie ; il est atteint d'une cardiopathie artérielle à type valvulaire. Il n'a jamais eu de rhumatisme, il est artério-scléreux : ses artères sont dures et rigides ; elles sont animées de battements anormaux à la région cervicale ; le pouls irrégulier est serré, concentré, cordé, comme disaient les anciens ; l'aorte est légèrement dilatée, ce que l'on constate non seulement par l'augmentation de sa matité, mais aussi par l'élévation anormale des sous-clavières ; enfin, il existe à la base du cœur un léger prolongement du premier bruit et un retentissement diastolique des plus nets à droite du sternum. Il s'agit ici d'une cardiopathie artérielle, ce qui veut dire : maladie du cœur consécutive à la lésion de ses vaisseaux nourriciers.

Mais, ce qui frappe le plus l'attention, c'est une dyspnée intense, paroxystique, survenant sous l'influence de la marche, d'un mouvement, du moindre effort, et se traduisant aussi pendant la nuit, d'une façon spontanée, par des accès souvent intenses. Cette gêne de la respiration, dyspnée d'*effort*, ou encore dyspnée de travail (*Arbeits-dyspnœ* des Allemands), c'est la *dyspnée de Corvisart*, du nom de l'auteur qui, au commencement de ce siècle, l'a bien caractérisée, comme on le verra plus loin dans la description clinique que je veux en faire, me bornant à cette place, à faire comprendre sa vraie pathogénie.

Le malade est tellement incommodé de cette oppression, qu'il vient à l'hôpital pour en être délivré. Et cependant, au premier abord, il n'y a rien pour l'expliquer. A la base des deux poumons, on constate l'existence de quelques râles sous-crépitants, et même, le murmure vésiculaire se fait partout avec ses caractères normaux ; il n'y a pas, il n'y a jamais eu d'albumine dans les urines ; le choc de la pointe du cœur n'est pas affaibli ; la tension artérielle, au lieu d'être diminuée, est plus élevée qu'à l'état normal ; il n'y a pas trace d'œdème péri-malléolaire ou

[1] HUCHARD. La dyspnee cardiaque (*Revue gen. de clin. et therap.*, 1887-1888). — La dyspnee toxique dans les cardiopathies arterielles (*Soc. de therap.*, 12 juin 1889). — La dyspnee chez les cardiaques (*Semaine medicale*, avril 1890). — L'insuffisance aortique arterielle, son traitement (*Semaine medicale*, fev. 1891). — La therapeutique pathogenique; des différentes varietes de dyspnee cardiaque (*Revue gen. de clin. et thérap.*, 1891). — De la dyspnée toxique dans les affections du cœur (*Societe médicale des hôpitaux*, 1892).

prétibial, aucun indice de rupture de compensation, aucun trouble cérébral. La dyspnée ne vient donc ni du cœur qui présente ses dimensions normales, ni du poumon, ni du cerveau. Elle est due à un état d'imperméabilité relative du rein. qui élimine incomplètement les toxines développées ou introduites dans le tube digestif, et cela en vertu de cette loi fondamentale que j'ai formulée :

L'insuffisance rénale est un symptôme précoce et presque constant des cardiopathies artérielles, même en l'absence d'albuminurie.

Nous en avons la preuve dans le prompt succès de la médication qui consiste à prescrire dans ces cas un régime alimentaire d'où sont exclues toutes les substances renfermant des toxines ou des ptomaïnes (viandes, bouillons et potages gras, qui sont de véritables décoctions de ptomaïnes ou des « solutions de poison », poissons, fromages faits, charcuterie, etc.). Le régime lacté absolu remplit ces conditions, et en quelques jours, même en vingt-quatre heures, avec une rapidité parfois surprenante, il fait disparaître cette dyspnée *toxique* ou *ptomaïnique*.

On peut objecter qu'il s'agit là d'une sorte de dyspnée urémique survenant dans toutes les cardiopathies artérielles sous l'influence d'un brightisme latent. Cela est possible, et même vraisemblable. Mais c'est là une dyspnée urémique d'un genre particulier, puisqu'elle se montre au début même de ces cardiopathies, puisqu'elle ne s'accompagne d'aucun autre accident urémique, puisqu'elle cède si facilement et si rapidement au régime lacté sans le secours d'aucune autre médication. En tous cas, c'est une forme de dyspnée souvent méconnue, et lorsqu'après Chrestien et Péchollier en 1866, Potain a publié en 1880, son travail sur le régime lacté dans les maladies du cœur, cette distinction entre les cardiopathies artérielles et les cardiopathies valvulaires n'était pas encore établie, et le mot de dyspnée toxique dans ces affections n'est prononcé nulle part.

Parfois, dans les cardiopathies artérielles, la dyspnée est *mixte*, d'origine à la fois mécanique et toxique : c'est lorsque ces maladies arrivent à la période asystolique. Alors, les symptômes de congestion passive du côté de l'appareil pulmonaire et l'œdème des membres inférieurs, peuvent faire errer la thérapeutique. On ne voit qu'une dyspnée mécanique là où il faut voir encore une dyspnée toxique qui tient la première place. La médication doit être alors complexe, parce que l'état dyspnéique est également complexe, et il faut joindre au régime lacté l'administration de la digitale.

On a opposé souvent la dyspnée cardiaque ou mitrale à la dyspnée aortique. Mais, il y a des aortiques qui finissent par avoir une dyspnée mitrale à la période d'hyposystolie ou d'asystolie, et il y a des mitraux qui peuvent avoir une dyspnée aortique, comme je viens de vous le démontrer par un exemple. Cette division n'est donc pas valable, le mot d'asthme ou de pseudo-asthme aortique doit disparaître, parce qu'il n'indique pas la pathogénie de l'accident; il doit être remplacé par celui de dyspnée toxique.

La nature de celle-ci m'a été démontrée depuis longtemps par la clinique et les résultats de la thérapeutique. Il fallait encore la sanction expérimentale. Je puis aujourd'hui la donner d'après les recherches que, sur mon conseil et sous ma direction, mon interne E. Tournier a entreprises au laboratoire de l'hôpital Bichat, et qu'il a consignées dans son excellente thèse inaugurale [1].

Il s'agissait de constater l'état de la toxicité urinaire dans les affections cardio-artérielles. Pour arriver à ce résultat, nous avons eu recours à la méthode de Bouchard, aux injections intra-veineuses d'urines. Les malades, choisis parmi les cardiopathes-artériels, ne presentaient, autant que possible, ni albuminurie, ni lésions pulmonaires sérieuses. Ils étaient observés dès leur entrée à l'hôpital, avant tout traitement, et restaient provisoirement au régime commun; car on sait que l'alimentation lactée abaisse notablement le degré de toxicité urinaire, d'après Charrin et Roger.

Dans les conditions ordinaires, il faut en moyenne 0,45 à 0,50 centimètres cubes d'urine normale pour tuer un kilogramme d'animal, et pour un homme du poids de 60 kilogrammes, le coefficient urotoxique (somme d'urotoxies qu'un kilogramme d'homme peut fabriquer en vingt-quatre heures, d'après Bouchard) est représenté par le chiffre de 0,464. Or, sur une dizaine d'expériences, le chiffre du coefficient urotoxique des cardiopathes-artériels atteints de dyspnée a toujours été inférieur à celui de 0,464; il a oscillé entre 0,273 et 0,370.

Voici les résultats obtenus par quelques-unes de ces expériences. Ils établiront que, pour la démonstration de la nature toxique de certaines dyspnées cardio-aortiques, la preuve expérimentale a confirmé les faits cliniques que j'avais depuis longtemps observés :

Expérience I. — Homme de cinquante-six ans, atteint d'artério-sclérose du cœur à type arythmique, et arrivé au début de la période mitro-artérielle. Dyspnée très intense, continue, exacerbée par le moindre effort, et se rapprochant par instants du type de Cheyne-Stokes. Poids du malade : 72 kilogrammes. Quantité d'urines en vingt-quatre heures : 1,270 centimètres cubes. Pas d'albumine.

Cette urine est injectée à un lapin pesant 1,390 grammes. La mort arrive apres introduction de 85 centimètres cubes.

[1] E. Tournier. La dyspnee cardiaque (Etude clinique et thérapeutique). *Thèse inaug. de Paris*, 1892.

Toxicité urinaire : 61 centimetres cubes par kilogramme d'animal.

Le malade élabore en vingt-quatre heures une quantité de poison suffisante pour tuer 20 kilog. 819 de matière vivante.

Coefficient urotoxique : 0,289.

Expérience II. — Homme de cinquante ans, atteint d'insuffisance aortique d'origine artérielle. Souffles systolique et diastolique au foyer aortique. Souffle systolique rude à la pointe. Rien aux poumons. Pas d'œdème périphérique. Accès de dyspnée survenant presque toutes les nuits (pseudo-asthme aortique). Poids du malade : 63 kilogrammes Urines : 1,300 en vingt-quatre heures Pas d'albumine.

Ces urines sont injectées à un lapin du poids de 2,400 grammes; elles amènent la mort à 166 centimètres cubes.

Toxicité urinaire . 70 centimètres cubes par kilogramme d'animal.

Le malade élabore en vingt-quatre heures de quoi tuer 18 kilog. 570 de matière vivante.

Coefficient urotoxique : 0,294.

Expérience III. — Femme de cinquante-quatre ans, atteinte d'insuffisance aortique d'origine endartérique. Acces de sténocardie, dyspnée d'effort. Poids de la malade : 65 kilogrammes. Quantité d'urines en vingt-quatre heures : 1,100 centimètres cubes. Pas d'albumine.

Cette urine est injectée à un lapin pesant 2,167 grammes. Mort après 132 centimètres cubes. Quantité mortelle pour un kilogramme d'animal : 60 centimètres cubes.

Coefficient urotoxique 0,277.

Expérience IV. — Homme de cinquante-huit ans, atteint de sclérose cardiaque avec arythmie, sans bruit de souffle. Léger œdeme prétibial. Quelques sibilances dans les poumons, anhélation continue avec constriction épigastrique. Poids du malade : 73 kilogrammes. Urines : 1,500 centimetres cubes. Pas d'albumine.

Cette urine est injectée à un lapin du poids de 1,966 grammes. Il meurt après introduction de 106 centimetres cubes.

Toxite urinaire : 53 centimetres cubes par kilogramme d'animal. La quantité de poison excrétée en vingt quatre heures est suffisante pour tuer 28 kilog. 320 de matière vivante

Coefficient urotoxique : 0,387.

Expérience V. — Femme de quarante-neuf ans, atteinte d'aortite chronique et d'insuffisance aortique. Pas d'œdème des membres; pas de râles dans les poumons. Douleurs angineuses et dyspnée permanente très marquée. Poids du malade · 57 kilogrammes. Urines en vingt-quatre heures : 950 grammes. Traces d'albumine.

Un lapin pesant 2,106 grammes meurt apres avoir reçu 96 centimètres cubes de cette urine.

Toxicité urinaire : 45 centimètres cubes par kilogramme d'animal. Le malade élimine en vingt-quatre heures de quoi tuer 21 kilog. 111 de matière vivante.

Coefficient urotoxique : 0.370.

Expérience VI. — Homme de quarante ans, atteint de sclérose cardio-rénale. Quelques râles ronflants dans les poumons, avec expiration prolongée. Pas d'œdème. Dyspnée permanente avec angoisse précordiale et exacerbations nocturnes. Poids du malade . 66 kilogrammes. Urines en vingt-quatre heures : 1,500 centimètres cubes avec 0,25 centigrammes d'albumine par litre.

Un lapin du poids de 3 600 grammes est tué par 300 centimètres cubes de cette urine.

Toxicite urinaire . 83 centimètres cubes par kilogramme d'animal. Le malade fabrique en vingt-quatre heures de quoi tuer 18 kilog. 0,36 de matière vivante.

Coefficient urotoxique . 0,273 [1].

[1] Tournier. Recherches sur la toxicite urinaire dans les affections cardio-aortiques (*Rev. gen. de clinique et thérapeutique*, 1891).

Ainsi, la moindre toxicité urinaire des artério-scléreux semble chose démontrée, et les poisons de l'organisme n'étant plus qu'incomplètement éliminés par le rein ou détruits par le foie, il en résulte une intoxication sanguine qu'il est inutile de prouver par d'autres expériences, puisqu'elle se traduit en clinique par des symptômes, tels que la dyspnée, certains vertiges et délires. Cette *toxinhémie* est donc un caractère de plus, permettant de distingner les cardiopathies artérielles des cardiopathies valvulaires. Sans doute, dans celles-ci, la toxinhémie peut exister, mais à un moindre degré et seulement à la période asystolique, tandis qu'elle est un phénomène précoce des cardiopathies artérielles[1].

Mais dans certains cas, le coefficient urotoxique des urines peut être très élevé ; il peut même de beaucoup dépasser l'état normal : c'est lorsque les fonctions du foie sont atteintes, comme le fait se présente souvent dans ces formes artérielles des cardiopathies. Alors, le foie ne remplit plus ses principales fonctions, et ne pouvant plus ni arrêter, ni détruire les poisons venus de l'intestin, ceux-ci sont éliminés en grande partie par les urines, qui acquièrent ainsi une puissance toxique très élevée. Pendant quelque temps (stade d'*insuffisance hépatique simple*), cette hypertoxie urinaire est une sauvegarde de l'organisme, comme l'a dit Bouchard, puisqu'elle contribue à l'élimination des toxines qui n'ont pu être ni détruites ni arrêtées par la cellule hépatique. A une seconde période (stade d'*insuffisance hépatico-rénale*) le passage incessant de ces toxines finit par irriter le rein qui s'altère; il se produit une de ces « néphrites par auto-intoxication » bien démontrées par les expériences de Gaucher ; de l'albumine apparaît dans les urines, et c'est ainsi que dans les cardiopathies artérielles, il peut y avoir deux sortes d'albuminuries : l'une, due à la néphrite interstitielle souvent concomitante; l'autre, épithéliale, d'origine hépatique, qui peut compliquer la première. Dans ce cas, l'insuffisance du foie, souvent révélée par l'épreuve du sucre[2], s'ajoute à l'insuffisance du rein, et la dyspnée toxique procède de ces deux causes.

Au début, quand la dyspnée était simplement d'origine cardio-rénale,

[1] Ducamp (*Montpellier medical*, 1891) a fait, a un autre point de vue, des experiences sur la « toxicite urinaire chez les cardiaques », dans le but de mesurer le pouvoir éliminateur du rein dans les phases successives des cardiopathies, compensation et asystolie. Chez deux asystoliques, le coefficient urotoxique etait très abaissé.

[2] Pour constater l'atteinte porteo a la fonction *glycogénique* du foie, a ses proprietes d'arrêt et de neutralisation des produits toxiques, on fait ce que l'on appelle l'experience du sucre : A l'etat normal, le sucre introduit dans l'alimentation est detruit par le foie, au même titre que les produits toxiques introduits dans l'organisme ou formes par lui. Quand la cellule hepatique est alteree, on voit, au contraire, apres l'administration de 150 grammes à 200 grammes de sucre, celui-ci apparaître dans les urines après 2 a 4 heures, ce que l'on constate facilement au moyen de reactions bien connues.

le régime lacté exclusif suffisait à la faire disparaître. Mais, vers la fin de la maladie, quand l'imperméabilité du rein se complique d'insuffisance hépatique, et surtout quand, par les progrès de la cachexie artérielle caractérisée par une dénutrition profonde et rapide, les déchets de désassimilation encombrent le liquide sanguin, la dyspnée devient irrémédiable, et résiste à tous les moyens thérapeutiques. C'est la période grave de la dyspnée *hypertoxique*.

Ainsi donc, on voit se réaliser dans les cardiopathies artérielles une dyspnée toxique, d'origine à la fois hépatique et rénale. Cette pathogénie vous indique la thérapeutique à suivre : elle vous montre que, pour le bon fonctionnement de l'organisme, il faut qu'une porte soit ouverte et que l'autre reste fermée. Il faut que le rein reste ouvert pour l'élimination des poisons ; il faut que le foie soit fermé pour leur arrêt et leur destruction[1].

A l'aide de cette théorie, bien des faits, qui n'avaient pu recevoir une interprétation suffisante, peuvent être maintenant expliqués, et si les accès de dyspnée, auxquels on donnait autrefois le nom de pseudo-asthme aortique, sont souvent nocturnes, c'est parce qu'il est démontré que, pendant le sommeil, l'élimination des poisons par le rein subit un ralentissement notable.

Mais il ne s'agit pas seulement d'une simple théorie, car elle est confirmée par l'expérimentation, comme je vous l'ai démontré; elle est confirmée encore d'une façon éclatante par les résultats thérapeutiques. Il est inutile, il est impossible de réunir ici les nombreux faits que j'ai observés ; ils se résument tous dans la conclusion suivante :

La disparition de la dyspnée survient rapidement par une médication qui vise non le cœur, mais le rein et le foie, par une médication qui a pour but d'introduire, à l'aide de la diète lactée et du régime végétarien, le minimum de toxines alimentaires, et de réduire ainsi le fonctionnement de ces deux organes dépurateurs atteints de méiopragie, ainsi que je l'ai démontré, il y a quelques instants.

Comme on le voit, tout s'enchaîne dans l'étude de l'artério-sclérose du cœur, et lorsque j'aborderai le traitement de cette maladie, vous verrez que cette étude pathogénique nous conduira aux plus beaux succès thérapeutiques.

De tous les symptômes toxiques produits par les cardiopathies artérielles, la *dyspnée* occupe certainement la première place. Cependant,

[1] HUCHARD. Diagnostic et traitement de l'insuffisance hépatique (*Revue générale de clinique et thérapeutique*, 1891).

certains *vertiges*, certains *délires* se réclament de la même pathogénie, ce qui prouve que l'on aurait tort d'attribuer toujours une origine ischémique aux sensations vertigineuses des artério-scléreux ; ce qui prouve encore que les accidents délirants ne sont pas toujours imputables, comme pour les cardiopathies valvulaires, aux modifications circulatoires des centres nerveux [1] ; ce qui démontre enfin, que dans ces cas, la thérapeutique doit s'attacher surtout à combattre les auto-intoxications.

A ce sujet, je puis rapporter le fait suivant :

Un homme de soixante-dix ans environ, que j'ai observé avec l'un de mes confrères, présentait depuis plusieurs semaines un délire presque permanent. Il était atteint d'une cardiopathie artérielle à type valvulaire (souffle d'insuffisance mitrale), et comme il était entré dans la phase de l'asystolie, on pouvait mettre les accidents cérébraux sur le compte de cette dernière, et croire que la digitale en aurait promptement raison. Or, ce que n'avaient fait ni la digitale, ni tous les toniques cardiaques, ni les purgatifs, c'est le régime lacté qui a pu l'accomplir. En quelques jours, tous ces troubles délirants ont disparu pour toujours [2].

J'ai vu bien d'autres faits semblables. En voici un autre que j'ai suivi pendant longtemps avec mon chef de clinique, Weber. Il s'agissait encore d'une cardiopathie artérielle avec accès délirants très intenses que l'on pouvait faire disparaître et apparaître à volonté par l'administration du régime lacté ou par la prescription d'une alimentation carnée.

Ce malade âgé de 65 ans, franchement athéromateux et nullement rhumatisant, présentait depuis longtemps un souffle très net d'insuffisance mitrale. Celle-ci était d'origine artérielle et relevait certainement de l'altération généralisée du système vasculaire qui avait atteint la valvule auriculo-ventriculaire. Cet homme était devenu asystolique, les battements du cœur avaient perdu de leur force et de leur régularité, le choc précordial se percevait à peine, et cependant le pouls était résistant, dur et concentré ; il y avait de la congestion hépatique, de l'œdème des membres inférieurs, de la congestion hypostatique des deux bases pulmonaires, mais pas d'albumine dans les urines. Bientôt, un délire violent survint, et comme ce malade présentait des troubles asystoliques manifestes, on crut faire disparaître les accidents cérébraux par la digitale. Celle-ci triompha bien de l'asystolie, les urines devinrent plus abondantes, les congestions viscérales et l'œdème des membres inférieurs diminuèrent notablement, mais les accidents délirants persistèrent au même degré.

[1] Voir, à ce sujet, la thèse d'un de mes élèves, CESBRON : la congestion et l'anémie cérébrales dans les affections du cœur (*Thèse de Paris*, 1878).

[2] H. HUCHARD. Le cerveau cardiaque (*Bulletin médical*, 1891).

C'est alors qu'ayant prescrit le régime lacté exclusif, je vis disparaître très rapidement le délire et l'agitation. Je pouvais presque les faire naître à volonté en autorisant de temps en temps l'alimentation ordinaire avec la viande.

Quand même ces deux malades auraient présenté de l'albumine dans les urines, je n'en persisterais pas moins dans mes conclusions, tout en faisant remarquer quelques-unes des analogies existant entre ces délires toxiques des cardiopathies artérielles et les folies brightiques dont on a donné plusieurs observations concluantes dans ces derniers temps.

Cependant, lorsque chez un artério-scléreux alcoolique, vous prescrivez le régime lacté absolu, vous pouvez voir persister le délire, ou naître un délire nouveau. L'exemple suivant est très instructif à cet égard :

Il y a quelques mois, je voyais un malade atteint d'artério-sclérose cardio-rénale, présentant ce mélange d'accidents asystoliques et urémiques si fréquent dans le cours de cette affection. L'asystolie était représentée par l'œdème considérable des membres inférieurs, l'augmentation de l'albumine dans les urines qui étaient devenues très rares, par un peu de congestion du foie et des deux bases pulmonaires. L'urémie se manifestait par de violents accès de dyspnée qui ne pouvaient certainement pas être mis sur le compte de la légère congestion hypostatique des deux poumons. Mais, depuis plusieurs jours, surtout depuis l'administration du régime lacté absolu, des purgatifs et des antiseptiques intestinaux, qui avait fait promptement disparaître l'état dyspnéique, le délire avait apparu et progressivement augmenté. D'une extrême violence, surtout pendant la nuit, ce délire était professionnel et s'accompagnait d'une légère trémulation des membres. En rapprochant ces troubles cérébraux de la dyspnée, le médecin crut à la nature urémique de tous ces accidents. Il n'en était rien. La dyspnée était bien d'origine toxique, puisqu'elle avait disparu par le régime lacté ; mais le délire etait de tout autre nature. Il présentait chez un malade notoirement alcoolique. les caractères cliniques du délire éthylique, et il s'était produit et accentué sous l'influence du régime lacté qui avait trop brusquement privé le malade de son aliment habituel et nécessaire, de l'alcool. C'est alors que l'association du régime lacté et des boissons alcooliques fit disparaître rapidement, et la dyspnée et le délire.

Ainsi, le régime lacté qui fait promptement disparaître les troubles cérébraux dus à l'imperméabilité rénale, peut faire au contraire apparaître une attaque de délirium tremens, par suite de la suppression de l'alcool. Il faut donc se rappeler que, chez les artério-scléreux en puissance d'alcoolisme, on voit parfois survenir des accidents divers d'origine asystolique, urémique et éthylique, et que la médication doit naturellement s'inspirer de cette pathogénie multiple et différente.

On peut se demander si d'autres accidents que la dyspnée, que les vertiges et certains troubles cérébraux, ne sont pas sous l'influence des auto-intoxications. Je ne le crois pas, quoique Boinet et Silbert aient accusé, tout dernièrement, les ptomaines urinaires de produire l'affaiblissement des systoles ventriculaires et l'arythmie. Ce qui me porte à le penser, c'est le fait suivant, que j'ai souvent observé dans le cours des cardiopathies artérielles :

Lorsqu'un malade atteint à la fois de dyspnée, d'arythmie et d'angine de poitrine, par exemple, est soumis à la diète lactée, on voit promptement disparaître l'état dyspnéique, tandis que les symptômes arythmiques et angineux résistent toujours à cette médication et ne sont pas modifiés par elle. Cela prouve que l'arythmie et l'angine de poitrine obéissent à d'autres indications, et qu'elles ont rarement, pour ne pas dire jamais, une origine toxique et rénale.

L'étude, à la fois clinique, expérimentale et thérapeutique de ces accidents confirme cette troisième loi clinique :

L'insuffisance rénale (à laquelle peut se joindre l'insuffisance hépatique) est un symptôme précoce et presque constant des cardiopathies artérielles, même en l'absence d'albuminurie.

ONZIÈME LEÇON

ARTÉRIO-SCLÉROSE DU CŒUR (SUITE)

II. Clinique. (*Symptomatologie.*)

II. SYMPTOMES CARDIAQUES. — Evolution des cardiopathies artérielles en trois périodes : *artérielle*, *cardio-artérielle* et *mitro-artérielle*. Exemples à l'appui.

1° *Troubles respiratoires.* — Diverses formes de dyspnée : Dyspnée d'effort (ou dyspnée de Corvisart) ; Dyspnée douloureuse ; Dyspnées dues à l'œdème aigu ou subaigu, à la congestion, aux infarctus des poumons ; Dyspnée nerveuse réflexe ; Dyspnée cardio-pulmonaire.

Physiologie pathologique et pathogénie de la dyspnée : Théories de Basch et de Fraenkel. Objections à ces théories. — Trois formes et causes principales de la dyspnée dans l'artério-sclérose du cœur : 1° Dyspnée toxique ; 2° Dyspnée nervo-réflexe ; 3° Dyspnée mécanique. Leur traitement. — Mesures spirométriques dans les dyspnées des cardiopathies artérielles et valvulaires.

2° Signes *cervico-aortiques* (retentissement diastolique de l'aorte, augmentation de la matité aortique, battements artériels du cou, élévation anormale des sous-clavières, etc.). Leur absence dans certains cas. Dilatations aortiques, fonctionnelle ou organique. Insuffisances aortiques, *anatomique* ou *clinique*.

3° *Symptômes cardio-vasculaires.* — Examen de la *voussure* et du *choc* précordial. Trois causes d'accroissement de volume du cœur : *myo*-hypertrophie, *scléro*-hypertrophie, *cardiectasie*. — Désaccord entre la force des battements cardiaques et la faiblesse relative du pouls radial. — Examen du *pouls* (pouls mitro-aortique, pouls instable et variable). Tracés sphygmographiques.

4° *Symptômes cardiaques.* — Augmentation de la *matité précordiale*. Cardiectasies aigues (toute cardiopathie artérielle est en imminence continuelle de dilatation du cœur). — *Douleurs* précordiales, ou précordialgie. — Modifications du rythme du cœur : diverses formes d'*arythmies :* A. irrégulière, couple rythmé du cœur avec ses quatre degrés. Tracés sphygmographiques. Intermittences vraies ou fausses, faux pas du cœur. Intermittences conscientes et inconscientes. — Pulsations redoublees. — Pouls alternant et ses quatre variétés.

Physiologie pathologique de l'arythmie. Causes du rythme cardiaque normal. Examen de diverses théories : Rythme cardiaque dû au système nerveux central, aux ganglions du cœur, au myocarde. Explication de l'arythmie irrégulière dans la cardio-sclerose, et du couple rythmé. —L'arythmie ne signifie pas toujours lésion du muscle cardiaque. Arythmies mécanique et myocardique de l'insuffisance mitrale. — Arythmies nerveuses, myocardiques, mécaniques.

Souffles cardiaques, d'origine fonctionnelle le plus souvent, rarement de nature organique. Diagnostic. Modifications dans les bruits du cœur. — Conclusions.

II. — SYMPTOMES CARDIAQUES

L'artério-sclérose du cœur présente dans son évolution trois périodes :

a). La première, *artérielle*, caractérisée par l'augmentation permanente de la tension vasculaire, précède la lésion des vaisseaux. Cette hypertension, autrefois signalée par Boerhaave et Sénac [1], se traduit par tous les symptômes dont j'ai donné la description [2], par les caractères du pouls, le retentissement diastolique de l'aorte, et déjà par l'existence d'un faible degré de dilatation de ce vaisseau. Cette ectasie aortique qui n'est ici qu'un *symptôme*, doit être distinguée des dilatations fusiformes constituant au contraire une *maladie ;* elle apparaît de bonne heure, devient l'accompagnement presque obligé de toutes les cardiopathies artérielles et surtout de la forme ischémique de l'artério-sclérose du cœur ; elle est le témoignage précoce de l'hypertension artérielle et des résistances périphériques que le cœur est obligé de surmonter par suite de l'existence du spasme et de la lésion vasculaires.

Cette période comprend deux phases successives : l'une (phase *dynamique*), caractérisée par l'hypertension artérielle sans lésion du vaisseau ; l'autre (phase *physique*), se traduisant par le début de la sclérose artérielle généralisée.

[1] On peut lire dans Sénac (1749) plusieurs passages où cette action de la pression sanguine est indiquee : « La quantite du sang, dit-il, est un mobile plus reel et plus efficace. Dès que son volume augmente, les vaisseaux sont plus dilates, leur distension est un aiguillon qui les sollicite ; ils poussent donc avec plus de force les fluides qu'ils renferment. Ce principe est evident par lui-même, mais il est appuye par l'experience : qu'on lie l'aorte descendante, le sang qui est oblige de se porter en plus grande quantité dans les parties supérieures les rougit... Si l'effort du sang est quelquefois si grand, il peut remplir les viscères, les gonfler, y *porter une irritation* qui donnera encore plus d'action au cœur... L'obstruction est formee en general par un etranglement ou par un resserrement des vaisseaux. L'inflammation est suite de l'obstruction. » — Boerhaave, dès 1708, s'est exprimé d'une façon plus formelle encore (voir p. 66).

Ottomar-Rosenbach s'est range à cette opinion (*Breslauer aertzl. Zeitschrift*, 1886, et *Real encyclopœdie*, 1887). « Pour ce qui est du mecanisme pathogenique du processus arterio-sclereux, nous sommes completement sur le terrain de la théorie, qui veut que l'epaississement et les alterations consecutives de la paroi arterielle soient sous la seule influence de la pression s'exerçant sur les tissus, comme nous voyons en d'autres regions du corps se montrer les diverses formes d'hypertrophie et d'epaississement par suite de la reaction des tissus contre la pression s'exerçant continuellement sur eux. »

[2] Voir la symptomatologie de l' « hypertension arterielle », pages 57-73.

b). La deuxième période, *cardio-artérielle*, est caractérisée par l'endartérite des vaisseaux de la périphérie d'abord, des viscères et du myocarde ensuite, et toujours par l'élévation de la tension artérielle. Mais il faut bien savoir qu'il existe des cas où l'évolution anatomique de la sclérose artérielle est pour ainsi dire renversée, où la sclérose est d'emblée viscérale, et commence par le cœur, comme elle peut commencer par le rein.

c). La troisième période, *mitro-artérielle*, est caractérisée par la dilatation des cavités cardiaques et des orifices auriculo-ventriculaires, par l'affaiblissement du cœur, et surtout par la diminution de la tension artérielle. Alors, le malade ne doit plus être considéré comme artériel, mais comme un cardiaque ou un mitral, et la thérapeutique devient celle des affections mitrales insuffisamment compensées.

a). La première période (artérielle) est caractérisée, vous ai-je dit, par un état d'hypertension, dû lui-même au spasme vasculaire. Sans doute, il est difficile d'assister à ce premier stade parce qu'il est souvent méconnu. L'exemple suivant va vous en démontrer la réalité :

En novembre 1884, Mlle S..., âgée de quarante-cinq ans, née de parents arthritiques, sans antécédents nerveux personnels ou héréditaires, mais se trouvant à l'époque de la ménopause, est atteinte depuis plusieurs mois de palpitations extrêmement violentes et douloureuses, survenant de préférence pendant la nuit. Je ne constate alors aucun signe anormal au cœur dont le volume me paraît cependant augmenté dans tous les sens ; le pouls est serré, petit, régulier et rapide (110 à 130 pulsations).

Le 15 janvier 1885, les palpitations redoublent, depuis quelques jours elles sont accompagnées d'une impression d'angoisse précordiale avec engourdissement douloureux dans les deux bras et surtout dans le bras gauche, quand tout à coup, pendant la nuit encore, au moment d'un de ces accès d'affolement cardiaque pendant lesquels les principales artères et le cœur battaient avec violence, elle s'aperçoit que l'extrémité de ses doigts est devenue insensible, exsangue, pâle, d'un blanc d'ivoire, avec sensation de tuméfaction et d'onglée. Cette pâleur extrême et ces sensations diverses atteignent les avant-bras ; les extrémités inférieures sont également froides, un peu livides, et cette attaque de *syncope locale des extrémités* se termine, après deux heures seulement, par quelques douleurs rétro-sternales angoissantes.

Le lendemain, je constate encore un abaissement de température très net à l'avant-bras et aux doigts qui présentent une pâleur caractéristique et un état de lividité aux extrémités ; le nez et les oreilles ont une température et une coloration normales. Le pouls est fréquent (140 pulsations), serré, concentré, petit, à peine appréciable surtout à gauche, et j'observe pour la première fois un peu d'œdème péri-malléolaire. Pour la première fois aussi, j'entends au foyer aortique, un peu à droite du sternum, un *retentissement diastolique*, indice d'une tension artérielle exagérée ; mais, aucun souffle aux orifices.

Ce qui frappe le plus l'attention, c'est l'existence d'une dilatation assez considérable du cœur, — de date récente, puisqu'elle n'avait pas été observée les jours précédents, — dilatation *aiguë* survenue sous l'influence d'accès répétés de spasme artériel généralisé. L'examen des urines a été négatif, et depuis plus de six ans que j'observe la malade, je n'ai jamais constaté le moindre nuage albumineux. Je le dis au début même de cette observation, pour répondre à l'objection qui peut m'être adressée au sujet de l'influence possible d'une néphrite ou d'un « brigthisme latent » auxquels quelques auteurs rattachent ces divers troubles vaso-moteurs.

Pendant trois ans, les mêmes troubles vaso-moteurs se produisent sept ou huit fois, et j'ai fini par constater il y a deux ans, tous les signes de l'artério-sclérose commençante, avec tachycardie persistante, accès de palpitations, douleurs angineuses, légère dilatation aortique, retentissement diastolique de la base, léger prolongement aspiratif du second bruit, élévation des sous-clavières, battements artériels du cou, trois attaques de congestion pulmonaire. Tous ces accidents, dus à l'artério-sclérose cardiaque de l'âge critique, ont été fort amendés par l'usage continu de l'iodure de sodium, de la trinitrine et du régime lacté, ce qui prouve, pour le dire en passant, la curabilité de cette maladie, lorsqu'elle est reconnue et soignée dès ses premières périodes.

b). Voici maintenant un autre fait qui nous fait assister à l'évolution très rapide de la deuxième période :

En novembre 1885, je suis appelé pour un homme de quarante-deux ans, — un peu surmené par sa profession de plombier, mais sans antécédents pathologiques, — qui avait été pris subitement pour la première fois et sans cause, pendant la nuit encore, par des accidents cardiaques d'une sévère intensité. Mon confrère l'avait trouvé en proie à une oppression considérable, avec les extrémités froides et violacées, les lèvres bleuâtres, la face presque cyanosée ; assis sur son lit, les jambes pendantes, il se plaignait encore de violentes palpitations « à rompre sa poitrine » ; il rappelait en un mot l'aspect d'un asystolique, et cependant l'auscultation du cœur était muette ; seule, la matité cardiaque était considérablement accrue dans tous les sens. Mais, fait important, le malaise avait commencé sans cause, sans aucune espèce de provocation, par un froid glacial et un engourdissement complet des membres, « après lesquels le cœur avait commencé à battre violemment ».

Le lendemain, je constate l'absence d'albumine dans les urines, de lésion valvulaire du cœur, d'affection pulmonaire ou gastrique dont le retentissement sur le myocarde eût pu expliquer ces accidents ; mais je parviens facilement à observer tous les signes de l'artério-sclérose d'après une réunion de symptômes que je n'ai pas à rappeler ici. Au bout d'un mois, sous l'influence du traitement, le violent orage s'est apaisé, et depuis cette époque, l'état de santé est presque satisfaisant, à part quelques troubles vaso-moteurs dont il souffre de temps en temps (algidités et syncopes locales, accès de dilatation aiguë du cœur).

Ces deux faits que je prends au hasard et que j'ajoute à ceux de mes leçons précédentes sur la tension artérielle dans les maladies, tendent à prouver que certaines affections du cœur, que la dilatation aiguë des cavités cardiaques ont pour cause et pour origine la périphérie du système circulatoire, en un mot, un état spasmodique plus ou moins généralisé du système artériel.

Ce n'est pas là une simple hypothèse ; car la clinique en démontre la réalité, et le traitement la confirme, comme on le verra plus tard.

Suivant la localisation du spasme vasculaire, soit aux membres, soit aux viscères, on aura l'explication des algidités, des accès de syncope locale des extrémités dont la relation avec le développement de la sclérose artérielle ne fait aucun doute, des attaques dyspnéiques, et de certaines dilatations aiguës du cœur que le surmenage peut bien provoquer, mais auxquelles prédisposent une tension artérielle exagérée et un état spasmodique du système vasculaire, préludes habituels de l'artério-sclérose à son début.

Le spasme artériel peut être invoqué dans les affections aortiques, et principalement dans la maladie de Corrigan, maladie artérielle par excellence quand elle ne procède pas d'une endocardite. C'est ainsi, par exemple, qu'il faut interpréter le fait suivant observé par Zunker, et que cet auteur attribuait à tort à une névrose du cœur, névrose, mot facile et commode, derrière lequel s'abrite trop souvent notre ignorance :

Chez un malade atteint d'insuffisance aortique, on voyait survenir brusquement, au milieu du calme le plus parfait, ou sous l'influence d'un léger effort, les accidents suivants : accès de tachycardie avec 220 pulsations par minute (et pour ma part j'en ai compté un jour 180 dans un cas d'aortite), cyanose, œdème du poumon, dilatation aiguë du cœur, alternatives de rougeur et de pâleur faciale. Ces paroxysmes se terminaient par des sueurs profuses et le retrait du cœur.

c). Dans les deux premières phases de la maladie, la médication doit s'attacher à prévenir, à combattre l'hypertension artérielle ; dans la dernière, au contraire, elle vise la diminution de la pression vasculaire.

On peut m'objecter qu'à ce dernier stade, l'affection mitro-artérielle se caractérisant souvent, mais non toujours, par l'existence d'un souffle à la pointe et par tous les phénomènes appartenant à l'hyposystolie ou à l'asystolie, il est difficile, sinon impossible, de la distinguer cliniquement des affections mitrales à début valvulaire. Je ne nie pas cette difficulté, mais la marche pour ainsi dire saccadée des accidents, les commémoratifs, l'existence de quelques symptômes franchement artériels permettent d'établir le diagnostic.

Il y a quelque temps, entrait dans mon service une femme de cinquante-sept ans, présentant tous les signes d'une affection mitrale non compensée : souffle systolique un peu diffus à la pointe, avec dilatation cardiaque considérable, œdème des membres inférieurs, ascite, congestion du foie, hypérémie des bases pulmonaires, aspect cyanotique des lèvres et des extrémités. Je diagnostiquai une cardiopathie artérielle en m'appuyant sur les caractères suivants : le pouls, contrairement à ce qui arrive dans les insuffisances mitrales d'origine valvulaire, était dur, concentré, presque régulier, l'artère sinueuse et dure au toucher, l'aorte dilatée, et je constatai manifestement le retentissement diastolique à son niveau. La malade mourut très rapidement, et l'autopsie confirma le diagnostic : artério-sclérose généralisée, dilatation des cavités droite et gauche, insuffisance *fonctionnelle* de la valvule mitrale, artério-sclérose du myocarde, dilatation légère de l'aorte.

Nous pouvons maintenant aborder, dans tous ses détails, la description des symptômes cardiaques.

Le passage exact de la première période (hypertension artérielle et sclérose des artères périphériques) à la seconde période (sclérose cardiaque) est souvent difficile et même impossible à établir, et je ne saurais affirmer que le premier malade dont je viens de vous parler, n'avait pas franchi le premier stade pour entrer dans le second. Ces divisions du reste sont toujours un peu schématiques et je les donne pour la facilité de la description, sans me dissimuler certaines difficultés de la clinique.

Mais, supposons que vous n'ayez pas assisté (ce qui arrive souvent), à la première période *extra-cardiaque* de la maladie. Vous êtes en êtes en présence d'une artério-sclérose du cœur confirmée. Quels en sont les symptômes?

1° Troubles respiratoires. — *a*). Tout d'abord, l'attention est attirée du côté de la respiration. Le malade se plaint de *dyspnée;* il a remarqué depuis quelque temps que celle-ci survenait sous l'influence d'un effort, d'un mouvement, du plus léger travail musculaire, parfois aussi après les repas (ce qui, pour le dire en passant, fait souvent croire à tort à son origine gastrique). Bientôt, l'action seule de s'habiller, de se déshabiller, de se baisser pour ramasser un objet, de monter sur son lit pour se coucher, de passer de la station verticale à la position horizontale et réciproquement, cause et augmente l'essoufflement. Corvisart, qui ne pouvait alors s'appuyer sur la distinction entre les cardiopathies valvulaires et les cardiopathies vasculaires, a bien décrit ce type respiratoire parmi les signes des affections cardiaques en général et surtout de ses « anévrismes actifs du cœur » qui comptent certainement un grand nombre de nos cardiopathies artérielles :

« Souvent — dit Corvisart — la difficulté de respirer est le premier symptôme qui annonce le développement prochain, et peut-être instantané de la maladie qui vient de jeter en un instant ses premières racines apparentes... Dès que le mal a fait des progrès, les dérangements de la respiration se développent et vont en augmentant. Alors, il y a une gêne légère, mais habituelle de la respiration. Aussitôt que le malade veut précipiter sa marche, il est obligé de s'arrêter, parce qu'il ne lui est plus possible de respirer. Les mêmes symptômes se reproduisent fréquemment, s'il exerce une profession un peu pénible, s'il veut monter un terrain, un escalier. Il semble au malade qu'il n'y a plus de rapport entre la masse d'air qui est introduite par l'inspiration dans les poumons, et la capacité de ces viscères. Il fait de vains efforts pour respirer plus largement; il précipite ses inspirations; la respiration est alors gênée, haute, courte, entrecoupée. »

Cette dyspnée d'*effort*, ou de *travail* (*arbeits-dyspnœ* des Allemands), mérite le nom de *dyspnée de Corvisart*. Elle doit être déjà dès cette époque, d'*origine toxique*, et à ce sujet, je n'ai qu'à vous renvoyer à l'étude pathogénique que je viens d'en faire. Dès ce moment, il faut intervenir par une thérapeutique dont les remarquables succès ne font aucun doute pour tous les esprits non prévenus.

Je ne saurais trop insister sur l'importance diagnostique de cette dyspnée, car souvent c'est le seul signe capable d'attirer l'attention, alors que les symptômes cardiaques sont à peine accusés. A ce sujet, le passage suivant de Forget est toujours vrai[1] : « L'intensité de la dyspnée n'est pas toujours en rapport avec la gravité apparente des lésions du cœur, au point que parfois, c'est la gêne de la respiration qui donne l'éveil sur la possibilité d'une affection du cœur, et que des asthmes très intenses existent concurremment avec des symptômes cardiaques très peu prononcés. » Forget ne pouvait saisir, au moment où il écrivait, la raison de cette apparente contradiction. Nous la comprenons aujourd'hui, depuis que je vous ai démontré l'origine rénale, et non encore cardiaque, de cette dyspnée.

b). Plus tard, et même parfois dès le début de l'affection, les malades se plaignent d'une *dyspnée douloureuse* dont la signification diagnostique a également une grande importance. Il s'agit alors d'une véritable dyspnée cardiaque, d'origine coronarienne, pour laquelle l'élément douleur s'ajoute au trouble respiratoire. Celui-ci s'accompagne d'une sensation pénible, légèrement constrictive à la partie supérieure de la région sternale, ou encore d'une sensation de pesanteur, de gêne et de poids, sous l'influence de la marche et d'un effort quelconque. La douleur est entièrement subjective, et lorsqu'elle est provoquée par la pression au niveau de plusieurs espaces intercostaux, ce qui est très rare, elle est le plus souvent due à la complication assez fréquente d'une péricardite de la base. Cette dyspnée douloureuse est sans doute une ébauche des accès angineux qui pourront venir plus tard, mais elle se distingue nettement de l'angine de poitrine, en ce que celle-ci ne s'accompagne jamais ou presque jamais de troubles respiratoires ; elle diffère encore de la dyspnée d'effort, en ce qu'elle persiste après l'emploi exclusif du régime lacté qui produit, au contraire, des effets si merveilleux dans la première forme dyspnéique. Ce fait thérapeutique a son importance : il prouve que la dyspnée douloureuse n'a pas une origine toxique ou rénale. Je la crois liée au développement de l'endartérite coronaire.

c). Dans le cours de la cardio-sclérose, les causes de dyspnée sont nombreuses (œdème pulmonaire, congestions actives et œdème aigu du poumon, infarctus pulmonaires, emphysème, etc.). Je n'ai pas à en parler à cette place, parce que je ne m'occupe en ce moment de la dyspnée qu'à titre de signe révélateur de la maladie à son début.

Cependant, dès ses premières périodes, l'artério-sclérose du cœur

[1] C. Forget. Précis théorique et pratique des maladies du cœur, des vaisseaux et du sang. (Strasbourg, 1851.)

peut se révéler par une dyspnée survenant rapidement sous l'influence d'une de ces *congestions actives du poumon,* souvent méconnues dans leur origine ou leur nature. On voit ainsi de ces artério-scléreux qui présentent de temps en temps, alors que l'attention n'a pas encore été attirée du côté du cœur, une hypérémie pulmonaire rapide dans son évolution, à forme aiguë ou subaiguë, avec ou sans fièvre, s'accompagnant d'une dyspnée plus ou moins intense, affectant les allures d'une congestion active et non passive, comme cela se rencontre dans le cours ou à la fin des affections mitrales. Lasègue avait judicieusement opposé « la bronchite mitrale » à ce qu'il appelait, « la bronchite aortique » en disant que la première est *veineuse*, passive et indolente, tandis que la seconde est *artérielle*, active et à crises. J'ajoute qu'on attribue le plus souvent ces congestions actives du poumon au froid ou à toute autre cause, et qu'on n'en comprend pas toujours la valeur séméiologique.

Une malade, âgée de quarante-quatre ans, à l'époque de la ménopause, présentait un souffle mitral très accusé, et sous la clavicule gauche je constatais la présence d'une congestion pulmonaire intense se manifestant par un peu de matité et par des bouffées de râles sous-crépitants fins, qui avaient fait admettre à tort l'existence d'une poussée tuberculeuse. Or, à l'autopsie, on constatait toutes les lésions de l'artério-sclérose du cœur, une congestion intense du sommet gauche sans tubercules, et la dissection attentive des artères pulmonaires ne démontrait l'existence, dans leur intérieur, d'aucun caillot embolique.

J'ai observé pendant plusieurs mois une autre malade âgée de cinquante-neuf ans, chez laquelle la sclérose cardiaque s'était manifestée brusquement par une attaque d'arythmie, et deux semaines plus tard par une congestion pulmonaire intense au tiers moyen du poumon gauche. Je rattachai tous ces symptômes au développement d'une artério-sclérose du cœur, ce que la suite des événements m'a démontré.

Ces poussées de congestion pulmonaire, indiquées également par Rigal et Juhel-Rénoy dans le cours de la « myocardite scléreuse hypertrophique », ont les caractères suivants :

Elles sont brusques, mobiles, n'affectant le plus souvent qu'un seul poumon et souvent localisées à la partie antérieure et moyenne du sommet, se traduisant à la percussion par un peu de matité, et à l'auscultation par des plaques de râles crépitants. Leur mobilité est telle, que dans trois cas observés par Rigal, « six attaques de congestion pulmonaire se répétèrent dans l'espace de cinq mois et laissèrent le malade dans un état sensiblement pareil à celui qui précédait ces accidents, à l'inverse de ce qui advient dans les affections valvulaires où les congestions pulmonaires déterminent si rapidement des ruptures de compensation ».

Elles peuvent encore se terminer par de véritables hémoptysies, parfois abondantes, précédant même de plusieurs mois ou de plusieurs années, l'évolution de la maladie que l'on rattache faussement alors à une tuberculose commençante. J'ai déjà vu six malades chez lesquels avait été commise cette erreur de diagnostic d'autant moins évitable que les poussées congestives affectent le plus souvent la partie supérieure des poumons.

d). Une autre cause de dyspnée pouvant se montrer rapidement dans les premières et aussi dans les dernières périodes de la cardio-sclérose, et dont la pathogénie me paraît devoir se rapprocher de celle des congestions pulmonaires actives, est relative à l'*œdème aigu du poumon*.

Il s'agit d'un accident grave, survenant rapidement, et procédant par accès, caractérisé par une dyspnée intense avec menace d'asphyxie, avec une expectoration abondante et albumineuse analogue à celle qui succède parfois à la thoracentèse et qui a pour cause une décompression trop rapide du parenchyme pulmonaire. Parfois, l'expectoration est au contraire peu abondante; elle peut même se supprimer en raison de l'état de bronchoplégie et de parésie du diaphragme qui souvent accompagne et complique cette énorme poussée œdémateuse. La sonorité de la poitrine est souvent exagérée, par suite de la production d'un *emphysème aigu*, et l'affection se traduit à l'auscultation par une quantité considérable de râles crépitants fins envahissant comme un flot montant les deux poumons de la base au sommet. A l'autopsie — car les malades succombent le plus souvent à cette complication — les poumons ont considérablement augmenté de volume par suite de l'emphysème et surtout de l'inondation œdémateuse; en les pressant entre les doigts, on fait sortir une quantité considérable de liquide abondant, aéré et spumeux, et comme un ruissellement de sérosité. Le parenchyme pulmonaire surnage à la surface de l'eau; d'autres fois, il peut avoir une tendance, dans quelques-unes de ses parties, à tomber au fond du vase, lorsqu'il est complètement infiltré par un véritable *œdème massif,* capable de rompre les cloisons interalvéolaires.

Cet œdème aigu du poumon survient aussi dans la néphrite interstitielle, comme Bouveret l'a établi par deux observations[1]. Mais j'ai démontré ensuite qu'il est plus fréquent dans le cours des affections aortiques (aortites aiguë ou chronique, athérome et dilatation de

[1] BOUVERET. Œdeme pulmonaire brightique suraigu avec expectoration albumineuse. (*Revue de médecine*, 1890.)

l'aorte, etc.)[1], et que dans les cas où il apparaît au cours de la néphrite interstitielle, il y a toujours entre elle et l'œdème pulmonaire un intermédiaire presque obligé, l'aortite, ou une affection de l'aorte qui présente souvent, comme on le sait, un retentissement inflammatoire ou réflexe sur les plexus nerveux cardio-pulmonaires. Il en résulte, comme je l'ai encore établi, un abaissement subit de la tension aortique et une augmentation considérable de la tension dans la petite circulation. Bouveret, qui avait admis un « trouble de l'innervation vasomotrice dans le domaine de l'artère pulmonaire » pour expliquer cette énorme fluxion œdémateuse des poumons, ne parle pas de l'intervention de l'affection aortique. En tous cas, la théorie que j'admets, est en rapport avec les mémorables expériences de Ranvier, qui a démontré que les œdèmes sont dus, non seulement à la stase sanguine, mais aussi et surtout aux troubles d'innervation vaso-motrice ; elle est plus conforme aux faits observés que celle de Welsch (de New-York) admettant une sorte de paralysie subite ou rapide du ventricule gauche, ou encore celle de Grossmann croyant au phénomène contraire, à un spasme du cœur.

L'œdème aigu du poumon, au même titre que sa congestion active, est donc un accident étroitement lié à l'existence de l'aortite; il n'est pas un symptôme direct d'une dégénérescence myocardique, ni même d'une myocardite interstitielle, et si je le signale ici, c'est en raison de la coexistence assez fréquente de l'artério-sclérose du cœur avec les lésions aortiques. Il s'agit là d'une complication très rare qui, évoluant le plus souvent sans fièvre, n'est pas sans dérouter le diagnostic et qui peut apparaître à toutes les périodes de la maladie; mais elle en est exceptionnellement un signe révélateur. A ce dernier titre, la dyspnée d'effort et la dyspnée douloureuse tiennent toujours la première place.

e). Ce n'est qu'à une époque plus avancée de la maladie, qu'on observe une sorte d'*œdème subaigu* ou même *chronique* du poumon. Pendant des mois, et même pendant plusieurs années (comme j'en ai vu d'assez nombreux exemples), on constate à l'une ou aux deux bases pulmonaires, et jusqu'à la moitié de l'aisselle, l'existence de râles crépitants très fins, secs, superficiels, exclusivement inspiratoires. Il s'agit d'une *congestion œdémateuse* du poumon, laquelle trouvera mieux sa place dans la description de la forme pulmonaire des cardiopathies artérielles.

f). Voici une autre forme de dyspnée nerveuse, celle-ci *sine materia*, dont la vraie cause est souvent méconnue :

[1] H. Huchard. L'œdème aigu du poumon dans les affections de l'aorte (*Société médicale des hôpitaux*, avril 1890.)

Rapidement. un malade, au début et même quelquefois aux premières périodes de son affection, est atteint d'un grand accès de suffocation, avec expiration prolongée et bruyante, d'une durée de quelques heures et même de plusieurs jours, et offrant plusieurs points de ressemblance avec des accès d'asthme. J'ai vu ainsi plusieurs malades chez lesquels le cardio-sclérose a été révélée par ces grands accès dyspnéiques accompagnés pour la première fois d'arythmie cardiaque. J'en ai vu d'autres qui ont présenté, avec ou sans accès de dyspnée, une *toux* à caractère quinteux, spasmodique, coqueluchoïde, sans expectoration avec sensation de légère constriction laryngée et survenant de temps en temps d'une façon paroxystique. Cette toux, dont je n'ai trouvé nulle part l'indication et que j'ai observée un certain nombre de fois, me paraît assimilable à celle que Fr. Franck a constatée une fois sur un malade atteint d'une aortite légère : « De temps en temps, on voyait survenir un brusque et court accès de palpitation, et au même moment une quinte de toux sèche avec constriction laryngée. » Du reste, cet expérimentateur a démontré que toute irritation anormale de l'aorte et du cœur (et l'irritation expérimentale des régions sigmoïdienne et auriculo-ventriculaire est remplacée dans la maladie par l'irritation inflammatoire), est capable de provoquer des troubles respiratoires réflexes : arrêts spasmodiques ou inhibitoires de la respiration, son ralentissement ou son accélération; le plus souvent, des spasmes du larynx, des bronches, ou des vaisseaux pulmonaires [1].

Ces troubles respiratoires nerveux ne doivent pas être rares, et il est important de les reconnaître au point de vue du diagnostic et du traitement, comme je l'établirai plus loin.

g). Il existe d'autres causes et d'autres formes de dyspnée, et quelques observateurs ont beaucoup insisté sur l'inflammation des plexus cardiaques des nerfs pneumogastriques, des nerfs phréniques, etc., dans les aortites. Pour ma part, je crois cette cause très rare et fort exagérée. Je ne fais que signaler la *dyspnée de Cheyne-Stokes* que l'on constate certainement dans l'artério-sclérose du cœur, mais toujours à une période avancée de la maladie, lorsque les reins sont assez profondément altérés et à la phase urémique.

h). Par les progrès de la maladie, la dyspnée s'accuse davantage à la troisième période (mitro-artérielle), elle n'a plus besoin de la provocation du phénomène de l'effort pour se produire, elle change de caractère, et de paroxystique elle devient continue ou subcontinue. Elle rentre alors dans la catégorie des dyspnées *cardio-pulmonaires* ou *mécaniques*, lesquelles sont dues à un état congestif permanent des poumons, comme

[1] Fr. Franck (*Arch. de physiologie*, 1890, n° 3).

cela s'observe dans les affections valvulaires et surtout dans la maladie mitrale mal compensée[1].

Physiologie pathologique et pathogénie de la dyspnée cardiaque. — Telles sont d'une façon générale, les principales formes de la dyspnée que l'on peut observer dans la cardio-sclérose. On a beaucoup discouru sur son mécanisme, on a édifié sur elle des théories diverses qu'il importe d'examiner.

Pour connaître la dyspnée cardiaque pathologique, Basch (de Vienne) étudie ce qu'il appelle la « dyspnée cardiaque physiologique » qui survient après l'effort. Celui-ci élève la tension artérielle, et le sang se surchargeant d'acide carbonique excite : d'une part, la contraction des vaisseaux périphériques, d'où augmentation de la pression vasculaire ; d'autre part, les centres pneumo-bulbaires, d'où accélération des mouvements respiratoires. Cette suractivité pulmonaire favorise les échanges gazeux et l'élimination de l'acide carbonique, ce qui explique la disparition rapide de l'essoufflement. Mais, si l'effort se prolonge, un nouvel élément va intervenir : l'hypertension pulmonaire. Celle-ci devient la conséquence de l'hypertension artérielle qui déterminerait, par suite du rétrécissement des artérioles, une plénitude sanguine dans les gros troncs artériels, dans les cavités cardiaques et la petite circulation. Or, la distension des vaisseaux pulmonaires, au lieu de rétrécir la capacité des alvéoles, comme on l'a cru jusqu'alors, les élargit au contraire. Il en

[1] Corvisart avait vu que la dyspnée subit de grandes transformations dans le cours des « anévrismes actifs du cœur », puisqu'il lui reconnaissait ces trois degrés différents :

« *Premier degré.* — La respiration éprouve une gêne que l'on peut caractériser plus particulièrement en disant qu'elle est haute, courte et difficile. Le moindre exercice cause un essoufflement accablant ; de temps en temps, le malade est forcé, pour respirer plus facilement, de suspendre sa marche, surtout quand il monte un escalier. Il y a une disposition singulière à contracter des rhumes évidemment symptomatiques qui durent plusieurs mois et aggravent fortement la maladie ; la toux, pendant ces indispositions, est vive et sèche, et vient quelquefois par accès. L'expectoration est toujours difficile, abondante ; la matière en est ordinairement visqueuse, quelquefois on y aperçoit des stries sanguinolentes. Cette toux opiniâtre, et surtout la nature visqueuse de ces crachats, abusent souvent les praticiens qui regardent cette affection comme goutteuse. Il y a presque constamment un sentiment de constriction vers la gorge.

« *Deuxième degré.* — L'acte de la respiration est devenu extrêmement gêné. Le malade fait de longues inspirations qu'il renouvelle incessamment, parce que les poumons engorgés et comprimés ne peuvent admettre qu'un très petit volume d'air. Il ne peut respirer dans la position horizontale ; il est obligé, pour rendre la respiration un peu moins difficile, de se mettre sur son séant, de courber son corps en avant, en appuyant, pourainsi dire, sa poitrine sur ses genoux. Il ne peut monter trois ou quatre degrés de suite, sans qu'un essoufflement extrême ne le force à s'arrêter promptement.

« *Troisième degré.* — La suffocation est à chaque instant plus imminente. Toutes les inspirations forcées que fait le malade sont vaines et d'autant plus difficiles qu'il n'a pas assez de force pour prendre les positions qui, dans la deuxième période, en facilitent l'acte... »

résulte un état de gonflement (*Lungenschwellung*) et de rigidité (*Lungenstarrheit*) pulmonaires. Ce gonflement pulmonaire, après un effort, peut être constaté par la percussion, puisque le poumon descend plus bas; la rigidité pulmonaire est confirmée par les recherches spirométriques qui démontrent l'amoindrissement de la capacité respiratoire. Telle est la « dyspnée cardiaque physiologique ». La dyspnée cardiaque pathologique se produit d'après le même mécanisme, et elle peut être sous la dépendance d'une parésie ou d'un spasme du cœur, ce qui donne lieu à deux formes différentes : le pseudo-asthme paralytique et le pseudo-asthme spasmodique.

Fraenkel admet, comme Basch, l'existence d'une stase sanguine pulmonaire précédant les troubles cardiaques. Cette stase est démontrée par les expériences de Waller qui, après avoir provoqué par l'excitation de la moelle cervicale, le rétrécissement du système artériel, a constaté le passage rapide du sang dans les veines de la grande et de la petite circulation. Or, cette expérience est grandement réalisée par l'artério-sclérose elle-même qui s'accompagne toujours de sténose artérielle, et « le sang trop à l'étroit dans le système aortique se fraye une place dans les vaisseaux de l'autre système ». Le malade se trouve en imminence d'accès dyspnéique, et celui-ci est favorisé par une fatigue subite du cœur gauche, fatigue préparée déjà par l'hypertrophie dégénérative du ventricule, et peut-être, d'après Bollinger, par un état parétique des nerfs et des ganglions cardiaques.

On peut répondre à Basch que l'état de « rigidité pulmonaire » s'observe également dans l'emphysème, que ses expériences de laboratoire ne sont pas applicables à la clinique, et que sa conception de la dyspnée cardiaque n'a malheureusement point fait avancer d'un pas la question thérapeutique.

Quant à Fraenkel, n'abuse-t-il pas de cette explication fondée sur « la fatigue subite du ventricule gauche » ? Car, si je ne me trompe, cette cause a été aussi invoquée par lui pour expliquer la production du bruit de galop, de l'œdème aigu du poumon, et des états asystoliques. D'un autre côté, où est la sanction thérapeutique, et si la dyspnée cardiaque, dans la cardio-sclérose, est subordonnée toujours au même mécanisme, ne doit-il pas en résulter que toujours le même médicament, la digitale, serait indiqué? Or, rien n'est plus erroné.

D'un autre côté, sur quoi s'appuie-t-on pour admettre cet état parétique des nerfs et ganglions cardiaques, de ces ganglions si difficiles à voir chez l'homme, même à l'état normal ?

Tout cela est bien hypothétique, manque de clarté et de conséquences pratiques, et il importe moins d'étudier le mécanisme intime de la dyspnée que de connaître ses principales causes. Or, c'est dans cette étude et cette connaissance que réside l'intérêt réellement pratique de la question.

J'ai dit depuis longtemps qu'il n'y a pas une dyspnée cardiaque, mais des dyspnées cardiaques. Dans l'artério-sclérose du cœur, on en observe trois formes principales :

1° La dyspnée *toxique* si promptement améliorée par le régime lacté exclusif;

2° Les dyspnées *nervo-réflexes* dont la réalité a été démontrée par les expériences de Fr. Franck, et auxquelles convient le bromure de potassium à haute dose (4 à 6 grammes, et même 8 grammes par jour) le bromure de potassium, ce modérateur puissant des actes réflexes, agissant efficacement contre cette sorte d'éclampsie bronchique et pulmonaire;

3° La dyspnée *mécanique*, due à la rupture de compensation des cardiopathies et dont le médicament est représenté par la digitale.

Cette dernière forme est commune aux cardiopathies valvulaires et aux cardiopathies artérielles arrivées à la période de mitralité. Mais, comme je vous l'ai dit, la dyspnée mécanique, ou cardio-pulmonaire, des cardiopathies artérielles existe rarement à l'etat isolé, elle est presque toujours associée à un élément toxique, et les recherches spirométriques faites sous ma direction par mon interne, E. Tournier, ont démontré encore quelques différences entre la capacité respiratoire des cardiopathies artérielles et celle des cardiopathies valvulaires. Pour ces recherches, j'emploie le spiromètre de Dupont, appareil dans lequel la différence de niveau du liquide dans deux vases communiquants donne en centimètres cubes la quantité d'air introduite dans le poumon, ou sortie de cet organe par une inspiration et une expiration forcées.

On peut voir dans le tableau suivant que la quantité d'air inspiré et expiré se rapproche davantage de la normale dans les cardiopathies artérielles, ce qui se comprend en raison de l'importance beaucoup moindre des congestions pulmonaires passives qui ont toujours pour résultat de rétrécir le champ de l'hématose.

Chez les individus sains et indemnes d'affection pulmonaire et cardiaque, l'inspiration forcée est représentée par 2,000 centimètres cubes pour les hommes et 1,500 centimètres cubes pour les femmes, et l'expiration par 3,000 centimètres cubes environ chez les hommes et 2,500 centimètres cubes chez les femmes.

Voici, au point de vue spirométrique, les différences que nous avons constatées dans la dyspnée des cardiopathies valvulaires et des cardiopathies artérielles :

CARDIOPATHIES ARTÉRIELLES

Sexe	Diagnostic	Inspiration	Expiration
H.	Forme cardio-hepatique. Rien aux poumons.	1600	2000
H.	Forme arythmique. Rien aux poumons.	1500	2800
H.	Forme arythmique. Rien aux poumons.	1500	2500
H.	Forme arythmique. Rien aux poumons.	1350	2000
H.	Forme arythmique (souffle syst. pointe). Rien aux poumons. .	1400	2000
H.	Forme arythmique (tachycardie). Rien aux poumons	1300	2500
H.	Insuffisance aortique arterielle. Rien aux poumons	1300	2500
H.	Forme cardio-pulmonaire. Emphysème.	650	1500
F.	Sclerose cardio-pulmonaire. Emphysème.	300	700
F.	Forme arythmique. Congestion pulmonaire	700	1200
F.	Forme arythmique. Leger épanchement pleural.	500	1000
F.	Insuff. mitrale arterielle. Épanchement pleural.	200	800
H.	Insuff. mitrale arterielle. Bronchite	900	1500
H.	Insuff. mitrale arterielle. Congestion pulmonaire.	900	1600
F.	Insuff. mitrale arterielle. Œdème pulmonaire. Asystolie	100	300
F.	Ret. aort. Emphys. pulm	400	800
F.	Forme cardio-renale. Épanchement pleural.	300	600

CARDIOPATHIES VALVULAIRES

Sexe	Diagnostic	Inspiration.	Expiration.
H.	Rét. mit. et ins. aort. Rien aux poumons	1300	2400
F.	Ret. et insuff. mitrales. Rien aux poumons	1100	2200
F.	Rét. mitral. Rien aux poumons.	1000	2350
F.	Rét. mitral. Rien aux poumons.	900	2000
H.	Ret. mitral. Congest. œdem. des poumons	600	1000
H.	Ret. mitral. Congest. œdem. des poumons	550	1100
H.	Insuff. et ret. mitral. Rien aux poumons	600	1250
H.	Insuff. et ret. mitral. Rien aux poumons	800	1100
H.	Insuff. mitrale. Congest. pulm. .	600	1200
H.	— —	600	1150
H.	— —	500	1300
F.	— —	600	950
F.	Insuff. mit. Pericardite. Congest. pulmonaire	200	1200
F.	Insuff. mitrale. Asystolie. Œdème pulmonaire	100	500
F.	Ret. aort. Œdeme pulmonaire.	950	2150
H.	Insuff. mitrale. Pleuresie cardiaque	400	950

Ces recherches spirométriques qui devront être poursuivies, ne sont pas sans importance. Elles tendraient à démontrer que la capacité respiratoire est moins atteinte dans les cardiopathies artérielles que dans les cardiopathies valvulaires arrivées à la période d'hyposystolie. Il fallait s'y attendre, puisque la dyspnée des premières est le plus souvent d'origine toxique et due à l'altération sanguine (*dyspnœa a sanguine*), et que la dyspnée des secondes est seulement mécanique et due en grande partie à l'état congestif des poumons (*dyspnœa ab aere)*.

Je vous démontre ainsi, une fois de plus, que la dyspnée cardiaque est des plus variées dans sa pathogénie et dans son expression symptomatique. J'ajoute, pour justifier sa longue description, qu'elle est l'un des accidents les plus constants, les plus pénibles, les plus tenaces des cardiopathies. Rappelez-vous ce que je vous répète souvent : La syncope n'est presque jamais un signe de lésion organique du cœur ; les palpitations les plus violentes et les plus rebelles sont d'habitude l'apanage de troubles réflexes ou fonctionnels ; la dyspnée est un symptôme cardiaque par excellence, surtout dans les cardiopathies artérielles.

2° Symptômes cervico-aortiques. — Dès la première période de la maladie, les signes que j'appelle *cervico-aortiques*, doivent être recherchés avec attention. Ils sont caractérisés par le *retentissement diastolique* de l'*aorte* et les *battements anormaux des artères*, par l'*augmentation* de la *matité aortique* et l'*élévation des sous-clavières*. Les deux premiers sont en rapport avec l'hypertension artérielle, les deux autres avec l'existence d'une *dilatation de l'aorte*, légère sans doute, mais déjà bien appréciable. Cette ectasie est elle-même le résultat de l'hypertension artérielle et des obstacles siégeant à la périphérie circulatoire. Elle doit être soigneusement distinguée d'une autre forme d'ectasie due à l'altération athéromateuse de l'aorte, laquelle peut précéder ou suivre les manifestations de l'arterio-sclérose du cœur et qui même peut faire complètement défaut. Cette dernière éventualité est facile à comprendre, puisque l'anatomie pathologique nous a démontré l'indépendance des lésions aortiques et coronariennes, celles-ci étant très accusées quand celles-là sont à peine appréciables, et réciproquement.

Les dilatations aortiques qui accompagnent la cardio-sclérose sont donc de deux sortes :

L'une fonctionnelle, due à l'ectasie simple du vaisseau. Dans certains cas, elle donne lieu à une légère insuffisance également fonctionnelle des valvules semi-lunaires, celles-ci ayant conservé leur souplesse et n'étant pas ou étant à peine altérées. Cette insuffisance se traduit par un souffle doux, bref, très localisé à la partie interne du deuxième ou troisième espace intercostal droit où il meurt presque sur place, parce qu'il n'a aucune tendance à la propagation vers la région sternale ; il succède immédiatement au retentissement diastolique dont il semble n'être que le prolongement ou l'écho ; enfin, il peut s'atténuer et même disparaître pour reparaître quelque temps après. Souvent il arrive que ce souffle n'est pas appréciable par la simple auscultation de la région aortique, au niveau du deuxième ou troisième espace intercostal droit. C'est alors que l'auscultation rétro-sternale pratiquée avec le stéthoscope de Boy-Tessier[1] permet de le percevoir avec une vraie netteté. C'est donc un

[1] Ce stethoscope, long de 25 centimètres environ, large de 12 millimètres au pavillon d'application, peut ainsi penetrer entre les deux faisceaux sterno-mastoïdiens, derrière le sternum. Pour l'appliquer, on se tient de préference à droite du malade, afin que la direction de l'instrument reste, autant que possible, parallele a la carotide interne et au tronc

signe qui doit être attentivement recherché, et s'il ne constitue pas toujours, comme le croit Rosenbach, un symptôme indirect d'endartérite des coronaires, il a certainement une grande valeur au point de vue du diagnostic. Cette insuffisance fonctionnelle n'est caractérisée que par ce souffle, mais nullement par tous les autres symptômes constitutifs de la maladie de Corrigan; le pouls reste petit, serré et concentré, sans vibrance, et les tracés sphygmographiques ne présentent que rarement l'existence du crochet caractéristique. Il s'agit, à proprement parler, d'une insuffisance aortique *anatomique*, mais non d'une insuffisance *clinique.*

L'autre dilatation aortique est organique, elle ne survient que beaucoup plus tard, excepté dans le cas où l'athéromasie de l'aorte a précédé celle des coronaires. Elle est due à la lésion du vaisseau et surtout des valvules sigmoïdes, et se traduit par un souffle plus fort, plus propagé, et par tous les signes de la maladie de Corrigan.

3° Symptomes cardio-vasculaires. — Dans cette symptomatologie très complexe, la dyspnée d'effort et la dyspnée douloureuse, les symptômes cervico-aortiques restent toujours les signes révélateurs de la cardiosclérose. Nous devons maintenant passer en revue ceux qui nous sont offerts par l'examen physique du cœur et des vaisseaux.

a). La *voussure* précordiale n'est pas très accusée; elle l'est certainement beaucoup moins que pour le cœur rénal où l'hypertrophie est plus accentuée.

Cette voussure précordiale est ordinairement en rapport avec l'accroissement de volume du cœur; mais, il importe de ne jamais confondre celui-ci avec l'hypertrophie de l'organe. L'augmentation de volume tient à trois causes différentes qui marquent souvent les étapes successives de la maladie que nous étudions. L'anatomie pathologique nous a démontré que l'hypertrophie simple du myocarde (que j'appelle *myo*-hypertrophie pour la distinguer de la pseudo-hypertrophie scléreuse plus tardive) est le résultat de l'artério-sclérose périphérique, beaucoup plus que de la sclérose intra-cardiaque qu'elle précède le plus souvent. Aux périodes suivantes, l'augmentation de volume est produite par l'hyperplasie conjonctive (*scléro*-hypertrophie cardiaque), et ensuite par la tendance

brachio-céphalique artériel. Le malade est dans le decubitus dorsal, le cou a peine tendu et la tête peu relevee, en rotation légère du côte oppose a celui où on se place pour ausculter. On applique le stethoscope entre les deux faisceaux sterno-mastoïdiens, et en appuyant progressivement avec l'oreille, on deprime le creux retro-sternal pour arriver le plus près possible de la voûte aortique. — Boy-Tessier (*Sem. med.*, 1890. — *Rev. gen. de clin. et de thérapeutique*, 1891, et *Revue de médecine*, 1892).

consécutive du cœur à la dilatation (*cardiectasie*). L'examen du choc précordial permet le plus souvent d'établir le diagnostic de ces divers états du myocarde et des cavités cardiaques ; j'ajoute que ce diagnostic renferme par lui-même une indication pronostique d'une certaine importance, car si la myo-hypertrophie est favorable, il n'en est pas de même de la scléro-hypertrophie et de la dilatation du cœur qui montrent déjà une diminution de résistance des parois cardiaques.

b). Le *choc précordial* est intéressant à étudier. On le trouve, au début de l'affection (*myo-hypertrophie cardiaque*), plus bas qu'à l'état normal, vers le cinquième espace intercostal, sur le prolongement et parfois un peu en dehors de la ligne mamelonnaire ; il se fait avec force, la pointe se détachant ensuite rapidement et brusquement de la paroi, ce qui donne l'aspect du cœur impulsif. D'autres fois, à une période plus avancée (*cardiectasie*), ce choc est étalé sur une assez large surface, la projection de la pointe et du ventricule gauche se faisant sentir dans plusieurs espaces intercostaux et jusqu'à la région épigastrique. A une dernière période de l'affection, quand la dégénérescence myocardiaque est un fait accompli (*scléro-hypertrophie cardiaque*), le choc précordial est remplacé par une faible ondulation (choc *ondulatoire*) ou même il peut avoir entièrement disparu. C'est même là un symptôme d'une certaine importance, et il est intéressant de constater l'absence complète du choc précordial avec le pouls radial relativement fort et presque vibrant.

c). D'autres fois, et cela particulièrement au début de la maladie, on observe un phénomène inverse sur lequel j'ai déjà insisté dans mon travail sur la myocardite varioleuse : c'est le *désaccord entre les signes fournis par le pouls et la force ou faiblesse des battements cardiaques*[1].

Ce signe avait été en partie indiqué par Corvisart. « Avec un ventricule gauche aussi dilaté et d'une aussi grande épaisseur — disait-il dans son étude sur l'endurcissement du tissu musculaire du cœur — le malade aurait dû avoir le pouls très large, très dur et très fort, puisque tous les orifices vasculaires étaient aussi très libres. Cependant, il était petit, serré, concentré, faible, irrégulier, et parfois intermittent ; ce qui s'explique fort bien par la dureté élastique de la partie gauche du cœur, et de la cloison de ces ventricules, qui ne devait permettre à ce viscère qu'une contraction pénible, très difficile, et nécessairement très incomplète. »

[1] « Cette corrélation exacte entre l'état du cœur et celui du pouls est loin d'être une règle absolue dans la myocardite. Plus d'une fois, nous avons pu remarquer un désaccord très sensible entre les signes fournis par le pouls et la force ou la faiblesse des contractions cardiaques. » DESNOS et HUCHARD. (*Loc. cit.*, 1870.)

Gendrin a été encore plus explicite : « Si les battements du cœur, dit-il, sont énergiques et que cependant le pouls ne donne à l'exploration que des diastoles artérielles courtes et faibles, ce défaut de rapport peut se rapporter à certaines maladies du cœur. Ainsi, dans la cardite, les systoles du cœur sont énergiques et se décèlent par des chocs très forts sur les parois du thorax, et cependant les diastoles artérielles sont faibles, incomplètes et quelquefois si peu prononcées, que le pouls est comme ondulant et vermiculaire. Il semble dans ces cas que toute la violence des contractions du cœur, perçue à l'exploration de la région précordiale ne consiste que dans le choc du cœur, puisque l'action expulsive que cet organe doit exercer sur le sang qui arrive dans ses ventricules est véritablement presque nulle [1]. »

Ce désaccord entre la force des systoles cardiaques et celle des diastoles artérielles, désaccord sur lequel Aran a encore insisté en 1857, n'est pas cependant un symptôme pathognomonique de la cardio-sclérose, puisqu'il peut s'observer encore dans certaines péricardites (Gendrin) et dans le rétrécissement aortique.

d). La *matité cardiaque* est toujours augmentée, à un moindre degré que dans le cœur rénal, et cette augmentation de la matité est permanente ou paroxystique. Dans les deux cas, elle porte sur les diamètres vertical et transversal, la pointe du cœur est abaissée et un peu déplacée en dehors jusqu'au cinquième et même sixième espace intercostal, au-dessous de la ligne mamelonnaire, et la matité atteint ou dépasse le bord droit du sternum. Mais souvent, et d'une façon rapide, sous l'influence des accès dyspnéiques ou encore sous celle des obstacles de la périphérie circulatoire, il se produit rapidement une cardiectasie aiguë se traduisant pas l'augmentation assez considérable de la matité cardiaque, laquelle détermine rapidement la production d'une congestion œdémateuse à la base des poumons, et d'un œdème prétibial toujours peu accentué. Cette tendance à la cardiectasie constitue un symptôme des plus intéressants à constater et dont la fréquence est en rapport avec la loi suivante que j'ai établie :

Toute cardiopathie artérielle est en imminence continuelle de dilatation cardiaque.

La dilatation se produit aux dépens de toutes les cavités cardiaques, et surtout du ventricule gauche que l'anatomie pathologique montre toujours plus altéré. La facilité de sa production est en rapport avec l'atrophie ou la disparition des fibres musculaires qui ne peuvent plus

[1] GENDRIN. Leçons sur les maladies du cœur. Paris, 1841.

réagir contre la pression sanguine, au point même que, dans certains points, on voit se produire des dilatations partielles des parois[1].

e). Pendant les accès de dyspnée ou immédiatement après, Rosenbach a constaté l'existence de *battements anormaux dans la région du deuxième ou troisième espace intercostal gauche*, près du sternum. Ces battements, parfois énergiques, que j'ai constatés pour ma part en dehors de tout accès dyspnéique, sont courts ou prolongés, parfois perceptibles pour l'observateur, et s'accompagnent, dans certains cas, d'une matité anormale de cette région. Ils dépendent, soit de la contraction intense de l'oreillette gauche, soit de la dilatation temporaire du ventricule gauche ou de toutes les cavités cardiaques.

f). Le *pouls* présente des caractères spéciaux.

Au début de l'affection, il est serré, concentré, tendu, cordé, et parfois vibrant. Mais plus tard, surtout à la fin de la seconde et pendant tout le cours de la troisième période, il devient le plus souvent irrégulier, inégal, faible et intermittent.

Un fait intéressant, sur lequel j'ai depuis longtemps appelé l'attention, c'est l'*inégalité des deux pouls radiaux*, celui de gauche restant toujours plus faible que celui de droite, alors qu'il est impossible d'expliquer cette anomalie par l'existence d'une ectasie anévrismale de l'aorte. Il est probable qu'elle est due à la lésion plus fréquente et plus accusée de la sous-clavière gauche.

Dans les cardiopathies artérielles à type valvulaire, lorsque la lésion scléro-athéromateuse a altéré la valvule mitrale au point de produire à

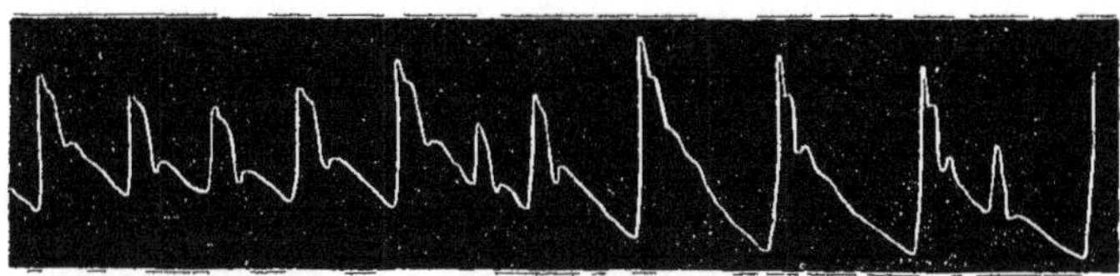

Fig. 26. — Cardiopathie artérielle arythmique avec souffle mitral permanent, sans aucun souffle diastolique de l'aorte (malade observé pendant quatre années).

l'auscultation un bruit de souffle très fort et propagé jusqu'à l'orifice aortique (souffle que j'appelle *mitro-aortique*), le pouls offre à la fois,

[1] Corvisart, s'appuyant sur des vues théoriques erronées, avait admis une opinion contraire. « La substance du cœur, dans cette affection (endurcissement du tissu musculaire du cœur) est privée de sa dilatabilité et de sa contractilité ; propriétés qui ne peuvent plus s'exercer, parce que les fibres du cœur sont, en quelque sorte, solidifiées, et forment une masse inextensible, incapable, par conséquent, de dilatations et de contractions, ou, si ces mouvements ont lieu, ce ne peut être que très imparfaitement. »

par son irrégularité et la brusquerie de sa ligne d'ascension avec crochet, les caractères du pouls mitral et aortique, quoique dans ces cas, il soit absolument impossible de constater le moindre souffle d'insuffisance aortique, fonctionnelle ou organique. Voici quelques tracés de ce pouls pris sur plusieurs malades atteints d'insuffisance mitrale artérielle (fig. 26-28) :

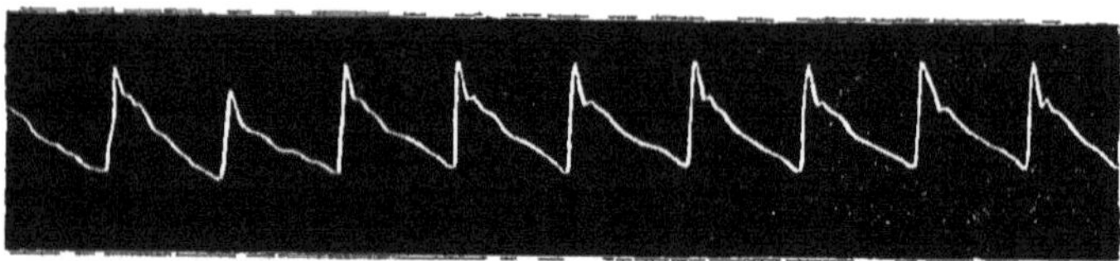

Fig 27. — Cardiopathie artérielle avec souffle mitral permanent très intense se propageant dans l'aisselle et jusque vers la partie interne du 3e espace intercostal droit. Léger prolongement diastolique de l'aorte, perceptible avec le stethoscope de Boy-Tessier.

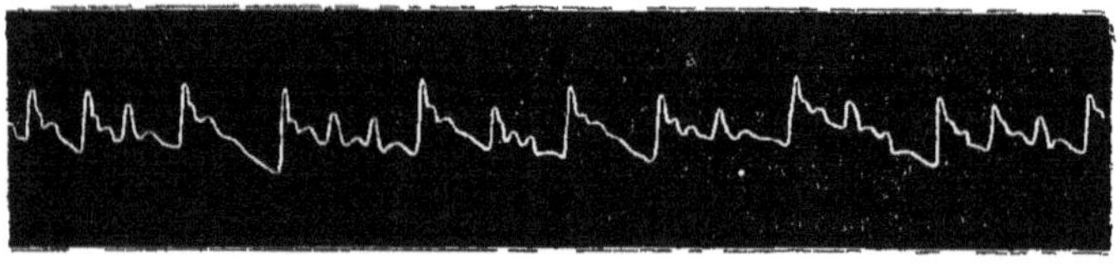

Fig. 28. — Cardiopathie artérielle arythmique avec souffle mitral intense.

Voici maintenant une insuffisance mitrale d'origine rhumatismale. En comparant ce tracé avec les précédents, on voit les grandes différences qui les séparent (élévation et verticalité de la ligne d'ascension. tendance à la régularité de l'arythmie, etc., dans les trois premiers ; faible élévation et obliquité de la ligne d'ascension, irrégularités sans règle, etc., dans le dernier.

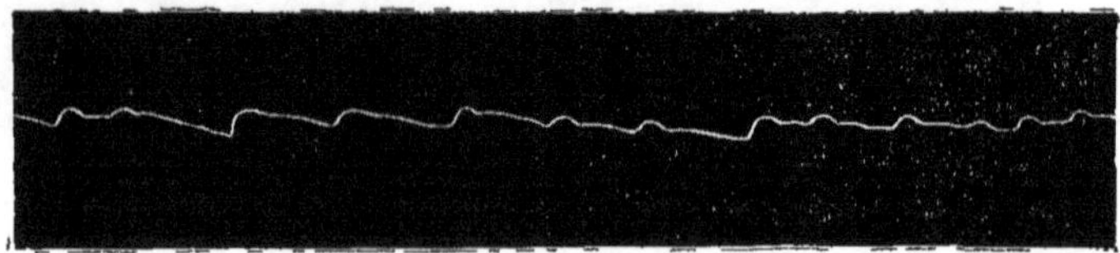

Fig. 29. — Cardiopathie valvulaire (insuffisance mitrale, d'origine rhumatismale).

Le pouls est parfois *instable*, c'est-à-dire, que sous l'influence du moindre mouvement, de l'action de changer de position dans le lit, de passer de la station verticale au décubitus horizontal, il s'accélère rapidement au point d'élever rapidement et d'un instant à l'autre, le chiffre des pulsations, de 80, 90 à 110 et même 120. Chez une malade atteinte d'aortite et d'artério-sclérose cardiaque de la ménopause, je vous ai montré ce caractère très accentué ; vous n'aviez qu'à la faire mettre sur son séant, qu'à lui faire parcourir plusieurs pas pour voir le pouls monter rapidement de 90 ou 100 à 130 et même à 150 pulsations par minute.

Le pouls est encore *variable*, c'est-à-dire qu'un jour il présente les caractères du pouls mitral, et à un autre moment ceux du pouls aortique.

Duclos (de Tours)[1] a cherché un signe précoce de l'artério-sclérose du cœur. D'après lui, l'affaiblissement du myocarde et de la systole ventriculaire est le premier indice de la cardio-sclérose primitive, et se manifesterait de bonne heure par la « *diminution de la récurrence radiale* ». Ce signe est réel et j'en ai souvent vérifié l'exactitude. Mais, comme la cardio-sclérose se traduit tout d'abord par l'hypersystolie et l'hypertension artérielle, je ne pense pas qu'il puisse être regardé comme un symptôme *précoce* de cette affection, d'autant plus que l'artério-sclérose du cœur ne précède pas toujours celle des autres organes. D'après mes recherches, la diminution et surtout la disparition de la récurrence radiale due à l'affaiblissement du myocarde est un phénomène relativement *tardif* de la cardio-sclérose. Quand il est précoce, ce signe s'explique par l'existence des lésions au niveau des éperons et des bifurcations des vaisseaux. On conçoit alors qu'à ce niveau, la circulation puisse être ralentie ou entravée par les voies collatérales.

g). L'*auscultation du cœur* et de l'*aorte* donne des résultats importants, quoi qu'on ait dit.

Vous connaissez déjà le retentissement diastolique de l'aorte, et je n'ai pas à y revenir. A la base, le premier bruit peut être encore sec et parcheminé, et je vous ai parlé du souffle diastolique, symptomatique d'une insuffisance fonctionnelle des valvules semi-lunaires. Dans la maladie que nous étudions, il est certain que les souffles valvulaires n'ont pas une grande importance. D'abord, ils sont le plus souvent absents; mais l'artério-sclérose du cœur à type myocardique peut produire par elle-même des souffles valvulaires à l'orifice mitral. Alors, il s'agit toujours d'insuffisance *fonctionnelle* de cet orifice, laquelle survient dans deux conditions différentes :

1° D'abord, sous l'influence de la dilatation du cœur. Comme celle-ci est le plus souvent aiguë et temporaire, il en résulte que l'insuffisance avec son souffle accusateur sont également temporaires ; elle paraît et disparaît avec la cardiectasie qui lui a donné naissance, mais elle peut persister lorsque cette dernière persiste également ;

[1] Duclos (de Tours). *Revue générale de clinique et de thérapeutique*, 1889.

2° Ensuite, dans l'artério-sclérose de la pointe, une des localisations fréquentes de cette lésion, il peut se produire une insuffisance fonctionnelle par suite de la faiblesse de cette partie de la paroi, qui donne insertion aux piliers valvulaires. Dans ce cas, la lésion étant permanente, l'insuffisance de l'orifice ventriculaire et son souffle systolique tendent à persister.

Dans une autre série de cas, la lésion scléro-athéromateuse a envahi à la fois les appareils valvulaire et musculaire du cœur. Il en résulte, à l'orifice mitral, une insuffisance *organique* qui se traduit par un souffle systolique en jet de vapeur, et à l'orifice artériel, un rétrécissement sous-aortique ou aortique, ou encore une insuffisance aortique.

Mais, comment distinguer le souffle de l'insuffisance mitrale fonctionnelle de celui de l'insuffisance organique ? On a dit que le premier est plus fort que le second. Cela est vrai, mais non toujours. D'une façon générale, le souffle fonctionnel de la mitrale se produit rapidement, on l'entend naître souvent sous l'oreille, il est plus localisé, se propage moins, très rarement vers la région dorsale, comme cela est de règle pour les souffles mitraux organiques; enfin il disparaît souvent ou s'atténue notablement après l'administration de la digitale, tandis que le fait contraire se produit pour les souffles organiques.

4° Symptomes cardiaques fonctionnels. — Après l'étude des symptômes pulmonaires, cervico-aortiques et cardio-vasculaires, vient celle des symptômes cardiaques fonctionnels. Ils sont de la plus haute importance, comme vous allez le voir :

a). Au début de la cardio-sclérose, les malades ont d'assez fréquentes *palpitations,* et celles-ci ont souvent pour caractère d'être douloureuses, angoissantes et parfois nocturnes. D'autres fois, elles sont simplement subjectives, et on voit des malades venir s'en plaindre alors qu'on ne constate aucune augmentation de l'impulsion et des battements cardiaques.

Souvent, le cœur est accéléré, et cette *tachycardie* (100 à 120 pulsations, rarement plus) est permanente ou revient seulement par accès ; elle existe avec ou sans bruit de galop.

b). D'après Rosenbach, il existerait parfois un peu de *sensibilité* à la pression dans un point circonscrit de la fosse sus-claviculaire. A ce point de vue, je ne partage pas son opinion, pas plus que celle d'autres auteurs qui, avec Peter, Juhel-Rénoy et Rigal, attribuent à des foyers douloureux provoqués par la pression du doigt et situés au cinquième espace intercostal gauche, ou sur le trajet des phréniques, une grande importance, au point de vue du diagnostic des myocardites chroniques. C'est là une erreur, je ne crains pas de l'affirmer. Souvent ces points douloureux existent dans le cours des affections valvulaires en l'absence de toute lésion myocardique. Symptôme banal chez les anémiques, les chlorotiques et surtout chez les femmes atteintes si souvent de névralgie intercostale gauche, cette *précordialgie* ne peut être un symptôme de myocardite ; tout au plus existe-t-elle dans les affections du myocarde compliquées de péricardite sèche, et dans ce cas, elle est un signe révélateur de cette complication, mais nullement de l'affection primitive. A la fin de la maladie cependant, surtout dans la forme angineuse grave, lorsque les attaques sténocardiques sont subintrantes et constituent ce que j'appelle l'état de mal angineux, on voit se développer une hyperesthésie cutanée et musculaire de toute la région précordiale se propageant jusqu'à l'epaule et au bras gauche. En dehors de ces cas, il faut se rappeler que le cœur artério-scléreux n'est pas douloureux à la pression de la paroi thoracique. Lorsque les douleurs existent, elles prennent le caractère angineux, elles ne sont pas provoquées par la pression, mais par la marche.

c). Les *modifications de rythme* du cœur sont très importantes à étudier, d'autant plus que les auteurs sont loin d'être d'accord. C'est ainsi que, pour Fraenkel, le « cœur artério-scléreux est toujours régulier » ; que pour Juhel-Rénoy et Rigal, « la régularité des systoles est la règle dans la myocardite scléreuse non valvulaire, l'arythmie est l'exception ». Quand celle-ci se montre dès les premières périodes, ces deux auteurs la regardent comme un fait exceptionnel dépendant des conditions d'innervation cardiaque particulières a quelques individus. Bard et Philippe disent, au contraire, que dans la presque généralite des cas, l'arythmie devient par sa fréquence un signe « d'une importance capitale » de la myocardite interstitielle.

La vérité me semble exister entre ces deux affirmations si contraires.

Dans certains cas — et cela probablement en raison des localisations myocardiques dont je parlerai plus loin et dont je vous ai déjà entretenus à propos de l'anatomie pathologique — l'arythmie est le symptôme prédominant de la cardio-sclérose, à ce point qu'elle peut contribuer à constituer une forme de la maladie. Mais, d'autres fois, pendant toute la durée de celle-ci, on ne constate que quelques rares modifications du rythme cardiaque. Cependant, cette arythmie doit être décrite, parce qu'elle appartient surtout à l'histoire de l'artério-sclérose du cœur.

Comme celle-ci s'accompagne de lésions myocardiques bien plus profondes que dans la « myocardite interstitielle inflammatoire », et que l'arythmie doit être regardée avec juste raison comme étant consécutive à l'altération de la fibre cardiaque, on comprend difficilement que Bard et Philippe aient pu écrire : « La plupart des faits, et par suite des symptômes que l'auteur (M. Huchard) rapporte à la forme arythmique de l'artério-sclérose du cœur, appartiennent à la myocardite interstitielle inflammatoire. » Pourquoi ? Les auteurs ne le disent pas.

Schmaltz (de Dresde) parle d'une sorte d'arythmie *sénile* presque physiologique, existant normalement, sans artério-sclérose appréciable, chez la plupart des personnes ayant dépassé la soixantaine. A cette affirmation d'arythmie sénile sans lésions manque le contrôle des recherches nécroscopiques. On nous accordera que c'était par là qu'il fallait commencer avant d'affirmer. L'auteur allemand a donc émis une hypothèse sans valeur scientifique, puisqu'elle n'est pas vérifiée par les faits.

Du reste, j'ai pour ma part, observé souvent cette « arythmie sénile », et j'ai toujours constaté à l'autopsie des lésions du myocarde pour l'expliquer. Il s'agit seulement de bien chercher pour les trouver. Cette arythmie des vieillards peut constituer pendant un assez grand nombre d'années le seul symptôme d'une affection du myocarde qui se révèle et se démasque souvent sous l'influence d'une maladie aiguë, d'une pneumonie, d'une affection grippale, comme j'en ai cité des exemples. L'arythmie sénile n'est donc pas un fait physiologique, et bien avant l'auteur allemand, Andral, dès 1834, avait signalé des faits semblables dans les lignes suivantes :

« Ce qu'il y a de certain, c'est que beaucoup de vieillards présentent pendant plusieurs années, un pouls très irrégulier, sans avoir d'ailleurs ni dyspnée, ni hydropisie. Cependant, chez la plupart d'entre eux, il arrive une époque où la respiration devient gênée, leurs jambes s'infiltrent, et ils meurent hydropiques. »

Au degré le plus élevé, l'arythmie cardiaque est caractérisée par des battements d'inégale intensité se succédant à des intervalles inégaux et séparés par des intermittences vraies. Il en résulte un désordre tumultueux que Bouilland a heureusement traduit par le mot de *folie du cœur* (*delirium cordis*), car « ce trouble cardiaque est, jusqu'à un certain point pour les fonctions du cœur, ce qu'est pour les fonctions du cerveau le délire, l'aliénation mentale ».

D'autres fois, l'arythmie porte plus sur le nombre des contractions cardiaques que sur leur force. Il se produit une série de pulsations rapides et précipitées, terminées par une ou plusieurs pulsations ordinairement plus fortes et surtout plus lentes. (*Arythmies d'après le nombre.*)

Il y a aussi des arythmies qui portent davantage sur la force inégale de ces mêmes contractions cardiaques. (*Arythmies d'après la force.*)

Il en est d'autres en vertu desquelles la forme du tracé sphygmographique peut changer d'un moment à l'autre, le pouls prenant rapidement les caractères successifs ou simultanés du pouls mitral et aortique (pouls *mitro-aortique*). Ce sont là des *arythmies d'après la forme,* lesquelles méritent mieux le nom d'*inégalités cardiaques* (pulsus inœqualis).

Ces trois formes d'arythmie, dans le nombre, la force et la forme des contractions cardiaques s'associent le plus souvent chez le même malade, et restent rarement isolées.

Enfin, on observe encore des *intermittences* vraies ou fausses, des *faux pas* du cœur. Lasègue a insisté avec beaucoup de raison sur la distinction clinique entre les intermittences vraies (caractérisées par la suspension d'une ou deux contractions cardiaques) et l'arythmie. Les intermittences fausses (caractérisées par des systoles avortées trop faibles pour se faire sentir au pouls radial) appartiennent au contraire au groupe des arythmies. Il y a aussi une différence à établir entre les intermittences *conscientes* ou *inconscientes*, les premières bien perçues par les malades, et parfois sous forme de sensation angoissante très rapide que malades et médecins confondent assez souvent avec des sensations angineuses. Quelquefois, ces intermittences sont rythmées, survenant après un certain nombre de contractions cardiaques, lequel est sensiblement le même.

A signaler encore le phénomène des *pulsations redoublées* que Galliard a constaté une fois dans la myocardite dothiénentérique, et que j'ai observé pour ma part assez souvent dans l'arythmie de la cardio-sclérose. Il s'agit de deux pulsations se succédant rapidement et correspondant à la durée d'une systole normale.

Il s'agit jusqu'alors d'arythmies irrégulières. Mais on observe encore dans la cardio-sclérose des arythmies cadencées (*allorythmies*), et parmi ces dernières une mention spéciale doit être réservée au *rythme couplé du cœur,* au *pouls alternant.*

Vous savez en quoi consiste le *rythme couplé du cœur :*

Deux révolutions cardiaques se succèdent assez rapidement, l'une forte et l'autre faible, la première perceptible au pouls radial, la seconde à peine ou nullement perceptible et seulement appréciable au sphygmographe. Mais, si la seconde systole cardiaque n'est pas sensible au pouls radial, elle l'est presque toujours aux carotides et au cœur lui-même. Il en résulte que l'auscultation de cet organe révèle un nombre de systoles double des pulsations radiales, et pour 80 soulèvements de la pointe, le pouls atteint seulement le chiffre de 40. La seconde systole, la plus faible, suit de très près la première, mais elle est relativement plus éloignée du couple suivant, Donc, les deux éléments du couple sont séparés par un très petit silence, tandis que chaque couple est séparé de l'autre par un plus grand silence.

La seconde systole peut conserver encore assez de force pour être transmise, quoique faiblement au pouls radial (*pouls bigéminé*).

Quelquefois, les deux pulsations composant chaque couple sont presque égales, la seconde étant presque aussi forte que la première. Enfin, on peut observer des rythmes couplés, dans lesquels la seconde pulsation de chaque couple est plus forte que la première, mais ces faits sont d'une extrême rareté, et c'est toujours la première pulsation qui est la plus forte.

Voici plusieurs tracés de rythme couplé, recueillis sur nos malades :

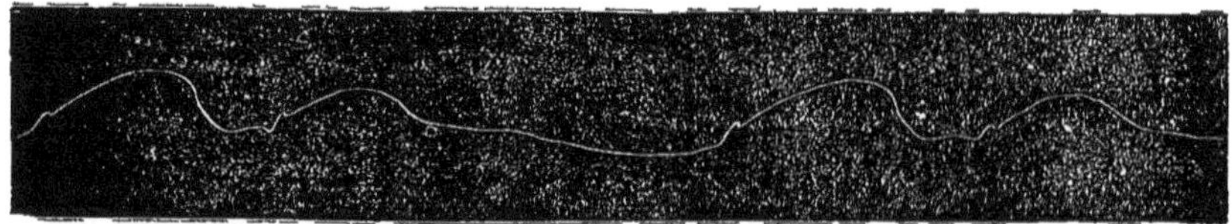

Fig. 30. — Tracé cardiographique d'un rythme couplé. (Mouvement lent de l'appareil.) (Cardiopathie artérielle arythmique.)

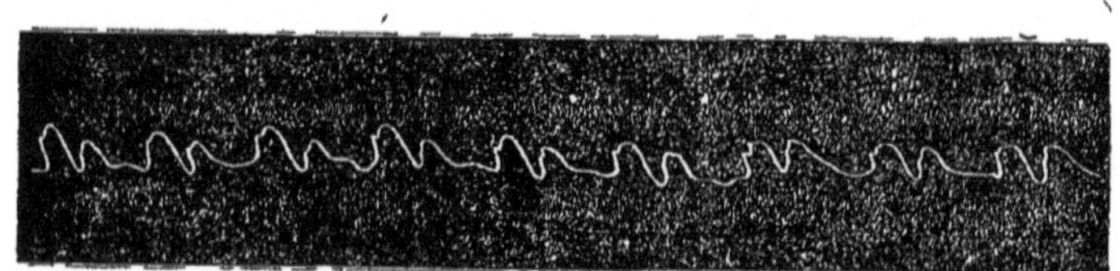

Fig. 31. — Tracé cardiographique d'un rythme couplé. (Mouvement plus rapide de l'appareil.) (Cardiopathie artérielle arythmique. — Même malade.)

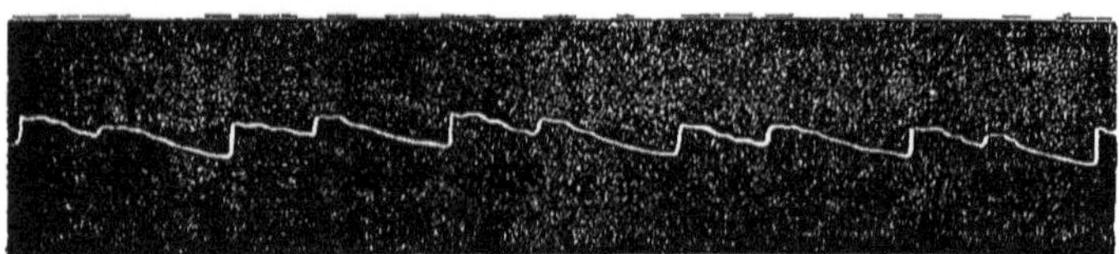

Fig. 32. — Tracé sphygmographique d'un rythme couplé. (Athérome artériel. Pouls lent transitoire.)

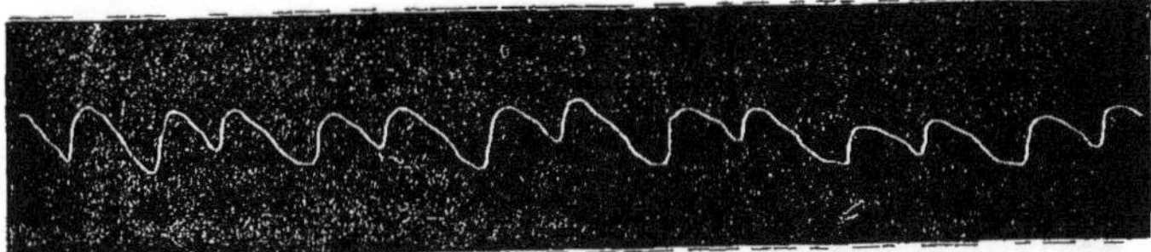

Fig 33 — Trace sphygmographique d'un rythme couple au debut.
(Cardiopathie arterielle arythmique.)

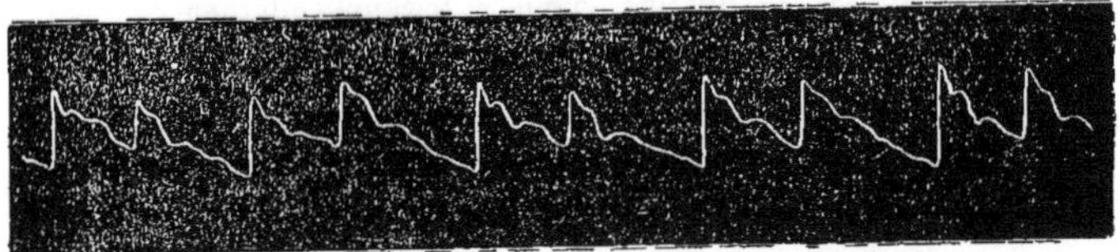

Fig. 34. — Trace sphygmographique d'un rythme couple.
(Cardiopathie arterielle arythmique. — Même malade que pour la figure 33.)

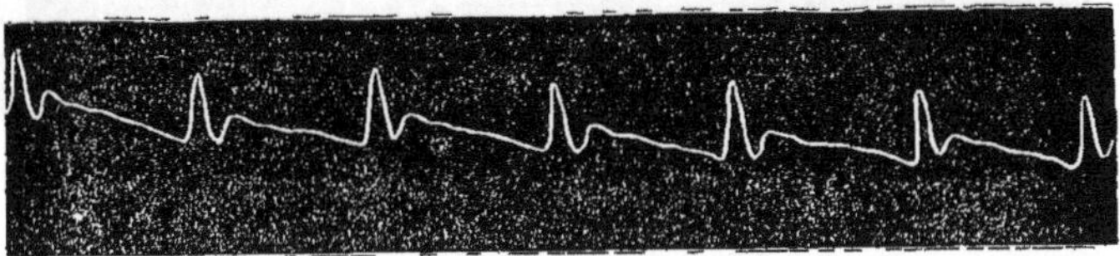

Fig. 35. — Trace sphygmographique d'un rythme couple sans pouls bigeminé. Apparence de pouls lent, la seconde systole faible n'étant pas perceptible au pouls (45 pulsations radiales pour 90 contractions cardiaques).
(Rythme couple apres l'administration de la digitale chez un cardiopathe artériel a forme mitro-arythmique.)

Le rythme peut être *tricouplé*, composé de trois éléments accouplés, de trois systoles presque égales, ou d'une systole forte et de deux systoles faibles ; ces deux dernières peuvent ne pas se faire sentir au pouls radial, ce qui donne l'apparence d'un grand ralentissement du pouls, ou la seconde est seulement perceptible, enfin les deux systoles faibles correspondent (fig. 36) à deux pulsations faibles (pouls *trigéminé*).

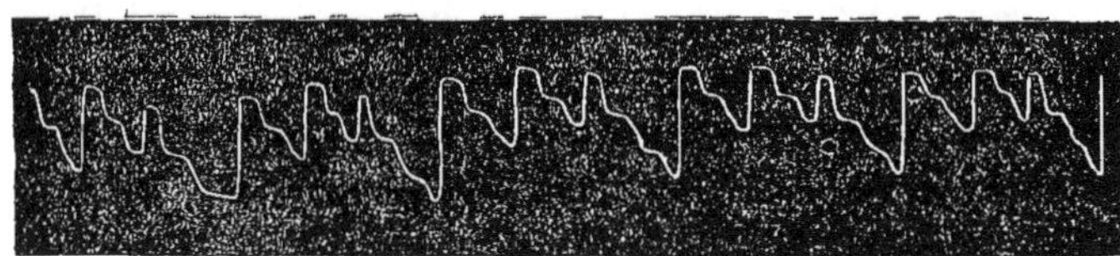

Fig. 36. — Rythme tricouple et pouls trigemine.
(Cardiopathie arterielle.)

Le rythme couplé et le rythme tricouplé peuvent alterner régulièrement. C'est le rythme couplé et tricouplé *alternant;* mais, on remarque (fig. 37) que la grande pause a lieu toujours après la série tricouplée. Enfin, le rythme tricouplé présente parfois une systole avortée après

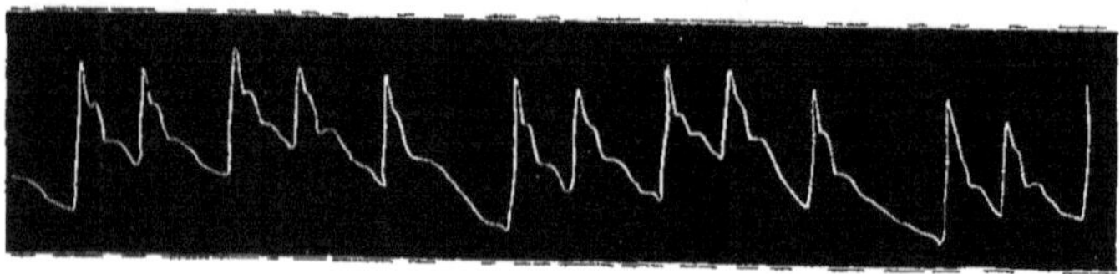

Fig. 37. — Rythme couplé et tricouplé alternant.
(Cardiopathie artérielle. — Même malade que pour les figures 33 et 34.)

la troisième pulsation, comme on peut le voir sur la figure suivante (rythme tricouplé *irrégulier*) :

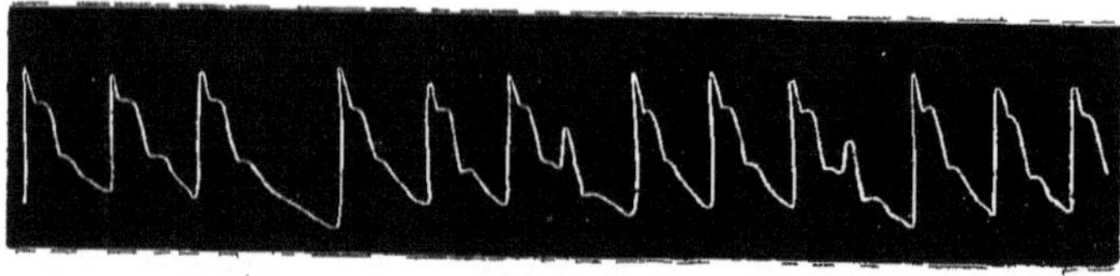

Fig. 38. — Rythme tricouplé irrégulier (cardiopathie artérielle avec léger prolongement diastolique de l'aorte, seulement perceptible par le stéthoscope de Boy-Tessier.

Le rythme couplé est régulier, non seulement par la production cadencée des séries de couples systoliques, mais aussi par la durée totale des révolutions cardiaques qui les constituent et qui, d'après la remarque judicieuse de Bard (de Lyon), occupent un temps sensiblement égal à celui des révolutions normales du cœur. On le comprend sans peine, puisque la grande pause séparant chaque couple compense par sa longueur la brièveté du silence unissant les deux éléments d'un même couple.

Ordinairement le rythme couplé apparaît tout d'un coup et disparaît de même, et l'on peut quelquefois le faire réapparaître par la marche, par le mouvement ou par une émotion. Mais, parfois aussi, il peut exister d'une façon presque permanente, et c'est ainsi que chez un malade atteint de cardiopathie arythmique que j'observe depuis quatre années, j'ai constaté ce rythme depuis plus d'un an, avec cette particularité qu'il apparaît au milieu d'arythmies irrégulières.

Au point de vue de son intensité, le rythme couplé comprend quatre degrés :

1° Dans le premier degré, qui n'a pas été suffisamment signalé, et que j'ai observé assez fréquemment dans le cours des cardiopathies artérielles, la seconde systole est égale ou à peu près égale à la première. C'est la forme la plus atténuée du rythme couplé (pouls *égal* et *bigéminé*);

2° Au deuxième degré, la seconde systole toujours plus faible que la première, se fait sentir au pouls radial. C'est là le pouls *inégal* et *bigéminé* que Traube a observé dès 1850 à la suite de l'administration prolongée de la digitale ;

3° Dans le troisième degré (indiqué par Lorain en 1870, et l'année suivante par Hyde Salter), la seconde systole n'est plus assez forte pour se faire sentir à la radiale, et ainsi le nombre des pulsations de celle-ci est moitié moindre de celui des battements cardiaques. C'est le *rythme couplé du cœur ;*

4° Enfin, dans le quatrième degré indiqué par R. Tripier, l'absence de pulsations radiales et la faiblesse de la seconde systole sont telles qu'elles font croire à un ralentissement considérable du pouls. Il en résulte que la plupart des faits de ralentissement permanent du pouls ne sont que des cas de rythmes couplés méconnus. Il s'agit alors d'un *pouls lent arythmique.*

Ces différentes formes de couple rythmé correspondent à des degrés divers et progressifs de gravité.

Le diagnostic du rythme couplé est ordinairement facile. Cependant, on ne saurait trop insister sur la nécessité de joindre toujours l'auscultation du cœur à la palpation du pouls, pour bien le constater.

Parfois, la seconde systole est tellement rapprochée de la première qu'elle semble en être l'écho, et qu'un assez grand nombre d'auteurs ont pu la prendre pour un dédoublement du cœur.

D'autres fois, une erreur inverse peut être commise d'après R. Tripier : les bruits diastoliques de chaque couple ont passé inaperçus, de sorte que le second bruit systolique paraît être le bruit diastolique d'un cœur très ralenti. Il suffit d'être prévenu de ces causes d'erreur pour n'être pas exposé à les commettre.

On peut encore observer un fait intéressant : La faiblesse des contractions cardiaques aboutit dans les vaisseaux du cou à une stase se traduisant par le pouls veineux, et Stokes a publié une observation dans laquelle le nombre des pulsations d'une des veines jugulaires était plus « du double des contractions ventriculaires manifestes ». L'explication de ce phénomène clinique, en apparence paradoxal, est des plus simples : les pulsations veineuses correspondent exactement au nombre de toutes systoles cardiaques, sans en excepter celles qui ne se transmettent pas aux artères périphériques ; il en résulte que les pulsations veineuses paraissent plus fréquentes que les pulsations artérielles.

De là, l'erreur de quelques auteurs étrangers qui, reproduisant une idée anciennement émise par Charcellay[1], ont imaginé pour expliquer ce fait, sous le nom d'*hémisystolie*, un défaut de synchronisme entre les deux systoles ventriculaires, avec la possibilité de la contraction isolée de l'un des deux cœurs.

Telles sont les quelques erreurs de diagnostic que l'on peut commettre au sujet du rythme couplé du cœur. Mais, il est une autre erreur par omission, bien plus fréquente, qui consiste à méconnaître ce phénomène clinique, et cela pour plusieurs raisons : d'abord, parce que ce rythme particulier est souvent transitoire, n'apparaissant que pendant quelques instants au milieu de contractions du cœur régulières ou irrégulières ; ensuite, parce qu'il n'est pas très accentué, et que les couples sont séparés les uns des autres par un intervalle sensiblement égal à celui qui sépare chaque élément d'un couple (comme on peut le voir figure 33) ; enfin, dans les cas de rythme couplé et tricouplé alternant, parce que celui-ci, à la simple palpation du pouls radial, diffère à peine d'un pouls irrégulier. Les tracés sphygmographiques permettent le plus souvent de reconnaître l'existence de ce rythme, et si jusqu'ici aucun auteur ne l'a expressément signalé dans la symptomatologie de la cardio-sclérose ou des diverses myocardites, je suis convaincu que c'est parce qu'on ne l'a pas suffisamment recherché. Cependant, sa constatation est d'une grande importance, et quoiqu'on l'ait observé dans quelques affections valvulaires du cœur, dans certains états anémiques, dans la fièvre typhoïde, dans les affections bulbaires et à la suite de la seule compression des nerfs pneumogastriques, je suis porté à croire, d'après des observations déjà nombreuses, que ce rythme anormal et régulier à la fois, est le plus ordinairement l'indice d'une dégénérescence du myocarde. Nous en avons la preuve dans la production du pouls bigéminé digitalique, puisque la digitale ne le détermine jamais chez les individus dont le cœur est normal, et seulement chez les cardiopathes dont la fibre cardiaque est plus ou moins altérée.

d). Il me reste à étudier une autre variété d'arythmie régulière, qui se rapproche par certains points du rythme couplé et s'en éloigne complètement par d'autres, je veux parler du pouls *alternant*. Dans ce cas, il s'agit d'une pulsation forte suivie d'une pulsation plus faible. Mais ces deux pulsations n'évoluent pas par couples séparés, et même souvent la

[1] Charcellay. Plusieurs cas remarquables de defaut de synchronisme des battements et des bruits des ventricules du cœur (*Arch. de med.*, 1838).

seconde est parfois plus rapprochée de la suivante, ce qui est le contraire pour le rythme couplé.

J'ai reconnu quatre varietés principales de pouls alternants :

1° Deux systoles faibles alternent avec deux systoles fortes ;

2° Une série de 4 à 5 systoles faibles est suivie d'une autre série de 4 à 5 (ou même davantage) systoles fortes (Traube). Cette variété est assez rare ;

3° Une systole forte est suivie d'une systole faible, et ainsi de suite d'une façon régulière ;

4° Les systoles faibles ont plutôt l'apparence de systoles *avortées* dont quelques-unes sont plus fortes que les autres. C'est là une forme de pouls alternant *irrégulier*, les trois formes précédentes méritant mieux le nom de pouls alternant *régulier*.

Voici deux tracés se rapportant aux deux dernières variétés, les plus fréquentes :

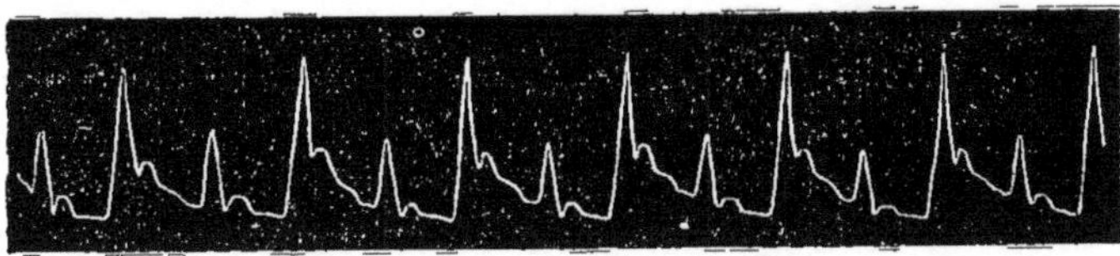

Fig. 39. — Pouls alternant regulier (cardiopathie arterielle).

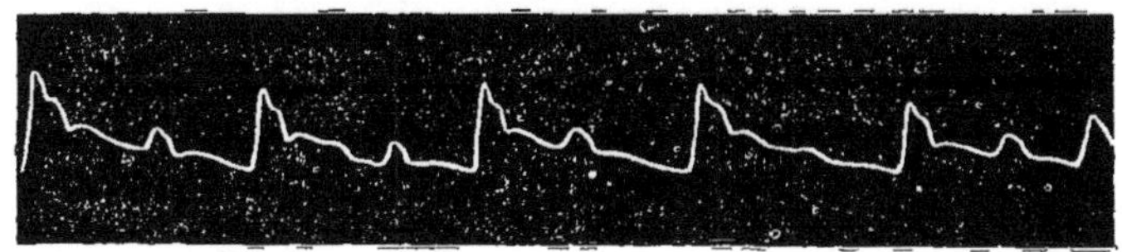

Fig 40. — Pouls alternant irregulier (cardiopathie arterielle à forme arythmique).

Il ne faut pas croire que ces diverses varietés d'arythmies (arythmies irrégulières et arythmies rythmées ; rythme couple, du cœur et pouls alternant), sont spéciales à chaque malade ou à certaines formes de cardiopathies arterielles, et qu'elles s'observent toujours les unes à l'exclusion des autres. Loin de là. Ces diverses variétés d'arythmies se succèdent le plus souvent sans cause chez le même malade, et tout ce que l'on peut dire, c'est que les arythmies rythmées sont toujours d'un pronostic plus grave que les arythmies irrégulières. L'une d'elles, le rythme couplé du cœur, surtout dans sa forme de pouls *lent*, est même parfois l'indice d'une complication bulbaire (sclérose cardio-bulbaire), et c'est dans ces cas surtout que la mort subite ou rapide a été observée.

Physiologie pathologique de l'arythmie. — Elle est intéressante à étudier, si l'on veut pénétrer davantage sa signification pronostique. Mais, c'est là une question très difficile, d'autant plus que l'explication du rythme cardiaque normal n'est pas encore complètement élucidée.

Ce rythme a été attribué tour à tour au système nerveux central, aux ganglions et nerfs du cœur, au myocarde.

Je laisse de côté la théorie Hallérienne d'après laquelle l'afflux périodique du liquide sanguin agissant à titre de stimulus sur les cavités cardiaques serait la principale cause du retour périodique des systoles et des diastoles. — Je mentionne seulement l'opinion des auteurs anciens qui voulaient expliquer ce rythme par l'occlusion des artères coronaires à chaque systole, les expériences ayant démontré que la circulation dans ces vaisseaux s'effectue pendant la période systolique, comme pour toutes les autres artères. — Enfin, la vieille expérience de Chirac (de Montpellier) à la fin du XVIIe siècle, relative aux effets de l'occlusion expérimentale des coronaires, expérience si souvent renouvelée de nos jours, n'a pas fait avancer la question d'un pas, puisque l'ischémie porte aussi bien sur les ganglions et nerfs du cœur que sur le myocarde.

Restent maintenant les trois hypothèses : action du système nerveux central, du système nerveux intra-cardiaque, du myocarde.

1° L'action du système nerveux central n'est plus en cause, puisqu'il est prouvé depuis longtemps que le cœur de la grenouille detaché complètement du corps continue à fournir des battements rythmiques.

2° L'action des ganglions et des nerfs du cœur mérite de nous arrêter. Elle a été admise surtout après les expériences de Wolkmann en 1844, de Bidder et de Stannius en 1852.

Le premier de ces expérimentateurs, après avoir sectionné le cœur au-dessous de sa base, de manière à séparer la partie supérieure du ventricule de sa pointe, a vu celle-ci rester immobile, tandis que la portion basilaire était animée de contractions rythmiques. Comme la pointe ne renferme ni ganglions ni nerfs, il en conclut que ceux-ci doivent présider au rythme cardiaque. — Puis, Bidder admet que le ganglion de Ludwig (placé dans la paroi inter-auriculaire) est un centre de coordination, et que son ganglion (placé au niveau de la valvule mitrale) est un centre de mouvements réflexes, ce qui expliquerait encore la contraction du ventricule lorsqu'on l'excite après l'avoir préalablement séparé de l'oreillette.

Mais, tout d'abord, voici une grande objection à cette théorie :

Le cœur de l'embryon exécute des mouvements rythmiques à une époque où il ne renferme aucune trace de cellules nerveuses.

3° L'action du myocarde seul, sans la participation de son système nerveux, paraît maintenant réunir la majorité des suffrages.

En 1849 et en 1853, Brown-Sequard avait déjà assimilé les mouvements rythmiques du cœur à ceux qu'il avait constatés sur d'autres muscles des membres et de la face indépendamment de toute influence nerveuse. Plus tard (en 1864), Schiff a vu persister pendant des heures et même des jours les mouvements rythmiques dans des portions isolées de muscles intercostaux. Enfin, Eckhard a constaté que la pointe du cœur séparée de sa base répond aux excitations électriques par des contractions rythmiques. Ranvier, Dastre et Morat, qui renouvellent ces expériences, arrivent aux mêmes conclusions, et ces deux derniers auteurs affirment que « le rythme du cœur ne paraît dépendre, ni des centres nerveux, ni des ganglions de la base, mais d'une propriété du muscle ou des terminaisons nerveuses ».

Cette conclusion est encore confirmée par des expériences établissant que la pointe du cœur soumise à une circulation artificielle au moyen de l'introduction de sang défibriné, est capable d'exécuter des mouvements rythmiques (faits de Bowditch en 1871, de Luciani en 1873, de Merunowicz en 1875).

Quelques années après, Bernstein a renversé de nouveau cette théorie, et il a conclu que les ganglions conservent un rôle prépondérant dans la production du rythme cardiaque. D'après lui, le sérum étranger joue le rôle d'excitant anormal dans les circulations artificielles, et l'expérience de Bowditch ne réussit plus lorsque la pointe du cœur reçoit le sang même de l'animal. Il le démontre de la façon suivante :

Il exerce avec des pinces une forte constriction sur le ventricule, à l'union des deux tiers inférieurs avec le tiers supérieur, détruisant ainsi la continuité entre la base pourvue de ganglions et la pointe qui en est privée. C'est ainsi qu'il arrive à produire, suivant l'expression de Fr. Franck, une sorte de « séparation physiologique » du cœur. Dans ces conditions, la pointe reste immobile et gorgée de sang, tandis que la base continue à battre.

Cette expérience si intéressante semblait donner gain de cause à l'action des ganglions cardiaques, quand d'autres expérimentateurs (Michael Foster, Gaskell, Ludwig et Luchsinger) firent intervenir dans la production du rythme cardiaque un élément nouveau : la pression intra-ventriculaire. Après avoir refait et confirmé l'expérience de Bernstein, ils eurent soin d'augmenter en même temps la pression intra-ventriculaire par la compression de l'aorte, et obtinrent ainsi des mouvements rythmiques dans la pointe du cœur ; ceux-ci diminuaient et cessaient par la diminution ou la cessation de la compression aortique.

Mais, cette expérience contradictoire n'est pas concluante en faveur de la théorie musculaire qu'elle prétend confirmer. Si la pression intraventriculaire joue un rôle, même secondaire, dans la production du rythme cardiaque, comment peut-on comprendre que celui-ci persiste sur des portions de myocarde séparées du cœur ? Du reste, même après la dernière expérience que je viens de rappeler, on a remarqué que les mouvements de la pointe n'affectent pas le même rythme que ceux de la base. Par conséquent, si le rythme du cœur est fonction du muscle cardiaque, les ganglions, quoique déchus de leur ancienne puissance et doués seulement d'une influence sensitive d'après les derniers travaux de Romberg et de His (en 1890), peuvent encore être considérés, d'après F. Franck, comme « des *organes d'entretien et de régulation* pour cette fonction rythmique, attribut de la fibre musculaire ». Et Ranvier, l'un des partisans les plus convaincus de cette fonction rythmique du muscle cardiaque, après avoir admis que les cellules nerveuses réunies au niveau de la veine cave (ganglion de Remak) possèdent une action frénatrice, et que le groupe ganglionnaire de Bidder situé vers la valvule mitrale exerce une action excitatrice, s'exprime en ces termes :

« Les cellules ganglionnaires produiraient seulement la force qui met en jeu la contraction cardiaque et par suite le rythme ; elles subiraient de plus les impressions des centres destinés à maintenir le cœur en harmonie avec le reste de l'organisme ; elles auraient encore un autre rôle consistant à ménager la force dégagée par elles et à la répandre au fur et à mesure des besoins fonctionnels. »

D'après ces données physiologiques, il est possible de comprendre la production de l'arythmie dans la cardio-sclérose. Puisque le rythme est fonction du muscle cardiaque, l'arythmie doit être la conséquence de ses altérations, d'autant plus que la constitution anatomique de ses fibres y prédispose. En effet, le myocarde présente une disposition plexiforme en vertu de laquelle les divers faisceaux musculaires s'anastomosent largement entre eux comme dans la langue. C'est même cette disposition qui assure l'action synergique des deux cœurs. Dès qu'une lésion vient rompre cette espèce de réseau contractile, il détruit la synergie musculaire et produit l'arythmie. D'un autre côté, celle-ci n'est pas toujours proportionnelle à l'étendue de la lésion, mais elle est souvent liée à son siège près des appareils ganglionnaires. Il est probable que les altérations de ces derniers jouent un rôle dans la production des arythmies rythmées, lesquelles sont plutôt des perversions de rythme. Il faut maintenant chercher à pénétrer le mécanisme de ces dernières.

On a donné beaucoup d'explications sur le couple rythmé. On a voulu d'abord l'attribuer à un défaut de synergie des deux cœurs ; mais la seconde systole, celle du ventricule droit, ne peut pas se propager aux carotides, ni aux artères radiales. — On a dit encore que ces deux systoles ventriculaires sont assez rapprochées pour ne donner qu'une seule ondée sanguine, et que la seconde se produit pour ainsi dire à vide sur un ventricule vide de sang. Cela est possible ; mais pourquoi cet accouplement régulier ? — Il est probable, d'après Bard et Figuet, qu'il résulte d'une modification apportée au fonctionnement des nerfs vagues, d'autant plus que Lannois (de Lyon) a publié une observation de rythme couplé dû vraisemblablement à une compression de ces nerfs par des ganglions hypertrophiés du médiastin, d'autant plus encore que la digitale portant son action sur les nerfs pneumogastriques, détermine assez souvent ce phénomène (pouls bigéminé ou trigéminé de la digitale). Mais il est bon d'ajouter que la production de ce rythme suppose toujours une altération des fibres cardiaques ; la preuve, c'est qu'il ne survient pas dans les empoisonnements digitaliques sur des cœurs sains. Cependant, Lorain l'a observé, dans un cas d'intoxication par la digitale chez une jeune fille indemne de toute lésion cardiaque, et Chauveau a obtenu la bigémination digitalique chez des chevaux dont le cœur était normal. Mais, dans ces deux cas, cet état normal du cœur reste à démontrer.

D'un autre côté, si le rythme du cœur est fonction du myocarde, il est probable que celui-ci est réglé par les nerfs et ganglions nerveux qui l'animent, et Traube avait déjà émis l'opinion que le pouls bigéminé correspond à une paralysie des centres d'arrêt intra-cardiaques.

D'après ces données, on comprend pourquoi le rythme couplé s'observe parfois dans le cours de l'artério-sclérose du cœur, et surtout dans la forme bradycardique (ou maladie de Stokes-Adams que nous étudierons plus tard), forme caractérisée par la localisation simultanée de l'artério-sclérose au cœur et au bulbe. Il ne faut donc pas croire, avec quelques auteurs, que cette perversion rythmique ne saurait avoir de signification diagnostique ou pronostique. Elle a une valeur diagnostique réelle, puisque dans la maladie de Stokes-Adams, elle démontre l'extension du travail scléreux à l'appareil bulbaire, et que dans la cardio-sclérose elle paraît indiquer la lésion des appareils ganglionnaires ; elle a une valeur pronostique, puisque, dans ces cas, la mort subite est loin d'être rare.

Le rythme couplé est encore un symptôme de méiopragie cardiaque.

Chaque couple est séparé du suivant par une pause assez longue. Celle-ci correspond donc à une diastole prolongée pendant laquelle la réplétion ventriculaire s'accomplit d'une façon exagérée. Il faut alors, pour évacuer la masse sanguine en excès, que le cœur exécute deux contractions après lesquelles il a besoin de se reposer. Cette boiterie régulière de l'organe est ainsi un symptôme de parésie. ou plutôt de méiopragie cardiaque.

Enfin, la seconde systole du rythme couplé, toujours plus faible que la première, peut être imperceptible au pouls radial, et il est certain qu'elle projette dans les organes une quantité de sang tout à fait insuffisante; la parésie cardiaque intermittente qui se produit par la faiblesse de cette seconde systole contribue à diminuer la pression intra-ventriculaire. Or, pour que les contractions cardiaques aient un effet utile, il faut que cette pression soit supérieure à celle de l'aorte. « Si elle la dépasse faiblement, dit Marey, l'obstacle sera vaincu, mais l'onde ne donnera lieu qu'à un très léger soulèvement dans le tracé carotidien ou radial ; de là, une pulsation comme avortée, correspondant à la systole cardiaque. »

Pour terminer cette étude de l'arythmie, je dois encore dire qu'on aurait tort de croire en clinique qu'elle signifie toujours, altération du muscle cardiaque. D'abord, elle peut se montrer au cours de maladies des centres nerveux; ensuite dans les affections valvulaires, dans l'insuffisance mitrale surtout, elle est souvent due à une autre cause. Stokes a commis une erreur — renouvelée de nos jours par plusieurs auteurs — en disant que dans la maladie mitrale, l'irrégularité cardiaque se rattache plus intimement à l'altération du muscle qu'à celle des valvules du cœur. « Dans une affection valvulaire — ajoute-t-il — sans obstacle considérable à la circulation, et sans complication d'une lésion organique ou fonctionnelle des cavités du cœur, il n'y a rien qui puisse causer l'irrégularité du pouls. »

C'est là une erreur, et dans l'insuffisance mitrale, il y a deux sortes d'arythmies absolument différentes au point de vue du pronostic :

L'une appartient aux dernières périodes de la maladie, elle est contemporaine de l'asystolie, elle résiste presque toujours à la digitale et comporte un pronostic grave : c'est une arythmie d'*origine myocardique*, puisqu'elle est liée à la dégénérescence du muscle cardiaque ;

L'autre peut se montrer à une période rapprochée du début, elle est d'origine mécanique, elle est souvent modifiée favorablement par la digitale, et son pronostic est bénin. On peut dire qu'elle est seulement *fonction de l'insuffisance valvulaire*, tandis que la première est *fonction de l'insuffisance myocardique*. En effet, dans l'insuffisance mitrale, l'arythmie mécanique résulte du conflit de deux colonnes sanguines qui, par le fait de l'inocclusion valvulaire se rencontrent dans deux sens tout à fait opposés. Il en résulte dans les cavités cardiaques des mouvements oscillatoires qui se répercutent jusqu'à la périphérie circulatoire.

Je suis entré dans tous ces détails pour démontrer qu'en matière d'arythmie cardiaque, — une des questions les plus difficiles de la physiologie et de la clinique, — on ne saurait être exclusif. Sans doute, les arythmies *myocardiques* ont une importance et une fréquence très grandes. Mais on ne saurait nier l'existence des arythmies *nerveuses* et des arythmies *mécaniques*. Et la thérapeutique doit s'appuyer sur cette division pour poser ses principales indications.

Conclusions. — Telle est, dans ses lignes générales, la symptomatologie de l'artério-sclérose du cœur, et cette description est destinée, je l'espère, à réfuter l'opinion des auteurs anciens et modernes qui regardent comme difficile et même impossible le diagnostic de ces sortes de cardiopathies.

Pour ma part, je n'hésite pas, en m'appuyant sur les constatations nécroscopiques, à affirmer que ce diagnostic est aussi facile que celui des affections valvulaires. Pour les premières, nous n'avons certes pas, pour nous guider, l'existence de souffles révélateurs d'insuffisances ou de rétrécissements valvulaires ; mais, depuis la découverte de Laennec, on s'est trop habitué à chercher des souffles cardiaques pour conclure à une cardiopathie. A ce point de vue, et depuis le livre de Stokes, une réaction trop lente a commencé à se produire.

A ceux qui me reprocheraient la complexité très grande de cette symptomatologie, je tiens à faire la réponse suivante :

On ne peut pas, on ne doit pas séparer les symptômes de l'artério-sclérose généralisée (symptômes extra-cardiaques) de ceux de la sclérose du cœur. Ce serait là un simple artifice de description, et la clinique n'a pas le droit de séparer ce que l'anatomie pathologique réunit. Le tort des observateurs a été précisément de ne voir que le cœur et qu'un organe malade, lorsqu'ils ont décrit les myocardites interstitielles, prolifératives, ou scléreuses hypertrophiques.

Pour le rein, la même erreur a été commise, et il est indubitable qu'il est plus conforme à la clinique de déposséder la néphrite interstitielle ou artérielle, au profit de l'artério-sclérose généralisée, de la déposséder de tous les symptômes ou accidents qu'on a faussement attribués jusqu'ici à la néphropathie. Il faut rayer la néphrite artérielle du cadre de maladies rénales, pour la rattacher directement au grand processus de l'artério-sclérose qui, suivant les prédispositions individuelles, atteint, ici le cœur, là le rein, et chez d'autres malades, le foie, le cerveau, le poumon ou le système nerveux.

La néphrite interstitielle, les cardiopathies artérielles, certaines cirrhoses hépatiques et scléroses pulmonaires, quelques scléroses cérébro-médullaires, forment une *même famille* de maladies reliées ensemble par le même processus morbide, l'artério-sclérose, quoique développées sur des organes différents. Cela est si vrai, qu'à côté des formes cliniques que j'aurai plus tard à décrire (formes *douloureuse, arythmique* et *tachycardique, asystolique* ou *cardiectasique, myo-valvulaire*), on doit placer d'autres modalités cliniques résultant des associations fréquentes de la sclérose des divers organes avec celle du cœur. C'est ainsi qu'il faut reconnaître encore les formes : *cardio-rénale, cardio-hépatique, cardio-pulmonaire, cardio-cérébrale*, *cardio-bulbaire* et *cardio-médullaire*. Les deux premières sont les plus fréquentes ; la première se complique souvent d'accidents urémiques ou de troubles dus à l'imperméabilité rénale ; la deuxième présente des accidents moins connus sans doute, mais réels, que l'on doit rattacher à l'insuffisance hépatique.

Au point de vue de la pathologie et de la thérapeutique générales, la nosographie basée sur les *lésions d'organes*, est souvent fausse ; elle doit s'appuyer sur les *lésions de systèmes*. De là, cette conséquence essentiellement pratique :

Lorsque j'affirme l'*unité de la maladie* chez un individu atteint, hier de symptômes de néphrite interstitielle, souffrant aujourd'hui d'accidents cardiopathiques, et pouvant demain succomber à une hémorrhagie cérébrale ou à un accès d'angine de poitrine, j'ai proclamé aussi du même coup l'*unité de la thérapeutique*. J'ai dit que ce rénal, devenu cardiaque, et mort cérébral ou angineux, n'a fait qu'une seule et même maladie, l'artério-sclérose, et qu'il doit être traité par une seule et même médication :

A maladie artérielle, il faut opposer une médication artérielle.

La symptomatologie de la cardio-sclérose n'est pas seulement remarquable par sa *complexité*, elle l'est encore par sa *variété*.

Pourquoi cette diversité d'aspects des cardiopathies artérielles? Pourquoi, ici les types douloureux ou pulmonaires, là les formes arythmiques, tachycardiques, bradycardiques ou asystoliques ? Cela tient sans doute à l'association et à la nature des lésions, les types douloureux et asystoliques appartenant de préférence aux scléroses franchement ischémiques, la forme bradycardique à la lésion simultanée des vaisseaux du cœur et du bulbe. Cela tient encore, pour le cœur, à la localisation des lésions et des départements circulatoires intéressés.

J'ai remarqué depuis longtemps que dans l'artério-sclérose du cœur, l'intensité et la gravité des phénomènes observés pendant la vie ne dépendent pas toujours de l'étendue et de l'intensité des lésions constatées à l'autopsie. Je m'explique : Souvent on constate des altérations fort étendues de la fibre musculaire, et cependant, durant l'existence, les accidents n'ont pas été très accusés ; d'autres fois, au contraire, pour une *petite* lésion, vous avez de *gros* accidents. Que conclure de ces faits ? C'est qu'il existe dans le cœur, comme dans le cerveau, des régions *tolérantes* ou indifférentes, et d'autres régions *intolérantes,* celles-ci en rapport avec l'importance ou l'absence d'anastomoses d'une artère oblitérée, en rapport aussi avec la fonction des fibres musculaires atteintes. Les régions intolérantes seraient d'abord, les piliers des valvules, les portions de muscle avoisinant ou renfermant les ganglions auto-moteurs du cœur, et la cloison interventriculaire.

Tel est le principe de *localisations myocardiques* que je cherche à faire prévaloir. La myocardite, ou mieux l'artério-sclérose de la *cloison* serait particulièrement grave, puisque, par son état parétique, elle réaliserait pour ainsi dire, une sorte de communication imparfaite entre les deux ventricules et rendrait moins complète l'indépendance des deux cœurs. C'est pour cette raison que, dans un cas observé dernièrement à l'hôpital, les symptômes asystoliques avec œdème considérable des membres inférieurs et hydropisies multiples ont constitué toute la scène pathologique, en l'absence de lesion valvulaire. En résumé, la lésion de la cloison interventriculaire réalise à la fois une maladie du cœur gauche et une maladie du cœur droit. C'est la porte ouverte à l'asystolie. Mais c'est une asystolie particulière. Lorsque la cloison seule est atteinte, que les autres partics du muscle restent indemnes, et que la région de la pointe a conservé sa puissance contractile, on comprend pourquoi, au milieu des symptômes asystoliques les plus graves, le choc précordial conserve à peu près la même force, et pourquoi le pouls reste fort et vibrant jusqu'aux approches de la mort. J'ai souvent constaté l'existence de ce pouls *paradoxal* et l'importance de son interprétation, puisqu'il permet d'éviter une erreur de pronostic et de reconnaître le danger imminent, même avec un pouls résistant au doigt.

Il existe une forme arythmique grave, qui se termine souvent par la mort subite, surtout après l'administration de la digitale, comme j'en ai observé quatre cas malheureux. Pourquoi cette gravité particulière dans cette forme clinique, alors que d'autres arythmies restent bénignes et peuvent persister indéfiniment ou pendant de longues années ? Je ne sais encore ; mais, en m'appuyant sur deux de mes observations, cette gravité dépendrait peut-être, dans certains cas, d'une lésion très limitée au niveau du point de Schmey et Kronecker.

Il existe encore une forme d'arythmie à caractère grave, je veux parler du rythme couplé du cœur avec ralentissement apparent ou réel du pouls. Ici, la gravité dépend de l'extension de la sclérose aux vaisseaux bulbaires, et non toujours de sa localisation sur telle ou telle région du cœur.

Enfin, la sclérose peut être limitée à la pointe du cœur. Elle donne lieu souvent, comme on le sait, à la production de cardiectasies partielles, ébauche des anévrismes pariétaux du cœur. Elle se traduit par une tendance aux insuffisances fonctionnelles de la mitrale, à l'impuissance du myocarde, à l'arythmie, et se termine assez souvent par la mort subite (trois fois sur six) [1].

L'étude de ces localisations myocardiques devra être continuée encore au point de vue clinique. Elles sont peut-être la clef de la pathologie cardiaque.

En tous cas, c'est du côté des vaisseaux du cœur qu'il faut poursuivre les recherches, car on ne doit pas oublier que le principal facteur des lésions sclérosiques du myocarde, c'est la sclérose des coronaires avec ou sans sténose de ces vaisseaux. Or, les expériences poursuivies en France comme à l'étranger démontrent qu'à la suite du pincement de ces artères, de l'oblitération expérimentale de ces vaisseaux, on provoque de l'arythmie, de folles palpitations, peut-être des accidents douloureux, et sûrement l'épuisement rapide et définitif du myocarde.

La pathologie expérimentale donne ici raison à la pathologie humaine.

[1] HUCHARD et WEBER. Artério-sclérose de la pointe du cœur. Contribution à l'étude des localisations myocardiques (*Soc. med. des hôp.*, 1891).

DOUZIÈME LEÇON

ARTÉRIO-SCLÉROSE DU CŒUR (SUITE)

II. — Clinique (*Formes cliniques*).

Quatre formes principales relatives à la localisation cardiaque : formes *douloureuse*, *arythmique* et *tachycardique*, *cardiectasique* et *asystolique*, *myo-valvulaire*.

Quatre formes principales relatives à l'association de l'artério-sclérose du cœur avec des scléroses d'autres organes : formes *cardio-renale*, *cardio-pulmonaire*, *cardio-bulbaire*, *cardio-hepatique*.

I. Forme douloureuse. — Angine de poitrine Douleurs précordialgiques surtout chez les anémiques, les hystériques et les neurasthéniques, etc.

II. Formes arythmique et tachycardique. — *Arythmie* temporaire, paroxystique ou permanente. Diagnostic entre l'arythmie de l'insuffisance mitrale et l'arythmie des cardiopathies arterielles. Longue période de latence des cardiopathies à forme arythmique, leur soudaine aggravation. Tableau des principales variétés d'arythmies.

Tachycardie isolée, ou associée à l'arythmie. Tachycardie permanente ou paroxystique. Tableau des principales variétés de tachycardies.

III Forme cardiectasique ou asystolique. — Asystolie des affections valvulaires et des cardiopathies arterielles. Tendance à la cardiectasie. Différences des indications thérapeutiques.

IV. Forme myo-valvulaire. — 1° *Type mitral*. Insuffisance mitrale arterielle. Son diagnostic avec l'insuffisance mitrale d'origine rhumatismale. Insuffisance mitrale fonctionnelle. Epilepsie cardiaque, ou plutôt épilepsie cardio-arterielle. — Souffle mitral *fonctionnel* par dilatation de l'orifice auriculo-ventriculaire ou état parétique des muscles valvulaires. Souffle mitral *organique*, par sclerose et rétraction des piliers valvulaires, ou par lésion sclero-athéromateuse de la valvule. Tableau du diagnostic de l'insuffisance mitrale endartérique et de l'insuffisance mitrale endocardique.

2° *Type aortique*. Insuffisance aortique artérielle. Son diagnostic avec l'insuffisance endocardique. — Rétrécissement aortique. Rétrécissement sous-aortique. Affections valvulaires mixtes.

Comme je l'avais démontré pour l'anatomie pathologique, je vous ai appris que la symptomatologie des cardiopathies artérielles ne doit pas être limitée à la description des accidents cardiaques, puisque l'artério-sclérose du cœur est toujours plus ou moins associée à celle des autres viscères.

Cependant, il existe des cas assez nombreux où ces accidents occupent la plus grande partie de la scène pathologique et dominent par leur intensité les symptômes attribuables à d'autres organes. A ce point de vue, on peut admettre quatre formes principales : les formes *douloureuse* ou *sténocardique*, *arythmique* et *tachycardique*, *cardiectasique* et *asystolique*, *myo-valvulaire*.

Il existe d'autres cas où la symptomatologie cardiaque se confond avec celle des autres organes ; les cardiopathies artérielles sont alors associées, d'où les formes *cardio-rénale*, *cardio-pulmonaire, cardio-bulbaire* et *cardio-hépatique*. La première est la plus fréquente et la plus connue, et j'aurai à m'en occuper au sujet de l'artério-sclérose des goutteux ; la dernière reproduit à peu près complètement la description clinique du foie cardiaque, raison pour laquelle je la laisserai de côté pour l'instant. Quant aux formes cardio-pulmonaire et cardio-bulbaire, j'en ferai le sujet de la leçon suivante.

I. — FORME DOULOUREUSE (ou *sténocardique*).

Cette variété est fréquente dans l'artério-sclérose dystrophique, plus rare au contraire dans la sclérose inflammatoire du myocarde (myocardite interstitielle) pour une raison facile à comprendre : car alors, la lésion intéresse primitivement le tissu conjonctif du myocarde et secondairement son système artériel.

Je me bornerai à mentionner cette forme douloureuse, voulant lui donner tous les développements qu'elle comporte dans les leçons sur l'angine de poitrine.

Il suffit de savoir, pour le moment, que la douleur peut affecter tous les degrés, depuis l'attaque d'angine la plus sévère jusqu'aux accès de pseudo-gastralgie angineuse, jusqu'à l'existence d'une barre ou d'un poids sous-sternal, d'une angoisse épigastrique survenant par accès ou existant d'une façon plus ou moins permanente. C'est ainsi qu'une de mes malades a éprouvé, pendant plusieurs semaines, une sensation de barre épigastrique à forme angoissante, et cela d'une façon continue. Il est utile de faire remarquer dès à présent que ces sensations douloureuses, variables d'intensité, ont un caractère commun qui les rapproche de la dyspnée d'effort. Elles sont, en effet, le plus souvent provoquées ou exaspérées par la marche, le mouvement, les moindres efforts, etc.

La provocation des douleurs *cardiaques* par les mouvements et les efforts constitue un signe de diagnostic des plus importants avec les douleurs *précordiales* qui sont augmentées ou provoquées par la pression sur divers espaces intercostaux et nullement par le phénomène de l'effort. Ce n'est pas le cœur qui est douloureux, c'est la région précordiale, d'où le nom de *précordialgies* sous lequel je désigne ces douleurs thoraciques, nom préférable à celui de cardiodynie ou de « cardiacalgie » proposé par G. Sée. Cette dernière dénomination est défectueuse, elle induit en erreur, parce qu'elle englobe dans la même description les douleurs ayant pour siège la paroi précordiale et le cœur.

Les précordialgies dues à des névralgies intercostales ou phréniques sont fréquentes chez les anémiques, les chlorotiques, les hystériques, les neurasthéniques, les neuro-arthritiques ; elles se traduisent souvent par l'existence « de points au cœur » dont se plaignent les malades, et lorsque ceux-ci siègent au niveau du choc précordial, il en résulte, à chaque fois que celui-ci se produit, une sensation de souffrance et de palpitation le plus souvent subjective, chaque révolution cardiaque étant ressentie douloureusement sur une paroi hyperesthésiée. Il s'agit alors de *fausses* maladies du cœur pour lesquelles on est à chaque instant consulté. Mais, encore une fois, il ne faut pas confondre, comme on l'a fait, ces douleurs *précordialgiques* des hystériques et des neurasthéniques avec les douleurs *cardiaques* se présentant sous l'aspect de pseudo-angine de poitrine et dont je présenterai bientôt les caractères cliniques.

Dans les péricardites primitives, et surtout dans les péricardites secondaires aux aortites subaiguës ou chroniques, la précordialgie résulte parfois de la névralgie ou de la névrite du nerf phrénique et aussi de la propagation inflammatoire aux plexus cardiaques. Dans certains cas assez rares en vérité, il existe des douleurs provoquées par la pression au niveau de la région aortique, à la partie interne des espaces intercostaux, mais elles siègent sur les parois thoraciques, sur le trajet des nerfs phréniques, et par conséquent en dehors du cœur qui reste insensible à l'etat normal comme à l'état pathologique.

En conséquence, lorsque vous constaterez dans le cours de la cardiosclérose, l'existence de points douloureux thoraciques, provoqués ou augmentés par la pression du doigt, vous aurez toujours à vous demander deux choses :

1° S'il ne s'agit pas de simple névralgie intercostale ;

2° S'il ne s'agit pas d'une complication de péricardite souvent latente et développée sous l'influence d'une aortite chronique concomitante.

Je suis, comme on le voit, d'un avis diamétralement opposé à tous ceux qui vont jusqu'à regarder ces points douloureux comme la « révélation » du diagnostic de myocardite chronique. Je vous ai démontré, au contraire, que la précordialgie est un fait banal que l'on observe tous les jours, même chez les malades indemnes de toute affection cardiaque. Lui attribuer une valeur qu'elle n'a certainement pas, c'est s'exposer à commettre de nombreuses et graves erreurs de diagnostic.

II. — FORMES ARYTHMIQUE ET TACHYCARDIQUE

Je réunis ces deux formes, parce qu'elles sont souvent associées (*tachy-arythmie*). D'autres fois cependant, elles peuvent exister à l'état isolé.

a). La *forme arythmique* a déjà été étudiée au sujet de la symptomatologie générale de la cardio-sclérose, et vous vous rappelez que nous avons déjà décrit les différentes espèces d'arythmie que l'on peut observer dans cette maladie (irrégularités cardiaques dans le nombre, dans la forme ou dans la force des battements, folie cardiaque ou *delirium cordis*, intermittences vraies ou fausses, faux-pas du cœur ; irrégularités rythmées, rythme couplé ou tricouplé du cœur, pouls bigéminé ou pouls trigéminé, pouls alternant régulier ou irrégulier). Dans la cardio-sclérose, on peut rencontrer toutes les variétés de l'arythmie, et celle-ci devient ainsi par sa fréquence un des symptômes les plus importants de la maladie ; elle peut même être et rester sa seule manifestation pendant tout son cours.

Tantôt, il s'agit d'attaques arythmiques survenant soudainement, caractérisées le plus souvent par un véritable état de folie du cœur, par des battements cardiaques précipités, inégaux, presque incomptables et se terminant par la régularisation du pouls pour se reproduire plus tard sous forme de nouveaux accès.

Tantôt, l'arythmie n'est plus temporaire, ni paroxystique, elle s'installe d'une façon permanente, et alors elle est parfois une surprise de l'auscultation. On voit ainsi un malade pour une tout autre affection, on l'ausculte et on découvre avec étonnement une arythmie sur laquelle il n'avait jamais appelé l'attention. Beaucoup d'observateurs commettent une erreur de diagnostic en rangeant ces cas dans la catégorie des « affections mitrales sans souffle ». Il s'agit le plus souvent d'une artério-sclérose du cœur, comme le démontrent les accidents ultérieurs, comme le prouvent formellement tous les signes de l'hypertension artérielle sur lesquels je n'ai pas à revenir.

Je vous ai démontré que le rythme des mouvements du cœur est en grande partie une propriété inhérente au muscle cardiaque ; il est donc facile de comprendre la fréquence de l'arythmie dans les cas où le myocarde est atteint, et je suis tellement pénétré de cette idée, que je regarde comme beaucoup plus communes les arythmies d'origine myocardique que celles d'origine nerveuse. Quelques-unes d'entre elles, classées dans cette dernière catégorie, doivent recevoir une autre interprétation. Ainsi, je ne nie pas l'action du tabac sur le nerf pneumogastrique, mais je crois qu'il faut tenir un plus grand compte de son action vaso-contrictive et ischémiante pour expliquer les troubles arythmiques qu'il provoque. A plus forte raison, ceux-ci doivent apparaître dans le cours, ou même dès le début de l'artério-sclérose dont ils restent pendant longtemps la seule et la plus importante manifestation.

L'arythmie de la cardio-sclérose a pour caractères principaux, d'être assez souvent inconsciente pour le malade, d'être rebelle à la digitale qui fait disparaître les troubles de compensation, tout en la laissant subsister. Elle diffère ainsi beaucoup de celle que l'on constate dans l'insuffisance mitrale. Dans ce dernier cas, les irrégularités du cœur sont dues aux oscillations de la colonne sanguine se produisant du ventricule dans l'oreillette au moment de la systole, et l'on comprend que la digitale, par son action tonique sur le myocarde et les muscles papillaires encore sains, puisse momentanément régulariser les mouvements du cœur. Mais le médicament est impuissant dans l'arythmie de l'artério-sclérose parce qu'il ne peut plus rien sur un muscle dégénéré d'une façon définitive. Enfin, voici encore un autre caractère distinctif sur lequel j'appelle l'attention :

Dans les affections mitrales (rétrécissement ou insuffisance, et surtout dans l'insuffisance), vous voyez d'abord apparaître un souffle à la pointe, et vous constatez la régularité presque parfaite des mouvements cardiaques; c'est beaucoup plus tard que l'arythmie fera son apparition.

Dans la cardio-sclérose à forme arythmique, vous observez le contraire : c'est l'arythmie qui commence d'abord, et le souffle systolique de la pointe (lequel peut faire défaut) ne survient que beaucoup plus tard, puisqu'il est contemporain de la dilatation du cœur et de l'orifice auriculo-ventriculaire gauche. Ce souffle symptomatique d'une insuffisance fonctionnelle de la mitrale présente lui-même des caractères cliniques permettant de le distinguer des souffles organiques ; mais parfois, le diagnostic entre une affection mitrale et la cardio-sclérose arythmique est difficile, à ce point même que quelques auteurs allemands, Rühle et Riegel, ont été jusqu'à dire que le tableau clinique des myocardites diffuses chroniques est celui d'une lésion valvulaire non compensée.

Vous pourrez donc déduire parfois de l'ordre chronologique de l'arythmie et du souffle dans les deux maladies un élément précieux de diagnostic, si vous vous rappelez le fait suivant : souffle d'abord, arythmie ensuite dans les affections mitrales ; arythmie d'abord, souffle fonctionnel ensuite dans la cardio-sclérose.

Voici un exemple à l'appui :

Un homme de quarante-sept ans vient me consulter en octobre 1887 pour une arythmie persistante dont il n'avait nullement conscience et qui avait été, quelques mois auparavant, reconnue pour la première fois aux eaux de Saint-Gervais où il était aller soigner un eczéma. Je n'ai d'abord trouvé aucun antécédent morbide important, sauf celui-ci : il y a onze ans, à la suite d'un accident de chasse, il avait dû subir l'amputation du bras gauche, et il avait conservé dans son moignon quelques douleurs. (Cette particularité n'est pas sans importance, depuis que nous connaissons l'influence des névralgies et des affections douloureuses du membre supérieur sur la production de certaines hypertrophies cardiaques.) En août 1887, ce malade, en montant une côte, avait éprouvé pour la première fois des palpitations très violentes qui lui donnèrent alors l'idée de se faire ausculter, et le médecin de Saint-Gervais reconnaissant l'existence d'une arythmie très prononcée, interrompit avec raison le traitement hydro-minéral. Je le vis alors deux mois après, et je constatai avec cette arythmie tous les signes de l'hypertension artérielle : pouls fort, vibrant, presque bondissant ; impulsion cardiaque énergique ; second bruit diastolique, à droite du sternum, très retentissant. Le malade souffrait peu, il sentait à peine et de temps en temps quelques irrégularités cardiaques, il n'avait jamais eu d'œdème des membres inférieurs, l'auscultation des poumons ne permettait de constater aucun bruit morbide, le foie avait son volume normal. Bref, cette affection était latente pour le malade qui paraissait s'étonner d'un excès de sollicitude dont les siens l'entouraient. Cinq mois se passèrent ainsi, quand brusquement, brutalement, — et cela peut-être sous l'influence des fatigues de la chasse — éclatèrent des accidents asystoliques. Les cavités cardiaques se dilatèrent, on finit par constater l'existence d'un souffle systolique de la pointe très bref et localisé (souffle fonctionnel dû à la dilatation de l'orifice auriculo-ventriculaire gauche), des accès d'oppression survinrent, un œdème envahit promptement les membres inférieurs jusqu'aux cuisses, le foie devint turgescent et douloureux à la pression.

J'appelle votre attention sur la rapidité avec laquelle survinrent les accidents asystoliques, car elle appartient, comme vous le verrez plus loin, à l'histoire clinique des cardiopathies artérielles. Or, dans les premiers temps, l'administration de la digitale put bien produire, avec l'augmentation de la diurèse, la disparition de la plupart des phénomènes imputables à la rupture de compensation ; mais jamais elle ne parvint à modifier en quoi que ce soit les troubles arythmiques. Puis elle devint plus tard impuissante contre l'asystolie elle-même, qui emporta le patient après quatre mois de maladie.

Cette observation, comme bien d'autres que je pourrais citer, prouve que l'arythmie d'origine myocardique peut persister pendant des mois et des années à titre de phénomène indifférent ; elle montre aussi l'apparition tardive du souffle fonctionnel, contrairement à ce que l'on observe dans l'insuffisance mitrale.

Dans la cardio-sclérose, le cœur est toujours en imminence de fatigue ou d'impuissance, et à un moment donné, les causes les plus légères en apparence (une bronchite, une marche forcée, des émotions) peuvent précipiter les accidents et hâter le dénouement. C'est là un des principaux caractères des cardiopathies artérielles , elles présentent une longue période de latence brusquement interrompue par les troubles les plus graves de compensation. Lorsque vous constaterez ces arythmies auxquelles d'ordinaire on attache trop peu d'importance, soyez donc prudents, et insistez de bonne heure sur la nécessité d'une hygiène bien entendue.

Voici un fait que j'ai observé il y a quelques années à l'appui des idées que je viens d'émettre :

Je voyais, il y a trois ans, avec un de mes confrères des environs de Paris, un homme de cinquante-huit ans atteint depuis une dizaine d'années, d'une arythmie cardiaque extrêmement accusée. Ce malade, non rhumatisant, mais de souche goutteuse, ne s'était jamais plaint d'aucun autre accident, et il avait fini par ne plus se préoccuper de cette arythmie qui constituait la seule manifestation d'une cardiopathie. Mais, à la fin de l'année 1889, il fut atteint pendant quelques semaines d'une bronchite grippale relativement légère. A partir de cette époque, l'impuissance du myocarde fit de rapides progrès, et dans l'espace d'un mois on vit survenir des accidents graves d'asystolie avec œdème assez considérable des membres inférieurs, congestion passive des deux poumons, augmentation de volume du foie, etc., accidents auxquels il succomba dans l'espace de quelques semaines. Cet homme était atteint de cardio-sclérose à forme arythmique, diagnostic confirmé par tous les symptômes que j'ai assignés à cette maladie.

Cette forme arythmique peut être particulièrement grave, comme je l'ai déjà dit; elle n'est presque pas modifiée par la digitale, et assez souvent elle se termine par la mort subite après l'emploi de ce médicament, même à doses modérées. La terminaison rapide et funeste s'observe dans trois cas :

1° Probablement lorsque la lésion est exactement localisée au point vital du cœur de Schmey et Kronecker, ou encore lorsqu'elle a envahi toute la pointe de l'organe [1] ;

2° Lorsque l'arythmie coexiste avec des accidents angineux ;

3° A la suite de l'administration de la digitale dans les cas d'arythmies rythmées souvent méconnues (rythme couplé du cœur, rythme couplé et tricouplé alternant [2]).

Je vous rappelle que la sclérose de la pointe présente parfois une symptomatologie spéciale, caractérisée par la tendance à la cardiectasie, à la dilatation de l'orifice auriculo-ventriculaire, d'où la production facile d'un souffle fonctionnel d'insuffisance mitrale, celle-ci étant favorisée par la dégénérescence des points d'attache des piliers valvulaires.

Vous connaissez les caractères différentiels permettant de distinguer une insuffisance organique de l'orifice mitral d'une insuffisance fonctionnelle du même orifice. Il s'agit d'éviter encore une autre erreur :

Souvent, dans la forme arythmique, il existe comme une sorte d'hésitation de la systole se traduisant, pour une oreille peu exercée, par la sensation d'un bruit présystolique. On croit alors, à tort, a l'existence d'un rétrécissement mitral. Mais cette erreur peut être facilement évitée en s'appuyant, pour la cardio-sclérose arythmique, sur l'absence constante de dédoublement du second bruit, sur le retentissement diastolique de l'aorte à droite du sternum tandis qu'il existe à gauche dans la sténose mitrale, sur les caractères du pouls qui, fort et vibrant, présente l'aspect du pouls mitro-aortique, etc.

Il faut aussi faire le diagnostic avec une maladie qui n'a pas encore été décrite et dont j'ai observé une dizaine de cas : l'*arythmie angoissante paroxystique essentielle.* Celle-ci est caractérisée par de veritables accès d'arythmie dans l'intervalle desquels la santé est presque parfaite.

Il existe enfin des arythmies réflexes (dans les affections gastro-intestinales, dans celles du foie et de l'uterus, etc.) qui, par leur persistance même, peuvent en imposer pour une cardio-sclerose arythmique. J'ai observé, à ce point de vue, une femme atteinte de dyspepsie et arrivée à la période de la ménopause, chez laquelle des irrégularités cardiaques persistèrent pendant plus de deux ans. Le diagnostic etait d'autant plus

[1] HUCHARD et WEBER (*Loc. cit.*, *Societe med. des hôp*, 1891).

[2] HUCHARD. Le rythme couple du cœur, et la mort par la digitale (*Soc. med. des hôpitaux*, juin 1892).

difficile, que l'on constatait déjà un commencement de dégénérescence scléro-athéromateuse du système artériel. Néanmoins, en m'appuyant surtout sur l'existence d'un retentissement diastolique à gauche du sternum au niveau de l'artère pulmonaire, et non à droite au niveau de l'aorte, je pensai qu'il s'agissait plutôt d'une arythmie réflexe due à l'état dyspeptique. En dirigeant toute ma thérapeutique contre l'affection gastrique, je parvins à faire disparaître à la longue les irrégularités cardiaques qui depuis plus de deux ans avaient résisté à toute médication.

Cet exemple prouve qu'il ne faut pas se hâter de conclure, de l'arythmie seule, au diagnostic de cardio-slérose.

Le tableau suivant dont j'ai donné l'indication dans la thèse d'un de mes élèves [1], en vous montrant les nombreuses causes d'arythmies, vous permettra d'éviter les erreurs de diagnostic :

Classification des arythmies.

I. **Arythmies névrosiques et psychiques.** .	Hystérie, neurasthenie Epilepsie ? Goitre exophthalmique. Emotions. Arythmie angoissante paroxystique.	
II. **Arythmies nerveuses et cerebrales** . .	Méningite tuberculeuse, méningites. Ictus apoplectique. Hémorrhagies cérebrales ou méningées. Tumeurs cérébrales. Compression du nerf vague par des tumeurs.	
III. **Arythmies réflexes.**	Maladies de l'estomac, de l'intestin, de l'utérus, du foie, etc. Arythmie *a frigore*.	
IV **Arythmies toxiques.**	Digitale. Tabac. Thé, café. Abus de l'alcool.	
V. **Arythmies critiques des maladies aigues.**	Convalescence de la fièvre typhoide [2]. Au moment de la défervescence de la pneumonie et des maladies aigues.	
VI. **Arythmies des cardiopathies.**	1° Valvulaires	Insuffisance mitrale surtout. Rétrécissement mitral.

[1] Giocanti. Contribution a l'etude clinique de l'arythmie dans les maladies du myocarde (*These inaug. de Paris*, 1892).

[2] Les arythmies critiques de la fievre typhoide ne sont pas graves. Elles sont differentes de celles qui surviennent dans le cours de la maladie. Celles-ci indiquent un commencement de degenerescence myocardique et annoncent parfois la menace d'une mort subite.

VI. **Arythmies des cardiopathies** (*suite*). . .	2° Myocardiques	*a.* Arythmie sénile, dégénérescence et surcharge graisseuse du cœur. Arythmie *normale* et *congénitale* de certains sujets[1]. *b.* Cardiopathies artérielles. *c.* Myocardites aigues dans la fièvre typhoide, la grippe, la variole, etc. Myocardites chroniques. *d.* Endocardites, péricardites, adhérences du péricarde[2]. *e.* Insuffisance et rétrécissement aortiques d'origine artérielle. *f.* Quelquefois, angine de poitrine avec cardio-sclérose concomitante.

b). La *forme tachycardique* coexiste souvent avec la forme précédente (*tachy-arythmie*).

Mais, il existe des cas assez nombreux, surtout lorsque la sclérose du cœur est associée à celle du rein, où l'accélération du pouls existe d'une façon presque permanente, et cela sans aucune irrégularité cardiaque.

D'autres fois, la tachycardie survient par accès ; elle se manifeste alors par une accélération très marquée du pouls (*pulsus celer*), qui peut atteindre le chiffre de 140 à 150, et qui est souvent en rapport avec un abaissement subit de la tension artérielle.

Un de mes confrères, âgé de cinquante-quatre ans, qui n'avait jusque-là rien éprouvé du côté du cœur, est pris un jour, au milieu de son repas, de palpitations violentes et douloureuses qui cessent au bout d'une heure environ et qui font place à une grande accélération du pouls (140 à 150 pulsations), avec arythmie des plus prononcées. Tous ces accidents s'accompagnent d'une angoisse telle (sans aucune douleur), que le malade a la sensation imminente de la mort. L'orage s'apaise, le pouls reprend sa régularité tout en restant fréquent et régulier, et à plusieurs mois de distance, il est repris des mêmes accidents paroxystiques, qui se sont répétés cinq à six fois dans l'espace de deux ans. Dans leur intervalle, le malade présente souvent des alternatives de pâleur ou de rougeur de face ou des troubles vaso-moteurs divers auxquels j'attache une grande importance pour le diagnostic de ces affections.

[1] Il s'agit de certains sujets que j'ai vus et qui sont atteints d'arythmie cardiaque depuis leur naissance. Est-elle le resultat d'une myocardite fœtale ? La chose est probable, et non demontrée encore.

[2] Je range dans cette categorie des arythmies myocardiques celles qui surviennent dans les maladies de l'endocarde et du pericarde, parce que ces dernières se manifestent toujours à la faveur d'une lesion concomitante ou d'un trouble fonctionnel du myocarde. Il en est souvent de même des arythmies valvulaires.

Deux mois après sa première attaque de folie cardiaque, alors que le cœur était relativement calme, je revois le malade. Le pouls était alors à 110 ou 120, chiffre qui n'a jamais diminué ; il était concentré, serré, un peu vibrant. La face était rouge et vultueuse, les extrémités des membres inférieurs et supérieurs étaient froides, glacées. A la palpation, le cœur un peu hypertrophié était franchement impulsif, le pouls gauche moins fort que le droit, et à l'aorte je constatais, de la façon la plus manifeste, un retentissement diastolique qui n'a fait que s'accentuer, et qui a été suivi, au bout d'un an seulement, d'un très léger prolongement au même temps.

Ce malade commençait ainsi sa sclérose cardiaque par des accès de tachycardie avec arythmie, puis par des accès de tachycardie sans arythmie, et les progrès de l'affection, arrêtés sans doute par l'administration précoce des médicaments dépresseurs de la tension artérielle, des iodures et de la trinitrine, n'ont fait que confirmer le diagnostic.

Ce qui distingue, au point de vue thérapeutique, la tachycardie de l'arythmie, c'est ordinairement sa facile et prompte disparition sous l'influence du traitement digitalique, comme vous pouvez vous en convaincre par les trois tracés sphygmographiques suivants. Vous verrez

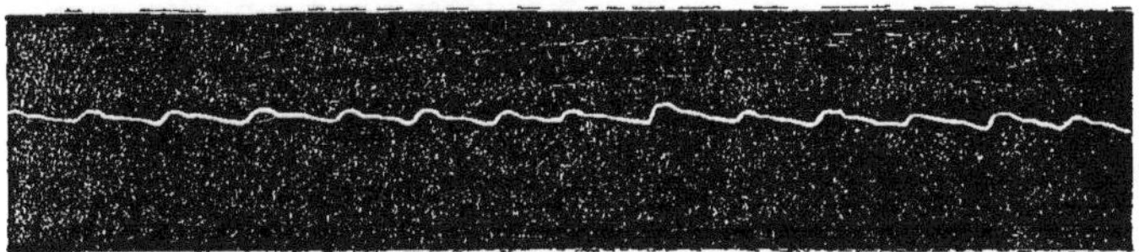

Fig. 41. — Tachycardie. (Artério sclérose cardio-rénale.)

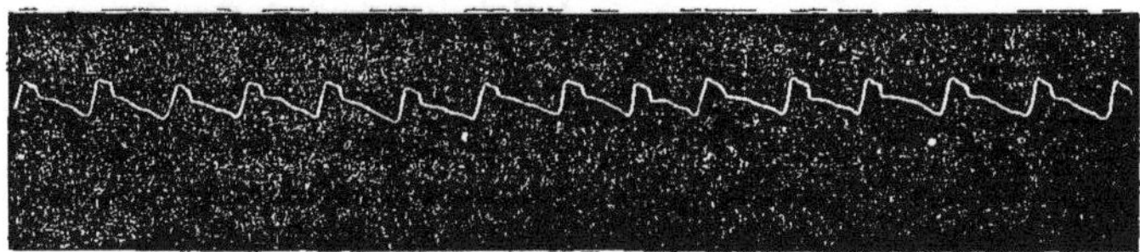

Fig. 42. — Tachycardie. (Artério-sclérose cardio-rénale; même malade.)

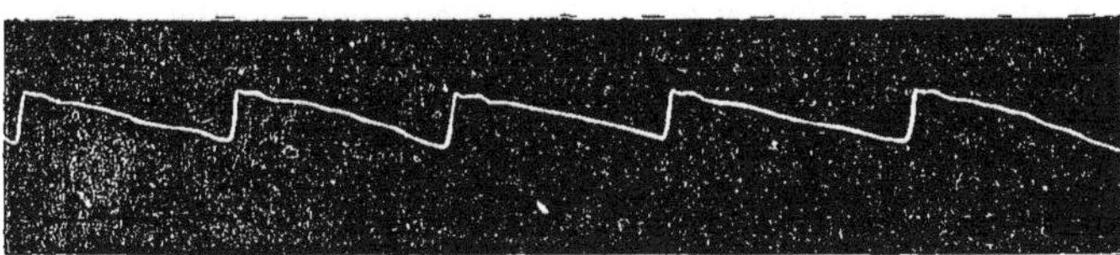

Fig 43. — Pouls après l'administration de la digitaline. (Artério-sclérose cardio-rénale. Même malade que pour les figures 39 et 40.)

que, sous l'influence de la digitaline cristallisée, le pouls accéléré a fait promptement place, en quelques jours, à un pouls lent.

Je signale pour la forme tachycardique la même erreur que pour la forme arythmique. Parfois, l'accélération du pouls est d'origine réflexe, et comme elle coïncide souvent avec un abaissement rapide de la tension artérielle, vous n'aurez pas comme pour l'arythmie, la ressource de la constatation du retentissement diastolique de l'aorte. Mais, c'est en observant complètement le malade, c'est en vous appuyant sur les symptômes concomitants, que vous parviendrez aisément à établir le diagnostic.

Le tableau suivant des diverses tachycardies, tableau que j'ai établi pour la thèse d'un de mes élèves [1], vous permettra d'éviter encore certaines erreurs :

Classification des tachycardies.

I. **Tachycardies par modification de la tension artérielle** (*hypertension* et *hypotension.*)	Influence de l'altitude, de la menstruation, de la ménopause, de la puberté. — Néphrite interstitielle (*hypertension*). — Fièvre typhoïde, grippe, etc. (*hypotension*).
II. **Tachycardies bulbaires, neuro-centrales.**	*a*. Essentielles : (tachycardie essentielle paroxystique.) *b*. Symptomatiques : (paralysie bulbaire dans la paralysie glosso-laryngée, la sclérose en plaques, la paralysie ascendante aigue, le tabes, les méningites, myélites, etc.)
III. **Tachycardies nerveuses, neuro-périphériques.**	*a*. Affections du nerf vague : névrites, compressions par des tumeurs, etc. *b*. Affections du grand sympathique : (compressions par tumeurs, etc.) *c*. Tachycardie d'origine neuro-ganglionnaire.
IV. **Tachycardies névrosiques** . .	Epilepsie. — Hystérie. — Neurasthénie. — Maladie de Parry-Graves.
V. **Tachycardies réflexes** . . .	Maladies de l'estomac, de l'intestin, du foie et des voies biliaires, de l'utérus, etc.
VI. **Tachycardies toxiques**	Alcool, (par *vago-nevrite*). — Tabac. — Café, thé. — Digitale et atropine à dose toxique.
VII. **Tachycardies dyscrasiques** . .	Fièvre, hyperthermie, chaleur. Chlorose, anémie, cachexies, tuberculose, cancer, etc.
VIII. **Tachycardies infectieuses** . .	Fièvre typhoïde, scarlatine, grippe, variole, pneumonie. Diphtérie (par *myocardite*, ou par *vago-névrite*).
IX. **Tachycardies des affections cardiaques et cardio-artérielles.** . . .	Artério-sclérose, cardio-sclérose, aortites, myocardites, péricardites. Néphrite interstitielle. Affections valvulaires du cœur.

[1] VINCENT. Des tachycardies (valeur séméiologique et pathogénie), *Thèse de Paris*, 1891.

III. — FORME ASYSTOLIQUE OU CARDIECTASIQUE

Je vous ai déjà parlé des attaques d'asystolie brusques, inopinées, fréquentes, qui surviennent dans le cours des cardiopathies artérielles; elles présentent des allures aiguës que l'on n'a pas coutume de rencontrer à ce degré et sous cette forme dans les affections simplement valvulaires.

Dans ces dernières, on peut presque les prévoir, et l'insuffisance du myocarde, augmentant progressivement, se mesure par les œdèmes périphériques et les congestions répétées qui envahissent tour à tour les viscères et les tissus, par la rareté des urines, la diminution du choc précordial et tous les signes de l'asthénie cardiaque. Sans vouloir accepter dans sa rigueur un peu mathématique et trop calculée, le fameux cycle des affections du cœur, qui commence au ventricule gauche pour continuer aux vaisseaux et finir aux cavités droites, il n'en est pas moins vrai que la marche des cardiopathies *valvulaires* obéit à des lois presque prévues à l'avance.

Dans les cardiopathies *vasculaires*, au contraire, c'est l'asystolie la plus aiguë qui éclate d'une façon inopinée et parfois foudroyante; elle peut, comme dans les affections valvulaires, s'accompagner d'œdème, d'anasarque ou d'hypérémies passives; mais, dès leur début, elle peut aussi se traduire sans œdème périphérique et sans congestions viscérales; c'est une asystolie dans le vrai sens du mot, parce que le cœur paraît seul atteint et qu'il subit une dilatation aiguë (ou cardiectasie) depuis longtemps préparée par les lésions insidieuses et latentes du muscle cardiaque.

Dans le premier cas, l'asthénie vasculaire et l'affaiblissement progressif de la contractilité des vaisseaux marchent de pair avec l'impuissance progressive du myocarde, et il s'agit réellement d'une asthénie cardio-vasculaire.

Dans le second cas, au contraire, c'est l'exagération de la contractilité vasculaire qui prédomine et constitue le principal danger, c'est le système artériel, c'est le cœur périphérique qui retentit sur le cœur central, c'est le spasme vasculaire qui constituant une sorte de barrage circulatoire augmente subitement les résistances périphériques et oblige le cœur central à un excès de travail auquel il succombe, parce qu'il est altéré déjà dans sa structure intime. Jusque-là, pour un travail modéré, l'ouvrier avait suffi amplement à la tâche; mais un jour, pour une cause inconnue encore, et sans doute en raison de l'irritation produite par le processus scléreux, les artérioles entrent en contraction et déterminent une dilatation aiguë du cœur.

Ainsi donc, asthénie cardio-vasculaire, affaiblissement du cœur et des vaisseaux, avec diminution de la tension artérielle dans un cas; éréthisme vasculaire et dilatation cardiaque avec hypertension artérielle dans l'autre. La différence est grande au point de vue clinique, elle se poursuit dans le domaine de la thérapeutique. Pour les deux asystolies, la médication cherche à ramener l'équilibre rompu dans les deux tensions vasculaires. Mais, dans la première, il s'agit de relever la pression artérielle affaiblie; dans la seconde, il faut, au contraire, la diminuer; dans celle-là, les toniques du cœur et des vaisseaux, la digitale et les principaux médicaments cardio-vasculaires sont indiqués; dans celle-ci, il faut avoir plutôt recours aux médicaments vaso-dilatateurs et dépresseurs de la tension artérielle, et souvent une saignée générale, pratiquée à propos, est suivie d'effets presque merveilleux.

A ce point de vue, il est utile de rappeler le fait suivant :

Il s'agit d'une malade chez laquelle l'artério-sclérose du cœur s'est manifestée au début par plusieurs attaques d'arythmie et de congestion pulmonaire. Un jour, un accès de pseudo-asthme cardiaque se déclare, et je la vois en proie à une dyspnée considérable : lèvres violacées, extrémités refroidies, doigts cyanosés; cœur très dilaté donnant à la palpitation la sensation d'une trémulation diffuse et de battements en ailes d'oiseau (*flutterings*) qui remplacent ainsi le choc précordial; pouls faible, petit, misérable et tremblotant à gauche; voix entrecoupée, et orthopnée telle que la malade est menacée à chaque instant d'asphyxier.

Dans ces conditions, je propose une saignée générale le soir, à dix heures, mais je crains tellement un dénouement rapide que je provoque une consultation avec Potain. Il voit la malade à 11 heures et demie du soir, confirme le traitement, et une saignée de 400 grammes est immédiatement pratiquée. L'effet ne se fit pas attendre longtemps : une demi-heure après, la malade éprouvait un grand bien-être, elle pouvait respirer, et tous les accidents asphyxiques avaient disparu. Elle en eut encore d'autres moins graves à plusieurs reprises, et chaque fois la saignée, qu'elle réclamait elle-même, fut suivie des mêmes effets. Elle mourut seulement cinq mois après, et fut emportée par des accidents cérébraux.

Voici encore un cas fort instructif de cette forme asystolique que j'ai observé avec un de mes confrères de Fontainebleau :

Une femme de cinquante-deux ans se plaignait, depuis deux années déjà, de palpitations et de dyspnée se produisant au moindre effort, d'essoufflement par suite d'une marche plus ou moins précipitée. Parfois, elle éprouvait également dans ces conditions une sensation de barre rétro-sternale légèrement angoissante. Le pouls était alors régulier, fort, un peu vibrant et concentré; de temps à autre, il devenait très irrégulier par suite d'accès d'arythmie qui apparaissaient pendant quelques jours et disparaissaient ensuite. Au cœur, l'impulsion était forte, la matité augmentée dans le sens vertical.

En 1883, les règles s'étaient supprimées après avoir donné lieu à plusieurs ménorrhagies. En 1886, les palpitations augmentent, la dyspnée s'accuse encore, mais on ne constate aucun bruit anormal au cœur, pas d'œdème des membres inférieurs, et pas d'albumine dans les urines.

Au commencement du mois de mai 1887, après un voyage un peu fatigant, une crise asystolique éclate en Angleterre où elle était alors. Le calme revient après plusieurs jours, et la malade retourne en France où son médecin est déjà frappé par la pâleur de la face, l'irrégularité constante du pouls et l'état de dyspnée habituelle. Le 7 juin, elle est prise d'un accès de suffocation considérable avec battements de cœur tumultueux, pouls petit, irrégulier, fréquent et presque incomptable; ses accès se répètent tous les jours, puis la dyspnée devient subintrante, l'œdème des membres inférieurs apparaît, les urines sont rares et présentent quelques traces d'albumine. C'est alors que, trois jours après, son médecin pratique une saignée de 300 grammes qui amène aussitôt un grand soulagement.

Je la vois le lendemain, et je constate que les cavités du cœur ont subi une dilatation considérable, très appréciable par la percussion; le premier bruit au niveau de l'aorte est sourd, le deuxième bruit retentissant, et il existe un léger degré de dilatation aortique, très appréciable par la percussion. Huit jours après, la scène change, des flots d'albumine apparaissent dans les urines, et cette cardiopathe meurt urémique dans le coma.

Voici un second fait que j'ai observé avec un autre confrère, il y a environ trois ans[1] :

Mme X..., âgée de soixante-dix ans, a eu dans le courant de ses cinq dernières années, sept ou huit bronchites. Au mois de février dernier, elle est atteinte d'une nouvelle bronchite assez légère, mais à la suite de laquelle il

[1] Observation rédigée par le Dr Wehlin (de Clamart).

lui était resté des oppressions qui la prenaient quand elle montait un escalier ou bien au milieu de la nuit dans son lit, surtout quand il y avait du brouillard ou du mauvais temps. Ces crises dyspnéiques duraient quelques secondes ou quelques minutes à peine et disparaissaient après l'expectoration d'un ou deux crachats. Rien au cœur ni dans les urines. Varices aux jambes. On l'avait soumise à l'iodure de sodium, dont elle prenait à peu près régulièrement depuis le mois de février 2 grammes chaque jour.

Le 7 novembre 1888, à 10 heures du soir, elle monte un escalier assez doux d'un étage, et arrivée en haut, elle est prise d'un violent accès de suffocation pendant lequel on n'eut que le temps de la mettre sur un fauteuil où elle perdit connaissance. A l'arrivee du médecin, dix minutes après l'accident, elle est pâle, les levres cyanosées, le nez est pincé, l'œil atone, la mâchoire inférieure pendante ; le pouls est petit, miserable et disparaît même complètement pendant plusieurs minutes, pour reparaître un instant et disparaître de nouveau pendant l'espace de vingt minutes à une demi-heure environ. La respiration est bruyante, saccadée ; l'inspiration et l'expiration aussi fortes l'une que l'autre. L'auscultation du poumon ne relève rien d'anormal ; l'auscultation du cœur est impossible.

Prescription : cinquante pointes de feu sur chaque côté du dos; six à huit sinapismes à chaque jambe, deux sinapismes sur la région du cœur, une potion a l'éther, sirop de morphine et teinture de lobélie.

Après deux heures, elle revient à elle, le pouls est redevenu plein, et elle demande ce qui s'est passé. On la place assise sur son lit où elle s'endort.

La journée du lendemain se passe assez bien. La malade ne tousse presque pas, n'a pas d'oppression et déjeune légèrement, mais d'assez bon appetit. Elle est assise dans son fauteuil depuis 6 heures du matin, elle est assez calme, et cause de l'accident qui lui est arrivé la veille en ajoutant qu'elle se trouve seulement un peu faible.

M. Huchard la voit à 5 heures du soir. L'auscultation ne releve rien de particulier dans les poumons ; le cœur est dilaté, le pouls régulier (egal à droite et à gauche). Il conseille deux granules d'extrait de strophantus de 1 milligramme, un vésicatoire sur la région précordiale. La température prise à 8 heures du soir donne 37°8. Rien dans les urines.

A 10 heures du soir, elle veut se coucher ; mais à peine est-elle dans son lit qu'elle est reprise des mêmes accidents que la veille. Toutefois aujourd'hui le pouls ne faiblit pas comme hier, et l'acces ne dure qu'une heure et demie.

Même traitement ; on remplace les pointes de feu par trente ventouses, dont dix sont scarifiées. Une piqûre de morphine de 1 centigramme l'endort.

La nuit se passe tranquille et la journée du lendemain s'écoule de même. On donne trois granules d'extrait de strophantus d'un milligramme et des toniques durant toute la journée.

Elle se couche à 9 heures, ressent un peu d'oppression qui disparaît au bout de cinq minutes par des inhalations d'oxygene et une piqûre de morphine. Les accidents des deux premiers jours ont totalement disparu pour ne plus reparaître.

Le 10 novembre, on continue à soutenir les forces qui s'en vont manifestement ; l'appétit disparaît. Elle prend des peptones, trois granules de strophantus, une potion iodurée et des inhalations d'oxygène de temps en temps.

Le coucher à 9 heures du soir est très facile et sans accident. On fait une piqûre de morphine et elle s'endort.

Le 11, même état que la veille; la malade s'affaiblit.

Le 12, toujours même état. Quelques traces d'albumine dans les urines. L'examen du cœur permet de constater une dilatation considérable dans le sens transversal; la pointe bat en dehors du mamelon vers le sixième espace intercostal. Léger prolongement systolique à la pointe ; à la base, bruits parcheminés sans souffle avec retentissement diastolique manifeste à droite du sternum.

Le 13 au matin, on trouve toute la base du poumon gauche criblée de râles crépitants très fins. Rien du côté droit. Mais dans la journée, chaque fois qu'on l ausculte, on s'aperçoit que les râles montent et tendent à envahir tout le poumon. On pourrait suivre d'heure en heure la marche ascendante de cette poussée congestive et œdémateuse du poumon.

Le 14 novembre, le poumon gauche est rempli de râles de bas en haut; le sommet est envahi ainsi que tout le reste du poumon. Pas de fièvre, rien du côté droit. Le pouls est rapide (120 p.), *fort et vibrant*. L'expectoration est assez rare et présente trois ou quatre crachats, couleur sucre d'orge, et deux crachats striés de sang. Toux seche vers le soir. L'albumine a augmenté, on constate de l'œdème des membres inferieurs. La malade s'affaiblit de plus en plus.

Le 15, toux sèche et saccadée ; expectoration nulle ; pas de fièvre. Quelques râles paraissent à la base du poumon droit. La malade reste dans son fauteuil ou elle meurt le 26, à 2 heures du matin.

Ainsi, la première malade a eu dans l'espace de deux mois deux attaques d'asystolie subite qui constituent, presque à elles seules l'histoire de son affection. Chez la seconde, il n'y eut qu'une attaque d'asystolie, et au bout de huit jours, survint le dénouement fatal précipité par une congestion œdémateuse du poumon gauche qui a envahi tout l'organe comme une marée montante. Que de vieillards meurent ainsi de « congestion pulmonaire » dont l'origine cardiaque a été méconnue ! Ici encore, je le répète : la maladie est au poumon, le danger est au cœur.

Est-ce ainsi que se comportent les affections valvulaires qui, lentes dans leur évolution, prévues dans leurs allures, régulièrement progressives dans leur marche, moins franchement accidentées dans leurs manifestations, plus fixes dans leurs complications, ont une durée plus longue, où l'imprévu tient moins de place, où le pronostic s'accomplit avec plus de régularité et de certitude?

Lorsque l'asystolie existe à l'état permanent et qu'on voit le malade pour la première fois, on peut diagnostiquer une affection valvulaire en l'absence même de souffle, et l'on pense le plus ordinairement que ce dernier a disparu par suite de l'insuffisance d'action du myocarde. C'est là souvent une erreur, et bon nombre de cardiopathies que l'on croit valvulaires, doivent rentrer dans la catégorie des cardiopathies vasculaires ou artérielles.

IV. — FORME MYO-VALVULAIRE

Les cardiopathies artérielles affectent le plus souvent le myocarde, et jusqu'ici la plupart des formes cliniques que j'ai décrites appartiennent à cette catégorie. Mais, j'ai démontré, au sujet de l'anatomie pathologique, qu'elles peuvent aussi atteindre l'appareil valvulaire (orifices mitral et aortique). Ce sont les cardiopathies artérielles à *type myo-valvulaire* [1] que nous avons à passer en revue.

Il importe de déclarer tout d'abord que celles-ci s'accompagnent toujours de lésions du muscle cardiaque et qu'elles diffèrent des cardiopathies artérielles à *type myocardique*, seulement par l'adjonction d'un souffle d'insuffisance, ce souffle pouvant être fonctionnel et résulter de la dilatation de l'orifice auriculo-ventriculaire gauche, ou organique et résulter de l'altération scléro-athéromateuse de la valvule. Ce qui fait l'intérêt de ces cardiopathies à type myo-valvulaire, c'est précisément l'existence de ce souffle qui peut en imposer pour une cardiopathie valvulaire d'origine rhumatismale. Il faut donc démontrer que le diagnostic peut encore se faire aisément en s'appuyant sur l'existence des stigmates de l'artério-sclérose du cœur : symptômes d'hypertension artérielle, symptômes toxiques et méiopragiques, qui font défaut dans les valvulites rhumatismales.

Jusqu'alors, on avait attribué à la néphrite interstitielle les lésions valvulaires du cœur qu'on attribuait à cette dernière maladie. Or, ces lésions valvulaires d'origine artérielle peuvent exister indépendamment de toute lésion rénale, ce qui prouve que celle-ci ne doit pas être accusée de les produire. Ces lésions se rencontrent à tous les orifices (orifices aortique, mitral, tricuspide, exceptionnellement l'orifice pulmonaire).

On trouve dans Morgagni (lettre 47) l'observation d'une femme de quarante ans qui avait les valvules du ventricule droit endurcies et osseuses. Corvisart a vu les valvules tricuspide et mitrale devenues cartilagineuses, surtout à leur base, ce qui rétrécissait considérablement le diamètre de l'un et de l'autre orifice.

Lorsqu'une lésion orificielle coexiste avec une néphrite interstitielle, on se demande souvent qu'elle est la première, dans l'ordre d'apparition, de la lésion du cœur ou de la lésion du rein. D'après moi, la maladie

[1] H. HUCHARD. L'artério-sclerose du cœur à type myo-valvulaire (*Arch. de méd.*, juin 1892). Voir aussi la these de mon elève FAURE-MILLER sur le même sujet (*Th. de Paris*, juillet 1892).

n'a commencé ni par le rein, ni par le cœur : elle a commencé par le système artériel. Cette idée a déjà été exprimée dans les termes suivants par Longbois :

« Des lésions valvulaires persistantes peuvent se montrer concurremment, précéder ou apparaître consécutivement à la néphrite interstitielle, et reconnaître la même origine que cette dernière. Elles peuvent dès lors s'observer chez tous les scléreux, et toutes les causes capables de créer l'altération artérielle pourront en être le point de départ : alcoolisme, saturnisme, etc. [1]. »

1° **Type mitral.** — Voici trois femmes couchées aux n° 11, 16 et 19 de la salle Louis :

La première, celle du n° 11 (salle Louis) est arrivée avec un léger œdème prétibial, une dyspnée d'effort des plus intenses, un facies d'une pâleur frappante, restant nuit et jour assise sur son lit, le thorax fortement projeté en avant. A l'auscultation, souffle systolique à la pointe, se propageant légèrement dans l'aisselle. En outre, on constatait, difficilement il est vrai, surtout les premiers jours, un bruit de galop présystolique, dont le maximum résidait au-dessus de l'appendice xyphoïde, ce bruit de galop simulant si bien un roulement présystolique que tous les elèves et quelques médecins ont cru d'abord à un rétrécissement mitral compliqué d'insuffisance.

Je n'ai pas eu de peine à démontrer qu'il s'agissait d'un vrai bruit de galop précédant immédiatement la systole, que le souffle avec ses caractères de brièveté, de localisation fixe, de propagation très limitée vers l'aisselle, avec la constatation de la dilatation des cavités cardiaques, ne pouvait être qu'un souffle d'insuffisance fonctionnelle de la valvule mitrale. Le pouls était serré, rapide et concentré, le second bruit aortique était retentissant, enfin l'examen des urines faisait constater la présence de très faibles quantités d'albumine. Le diagnostic s'imposait donc. La malade, arrivée à la période de la ménopause, était

[1] P. Longbois. Des manifestations cardiaques dans le cours de la maladie de Bright (*These de Paris*, 1883). — Voir encore les auteurs suivants. Bamberger. Relations entre les maladies des reins et du cœur (*Virchow's Arch.*, 1857). — Henouille. De la nephrite interstitielle dans ses rapports avec les lesions atheromateuses des arteres (*These de Paris*, 1877). — Lecorché et Talamon. *Etudes medicales de la maison municipale de santé*, 1881 (obs. d'atherome de la tricuspide avec atherome generalise et nephrite interstitielle). — Lecorché. L'endocardite diabetique (*Arch. de med.*, 1882). — Merklen. Obs. de nephrite interstitielle avec myocardite sclereuse et retrecissement mitral (*France medicale*, 1881). — Heiler. Un cas d'insuffisance mitrale dans la mal. de Bright avec quelques observations sur les relations avec les affections valvulaires (*Wien. med. Woch.*, 1881). — Saundby. Influence de la mal de Bright sur le developpement latent des affections valvulaires du cœur (*The Lancet*, 1882). — A. Pineau. Arterio-sclerose et nephrite interstitielle considérees dans leurs rapports (*These de Paris*, 1884).

devenue artério-scléreuse sous cette influence, elle était atteinte de néphrite interstitielle d'origine artérielle ; elle était mitrale par son souffle, mais aortique par la maladie. La dyspnée était de nature toxique, ce que devait nous démontrer le succès rapide de la médication. En effet, sous l'influence du régime lacté, en deux jours au plus, cet état dyspnéique et le bruit de galop disparurent complètement, et ce résultat thérapeutique a ainsi confirmé pleinement le diagnostic ; car, on n'a jamais vu une dyspnée cardiaque d'origine mécanique céder aussi promptement à l'emploi du régime lacté.

La médication digitalique prescrite quelques jours après donna encore une nouvelle confirmation à l'interprétation du souffle mitral que nous avions donnée : celui-ci s'atténua considérablement après l'administration d'un milligramme de digitaline cristallisée, ce qui démontrait bien son origine fonctionnelle ; car, loin de faire disparaître un souffle organique, la digitale en augmente le plus souvent l'intensité pour une raison facile à comprendre. En un mot, chez cette malade, le cœur n'a été intéressé qu'en seconde ligne, après le rein. Mais la lésion primitive résidait dans tout le système artériel.

Un mot encore sur le bruit de galop présystolique, simulant un roulement présystolique. Ce dernier fait n'a rien d'étonnant; car, comme on le sait, le bruit surajouté qui donne lieu au bruit de galop, se place le plus souvent dans la diastole. Mais, si ce bruit surnuméraire est très voisin du deuxième bruit du cœur, on a un bruit de galop simulant un dédoublement du second bruit ; si, au contraire, il est très rapproché du premier bruit, il simule un roulement présystolique. Dans les deux cas, on est donc exposé à croire à l'existence d'un rétrécissement mitral qui n'existe pas.

La seconde malade (salle Louis n° 16) n'a, comme la première, aucun antécédent rhumatismal. Elle présente un souffle systolique à la pointe, très intense. Chez elle, on constata de l'arythmie, et chose importante à retenir, un retentissement diastolique de l'aorte très voisin de la partie médiane du sternum. De plus, elle a eu à l'hôpital une crise épileptiforme qui avait, un moment, fait songer à une relation entre cet accès et sa cardiopathie. Mais, en consultant son observation, on a vérifié que, depuis au moins quinze ans, elle est sujette à des attaques de morbus sacer, de telle sorte que cette idée première a dû être plus sérieusement discutée. Ajoutons que la malade n'a plus ses règles depuis deux ans, et qu'elle est à l'époque de la ménopause.

La troisième malade (n° 19, salle Louis) a des épistaxis très fréquentes, des crises de dyspnée se manifestant surtout pendant la nuit. On a constaté dans ses urines l'existence d'une certaine quantité d'albumine. L'auscultation révèle chez elle : 1° un souffle systolique serratique, très fort à la pointe, souffle s'entendant avec une intensité presque égale jusqu'à la base, et se propageant dans l'aisselle et jusque dans la région dorsale, mais à un faible degré ; 2° un retentissement diastolique siégeant à droite, très près du sternum ; 3° régularité complète du rythme cardiaque. Il n'y a pas trace d'œdème de membres inférieurs. Les artères sont en outre dures et flexueuses, et le pouls radial est régulier, fort et vibrant. La malade âgée de quarante-sept ans, non rhumatisante, est arrivée, depuis quelques mois, aux troubles de la ménopause. Je conclus à l'existence d'une cardiopathie artérielle à type valvulaire avec souffle mitral *organique* dû à la dégénérescence scléro-athéromateuse de la valvule.

Voilà donc trois femmes qui, abstraction faite des symptômes différents qu'elles présentent, offrent cette particularité commune d'avoir un souffle mitral systolique; et cependant, ce ne sont pas des mitrales, mais bien des aortiques : elles sont mitrales par le souffle, mais aortiques par la maladie. Il s'agit de le prouver, et c'est dans le but de rendre la démonstration plus frappante que nous les avons réunies dans une description commune.

Pour la première, il n'y a pas de doute. Sans entrer dans de grands développements, il suffit d'invoquer le bruit de galop, qui, par moments, a été des plus nets, le diagnostic ayant été d'ailleurs corroboré par l'existence d'un peu d'albumine dans les urines. C'est donc une artérielle qui a commencé sa sclérose par le rein et qui l'a continuée par le cœur. Le souffle mitral dont on a constaté chez elle l'existence est un souffle fonctionnel, dû à la cardiectasie par perte d'élasticité de son muscle cardiaque, ce défaut d'élasticité étant la conséquence directe de la sclérose de ses artères coronaires ; en un mot, cette artérielle est entrée dans la phase cardiaque de sa maladie.

L'artério-sclérose, comme je l'ai dit souvent, peut débuter par n'importe quel organe. Parfois, c'est l'œil qui est frappé le premier, témoin ce malade, âgé de quarante-huit ans, que je vous ai fait voir et qui, en descendant de chemin de fer, est pris d'un éblouissement très intense. Il va consulter un oculiste qui constate, d'une façon indubitable, les signes d'une artério-sclérose de la rétine, d'une neuro-rétinite. Cet homme, qui d'ailleurs n'offrait pas encore d'autres accidents, était en puissance d'artério-sclérose, et celle-ci a commencé par son organe visuel. On pourrait multiplier facilement les exemples, et il suffit de rappeler que l'artério-sclérose peut avoir son point de départ dans le rein, le cœur, le poumon, le foie, l'œil ou le cerveau. Nous avons eu un exemple du premier fait chez la première malade, et nous avons peut-être chez la seconde un exemple du dernier. Cette malade a eu des crises épileptiques longtemps avant son affection cardiaque, il est vrai ; mais on doit se demander si elle n'a pas autrefois commencé ainsi par le cerveau l'artério-sclérose dont elle est atteinte. La relation des affections du cœur avec l'épilepsie, ou plutôt avec les états épileptiformes est une chose bien connue. Je la crois cependant très rare dans les maladies valvulaires, et quoique Kusmaul et Lemoine (de Lille) aient cité des cas où les affections mitrales ont pu faire naître l'épilepsie chez les prédisposés en produisant du côté du cerveau un état congestif habituel (épilepsie *congestive*), je crois cette relation beaucoup plus fréquente dans les cardiopathies artérielles, et vous verrez à la prochaine leçon que les crises épileptiformes (épilepsie *anémique*) forment un élément important de la maladie de Stokes-Adams, laquelle ne doit être autre chose que l'artério-sclérose cardio-bulbaire. Il est même permis de se demander si les affections mitrales dans le cours desquelles on a vu se développer des crises épileptoïdes ou épileptiques ne sont pas d'origine artérielle.

Dans ces derniers temps, mon collègue, Ballet, après avoir rapporté deux cas où les accidents convulsifs étaient manifestement subordonnés au goitre exophtalmique, se demanda si ces derniers ne devaient pas être mis sur le compte de la fréquence persistante des battements cardiaques et artériels capables d'apporter un trouble profond dans l'irrigation cérébrable. Or, à ce sujet, on peut aussi bien les attribuer aux spasmes des artères encéphaliques, spasmes dont la réalité semble démontrée pour le phénomène de « l'effondrement des jambes » dont j'ai déjà parlé. Enfin. dans les affections cardiaques, comme dans la maladie de Parry-Graves, il y a toujours lieu de se demander si les crises épileptoïdes ne doivent pas être plutôt mises sur le compte de l'hystérie, souvent concomitante [1].

Revenons à nos malades. Elles sont toutes trois, a l'époque de la ménopause, une des causes du développement de l'artério-sclérose, comme vous le savez. Elles présentent toutes trois également un souffle systolique de la pointe, et l'on commettrait une grave erreur en regardant ces malades simplement comme des mitrales. Chez la première, le souffle était certainement fonctionnel, et la meilleure preuve qu'on

[1] LEPINE. Epilepsie congestive (*Revue de méd.*, 1877 et 1881). — POMMAY (*Revue de méd.*, 1881). — ANTONIADES (elève de KUSMAUL). Die Hirn hyperœmie als causalmoment der epilepsie (*Thèse de Wurtzbourg*, 1878). — GOWERS. Traite de l'epilepsie, *traduction française*, 1883. — LEMOINE. De l'epilepsie d'origine cardiaque (*Revue de méd.*, 1887). — LE BEL. Des epilepsies par troubles de la circulation (*Thèse de Paris*, 1888). — HUC. Maladies du cœur et nevroses (*Thèse de Paris*, 1891). — Voir encore, a ce sujet, la leçon suivante sur l'artério-sclerose cardio-bulbaire.

puisse en donner, c'est qu'il disparut de temps à autre et surtout sous l'influence de la digitale. Ce souffle avait encore pour caractères : sa localisation à la pointe avec une tendance à la propagation vers l'appendice xyphoïde et non vers l'aisselle ou dans la région dorsale, comme cela existe pour les souffles organiques, enfin son moment d'apparition immédiatement après la systole, ce qui paraît en faire un souffle post-systolique. Ici, la valvule n'est pas altérée, il y a simplement une dilatation de l'orifice auriculo-ventriculaire par suite de la dilatation de la cavité ventriculaire.

Chez les deux autres malades, il n'en est pas de même : le souffle est fort, dur, serratique, il couvre et accompagne toute la systole, il se propage dans l'aisselle et dans la région dorsale, il s'entend presque avec une égale intensité à la pointe et à la base du cœur (souffle *mitro-aortique*), ce qui est dû à l'altération simultanée et fréquente de la grande valve mitrale et de l'infundibulum aortique.

Néanmoins, les caractères du souffle sont souvent insuffisants pour établir que les malades sont réellement des aortiques. Nous avons heureusement d'autres indices pour fixer ce diagnostic.

D'abord, les malades ne sont pas rhumatisantes, et leur affection s'est surtout développée à l'époque de la ménopause ; le pouls est fort et vibrant, tandis qu'il est faible et irrégulier dans l'insuffisance mitrale d'origine rhumatismale ; il y a des symptômes d'hypertension artérielle, et l'on constate manifestement l'existence d'un retentissement diastolique de l'aorte, à droite du sternum. Voyez aussi la région du cou : elle est animée de battements artériels, tandis que l'on observe surtout des battements veineux dans les insuffisances mitrales non artérielles ; enfin, l'élévation anormale des sous-clavières nous démontre encore l'existence d'une légère dilatation de l'aorte. Ce n'est pas encore tout : ces trois malades sont atteintes de dyspnée *toxique* dont j'ai démontré la fréquence dans les cardiopathies artérielles et dont la vraie nature nous a été révélée par les bienfaits du régime lacté exclusif.

Quant à notre troisième malade, elle nous est arrivée avec des hémorrhagies nasales répétées et abondantes. Or, ces hémorrhagies sont rares dans les affections simplement valvulaires, elles sont au contraire très fréquentes dans la cardio-sclérose, et c'est ainsi que vous pouvez observer des hémorrhagies rétiniennes, cérébrales, nasales, des hémoptysies (ces dernières dues aux congestions pulmonaires actives, et aux dilatations bronchiques fréquentes chez les artério-scléreux). Il en est de même des gangrènes que l'on observe plus souvent dans les cardiopathies vasculaires que dans les cardiopathies valvulaires.

En résumé, les cardiopathies artérielles peuvent prendre la forme valvulaire, elles peuvent s'accompagner d'un souffle systolique de la pointe, lequel est de nature fonctionnelle ou organique. Le souffle est *fonctionnel;* il est donc le plus souvent transitoire et dû à deux causes :

1° A la dilatation de l'orifice auriculo-ventriculaire, laquelle est elle-même consécutive à la dilatation des cavités cardiaques ;

2° A un état parétique ou encore à un trouble dans la contraction des muscles papillaires [1].

Le souffle *organique*, toujours permanent, se produit sous l'influence de deux lésions différentes :

1° Sclérose avec rétraction des piliers valvulaires sans altération des valvules ;

2° Altérations scléro-athéromateuses de la valvule auriculo-ventriculaire.

Dans ce dernier cas, le bruit morbide peut être très intense, quoique l'insuffisance soit elle-même très légère. L'intensité du souffle dépend beaucoup plus du frottement de la colonne sanguine contre les rugosités athéromateuses que du degré de l'insuffisance. C'est là ce qui explique les cas assez nombreux dans lesquels un souffle intense persiste pendant de longues années avec un pouls toujours fort et vibrant et sans grand retentissement sur la circulation périphérique. Je vous rappelle, à ce sujet, l'exemple d'un malade athéromateux que j'ai suivi pendant douze ans ; depuis cette époque, il présentait un souffle mitral tellement intense qu'on pouvait l'entendre à distance, et cependant jamais il n'a présenté le moindre accident d'hyposystolie. Il a fini par mourir d'un cancer de l'estomac.

Le tableau suivant fera mieux comprendre encore les différences cliniques séparant l'insuffisance mitrale *endocardique* de l'insuffisance mitrale *endartérique :*

INSUFFISANCE MITRALE ENDOCARDIQUE (*d'origine rhumatismale.*)	INSUFFISANCE MITRALE ENDARTÉRIQUE (*d'origine scléreuse.*)
1° *Etiologie.* Rhumatisme articulaire aigu le plus souvent.	1° *Etiologie.* Ne succède presque jamais au rhumatisme articulaire aigu. Causes habituelles : goutte, diabète, hérédité, saturnisme, syphilis, ménopause, sénilité, etc. [2].

[1] HAMERNJK (*Oesterr. med. Jahrbucher*, 1843) et DUBINI, l'année suivante (*Gaz. di Milano*, 1844) ont appele l'attention sur les insuffisances mitrales fonctionnelles par paresie ou contracture des muscles valvulaires.

[2] Voir le *tableau des causes de l'artério-sclérose*, page 145.

2° Tendance à l'hypotension artérielle dès le début. Pas d'accidents méiopragiques des organes. Pas ou peu de symptômes toxiques. Dyspnée *mécanique*.	2° Symptômes d'hypertension artérielle au début et dans ses deux premières périodes (artérielle et cardio-artérielle). Symptômes méiopragiques et toxiques. Dyspnée *toxique*.
3° Souvent, retentissement diastolique à gauche du sternum (signe d'hypertension pulmonaire). Pas d'élévation des sous-clavières. Pas de dilatation de l'aorte.	3° Dès le début, souvent retentissement diastolique à droite du sternum (signe d'hypertension aortique). Souvent, symptômes concomitants de dilatation de l'aorte (élévation des sous-clavières, augmentation de la matité aortique, etc.).
4° Jamais d'accidents angineux.	4° Angine de poitrine possible, par lésion concomitante de l'aorte et des artères coronaires.
5° Souvent, battements *veineux* du cou; mais pas de battements artériels.	5° Battements *artériels* du cou dès le début. Battements veineux à la dernière période (mitro-artérielle).
6° Pouls ordinairement petit, inégal et irrégulier. Pas de lésions artérielles au début.	6° Pouls régulier ou irrégulier, mais fort, serré, parfois vibrant. Artères dures et athéromateuses au début.
7° Arythmie à la période d'hyposystolie, souvent améliorée par la digitale. Souffle d'insuffisance d'abord; arythmie ensuite.	7° Arythmie souvent dès le début (parfois arythmie rythmée, intermittences, etc). Arythmie d'abord; souffle d'insuffisance ensuite.
8° Souffle d'insuffisance *réelle* avec toutes ses conséquences dans les différents organes (congestions passives).	8° Souffle mitral avec insuffisance *apparente* sans aucun retentissement sur les organes.
9° Souffle d'insuffisance fonctionnelle assez rare.	9° Souffle fréquent d'insuffisance fonctionnelle, pouvant survenir dès le début, les cardiopathies artérielles étant en imminence continuelle de dilatation du cœur. Souffle disparaissant parfois par la digitale.
10° Souffle organique de la pointe, en jet de vapeur, avec propagation dans l'aisselle et la région dorsale.	10° Souffle organique de la pointe, souvent dur, rugueux, serratique, se propageant moins dans l'aisselle et le dos, ayant parfois une intensité presque égale à la pointe et à la base (souffle *mitro-aortique*). Souffle mitral et de rétrécissement sous-aortique.
11° Bruit de galop très rare, et possible seulement à la fin de la maladie (rein cardiaque).	11° Bruit de galop assez fréquent, pouvant apparaître au commencement de la maladie (néphrite artérielle concomitante).
12° Hémorrhagies et gangrènes très rares.	12° Hémorrhagies assez fréquentes : hémorrhagies nasales, rétiniennes, cérébrales, etc. Gangrènes parfois.

13° Différents organes atteints de congestion *passive*, à la fin.	13° Organes atteints de sclérose dès le début. Parfois, congestions *actives* du poumon.
14° Asystolie *progressive*, facies propria de Corvisart. Cycle morbide des affections du cœur.	14° Attaques d'asystolie *soudaines*, en rapport avec les accès de cardiectasie aiguë ou subaiguë. Souvent, pâleur de la face. Pas de cycle.
15° Presque toujours, mort par asystolie.	15° Quelquefois, mort par asystolie; d'autres fois, mort subite par angine de poitrine; mort rapide par accidents asystoliques ou urémiques, ou encore par hémorrhagie cérébrale, etc.
16° Thérapeutique de l'asystolie. Au début, augmenter la tension artérielle.	16° Thérapeutique de l'asystolie, de la toxinhémie, de l'urémie, etc. Au début, abaisser la tension artérielle.

Dans ce tableau, je dois relever les caractères distinctifs du pouls dans l'insuffisance mitrale endocardique d'origine rhumatismale, et dans l'insuffisance mitrale endartérique d'origine scléreuse. Le pouls de la première variété est, avons-nous dit, petit, inégal et irrégulier. Voici, recueillis sur des malades atteints de cette affection, deux tracés sphygmographiques destinés à montrer les caractères du pouls de l'insuffisance mitrale endocardique :

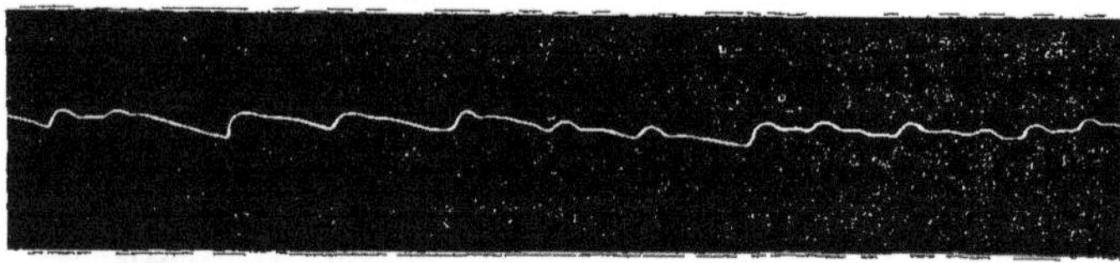

Fig 44. — Cardiopathie valvulaire (insuffisance mitrale d'origine rhumatismale).

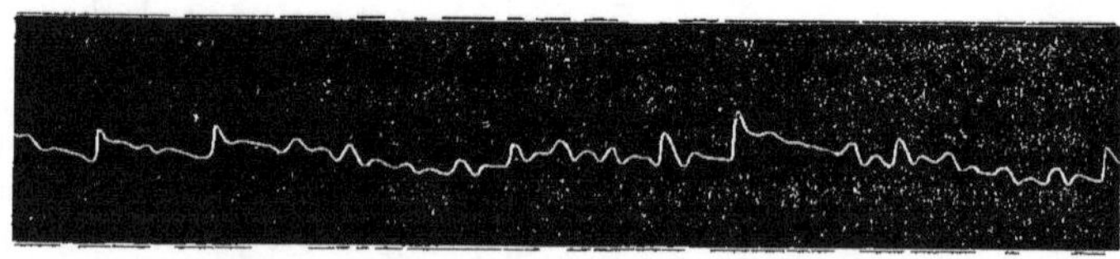

Fig. 45. — Cardiopathie valvulaire (insuffisance mitrale d'origine rhumatismale).

En opposition avec les tracés sphygmographiques précédents représentant des insuffisances mitrales d'origine rhumatismale, je place les tracés suivants, qui indiquent assez fidèlement les caractères du pouls *mitro-aortique* que j'attribue aux insuffisances mitrales endartériques. J'ai déjà signalé les caractères de ce pouls (voir fig. 26, 27 et 28,

p. 246 et 247) dont le tracé offre une ligne verticale d'ascension avec léger crochet et longue ligne de descente. Je vous ai encore dit qu'avec un souffle mitral même intense, le pouls est parfois régulier (fig. 46) ou lent (fig. 47). On peut voir, par les deux tracés suivants, que la présence d'un souffle assez intense de la pointe n'indique pas toujours l'existence d'une insuffisance mitrale.

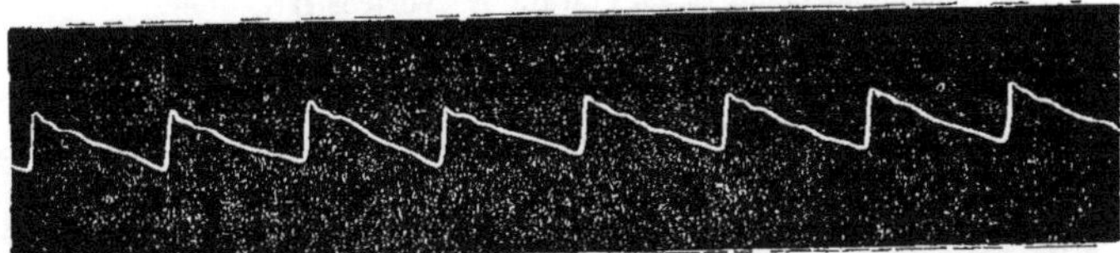

Fig. 46. — Cardiopathie arterielle avec souffle mitral intense (pouls *mitro-aortique* regulier).

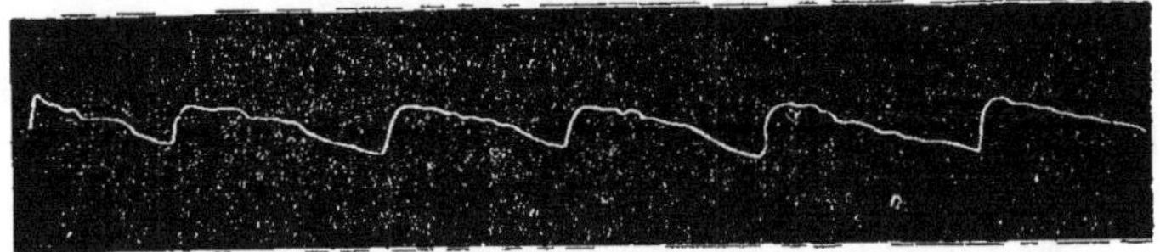

Fig. 47. — Cardiopathie arterielle avec souffle mitral intense (pouls *mitro-aortique* regulier et lent).

Dans les insuffisances mitrales artérielles, l'irrégularité du pouls prend parfois une tendance à l'apparition presque régulière de pulsations *avortées* succédant à des pulsations plus fortes, comme on peut le voir dans les quatre tracés suivants (fig. 48, 49, 50 et 51).

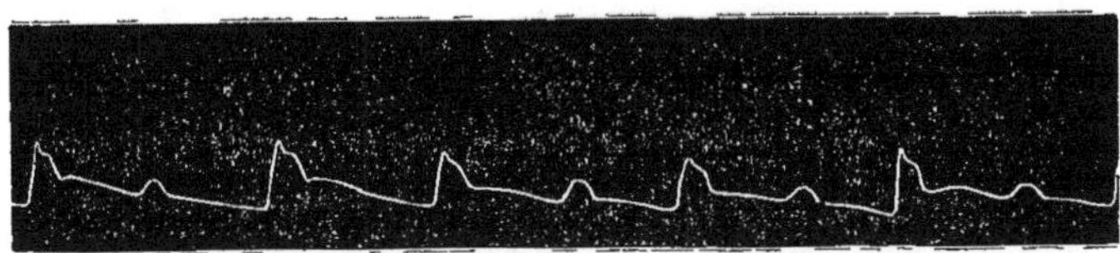

Fig. 48 — Cardiopathie arterielle avec souffle mitral (pulsations avortees regulières).

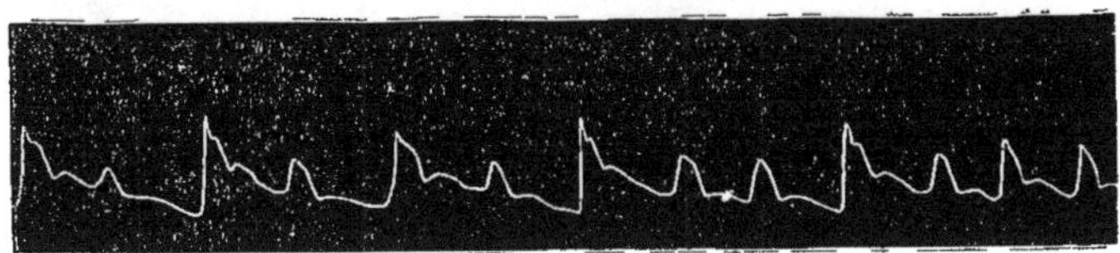

Fig. 49. — Cardiopathie arterielle avec souffle mitral (pouls *mitro-aortique*. Pulsations avortees irregulieres).

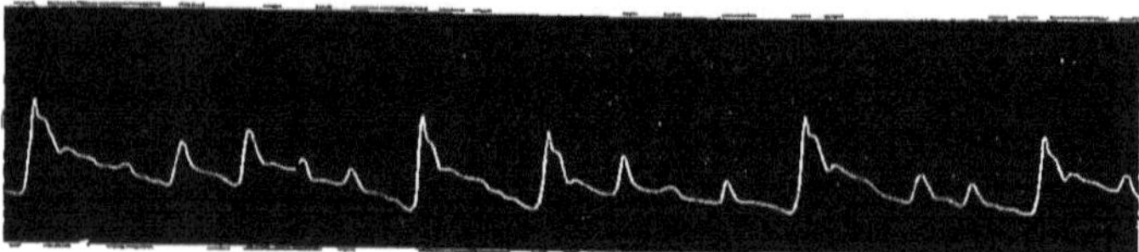

Fig. 50. — Cardiopathie arterielle avec souffle mitral
(pouls *mitro-aortique*. Pulsations avortees irregulières).

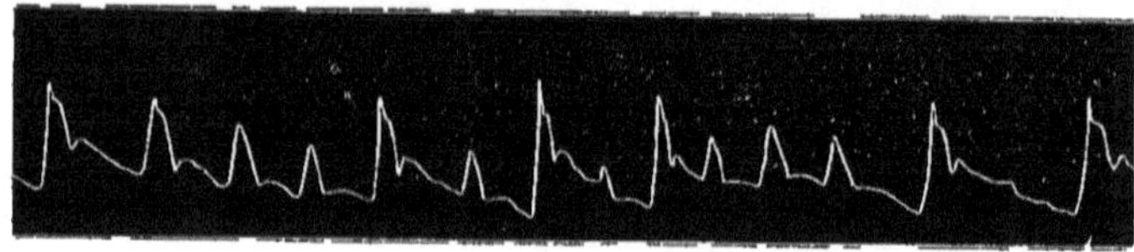

Fig. 51. — Cardiopathie artérielle avec souffle mitral
(pouls *mitro-aortique* avec serie de pulsations faibles irregulières).

D'autres fois, le tracé sphygmographique présente une série de six ou sept pulsations faibles suivies de deux ou trois pulsations fortes, comme on le voit dans la figure suivante :

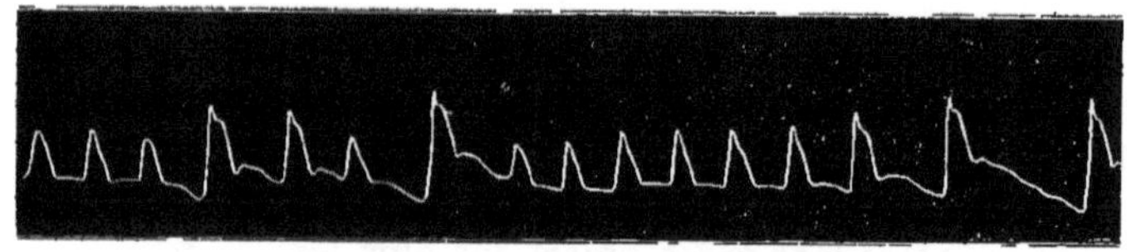

Fig. 52. — Cardiopathie arterielle avec souffle mitral
(pouls *mitro-aortique* inegal).

Enfin, d'autres fois, les séries de pulsations faibles sont suivies d'une ou deux pulsations non seulement fortes, mais aussi très lentes.

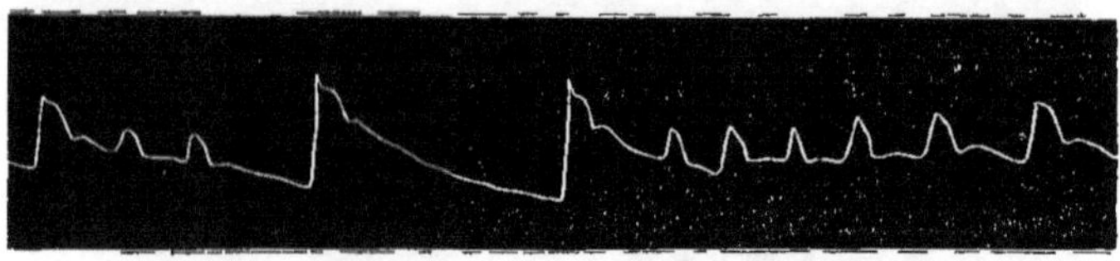

Fig. 53. — Cardiopathie arterielle avec souffle mitral
(pouls *mitro-aortique* inegal avec quelques pulsations lentes).

On voit aussi, à l'aide de ces tracés, quelles différences profondes séparent le pouls de l'insuffisance mitrale endocardique d'origine rhumatismale, du pouls de l'insuffisance mitrale endartérique d'origine scléreuse. Celui-ci présente toujours une ligne d'ascension haute et brusque suivie parfois du crochet de l'insuffisance aortique (quoique l'auscultation ne permette pas toujours de constater le souffle révélateur de cette dernière). C'est là le principal caractère du pouls *mitro-aortique* dont l'importance et la fréquence méritent d'autant plus d'être signalées que, jusqu'à ce jour, aucun observateur n'en a fait mention.

2° **Type aortique.** — La cardio-sclérose s'accompagne souvent de dilatation de l'aorte, que celle-ci soit de nature fonctionnelle (ce qui est assez rare), ou qu'elle soit plutôt de nature athéromateuse. D'autres fois, l'aortite chronique existe à l'état presque isolé, la sclérose du cœur occupant la seconde place dans la hiérarchie symptomatique ; elle est souvent associée à un rétrécissement et surtout à une insuffisance aortique d'origine artérielle, bien différente de l'insuffisance aortique d'origine endocardique.

Celle-ci peut survenir dans le jeune âge comme conséquence du rhumatisme ; elle est constituée simplement par une inocclusion valvulaire ; elle peut rester absolument latente pendant un grand nombre d'années, ou ne produire de retentissement sur les organes qu'à la faveur de l'impuissance du myocarde et de l'asystolie, assez rares terminaisons de la maladie. Je caractérise cette insuffisance aortique par altération de l'endocarde, en disant que la *lésion constitue toute la maladie*. Celle-ci est *locale* d'emblée.

Je vais vous parler maintenant d'une autre forme clinique d'insuffisance aortique où la lésion, c'est-à-dire l'inocclusion valvulaire n'est qu'un élément secondaire, contingent en quelque sorte, de la maladie. Ici, *la maladie domine la lésion*, elle est d'abord *générale*.

La première forme d'insuffisance aortique peut être considérée comme une affection cardiaque ; la seconde a été regardée comme une affection aortique par Peter qui a eu le mérite d'établir une distinction clinique entre ces deux maladies. Je vais plus loin que lui encore : je ne dis pas seulement que la seconde insuffisance est une affection de l'aorte, que c'est « l'aortite qui fait tout le mal » ; je dis qu'elle est une maladie de tout le système aortique, de l'arbre artériel entier, et que c'est l'artérite généralisée qui fait tout le mal. C'est cette proposition que j'espère démontrer, avec les déductions pratiques qu'elle comporte.

Voici un exemple :

Un malade, âgé de cinquante et un ans, franchement athéromateux, nullement rhumatisant, de souche goutteuse, ayant eu la syphilis autrefois, alcoolique et tabagique (quatre raisons étiologiques pour le développement de l'artério-sclérose), entre à l'hôpital pour une dyspnée intense, survenant surtout sous l'influence du moindre effort et parfois d'une façon spontanée sous forme d'accès nocturnes.

Son visage est d'une grande pâleur, le pouls est concentré, serré et vibrant, les artères du cou battent avec violence, les deux sous-clavières et surtout celle de droite sont surélevées, on constate à la percussion une augmentation de la matité aortique (6 centimètres environ). A l'auscultation du cœur, il y a un double souffle à la base : le premier, systolique, bref et comme parcheminé ; le second, diastolique, légèrement piaulant, paraissant avoir son maximum vers l'appendice xyphoïde. Il existe encore en dehors de la pointe et dans l'aisselle un souffle systolique assez doux, distinct par le timbre de celui de la base et que nous avons entendu presque naître sous notre oreille (souffle d'insuffisance mitrale *fonctionnelle*). La matité précordiale paraît augmentée, le cœur est hypertrophié, et cependant vous sentez à peine le choc de la pointe. Lorsqu'on fait marcher le malade, on éprouve la sensation, tactile et non auditive encore, du bruit de galop. Cependant, il n'y a pas et il n'y a jamais eu la moindre trace d'albumine dans les urines. Il existe un léger œdème prétibial que l'on constate par la pression profonde du doigt. Enfin, à l'auscultation de la poitrine, on entend seulement quelques râles sous-crépitants aux deux bases pulmonaires.

Ce qui domine dans l'état du malade, c'est la dyspnée dont l'intensité et les accès fréquents vous ont tous impressionnés. Or, vous savez que lorsque je me trouve en présence d'un état dyspnéique chez un cardiopathe ou chez un aortique, je me demande toujours s'il est d'origine cardio-aortique, pulmonaire ou rénale.

Quelques-uns de vous, imbus d'idées théoriques que je ne partage pas, ont pensé qu'une lésion des nerfs pneumogastriques en rapport avec une aorte enflammée et dilatée, pouvait bien être la cause des troubles respiratoires. Vous aviez complaisamment constaté, en effet, une légère douleur sur le trajet cervical de ces nerfs : (or, chez quel malade ou chez quel individu sain cette pression un peu forte ne détermine pas de la douleur ?) Vous m'engagiez alors à faire de la révulsion sur le parcours de ces troncs nerveux ou au niveau des plexus cardiaques, ou encore sur la région préaortique (teinture d'iode, vésicatoires, pointes de feu, etc.), ou enfin à pratiquer de simples injections de morphine.

Nous avons fait tout cela, mais sans aucun résultat, ce que j'avais prévu d'ailleurs.

Cette dyspnée n'était-elle pas d'origine cardio-pulmonaire? On pouvait le croire, puisque le malade présentait à la base des deux poumons les signes indéniables d'une congestion hypostatique, puisqu'il y avait un peu d'œdème prétibial, signes presque certains d'un commencement d'hyposystolie. Si cette interprétation était exacte, la digitale eût dû faire cesser cet état dyspnéique. Mais il n'en était rien ; je vous ai dit que cette dyspnée d'effort, avec si peu de congestion pulmonaire, n'était pas la caractéristique de la dyspnée par rupture de compensation cardiaque. La digitale a complètement échoué, et je vous l'avais annoncé à l'avance. De même, la médication iodurée, si efficace dans un grand nombre de cas, ne pouvait avoir aucune action.

Ces insuccès thérapeutiques, je les avais prévus, parce que la médication n'avait été que symptomatique, et nullement pathogénique.

Ce malade n'est devenu dyspnéique, ni par son aorte, ni par son cœur, ni par ses nerfs pneumogastriques, ni par ses poumons ; il l'est par son rein qui fonctionne mal, qui est imperméable, qui élimine incomplètement les toxines développées ou introduites dans le tube digestif. L'absence d'albumine dans les urines n'est pas une raison suffisante pour eloigner cette interprétation, puisque je vous ai démontré que l'insuffisance rénale, même sans albuminurie, est un symptôme précoce et presque constant des cardiopathies artérielles.

Ce malade est encore dyspnéique par son foie, par son insuffisance hépatique, comme vous avez pu le constater à l'aide de l'expérience de la glycosurie alimentaire. (A l'état normal, le sucre introduit dans l'alimentation, — 200 grammes de sirop de sucre, par exemple, — est détruit par le foie et n'apparait pas dans les urines, tandis qu'on y constate la présence de glucose lorsque l'organe est devenu insuffisant.)

Cet homme est donc atteint de dyspnée *toxique*, ou plutôt de dyspnée *ptomaïnique;* car il ne s'agit pas ici d'urémie, à proprement parler, et les agents de l'intoxication proviennent de l'alimentation carnée qui introduit dans l'organisme des ptomaïnes incomplètement éliminées par le filtre renal devenu insuffisant.

Donc, l'indication thérapeutique est trouvée. Il faut changer absolument le régime alimentaire; il faut prescrire d'une façon exclusive le lait, qui assure et augmente la diurèse, qui modère les fermentations intestinales, qui réduit au minimum pour le foie son travail destructeur des poisons, et qui a l'avantage d'introduire à peine des principes toxiques dans l'économie. Il faut joindre encore à cette médication l'antisepsie intestinale, ce que nous avons fait en prescrivant deux paquets par jour d'un gramme de salol et de bétol.

Le succès de cette thérapeutique si simple ne s'est pas fait attendre.

En moins de trois jours, la dyspnée a complètement disparu, et pour en prévenir le retour, nous avons prescrit un régime alimentaire renfermant toujours le minimum de substances toxiques : laitage sous toutes ses formes, régime végétarien, quelques œufs, etc., en ayant soin d'éliminer de l'alimentation toutes les substances renfermant plus ou moins de ptomaïnes, comme les poissons, les viandes faisandées ou mal cuites, la charcuterie, les fromages faits, les bouillons ou potages gras, lesquels forment comme des « solutions de poison » ou de véritables décoctions de ptomaïnes.

Si dans ce cas, si dans cette affection, vous n'aviez vu qu'une lésion valvulaire ou qu'un souffle symptomatique d'une insuffisance aortique, ou encore qu'une maladie limitée a la naissance de l'aorte, vous n'auriez pas facilement triomphé des accidents. Il fallait aller plus loin, il fallait voir la lésion étendue à tout le système artériel, il fallait dépister les symptômes caractéristiques de l'imperméabilité rénale et de l'insuffisance hépatique. Et c'est en nous appuyant sur une thérapeutique vraiment pathogénique que nous avons fait rapidement disparaître des accidents menaçants pour l'existence du malade.

Tout autre est la dyspnée de l'insuffisance aortique d'origine endocardique.

Vous avez vu ce malade couché au n° 17 de la salle Bazin. Il est jeune, âgé de trente-cinq ans, nullement athéromateux, mais franchement rhumatisant, et son insuffisance aortique date d'une endocardite rhumatismale contractée il y a quelques années. Il est atteint, lui aussi, d'une dyspnée très accusée que vous explique suffisamment une forte congestion hypostatique des deux poumons. Les battements du cœur sont précipités, très arythmiques.

A ce sujet, rappelez-vous ce que je vous ai souvent dit sur les arythmies des affections mitrales opposées aux arythmies aortiques : les premières ne comportent pas souvent un pronostic sérieux, parce qu'elles résultent naturellement du conflit de deux colonnes sanguines arrivant dans deux sens opposés, et qu'elles sont, pour ainsi dire, fonction de la maladie ; les secondes sont beaucoup plus graves, elles sont une complication de la maladie, parce qu'elles indiquent déjà un commencement de dégénérescence du myocarde. Aussi, sont-elles beaucoup plus rebelles à la médication digitalique.

Ce malade est en pleine asystolie : œdème des membres inférieurs, état congestif des poumons, du foie et des reins ; urines renfermant une notable quantité d'albumine (1 gr. 50 environ).

Or, en appuyant votre action thérapeutique sur un symptôme, l'albuminurie, et nullement sur sa pathogénie, vous pouviez croire qu'il y avait plus d'imperméabilité rénale dans ce cas où il y avait de l'albuminurie, que dans le premier où il n'y en avait pas. Vous commettriez une erreur, car l'imperméabilité rénale n'est pas en raison directe de la quantité d'albumine dans les urines ; elle peut exister et elle existe à son plus haut degré quand il n'y en a que quelques traces.

Ici, le régime lacté, malgré la réelle amélioration qu'il a produite en favorisant la diurèse, a été impuissant pour faire disparaître complètement les troubles dyspnéiques. Ceux-ci étaient d'origine cardiaque, et non rénale ; ils étaient dus à l'affaiblissement du myocarde qui avait eu pour conséquence une stase sanguine très accusée dans l'appareil pulmonaire.

Il fallait donc une médication cardiaque pour triompher des accidents, et nous y sommes arrivés assez promptement par l'emploi des purgatifs, l'application des ventouses scarifiées sur le foie (la congestion de cet organe devenant à son tour la cause d'une sorte d'asystolie hépatique), enfin par l'administration de la digitale.

Il me sera maintenant plus facile d'exposer les symptômes qui distinguent une insuffisance aortique *artérielle* d'une insuffisance *endocardique*.

Je vous ai dit que, dans la première de ces affections, la maladie domine la lésion, ce qui signifie que l'insuffisance aortique n'est qu'un symptôme d'une maladie plus génerale, de l'artério-sclérose. Le système arteriel tout entier est atteint, et comme je l'ai souvent démontré, la symptomatologie de cette affection obéit aux lois importantes que j'ai formulées, en parlant de l'hypertension artérielle, des méiopragies viscérales et des symptômes toxiques. Vous verrez encore que les signes distinctifs entre les deux sortes d'insuffisances se déduisent des caractères du pouls et du souffle, de la dilatation de l'aorte et du cœur, du choc de la pointe, de l'étiologie, du traitement.

1° *Hypertension artérielle.* — Celle-ci fait partie intégrante de la maladie artérielle qu'elle précède et cause le plus souvent, comme je l'ai démontré ; elle est beaucoup plus accusée que dans l'insuffisance endocardique. Elle est révélée surtout par l'existence du retentissement du bruit diastolique de la base ; elle est une des causes de l'intensité du souffle diastolique ; car cette intensité ne dépend pas seulement du degré de l'inocclusion valvulaire, mais surtout du degré de pression sanguine intra-aortique.

Cette hypertension artérielle joue un rôle très important dans la maladie que nous étudions, et dans l'artério-sclérose généralisée sans insuffisance aortique organique, elle peut produire, comme Bouveret en a signalé des cas et comme j'en ai vu de mon côté, des insuffisances aortiques *fonctionnelles temporaires* dues à une dilatation également temporaire de l'aorte. Quelques auteurs ont nié la possibilité de cet accident. Mais, ne sait-on pas que la rupture, spontanée ou traumatique, des valvules aortiques, se produit pendant la diastole cardiaque, c'est-à-dire au moment où la pression sanguine s'exerce le plus fortement sur les valvules ? Ne sait-on pas que l'exagération soudaine de la pression aortique peut les rompre, et n'a-t-on pas cité l'exemple de l'apparition subite d'un souffle d'insuffisance aortique, à la suite de la ligature d'un gros vaisseau, de la fémorale, par exemple ?

2° *Méiopragies viscérales.* — Elles n'ont pas de raison d'être dans l'insuffisance endocardique dont la lésion locale constitue toute la maladie. Elles sont, au contraire, très fréquentes dans l'insuffisance endartérique, en raison de l'atteinte portée à tout le système artériel.

3° *Symptômes toxiques.* — Pour la même raison, ils s'observent dans la seconde, et presque jamais dans la première.

4° *Souffles aortiques.* — Dans l'insuffisance *endocardique*, le souffle diastolique est doux, aspiratif, presque humé.

Dans l'insuffisance *artérielle*. il est souvent râpeux, rude et même piaulant ; on constate fréquemment un double souffle, le premier systolique, étant le plus souvent bref et parcheminé. Or, dans ce cas, on ne trouve parfois, à l'autopsie, aucune trace de rétrécissement aortique dont le souffle systolique de la base vous faisait cependant prévoir l'existence. Il ne s'agit pas alors d'un souffle anémique, comme on l'a dit, mais d'un bruit morbide dû au simple frottement de la colonne sanguine contre les rugosités de l'aorte athéromateuse.

On peut encore admettre que ce bruit de va-et-vient (bruits de l'artério-sclérose aortique) peut être dû à un peu de péricardite de la base, assez fréquente dans l'insuffisance artérielle, et rare dans l'insuffisance endocardique.

5° *Pouls.* — Celui-ci présente le plus souvent les caractères du pouls athéromateux dans l'insuffisance aortique artérielle ; les artères sont dures au toucher, flexueuses, et les tracés sphygmographiques montrent une ligne d'ascension moins brusque avec l'existence d'un léger plateau après le crochet caractéristique.

Le tracé suivant (fig. 52) montre assez bien les caractères de ce pouls :

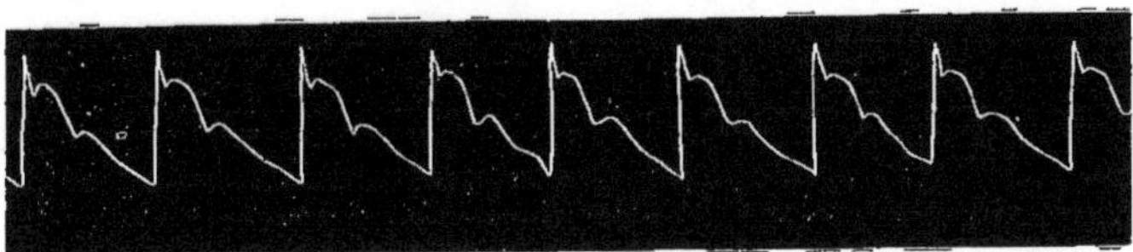

Fig. 54. — Insuffisance aortique arterielle avec leger souffle systolique a la base (sans retrecissement organique de l'orifice aortique). Leger atherome arteriel.

Mais, dans l'insuffisance aortique artérielle, et cela beaucoup plus souvent que dans l'insuffisance endocardique, il y a des intermittences, des irrégularités du pouls avec systoles faibles et presque avortées, intercalées entre deux pulsations fortes (fig. 55). D'autres fois, on remarque deux ou trois pulsations fortes suivies d'une série de pulsations plus faibles, sorte de pouls alternant. La fréquence de ces irrégularites cardiaques se comprend aisément, puisque l'insuffisance aortique artérielle est souvent associée à des lésions coronariennes et à des altérations consécutives du myocarde.

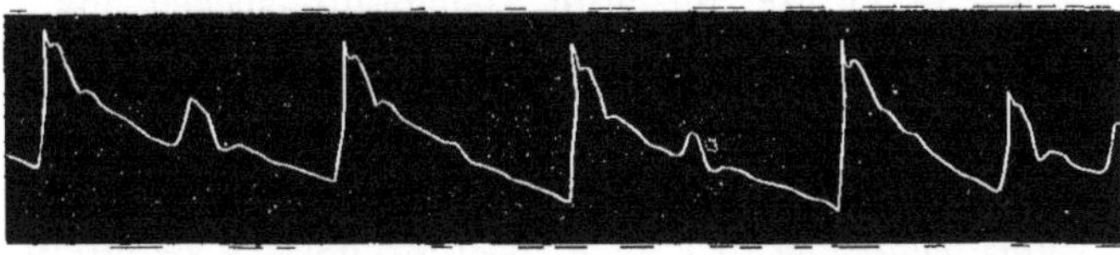

Fig 55. — Insuffisance aortique arterielle. Pouls alternant irrégulier (quelques pulsations faibles et avortees).

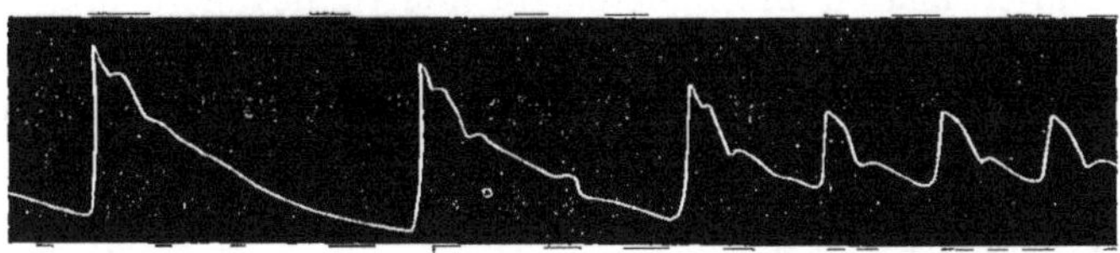

Fig 56. — Insuffisance aortique arterielle. Pouls alternant regulier. Trois pulsations fortes et lentes (les deux dernieres de moins en moins fortes et lentes) suivies de trois pulsations plus faibles.

Souvent, le pouls présente les caractères du pouls rénal ; il n'est pas seulement vibrant, il peut paraître petit, parce qu'il est serré, concentré et cordé.

D'autres fois, lorsqu'une néphrite interstitielle est associée à une insuffisance aortique artérielle, il en résulte un pouls alternant bien singulier qu'aucun auteur n'a encore signalé ; une pulsation forte est suivie rapidement d'une pulsation plus faible, et la première est exempte de dicrotisme, c'est-à-dire qu'elle est *monocrote.* Le tracé suivant est relatif à un malade atteint de ces deux affections, et qui présentait une variété de bruit de galop (bruit de trot) caractérisé par un double effort systolique.

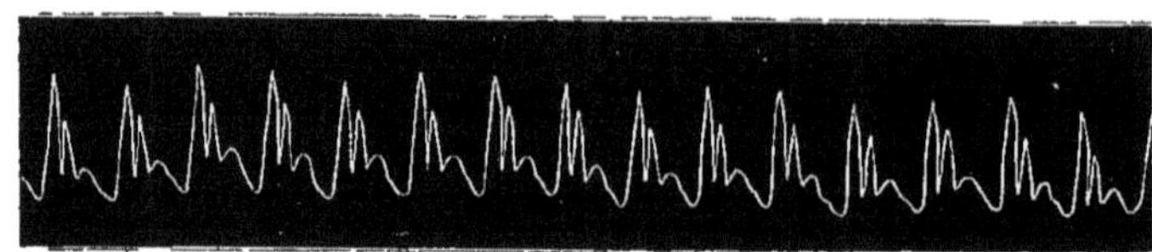

Fig. 57. — Insuffisance aortique avec néphrite artérielle (pouls alternant régulier et monocrote avec tachycardie).

6° *Dilatation de l'aorte.* — Celle-ci est précoce, plus accusée que dans l'insuffisance endocardique où elle manque souvent. Elle se manifeste par l'augmentation de la matité aortique, par l'élévation des sous-clavières, enfin, par l'existence du retentissement diastolique de l'aorte à droite du sternum, ou encore du bruit clangoreux spécial aux dilatations aortiques.

7° *Dilatation cardiaque.* — L'insuffisance aortique *endocardique* reste longtemps latente, parce que chez les jeunes sujets la lésion valvulaire est longtemps compensée par un myocarde intact et vigoureux.

Dans l'insuffisance aortique *artérielle*, il n'en est plus de même, et par suite de l'extension de l'artério-sclérose aux vaisseaux nourriciers du cœur, celui-ci, mal ou incomplètement nourri, dégénère promptement : il se prête d'autant plus facilement à la dilatation de ses cavités que la pression sanguine intra-aortique est plus grande. Dans cette maladie, la tendance à la cardiectasie est réalisée par ces deux conditions pathologiques : augmentation de la pression artérielle à la périphérie, et diminution de la résistance des parois cardiaques. D'où cette loi clinique dont j'ai démontré souvent la réalité :

Toute cardiopathie artérielle est en imminence continuelle de dilatation cardiaque.

Il en résulte des asystolies subites, répétées, souvent inopinées, que vous devez souvent prévoir et combattre dans cette maladie. D'après une expression ingénieuse de Hanot, le foie cardiaque, sujet à des augmentations et à des diminutions successives et fréquentes de volume, est un *foie en accordéon.* On pourrait appliquer aussi justement cette comparaison à ce qui se passe pour le cœur de l'artério-scléreux.

8° *Choc de la pointe.* — Dans l'insuffisance aortique *endocardique*, ce choc est ordinairement très accusé, bien limité, en dehors et à plusieurs travers de doigt au-dessous du mamelon, ce qui indique toujours une hypersarcose ventriculaire sans altération de sa musculature.

Dans l'insuffisance *artérielle*, il peut être à peine appréciable, en raison de la dilatation du cœur, et aussi de la faiblesse contractile du myocarde due à la dégénérescence hâtive de ses fibres. Donc, lorsque Duroziez a dit que, dans les affections mitrales, le cœur bat avec violence tandis que les artères sont calmes, et que chez les aortiques le cœur est calme tandis que les artères battent avec violence, il a commis une erreur en ne voyant qu'une partie de la vérité ; il n'a pas attribué à sa vraie cause l'absence ou l'atténuation du choc systolique de la pointe dans l'insuffisance aortique artérielle.

9° *Retard du pouls carotidien.* — Ce retard du pouls artériel sur les battements du cœur est physiologique, et il existe à l'état normal. Cependant, pour Henderson, Roncati et Tripier, il serait exagéré dans l'insuffisance aortique endocardique, et moindre dans l'insuffisance aortique avec athérome. Mais ce signe n'a pas une grande valeur clinique, il est même absolument contesté par François Franck qui admet le contraire, c'est-à-dire la diminution de ce retard carotidien dans les insuffisances aortiques. En effet, quand on applique chez les individus atteints de cette affection la main sur le cœur, on perçoit deux soulèvements : l'un dû à la distension subite du ventricule par suite du reflux de l'ondée sanguine, et l'autre dû à la systole ventriculaire. On peut prendre alors pour signal du début de la contraction du ventricule le soulèvement brusque produit pendant la diastole par ce reflux sanguin. C'est là une sorte de *dicrotisme cardiaque* qu'il est possible d'observer dans toutes les insuffisances aortiques et qui ne peut servir d'élément diagnostique.

10° *Symptômes cérébraux et bulbaires, etc.* — Dans l'insuffisance arterielle, par suite de l'extension de l'affection aux vaisseaux du cerveau et du bulbe, on peut observer des symptômes cérébraux et bulbaires (vertiges, délires ; albuminurie, glycosurie, polyurie, pseudo-épilepsie, etc.) dont la signification pronostique est ordinairement très grave. Ces derniers symptômes sont souvent avant-coureurs de la *mort subite*, terminaison plus fréquente dans l'insuffisance artérielle. Vous en avez vu un exemple tout dernièrement chez un aortique atteint de polyurie bulbaire chez lequel j'avais, pour cette raison, annoncé la mort subite qui est arrivée ces jours derniers. Mais il faut avoir soin de distinguer cette albuminurie et cette polyurie *bulbaires*, de l'albuminurie et de la polyurie d'origine *rénale*, par néphrite interstitielle.

Dans l'insuffisance artérielle, on observe aussi la mort rapide ou lente par asystolie dont j'ai parlé en signalant la fréquence des dégénérescences du myocarde.

11° *Angine de poitrine.* — Très fréquente dans l'insuffisance artérielle, par suite de l'altération concomitante des artères coronaires ; relativement rare dans l'insuffisance endocardique, ce qui se comprend, puisque les artères cardiaques sont le plus souvent indemnes.

12° *Etiologie.* — Celle-ci est absolument différente pour les deux maladies.

L'insuffisance endocardique procède toujours d'une endocardite rhumatismale. L'insuffisance artérielle est due à des causes multiples portant leur action sur le système vasculaire, et son étiologie est celle de l'artério-sclérose : saturnisme, alcoolisme, impaludisme, maladies infectieuses, syphilis, tabagisme, surmenage, goutte, sénilité, hérédité, aortisme héréditaire.

13° *Traitement.* — Je termine ces considérations cliniques par une déduction thérapeutique importante :

Au point de vue thérapeutique, il ne faut point voir dans l'insuffisance aortique artérielle la seule lésion des valvules ; il faut instituer la médication pathogénique des symptômes observés. Celle-ci doit viser, non seulement le cœur, non seulement l'inocclusion valvulaire, non seulement la lésion aortique, mais aussi la maladie artérielle tout entière avec ses manifestations multiples sur un grand nombre de viscères, mais encore tous les autres symptômes dérivant de l'insuffisance fonctionnelle des organes et surtout de la toxhémie par imperméabilité rénale et par insuffisance hépatique.

Cette distinction que je viens d'établir entre l'insuffisance mitrale artérielle et l'insuffisance endocardique, entre l'insuffisance aortique artérielle et l'insuffisance aortique d'origine rhumatismale, doit être poursuivie pour d'autres affections orificielles, et surtout pour le rétrécissement de l'aorte.

Mais, celui-ci présente une variété que j'ai assez souvent constatée dans la cardio-sclérose et chez les vieillards athéromateux. Je veux parler du rétrécissement *sous-aortique*, qui résulte de la sténose du canal ventriculo-aortique formé, en avant des valvules sigmoïdes par la partie supérieure de la cloison à droite et la partie la plus élevée de la grande valve mitrale à gauche. Il peut être consécutif à l'endocardite, mais il est plus souvent dû à la sclérose hypertrophique de la cloison et à la lésion scléro-athéromateuse de la partie supérieure de la grande valve mitrale.

Vulpian, qui a bien étudié cette lésion, la décrit en ces termes[1] :

« En regardant du côté de l'aorte, les valvules semblent saines, et on peut introduire sans résistance les deux doigts dans l'orifice aortique ; donc, pas de rétrécissement des valvules aortiques ; de plus, elles sont suffisantes. Mais, si l'on examine l'orifice aortique par son côté ventriculaire, on voit que, au-dessous des valvules saines, là où finit la cloison interventriculaire et au niveau de la valvule mitrale, il y a un épaississement des tissus qui cause un rétrécissement sous-valvulaire siégeant au-dessous de l'anneau fibreux et qui empêche l'introduction des deux doigts jusqu'à l'orifice. »

Ce rétrécissement, analogue à celui de l'infundibulum de l'artère pulmonaire, siège à 8 ou 10 millimètres en avant des valvules semi-lunaires, et cette localisation explique le siège du souffle au niveau de bord sternal correspondant au 4e espace intercostal. Dans quelques cas, il offre un second maximum d'intensité au 2e espace intercostal droit au point où l'aorte se rapproche de la paroi thoracique, après avoir diminué dans la portion du vaisseau séparée de cette paroi par l'artère pulmonaire et une languette du poumon. C'est là ce que l'on peut appeler, avec Cuffer, le « souffle en sablier ».

Ce rétrécissement sous-aortique me paraît plus fréquent qu'on le croit généralement dans le cours de la cardio-sclérose à type valvulaire. Il peut expliquer parfois la production du souffle « mitro-aortique » dont j'ai parlé et qui est caractérisé par une intensité à peu près égale à la pointe ou à la base du cœur. Il serait ainsi en rapport avec l'opinion ancienne de Norman-Chevers qui, dès 1842, avait attribué ce rétrécissement à l'extension de la lésion partant toujours de la grande valve mitrale.

Enfin, il existe des cas, où une affection valvulaire endocardique et d'origine rhumatismale devient artérielle par la suite, et je possède un assez grand nombre d'observations dans lesquelles un malade atteint d'une insuffisance mitrale ou d'une insuffisance aortique est devenu

[1] VULPIAN (*Arch. de physiologie*, 1868, et *Clinique med. de la Charité*). — L. BARRAULT (*Thèse de Paris*, 1886).

artério-scléreux sous l'influence de causes diverses, telles que la goutte, la syphilis, le saturnisme, la sénilité, etc.

Dans ces conditions, le diagnostic est encore possible. Ainsi, je vous citerai le cas d'un malade âgé de cinquante-cinq ans qui fut atteint, à trente ans, d'une insuffisance aortique après un rhumatisme articulaire aigu. Depuis trois ans, il présente tous les symptômes d'une néphrite interstitielle avec aortite chronique et accidents angineux et dyspnée toxique.

Cette éventualité, qui se réalise dans un assez grand nombre de circonstances, doit être présente à votre esprit ; les lésions orificielles dues à une endocardite rhumatismale peuvent ensuite par l'âge ou par toute autre cause (tabagisme, syphilis, etc.) procéder de l'artério-sclérose généralisée, et vous le reconnaîtrez sans peine, car il n'y a pas plus de difficulté à établir ce diagnostic sur le même malade que sur deux malades différents.

TREIZIÈME LEÇON

ARTÉRIO-SCLÉROSE DU CŒUR (SUITE)

II. Clinique (*Formes cliniques*).

V. FORME CARDIO-BULBAIRE (*Maladie de Stokes-Adams*). — Pouls lent avec attaques syncopales et épileptiformes. Observations et description clinique d'Adams et de Stokes. — Attaques pseudo-apoplectiques sans paralysie, sans lésions cérébrales. Leurs caractères cliniques. Attaques syncopales. Mort subite par syncope; mort rapide au milieu d'accidents comateux. Caractères du pouls, auscultation du cœur, circulation veineuse. Symptômes nerveux. Bruits systoliques en écho.

Terminaisons, durée et *causes*.

Pathogénie : observations de pouls lent, sans lésions du myocarde, dans les traumatismes, les fractures et luxations de la région cervicale du rachis. Pouls lent, à la fois phénomène bulbaire et cardiaque. Dans la triade symptomatique du pouls lent, symptômes d'origine rénale, cardiaque ou bulbaire. Exemple d'attaques syncopales, angineuses et dyspnéiques chez un malade atteint de pouls lent avec attaques syncopales et épileptiformes. Considérations sur son traitement.

VI. FORME CARDIO-PULMONAIRE. — Plusieurs espèces de dyspnée. Exemples à l'appui. Dyspnées dues à l'insuffisance rénale, aux congestions et aux œdèmes du poumon; forme bronchitique et pseudo-asthmatique. Infarctus pulmonaires, congestion pulmonaire urémique, dilatation des bronches, gangrène des extrémités bronchiques, épanchements pleuraux, pleurésie hémorrhagique. — Hémo-bronchites avec bronchites à répétition. — Pneumonie chronique. — Emphysème pulmonaire. Ses variétés : distinction anatomique et clinique entre l'emphysème mécanique et l'emphysème constitutionnel. Artério-sclérose pulmonaire.

Observation d'emphysème pulmonaire et de bronchite chez un artério-scléreux.

VII. FORME CARDIO-HÉPATIQUE.

VIII. FORME CARDIO-RÉNALE.

Nous étudierons dans cette leçon des formes cliniques très importantes, résultant de l'association de l'artério-sclérose du cœur avec celle d'autres organes. (Formes *cardio-bulbaire*, *cardio-pulmonaire*, *cardio-rénale* et *cardio-hépatique*.)

Les deux dernières sont suffisamment connues; la forme cardio-rénale sera décrite en grande partie dans la leçon suivante sur la goutte rénale. Quant à la forme cardio-hépatique, elle réalise la symptomatologie d'une cardiopathie associée au foie cardiaque ou à une cirrhose du foie. Je ne m'occuperai donc ici que des formes cardio-bulbaire et cardio-pulmonaire.

V. — Forme cardio-bulbaire

(*Maladie de Stokes-Adams.*)

Dans cette forme, les battements du cœur sont très lents, les pulsations radiales peuvent s'abaisser jusqu'à 30, 20 ou même 15 par minute, et s'accompagner souvent d'attaques syncopales et épileptiformes, triade syndromique signalée d'abord par Adams, dès 1827, ensuite par Stokes [1], d'où le nom de *maladie d'Adams* ou de *Stokes-Adams* que je propose de lui donner.

Symptômes. — On voit des malades atteints pendant plusieurs années de singulières attaques apoplectiques, caractérisées par du coma, une respiration stertoreuse, un ralentissement extrême du pouls. Ces attaques pseudo-apoplectiques ont un caractère important : elles ne sont pas suivies de paralysie.

Dans la première observation d'Adams, il s'agissait d'un officier de douanes âgé de soixante-huit ans ayant eu depuis sept ans jusqu'à vingt attaques apoplectiques. Un ou deux jours avant chacune d'elles, le malade était pesant, léthargique et perdait la mémoire, puis il tombait à terre dans un état complet d'immobilité ; à cette occasion, il se blessa plusieurs fois. Au moment des attaques qui n'etaient jamais suivies de paralysie, le pouls devenait plus lent encore que d'habitude, et la respiration était bruyante et stertoreuse. Plus tard, survinrent de l'œdème péri-malléolaire, de la toux, de la dyspnée, un affaiblissement marqué des facultés intellectuelles, et la mort suivit une de ces attaques apoplectiformes.

A l'autopsie, on trouva la dure-mère saine, « l'arachnoïde séparée de la pie-mère par un liquide gélatineux », la substance cérébrale humide et d'un blanc jaunâtre, les parois des carotides et les artères moyennes de la dure-mère blanches et rendues opaques par des dépôts osseux ; le ventricule droit n'avait aucune apparence de fibres

[1] Adams (*Dublin hospital reports*, 1827). — Stokes (*loc. cit.*).

musculaires, paraissant presque entièrement composé de graisse ; le ventricule gauche était très aminci et recouvert de graisse ; sa couche musculaire atrophiée, ramollie, friable présentait à sa coupe « plutôt l'aspect du tissu hépatique que celui du tissu cardiaque ». Dans les fibres superficielles et profondes des deux ventricules, on voyait des taches jaunâtres constituées par de la graisse[1] qui avait remplacé le tissu musculaire.

Une observation de Stokes est relative à un homme de soixante-huit ans, qui avait été pris subitement, il y avait trois ans, d'une défaillance pendant laquelle il serait tombé si on ne l'eût soutenu. Depuis lors, le même accident s'était reproduit une cinquantaine de fois.

« Le malade est à peine averti de l'approche d'une attaque ; il sent un poids d'abord dans l'estomac, puis dans le côté droit du cou, puis dans la tête ; là, il fait explosion et disparaît avec un grand bruit ressemblant au tonnerre, en laissant le malade en proie à la stupeur ; souvent, il y a en même temps une sensation de battements précipités du cœur. Pendant l'attaque, il n'y a ni convulsions, ni écume à la bouche, mais le malade s'est quelquefois mordu la langue. La durée de la syncope dépasse rarement quatre à cinq minutes, souvent elle est encore moins longue, mais pendant toute sa durée, l'insensibilité est complète. Jamais ces attaques n'ont été suivies d'accidents ni de rien qui ressemble à la paralysie. »

Le malade était maigre et hâve, presque toujours assoupi, avec une impulsion cardiaque extrêmement lente, obscure et prolongée. Le premier bruit était suivi d'un murmure doux, empietant sur le commencement du second temps qu'on entendait très distinctement. Le pouls battait vingt-huit fois par minute.

« Depuis son entrée à l'hôpital, le malade a eu deux menaces d'attaques, toutes deux pendant son séjour au lit. Elles ont été évitées par la manœuvre suivante : aussitôt qu'il ressent les premiers symptômes de l'accès, il se retourne rapidement et se place sur ses mains et ses genoux, en tenant la tête en bas ; par ce moyen, il fait souvent cesser un état qui autrement se serait terminé par un accès. On remarque, ce jour-là, en auscultant attentivement le cœur, qu'il y a de temps à autre des demi-battements entre les contractions régulières. Ils sont très faibles, sans impulsion, et correspondent à un phénomène pulsatif analogue au pouls. Celui-ci atteint le chiffre de 36 pulsations à

[1] Ces « taches jaunâtres constituees par de la graisse » ne devaient être autre chose que des taches de sclerose analogues a celles que nous avons decrites (voir p. 160-162).

la minute; les battements réguliers sont au nombre de 28, ce qui donnait 8 demi-battements par minute. Quelque temps après, le malade se plaint de palpitations et d'un sentiment de malaise dans la région du cœur; l'impulsion est plus énergique et se compose de deux pulsations distinctes. Le murmure systolique est un peu plus fort qu'auparavant. En écoutant attentivement, on entend de temps à autre comme des tentatives de contractions qui avortent environ quatre fois par minute. Ce bruit incomplet n'altère point les intervalles qui séparent les bruits normaux du cœur; ils paraissent remplir cet intervalle. Il n'existe pas d'état correspondant du pouls qui bat 32 fois à la minute. »

Trois mois après, Stokes remarqua un symptôme nouveau : une pulsation remarquable de la jugulaire droite, évidente surtout lorsque le malade était couché, et plus tard le cou du malade fut très curieux à observer; « jamais, dit-il, je n'avais vu jusque-là des pulsations veineuses semblables ».

Le même auteur rapporte encore quatre observations presque semblables. Il a eu tort d'attribuer tous ces faits, uniquement à la dégénérescence du cœur à laquelle il rattache le type respiratoire qui porte son nom et celui de Cheyne (respiration de Cheyne-Stokes); mais la description qu'il a tracée de ces accidents est si complète qu'on ne saurait, encore aujourd'hui, presque rien y ajouter.

« Le symptôme nerveux le plus important — ajoute-t-il — est l'apoplexie ou *fausse* apoplexie, qui frappe si fréquemment les malades. Elle diffère de l'apoplexie sanguine ordinaire, par la répétition fréquente des attaques, par la rareté de la paralysie consécutive, par le danger qui résulte d'un traitement antiphlogistique, et par les bons effets de l'emploi des stimulants, soit comme médication préventive, soit comme moyen curatif. »

Il avait encore remarqué judicieusement que ces attaques se rapprochent de la syncope, qu'au début de la maladie, c'est la forme syncopale qui prédomine, tandis que plus tard c'est la forme pseudo-apoplectique. C'est ainsi qu'un de ses malades, âgé de soixante-trois ans, avait d'abord eu des attaques syncopales auxquels firent place des accidents à caractère apoplectique, précédés d'une convulsion légère et survenant pendant le sommeil. Quand le malade revient à lui et que le coma a disparu, il présente pendant une demi-heure ou une heure quelques troubles intellectuels : il ne reconnaît plus ni ses amis les plus intimes, ni ses parents, ni même sa femme qu'il a prise pour sa mère. Il en a été de même pour un autre malade à qui il arrivait fréquemment de ne plus reconnaître des amis de cinquante ans. Mais ces accès ne sont pas toujours de courte durée, comme Stokes le croyait ; et j'ai vu un malade qui est resté pendant trente-six heures dans un état semi-comateux dont rien ne put le tirer. A son réveil, il ne reconnaissait plus personne, et fut atteint d'un léger subdélire.

La mort, et ordinairement la mort subite, peut survenir dès les premières attaques, mais le plus souvent elle n'arrive qu'après des accès multipliés, lesquels se répètent à des intervalles irréguliers et elle ne paraît pas devoir être rapportée à une lésion de l'encéphale. La mort par ictus apoplectique, survenant en l'absence de toute lésion cérébrale, a été constatée dans le cours de l'artério-sclérose du cœur par Karl Huber[1], qui en eût certainement été moins étonné s'il avait connu les faits et la description clinique si précise du medecin de Dublin.

Le *pouls* est lent, et cela d'une façon permanente ; il se ralentit encore davantage à l'approche des accès ; à ce moment, il peut même devenir irrégulier, intermittent et très faible, et prendre suivant l'expression de Stokes, « un caractère de reptation particulier ». Cette infréquence atteint parfois des limites extrêmes : 30, 20, 10 et même 5 pulsations par minute. Un malade d'Halberton[2], trois ans après une chute sur la tête, éprouva des attaques syncopales pendant lesquelles les pulsations radiales s'abaissaient jusqu'au chiffre de 10, 8 et même 5 par minute. Un malade de 83 ans, observé par Lafont-Gouzi, meurt en présentant un ralentissement progressif du pouls ; de 40 pulsations, le pouls tombe à 20, puis à 5, et pendant les deux dernières heures de l'agonie, à 2 par minute[3].

Mais ce sont là des raretés, et le ralentissement oscille ordinairement entre 40 et 20 pulsations. J'ai vu un malade chez lequel, au début de son affection, la lenteur du pouls ne survenait qu'au moment des crises syncopales ou apoplectiformes ; alors, le pouls tombait de 60 à 70, à 40 et même 24 pour reprendre sa fréquence habituelle, immédiatement après les accès.

Le pouls est ordinairement régulier, plein, fort et tendu, et la tension artérielle est le plus souvent surélevée. « Les artères — dit Stokes — paraissent être dans un état de distension permanente... Les ramifications des temporales sur le crâne apparaissent en relief, comme sur un sujet bien injecté. » Le plus souvent, les deux pouls radiaux sont inégaux, comme forme, et Adams a rapporté l'observation d'un malade sujet dans les dernières années de sa vie à des syncopes et à des attaques angineuses, chez lequel le pouls, très faible à gauche, disparut complètement

[1] K. Huber (*Arch. de Virchow*, 1882).
[2] Halberton (*Trans. med. chir. soc. of London*, 1841).
[3] Lafont-Gouzi (*Journ. de méd. et chir. de Toulouse*, 1866).

à droite ; puis, pendant les dernières six semaines de sa vie, « l'examen le plus minutieux ne permit de découvrir aucune trace de pulsations sur le trajet d'aucune artère ». La main ne percevait plus, au lieu des battements du cœur, qu'une sensation obscure d'ondulation, et à l'autopsie on trouva un cœur flasque et ramolli, des valvules sigmoïdes complètement ossifiées, ainsi que les artères coronaires devenues imperméables à leur origine.

J'ai observé, pour ma part, un fait à peu près semblable, où les pulsations absentes aux fémorales et aux radiales n'étaient perceptibles à un très faible degré qu'aux artères humérales. A l'autopsie, il y avait un rétrécissement aortique très considérable dû à l'athérome et à l'ossification presque complète des valvules semi-lunaires.

Les tracés sphygmographiques sont caractérisés par une ligne d'ascension ordinairement verticale et élevée, d'autres fois oblique avec large plateau terminal, et par une ligne de descente très longue, oblique, sans trace de dicrotisme. Souvent, au milieu de ce tracé, on constate des pulsations avortées survenant parfois d'une façon régulière sous forme de pouls bigéminé. D'autres fois encore, comme R. Tripier en a fait la judicieuse remarque, le pouls n'a que l'apparence de la lenteur, puisque, dans certains cas, les battements du cœur sont en nombre double de celui des pulsations radiales, une systole cardiaque forte étant suivie d'une systole faible non transmissible au pouls (rythme couplé du cœur). Dans le rythme tricouplé du cœur, la première pulsation cardiaque se transmet seule au pouls, et c'est ainsi que, pour trois systoles, il n'y a qu'une pulsation radiale. Je vous ai montré ainsi un malade chez lequel on pouvait compter 60 pulsations cardiaques pour 20 pulsations radiales.

Les causes d'accélération habituelle du pouls (émotions, marche, efforts, état fébrile) n'agissent que très faiblement, et ne l'augmentent que de quatre ou cinq pulsations. Parfois même, la marche prolongée ou un effort peuvent avoir un effet opposé, et c'est ainsi que l'on voit sous ces diverses influences le pouls tomber de 45 à 30 ; mais dans ces cas, les systoles avortées sont plus nombreuses et moins transmissibles au pouls radial. Chez un de mes malades atteint de pneumonie avec une température de 40°, le pouls ordinairement à 36 ne s'est élevé qu'à 44 pulsations. Il en fut de même d'un malade observé par Potain et chez lequel elles ne montèrent que de 24 à 29 pour un embarras gastrique fébrile à 40°2. La digitale ne contribue pas le plus souvent à ralentir encore les battements cardiaques. Cependant, un auteur allemand [1] a observé le

[1] A. Frey (*Berl. Klin. Woch.*, 1887).

phénomène contraire : un homme de cinquante ans, obèse, ne présentait que 50 pulsations à la minute, avec pouls bigéminé ; sous l'influence de la digitale, la fréquence du pouls a été presque doublée (80 pulsations), et quand le médicament eut cessé d'agir, le pouls est retombé à 40. Mais, il y a là une erreur d'interprétation : la digitale n'a pas accéléré le pouls, elle a seulement renforcé les systoles cardiaques et les a ainsi rendues plus perceptibles à l'artère radiale.

Cependant, j'ai démontré[1] que, dans ces cas, on ne saurait être trop prudent dans l'administration de ce médicament qui contribue pour une grande part, à haute dose, non seulement à produire, mais aussi à exagérer le phénomène du pouls bigéminé et du rythme couplé du cœur.

L'auscultation du *cœur* permet de constater l'existence de bruits ordinairement très sourds, comme lointains, avec une longueur extrême des silences.

Le plus souvent, il n'existe aucun souffle valvulaire ; parfois cependant les malades ordinairement atteints d'aortite chronique ont une insuffisance ou un rétrécissement aortique. Dans ce dernier cas, le pouls est caractérisé à la fois, par la *rareté* et le *ralentissement*, deux termes qui ne sont pas absolument synonymes ; le pouls *rare*, qui devrait même remplacer la désignation du pouls lent dans l'affection que nous étudions, signifie qu'il existe entre chaque pulsation un intervalle assez prolongé ; le pouls *lent* est surtout caractérisé pour la longueur des contractions cardiaques et des diastoles artérielles.

Il faut toujours se rappeler que l'aortite chronique, le rétrécissement et l'insuffisance aortiques sont des lésions surajoutées, capables de modifier la symptomatologie de la maladie. Dans sa thèse inaugurale, Blondeau[2] parle de souffles qu'aucune lésion n'expliquait à l'autopsie, et il est probable qu'il s'agissait d'affections aortiques incapables de produire un bruit morbide en raison de la faiblesse cardiaque, ou encore de souffles d'insuffisance fonctionnelle des orifices auriculo-ventriculaires survenue sous l'influence de la cardiectasie. Car celle-ci se produit fréquemment comme dans toutes les cardiopathies artérielles, et le cœur, pour la même raison, peut être atteint d'une pseudo-hypertrophie.

Si le *choc* de la pointe peut se faire plus bas qu'à l'état normal, il est difficilement perceptible et le plus souvent absent. L'impulsion cardiaque est donc extrêmement faible.

[1] Le rythme couple du cœur, et la mort par la digitale (*Soc. méd. des hôpitaux*, 30 juin 1892).

[2] Blondeau (*These inaug. de Paris*, 1877).

A l'auscultation, Stokes avait bien remarqué qu'on entend de temps à autre comme des « tentatives de contraction qui avortent quatre fois environ par minute ». Je rapproche ce dernier fait d'un symptôme que j'ai constaté trois fois sur les cinq cas soumis à mon observation. Voici en quoi il consiste : le choc de la pointe se fait en un seul temps, comme à l'état normal ; le bruit est assez nettement frappé, mais il est suivi immédiatement d'un ou deux bruits lointains et sourds, lui répondant comme une sorte d'écho prolongé. Ces *bruits systoliques en écho*, comme je les appelle, représentent des systoles incomplètes et impuissantes.

D'autres fois, on peut interpréter autrement ces sortes de demi-battements cardiaques qui ne se font pas sentir au pouls radial, et les attribuer aux contractions de l'oreillette. Chauveau [1] a vu un malade chez lequel la systole ventriculaire s'accomplissait 24 fois par minute, tandis que les oreillettes se contractaient 65 fois. Ainsi donc, tandis que le tracé sphygmographique inscrivait 24 pulsations, le tracé cardiographique montrait deux sortes de pulsations, les unes fortes et longues synchrones avec le pouls radial, les autres brèves et petites correspondant avec les contractions auriculaires et donnant ainsi la sensation d'un faux bruit de galop ou d'un dédoublement.

La *circulation veineuse* peut être profondément troublée par suite de la dilatation consécutive des cavités droites et de la production d'une insuffisance tricuspidienne. Chez un de ses malades, Stokes nous apprend « qu'un symptôme nouveau s'est montré, savoir une pulsation remarquable de la veine jugulaire droite, et qui devient évidente, surtout lorsque le malade est couché. Il est difficile de compter les pulsations réflexes (veineuses), mais leur nombre est au moins double des contractions ventriculaires. Chaque troisième pulsation est forte, subite, et appréciable à la vue. Les autres sont moins distinctes et quelques-unes sont très faibles ; ces dernières correspondent sans doute aux contractions imparfaites du cœur dont nous avons parlé ». Voilà qui réduit à néant l'hypothèse de l'hémisystolie des auteurs allemands et dont je vous ai déjà entretenus.

Les *accidents nerveux* sur lesquels je ne reviendrai pas, puisque je les ai suffisamment décrits en rapportant avec mes observations personnelles celles de Stokes et d'Adams, sont de trois sortes :

1° Vertiges et syncopes ;

[1] CHAUVEAU (*Lyon méd.*, 1889).

2° Accidents apoplectiformes et coma ;

3° Accidents épileptiformes.

On pourrait encore ajouter les troubles respiratoires caractérisés par des respirations suspirieuses, quelques arrêts de la respiration en inspiration, par le type respiratoire de Cheyne-Stokes, enfin par la dyspnée d'effort.

Mais, tous ces accidents ne sont pas sous la dépendance du pouls lent permanent, ou du syndrôme désigné sous ce nom. Il ne faut pas oublier que ces malades peuvent, en même temps, présenter des altérations valvulaires (insuffisance aortique, ou rétrécissement aortique le plus souvent), et que ces diverses affections agissent quelquefois pour leur propre compte en déterminant des troubles respiratoires. Il ne faut pas oublier qu'il s'agit de malades artério-scléreux ou d'athéromateux, et que la lésion finissant par atteindre le rein peut donner lieu à l'albuminurie et aux accidents urémiques (respiration de Cheyne-Stokes, dyspnée, crises convulsives, état comateux, etc.). Il faut se rappeler enfin que les artères cardiaques assez souvent lésées peuvent donner lieu aux symptômes de l'angine de poitrine. Tous ces accidents, dus aux complications valvulaires, à l'aortite, à l'urémie, à l'endartérite des coronaires, sont des phénomènes surajoutés à la maladie et au syndrôme du pouls lent permanent avec attaques syncopales et apoplectiformes.

Chez certains sujets, les attaques syncopales s'accompagnent d'accidents d'*angine de poitrine*. Aussi, est-il quelquefois assez délicat d'éviter l'erreur de diagnostic. L'angor domine plus ou moins la scène morbide et la véritable maladie est méconnue. Il suffit de songer à l'origine commune des différents états morbides constatés chez les malades, à l'artério-sclérose et à ses localisations si variées pour avoir la clef de toutes ces associations de symptômes. Localisée au cœur, la sclérose artérielle pourra provoquer des accidents angineux, au bulbe ceux de la maladie de Stokes-Adams, au rein ceux de la néphrite interstitielle, etc. Il est facile, on le comprend bien maintenant, de se représenter la multiplicité des physionomies que peut revêtir en clinique l'artério-sclérose généralisée ou l'une quelconque de ses localisations. Tous ces malades et ces cardiopathes artériels sont des artério-scléreux, et chacun d'eux pourra devenir à la fois ou successivement un cardiaque, un rénal ou un bulbaire. Je pourrais en citer de nombreux exemples tirés de ma pratique personnelle.

Ainsi, dans la maladie de Stokes-Adams, il peut y avoir complication de néphrite et d'urémie, d'où certains symptômes, comme des convulsions épileptiformes que l'on aurait tort d'attribuer seulement à la maladie causale. C'est ainsi que Truffet[1] (de Lyon) parle d'accidents urémiques chez une femme atteinte de pouls lent. Tout dernièrement, Debove et Gingeot[2] citaient deux malades chez lesquels des crises convulsives et dyspnéiques, rattachées avec raison à l'urémie, cédèrent rapidement à l'usage du régime lacté. J'ai observé des cas semblables, de sorte que dans cette maladie, le même symptôme, — la pseudo-épilepsie, — peut avoir une pathogénie différente, puisqu'elle peut être d'origine bulbaire ou urémique. Il en est de même de la dyspnée, et je ne saurais trop insister sur la distinction clinique que l'on doit faire dans cette maladie entre les symptômes de provenance bulbaire, et ceux d'origine cardio-aortique ou rénale. C'est ainsi que vous ferez de la bonne clinique et de la bonne thérapeutique pathogénique.

Ces considérations n'ont pas seulement un intérêt théorique, mais elles ont aussi une grande importance pratique. Ainsi, tel malade atteint de la maladie de Stokes-Adams avec attaques épileptiformes, peut, arrivé à une certaine période, devenir un rénal et finir urémique ; ou bien, le processus artério-scléreux portera son action sur les artères du cœur pour donner lieu au syndrôme angineux, ou encore sur le myocarde pour produire les accidents d'une insuffisance du muscle cardiaque. A chacune de ces modalités cliniques répond un traitement spécial que vous établirez d'autant mieux que vous connaîtrez davantage la cause commune, l'artério-sclérose et ses manifestations locales. J'ai constaté déjà trois fois l'existence de l'angine de poitrine dans cette maladie, et Adams est, à ma connaissance, le seul auteur qui l'ait signalée, sans s'arrêter aux réflexions qu'elles auraient dû cependant lui inspirer. Il s'agissait d'un médecin qui avait présenté, pendant les six dernières semaines de la vie, des « accidents ressemblant à l'angine de poitrine ». A l'autopsie, on trouva des dépôts osseux et calcaires s'étendant aux artères coronaires qui « étaient si complètement transformées par ces dépôts qu'elles étaient presque solidifiées et imperméables dans l'étendue d'un pouce à partir de leur origine ».

Voici un fait que j'ai observé dernièrement et qui se recommande à votre attention par l'existence, non seulement d'accidents angineux, mais aussi d'autres symptômes étrangers, en apparence, à la maladie de Stokes-Adams.

Un malade, âgé de cinquante-quatre ans, souffrait d'accidents angineux depuis environ une année, les accès survenaient toujours sous l'influence

[1] (*Thèse inaug. Lyon*, 1881.)
[2] *Soc. méd. des hopitaux*, 1890.

de la marche et des efforts. Depuis dix-huit mois, il se plaignait aussi de vertiges et d'étourdissements, quand un jour il eut une perte de connaissance complète et tomba rapidement à terre. Ces accidents se répétèrent trois ou quatre fois, et au mois de septembre 1888, il fut pris d'une douleur précordiale très vive avec angoisse, avec irradiations au cou, à l'épaule et au bras gauche; immédiatement après, survint une syncope avec perte complète de connaissance pendant cinq minutes environ. Les crises syncopales surviennent spontanément, sans cause aucune, et le malade ne peut les prévoir que quelques secondes auparavant, parce qu'elles sont ordinairement annoncées par une sensation de pesanteur rétro-sternale et par un état indefinissable d'anéantissement. Mais, fait important, dès que la syncope survient et après sa disparition, le pouls se ralentit jusqu'à 40 et même 30 pulsations qui restent à ce chiffre pendant une demi-heure ou une heure environ pour s'élever ensuite à 70 ou 80, chiffre qui persiste toujours dans l'intervalle des crises. Cela prouve, pour le dire en passant, que la désignation de pouls lent *permanent* est fautive, puisque, dans certains cas, la bradycardie peut être paroxystique.

L'existence de ces attaques syncopales précédées et suivies de ralentissements du pouls me mit immédiatement sur la voie du diagnostic et me fit porter un pronostic fort grave.

On ne constate aucun antécédent personnel ou héréditaire de quelque importance. Les artères sont dures, athéromateuses, le premier bruit du cœur est sourd, le second bruit à la base est retentissant et parcheminé, avec tendance au redoublement. Impossible de sentir le choc précordial.

Les accès se présentent sous la forme de *petites* et de *grandes* crises, comme le malade les appelle, les premières étant caractérisées par des lipothymies « rapides comme l'éclair », ou par une sensation de malaise indéfinissable pouvant persister de quinze à trente minutes ; les autres par des syncopes prolongées d'une durée de cinq à dix minutes et toujours accompagnées de légers mouvements convulsifs et de ralentissement du pouls. Celui-ci ne persistait le plus souvent que pendant quelques heures. Cependant un jour, à la suite d'une crise un peu plus sévère, le pouls resta au chiffre de 28 pendant dix jours, au bout desquels il se remit, après une crise syncopale, à battre 60 à 65 fois par minute, comme par le passé. Pendant une période de quinze jours encore, les pulsations se maintinrent à ce dernier chiffre; puis, à la suite de nouvelles crises syncopales qui se succédèrent huit ou dix fois dans la même journée, elles tombèrent à 24, chiffre qu'elles ont gardé depuis cette époque.

Le malade reste maintenant dans le même état, exposé sans cesse aux défaillances, aux lipothymies qui surviennent d'une façon spontanée ou sous l'influence du moindre mouvement. De temps en temps, il éprouve des battements dans la tête, des sifflements aigus dans les tempes, et toujours comme une sorte de poids au niveau de la région du cœur. Il accuse encore une sensation étrange, analogue à « l'effort que ferait le sang pour pénétrer à travers un orifice trop étroit ».

Au cœur, je constate le premier bruit prolongé et vibrant suivi de deux autres systoles incomplètes qui n'arrivent pas jusqu'au pouls radial et qui se présentent à l'oreille sous l'aspect de bruits lointains et répercutés (bruits systoliques en *écho*). Puis, la systole cardiaque s'affaiblit à ce point qu'il est impossible de prendre aucun tracé cardiographique, le pouls présente des intermittences et des irrégularités, les deux membres inférieurs deviennent rapidement en quelques jours le siège d'un œdème considérable qui remonte jusqu'aux cuisses. La dernière crise a été marquée par un accès de dyspnée, et depuis cette époque il y a de l'anhélation continuelle qu'augmentent encore les efforts faits par le malade pour parler. Cette dyspnée existe avec l'intégrité absolue de l'appareil broncho-pulmonaire et diffère de celle qui avait été provoquée, un mois auparavant, par une pleurésie diaphragmatique droite guérie depuis quinze jours, et constatée par Millard, qui m'avait adressé ce malade dès le début des accidents.

Les urines sont rares (500 grammes au plus) chargées d'urates, avec traces d'albumine, et jusqu'ici le régime lacté exclusif n'a nullement modifié l'état dyspnéique.

Sous l'influence d'une médication par les injections d'éther et de caféine au moment des accès, par l'administration de la trinitrine à l'intérieur, par les injections sous-cutanées de trinitrine (quatre injections quotidiennes d'un quart de seringue d'une solution renfermant 10 grammes d'eau pour 40 gouttes d'une solution de nitroglycérine au centième), les attaques syncopales perdent de leur fréquence et de leur intensité, la face pâle d'ordinaire se colore légèrement, le pouls change de caractère sans augmenter de fréquence, et le tracé sphygmographique indique, au lieu d'une ligne d'ascension brusque et verticale avec crochet au sommet et longue descente, une ligne oblique et arrondie à sa partie supérieure. Mais l'impuissance du myocarde s'accuse de jour en jour, l'œdème périphérique augmente, et le malade succombe assez rapidement à des accidents asystoliques.

Ainsi donc, dans cette observation, l'angine de poitrine et les accidents cardiaques ont été des phénomènes surajoutés au syndrome du pouls lent, comme les crises dyspnéiques et les convulsions épileptiformes d'origine urémique peuvent être surajoutées aux phénomènes bulbaires. Cela prouve, une fois de plus, qu'on ne doit jamais isoler l'artério-sclérose cardiaque de l'artério-sclérose des autres viscères, et que, lorsque cette affection se localise sur un organe, on ne doit jamais perdre de vue sa généralisation dans toute l'économie.

TERMINAISON. DURÉE. — Le malade dont j'ai rapporté l'histoire est mort assez lentement en asystolie. Mais, le plus habituellement, c'est la mort subite que l'on observe après une syncope ou sous l'influence de l'angine de poitrine ; c'est encore la mort rapide par une attaque aploplectiforme suivie de coma. Enfin, la mort peut survenir au milieu d'accidents urémiques.

Le *pronostic* est donc toujours d'une extrême gravité.

La *durée* de cette maladie est variable, elle peut persister pendant quelques mois, ou même pendant plusieurs années, et on a cité des cas où la terminaison fatale n'est survenue qu'après douze ou quinze ans.

DIAGNOSTIC. — Il est ordinairement facile, surtout si l'on a soin de ne pas confondre le « pouls lent permanent avec attaques syncopales et épileptiformes », avec le pouls lent permanent presque physiologique de certains individus et qui ne s'accompagne d'aucun accident grave. On cite comme exemple Napoléon Ier qui n'avait pas plus de 40 pulsations, d'après Corvisart ; mais il paraît qu'il aurait eu pendant sa vie quelques attaques épileptiformes.

Il importe encore de ne pas confondre la maladie de Stokes-Adams avec le pouls lent transitoire accompagné parfois de quelques vertiges à la suite de maladies aiguës, avec le couple rythmé du cœur, etc.

Une erreur peut encore être commise au sujet des crises épileptiformes ou apoplectiformes que l'on attribuerait à l'épilepsie ou à des hémorrhagies cérébrales, et je rappelle qu'il faut savoir distinguer les crises épileptiformes ou dyspnéiques d'origine bulbaire des mêmes crises d'origine urémique.

On pourrait encore méconnaître la maladie lorsqu'elle se présente sous la forme fruste et atténuée. Rappelez-vous à ce sujet le malade que je vous ai montré dans le service et qui, avec le pouls lent permanent, présentait seulement quelques accès vertigineux et lipothymiques suffisants pour établir le diagnostic de maladie de Stokes-Adams.

Un diagnostic qu'il faut établir et qu'aucun auteur n'a indiqué est celui-ci : il est important de faire une distinction entre le pouls lent permanent sénile dû à l'artério sclérose cardio-bulbaire (comme nous le verrons en étudiant la pathogénie), et le pouls lent permanent dû à la compression des pneumogastriques, à la compression du bulbe et de la partie supérieure de la moelle, ou encore aux lésions périphériques (contusion d'un nerf ou de la région épigastrique, par exemple). Dans ces derniers cas de pouls lents permanents dus à des compressions nerveuses, les accidents cardiaques et angineux, les troubles urémiques, etc., font toujours défaut.

Comme pour la tachycardie et l'arythmie, et pour faciliter le diagnostic, j'établis le tableau et la classification des diverses bradycardies.

Classification des bradycardies.

1° Bradycardie physiologique.	Pouls normalement lent chez certains individus, sans aucun accident morbide.
2° Bradycardie de convalescence.	Après l'accouchement. Après les maladies aigues (pneumonie, fièvre typhoïde, érysipèle, rhumatisme articulaire aigu, scarlatine, grippe, rougeole, variole, etc.).
3° Bradycardies toxiques.	Sels biliaires (dans l'ictère). Intoxication saturnine. Intoxications médicamenteuses (digitale, belladone, jusquiame, aconit, cigue, colchique, opium, composés cyaniques, etc.). Tabac, café et thé. Quelquefois dans l'urémie et la néphrite parenchymateuse.
4° Bradycardies réflexes	Maladies du tube digestif, du foie, de l'intestin, etc. Maladies des reins, des uretères, de la vessie; affections cutanées (rare). Douleurs.
5° Bradycardies nerveuses	Affections cérébro-spinales, hémorragies cérébrales, pachyméningite, méningites, mélancolie, aliénation mentale, commotion cérébrale, insolation. Artério-sclérose cardio-bulbaire. Maladies de la moelle, tabes dorsal, sclérose médullaire, sclérose latérale amyotrophique, etc. Compression des nerfs pneumogastriques. Neurasthénie, hystérie, épilepsie, etc.
6° Bradycardies d'origine cardiaque	Dégénérescence graisseuse et surcharge graisseuse du cœur. Rétrécissement aortique. Artério-sclérose du cœur. Artério-sclérose cardio-bulbaire.

ÉTIOLOGIE et PATHOGÉNIE. — L'étiologie est celle de la sénilité artérielle. Aussi, observe-t-on cette maladie rarement avant quarante ou cinquante ans, et la plupart des faits signalés à quinze ans, vingt ou trente ans, tiennent à la confusion commise par les auteurs entre le ralentissement permanent dû aux compressions du bulbe ou du nerf vague, et la maladie de Stokes-Adams.

Quant à la *pathogénie*, elle n'est pas encore complètement élucidée, comme on va le voir :

Stokes attribuait tous les accidents à la dégénérescence graisseuse du cœur. Or, que de fois ne rencontre-t-on pas des individus atteints de cette dernière affection, qui présentent une grande lenteur du pouls sans avoir jamais ni attaques syncopales, ni attaques pseudo-apoplectiques?

Lorsque ces crises surviennent dans le cours des cardiopathies artérielles, elles sont alors l'indice d'un pronostic extrêmement sévère. Il y a quelques semaines, je vous montrais deux malades atteints, par le fait d'une athéromasie artérielle très prononcée, d'une insuffisance aortique des plus nettes. Pour l'un, l'affection était absolument latente, et il nous a fallu l'ausculter pour la découvrir. L'autre avait un pouls lent (à 45); il se plaignait d'étourdissements fréquents, de vertiges, de lipothymies, et un jour il eut en notre présence une syncope prolongée à la suite de laquelle la respiration resta, pendant une heure, suspirieuse avec le caractère du type dyspnéique de Cheyne-Stokes. Je vous ai annoncé la mort subite à bref délai, et quinze jours plus tard, une syncope emportait notre malade.

Pourquoi donc cette différence de symptômes et de pronostic sur une même affection? Je vous l'ai dit : chez le premier malade, l'athéromasie était limitée à l'aorte; chez le second, elle avait envahi les artères du cerveau et surtout celles du bulbe, au point d'en faire à la fois un aortique et un bulbaire.

Ce ne sont pas là de simples hypothèses, et je vais démontrer rapidement que la physiologie pathologique et la clinique s'unissent pour expliquer tous ces faits.

Brown-Séquard en 1850, puis Duret et Couty ont démontré que l'excitation du bulbe et l'anémie bulbaire par athérome de ses artères, donnent lieu au ralentissement du pouls. Duret, en 1878, produisait ce dernier par des traumatismes cérébraux, et Couty avait déjà démontré que l'arrêt du sang dans l'encéphale détermine une augmentation de la tension artérielle et le ralentissement des battements cardiaques.

Ces faits sont confirmés par la clinique, et vous savez que l'on voit survenir assez souvent des accidents comateux, apoplectiformes et épileptiformes dans le cours des maladies de la moelle. D'un autre côté, les traumatismes et les fractures de la partie supérieure de la colonne vertébrale produisent le phénomène du pouls lent permanent avec attaques syncopales et épileptiformes. A ce sujet, les observations d'Halberton, de Gurlt, d'Hutchinson, de Rosenthal[1] sont concluantes, et l'on comprend pourquoi, dans ces cas, le centre cilio-spinal de la moelle étant intéressé, on ait pu constater la dilatation pupillaire. Boffart[2] a vu également un rétrécissement du trou occipital donner lieu au phénomène du pouls lent. On sait, d'un autre côté, que la mort subite survient parfois dans le mal de Pott cervical, à la suite de la compression brusque de la moelle et du bulbe par la luxation de l'apophyse odontoïde sur l'axis. Enfin Stackler et Lannois ont publié l'observation d'un pouls lent permanent avec attaques syncopales dans deux cas de compression des nerfs pneumogastriques[3]. Dès lors, on doit se demander si le phénomène du pouls lent a toujours besoin, pour se produire, de l'intervention d'une lésion myocardique, comme le croyait Stokes, et si la cause anatomique ne réside pas dans la moelle cervicale, dans le bulbe, dans les nerfs pneumogastriques[4], au lieu d'être exclusivement dans le cœur.

Cette explication pathogénique se rapproche de la vérité, puisque, d'une part, on observe de profondes dégénérescences cardiaques sans pouls lent permanent, et que celui-ci apparaît dans les compressions ou maladies bulbaires, en l'absence de toute lésion du myocarde. Mais il me semble que la faiblesse impulsive du cœur, dans les cas d'artério-sclérose de cet organe, n'est pas un facteur à dédaigner, et qu'elle doit agir comme cause provocatrice de l'anémie bulbaire quand celle-ci est depuis longtemps préparée déjà par l'état athéromateux des vaisseaux de la moelle allongée. Ce qui démontre que le cœur donne aussi sa note et joue un certain rôle, c'est la terminaison possible de la maladie de Stokes-Adams au milieu d'accidents imputables à l'impuissance du myocarde et à l'asystolie.

Cette question appartient donc, comme je l'ai démontré, à l'histoire clinique de l'artério-sclérose du cœur dont la symptomatologie peut et doit

[1] HALBERTON (*loc. cit.*). — GURLT (*Dublin Hospital reports*, 1855). — HUTCHINSON (*London Hosp. reports*, 1866). — ROSENTHAL (*Zeitsch. f. pract. Heilkunde*, 1866).

[2] BOFFART (*Dauphiné médical*, 1888).

[3] STACKLER (*Revue de médecine*, 1882). — LANNOIS (*Thèse de* FIGUET, *Lyon*, 1882).

[4] Cette compression des nerfs pneumogastriques peut produire deux symptômes tout à fait opposés : la tachycardie ou la bradycardie ; la tachycardie quand le nerf est profondément dégeneré, ce qui assimile la compression à une section du nerf, la bradycardie quand les nerfs vagues sont seulement irrités. — DÉJERINE a signalé un cas de vago-névrite avec tachycardie (*Arch. de phys.*, 1887) et j'en ai moi-même observé quelques cas (*Rev. de clin. et thérap.*, 1891). — Enfin, CUFFER (*Rev. de méd.*, 1890) a vu que la névrite pneumogastrique peut devenir *ascendante* et se propager jusqu'au bulbe. C'est peut-être, par cette propagation bulbaire, que les affections ou compressions des nerfs vagues peuvent donner lieu au syndrome du pouls lent avec attaques syncopales et épileptiformes.

être souvent additionnée d'accidents multiples et divers résultant de l'artério-sclérose des autres organes. En voici la preuve :

J'ai dit que l'asystolie des cardiopathies artérielles est féconde en accidents cérébraux, parce que les artères encéphaliques sont souvent en même temps atteintes, en accidents urémiques par suite de la coexistence de la néphrite artérielle ou interstitielle. Eh bien, dans le pouls lent permanent avec attaques épileptiformes, celles-ci n'ont pas toujours la même origine, elles doivent être parfois distraites de la symptomatologie bulbaire, elles peuvent n'être que des convulsions urémiques. Il en est de même des crises dyspnéiques qui cèdent alors au régime lacté exclusif.

Traitement. — Puisque la maladie de Stokes-Adams n'est autre chose qu'une artério-sclérose du cœur associée à celle du bulbe, puisqu'elle peut présenter dans son cours des complications urémiques, il en résulte que l'on doit remplir trois indications principales, comme je l'ai démontré naguère [1] :

1° Soutenir, tonifier le cœur, et combattre la sclérose des coronaires ;
2° Combattre l'ischémie bulbaire ;
3° Combattre les accidents urémiques.

1° Parmi les toniques du cœur, faudra-t-il choisir la digitale ? Non, ce serait un non-sens thérapeutique. Il est vrai qu'en réalité, la digitale ne ralentit que le pouls des asystoliques. On doit cependant s'en abstenir, tout d'abord parce que chez tous les malades en question le pouls est déjà très ralenti et qu'il y a imminence morbide de dégénérescence du myocarde. Or, la clinique nous enseigne que la digitale est souvent nuisible dans la stéatose du cœur. Quant à la spartéine, au convallaria maialis, au strophantus, s'ils sont moins nuisibles, je ne puis leur accorder une grande efficacité, au moins dans cette maladie.

Je conseille d'agir par la caféine et de préférence encore par l'infusion de café. Celle-ci en effet renferme deux principes qu'il importe de bien séparer : la caféine et la caféone. La première est un excitant musculaire, comme je l'ai démontré depuis de longues années ; la seconde est une essence dont les propriétés excitantes agissent sur le cerveau et le système nerveux. L'infusion de café remplit donc les deux indications les plus importantes : tonifier le myocarde, exciter le cerveau. Quant à

[1] H. Huchard. Traitement de la maladie de Stokes-Adams (*Soc. de thérap.*, 1889). Maladie de Stokes-Adams (Leçon clinique. *Bull. medical*, 1890).

la caféine, je la prescris à la dose de 60 à 80 centigrammes, par jour, d'après cette formule :

Caféine. . . . . } ää 4 grammes.
Benzoate de soude. . . . . }
Pour vingt cachets ; 3 ou 4 par jour.

Enfin, il sera quelquefois utile de pratiquer des injections d'éther et de caféine.

2° La seconde indication à remplir consiste à modifier l'état du bulbe en combattant l'ischémie.

Inutile de dire qu'il faut s'abstenir de tout médicament vaso-constricteur (bromure de potassium, belladone, ergot de seigle).

On doit recourir de préférence : 1° au nitrite d'amyle qui produit une congestion cérébrale très rapide et très efficace ; 2° à la trinitrine, en solution alcoolique au centième administrée à l'intérieur à la dose de 6 à 10 et même 20 gouttes par jour, ou en injections sous-cutanées, suivant cette formule :

Eau distillée . . . . 10 grammes.
Solution alcoolique de trinitrine au 1/100 . . . 40 gouttes.
Injecter deux à trois demi-seringues de Pravaz par jour.

Les opiacés et la morphine en injections sous-cutanées peuvent parfois produire de bons résultats en déterminant, comme je l'ai démontré, un état d'hypérémie cérébrale.

Enfin, il ne faut jamais oublier que ces malades sont des artério-scléreux ou athéromateux, et qu'à ce titre la médication iodurée doit être suivie pendant longtemps.

3° Contre les accidents urémiques (dyspnée, respiration de Cheyne-Stokes, crises convulsives, etc.), il faut instituer le traitement de l'urémie, et pour les prévenir, il y a lieu de prescrire de bonne heure le régime lacté.

VI. — Forme cardio-pulmonaire

a). Je vous ai déjà parlé de cette dyspnée intense, le plus souvent paroxystique, survenant parfois tous les soirs avec une intensité variable, distincte de la dyspnée urémique de Cheyne-Stokes, quoiqu'elle présente quelques-uns de ses caractères. C'est une des variétés de l'asthme cardiaque avec sensation de poids et de compression thoracique, de pesanteur épigastrique, d'angoisse respiratoire, et avec l'absence de toute trace d'albumine dans les urines. On a rattaché quelques-uns de ces phénomènes au brightisme sans albuminurie ; mais le plus souvent les malades ne présentent aucun signe de ce genre pendant plusieurs années.

Voici un exemple :

En 1886, je voyais un malade âgé de soixante-douze ans chez lequel rapidement s'est manifestée une arythmie des plus accusées. Quelques jours plus tard, j'assistais un soir à une attaque de pseudo-asthme, qui a dépassé en intensité tout ce que j'ai pu voir : le malade, d'une pâleur extrême, avait été pris pendant une nuit entière d'un accès d'orthopnée extrême au point que la mort a été imminente à tous les instants. Le lendemain, tout était rentré dans l'ordre, mais il conservait son arythmie cardiaque qui n'a pas cessé depuis deux ans. Le pouls, au milieu de toutes ces irrégularités, était fort, vibrant, serré et concentré ; la percussion de l'aorte faisait constater l'existence d'une légère ectasie de ce vaisseau, et l'auscultation du cœur ne permettait d'entendre aucun souffle. Depuis cette époque, c'est-à-dire depuis deux ans, le malade n'a plus eu d'accès de dyspnée, mais il conserve toujours de l'anhélation sous l'influence de la marche, d'un effort quelconque, d'un simple mouvement constitué par l'action de se lever ou de se coucher, et quatre mois après son attaque dyspnéique, il a été atteint d'une hémiplégie droite avec aphasie. Je n'ai jamais constaté ni la présence de la plus faible trace d'albumine dans ses urines, ni l'existence du moindre signe de brightisme. Sous l'influence de la médication iodurée prescrite de bonne heure, les accidents cardiaques et dyspnéiques se sont beaucoup amendés. Ce malade vivait encore en août 1889, il conservait son hémiplégie droite avec aphasie, son arythmie cardiaque augmentant brusquement par accès, et sa dyspnée d'effort avec fréquentes attaques d'oppression ; mais jamais, durant cette période déjà longue de près de trois ans, je n'ai constaté le plus petit nuage albumineux dans les urines, jamais je n'ai observé chez lui le moindre signe de néphrite interstitielle ou parenchymateuse.

Cette dyspnée est loin d'affecter une allure aussi franchement paroxystique, elle se manifeste seulement à l'occasion de la marche, d'une émotion, d'un effort, comme je vous l'ai dit maintes fois. Son importance est capitale, parce qu'elle est le plus souvent caractéristique de l'artériosclérose du cœur. Elle peut devenir subintrante par suite des progrès de l'affection ; elle s'accompagne alors de tous les signes de l'affaiblissement du cœur et aboutit au *weakened heart* de Stokes. Mais, lorsqu'elle constitue pour ainsi dire un phénomène prédominant chez un mitral qui présente en même temps les signes de l'hypertension artérielle, avec légère ectasie aortique, retentissement diastolique de l'aorte et troubles vaso-moteurs, le diagnostic de cardiopathie artérielle s'impose.

b). Je vous ai déjà parlé des crises d'*œdème aigu* du poumon survenant dans le cours de la cardio-sclérose. Mais, il ne faut pas confondre cette dernière complication avec la congestion pulmonaire ; car, ces deux affections sont loin de se ressembler au point de vue clinique.

La première ne présente pas la même localisation à la partie supérieure de l'un des poumons, ses râles sont plus secs, plus fins, plus franchement inspiratoires, enfin il n'y a pas d'expectoration sanguinolente ou encore d'expectoration se présentant sous l'aspect d'une solution de gomme. Mais ce serait une faute grave de nier l'existence de l'œdème du poumon auquel naguère Gendrin attachait une grande importance et qu'il regardait comme le phénomène le plus précoce de la rupture de compensation dans les cardiopathies valvulaires. Or, cette rupture de compensation est le plus souvent le fait de la débilitation ou de l'insuffisance du myocarde qui menace sans cesse les cardiopathies artérielles. Il n'est donc pas étonnant que, de bonne heure, alors que l'attention n'est pas encore appelée vers le cœur, le poumon devienne le siège d'un œdème pulmonaire pour ainsi dire chronique qui, par sa fixité et son étendue, puisse dérouter le diagnostic.

Je voyais, en 1888, un malade âgé de soixante-trois ans et qui m'était adressé pour une affection bizarre de l'appareil pulmonaire. Cet homme souffrait, depuis dix-huit mois, d'une oppression presque continuelle qui s'exaspérait souvent par la marche et par le moindre effort ; de plus, il avait été sujet à des bronchites avec expectoration séro-muqueuse abondante, et il y a trois mois, il avait eu sans cause connue une attaque de congestion pulmonaire. Les urines n'avaient jamais renfermé la moindre trace d'albumine, le cœur n'avait jamais présenté de bruit de souffle ; bref, tous les symptômes paraissaient cantonnés dans l'appareil pulmonaire où l'on constatait, depuis plus de six mois, l'existence de râles très nombreux, crépitants, fins, secs, presque superficiels, exclusivement inspiratoires et se manifestant dans une étendue considérable, aux deux tiers inférieurs des régions axillaires et postérieures des deux poumons. La sonorité était presque normale, et ces ronchus n'étaient certainement pas symptomatiques d'une pleurésie sèche dont on ne trouvait pas les signes. Hé bien, ce *faux* pulmonaire n'était qu'un cardiopathe artériel, comme vous allez voir :

Depuis longtemps déjà, il éprouvait, sous l'influence de la marche,

« une gêne douloureuse » au-devant du sternum, gêne telle qu'il était obligé de s'arrêter ; parfois elle s'accompagnait d'une sensation de compression et de poids énorme à la poitrine ; ce malade avait de temps en temps des vertiges et des accès de pâleur faciale qui avaient frappé son entourage. Le pouls était plein, fort, vibrant, la région cervicale soulevée par des battements artériels anormaux, et toutes les artères dures et sinueuses. Au cœur, aucun souffle, mais second bruit aortique retentissant, presque métallique avec un premier bruit sec et parcheminé. L'organe est manifestement hypertrophié, sa pointe venant frapper entre les 5e et 6e espaces intercostaux, avec des battements parfois inégaux, intermittents et quelques faux pas. De temps en temps, le soir, léger œdème périmalléolaire.

Mais, fait important, lorsque je fais marcher ce malade un peu rapidement et que je l'ausculte immédiatement après, je constate l'existence d'un bruit de galop qui n'existait pas au repos, et que j'avais seulement pressenti par la palpation précordiale. Il ne m'en fallait pas davantage pour formuler le diagnostic de sclérose cardio-rénale, même en l'absence d'albuminurie, et au lieu de tourmenter le malade par la prescription de tisanes, de potions calmantes et de révulsifs, j'ordonnai tout simplement le régime lacté exclusif et ensuite l'iodure de potassium à la dose d'un gramme par jour. Sous l'influence de cette médication la dyspnée et l'œdème des membres inférieurs disparurent assez rapidement, et ce cardio-rénal traité par erreur d'abord comme un pulmonaire fut promptement amélioré, parce que j'avais su dépister une affection cardiaque.

C'est ainsi que vous voyez venir à vous des malades atteints de « bronchites répétées et rebelles », et souvent vous n'avez affaire qu'à la forme *pseudo-asthmatique* ou *bronchique* de l'artério-sclérose. En voici encore un exemple :

Il y a quelques mois, un homme de quarante ans habitant la province se rendait sur l'ordonnance de son médecin aux eaux du Mont-Dore, avec le diagnostic « d'asthme catarrhal et de congestion pulmonaire ». Or, depuis plus de six mois, ce malade s'était aperçu — lui, chasseur intrépide, — qu'il ne pouvait marcher sans être essoufflé, et que, lorsqu'il pressait le pas, il était obligé de s'arrêter, vaincu par l'anxiété respiratoire ; puis, depuis deux mois, l'oppression survenait spontanément, tous les soirs ou toutes les nuits au point d'empêcher tout sommeil.

Il faut se défier de cette dyspnée d'effort et de ces accès d'asthme de la quarantaine et en chercher la cause dans l'état du cœur.

Je trouvai d'abord des râles de congestion pulmonaire passive, à la base des deux poumons. Le cœur hypertrophié ne présentait aucun bruit de souffle, mais le second bruit était manifestement retentissant à droite du sternum, et la main appliquée sur la paroi précordiale éprouvait la sensation de rebondissement qui se changea bientôt sous l'oreille en un véritable bruit de galop, après une marche de quelques instants. Enfin, les artères étaient dures et sinueuses, le pouls radial était plus faible à gauche qu'à droite.

Dès lors, le diagnostic était évident : il s'agissait d'une artério-sclérose cardio-rénale avec pseudo-asthme et congestion pulmonaire symptomatiques. Du reste, les urines, abondantes, limpides et peu denses, renfermaient quelques traces d'albumine. Je prescrivis seulement le régime lacté exclusif ; et dès le premier jour, à son grand étonnement, le malade n'eut plus d'accès d'oppression. Depuis six mois, le pseudo-asthme a complètement disparu, et je n'ai pas besoin d'ajouter que j'avais absolument défendu le Mont-Dore, qui par son altitude, plus que par la composition de ses eaux, peut singulièremeut précipiter les accidents. Lorsqu'à cette altitude élevée se joint l'action excitante des eaux sulfureuses comme à Cauterets, aux Eaux-Bonnes, à Uriage, etc., vous pouvez comprendre à l'avance pourquoi ces eaux, si efficaces dans le traitement des maladies chroniques de l'appareil respiratoire, sont coupables de bien des méfaits lorsqu'on les ordonne sans mesure. Que de malades, partis emphysémateux ou faux asthmatiqnes, qui reviennent cardiaques et asystoliques !

c). Je viens de vous parler de la dyspnée *toxique*, de l'œdème pulmonaire aigu et subaigu, des congestions pulmonaires passives, des bronchites des artério-scléreux. Vous savez aussi que, dans le cours de la cardio-sclérose, on peut voir survenir des *congestions pulmonaires actives*, avec ou sans fièvre, et siégeant parfois au voisinage de l'un des sommets. — A la dernière période de la maladie, vous observerez encore des *infarctus pulmonaires* et des congestions pulmonaires d'origine *urémique* lorsque les reins sont atteints à leur tour. — Rappelez-vous encore que la *dilatation des bronches*, la *gangrène des extrémités bronchiques*, les *épanchements pleuraux* à droite et les pleurésies hémorrhagiques ne sont pas rares chez les artério-scléreux.

Il existe, dans les cardiopathies artérielles, une forme pulmonaire, à laquelle je donne le nom d'*hémobronchite* (mot employé autrefois par Woillez pour indiquer l'association de la congestion pulmonaire à la bronchite). Il s'agit de malades de quarante à cinquante ans atteints d'une sorte de susceptibilité catarrhale des bronches caractérisée par des bronchites à répétition. Celles-ci sont toujours accompagnées d'une congestion chronique et permanente des deux poumons, siégeant le plus souvent aux bases, et persistant encore pendant des mois et même des années après la guérison des poussées bronchitiques. Plus tard, si vous n'y prenez garde, les bronchites répétées avec congestion pulmonaire pourront aboutir à la formation de foyers de pneumonie interstitielle et chronique, et il vous sera possible de constater à leur niveau l'existence d'une légère submatité avec respiration soufflante, ou même souffle bronchique. A un examen superficiel, vous avez cru qu'il s'agissait d'une simple maladie de l'appareil broncho-pulmonaire. Hé bien, cherchez, et vous trouverez le plus souvent les signes d'une sclérose cardiaque associée à la sclérose pulmonaire.

Pour Boy-Teissier, la localisation et la persistance de râles sous-crépitants aux deux bases pulmonaires sont des signes de grande valeur. Toutes les fois que cet auteur a rencontré après plusieurs examens des râles sous-crépitants des deux côtés et ne remontant pas au-dessus du tiers inférieur du poumon, il a pu constater une altération de l'appareil cardio-vasculaire souvent peu apparente, mais réelle[1].

d). L'*emphysème pulmonaire*, fréquent chez ces malades, procède d'une lésion semblable à celle qui est consécutive pour le cœur à la sclérose des coronaires, ce qui m'a fait dire que l'emphysème, au point de vue anatomique, doit être au poumon ce que l'angine de poitrine est au cœur. C'est même ce qui explique pourquoi ces emphysémateux, qu'il ne faut pas confondre avec d'autres, comme je vais le démontrer, peuvent mourir subitement. A ce sujet, je me rappelle avoir lu autrefois l'histoire d'une mort subite après un accès « d'asthme essentiel ». Or, tout porte à croire qu'il s'agissait d'un faux asthme, symptomatique d'une artério-sclérose. Celui-ci peut occasionner la mort subite ; celui-là, jamais.

Lorsqu'on se trouve en présence d'un emphysème pulmonaire, la clinique enseigne que l'on doit envisager deux phases successives de la maladie, une phase pulmonaire et une phase cardiaque ; elle enseigne encore que la seconde est toujours consécutive à la première. C'est ainsi que l'emphysémateux devenu cardiaque ne l'est qu'à la faveur du retentissement de la lésion pulmonaire sur le cœur, retentissement qui s'accuse d'abord par une augmentation de la tension vasculaire dans la petite circulation, ensuite par une dilatation des cavités droites du cœur,

[1] Boy-Teissier. — Poumon cardiaque, *loc. cit.* (*Congrès de Marseille pour l'avancement des sciences*, 1891.)

laquelle aboutit souvent à l'asystolie. Ici, l'hydraulique joue un grand rôle dans la production des accidents cardiaques, l'augmentation de la tension veineuse dans le système pulmonaire est le mécanisme toujours invoqué pour expliquer la dilatation consécutive des cavités droites du cœur, et on laisse trop souvent de côté un élément bien plus important, celui de l'artério-sclérose qui ajoute une cause de plus pour la distension des deux cavités ventriculaires. Il en résulte que parfois les deux périodes de l'emphysème pulmonaire peuvent être renversées dans leur ordre d'apparition, et qu'ainsi on observe d'abord une phase cardiaque, ensuite une phase pulmonaire.

Voici deux emphysémateux :

L'un est un phtisique au deuxième ou troisième degré, ou encore c'est un malade sujet à des catarrhes bronchiques répétés depuis plusieurs années. Dans le premier cas, la surface pulmonaire a pu diminuer de moitié ; dans le second, les secousses continuelles de toux convulsive ont déterminé un emphysème plus ou moins étendu, le plus souvent d'origine expiratoire. Chez ces deux malades, l'emphysème peut être très accusé, et cependant on ne constate pas toujours un retentissement de l'affection respiratoire sur le cœur. Celui-ci au contraire, chez le phtisique, est petit, atrophié, revenu sur lui-même, sans trace apparente d'altération du myocarde ; et, dans tous les cas, le retentissement cardiaque est limité aux cavités droites, il est caractérisé par leur simple distension, sans lésion ou avec une lésion peu marquée de leurs parois.

L'autre emphysémateux est un héréditaire, un asthmatique, qui peut n'avoir de l'asthme que l'emphysème pulmonaire ; le plus souvent c'est un artério-scléreux. Dans ce cas, l'emphysème est lobaire, généralisé à tout un lobe au lieu d'être limité à un nombre plus ou moins considérable de lobules, il est primitif au lieu d'être secondaire, constitutionnel au lieu d'être mécanique, caractérisé par des déchirures et de vastes destructions alvéolaires coïncidant souvent avec des distensions lobulaires peu étendues, tandis que dans l'emphysème purement mécanique, les lobules pulmonaires peuvent acquérir une distension beaucoup plus grande en l'absence de toute rupture pariétale.

Pourquoi ces différences ?

C'est parce que, ici, dans le premier cas, dans l'emphysème mécanique, la distension alvéolaire *est toute la lésion*, qu'elle est primitive, qu'elle se produit sur un tissu sain, et que les déchirures alvéolaires sont consécutives ; c'est parce que là, dans l'emphysème constitutionnel, la distension alvéolaire est secondaire à la lésion des parois, que celle-ci soit constituée par une dégénérescence graisseuse d'après Rayney et Williams, par une dégénérescence fibreuse d'après Jenner, ou qu'elle dépende plutôt (ce que je crois) d'une sorte de sclérose dystrophique, d'un trouble ou plutôt d'une insuffisance de nutrition par endartérite des vaisseaux pulmonaires et bronchiques. Ce qui le prouve, c'est que les emphysémateux constitutionnels sont le plus souvent atteints d'artério-sclérose et d'athérome artériel, comme je l'ai déjà dit dans une des précedentes leçons, en rappelant l'opinion de Waters, de Guéneau de Mussy, et les recherches de Boy-Tessier et les miennes.

Dans ses leçons sur « les trois pneumopathies cardiaques », le regretté Fabre (de Marseille) s'exprime ainsi [1] :

« L'endocardite, qui produit les maladies du cœur, peut n'être qu'un épisode de l'endartérite, et cette endartérite peut siéger sur les vaisseaux du poumon. Cette altération primitive des vaisseaux pulmonaires peut être favorisée et aggravée par la stase sanguine que, d'une manière mécanique ou dynamique, l'affection cardiaque provoque dans le poumon, et alors se produit une altération vasculaire, qui est une localisation de l'endartérite, aggravée par l'accumulation du sang dans les vaisseaux malades. »

D'après cette opinion, l'endartérite peut être primitive ou consécutive sur le poumon. Il faut aller plus loin encore, et dire que l'artério-sclérose peut se localiser primitivement sur cet organe, comme elle peut se localiser primitivement sur le cœur chez les cardio-pulmonaires. Le même fait ne se présente-t-il pas pour la néphrite interstitielle, ou le foie cardiaque ? Ce qui prouve que la théorie trop exclusivement mécanique de Traube relativement au retentissement ventriculaire chez les néphritiques est le plus souvent inexacte, c'est que souvent les phénomènes cardiaques ouvrent la scène et que la maladie rénale vient la seconde en date ; c'est qu'avec un rein à peine altéré on trouve parfois un myocarde atteint de lésions considérables. Le même fait s'observe pour le foie cardiaque, et la sclérose hépatique peut précéder, dominer même en intensité et en importance la sclérose du cœur.

Il en est de même du poumon, et à l'exemple des cardio-rénaux et des cardio-hépatiques, les cardio-pulmonaires sont cardiaques ou pulmonaires, non pas seulement en raison de troubles dynamiques dans la circulation du poumon, non pas en raison d'une influence réciproque d'un viscère sur l'autre, mais surtout à la faveur du développement de l'artério-sclérose qui, suivant sa prédominance au cœur ou au poumon, donne lieu à des formes cliniques différentes. Lorsque la lésion sclérose pré-

[1] Fabre (de Marseille) (*Gaz. des hôp.*, 1881).

domine au myocarde, il s'agit d'une artério-sclérose du cœur; quand elle affecte surtout le poumon, il s'agit d'une *artério-sclérose pulmonaire.*

Pour les deux sortes d'emphysème, la différence se poursuit sur le terrain clinique. Dans l'emphysème purement *mécanique*, le danger est constitué par l'exagération de la tension dans la petite circulation, laquelle se traduit par un retentissement diastolique au foyer de l'orifice pulmonaire, c'est-à-dire à gauche du sternum. Dans l'emphysème *constitutionnel*, il est caractérisé par l'exagération de la tension dans la grande circulation, laquelle se manifeste par le retentissement diastolique au foyer de l'orifice aortique, c'est-à-dire à droite du sternum.

Il en résulte qu'il existe deux sortes de pseudo-asthme cardiaque :

L'un que l'on rencontre chez les cardiaques valvulaires (pseudo-asthme *cardiaque*), dû à l'augmentation de la tension pulmonaire, avec accentuation du bruit diastolique à gauche du sternum, constitué par un état de dyspnée subintrante, souvent continue, entrecoupée par des accès paroxystiques qui n'atteignent jamais l'intensité de la seconde espèce ; c'est celui des cardiaques, ou plutôt des dyspnéiques *rouges*, avec congestion pulmonaire passive, à la face cyanosée, aux membres infiltrés, aux congestions passives ;

L'autre, que l'on rencontre chez les cardiopathes artériels (pseudo-asthme *aortique*), dû à l'exagération de la tension artérielle, augmentée encore par l'état spasmodique et intermittent des artères viscérales ou périphériques, est caractérisé par une exagération du deuxième bruit aortique. C'est celui des cardio-artériels ou plutôt des dyspnéiques *blancs*, à la face pâle et anémiée, au pouls fort et vibrant avec emphysème pulmonaire. La dyspnée, chez ces derniers, est paroxystique, assez souvent nocturne ; elle s'accompagne d'une sensation de barre ou de poids épigastrique, parfois de sensations angineuses rétro-sternales ; le plus ordinairement d'origine toxique, elle est caractérisée par des périodes plus complètes d'accalmie pendant lesquelles on la voit se manifester seulement sous l'influence de l'effort. Souvent, dans cette seconde espèce de dyspnée, les symptômes pulmonaires sont tellement prépondérants, qu'ils font méconnaître non seulement la gravité, mais même l'existence d'une affection cardiaque :

Voici, à ce sujet, une observation intéressante à consulter :

C'est l'histoire d'un homme jeune encore, puisqu'il n'avait que quarante-deux ans, chez lequel, sans cause connue, l'artério-sclérose s'est localisée dans les artères du cœur (coronarite primitive). Cet homme a pu être considéré comme un emphysémateux vulgaire, et un examen superficiel pouvait faire supposer qu'il s'agissait d'un de ces bronchitiques emphysémateux qui vont de services en services dans les divers hôpitaux et que l'on renvoie souvent, parce qu'on les croit atteints d'une affection insignifiante. Il est juste de dire cependant que l'examen du cœur est le plus souvent muet, et pour tous ceux qui font dépendre, bien à tort, leur diagnostic et leur pronostic de la présence ou de l'absence d'un bruit de souffle, ces malades paraissent indemnes de toute affection de l'appareil circulatoire.

Observation III. — *Diagnostic :* cardiopathie artérielle ; dilatation du cœur et emphysème pulmonaire ; accès stenocardiques, syncope, accès de dyspnée [1].

Examen anatomique. — Coronarite primitive intense et aortite légère : rétrécissements et oblitérations multiples des deux coronaires. Amincissement de la paroi du ventricule gauche sur une étendue de 6 à 8 centimètres carrés occupant la moitie inférieure de la paroi antérieure dans le voisinage de la cloison. Atrophie du pilier postérieur de la mitrale. Elargissement des orifices auriculo-ventriculaires. Dilatation considérable des cavités cardiaques et principalement du ventricule gauche.

M..., âgé de quarante-deux ans, exerçant la profession de cordonnier, entre le 25 septembre 1887 (salle Bazin, n° 15), à l'hôpital Bichat.

De bonne santé habituelle, le malade n'a jamais eu ni rhumatisme articulaire, ni aucune autre affection à retentissement ou à localisation cardiaque (fievres, rhumatisme, saturnisme, goutte, syphilis, etc.). Il tousse depuis quelques annees et il éprouve une oppression qui, d'abord intermittente et ne

[1] Huchard et Weber. Coronarite primitive avec atrophies partielles du cœur (Contribution a l'etude de l'arterio-sclerose du cœur). (*Soc. med. des hôp*, 10 fevrier 1888.)

Mon collegue, Lermoyez, m'a communique par la suite (en 1892), une observation qui vient absolument à l'appui de mes idees :

Il s'agit d'un malade au sujet duquel, a plusieurs reprises et dans les divers services d'hôpitaux, on avait emis le diagnostic suivant : *Bronchite chronique chez un emphysemateux*, Lermoyez constate, en plus de l'existence de cet emphysème, une hypertrophie assez considerable du cœur avec bruits tres sourds, arythmiques et inegaux. En s'appuyant sur quelques autres symptômes, il arrive au diagnostic suivant : *Sclerose cardiaque.* Un mois apres son entree a l'hôpital, le malade est trouve mort dans son lit. — « A l'autopsie, cœur enorme, resistant au doigt comme un foie cirrhotique, quoique la mort l'ait surpris en diastole. La paroi du ventricule gauche a plus de 2 centimètres d'epaisseur, tandis que celle du ventricule droit a conserve ses dimensions presque normales. A la coupe, foyers de sclerose, surtout à la pointe du cœur, pas de lesions valvulaires. Le diagnostic de sclerose cardiaque est donc confirmé. L'aorte est saine, sans atherome, sans aucune lesion de l'orifice. L'orifice des coronaires est intact, et un gros stylet y penetre aisement, mais a 2 centimetres environ, il eprouve une resistance infranchissable. A ce niveau, *il existe une plaque atheromateuse circulaire, cretacée, enserrant l'artere comme une virole et ayant retreci sa lumière jusqu'a l'oblitérer completement.* Cette lesion siege au point ou la branche auriculo-ventriculaire se detache de la coronaire. »

J'ai observé, pour ma part, dejà huit ou dix cas semblables relatifs a de pretendus emphysemateux ou bronchitiques qui viennent mourir subitement a l'hôpital. Ce sont des emphysemateux, il est vrai ; mais ce sont surtout des malades *atteints d'artério-sclerose du cœur meconnue*. Il est certain que les faits de ce genre se multiplieront encore et que l'on ne s'exposera plus par la suite aux mêmes erreurs si l'on tient compte de la symptomatologie que j'assigne à la cardio-sclerose. H. H.

survenant qu'à la suite d'un effort, est devenue ensuite de plus en plus fréquente. Depuis quatre mois, à cette oppression progressive sont venues s'ajouter des douleurs rétro-sternales, vives, subites, sans irradiations, d'une durée d'une demi-heure à une heure. C'est surtout vers le soir que l'oppression atteint son apogée (accès d'étouffements avec sensation de « barre » épigastrique).

Huit jours avant son entrée à l'hôpital Bichat, il quittait l'hôpital Tenon où il avait été soigné pour une « bronchite avec emphysème ». Il n'y avait séjourné qu'une semaine environ, et l'on est autorisé à croire qu'il a eu à ce moment un de ces accès de congestion pulmonaire si fréquents chez les artério-scléreux. Quoi qu'il en soit, le malade n'avait jamais constaté jusqu'alors ni œdeme des membres inférieurs, ni aucun symptôme qui pût faire croire à un trouble circulatoire généralisé.

Examiné à son entrée à Bichat, on le trouve dans l'état suivant :

Le malade est pâle, en proie à une oppression considérable ; l'inspiration est lente, pénible ; l'expiration, au contraire, est brève. A l'auscultation, le murmure vésiculaire est affaibli, l'inspiration humée, l'expiration non prolongee. Des râles sibilants s'entendent dans toute la poitrine avec quelques râles muqueux aux bases. Nulle part il n'existe de matité ; la percussion révèle, au contraire, une sonorité exagérée.

Le cœur est légèrement hypertrophié. La pointe bat dans le sixième espace au-dessous et en dehors du mamelon. Les battements cardiaques sont faibles, et par intervalles on distingue un bruit de galop. Mais celui-ci est plutôt une sensation tactile qu'une véritable sensation auditive. On ne constate aucun bruit de souffle. et à l'auscultation de la base du cœur, il n'est pas possible de dire lequel des deux bruits aortiques est le plus fort. Le pouls est faible, régulier (a 92). Pas d'œdeme aux membres inférieurs. Les urines sont rares, mais ne renferment ni albumine, ni sucre. Rien d'appréciable à l'examen des visceres abdominaux.

En présence de ces symptômes. le diagnostic reste d'abord hésitant. Un julep expectorant (kermès, teinture de lobélie, etc.) ne donne aucun résultat.

Après un nouvel examen du malade, et vu la persistance de l'oppression et de la rareté des urines, je prescris 15 centigrammes de feuilles de digitale en maceration (29 septembre) sans obtenir plus de succès. Au contraire, les signes de bronchite s'accusent davantage et les crachats prennent une odeur forte, un peu fétide. On supprime alors (1er octobre) la digitale que l'on remplace par un julep avec teinture d'eucalyptus, et par une solution de 3 grammes d'hyposulfite de soude ; les jours suivants, le malade se trouve mieux. L'haleine et les crachats ont perdu leur odeur. Cependant l'oppression persiste toujours.

A partir du 8 octobre, le malade est soumis à l'iodure de sodium (1 gramme par jour), et déjà, au bout d'une dizaine de jours, on constate une amélioration sensible. Le malade demande son transfert à Vincennes. Mais le 23 octobre, au moment de partir, il est pris d'une *syncope* prolongée. Ce jour-là, je trouve à l'auscultation du cœur, à la pointe, des bruits sourds et à la base, au deuxième temps et au niveau du foyer aortique, un bruit sec, claquant. Le pouls, petit, est à 120 par minute. L'apyrexie est complète.

J'abandonne le diagnostic d'emphysème avec bronchite, et, me basant sur les caractères du deuxième bruit aortique et sur les accidents syncopaux, je m'arrête au diagnostic d'*artério-sclérose cardio-pulmonaire.*

Le lendemain, le malade est encore très faible et en proie à des lipothymies répétées ; on constate un léger pouls veineux jugulaire.

Le 30 octobre, après une rémission passagere des accidents, survient une poussée aigue de *congestion pulmonaire* avec dyspnée intense ; de nombreux râles muqueux occupent les deux bases. Le cœur, de son côté, paraît se dilater de plus en plus ; ses battements, très faibles, s'entendent mal. La pointe est située en arriere de la septième côte et un peu en dehors de la ligne mammaire. Pour la premiere fois, on voit apparaître un léger *œdème prétibial* et *perimalleolaire.* Tous ces accidents aigus s'atténuent au bout de quelques jours, et sous l'influence de la médication iodurée qui est continuée, l'etat du malade s'améliore : les urines sont plus abondantes, les accès d'oppression moins fréquents et moins intenses.

Cependant, cette amélioration ne persiste pas et la dyspnée fait des progrès continuels. On remarque, à plusieurs reprises, des *accès de pâleur* caracteristiques et une *inégalité des deux pouls radiaux.* L'œdème des jambes, le pouls veineux jugulaire s'accentuent. Le foie est plus développe ; il paraît légerement abaissé et douloureux à la pression. Les accès d'étouffement ne sont calmés que par des piqûres de morphine.

A partir du 27 novembre, le malade prend pendant trois jours une dose quotidienne de dix gouttes d'une solution alcoolique de digitaline amorphe, représentant 1 milligramme de substance active. Mais les urines sont toujours rares (250 à 500 grammes par jour), non albumineuses. On constate un *épanchement ple ral* à droite.

Même insuccès avec la caféine. L'oppression devient excessive et continue, et le malade est pris, le 6 décembre, a 9 heures et demie, au moment de la visite, d'un violent *accès de suffocation* qui dure deux ou trois minutes au plus. Les levres deviennent subitement violacées, la face cyanosée, les extremites se refroidissent, le pouls est insensible, et le malade meurt presque subitement.

Autopsie (pratiquée le 7 décembre, vingt-trois heures après la mort).

Rétraction du thorax apparente a l'extérieur et occupant la région sous-claviculaire gauche (le thorax n'est pas celui d'un emphysémateux). Exostose de la tête de la première côte. Facies et partie supérieure du tronc couverts de taches cadavériques, teinte cyanotique très prononcée.

Plèvres. — Epanchement pleural à droite (environ 500 grammes). Quelques adherences pleurales anciennes au sommet gauche et le long de la gouttiere vertébrale du même côte. Adhérences semblables à la base droite.

Poumons. — Le poumon gauche est fortement refoulé en arrière par le cœur hypertrophié. Ses bords anterieurs, ainsi que ceux du poumon droit, sont le siege d'un emphysème assez prononcé. On retrouve de l'emphyseme aux deux sommets et une congestion intense des parties déclives et de la base droite. Deux foyers crétacés entourés de brides cicatricielles siègent dans chacun des deux sommets. Pas d'apoplexie pulmonaire.

Cœur. — Il est tres volumineux ; sa pointe fortement déviée en dehors répond à la sixième côte. Léger épanchement péricardique. Surcharge graisseuse localisée surtout au cœur droit ; une tache laiteuse, d'un blanc nacré, recouvre la face antérieure du cœur, et la graisse sous-jacente, sur une étendue de 4 centimètres environ, à la limite des deux ventricules. Le tissu graisseux est surtout abondant le long du bord droit et des sillons vasculaires du cœur.

Le poids du cœur, débarrassé de ses caillots, est de 625 grammes. Il mesure 12 centimètres de la pointe au sillon circulaire, 14 centimètres de large au niveau de l'implantation des oreillettes. Celles-ci ont de 6 à 7 centimètres de hauteur.

Les oreillettes sont le siège d'une distension énorme, surtout la droite, dont l'auricule atteint à peu près le volume d'une oreillette du cœur normal. Elles contiennent une masse de caillots noirs, qui sont facilement expulsés apres la section des veines caves et des veines pulmonaires, elles-mêmes gorgées de sang.

L'épreuve de l'eau montre que les valvules sigmoïdes sont suffisantes, les valvules mitrale et tricuspide au contraire sont insuffisantes. La mitrale étalée mesure 11 centimètres et demi ; la tricuspide, 14 et demi ; l'aorte, au contraire à la base des valvules, 7 centimètres.

A 2 centimètres au-dessus de la pointe du cœur, sur la face antérieure du ventricule gauche et sur une étendue de 6 à 8 centimètres carres, en remontant obliquement vers la cloison, on constate que la paroi cardiaque se déprime plus facilement que partout ailleurs et donne la sensation d'un amincissement. La section du ventricule gauche permet de constater, outre la dilatation considérable de toute la cavité ventriculaire, un amas blanchâtre, nacre, de l'endocarde qui la tapisse. De plus, au niveau de la partie amincie de la paroi anterieure, on trouve, appliqué contre elle, un amas de caillots noirâtres, légerement adhérents, dont la face externe pariétale est rosée et nettement fibrineuse. Cette adhérence est assez prononcée pour qu'il soit nécessaire de detacher le caillot avec les doigts ; il s'enleve alors en une seule masse, sans se desunir.

Le caillot, une fois enleve, il est facile de mesurer l'amincissement de la paroi ventriculaire. Son épaisseur minima est, à la partie centrale, de 3 millimètres au plus, et correspond au point qui se laissait le plus facilement déprimer de l'extérieur. Il existe donc la une atrophie considérable et assez etendue de la paroi, sans que le processus ait produit une véritable dilatation anévrismale visible au dehors. Quoique très dilaté, le ventricule gauche présente une hypertrophie genérale très nette de ses parois (de 12 a 17 millimetres). La paroi est sclérosée sur toute son étendue, mais principalement, et cela d'une façon assez uniforme, dans toute sa moitié interne. Ça et la, le parenchyme musculaire renferme de petites taches violacées et même noirâtres sans aspect franchement hémorragique, causées probablement par la congestion veineuse. La paroi n'est envahie que sur quelques rares points, et vers la base du cœur surtout, par le tissu adipeux sous-péricardique.

La paroi du ventricule droit, au contraire, est recouverte par une surcharge graisseuse considérable qui lui constitue une véritable enveloppe supplémentaire. Le tissu musculaire a une épaisseur maxima de 4 à 5 millimètres en moyenne. La cavité ventriculaire est moins dilatée que celle du cœur gauche ; son endocarde ne présente pas l'aspect blanchâtre, nacré, observé sur ce dernier, mais il a conservé une coloration normale, plutôt un peu jaunâtre,

Valvules et piliers. — La valvule mitrale insuffisante est sclérosée sur les bords : sa grande valve est très amincie et parsemée de quelques taches jaunâtres. Les deux piliers très altérés par la sclérose sont résistants et crient sous le scalpel. Le pilier antérieur est d'un volume normal, tandis que le pilier postérieur, au contraire, est très atrophié ; son volume est réduit environ de moitié. Au lieu de la teinte pâle rosée, parsemée de quelques petites taches jaunâtres du pilier antérieur, il présente une coloration franchement jaunâtre, surtout à son extrémité, qui est comme flétrie. Les cordages qui en partent, pour s'insérer aux bords libres de la valvule mitrale, sont manifestement atrophiés.

La valvule tricuspide, également insuffisante, ne présente aucune trace de dégénerescence ; mais les piliers du ventricule droit sont plus petits qu'à l'etat normal, sans être cependant scléreux en apparence.

Aorte. — Quelques plaques athéromateuses molles se trouvent en petit nombre dans le voisinage des valvules sigmoïdes et des coronaires, et sur une petite étendue de la paroi de la crosse. Mais le calibre de l'aorte n'est nullement déformé. On aperçoit de semblables plaques dans l'aorte thoracique et abdominale, principalement auprès des orifices des gros vaisseaux collateraux. Nulle part, l'athérome n'est excessif.

Coronaires. — Il n'en est pas de même des artères coronaires. Déjà, avant toute dissection, il est possible de sentir par la palpation de la face antérieure du cœur, un cordon, dur au toucher et dirigé vers la pointe de l'organe, dû à l'athérome de la branche verticale antérieure de la coronaire gauche. Les orifices aortiques des deux arteres coronaires sont normaux et uniques (pas d'artérioles supplémentaires). Cependant l'orifice de la coronaire antérieure est manifestement plus petit que celui de la droite, sans qu'il soit rétréci par aucune lésion.

1° La *coronaire antérieure* se bifurque, dès sa naissance, en deux branches de volume sensiblement égal : l'une, descendante verticale, occupe le sillon antérieur du cœur (artère cardiaque gauche antérieure des auteurs) ; l'autre, horizontale, quitte la première à angle droit et suit le sillon auriculo-ventriculaire de droite à gauche (branche auriculo-ventriculaire). L'artère cardiaque gauche antérieure, après avoir fourni par son bord gauche deux branches importantes, une supérieure, l'autre inférieure, destinées à la paroi antérieure du ventricule gauche, se bifurque à son tour, à 5 centimètres de l'aorte, en deux troncs : l'un est la continuation de l'artère cardiaque antérieure ; l'autre se dirige vers le cœur droit et fournit deux artères principales, l'une profonde, à la paroi antérieure du ventricule droit, et l'autre superficielle, se dirige vers la pointe, parallelement a l'artere cardiaque anterieure. Toutes ces arteres, à l'exception des deux dernières branches destinées au ventricule droit, sont couvertes de nombreuses plaques d'athérome. L'une de ces plaques, énorme, siège immédiatement au-dessus de la bifurcation de la cardiaque gauche antérieure et a produit une obliteration presque complète du calibre de l'artère. En effet, tandis qu'on arrive à faire franchir ce point à la pointe d'une épingle, il est tout à fait impossible d'y introduire la tête de cette épingle.

D'autre part, alors que la branche de bifurcation destinée au ventricule droit ne présente que des lésions insignifiantes, le processus athéromateux est, au contraire, excessif sur toute l'étendue du prolongement de l'artère cardiaque antérieure, et peut être suivi jusqu'à la pointe du cœur. Toutes les artérioles collatérales qui en naissent pour se rendre à la paroi du ventricule gauche (surtout à sa portion atrophiée) sont pâles, filiformes et nettement atrophiées. D'ailleurs, leurs orifices correspondants du tronc de l'artère cardiaque antérieure sont perdus au milieu des masses athéromateuses ; on arrive difficilement à en reconnaître deux, fort rétrécis. L'athérome n'existe pas seulement sur le tronc et les branches terminales de l'artère cardiaque antérieure, mais aussi sur ses deux branches collatérales ventriculaires. Leurs orifices sont également rétrécis, et l'une d'elles, l'inférieure, présente dans son trajet une masse athéromateuse, assez volumineuse. pour qu'il soit impossible, par la simple dissection, de reconnaître en ce point le calibre de l'artère.

L'athérome est aussi prononcé sur la branche *horizontale* ou *auriculo-ventriculaire* de la coronaire antérieure. Cette branche, après avoir fourni dans le sillon de la base du cœur quelques rameaux à l'oreillette et à la partie supérieure du ventricule gauche, donne naissance successivement à deux collatérales obliquement descendantes qui se perdent dans la paroi du ventricule, après avoir contourné le bord gauche du cœur. Elle présente, avant la naissance de la première de ces deux *branches ventriculaires obliques*, une oblitération presque complète due à une plaque athéromateuse plus volumineuse ; on arrive difficilement à y faire passer la pointe d'une épingle. Une seconde oblitération beaucoup plus complète siège sur la première branche ventriculaire oblique, à 4 centimètres et demi de son origine, au moment où elle contourne le bord gauche du cœur. Il est impossible de suivre cette dernière plus loin, en raison de son atrophie ; d'après sa direction, elle semble se rendre vers le pilier postérieur atrophié du cœur gauche. La branche *auriculo-ventriculaire* offre, sur toute son etendue, des lésions athéromateuses très développées ; l'orifice de la deuxième branche ventriculaire oblique est également rétreci.

En résumé, l'artère coronaire antérieure est très athéromateuse, et plusieurs de ses branches principales sont rétrécies ou oblitérées. Seules, les branches qu'elle envoie au ventricule droit paraissent indemnes à l'œil nu.

Nous remarquons qu'alors que sur toute la face antérieure du cœur droit il y a surcharge graisseuse, sur le ventricule gauche, au contraire, les artérioles athéromateuses rampent directement sous le péricarde. A la partie inférieure de ce dernier cependant, dans la région qui correspond à l'amincissement de la paroi, on aperçoit deux ou trois artérioles pâles et atrophiées que l'on perd par la dissection, au milieu de deux plaques circonscrites et peu étendues de surcharge graisseuse.

2° La *coronaire postérieure*, après avoir émis dans le sillon de la base du cœur qu'elle parcourt, en contournant d'avant en arrière le cœur droit, quelques rameaux à l'oreillette et à la partie supérieure du ventricule droit, se bifurque à la hauteur du sillon vertical postérieur, en deux branches : la plus volumineuse occupe ce sillon jusqu'à la pointe du cœur, et n'est en somme que la branche terminale de la coronaire postérieure (nous l'appellerons *cardiaque postérieure*, par opposition avec celle du sillon vertical antérieur) ; l'autre, plus petite, contourne dans le sillon auriculo-ventriculaire la base du ventricule gauche, et va s'anastomoser sur le bord gauche du cœur, avec la terminaison de la branche auriculo-ventriculaire de la coronaire anterieure. L'atherome est également très accusé sur toutes ces branches; mais la lésion est surtout intense sur la partie horizontale de la coronaire postérieure, qui est transformée dans presque toute son étendue en un conduit rigide et bosselé. A 1 centimètre et demi de son origine, son calibre est tellement rétréci qu'il est difficile d'en retrouver la trace par la dissection; cependant on arrive difficilement à y passer l'extrémité d'une épingle, mais non l'epingle tout entière Toutes les artérioles qui naissent de ce tronc sont petites, pâles et se perdent dans le tissu adipeux si abondant du cœur droit. Un peu plus loin, au niveau du bord droit du cœur, on retrouve un second retrecissement, mais moins étendu que le premier.

La branche verticale de bifurcation, ou *cardiaque postérieure*, suit exactement le sillon vertical postérieur. La plupart des branches collatérales qui en partent se dirigent dans la paroi postérieure du ventricule gauche. Il en existe trois principales, échelonnees et dirigees de telle façon qu'elles pénètrent dans le muscle immédiatement en arrière du pilier postérieur atrophié du cœur gauche. Malheureusement, il est impossible de les suivre par la simple dissection, en raison de leur extrême tenuité. Mais un fait important est l'oblitération complete par atherome du tronc de l'artère cardiaque posterieure, directement au-dessus de l'origine de la premiere de ces trois principales collaterales. La lésion d'ailleurs se retrouve sur toutes les branches de la coronaire postérieure, avec une intensité moindre, il est vrai, que sur celles de la coronaire antérieure.

Bien qu'il soit impossible de preciser les faits, en indiquant exactement les artérioles qu'il faut incriminer, on peut cependant en conclure que l'atrophie partielle de la paroi ventriculaire gauche d'une part, et l'atrophie du pilier postérieur du cœur gauche d'autre part, sont des conséquences, l'une, de l'athérome et du rétrecissement de calibre de l'artère cardiaque antérieure, l'autre, de l'oblitération de la cardiaque posterieure de la première branche ventriculaire oblique, bifurcation de l'auriculo-ventriculaire gauche.

Nous ferons remarquer, en outre, l'inégale intensite de la lésion athéromateuse, sur les coronaires d'une part, sur l'aorte de l'autre. Le fait est frappant, et l'idee d'une degénérescence athéromateuse, localisée aux coronaires, s'impose avec evidence.

Foie et rate. — Le foie a l'aspect du foie muscade. Il est volumineux, tres hypérémie et ne présente pas trace de perihepatite. La rate est de volume normal. Rien de particulier.

Reins. — Ils sont volumineux, congestionnés. Leur substance corticale semble atrophiée. Ils presentent à leur surface deux ou trois petits kystes, et se laissent facilement décortiquer.

EXAMEN HISTOLOGIQUE. — *Coronaires.* — Sur des coupes de coronaires colorées au picro-carmin, on constate les lésions caractéristiques de l'athérome.

Piliers du cœur. La sclérose, tres apparente, à l'œil nu, se présente au microscope sous l'aspect de la sclérose *dystrophique*. Partout l'endartériolite oblitérante constitue la lesion dominante, et bien qu'il existe toujours un certain degré de périarterite, celle-ci n'est jamais très accusée et n'envoie pas en général de prolongements intermusculaires dans le voisinage de l'artère.

On remarque, sur les coupes faites à la base du pilier antérieur, les mêmes lésions artérielles et musculaires qu'au sommet du pilier. Mais ici le processus est moins avancé et l'on voit tres nettement, à côté de l'endartériolite oblitérante, de petits foyers de sclérose de forme irrégulière, disséminés au sein du tissu musculaire, et indépendants des vaisseaux artériels. Quelques-uns ont la forme de veritables infarctus à la période de cicatrisation. Ils renferment, la plupart, de gros noyaux très colorés, débris de fibres musculaires, de nombreux noyaux conjonctifs et quelques capillaires qui paraissent dilatés.

L'*endocarde* qui enveloppe les piliers est en général peu épaissi, sauf en certains points, au niveau des angles formés par la paroi cardiaque.

Sur les coupes faites sur le *pilier postérieur gauche* atrophié, la lésion artérielle a atteint son maximum d'intensité ; il y a oblitération complète de toutes les artérioles visibles dans la préparation, et le tissu musculaire a presque entièrement disparu dans la moitié interne de la coupe. Il ne reste plus que quelques débris de fibres musculaires dans le voisinage immédiat des artérioles. A l'œil nu, la coupe de ce pilier laisse voir dans cette même moitié interne une tache blanchâtre irréguliere, dans laquelle nous avons reconnu la présence d'une matière graisseuse et de portions calcaires. A mesure qu'on s'éloigne du sommet du pilier, cette tache diminue et finit par être remplacée par un tissu semblable à celui des cordages tendineux. Il est probable qu'en ce point, il s'est produit, sous l'influence de l'endartérite oblitérante, propagée des branches principales des coronaires aux plus fines ramifications, un travail de dégénérescence de nature différente, à mesure qu'on examine la base, la partie moyenne ou le sommet de pilier, mais d'origine semblable. La matiere graisseuse se retrouve encore à la base du pilier, sous forme de granulations noirâtres fines, dans le voisinage immédiat des artères malades.

Quant aux lésions du *myocarde*, c'est surtout dans les coupes de la paroi ventriculaire qu'elles sont le plus apparentes. Là, en effet, le travail de sclérose est encore à son début, tandis que, dans les piliers, le tissu musculaire est presque entièrement remplacé par le tissu neoformé. On remarque dans la paroi les mêmes lésions que dans les piliers : endartérite et sclérose dystrophique. Mais ici, l'endocarde semble jouer un certain rôle dans la production de la sclérose. C'est en effet près de l'endocarde que celle-ci atteint son maximum, alors que les couches externes de la paroi sont au contraire presque indemnes. A un fort grossissement, on constate que les fibres musculaires voisines des foyers scléreux sont, les unes atrophiées, d'autres plus rares, en voie de dégénérescence granulo-graisseuse. Les noyaux de la striation ont l'aspect normal. Mais en quelques points de la préparation, on voit des fibres musculaires ratatinées et brisées sur plusieurs points.

Nous devons noter encore que, dans les parties sclérosees, on remarque çà et là, au milieu du tissu fibreux nouveau, un amas de vaisseaux dilatés, remplis de globules sanguins et rappelant la disposition du tissu caverneux ; ces lésions s'observent principalement sur le pilier postérieur gauche dans lequel l'endartériolite oblitérante est arrivée à son maximum d'intensité.

Il nous a été impossible jusqu'ici de constater dans nos préparations l'existence de la dégénérescence amyloïde.

En résumé, l'endartérite constatée macroscopiquement sur les parois des grosses branches des coronaires, s'est propagée chez ce malade jusque dans les plus fines ramifications intraparenchymateuses, et elle a déterminé, par la gêne apportée à la circulation sanguine, une atrophie de la paroi d'une part, du pilier postérieur gauche d'autre part. Cette atrophie procède d'un travail de sclérose ou de myocardite interstitielle secondaire, et ce travail inflammatoire lui-même paraît être la conséquence d'une véritable nécrobiose de la fibre cardiaque, devenant une sorte de corps étranger et d'épine inflammatoire au sein du parenchyme.

Reins. — Les arteres ne paraissent pas altérées, et nulle part il n'existe de processus scléreux bien apparent.

Foie. — Le foie présente les lésions de la congestion hépatique, sans hyperplasie conjonctive notable.

Poumons. — Des coupes nous ont permis de constater les lésions caractéristiques de l'emphysème atrophique : déchirures des cloisons, altérations légeres des parois bronchiques. Les ramifications de l'artère pulmonaire sont normales. Quelques artérioles bronchiques cependant semblent être atteintes d'endartérite.

VII. — Forme cardio-hépatique

Je ne place ici, que pour mémoire, la forme cardio-hépatique dont la description se trouve contenue en grande partie dans les leçons précédentes. Il me suffit de rappeler que cette forme cardio-hépatique est caractérisée cliniquement par les symptômes associés de la cardio-sclérose et de la cirrhose hépatique.

VIII. — Forme cardio-rénale

Cette forme sera décrite dans une des prochaines leçons sur la *goutte rénale* et l'*artério-sclérose des goutteux.* Du reste, elle a été également étudiée dans les leçons précédentes, au sujet de l'étude clinique de la cardio-sclérose.

QUATORZIÈME LEÇON

ARTÉRIO-SCLÉROSE DU CŒUR (SUITE)

II. Clinique (*Diagnostic*).

DIAGNOSTIC DES CARDIOPATHIES ARTÉRIELLES. — Association fréquente, chez les mêmes sujets, des différentes formes cliniques. Absence de souffle dans les cardiopathies artérielles. Souvent aussi, même dès le début, quand la sclérose envahit l'appareil valvulaire, signes de rétrécissement et d'insuffisance aortiques, etc. Souffle mitral ne signifie pas toujours insuffisance mitrale.

Parallèle clinique entre les cardiopathies *valvulaires* et les cardiopathies *artérielles*. Quatre périodes dans les cardiopathies valvulaires : eusystologie, hypersystolie, hyposystolie, asystolie.

Dans les cardiopathies *valvulaires*, souffle systolique à la pointe avec pouls petit irrégulier, inégal et intermittent ; face ordinairement rouge et vultueuse (*facies propria* de Corvisart). Dans les cardiopathies *vasculaires*, souffle systolique à la pointe avec pouls fort, vibrant, régulier ou irrégulier, face pâle et anémiée. Avec un souffle mitral, le malade est et reste aortique. — Insuffisance mitrale *fonctionnelle* par dilatation des cavités cardiaques et des orifices. — Imminence continuelle de cardiectasie aigue dans les cardiopathies artérielles ; ses caractères cliniques comparés à ceux des cardiopathies valvulaires.

Résumé des signes de l'artério-sclérose généralisée, celle-ci comprenant deux périodes : l'une *artérielle* et primitive avec lésions scléreuses limitées au système vasculaire ; l'autre, *viscérale* et secondaire, avec lésions scléreuses des organes.

Symptômes attribués à la néphrite interstitielle et dus à l'artério-sclérose généralisée : gangrènes, hémorrhagies, syncopes et algidités locales, phénomène du doigt mort, accès de pâleur de la face et des téguments, etc. Spasme artériel. Affection valvulaire rhumatismale devenant artérielle par la suite.

Trois causes d'hypertension artérielle dans la cardio-sclérose. Rôle des réflexes vasculaires. Crises asystoliques des cardiopathies valvulaires et des cardiopathies artérielles. Cause de la gravité des pneumonies des vieillards et des artério-scléreux : la maladie est au poumon, le danger au cœur. Mort subite dans la pleurésie, par dégénérescence antérieure du myocarde. Les trois asystolies des cardiopathies artérielles : asystolie méiopragique ; asystolie cardiectasique, asystolie urémique. Aortite, souvent concomitante dans les cardiopathies artérielles.

La mort dans les cardiopathies artérielles : mort *lente* par asystolie et cachexie artérielle (caractères distinctifs de cette cachexie avec la cachexie cardiaque) ; mort *rapide* par rupture d'anévrisme des coronaires (très rare), du cœur, par hémorrhagie et ramollissement du cerveau, par urémie; mort *subite* par syncope et angine de poitrine. — Durée des cardiopathies artérielles.

Les cardiopathies valvulaires commencent par la valvule pour finir au myocarde, les cardiopathies vasculaires commencent par les vaisseaux et le myocarde pour finir à la valvule; les premières commencent par le cœur central pour finir par le cœur périphérique, et les secondes par les vaisseaux pour finir au cœur.

Résume des symptômes *extra-cardiaques* et *cardiaques* avec les six lois cliniques.

Diagnostic de la cardio-sclérose avec les diverses myocardites, les arythmies, etc.

Diagnostic des complications (anévrysmes du cœur, ruptures cardiaques), etc.

J'ai décrit dans les leçons précédentes les principaux types des cardiopathies artérielles. Il ne faut cependant pas croire que cette description, pour ainsi dire schématique, se réalise toujours d'une façon aussi exclusive en clinique. Ces types sont très souvent associés, et tel artério-cardiopathe présentant au début la forme douloureuse ou arythmique, pourra par la suite prendre les formes tachycardique, pulmonaire ou asystolique. Tel autre encore aura d'emblée, et pendant tout le cours de sa maladie, des irrégularités cardiaques, des accès de dyspnée et des douleurs angineuses.

a). Il est entendu que la cardio-sclérose peut ne se manifester longtemps par aucun *souffle* cardiaque; mais si elle envahit l'appareil valvulaire, on constate les signes d'un rétrécissement et d'une insuffisance aortique, voire même ceux d'un rétrécissement[1] et plus souvent d'une insuffisance mitrale. Dans ce dernier cas, le mot « insuffisance » n'est pas absolument exact, et pris à la lettre, il peut contenir une erreur de diagnostic. En effet, vous voyez fréquemment des malades qui n'ont de l'insuffisance que le souffle au premier temps à la pointe avec un pouls fort, vibrant, et parfois régulier, contrastant singulièrement avec le pouls faible, irrégulier, inégal ou intermittent de l'insuffisance mitrale des cardiopathies valvulaires. Souffle mitral ne veut pas toujours dire insuffisance mitrale dans les cardiopathies artérielles, on peut être mitral par le souffle et aortique par la maladie, et j'ai démontré qu'il existe des malades qui, présentant un souffle à l'orifice auriculo-ventriculaire gauche, sont néanmoins des aortiques, c'est-à-dire des cardiopathes artériels, chez lesquels l'hypertension artérielle joue le principal rôle.

Voyez ces derniers. Quoiqu'ils présentent un souffle systolique à la pointe, ils ont la face pâle et comme anémiée, ils n'ont ni œdèmes péri-

[1] Le rétrécissement mitral, symptomatique de l'artério-sclérose, n'a pas été souvent observé, *peut-être parce qu'on ne l'a pas suffisamment recherché*. Pour ma part, j'en ai vu trois cas confirmés à l'autopsie, et je relève encore à ce sujet une observation due à MERKLEN (*France médicale*, 1881).

phériques, ni congestions viscérales, la tension artérielle est augmentée, et encore une fois le pouls reste fort, vibrant, même lorsqu'il est irrégulier. — Bien différent est l'aspect du valvulaire, chez lequel les congestions passives des viscères et l'œdème des membres inférieurs surviennent d'une façon relativement hâtive, par suite de la tendance à l'hypotension ; le pouls est faible, ondulant et arythmique, la figure est rouge et vultueuse, avec léger aspect cyanotique des joues et des lèvres, ce qui reproduit le *facies propria* des maladies du cœur, si bien peint par Corvisart.

Dans le cours des cardiopathies artérielles, on voit encore se développer des souffles transitoires, soit à l'orifice triscupide, soit à l'orifice mitral ; ils sont brefs, doux, post-systoliques plutôt que systoliques et ils accompagnent les diverses phases de dilatation aiguë ou subaiguë du cœur. Ces bruits traduisent la production d'insuffisances fonctionnelles par dilatation des cavités cardiaques et des orifices. Mais ils ne sont pas toujours transitoires, ils peuvent devenir permanents si leur cause, la dilatation cardiaque, reste permanente. En tous cas, rappelez-vous que les cardiopathies artérielles, plus que les cardiopathies valvulaires, présentent des souffles d'insuffisance fonctionnelle de la valvule mitrale.

A ce sujet, voici l'histoire d'un médecin âgé de soixante-dix ans, qui vint me consulter un jour pour une affection cardiaque :

« J'ai été plusieurs fois ausculté, me dit-il, soit par des confrères des environs, soit par vos collègues, et jamais on n'a été d'accord sur la localisation des souffles. Tantôt on me dit atteint de rétrécissement et d'insuffisance aortiques avec insuffisance mitrale ; tantôt celle-ci disparaît, et on n'entend plus aucun souffle à la pointe. Je veux enfin être fixé sur mon sort, et savoir si je suis aortique ou mitral. »

J'auscultai ce malade, et je trouvai à la base un double souffle dont la rudesse contrastait avec la douceur d'un murmure systolique de la pointe se propageant dans l'aisselle, et d'un autre à l'appendice xyphoïde. Le cœur était augmenté de volume, surtout dans le sens transversal. Les artères radiales et temporales étaient dures, athéromateuses, et le pouls était fort, dur, vibrant et serré. Il y avait des battements artériels au cou et un gonflement avec ondulations très manifestes des veines jugulaires; enfin, depuis quelques jours, le malade avait de l'œdème périmalléolaire. Mon diagnostic fut celui-ci : rétrécissement et insuffisance aortiques de nature organique; insuffisance mitrale et tricuspidienne d'origine fonctionnelle, par dilatation des cavités cardiaques. Je prescrivis le laitage, le repos, la digitale, et j'annonçai à mon confrère que très probablement dans une quinzaine de jours, il me reviendrait avec les souffles de la pointe en moins. Les prescriptions furent ponctuellement suivies, et trois semaines après je le revis : l'œdème des membres inférieurs avait disparu, et je ne retrouvai plus trace des deux insuffisances mitrale et tricuspidienne.

Ces faits sont très fréquents dans l'histoire des cardiopathies artérielles, parce que celles-ci placent les malades en imminence continuelle de dilatation du cœur, alors même que les symptômes asystoliques sont à peine accusés.

b). Cette *dilatation cardiaque* survient sans doute dans les affections valvulaires, mais alors le plus souvent à la période d'asystolie, elle est plus durable, plus tardive, moins fréquente, moins aiguë dans ses allures. Dans les cardiopathies artérielles, au contraire, elle est plus précoce, se répète pour la moindre cause, apparaît et disparaît facilement au début pour s'installer définitivement à la fin; elle n'est pas un signe d'asystolie, elle traduit plutôt l'existence d'une simple insuffisance du myocarde.

c). Pour bien faire comprendre les différences si grandes qui séparent les cardiopathies artérielles des cardiopathies valvulaires d'origine rhumatismale, je veux encore vous tracer le parallèle clinique de ces deux affections, parallèle que j'ai naguère établi [1].

Voici deux malades, tous deux atteints de cardiopathie :

L'un est relativement jeune, et c'est un rhumatisant. Autrefois, pendant une attaque de rhumatisme polyarticulaire aigu, il a eu une endocardite, et à sa suite un rétrécissement ou une insuffisance d'orifice dont un bruit de souffle révèle aujourd'hui l'existence. La lésion est un fait accompli, elle ne peut plus rétrocéder, elle forme — suivant l'expression si vraie de Stokes — comme « la cicatrice d'une blessure ». Ici, le cœur a été frappé le premier, et les vaisseaux n'ont souffert que secondairement, lorsque par l'évolution naturelle de l'affection valvulaire, cœur et vaisseaux à la fois ne suffisent plus à la tâche et lorsqu'ils présentent tous les phénomènes caractérisés par le mot d'asthénie cardio-vasculaire, certainement préférable au mot défectueux d'asystolie.

La cardiopathie n'atteint pas d'emblée ce stade ultime et dangereux; elle a dû passer auparavant d'abord par une première période, celle d'*eusystolie*. Alors, la lésion existe, mais la maladie n'est pas encore constituée, les médicaments n'ont aucune influence : la digitale est inutile, et l'hygiène fait tous les frais de la médication.

[1] H. HUCHARD. Parallèle clinique entre les cardiopathies artérielles et valvulaires (*Revue gen. de clin. et de therap.*, 1887).

Puis, en raison de l'obstacle et de la lutte qu'il est obligé de soutenir, le myocarde s'hypertrophie, la tension artérielle s'élève, et le malade entre dans la période de compensation exagérée, d'*hypersystolie*. Alors, la digitale serait non seulement inutile comme dans la première période, mais nuisible. Cette période de compensation exagérée peut faire défaut dans un assez grand nombre de cas, où elle existe parfois d'une façon seulement passagère.

Bientôt, le muscle cardiaque fléchit, et avec lui, ou plutôt après lui, le système vasculaire : des œdèmes, des congestions passives apparaissent, la tension artérielle tombe au-dessous de la normale, et la digitale qui a pour action principale de l'augmenter, est pleinement indiquée dans cette période à laquelle j'ai donné le nom d'*hyposystolie*.

Enfin, le myocarde s'altère de plus en plus et subit une profonde dégénérescence. Au début de cette période, la digitale peut encore produire des effets remarquables ; mais vers la fin, quand la tension artérielle est à son minimum et que la pression veineuse est considérable, quand le muscle cardiaque profondément atteint n'existe pour ainsi dire plus, quand il est incapable de se contracter encore sous l'action de la digitale, ce dernier médicament est le plus souvent inefficace, inutile, il peut être dangereux, et la médication fait place à d'autres excitants du cœur, principalement à la caféine. Le malade est entré dans la période « d'asystolie cardioplégique » de Gubler. Je lui donne le nom plus exact d'*amyocardie*, ou seulement d'*asystolie*.

Ainsi donc, un des grands dangers d'une cardiopathie valvulaire, c'est la faiblesse de la tension artérielle ; c'est elle qu'il faut le plus souvent combattre, à part la période temporaire où elle est trop élevée, et la digitale qui augmente cette tension et fait contracter les vaisseaux périphériques restera toujours son médicament par excellence.

Le second malade est plus âgé, ou du moins il a « l'âge de ses artères ». C'est souvent un jeune vieux, ou un vieillard précoce, qui peut bien présenter les attributs du tempérament arthritique, mais dont l'affection cardiaque ne date ni d'un rhumatisme articulaire aigu, ni d'une endocardite.

Chez le premier malade, c'est le cœur qui a été frappé d'abord dans son appareil valvulaire ; chez le second, c'est le muscle cardiaque qui a été atteint dans son système artériel. Chez celui-là, les artères et les vaisseaux ont souffert secondairement ; chez celui-ci, la lésion a commencé par les artères, soit par les artères périphériques, soit même par les artères viscérales, comme celles du cœur, du rein, du foie, du cerveau ou de la moelle. Ici, la maladie commence par l'endocarde, par la valvule pour finir au muscle ; là, au contraire, la maladie commence par l'endartère, par le muscle pour finir à la valvule.

En un mot, le second malade est un *artério-scléreux* qui peut rester *artériel* une grande partie de son existence, mais qui est exposé à devenir un cardiaque, un rénal, un hépatique, un pulmonaire, un cérébral, un médullaire, suivant la prédominance des lésions vasculaires au cœur, au rein, au foie, au poumon, au cerveau, ou à la moelle. Il peut même devenir exclusivement un cardiaque, un rénal ou un cérébral, etc., si l'artério-sclérose, ordinairement généralisée, se localise plus particulièrement à l'un des organes. Mais, dans tous les cas, le myocarde souffre, même en l'absence de toute lésion de ses vaisseaux nutritifs, et cela pour deux causes : d'abord en raison de la perte d'élasticité des grosses artères atteintes d'inflammation, ensuite sous l'influence de l'obstacle apporté à la circulation par le rétrécissement, organique ou spasmodique, des artérioles périphériques.

Chez le cardiopathe *valvulaire*, une attaque de rhumatisme articulaire avec complication d'endocardite a donc été le point de départ de la maladie du cœur. Chez le cardiopathe *vasculaire*, le début est moins précis, plus insidieux, d'autant plus qu'il n'est annoncé ou confirmé par aucun bruit de souffle, il se lie au développement le plus souvent latent de l'artério-sclérose, et les causes de la maladie sont multiples : goutte, alcoolisme, syphilis, saturnisme, hérédité, tabagisme, sénilité, maladies infectieuses.

d). Le *début* des cardiopathies artérielles est différent suivant le mode d'évolution de l'artério-sclérose. Celle-ci est-elle d'abord seulement limitée aux artères périphériques ? Le cœur ne souffre que secondairement, la cardiopathie, ai-je dit, est insidieuse dans ses débuts, lente dans sa marche, mal dessinée encore dans ses allures symptomatiques. Atteint-elle d'abord primitivement ou d'une façon prépondérante le myocarde avec ses vaisseaux nourriciers ? Alors, la scène change, le debut peut être brutal et s'annoncer, sous l'influence de la cause la plus légère, par un accès d'arythmie ou de tachycardie, par une crise violente de dyspnée ou de pseudo-asthme, par des attaques répétées de congestions pulmonaires *actives*, et non *passives* comme dans les cardiopathies valvulaires, par quelques paroxysmes angineux, enfin par de violentes palpitations qui prennent ordinairement un caractère angoissant ou douloureux, et qui constituent parfois un véritable état de folie du cœur. Tous ces accidents sont d'abord paroxystiques, revenant sans cause à d'assez rares intervalles, au bout d'un, deux ou trois mois, pour reparaître ensuite d'une façon plus fréquente, jusqu'au jour où s'installera définitivement un état d'arythmie permanent ou de dyspnée subintrante.

Que de fois n'ai-je pas vu chez des femmes, à l'époque de la ménopause, cause assez fréquente d'artério-sclérose généralisée et surtout d'artério-sclérose du cœur, la maladie annoncée par des palpitations violentes, paroxystiques et nocturnes, et confondue pendant longtemps avec de simples troubles fonctionnels ou une névrose du cœur !

Souvent aussi, ces accidents cardiaques sont attribués aux troubles de l'estomac; on en méconnaît la nature et la gravité dès le début, ce qui est une faute très préjudiciable au malade, car c'est à ce moment surtout que la thérapeutique doit et peut agir.

Mais, comme le cœur est à chaque instant dans un état d'imminence de dilatation ou d'affaiblissement en raison de l'obstacle apporté à son irrigation sanguine par ses vaisseaux nourriciers rétrécis ou oblitérés, on peut aussi voir survenir rapidement tous les accidents d'une affection cardiaque qui n'avait jamais fait parler d'elle ou qui n'avait été ni soupçonnée, ni prévue. En quelques jours, en quelques heures, le myocarde faiblit dans ses contractions, et une véritable crise d'asystolie *aiguë* éclate.

Au triple point de vue de l'anatomie pathologique, de la clinique et du traitement, on doit donc distinguer tout un groupe d'affections cardiaques *qui ont le cœur pour siège et les artères pour origine;* la maladie est localisée au cœur, mais elle est généralisée au système artériel. Donc, il faut la traiter comme une maladie *artérielle*, et non comme une affection cardiaque.

L'angine de poitrine vraie, certaines myocardites scléreuses, les scléroses dystrophiques du myocarde [1], la sclérose des coronaires, représentent ainsi certains types de cardiopathies artérielles. Les étudier, comme on l'a fait jusqu'alors, dans chacune de leurs variétés, c'est voir incomplètement la physionomie générale de ces cardiopathies.

e). Tandis que dans les cardiopathies valvulaires, l'*augmentation de la tension artérielle* ne constitue qu'une phase le plus souvent temporaire de leur évolution, il n'en est pas de même des cardiopathies artérielles qui, durant la grande partie de leur évolution, sont caractérisées, au contraire, par l'élévation permanente ou répétée de cette tension. Ce phénomène fait partie intégrante de leur histoire, et lorsque les anciens insistaient sur les dangers de ce qu'ils appelaient « l'état pléthorique », lorsqu'il y a plus d'un siècle Parry mentionnait la « violence de l'impétus

[1] Cette étude clinique des cardiopathies artérielles a été ébauchée par un de mes élèves, R. SABATIER ; quelques considérations sur les cardiopathies artérielles (*Thèse in. de Paris*, 1886).

du sang » chez les angineux, ils traduisaient dans leur langage d'alors le fait de cette augmentation de la tension artérielle. Par conséquent, l'indication thérapeutique dans ces affections consiste moins à élever cette tension déjà exagérée qu'à la diminuer, elle nous prescrit le plus souvent de recourir aux médicaments dépresseurs parmi lesquels il faut citer les iodures, la trinitrine et le nitrite d'amyle.

Il est donc indispensable de reconnaître de très bonne heure les premiers signes de l'artério-sclérose généralisée, avant même que l'état de dureté et de résistance des artères périphériques devienne un indice certain de la maladie constituée, et alors seulement que la médication iodurée est capable de produire des effets réellement curatifs.

Ces signes, vous les connaissez déjà ; je les ai décrits au sujet de la symptomatologie extra-cardiaque de l'artério-sclérose du cœur : symptômes d'*hypertension artérielle*, symptômes *méiopragiques*, symptômes *toxiques*. En voici le résumé :

Pouls dur, serré, concentré, cordé, comme disaient les anciens avec tracés sphygmographiques à grande amplitude, à ascension brusque, à sommet horizontal, à descente rapide et sans dicrotisme ; d'autres fois, pouls plein, *persistant*. avec sensation de prolongation de la diastole artérielle, le vaisseau rempli à l'excès ne s'affaissant qu'incomplètement durant le repos du cœur, ce pouls « persistant, ou traînant » étant bien distinct du pouls lent du rétrécissement aortique ; accélération du pouls sans fièvre ; palpitations artérielles, surtout au cou, à l'épigastre, à la tête où elles sont péniblement ressenties.

Exagération de la tension artérielle par suite d'un spasme intermittent ou permanent des artères périphériques qui donne lieu le plus souvent aux accès de pâleur de la face et des téguments, aux anémies locales, aux syncopes et asphyxies des extrémités, enfin aux refroidissements partiels attribués à tort à la seule localisation rénale; crises de polyurie et palpitations cardiaques nocturnes avec quelques accès d'arythmie et de tachycardie ; impulsion forte du cœur avec choc précordial sur une large surface (cœur *impulsif*) ; hypertrophie cardiaque et bruit de galop ou de trot ; bruits aortiques secs et parcheminés avec bruit diastolique à timbre retentissant, parfois métallique ou clangoreux au niveau du deuxième ou troisième espace intercostal droit; battements anormaux des artères du cou ; surélévation des sous-clavières et augmentation de la matité aortique (ces quatre derniers symptômes indiquant déjà un commencement d'ectasie de l'aorte qui est elle-même un des indices les plus constants de l'artério-sclérose commençante).

Crampes et douleurs musculaires; douleurs rhumatoïdes qu'il ne faut pas confondre avec des douleurs rhumatismales ; accès de fatigue ou de courbature physique et intellectuelle, sensation de vague cérébral avec léger état vertigineux.

Dyspnée d'effort, présentant souvent un caractère douloureux ou angoissant, et provoquée par la marche ou le mouvement.

f). L'artério-sclérose généralisée doit être divisée en deux périodes :

L'une, *artérielle* et PRIMITIVE, dans laquelle les lésions scléreuses sont limitées au système artériel ; l'autre *viscérale* et SECONDAIRE, dans laquelle la sclérose a envahi les organes consécutivement à celle des vaisseaux. Sans doute, au lit du malade, cette distinction n'est pas aussi facile que sur la table de l'amphithéâtre, et je n'ignore pas que les scléroses viscérales présentent au début une période latente durant laquelle la symptomatologie est trop souvent muette. A ce sujet, il s'agit seulement de s'entendre. Oui, bien certainement, tant que le tissu scléreux se forme sans envahir l'intimité et les éléments nobles des organes, la symptomatologie est obscure et parfois nulle (stade latent des cirrhoses viscérales). Mais, du jour où les fibres conjonctives intéressent, pénètrent et désorganisent, ici les fibres musculaires du cœur, là les tubuli et les glomérules rénaux, plus loin les cellules hépatiques, vous constatez des signes qui permettent de reconnaître les altérations de ces organes. C'est de ce jour alors que date réellement, au point de vue clinique, la période viscérale de l'artério-sclérose, et il est extrêmement rare que la sclérose viscérale précède ou commande la sclérose artérielle.

Je m'inscris donc contre l'opinion de la plupart des auteurs qui font jouer à la néphrite interstitielle un rôle prépondérant et qui disent par exemple avec Fabre (de Marseille) : « La néphrite interstitielle détermine une altération du sang qui produit l'artérite, laquelle produit à son tour l'hypertrophie du cœur [1]. » La fin de cette phrase est exacte, le commencement est erroné ; car, j'ai démontré, au contraire, que l'altération du sang (produite par la goutte, le saturnisme, l'alcoolisme, etc.) détermine l'artérite, et que c'est elle qui provoque les altérations scléreuses du rein. On a encore dit qu'il n'y a pas de sclérose viscérale sans lésions artérielles. « Celles-ci ne manquent jamais, même dans les organes où la prolifération interstitielle n'est pas encore développée [2]. » Mais alors, on ne comprend pas pourquoi le même auteur a écrit plus loin que, « c'est spécialement dans les signes des scléroses viscérales qu'il faut rechercher les manifestations de la diathèse fibreuse ».

[1] FABRE (de Marseille). Du rôle de l'artérite dans la néphrite interstitielle (*Marseille médical*, 1876).

[2] ISNARD (de Marseille). Étude sur la sclérose généralisée (*Marseille médical*, 1884).

Cela prouve qu'on a fait jouer un rôle prépondérant à la néphrite interstitielle, qu'on lui a attribué des symptômes appartenant seulement à la sclérose des artères. Les syncopes et algidités locales, les asphyxies des extrémités, le phénomène du doigt mort, les accès de pâleur de la face et des téguments, certaines gangrènes, tous les accidents en un mot dus à un état spasmodique, intermittent ou permanent des artérioles périphériques, que Fabre (de Marseille) et ensuite Dieulafoy [1] ont attribués au développement de la néphrite interstitielle, doivent rentrer dans la symptomatologie de l'artério-sclérose généralisée.

Par exemple, les hémorrhagies et les accidents gangréneux que la plupart des auteurs ont décrits dans le cours des néphrites ou des cardiopathies chroniques, et qu'ils ont mis sur le compte de ces maladies, sont presque toujours dus à l'artério-sclérose qui, dès son début, peut déterminer tous les phénomènes de l'asphyxie locale et de la gangrène symétrique des extrémités en raison de la fréquence du spasme artériel; à l'artério-sclérose encore, d'une façon plus indirecte, lorsque la lésion des artères nourricières du cœur aboutit aux altérations du myocarde et que la stagnation du sang dans les cavités cardiaques devient la source d'embolies ; à l'artério-sclérose toujours, lorsque la lésion artérielle étendue aux artères des membres rétrécit ou oblitère leur calibre. La preuve que ces gangrènes ne doivent pas être attribuées toujours à l'affection du cœur ou à la néphrite interstitielle, c'est la possibilité de leur production avant toute maladie rénale ou cardiaque. La gangrène dite sénile (mauvaise dénomination, puisqu'elle ne se rencontre pas toujours chez les vieillards) n'est pas autre chose que le résultat de l'artérite

Voici, à ce sujet, un des trois cas que vous avez observés à quelques mois de distance dans le service. Il s agit d'une cardiopathie artérielle dans le cours de laquelle se sont développées des plaques gangréneuses aux extremités inférieures à la faveur et sous l'influence de l'artérite généralisee, et que je me suis bien gardé de mettre sur le compte de l'albuminurie ou d'une affection cardiaque. Ces gangrènes peuvent se montrer dans le cours de toutes les cardiopathies valvulaires ou artérielles ; mais, dans les premières, elles sont provoquées par des embolies, et dans les secondes elles sont le plus souvent produites par la thrombose artérielle due à l'artérite, quoique le processus embolique ne soit pas impossible, lorsque la cardio-sclérose est arrivée à la période de mitralité.

[1] FABRE (de Marseille). De l'action multiple des nephrites sur le cœur, et par le système vaso-moteur, sur la circulation capillaire (*Gaz. des hôp.*, 1886). — DIEULAFOY (*Soc. med. des hôp.* 1888).

Un homme de soixante-six ans, marchand des quatre saisons, entre à l'hôpital Bichat en 1885. Ses antécédents héréditaires sont nuls, et ses antécédents pathologiques se résument dans des abus de tabac.

Son affection a débuté seulement, il y a six mois, par des engourdissements et des fourmillements dans les doigts, par de la syncope locale des extrémités ; puis, survinrent une dyspnée d'effort avec accès d'oppression se reproduisant tous les soirs, et un œdème des membres inférieurs qui resta bientôt permanent. A son entrée, on constate un athérome très prononcé de toutes les artères, surtout de la fémorale droite, dure et résistante au toucher avec pulsations extrêmement faibles, presque imperceptibles, tandis qu'à gauche elles sont normales. Le membre inférieur droit, infiltré comme à gauche, est froid ; il est le siège de fourmillements et d'engourdissement, et présente à quatre travers de doigt au-dessus de la malléole externe, une plaque noirâtre de sphacèle grande comme une pièce de cinq francs qui s'étend bientôt pour prendre la largeur de la paume de la main. Le pouls radial est faible, un peu irrégulier, fréquent (120 à 130 pulsations). Le choc précordial est insensible, le premier bruit très faible, le second bruit retentissant au niveau de l'orifice aortique, mais sans aucun de souffle valvulaire. Le foie est gros, douloureux à la pression, et il y a un peu d'ascite. L'oppression s'accuse davantage, le malade est obligé de se tenir au lit sur son séant, et tous les soirs surviennent des accès de dyspnée qu'on est obligé de calmer par la morphine. Enfin, depuis six semaines, il est atteint de pollakiurie nocturne, les urines abondantes alors sont devenues rares (300 gr. par jour) et renferment quelques traces d'albumine qui disparaissent par la suite. Un mois après son entrée à l'hôpital, l'eschare de la jambe s'était éliminée, et les accès d'oppression avaient presque complètement disparu sous l'influence du régime lacté exclusif.

Ce malade était donc un athéromateux, sa cardiopathie était d'origine artérielle, et il n'est pas douteux non plus qu'il était atteint de néphrite interstitielle. Est-ce à cette dernière maladie que l'on doit attribuer le sphacèle de la jambe droite ? Assurément non. Il n'est pas probable non plus qu'il s'agissait d'une embolie partie du cœur, et il est certain que cette gangrène partielle était sous la dépendance de l'artérite beaucoup plus accusée à droite qu'à gauche, puisque nous avions constaté la dureté athéromateuse de la fémorale droite avec disparition presque complète de ses battements artériels.

Dans les cardiopathies valvulaires et surtout dans le rétrécissement mitral, comme j'en ai cité un exemple, on peut aussi observer des accidents gangréneux. Mais ils sont le résultat d'une embolie, et non de la thrombose, comme dans les cardiopathies artérielles.

Une affection valvulaire d'origine rhumatismale peut devenir ensuite *mixte* par l'adjonction d'une cardiopathie artérielle survenue sous l'influence du développement ultérieur d'une artério-sclérose généralisée, et lorsque des accidents gangréneux se déclarent, ils doivent être parfois attribués plutôt à la seconde qu'à la première maladie. C'est probablement à un fait de ce genre que doit être rapportée l'observation suivante de Gendrin :

Une femme de cinquante ans, atteinte de rétrécissement de l'orifice auriculo-ventriculaire gauche, présentait en même temps une aortite chronique avec athérome de toutes les artères. Or, une gangrène du membre abdominal gauche qui survint par la suite, « était le résultat de l'affaiblissement de la circulation par la diminution du ventricule gauche sur le sang, et de l'obstacle apporté aux fonctions des artères par la maladie de leurs parois ». Cette dernière opinion fut vérifiée par l'aspect même du caillot thrombosique, adhérent aux parois indurées de l'artère crurale gauche.

Ce que je dis des gangrènes par thrombose est également applicable aux *hémorragies* actives (nasales, retiniennes, cérébrales, etc.) relativement rares dans les cardiopathies valvulaires excepté dans le rétrécissement mitral où les épistaxis et les hémoptysies sont d'origine passive, et très fréquentes dans les cardiopathies artérielles dont elles peuvent même précéder l'évolution pendant un temps assez long, parce qu'elles sont sous la dépendance de l'artério-sclérose généralisée et de l'hypertension artérielle.

Celle-ci, comme vous le savez déjà, procède de trois causes.

1° Dans la cardio-sclérose, la maladie commence par les artérioles périphériques. Or, par suite de leur lésion, par suite de l'endartérite oblitérante, elles deviennent un obstacle pour le cœur et la circulation : première cause d'augmentation de la tension artérielle ;

2° Les grosses artères sont également atteintes, et parmi elles l'aorte ; sous l'influence de cette lésion, elles perdent leur élasticité qui est un des plus puissants auxiliaires de la circulation, et leur contractilité reste ainsi sans frein : seconde cause de l'hypertension artérielle ;

3° Dès son début, l'artério-sclérose a pour résultat de déterminer un état spasmodique plus ou moins généralisé à tout le système artériel, troisième et dernière cause de l'élévation de la pression vasculaire.

Le spasme vasculaire rend compte de la plupart des troubles vaso-moteurs dont j'ai déjà donné l'énumération : des algidités locales, de la sensation de doigt mort, de la syncope et de l'asphyxie locale ainsi que des gangrènes des extrémités, de quelques accès dyspnéiques ou angineux. Cet état spasmodique ne trouve nullement sa cause, comme le pense Johnson, dans une sorte de viciation du sang admise déjà par Bright, en vertu de laquelle la contractilité des artérioles et des capillaires serait augmentée ; il est provoqué par le seul travail morbide de l'artère qui devient un excitant de cette contractilité artérielle, il est aussi le résultat de réflexes vasculaires dont la réalité a été démontrée par l'expérience suivante de F. Franck :

Avec un instrument appelé valvulotome, lorsqu'on parvient à produire expérimentalement chez le cheval une insuffisance aortique, on détermine immédiatement par l'irritation de la paroi du vaisseau, une contraction réflexe généralisée de tout le système artériel. C'est sans doute par ce mécanisme qu'il faut comprendre l'état d'hypertension observée dans les affections de l'aorte, et en particulier dans l'insuffisance aortique, contrairement à l'opinion généralement reçue qui attribuait autrefois à cette affection une faible tension artérielle.

La plupart des auteurs, encore une fois, ont eu le grand tort de mettre sur le compte d'une affection rénale les principaux accidents qui appartiennent au développement de l'artério-sclérose généralisée. Mahomed (de Londres) n'a vu qu'une partie de la vérité, lorsqu'il a décrit la période « préalbuminurique » du mal de Bright. Pour lui, comme pour Johnson, l'origine de cette dernière maladie ne réside pas dans le rein, mais dans une intoxication spéciale du sang qui, agissant à titre d'excitant du système artériel, déterminerait une contraction de ses parois, et par la suite, une élévation de la tension vasculaire. Il avait fait la remarque très judicieuse, qu'avant de présenter aucun des symptômes de la néphrite interstitielle, les malades pouvaient succomber à une hémorragie cérébrale, aux accidents de la dilatation cardiaque, à des bronchites répétées avec congestion pulmonaire et emphysème. Pouvait-il mieux démontrer l'erreur de sa théorie fondée sur l'existence d'une période « préalbuminurique », et pouvait-il mieux dire que l'on ne doit voir dans tous ces symptômes, comme je le soutiens, non les indices d'une affection rénale qui n'existe pas encore ou qui peut ne jamais exister, mais les signes de l'artério-sclérose généralisée au début, limitée aux vaisseaux d'abord et propagée ensuite aux organes ? Pourquoi dès lors admettre une période « préalbuminurique », plutôt qu'une période précardiaque, une période précérébrale ? L'hypertension artérielle exerce son influence sur tous les vaisseaux de l'économie, et au point de vue théorique et pratique, je répète qu'il faut admettre le fait suivant :

L'hypertension artérielle est la cause et le symptôme précoce de l'artério-sclérose et des cardiopathies artérielles.

g). Je vous ai parlé, dans la symptomatologie de la cardio-sclérose, du *désaccord entre la faiblesse du choc précordial et la force du pouls.* Vous voyez ainsi des malades chez lesquels le choc précordial est absent ou ne se traduit au doigt explorateur que par une faible et diffuse ondulation, à peine perceptible, et cependant le pouls radial reste fort en apparence avec un caractère de vibrance tout particulier, il soulève vivement le doigt qui le palpe. Pourquoi cela? Le choc précordial est faible parce que la fibre cardiaque a perdu sa force contractile en raison des altérations dégénératives qui l'ont envahie ; le pouls reste fort, il conserve une grande amplitude, parce que la diastole artérielle s'accomplit sans entrave, parce que les artères ne sont plus bridées par leurs deux freins, la contractilité et l'élasticité, disparues à la faveur des lésions qui ont profondément désorganisé la tunique moyenne. Et c'est ainsi que jusqu'aux approches de la mort, vous pouvez constater et vous avez constaté souvent l'*amplitude* du pouls (différente de la *force* du pouls) en désaccord flagrant avec la faiblesse des systoles cardiaques. Ce fait a même une grande importance pratique parce qu'il permet d'éviter l'erreur de méconnaître un danger de mort qui est proche.

Dans les cardiopathies valvulaires, ce désaccord entre la force du pouls et du cœur existe également, mais dans un sens inverse : *les contractions cardiaques sont fortes, tandis que le pouls est faible.* Voyez ce qui se passe dans l'insuffisance mitrale d'origine rhumatismale : le cœur est animé de violentes contractions, le choc précordial est plus accentué qu'à l'état normal, il soulève fortement la paroi précordiale dans un point déterminé, et cela parce que la fibre cardiaque presque intacte et encore puissante, surtout dans le jeune âge, cherche à réagir contre l'obstacle valvulaire ; le pouls est faible, irrégulier et inégal, non pas seulement parce que le débit des ondées ventriculaires est amoindri par suite des lésions orificielles, mais aussi et surtout parce que l'intégrité du système artériel lui laisse encore pendant un temps plus ou moins long la résistance de ses deux freins, de la contractilité et de l'élasticité vasculaires. Dans l'insuffisance mitrale artérielle, au contraire, le choc précordial peut être faible et le pouls ample, pour les raisons que j'ai données.

h). Les cardiopathies artérielles et les cardiopathies valvulaires présentent des *crises asystoliques.* Mais, celles-ci sont bien différentes dans les deux cas :

Dans les premières, la maladie se révèle et se démasque souvent par une attaque asystolique ; elle commence, en un mot, par où finissent les affections simplement valvulaires.

Celles-ci, sans parcourir toujours régulièrement ce qu'on appelle le « cycle morbide des affections du cœur », arrivent lentement, progressivement à l'insuffisance myocardique et à l'asthémie cardio-vasculaire.

Celles-là y tombent d'emblée, brusquement, à propos d'une cause insignifiante, parce qu'elles y sont préparées depuis longtemps déjà par l'altération vasculaire qui a produit de bonne heure l'asthénie du myocarde, et parce que le cœur est, pour cette raison, à chaque instant en imminence de dilatation ou d'asystolie. Vienne une cause légère, par exemple, une simple bronchite qui retentit sur l'organe, quelques troubles digestifs, un peu de surmenage, et aussitôt éclateront les accidents d'une affection cardiaque qui n'avait été ni soupçonnée ni prévue. En quelques jours et même en quelques heures, le cœur faiblit dans ses contractions qui deviennent rapides et irrégulières, sa matité transversale augmente, sa pointe bat en dehors du mamelon, les bases pulmonaires se congestionnent, l'œdème prétibial ou péri-malléolaire apparaît, on peut constater de l'albuminurie, tous les phénomènes d'insuffisance myocardique s'accentuent, et une véritable crise d'asystolie *aiguë* éclate [1].

Par exemple, chez les vieillards, une maladie légère en apparence, comme la grippe, qui n'exerce que bien peu d'influence sur le cœur, mais qui est une maladie dépressive par excellence, et surtout dépressive de la tension vasculaire, peut être le premier signal de l'explosion d'accidents asystoliques très graves. J'ai vu souvent de ces malades qui présentaient des arythmies cardiaques très accentuées sans en souffrir depuis des années, et chez lesquels l'affection du myocarde ne se révélait qu'à dater d'une grippe intercurrente de moyenne intensité.

Chez les *valvulaires*, les bronchites ou les affections broncho-pulmonaires diverses ne font que retentir sur les cavités droites du cœur et accentuer les phénomènes asystoliques.

Chez les *vasculaires*, l'histoire pathologique de l'affection myocardique ne date parfois que d'une affection souvent banale de l'appareil respiratoire, et l'on voit des malades qui comptent leurs attaques asystoliques par leurs bronchites parce que celles-ci ont trouvé un myocarde primitivement altéré. Si les pneumonies sont souvent si graves chez les vieillards, c'est parce que ces derniers sont le plus ordinairement athéromateux, et que leur cœur est continuellement en état d'imminence

[1] H. Huchard. Les cardiopathies artérielles et leur curabilité (*Congrès de Nancy*, 1886).

morbide de dilatation en raison des lésions du myocarde ; de sorte que la thérapeutique doit viser non seulement le poumon, mais aussi et surtout le cœur dont il faut soutenir la contraction défaillante.

Il y a quelques années, une femme de quatre-vingts ans qui n'avait jamais rien présenté du côté du cœur, et dont la verte et solide vieillesse faisait l'admiration de tout l'entourage, est atteinte d'une grippe légère. Quelques jours après, je constate pour la première fois au cœur des intermittences et des irrégularités nombreuses ; bientôt les membres inférieurs s'œdématient, le choc précordial s'affaiblit, la matité cardiaque augmente considérablement dans le sens transversal, des congestions viscérales apparaissent, la systole cardiaque est molle et sans énergie, et quinze jours seulement après le début de son affection, cette femme succombe en pleine asystolie.

Dans sa thèse inaugurale, Haushalter raconte un fait à peu près semblable :

Un vieillard de soixante-dix-neuf ans est pris, en pleine santé, d'une bronchite aiguë *a frigore*. Presque en même temps, le pouls devint irrégulier, les veines du cou gonflèrent, l'œdème apparut aux membres inférieurs. L'asystolie ne fit qu'augmenter, et sans que la digitale ait pu remonter la contraction cardiaque, la mort survint au bout d'un mois[1].

Est-ce ainsi que les choses se passent d'ordinaire, et croit-on qu'une affection valvulaire puisse accomplir son évolution dans l'espace de quinze jours ou un mois ? Quelle différence avec les cardiaques dont le myocarde est intact et vigoureux, comme chez les enfants par exemple, qui peuvent subir impunément tant d'assauts fébriles, qui peuvent être atteints d'accidents pulmonaires les plus graves, sans grand dommage pour leur cardiopathie !

Ainsi, se trouve une fois de plus vérifiée, surtout chez les vieillards ou encore chez les artério-scléreux ou les malades atteints de cardio-sclérose plus ou moins latente (et l'affection n'est le plus souvent latente que pour ceux qui ne veulent point la reconnaître, ou qui en ignorent la symptomatologie), ainsi se trouve vérifiée, dis-je, cette proposition que vous m'entendez souvent formuler :

Dans la pneumonie des vieillards et des artério-scléreux, la maladie est au poumon, le danger au cœur[2].

[1] Haushalter. Recherches sur le cœur senile (*Thèse in. de Nancy*, 1886).

[2] H. Huchard (*Revue gén. de clin. et thérap.*, 1887-1889). — Traitement des pneumonies grippales (*Soc. de thérap.* et *Bull. méd.*, 1892).

Le danger est au cœur, puisque je viens de vous citer les exemples de malades atteints de bronchite, de congestion pulmonaire, de grippe ou de pneumonie, et qui succombent aux progrès rapides d'une affection cardiaque jusque-là méconnue ou latente. Le danger est au cœur, puisque je vous ai parlé de ce malade regardé comme un vulgaire emphysémateux et qui, atteint d'une simple bronchite, est venu mourir subitement dans mon service, alors que nous avions formulé le diagnostic de cardio-sclérose confirmé par l'autopsie. Il a été encore au cœur dans ces faits de « tachycardie d'origine pneumonique ou grippale » survenant au cours d'affections cardio-artérielles et que je puis invoquer à l'appui de la thèse que je soutiens [1]. Il est toujours au cœur dans les pleurésies terminées par la mort subite, terminaison au sujet de laquelle jusqu'alors tant d'opinions contradictoires et erronées avaient été émises.

Dans l'espace de vingt ans, j'ai observé trois cas de mort subite dans le cours de la pleurésie, et trois fois j'en ai trouvé la cause dans l'existence d'une cardiopathie artérielle qui avait passé alors complètement inaperçue [2]. Il y a quelques années, Weill (de Lyon) publiait une observation intéressante de mort subite dont la cause, dans le cours d'une pleurésie, devait être également rattachée à l'existence d'une dégénérescence antérieure du myocarde [3]. Ce qui tendrait à prouver la réalité de cette explication, si grave de conséquences pratiques, c'est la rareté de la mort subite dans les pleurésies infantiles, c'est la possibilité de sa production chez des gens d'un certain âge, à une époque de la vie où les affections artério-scléreuses sont relativement fréquentes. Nous voilà loin des explications si diverses de la mort subite, attribuée tour à tour dans la pleurésie, à l'abondance et à la compression de l'épanchement, à la déviation du cœur et à la torsion brusque des gros vaisseaux, à la thrombose cardiaque et pulmonaire, à des embolies cérébrales, à l'œdème aigu du poumon sain, à la brusque compression de la veine cave et à l'arrêt de la circulation par le cœur dévié d'après Bartels, enfin à un acte réflexe parti de l'extrémité des nerfs intercostaux irrités ou enflammés d'après Laborde et les physiologistes [4].

Laissons de côté quelques-unes de ces hypothèses qui, édifiées dans le

[1] MERKLEN. Tachycardie d'origine pneumonique ou grippale dans les affections cardio-artérielles (*Soc. méd. des hôp.*, 1892).

[2] H. HUCHARD. De l'influence cardiaque dans les pneumonies et les pleurésies, et de la mort subite dans la pleurésie (*Soc. méd. des hôp.*, 1892).

[3] *Revue de médecine*, 1887.

[4] H. HUCHARD. Congestion pulmonaire au début de la rougeole, et affaiblissement cardiaque dans les pyrexies (*Rev. mens. des mal. de l'enfance*, 1888). — De l'influence cardiaque dans les maladies (*Soc. de thérapeutique*, 1888).

silence du cabinet ou du laboratoire et loin des malades, n'expliquent rien, ou se rattachent à la mort rapide et non à la mort subite. Rappelons-nous que celle-ci survient assez fréquemment dans le cours des cardiopathies artérielles, comme je le démontrerai tout à l'heure, et qu'elle a plus de chances de survenir encore dans le cours d'une pneumonie, et surtout d'une pleurésie. Si, pour cette dernière maladie, la mort subite est plus fréquente chez les cardiopathes artériels, c'est qu'il s'agit de l'inflammation d'une séreuse, et que la clinique nous a toujours appris à regarder les séreuses comme des foyers réflexogènes très actifs. Mais, pour que l'acte réflexe puisse produire la terminaison fatale, il faut qu'il s'exerce sur un cœur primitivement altéré.

On voit par là, que l'influence cardiaque dans les maladies, sur laquelle j'insiste depuis longtemps, a une grande importance au point de vue pratique. Quand vous aurez à soigner une pneumonie et surtout un pleurétique, ne voyez donc pas seulement, dans ce dernier cas, l'épanchement pleural et son abondance, mais surveillez et soutenez le cœur, faites préventivement de la thérapeutique cardiaque.

L'asystolie des cardiopathies artérielles diffère encore de l'asystolie des cardiopathies valvulaires par les caractères suivants :

1° Elle est souvent, dans les premières périodes, le résultat de la méiopragie cardiaque, et, à ce titre, elle est temporaire (asystolie *méiopragique*) ;

2° Elle est aussi, aux mêmes périodes, le résultat de la dilatation du cœur, par suite de la dégénérescence du myocarde (asystolie *cardiectasique*) ;

3° A son stade terminal, l'asystolie des cardiopathies artérielles présente presque toujours des phénomènes complexes d'asystolie et d'urémie, parce que le processus scléreux s'est généralisé au rein et encore au foie, et que l'altération de ce dernier organe ne jouant plus son rôle destructeur des poisons formés dans le tube digestif, aggrave et précipite les accidents de la toxhémie due à l'insuffisance urinaire (syndrome de l'*asystolie urémique*).

Ces distinctions cliniques ont de l'importance en thérapeutique.

Pour l'asystolie méiopragique, le repos de l'organe et du corps est ordinairement suffisant ;

Pour l'asystolie cardiectasique, les saignées locales ou générales sont souvent indiquées ;

Quant à cette asystolie compliquée si souvent d'accidents urémiques que l'état du cœur vous fait trop souvent méconnaître, il faut la traiter, non seulement par les toniques cardiaques, mais aussi et surtout par une médication visant principalement l'imperméabilité rénale. Il faut ici que la thérapeutique soit hâtive, parce que les troubles d'insuffisance myocardique sont souvent soudains dans la cardio-sclérose, et qu'ils rappellent les phénomènes si rapides d'insuffisance urinaire dans les scléroses rénales, et la forme brusque ou foudroyante des accidents urémiques si commune chez les vieillards et les scléro-athéromateux.

i). Du reste, un des caractères importants des cardiopathies artérielles, c'est leur association fréquente aux lésions scléreuses des autres organes. Ici, les troubles mécaniques de la circulation jouent un rôle plus effacé que dans les cardiopathies valvulaires, et les complications viscérales se font au hasard des localisations scléreuses. C'est ainsi qu'on observe fréquemment et à une époque rapprochée du début de ces maladies, des lésions simultanées du cœur et du foie, du cœur et du rein, du cœur et du cerveau, du cœur et du bulbe, du cœur et de l'aorte, et qu'on a de bonne heure affaire à des cardio-hépatiques, à des cardio-rénaux, à des cardio-cérébraux, à des cardio-bulbaires, et le plus souvent à des cardio-aortiques.

Chez les valvulaires, le cœur retentit sur les divers organes ; chez les vasculaires, ce retentissement est moins accusé, et l'artério-sclérose envahit sans ordre et sans régularité les différents viscères de l'économie. Là, ce sont les congestions actives et même les hémorragies qui sont fréquentes, c'est la stase veineuse qui joue le rôle prédominant ; ici, c'est l'hypertension artérielle qui exerce la principale influence dans les déterminations multiples et variées des scléroses viscérales.

h). Il importe de faire remarquer que parfois, dans cette symptomatologie si accidentée et si complexe que j'assigne aux cardiopathies artérielles, on peut et l'on doit rattacher une part des symptômes au développement concomitant d'une *aortite* subaiguë ou chronique, dont je ferai plus tard la description clinique. Vous verrez ainsi que la triade symptomatique des aortites, constituée par les phénomènes douloureux, dyspnéiques et syncopaux, peut se retrouver dans beaucoup de scléroses cardiaques.

Mais, ce qui n'appartient pas à l'aorte, ce qui doit être attribué à l'affection du myocarde, ce sont les accès de dilatation aiguë du cœur, c'est l'arythmie, ce sont les attaques d'asystolie qui surviennent d'une façon si rapide. D'un autre côté — et les autopsies en font foi — j'ai constaté souvent des accidents dyspnéiques divers, la respiration de Cheyne-Stokes, par exemple, en l'absence de toute complication aortique ou rénale.

j). Les cardiopathies artérielles se distinguent encore des valvulaires par leur pronostic et leurs modes de terminaisons.

Toutes deux peuvent se terminer par l'*asystolie*, quoique celle-ci soit moins fréquente dans les premières que dans les secondes ; mais, j'ai déjà dit que cette asystolie prend encore des caractères particuliers dans la maladie que nous étudions. C'est là, pour les artério-cardiopathes, une manière lente de mourir.

Ils succombent encore lentement aux progrès continus de la cardiectasie qui donne lieu à la *thrombose cardiaque* avec ces accidents de cyanose partielle aux membres, sur la face, etc., dont vous avez pu observer trois beaux exemples.

Ils peuvent encore succomber lentement à l'urémie, et plus lentement encore aux progrès d'une véritable *cachexie artérielle* dont je n'ai trouvé l'indication ni la description nulle part. Et cependant, cette cachexie artérielle existe bien réellement ; elle doit être même distinguée de la *cachexie cardiaque.*

Je vous ai parlé souvent du facies parfois si caractéristique que présentent les malades atteints d'artério-sclérose. Leur visage est d'une pâleur extrême qui s'accuse encore davantage par instants, et qui peut prendre ainsi une coloration plombée et terreuse ; leurs traits ont une expression d'angoisse et même de tristesse qui donne parfois à leur physionomie un cachet spécial. Or, par le progrès de l'affection et par suite de la sténose artérielle presque généralisée, il se produit dans la plupart des organes une diminution de l'irrigation sanguine et de la nutrition qui aboutit très promptement à un amaigrissement considérable, à l'émaciation des masses musculaires et à une véritable cachexie artérielle. Je vous en ai montré beaucoup d'exemples dans notre service d'hôpital. En voici un que j'ai dernièrement observé en ville et dont l'histoire peut être aussi résumée :

Il y a quatre ans, premier accès d'angine de poitrine survenu en montant une côte ; il y a deux ans, aphasie et hémiparésie droite qui ont duré une quinzaine de jours ; depuis un an, les accès angineux deviennent plus fréquents, le malade se plaint presque constamment d'une sensation de brûlure et de déchirure rétro-sternales, la matité aortique augmente, les artères du cou battent avec violence, le pouls droit est fort, vibrant et serré, tandis que le pouls gauche est faible et à peine sensible ; enfin de violents accès de dyspnée nocturne surviennent, et la face prend rapidement une teinte pâle et terreuse. En six mois, l'amaigrissement fait de tels progrès, l'émaciation musculaire est telle que je suis amené à chercher tous les jours les signes d'une tuberculose qui n'existe pas et à laquelle on doit d'autant plus penser que la phtisie des artério-scléreux n'est pas une chose rare. Or, il ne s'agissait que d'une cachexie artérielle. Durant les dernières semaines de son existence, l'albumine apparut dans les urines, les membres inférieurs s'infiltrèrent et le malade succomba au milieu d'accidents urémiques caractérisés par du coma et du délire.

Quand vous voyez survenir dans le cours des cardiopathies artérielles, une émaciation considérable des masses musculaires avec un amaigrissement tel que les malades peuvent perdre 20 kilogrammes et même plus de leur poids en quelques mois, pensez à la cachexie artérielle et à la grande sévérité de son pronostic. Alors, la médication ne produit plus les mêmes effets favorables, le régime lacté devient impuissant pour calmer les accidents dyspnéiques qui résistent à tous les moyens, et la dyspnée devient, comme je vous l'ai dit, *hypertoxique*. En effet, une nouvelle cause d'auto-intoxication — et celle-ci rebelle à tous les traitements — est survenue. Cette émaciation considérable, cet amaigrissement énorme et cette fonte du tissu adipeux jettent à profusion dans le liquide sanguin des déchets de désassimilation qui, n'étant plus éliminés par un rein devenu imperméable depuis longtemps, ni détruits par le foie insuffisant, augmentent dans de grandes proportions l'intoxication de l'organisme. Alors, brusquement ou très rapidement, l'œdème des membres inférieurs devient considérable, les urines sont rares, elles se chargent d'albumine qui peut atteindre dans certaines circonstances le chiffre de 2 à 5 grammes par jour, et le malade ne tarde pas à succomber le plus souvent au milieu d'accidents urémiques.

Vous le voyez, cette *cachexie artérielle*, caractérisée par cet amaigrissement et l'émaciation extrême des masses musculaires, par l'aspect pâle et terreux de la face, forme un contraste frappant avec la *cachexie cardiaque* caractérisée au contraire dès le début par l'infiltration des membres, la conservation de l'embonpoint, l'aspect cyanosé ou légèrement bouffi de la face, la teinte violâtre du nez et des lèvres, au point, écrit Corvisart « qu'on dirait que tout le système veineux seul est injecté ». Les auteurs anciens avaient décrit les cachexies « *sèches* » (*tabes sicca* de Fernel) et les cachexies « *humides* ». La cachexie artérielle est bien une cachexie sèche, la cachexie cardiaque est plutôt humide. Mais il ne faut pas confondre la cachexie cardiaque avec l'asystolie[1] : la première résulte de

[1] Voici un point d'histoire intéressant à rectifier : on attribue généralement à Beau le mérite d'avoir décrit l'asystolie. C'est là une erreur. Il n'a que le mérite d'avoir donné

l'aggravation de l'état général (*malus corporis habitus* de Celse et d'Arétée); la seconde est due surtout à l'aggravation des désordres locaux de la circulation.

En résumé, dans l'artério-sclérose du cœur, la mort peut être *lente;* et alors elle survient de façons différentes : par asystolie, par cardiectasie avec thrombose cardiaque, et par des accidents hybrides dus à l'association de l'asystolie et de l'urémie, par l'urémie seule, par cachexie artérielle.

La mort peut être aussi *rapide*, sous l'influence de diverses complications : ruptures d'anévrismes des artères coronaires dans le péricarde; ruptures du cœur par infarctus cardiaques consécutifs à l'oblitération des coronaires; accès de suffocation douloureuse à la suite de ces oblitérations; accidents urémiques, hémorragies ou ramollissement du cerveau, par suite de la propagation de l'artério-sclérose à divers organes.

Enfin, la mort peut être *subite*, par syncope ou par angine de poitrine.

Cette mort subite que j'ai observée deux fois seulement dans le rétrécissement mitral, ne s'observe pas dans les affections simplement valvulaires, et l'on ne comprend pas que Stokes ait pu écrire que « la maladie des valvules mitrales offre des chances plus grandes de mort subite que les affections analogues de l'aorte ». Sans doute, il y a des affections de l'orifice auriculo-ventriculaire qui déterminent parfois cette terminaison subite ou rapide, mais il s'agit alors d'insuffisances mitrales *artérielles* avec dégénérescence concomitante du muscle cardiaque, et je vous ai démontré que ces insuffisances, si elles sont mitrales par le souffle sont aortiques par la maladie. Il n'est donc pas extraordinaire que la mort subite survienne dans ces conditions, et il est probable que Stokes a eu affaire à des cas de ce genre, inconnus alors pour lui.

Quelle est la *durée* des cardiopathies artérielles? On peut dire qu'elle est indéterminée. Elle oscille entre trois et six ans, et même davan-

un nom à un état circulatoire qui a été presque complètement décrit par CORVISART dans ces lignes :

« Après plusieurs alternatives de mieux et de pis, les malades, immobiles dans presque tous les cas, le corps courbé en avant, ou dans toute autre attitude forcée, la face bouffie et violette, les lèvres noirâtres, les traits altérés, décomposés, les yeux souvent cachés par le boursoufflement des paupières, la respiration étant courte, entrecoupée, presque impossible, la toux continue avec crachement de sang ou de mucosités abondantes, les parois de la poitrine et du ventre gonflées, distendues par la sérosité qu'elles renferment, les bras, les jambes, déformés par l'infiltration, le pouls inégal, irrégulier, très intermittent, vacillant, insensible, les malades ayant tantôt un léger délire, d'autres fois dans un état sub apoplectique, succombent rarement à la rupture d'une tumeur anévrismale, ordinairement à une suffocation prompte, et plus rarement à une agonie lente, pendant laquelle ils semblent s'éteindre par degrés. »

tage. Du reste, cette durée dépend du siège de la lésion et surtout de la médication suivie par le malade.

On voit que les cardiopathies artérielles diffèrent des cardiopathies valvulaires par leurs lésions anatomiques, par leur siège, par leur étiologie, par leur aspect clinique, par leurs terminaisons, et j'ajoute encore par leur thérapeutique, comme je le démontrerai plus loin. Les premières commencent par le cœur central pour finir par le cœur périphérique. Les cardiopathies artérielles sont latentes dans leur évolution, insidieuses dans leur début, paroxystiques dans leur marche, accidentées et saccadées dans leurs allures, compliquées et variables dans leurs manifestations viscérales, soudaines et brutales dans leurs explosions asystoliques. Leur symptomatologie n'est pas seulement cardiaque, mais encore artérielle ; c'est pourquoi elle doit comprendre la description de symptômes *extra-cardiaques* et de symptômes *cardiaques* proprement dits, et qu'elle est subordonnée aux six lois cliniques suivantes que j'ai établies et que je crois utile de rappeler pour aborder fructueusement le diagnostic des cardiopathies artérielles avec d'autres maladies.

A. — SYMPTÔMES EXTRA-CARDIAQUES

1° *L'artério-sclérose du cœur, comme l'artério-sclérose généralisée, étant l'effet et non la cause de l'hypertension artérielle, est caractérisée, pendant la plus grande partie de son évolution clinique, par les symptômes de cette hypertension (symptômes d'hypertension artérielle) ;*

2° *Dans l'artério-sclérose, sous l'influence des sténoses artérielles, organiques par endartérite, ou fonctionnelles par spasme vasculaire, tous les viscères et appareils sont en imminence continuelle de fatigue ou de méiopragie (symptômes méiopragiques) ;*

3° *L'insuffisance rénale (à laquelle peut se joindre l'insuffisance hépatique) est un symptôme précoce et presque constant des cardiopathies artérielles, même en l'absence d'albuminurie (symptômes toxiques).*

B. — SYMPTÔMES CARDIAQUES

4° *En raison de la dégénérescence du myocarde, toute cardiopathie artérielle est en imminence continuelle de dilatation cardiaque et d'accidents angineux ;*

5° *En raison de la dégénérescence du myocarde, le rythme du cœur étant fonction du muscle cardiaque, les cardiopathies artérielles s'accompagnent presque toujours de symptômes arythmiques ;*

6° *En raison de la généralisation de l'artério-sclérose, les cardiopathies artérielles sont souvent associées à la sclérose d'autres organes, elles se terminent non seulement par l'asystolie, la cardiectasie et la mort subite, mais aussi par hémorragie cérébrale, urémie, etc.*

II. Le tableau clinique que je viens de présenter, a eu pour but de montrer les différences nombreuses séparant les cardiopathies valvulaires et les cardiopathies artérielles, maladies qui avaient été pour la plupart confondues jusqu'à ce jour et que j'ai séparées. Les longs détails dans lesquels je suis entré sur la description des cardiopathies artérielles sont justifiés par l'importance de la question, puisqu'il est démontré pour moi que ces dernières sont presque trois fois plus nombreuses que les cardiopathies valvulaires, dans le rapport de 70 p. 100.

Continuons cette discussion du diagnostic en passant en revue les différentes maladies qui peuvent simuler la cardio-sclérose et ses principales complications.

1° Le diagnostic doit être d'abord établi avec les *myocardites chroniques* des divers auteurs. A ce sujet, je dois répéter encore qu'un grand nombre d'entre elles rentrent dans la catégorie des scléroses dystrophiques du myocarde consécutives à la lésion des coronaires, et que la myocardite est aussi rare que l'encéphalite. Les symptômes que l'on attribuait naguère à cette dernière sont maintenant mis sur le compte du ramollissement cérébral par oblitération embolique ou thrombosique des artères de l'encéphale ; les symptômes que l'on attribue à la myocardite doivent également être rattachés, le plus souvent du moins, à l'endartérite oblitérante des coronaires.

On a décrit quatre types de myocardites chroniques non suppuratives :

a). La myocardite scléreuse hypertrophique ;

b). La myocardite interstitielle ;

c). La myocardite segmentaire essentielle ;

d). La myocardite granulo-graisseuse.

a). La *myocardite scléreuse hypertrophique*, décrite par Juhel-Rénoy et Rigal en 1881 [1], est caractérisée par la prolifération du tissu conjonctif interstitiel du cœur produisant l'atrophie de l'élément musculaire ;

[1] *Arch. de médecine*, 1881. — JUHEL-RENOY (*These in. de Paris*, 1882).

cette prolifération du tissu conjonctif est elle-même consécutive à la périartérite et à l'endo-périartérite, de sorte que l'altération du myocarde, d'origine inflammatoire et non dystrophique, part des petites artères autour desquelles « se cantonne la lésion ». On voit par là quelles profondes différences séparent cette myocardite *péri*-vasculaire de la cardio-sclérose qui n'est pas une maladie inflammatoire et dont les lésions dégénératives se produisent à l'extrémité du territoire vasculaire oblitéré, ce qui en fait une sclérose *para*-vasculaire.

Cette myocardite scléreuse hypertrophique se traduit cliniquement par les symptômes suivants :

Affaiblissement des systoles et du pouls coïncidant avec leur augmentation de fréquence et leur régularité ; hypertrophie cardiaque progressivement croissante ; absence fréquente de tout bruit de souffle ; troubles de la sensibilité cardiaque et douleur au cinquième espace intercostal ; affaiblissement de la contraction systolique et du choc précordial ; tendance aux attaques asystoliques ; congestions pulmonaires actives.

b). La *myocardite interstitielle chronique*, décrite par Bard et Philippe en 1891, est caractérisée anatomiquement par l'inflammation chronique primitive du tissu conjonctif intermusculaire du cœur, cette inflammation étant indépendante des lésions vasculaires. On voit par là que si la myocardite de Juhel-Rénoy et Rigal se rapproche de notre cardio-sclérose par l'origine artérielle, la myocardite de Bard et Philippe s'en éloigne beaucoup plus, puisqu'elle admet la phlegmasie primitive de ce tissu conjonctif sans l'intervention d'aucune lésion vasculaire. Dernièrement encore, le premier de ces auteurs a généralisé davantage cette opinion en admettant que les crises asystoliques des maladies du cœur sont moins souvent dues à un surmenage mécanique de cet organe qu'à des poussées inflammatoires subaiguës du myocarde [1].

Les symptômes attribués à cette myocardite interstitielle chronique sont les suivants :

Une période *latente* caractérisée déjà par l'apparition de quelques troubles fonctionnels, parmi lesquels une gêne des contractions cardiaques résultant de l'hypertrophie du cœur et de l'élévation consécutive de la pression artérielle, quelques troubles respiratoires et douleurs sourdes dans la région précordiale ; une période *d'état* caractérisée par une voussure précordiale plus ou moins accusée, l'abaissement de la pointe du cœur ordinairement bien perçue, l'augmentation de la

[1] *Revue de médecine*, 1881. — BARD. Contribution à l'étude de l'asystolie (*Lyon médical*, 1892).

matité cardiaque dans tous les sens, les troubles arythmiques nombreux presque constants et par une forme d'arythmie « en salves », parfois par des douleurs sourdes se montrant dans toute l'étendue de la paroi précordiale, par des poussées de bronchite ou de congestion pulmonaire, par l'absence habituelle de souffles valvulaires, enfin par les progrès croissants de l'asystolie.

c). La *myocardie segmentaire sénile* est une affection chronique du myocarde caractérisée anatomiquement par une sorte de morcellement de la fibre musculaire du cœur, consécutif lui-même à la fente du ciment existant au niveau des traits scalariformes d'Eberth. Cette lésion avait déjà été décrite dès 1877 par Landouzy et Renaut qui l'avaient attribuée à tous les cas d'asthénie du myocarde. Plus tard, Renaut en 1888 et Mollard en 1889[1] la décrivirent chez le vieillard à titre de maladie primitive et indépendante, surtout de lésions scléreuses ou vasculaires.

Voici les symptômes attribués à cette forme de cœur sénile :

Parfois, absence d'oppression et de palpitations, inégalité et irrégularité du pouls, arythmie paroxystique, pouls arythmique « multiforme », tachycardie ; affaiblissement des contractions cardiaques et du choc précordial, lequel reste intramamelonnaire ; augmentation de la matité cardiaque (forme de matité *rectangulaire* dépassant exceptionnellement le bord gauche du sternum, opposée à la matité cylindroïde du rétrécissement aortique, piriforme du rétrécissement mitral, en gibecière de l'insuffisance mitrale avec rétrécissement, etc.) ; atténuation des bruits cardiaques, souffle systolique médiocardiaque (souffle doux, faible ou fort, sans bruit musical et sons harmoniques surajoutés, localisé à égale distance du foyer aortique et mitral, sans propagation vers l'aisselle) ; œdème latent prétibial et œdème vrai des membres inférieurs ; œdème variable des bases pulmonaires prédominant à gauche avec tendance à l'engouement ; absence de signes de congestion veineuse passive dans la grande circulation, de tuméfaction du foie et de congestion rénale, pâleur spéciale des malades, etc.

Il y a dans cette description un assez grand nombre de symptômes qu'on retrouve dans la cardio-sclérose, telle que je l'ai décrite.

Par exemple, le « pouls arythmique multiforme », qu'on peut appeler plus simplement *pouls arythmique variable,* est un fait qu'il m'a été donné d'observer fréquemment; il est caractérisé par une arythmie qui change d'un moment à l'autre, et les variations portent surtout sur l'amplitude du pouls. « D'un tracé à l'autre, comme le disent si justement

[1] Landouzy et Renaut (*Soc. de biol.*, 1878). — Renaut et Mollard (*Loc. cit.*).

Renaud et son élève Mollard — cette amplitude passera d'un minimum de 8 millimètres à un maximum de 20, pour ne plus atteindre, dans le tracé suivant, qu'un maximum de 10 à 12 millimètres. » Les tracés sphygmographiques recueillis sur le même malade à plusieurs jours ou seulement à quelques heures de distance, et que l'on peut étudier dans une de mes leçons précédentes[1], montrent bien la valeur de cette forme d'arythmie.

Renaut parle d'un œdème prétibial « latent ». Pourquoi *latent*, puisqu'il suffit de le chercher pour le trouver, et qu'on le constate facilement par la pression profonde et persistante de la peau sur la région prétibiale ? Les symptômes ne sont latents que pour ceux qui ne les connaissent pas ou qui ne savent pas les chercher, et mon savant collègue de Lyon est de ceux auxquels ce reproche mérite le moins d'être adressé.

Ce qui rapproche encore la description clinique de cette myocardite segmentaire de celle de la cardio-sclérose, c'est l'influence de la moindre cause, de la moindre maladie intercurrente (bronchite, congestion pulmonaire, grippe, choc traumatique, etc.) sur l'aggravation rapide et subite de la cardiopathie, ce sont encore ses terminaisons par syncope, par asystolie, ou encore par faiblesse et inertie générale.

Ces similitudes dans l'étude clinique de ces diverses myocardites chroniques confirment heureusement la description de la cardio-sclérose que j'ai donnée depuis 1885. Cependant, il me semble que la désignation de « cœur sénile », donnée par Haushalter, Demange, Odriozola, Letulle, Renaut et Mollard[2], comprend des faits et des maladies assez disparates. Le « cœur sénile », en effet, correspond à cinq types différents :

1° A l'athéromasie des coronaires, sans aucune lésion consécutive du myocarde (forme *athéromasique simple*) ;

2° A l'athéromasie des coronaires avec atrophie du myocarde (forme *atrophique* du cœur sénile ;

3° A l'athéromasie des coronaires avec hypertrophie du myocarde (forme *hypertrophique* du cœur sénile) ;

4° A l'artério-sclérose du cœur avec sclérose dystrophique du myocarde (forme *dystrophique*) ;

5° A la myocardite segmentaire. Mais il n'est pas encore démontré que celle-ci soit une maladie réelle, isolée de toute altération vasculaire.

d). Quelques auteurs s'attardent encore à décrire une *myocardite chronique graisseuse* ou *granulo-graisseuse*. Or, il en est de même pour

[1] Voir pages 294-296 et 302.

[2] Haushalter (*Thèse de Nancy*, 1880). — Demange. Étude clinique et anatomo-pathologique sur la vieillesse, 1886. — Odriozola (*Thèse de Paris*, 1888). — Letulle, Renaut, Mollard (*Loc. cit.*).

cette maladie que pour la myocardite segmentaire laquelle est, selon toute probabilité, une lésion consécutive à d'autres altérations et non une maladie autonome et primitive. Je vais même plus loin, et en m'appuyant sur de nombreuses recherches anatomo-pathologiques, je suis en mesure de faire cette affirmation : La « myocardite » granulo-graisseuse *primitive* n'existe pas. Il y a, sans doute, des dégénérescences granulo-graisseuses *secondaires* que l'on peut observer à titre de lésion presque banale dans le cours des myocardites ou de l'artério-sclérose du cœur (et il est démontré que cette sorte de dégénérescence est encore plus rare qu'on l'a dit), mais il n'y a pas lieu d'en faire une forme clinique distincte et à plus forte raison une maladie spéciale. Et cependant, quel luxe de détails symptomatiques dans la description de cette maladie !

On dit que le cœur est douloureux à la pression, on parle de douleurs rétro-sternales et angoissantes, de troubles dyspnéiques, de pouls ralenti ou accéléré, d'accidents dus à la mise en action des nerfs pneumogastriques, d'attaques syncopales ou comateuses pseudo-apoplectiques, etc.

Il y a de tout dans cette symptomatologie : des symptômes dus à l'endartérite coronaire, à l'imperméabilité rénale, à la sclérose bulbaire. On y remarque la confusion de la dégénérescence granuleuse des fibres musculaires du cœur avec la surcharge graisseuse de cet organe et de ses espaces interstitiels, maladie qui se traduit d'ordinaire par le ralentissement de pouls, la faiblesse des contractions cardiaques, la fréquence des accidents lipothymiques et par la respiration de Cheyne-Stokes.

Après avoir résumé la symptomatologie attribuée par les différents auteurs aux quatre variétés de myocardites chroniques, il faut maintenant établir leur diagnostic avec la cardio-sclérose. Or, à ce point de vue, il n'y a qu'une chose à dire :

Toutes les myocardites chroniques, étant des affections locales, ne présentent aucun des symptômes *extra-cardiaques* que j'ai réunis sous le nom de « stigmates de la cardio-sclérose » (symptômes d'hypertension artérielle, symptômes méiopragiques et toxiques).

Parmi les symptômes *cardiaques* et cardio-aortiques, voici encore ceux qu'on ne rencontre pas d'ordinaire dans les myocardites : la dyspnée douloureuse due à l'endartérite coronaire à son début, la dyspnée toxique ; les symptômes cervico-aortiques (retentissement diastolique de l'aorte battements anormaux des artères cervicales, augmentation de la matité aortique et élévation des sous-clavières); les symptômes dus à l'aortite souvent concomitante, l'œdème aigu du poumon, les accidents angineux; la tendance à la cardiectasie aiguë, etc.

Enfin, la marche de la cardio-sclérose en trois périodes (*artérielle*, *cardio-artérielle*, *mitro-artérielle*) et les symptômes de la cachexie artérielle, telle que je l'ai décrite, n'appartiennent pas à l'évolution clinique des myocardites.

Parmi les symptômes communs aux myocardites et à la cardio-sclérose, il faut signaler : la dyspnée d'effort, les poussées de congestion active du poumon, la congestion passive des bases pulmonaires, l'augmentation de la matité précordiale, l'affaiblissement des contractions cardiaques et du choc précordial, l'absence habituelle de souffles valvulaires, l'arythmie, etc. Les allorythmies ou arythmies rythmées (rythme couplé ou tricouplé du cœur) me paraissent plus fréquentes dans la cardio-sclérose, puisqu'elles ne sont signalées par aucun auteur dans les diverses myocardites.

Malgré tous ces caractères distinctifs, je persiste à croire qu'un grand nombre d'observations, désignées sous le nom de « myocardites chroniques », doivent être rangées dans la classe des cardiopathies artérielles.

2° Le *cœur rénal* de la néphrite interstitielle offre beaucoup de points communs avec la cardio-sclérose. Les premiers signes de cette néphrite, qui mérite souvent le nom de néphrite artérielle, sont ceux de la cardio-sclérose : hypertension artérielle, palpitations, tachycardie légère, insuffisance aortique fonctionnelle et dilatation de l'aorte, dyspnée d'effort, polyurie, état congestif de la base du poumon.

D'une façon générale, les symptômes des scléroses cardiaque et rénale sont souvent associés dans la forme cardio-rénale de la maladie. Mais, lorsque l'artério-sclérose rénale prédomine ou lorsqu'elle existe à l'état isolé, l'hypertrophie cardiaque est plus considérable, les battements du cœur, tout en étant plus accélérés, sont presque toujours réguliers, il n'y a pas d'arythmie, ou celle-ci n'existe vers la fin de la maladie que dans les cas où le myocarde a été atteint à son tour, et cela le plus souvent sous la forme de quelques intermittences ou faux pas du cœur. Enfin, les modifications de l'urine, la présence de faibles quantités d'albumine, l'existence d'un bruit de galop caractéristique, etc., s'observent beaucoup plus fréquemment dans la néphrite interstitielle.

3° La *péricardite* aiguë ou subaiguë avec accidents angineux (comme Andral en a signalé plusieurs cas), ou encore la péricardite à forme paralytique due à la complication de myocardite et se manifestant par les symptômes d'insuffisance et même d'impuissance cardiaque, peuvent, en reproduisant quelques-uns des symptômes de la cardio-sclérose, être confondus avec cette maladie. Il en est de même des adhérences du péricarde. Mais, l'erreur ne doit pas être de longue durée, si l'on porte l'attention sur les signes bien connus des péricardites aiguës et chroniques et sur les symptômes extra-cardiaques de la cardio-sclérose.

4° Quand la cardio-sclérose s'accompagne de poussées de congestion active vers le sommet de l'un des poumons avec ou sans hémoptysie, et surtout lorsque ces accidents congestifs surviennent pendant la période de cachexie artérielle avec grand amaigrissement, on peut croire à une *phthisie pulmonaire*, et cette erreur est d'autant plus compréhensible que les deux maladies peuvent parfois coexister chez les mêmes sujets en raison de la relation existant d'après Stokes entre les « diathèses athéromateuse et tuberculeuse ». Il suffit d'être prévenu de cette erreur pour ne pas la commettre, et l'examen bacillaire des crachats est destiné à lever tous les doutes.

5° Comme l'arythmie est un symptôme habituel de la cardio-sclérose, et qu'elle peut constituer parfois même le seul symptôme de la forme arythmique de la maladie, on comprend qu'en présence d'une arythmie plus ou moins persistante, on puisse croire à une cardiopathie artérielle qui n'existe pas. Je renvoie à ce sujet à la classification que j'en ai donnée [1] et je ne retiens pour le moment que les arythmies *congénitale*, *réflexe*, *angoissante essentielle paroxystique*, et celle des *affections valvulaires*.

a). J'ai observé trois cas d'arythmie existant depuis l'enfance ou depuis la naissance chez des sujets adultes ou même avancés en âge. Il s'agissait peut-être de myocardite fœtale qui avait laissé pour toujours cette perversion rythmique du cœur (arythmie *congénitale*). En tout cas, l'absence de tout autre accident cardiaque permet d'établir le diagnostic. Mais il ne faut pas confondre cette arythmie congénitale qu'on peut observer jusque dans un âge avancé, avec l'arythmie sénile qui surviendrait, d'après certains auteurs, presque à l'etat physiologique et normal, par les progrès de l'âge, et que j'attribue au contraire au développement d'une cardio-sclérose plus ou moins latente chez le vieillard [2].

[1] Voir page 276.

[2] J'ai rappele, a la page 251, que Schmaltz (de Dresde) avait decrit une sorte d arythmie *senile*, survenant normalement chez tous les vieillards en l'absence de toute maladie du cœur ou des arteres, ce qui est bien douteux, puisqu'on trouve rarement des vieillards sans lésions atheromateuses du systeme arteriel. Du reste, bien avant cet auteur, Andral avait parle de cette arythmie senile a laquelle il avait attribue son vrai caractère clinique, et Bard rappelle que Stoll s'etait exprime autrefois en ces termes « Pulsus in senibus et rythmo et tempore, universim omni modo inæqualis esse potest, intermittens, remittens, sanitas licet huic ætate competens sat belle subsistat Hinc alius canon est quod pulsus senum inordinatus is fuerit, terrere medicum non debeat, si cœtera bona sint. »

b.) Les *arythmies réflexes*, symptomatiques de maladies des voies digestives (estomac, intestin, foie, etc.), de l'utérus et de ses annexes, peuvent être confondues avec celles de la cardio-sclérose, surtout lorsqu'elles surviennent à l'âge où se montrent d'ordinaire les affections cardio-artérielles, et lorsqu'elles persistent pendant plusieurs années, comme j'en ai vu d'assez nombreux exemples. A ce sujet, je signalerai seulement le fait suivant : il s'agit d'une femme d'une quarantaine d'années, affectée depuis trois ans d'une arythmie cardiaque presque persistante, que l'on rattachait au développement d'une affection cardiaque, et qui fut délivrée pour toujours de ce simple trouble fonctionnel, le jour où on lui enleva un petit polype de l'utérus. Dans la plupart des cas d'arythmies réflexes, on observe le plus souvent un signe important d'hypertension dans la circulation pulmonaire avec retentissement sur les cavités droites du cœur, je veux parler du retentissement diastolique à gauche du sternum. Dans les cardiopathies artérielles, ce retentissement siège le plus souvent à droite.

c.) L'*arythmie angoissante paroxystique et essentielle* est une maladie nouvelle, décrite par aucun auteur et dont je possède déjà cinq observations. Je ne doute pas de sa fréquence plus grande quand on la connaîtra mieux. Voici en quoi elle consiste : Au milieu du meilleur état de santé, survient chez un sujet relativement jeune le plus souvent (vingt-cinq à quarante-cinq ans), une arythmie désordonnée avec pulsations fortes, faibles et inégales, s'accompagnant presque toujours d'une sensation angoissante sans douleur angineuse. L'accès dure quelques heures, pendant une journée ou même pendant plusieurs jours, et par la suite pendant plusieurs semaines ; puis, il se termine par la prompte régularisation des battements cardiaques qui peuvent conserver leurs caractères absolument normaux pendant plusieurs semaines ou même pendant plusieurs mois, jusqu'à la crise suivante qui survient presque toujours spontanément et sans cause. J'ai observé cette affection, surtout chez les névropathes et les neurasthéniques, en l'absence de toute lésion cardiaque.

d). Dans la cardio-sclérose à type *myo-valvulaire* que j'ai décrite, l'existence d'un souffle systolique à la pointe avec arythmie peut faire croire à l'existence d'une insuffisance mitrale d'origine rhumatismale. Je renvoie, à ce sujet, au tableau du diagnostic des deux maladies [1].

6° Il s'agit maintenant d'établir le diagnostic du siège de la cardio-sclérose, de ses associations fréquentes avec les scléroses d'autres organes, et de ses complications.

[1] Voir page 291.

a). Pour le *siège*, le diagnostic reste encore difficile et même insoluble dans la plupart des cas. Mais je ne le crois pas toujours impossible, et des recherches ultérieures montreront la possibilité d'établir, au point de vue clinique, la réalité des localisations myocardiques que l'anatomie pathologique m'a révélées. La cardio-sclérose n'est pas toujours, comme on l'a cru à tort, une maladie diffuse, étendue à tout l'organe, et j'ai démontré qu'elle se localise de préférence dans un point du cœur ou dans un autre, parce qu'elle est sous la dépendance de tel ou tel territoire vasculaire atteint d'oblitération complète ou incomplète.

Lorsque la sclérose affecte seulement la cloison interventriculaire, elle réalise, avons-nous dit, la symptomatologique un peu incomplète d'une communication anormale entre les deux ventricules. Quand elle atteint les régions ganglionnaires et le point vital de Schmey et Kronecker, elle peut se terminer par la mort subite. Enfin, quand elle envahit toute la pointe de l'organe, elle donne lieu à la dilatation cardiaque, à l'insuffisance fonctionnelle de l'orifice auriculo-ventriculaire, et la mort subite, trois fois sur les six cas que j'ai observés avec Weber.

Mais jusqu'ici, on ne saurait aller plus loin, et il serait prématuré d'assigner au siège de la cardio-sclérose des signes cliniques spéciaux dont la valeur pourrait à bon droit être contestée. C'est là un chapitre d'attente.

b). Quant au diagnostic de la cardio-sclérose *associée*, il est facile et il doit toujours être établi. Les détails dans lesquels je suis entré au sujet des formes cliniques de la maladie doivent lever tous les doutes.

c). Est-il possible de faire le diagnostic de graves complications qui surviennent parfois dans le cours ou à la fin des cardiopathies artérielles, des anévrismes pariétaux du cœur et des ruptures de cet organe ?

Pour les *anévrismes*, la solution de cette question reste encore à trouver. Du reste, cette complication est extrêmement rare, puisque j'en ai observé à l'autopsie un seul cas depuis dix ans. Dans sa thèse si remarquable, en 1867, Pelvet a divisé les observations d'anévrismes cardiaques en trois groupes : suivant que la maladie a été latente, ou encore qu'elle a offert seulement les signes d'une affection cardiaque, ou enfin qu'elle a présenté des signes positifs. Or, parmi ces derniers, je vois signalés les symptômes suivants : douleur précordiale, dyspnée, voussure localisée à la paroi, une autre fois dépression épigastrique à chaque révolution cardiaque, irrégularités du cœur, contraste entre l'impulsion énergique des contractions ventriculaires et la faiblesse de ses bruits d'après Aran, dédoublement du second bruit, existence d'un « murmure double à temps séparés » d'après Gendrin, un certain bruit de bombes, souffle systolique de la pointe se prolongeant dans la diastole d'après C. Paul, etc.

On voit qu'il n'y a rien de spécial dans cette symptomatologie qui reproduit à la fois celle de la coronarite, de l'aortite et des adhérences péricardiques. Cependant, je dois rappeler l'existence d'un bruit de galop particulier observé par Rendu, et dont j'ai donné la description à l'une de mes leçons précédentes[1]. Dans ce cas, le bruit surajouté se percevait immédiatement après le claquement sygmoïdien et pendant la diastole (ce qui n'est pas un caractère distinctif avec les autres bruits de galop), il avait un timbre éclatant, différent du timbre sourd du galop rénal, enfin il s'entendait au-dessus de la pointe à la partie moyenne du ventricule avec propagation vers le sternum et l'appendice xiphoïde. Je doute que ces caractères de timbre, de siège et d'étendue du bruit de galop soient suffisants, non seulement pour établir le diagnostic d'un anévrisme pariétal du cœur, mais même pour « permettre d'y songer ». Du reste, il importe de rappeler que ces anévrismes cardiaques procèdent de causes différentes, et qu'ils peuvent être consécutifs, à des infarctus du cœur, à la dégénérescence du muscle cardiaque, enfin à la péricardite adhésive. C'est à cette dernière variété qu'appartenait le fait auquel je viens de faire allusion.

Les *ruptures du cœur* ne surviennent dans la cardiosclérose qu'à la suite des oblitérations complètes et rapides d'une branche importante des coronaires, lesquelles sont promptement suivies d'un véritable ramollissement avec dégénérescence graisseuse de la paroi cardiaque correspondante (*myomalacia cordis*). Lorsque l'oblitération est lente, progressive et incomplète, ce qui est le cas le plus fréquent, elle aboutit à la production de la sclérose dystrophique, le plus souvent sans dégénérescence graisseuse.

Quand la rupture du cœur survient, la mort peut être *subite,* et, dans ce cas, il n'y a aucun signe qui puisse renseigner sur la cause de la terminaison fatale. Elle est encore *rapide* (après une heure ou deux), et l'on peut croire à une sévère attaque d'angine de poitrine. Enfin, elle est *lente* (quelques heures, un à cinq jours) dans les cas assez fréquents où la rupture se fait en plusieurs temps. Alors, il faut encore distinguer les symptômes de la rupture elle-même, laquelle se traduit d'ordinaire par une extrême douleur précordiale ressemblant à l'angine de poitrine et par des troubles dyspnéiques, avec ceux de l'épanchement rapide du sang dans la cavité péricardique (orthopnée, refroidissement des extrémités, tumulte lointain des bruits du cœur, affaiblissement extrême et

[1] Voir page 206.

disparition du pouls radial, sorte de bruit de clapotement de la pointe, etc.). Quand on observe ces symptômes dans le cours d'une cardio-sclérose, quand on constate avec une douleur précordiale violente et subite les symptômes rapides d'un gros épanchement péricardique, on peut penser à la rupture du cœur ; mais, il n'est pas toujours possible de l'affirmer, et, du reste, il faut bien se rappeler que cette terminaison est extrêmement rare, puisque je ne l'ai, pour ma part, observée qu'une seule fois.

Quant aux *infarctus du cœur* sans rupture de cet organe, leur diagnostic est absolument impossible.

7° On voit parfois dans la cardio-sclérose, surtout chez les individus âgés, la *dégénérescence calcaire du cœur.* Il s'agit toujours d'une trouvaille d'autopsie, et il n'existe aucun symptôme capable de la faire reconnaître. Cependant, vous avez vu deux cas où elle a coïncidé avec des accidents de cyanose très accusée. Mais le fait viendrait-il à se confirmer, qu'il ne permettrait pas encore d'établir ce diagnostic.

Je termine ici cette longue description clinique de la cardio-sclérose dont j'ai commencé l'étude depuis plus de dix années. Je serai heureux d'avoir pu démontrer que cette maladie, devenue si fréquente (sans doute parce qu'on la connaît mieux et qu'on s'y expose davantage par le régime alimentaire), n'est pas une de ces lésions silencieuses, impossibles le plus souvent à reconnaître au lit du malade. Elle a une symptomatologie propre, et je puis affirmer qu'à son sujet le diagnostic est rarement en défaut. Sur le terrain immuable de la clinique, l'accord se fera certainement entre les differents auteurs disposés à combattre mes idées. Sur le terrain plus mouvant de l'anatomie pathologique, les disputes doctrinales régneront peut-être encore. Et cependant, je crois avoir démontré d'une façon irréfutable la très grande fréquence des scléroses dystrophiques du myocarde. Mes contradicteurs étudieront encore avant de réfuter trop hâtivement. Car, nous perdons parfois le meilleur de notre temps à redresser les erreurs d'autrui, et si l'on considère la succession interminable de théories le plus souvent contradictoires qui ont régné en médecine, on se plaît à dire que l'étude de notre science est la meilleure école de modestie.

QUINZIÈME LEÇON

ARTÉRIO-SCLÉROSE DU CŒUR (FIN)

III. — Thérapeutique.

I. — Traitement de la cardio-sclérose à ses diverses périodes : artérielle, cardio-artérielle, mitro-artérielle.

1° Période *artérielle*. — Traitement hygiénique et alimentaire. Médication de l'hypertension artérielle. Emploi de la trinitrine et des iodures.

2° Période *cardio-artérielle*. — Trinitrine et médication iodurée. Leur action physiologique et thérapeutique. Mode d'emploi. Résultats de cette médication et observations à l'appui. Deux indications à remplir : un cœur à fortifier, des dégénerescences artérielles à combattre.

3° Période *mitro-artérielle*. — Traitement des affections valvulaires mal compensées.

II. *a*). *Emploi de la digitale* (contre-indications et indications). — Mauvais effet de l'ergot de seigle, de la digitale dans l'angine de poitrine, dans le cours de la néphrite interstitielle à la période d'hypersystolie et d'hypertension artérielle. Production par la digitale, d'hémorragies et d'embolies cérébrales, d'accès sténocardiques chez les angineux. Indications de la digitale dans le cours ou à la fin des cardiopathies artérielles, à leur période de mitralité. — Traitement des palpitations par la réfrigération de la paroi précordiale. — L'état hyposystolique est la première indication de la digitale. L'hypertension artérielle et les complications renales avec ou sans albuminurie ne sont pas des contre-indications absolues à son emploi. — Mode d'action, doses et forme du médicament. Digitaline cristallisée, toujours préférable aux tisanes de digitale. Méthode d'administration de la digitaline.

b). *Emploi du régime lacté* et *traitement de la dyspnee cardiaque*.
Régime alimentaire et diète lactée dans la dyspnee *toxique*. Regles pratiques pour l'administration du régime lacté. Son mode d'action et ses resultats. Le lait, médicament anti-méiopragique. Antisepsie intestinale.

c). Traitement des dyspnees *nervo-réflexes*. Bromure de potassium à haute dose.

d). Traitement des dyspnées *cardioplégiques*. Saignées générales.

e). Traitement de la dyspnée *mecanique* ou *cardio-pulmonaire*. Digitale.

f). Traitement de la dyspnée par *œdème aigu du poumon* : saignée, injections de cafeine, de strychnine, électrisation du nerf vague, cautérisations ponctuées, vésicatoires, ventouses sèches. Inefficacité de l'atropine.

g). *Emploi de revulsifs*. — Leur abus, leur inutilité. Résumé de l'action physiologique des excitations cutanées.

h). Methode de réduction et d'entraînement musculaire. — Première indication : réduction de la masse sanguine : méthodes de Valsalva et Albertini, de Morgagni, Corrigan, Stokes, Œrtel. Valeur thérapeutique des « cures de liquides » et des « cures de terrain » dans les affections du cœur. Systeme d'Œrtel, ses dangers, son inefficacité dans la cardio-sclerose. Indications de la cure des liquides dans cette maladie.

i). Gymnastique medicale. — Son action physiologique et thérapeutique.

j). Traitement hydro-mineral. — Ses indications et contre-indications.

Pour fixer les indications du traitement des cardiopathies artérielles, il faut avoir présente à l'esprit la division que j'ai donnée de la cardio-sclérose en trois périodes (*artérielle*, *cardio-artérielle*, *mitro-artérielle*[1]).

I. — Le traitement hygiénique et alimentaire de la PREMIERE PÉRIODE a déjà été indiqué au sujet de la médication de l'hypertension artérielle. Je ne ferai donc que la résumer ici :

Il faut éviter le surmenage sous toutes les formes, les excès de toutes sortes et surtout les excès de table, l'abus de la viande et surtout de la viande peu cuite et faisandée, les boissons alcooliques, les bières fortes, les vins de Bourgogne ; les bouillons et les potages gras qui sont des solutions de poison ou de véritables décoctions de ptomaïnes, les poissons, les fromages faits, les salaisons, la charcuterie, les conserves alimentaires[2].

Il faut donner la préférence à une alimentation composée de beaucoup de laitage sous toutes les formes, de légumes, de quelques œufs, et, en dernier lieu, de viandes très cuites et fraîches. Lorsque la plénitude vasculaire est considérable, il peut y avoir indication de prescrire un régime sec mitigé.

L'alimentation doit donc être soumise à certaines règles fort importantes

[1] Voir page 227.

[2] Il est interessant de constater qu'au milieu du siècle dernier, SENAC avait déjà insiste sur les mauvais effets d'une nourriture excitante et des bouillons gras qu'il regardait dans ces cas particuliers, comme des « poisons ». Voici a ce sujet un passage bien instructif qui a passe jusqu'a ce jour completement inaperçu :

« Les aliments qui portent une matière grossiere ou trop nourrissante dans des corps malades, sont des aliments pernicieux, ils agitent les corps qui jouissent d'une sante parfaite ; ils mettront donc en feu les corps qui souffrent ; les bouillons trop forts, ou les consommes *sont donc des poisons ;* les bouillons legers sont, il est vrai, moins pernicieux, mais, outre qu'ils s'alterent dans les premieres voies, qu'ils y prennent une disposition a la pourriture, qu'ils y contractent une âcrete rongeante, ils surchargent les vaisseaux d'une matière dont la densite donne au cœur plus d'action. »

Comme on le voit, Senac a soin de distinguer pour cette proscription d'une nourriture excitante, de bouillons et de potages gras, entre l'état de santé et celui de maladie. Cette distinction est, en effet, importante, car on commettrait une grave erreur en me faisant dire que je defends toujours cette alimentation. Il faut seulement la defendre chez les individus predisposes a l'arterio-sclerose, et, a plus forte raison, chez ceux qui sont atteints de cette maladie arrivee a la periode viscerale.

chez les prédisposés à l'artério-sclérose ou aux maladies du cœur d'origine artérielle, et c'est ainsi qu'est démontrée la vérité de cet adage dans lequel il ne faut pas voir seulement un simple jeu de mots : *modicus cibi, medicus sibi.*

Il faut encore de bonne heure favoriser les fonctions de la peau par des bains répétés, des lotions froides, et surtout par du massage et des frictions excitantes pratiquées régulièrement tous les matins sur les membres, ces différents moyens ayant pour but et pour résultat de favoriser la circulation sanguine à la périphérie, et de combattre chez les malades menacés d'artério-sclérose la tendance à la vaso-constriction. Je parlerai plus loin de cette indication au sujet de la gymnastique.

A cette période, je recommande déjà la prescription d'un médicament dont l'influence dépressive sur la tension artérielle et l'action vaso-dilatatrice sont connues, je veux parler de la *nitro-glycérine*, que j'ai désignée, d'après Berthelot, sous le nom de *trinitrine* (pour ne pas effrayer les malades). Ce médicament est si peu dangereux qu'en 1859, Vulpian en contestait l'influence thérapeutique, ce qui est une exagération en sens contraire de ceux qui en redoutent l'emploi.

La trinitrine, dont j'ai introduit l'usage thérapeutique en France[1], est un vaso-dilatateur; elle abaisse la tension artérielle, et en diminuant les résistances périphériques, elle augmente l'énergie de l'organe central de la circulation. A l'exemple de Mayo-Robson (de Leeds) et de Rossbach (d'Iéna), je l'ai souvent employée dans les néphrites où j'ai constaté ses bons effets ; mais contrairement à l'opinion de ces deux auteurs, je la trouve sans influence sur le symptôme albuminurie, sans action sur la néphrite parenchymateuse, elle n'agit réellement d'une façon efficace que sur la néphrite interstitielle pour une raison facile à comprendre. En effet, la néphrite interstitielle, avant d'être une maladie des reins, est une affection de tout le système cardio-artériel, c'est le plus souvent une « néphrite artérielle », c'est-à-dire une des nombreuses manifestations locales de l'artério-sclérose sur le rein de même pour le groupe des cardiopathies que j'étudie en ce moment. C'est donc comme médicament vasculaire que la trinitrine agit indirectement sur le rein, c'est en vertu de son influence dépressive sur la tension artérielle, toujours exagérée dans ces néphrites artérielles, qu'elle peut produire d'excellents effets.

[1] H. HUCHARD. Propriétés physiologiques et thérapeutiques de la trinitrine (*Mémoires de la Société de thérapeutique* et *Bulletin de thérapeutique*, 30 avril 1883). — L'artério-sclérose subaiguë et ses rapports avec le spasme vasculaire. Emploi de la trinitrine (*Congrès de Toulouse*, et *Revue gén. de clin. et thérap*, 1887). — Voir encore, postérieurement à ce premier travail et inspirée par lui, la thèse inaugurale de L. MARIEUX (Paris, 1883).

A ce titre seulement, il faut l'employer de bonne heure dans la première période de l'artério-sclérose.

Il suffit de prescrire matin et soir, pendant dix à quinze jours chaque mois, deux à quatre gouttes de la solution alcoolique de trinitrine au centième (dose qui peut être portée progressivement, suivant les différentes susceptibilités des malades, à 12 et même 20 gouttes par jour, en trois, quatre, cinq ou six fois).

II. — A la SECONDE PÉRIODE (*cardio-artérielle*) de l'artério-sclérose, caractérisée par les lésions scléreuses des vaisseaux et ensuite du myocarde, il faut continuer l'emploi des dépresseurs de la tension.

La trinitrine que je prescris encore pendant le cours de cette seconde période, devient insuffisante parce qu'elle agit seulement sur la tension vasculaire, et nullement sur les parois du vaisseau. Les *nitrites de sodium* ou de potassium, employés par Mathew Hay (d'Édimbourg), sont dangereux en raison de leur action promptement toxique sur les globules sanguins, comme de nouvelles expériences me l'ont démontré[1]. Seul, le *nitrite d'amyle* doit rester dans la thérapeutique ; mais son action rapide et remarquable sur les accès angineux est trop prompte et trop fugace pour qu'on puisse l'instituer comme mode de traitement de l'artério-sclérose et des cardiopathies artérielles. Du reste, comme la nitroglycérine, le nitrite amylique n'a aucune action sur le tissu scléreux.

Les *iodures* joignent à leur influence sur les circulations périphérique et viscérale qu'ils accélèrent, sur la nutrition des organes qu'ils rendent plus active, sur la tension artérielle qu'ils abaissent, une action résolutive non moins importante sur le tissu scléreux et sur les parois vasculaires. La thérapeutique expérimentale nous apprend les propriétés résolutives et vaso-dilatatrices des iodures. Avec l'aide du Dr Éloy, je me suis adressé, de 1882-1885, à l'expérimentation pour bien démontrer leur influence sur la tension artérielle, et voici les résultats obtenus :

En évaluant la pression carotidienne du lapin au moyen du manomètre élastique enregistreur, nous avons constaté l'abaissement de 10, 19, et même 41 millimètres de la colonne mercurielle ; ces dépressions se produisent dix, quinze, trente et trente-cinq minutes après l'administration des iodures, aux doses de 50 centigrammes de sel par kilogramme du poids vivant[2].

[1] ELOY et HUCHARD. Recherches expérimentales sur l'action toxique du nitrite de sodium (*Soc. de thérapeutique*, 1883).

[2] LAPICQUE et G. SÉE (*Académie de médecine*, 1889) ont montré par leurs expériences deux périodes dans l'action cardio-vasculaire de l'iodure de potassium. La *première période* (ou phase de l'alcali) est caractérisée par l'accélération du cœur, l'élévation de la pression artérielle, la vaso-constriction, etc. La *seconde période* (ou période de l'iode) se

Ce résultat expérimental démontre que dans le traitement des cardiopathies artérielles, les iodures répondent aux principales indications de la première et de la seconde période.

Au point de vue thérapeutique, on ne saurait trop insister sur la recommandation suivante :

Une des conditions principales du succès, c'est la *persévérance*, c'est la *constance* dans le traitement, et j'ajouterai encore : c'est aussi et surtout *son emploi dès la première période de la maladie*. A ce sujet, il suffit de se rappeler que je distingue deux périodes dans l'artério-sclérose : la période simplement *vasculaire* ou *curable* qui n'atteint que les vaisseaux, et la période *viscérale*, *incurable* ou *peu curable*, lorsqu'elle a envahi l'intimité des organes. C'est en me conformant à ces principes que j'ai pu annoncer plusieurs guérisons de cardiopathies artérielles, guérisons absolument confirmées par la suite [1].

Il faut encore établir cette autre règle de thérapeutique :

Toutes les fois que l'on doit soumettre à la médication iodurée, pendant longtemps, un malade atteint d'affection des organes circulatoires, il faut préférer l'iodure de sodium à l'iodure de potassium.

En voici les raisons :

1° Les sels de potassium longtemps continués peuvent devenir des poisons du cœur ;

2° Les affections cardio-artérielles prédisposent à l'insuffisance et à l'imperméabilité rénales, et de ce fait, l'accumulation lente et progressive des sels de potasse dans l'économie constitue un danger d'intoxication ;

3° L'iodure de sodium est mieux supporté par l'estomac, et il expose moins souvent aux accidents d'iodisme, sans les éviter toutefois d'une façon absolue.

traduit par l'abaissement de la tension artérielle, la vaso-dilatation. Il en résulte pour le cœur, pendant la première phase, un renforcement d'action, et pendant la seconde phase, une plus grande facilité de travail par suite de la vaso-dilatation. — Pour l'iodure de sodium, les expériences des mêmes auteurs ont démontré que, si la seconde phase est semblable à celle de l'iodure de potassium, il n'en est pas de même de la première phase où l'on n'observe qu'une hypertension artérielle très légère et très éphémère avec ralentissement cardiaque et quelques intermittences. Ils en concluent que, dans la première phase, les dissemblances tiennent à la différence d'action des radicaux potassium et sodium.

Dans les expériences que j'ai faites avec Eloy en 1885, nous n'avons constaté que cette dernière phase d'action des iodures, et c'est du reste la plus importante, puisqu'elle démontre qu'ils agissent à la fois comme médicaments de *soutien* et de *soulagement* du cœur. La seconde période étant la « phase iodique », Eloy a donc eu raison de dire que les médicaments agissent surtout comme *iodiques*, c'est-à-dire par l'iode qu'ils contiennent.

[1] H. Huchard. Des angines de poitrine (*Revue de médecine*). — Nature et traitement curatif de l'angine de poitrine vraie (*Congrès de Grenoble* et *Bull. de thérap.*, 30 septembre 1885). — Les cardiopathies artérielles et leur curabilité. (*Congrès de Nancy*, 18 août 1886, et *Bull. de thérap.*, sept. 1886).

Dans ces derniers temps, on a émis cette idée que l'iodure de sodium n'a pas toutes les propriétés toxiques et physiologiques de l'iodure de potassium. A cela, je n'ai rien à dire. Depuis longtemps la clinique, sans le secours de la physiologie, nous avait mis en garde contre la toxicité des sels de potassium, et c'est pour ce motif, c'est pour ne pas intoxiquer à la longue nos malades, que j'ai substitué, avec juste raison, l'iodure de sodium à l'iodure de potassium dans le traitement de toutes les affections artérielles. L'iodure de potassium est toxique, et l'iodure de sodium l'est peu ; la chose est entendue. Mais, je ne sache pas qu'on doive toujours mesurer l'activité thérapeutique d'un médicament à son pouvoir toxique. A ce compte, le chlorure de potassium devrait être préféré au chlorure de sodium. Je me suis appuyé, moi aussi, sur la physiologie, sur la physiologie de Feltz et Ritter qui ont démontré, par leurs expériences, les dangers de la « potassihémie ». Je me suis encore appuyé sur des observations de plusieurs années ; elles valent les expériences de quelques minutes ou de quelques heures sur des animaux.

On a été jusqu'à prononcer — au nom de la physiologie — cette hérésie thérapeutique : l'iodure de sodium est un médicament inerte !... Or, il faut toujours répondre aux hérésies, parce qu'elles font souvent leur chemin, bien plus que les vérités scientifiques les mieux démontrées. Si l'on en croyait la physiologie pratiquée sur les animaux, malades et médecins se seraient étrangement trompés en constatant les bons effets de cet agent médicamenteux dans le traitement des affections de l'aorte, de l'angine de poitrine, des cardiopathies artérielles. Mais, les malades sont plus intéressants que les cobayes, et si les physiologistes s'appuient sur les seconds, les cliniciens ont bien le droit de prendre la défense des premiers.

Les physiologistes commettent une erreur en assimilant leurs expériences éphémères qui expliquent seulement certains phénomènes, à l'observation clinique qui peut s'exercer pendant plusieurs mois et même pendant plusieurs années et qui, seule, est capable de rendre compte de certaines actions thérapeutiques à longue échéance.

Ils se trompent encore, lorsqu'ils concluent par leurs expériences, de l'animal à l'homme, et non de l'homme sain à l'homme malade. Ils savent cependant que l'action physiologique d'un médicament est différente pour le même agent suivant les différents animaux. Il n'est pas inutile de leur rappeler que la grenouille rousse possède d'autres réactions physiologiques que la grenouille verte ; que certains animaux sont absolument réfractaires à quelques poisons, comme à la belladone, par exemple, tandis que l'homme est extrêmement sensible à ce dernier médicament. Hé bien, au point de vue des réactions physiologiques et thérapeutiques, il y a autant de différence entre l'homme sain et l'homme malade qu'entre la grenouille verte et la grenouille rousse. Peut-on, dès lors, asservir toujours l'observation clinique sur les malades à l'expérimentation physiologique sur les animaux ?

Voici la digitale. Si nous nous adressons à la physiologie pour en connaître le mode d'action thérapeutique — je n'ai pas dit le mode d'action physiologique — nous sommes dans l'embarras le plus grand. D'abord, je prie les physiologistes de s'entendre et de choisir au milieu des innombrables explications qui ont été données. Traube, que l'on cite souvent, ne s'accorde pas avec lui-même, et je suis bien perplexe pour choisir entre les trois ou quatre modes d'action qu'il admet successivement. Quand même vous me prouveriez physiologiquement que la digitale agit sur les nerfs pneumo-gastriques, et nullement sur le muscle cardiaque ou sur les vaisseaux, il y a une chose que, vous physiologistes, vous ne pouvez m'expliquer :

Pourquoi cette différence d'action de la digitale sur l'homme sain et sur l'homme malade ?

Car, voici un fait des plus concluants : Vous prescrivez la digitale à un cardiaque dans la période d'eusystolie ; vous la donnez au même cardiaque arrivé au stade d'asystolie avec des œdèmes, des congestions multiples, etc. Dans le premier cas, vous n'aurez presque pas d'action cardiaque et les urines restent à leur taux normal ; dans le second, l'action cardio-vasculaire est à son maximum, la diurèse abondante. Ainsi, chez le premier malade, la digitale n'a aucune action sur les urines ; chez le second, elle devient indirectement un des meilleurs diurétiques que nous connaissions. C'est la clinique qui nous a appris tous ces faits ; c'est elle, et non la physiologie sur des animaux sains, qui nous en donne l'explication. En effet, au point de vue clinique, quelques observateurs, et je suis du nombre, pensent que la digitale agit plutôt d'abord sur la périphérie du système circulatoire qu'à son centre. Est-ce la physiologie sur les animaux qui nous a démontré le fait et qui nous a fourni l'explication ? Non ; c'est une autre physiologie que les cliniciens ne sont pas toujours inhabiles à faire, et que les physiologistes de profession, quittant pour quelques instants leurs laboratoires, ne feraient pas mal de venir étudier à l'hôpital : c'est la physiologie de l'*homme malade*.

Je pourrais citer bien d'autres exemples, et pour revenir au point de départ, aux iodures, j'affirme, encore une fois, que la physiologie ne peut expliquer l'action à longue portée de ces médicaments. Il n'était pas inutile de formuler cette opinion pour prévenir une sorte d'engouement toujours fatal à la médecine, et pour ne pas mériter ce reproche que nous méritons parfois : *Les médecins changent souvent d'idées fixes.* Ils ne doivent avoir qu'une idée fixe, celle de l'observation des malades.

Mais, je tiens à le dire formellement en terminant ces quelques considérations : la physiologie est certainement utile à la clinique ; elle ne doit pas l'asservir. La clinique et la physiologie doivent s'appuyer réciproquement l'une sur l'autre, avec cette restriction que la seconde a toujours besoin du contrôle de la première. A ce sujet, les physiologistes qui font table rase des enseignements de la clinique, et les cliniciens qui s'en tiennent à l'empirisme, feront bien de méditer ces paroles de notre maître à tous, de Cl. Bernard :

« Ceux, dit-il, qui veulent aujourd'hui tout expliquer en médecine par la physiologie, prouvent qu'ils ne connaissent pas la physiologie et qu'ils la croient plus avancée qu'elle n'est. Ceux qui repoussent systématiquement les explications physiologiques en médecine prouvent qu'ils ne connaissent pas le développement de la médecine scientifique et qu'ils se trompent sur son avenir. »

Voilà en quels termes s'adressait Cl. Bernard aux physiologistes à outrance et aux médecins retardataires. Voilà comment les médecins peuvent placer la clinique sous la sauvegarde de notre physiologiste qui était plus qu'un expérimentateur.

Pour revenir à l'action comparative des iodures, je suis en mesure d'affirmer que l'iodure de sodium, moins actif sans doute que l'iodure de potassium, possède les mêmes propriétés que celui-ci [1]. S'il est moins actif, il est moins nuisible à la longue, il est plus facilement toléré par l'estomac, et d'après sa composition chimique, il renferme des quantités d'iode un peu supérieures. Cependant, l'iodure de potassium étant doué d'une action antisyphilitique incontestable, c'est ce dernier sel que l'on doit toujours employer de préférence dans toutes les affections cardio-artérielles où l'on soupçonne l'influence étiologique de la syphilis. Dans les autres cas, et cela en raison de l'action plus grande de l'iodure de potassium, on peut toujours faire alterner (et telle est ma pratique depuis longtemps), tous les deux ou trois mois par exemple, ce dernier médicament avec l'iodure de sodium.

On peut remplacer parfois ces deux iodures par celui de strontium, depuis que Laborde a démontré l'innocuité des sels de strontium et que nous avons appris [2] que cet iodure possède une action cardiaque réelle.

[1] Huchard. De l'action thérapeutique des médicaments comparée à leur action thérapeutique (*Soc. de thérap.*, mars 1890). — Gingeot. De la prétendue impuissance thérapeutique de l'iodure de sodium (*Rev. gén. de clin. et thérapeutique*, 6 août 1890).

[2] A. Malbec. Les sels de strontium (étude physiologique et thérapeutique (*Thèse de Paris*, 1892).

Enfin, lorsque l'état des voies digestives laisse à désirer, il est préférable de recourir à l'iodure de calcium, à la dose de 1 à 2 grammes, d'après G. Sée. Mais l'action thérapeutique de ces deux iodures dans les maladies cardio-artérielles appelle encore de nouvelles recherches.

A la première période de l'artério-sclérose, je prescris donc d'abord de faibles doses d'iodure de sodium (10 à 30 centigrammes par jour à prendre dans une tasse de lait durant vingt jours chaque mois, et pendant au moins deux ans). Pendant les dix jours de suspension mensuelle de la médication iodurée, je fais prendre matin et soir deux à trois gouttes de la solution au centième de trinitrine. Lorsque la localisation de l'artério-sclérose sur le cœur est confirmée, il ne faut pas craindre d'augmenter la dose d'iodure jusqu'à 1, 2, 3 grammes, et même plus.

En 1883, puis en 1885, j'ai démontré par quelques exemples probants — qui se sont multipliés et confirmés depuis cette époque — que l'angine de poitrine *vraie*, affection artérielle par excellence, doit être traitée par un médicament artériel, l'iodure de potassium ou de sodium. Les guérisons définitives obtenues par cette méthode de traitement ne font plus maintenant aucun doute.

Parmi les observations citées, s'en trouvent plusieurs dans lesquelles la médication iodurée suivie d'une façon constante pendant un à trois ans, à la dose quotidienne de 1 à 3 grammes, a fait disparaître non seulement les accès angineux, mais aussi des souffles valvulaires liés à la cardio-sclérose. Celle-ci même peut guérir définitivement, grâce au traitement que j'ai institué. Ces faits ne sauraient étonner, depuis que la curabilité de la cirrhose du foie à son début a été chose absolument démontrée par Chrestien (de Montpellier) dès 1831, ensuite par Pécholier en 1866, et cela précisément par un traitement qui se rapproche beaucoup de celui que j'ai établi pour les cardiopathies artérielles.

Je possède neuf observations de ce genre, et je citerai seulement quatre d'entre elles, qui me paraissent plus concluantes :

Un de mes confrères, âgé de cinquante ans, atteint d'artério-sclérose et d'aortite chronique (dyspnée d'effort, quelques crises angineuses, battements artériels du cou, surélévation des sous-clavières, augmentation de la matité aortique, pouls radial dur et vibrant, de consistance athéromateuse), vient me consulter en juillet 1884. Je constate au foyer aortique un souffle systolique et diastolique, que je retrouve toujours pendant près d'un an chaque fois que le malade vient me voir régulièrement tous les mois. Il est soumis pendant deux ans, d'une façon continue, à la médication iodurée (1 à 3 grammes d'iodure de sodium par jour) et les accidents angineux cessent complètement après six mois. Le 28 juillet 1884, je note la disparition du souffle systolique de la base et la diminution considérable d'intensité du souffle diastolique. Ce dernier a disparu lui-même complètement en mai 1886, en même temps que la matité aortique devenait normale.

Un autre malade, âgé de cinquante-neuf ans, atheromateux, éprouve dès 1882 des douleurs retro-sternales angineuses, pour lesquelles il vit avec moi Potain, qui confirma le diagnostic d'aortite chronique, avec légère ectasie de l'aorte et insuffisance aortique. Après quatre ans de traitement ioduré aux mêmes doses que précedemment, je constate la disparition complete et définitive de la dilatation de l'aorte et du souffle diastolique de la base, les crises angineuses ayant cédé après deux ans.

Une femme de quarante-six ans est atteinte d'artério-sclérose de la ménopause. Apparition d'un souffle diastolique au foyer aortique, attaques angineuses au commencement de l'année 1884. Apres dix-huit mois de traitement iodure, disparition definitive de l'angor et du souffle diastolique. En 1892, je la revois, et la guerison s'est maintenue.

Un homme de trente-cinq ans, alcoolique, est atteint de myocardite scléreuse avec souffle diastolique à la base, souffle systolique en jet de vapeur à la pointe (d'origine organique et non fonctionnelle). Il est soumis a la médication iodure des le mois de fevrier 1884. Apres deux ans de traitement, diminution considérable du souffle diastolique, disparition du souffle systolique de la pointe et de presque tous les accidents cardio-artériels.

Je prévois les objections, et j'y réponds :

1° A la base du cœur, les souffles ne pouvaient-ils pas être de nature anémique ? — Nullement. Mes malades n'étaient ni chlorotiques ni anémiques, sauf par leur lésion aortique ; le souffle était manifestement au foyer aortique et non à l'orifice pulmonaire, siège de prédilection des bruits anémiques ; et, quoique la théorie ait placé ces derniers un peu partout et aux deux temps du cœur, il ne faut pas oublier que les souffles constatés chez mes malades étaient le plus souvent diastoliques.

2° Le souffle systolique de la pointe peut être fonctionnel et dû seulement à l'agrandissement de l'orifice auriculo-ventriculaire, par suite de la dilatation passive du cœur. — Mais celle-ci, dans les cas cités, n'a pas été constatée ; le souffle avait bien les caractères d'un bruit organique, et non fonctionnel ; l'affection cardiaque, bien compensée, n'était nullement arrivée à la période où surviennent d'ordinaire les souffles fonctionnels par dilatation passive du cœur.

3° L'intensité d'un souffle ne doit pas être considérée comme une preuve de gravité de lésion valvulaire ; au contraire, il tend à s'affaiblir et même à disparaître avec l'affaiblissement de la contractilité cardiaque. — Je réponds comme plus haut à cette objection, que les signes de faiblesse systolique ne se sont jamais révélés chez mes malades, et que l'augmentation de la force contractile de l'organe a toujours marché parallèlement avec la diminution des bruits morbides.

4° Ces souffles ne seraient que des bruits extra-cardiaques ? — Non encore, car ils n'en présentaient aucun des caractères. Les bruits extra-cardiaques sont ordinairement temporaires ; ils apparaissent et disparaissent souvent sans cause ; ils sont modifiés par les changements de position des malades ; ils ont un timbre particulier et sont méso-systoliques ; enfin, ils ne se rencontrent qu'avec les cœurs d'un petit volume, en vertu du mécanisme qui préside à leur formation. Or, tous ces caractères étaient absents dans mes observations, où l'hypertrophie ventriculaire était toujours alliée à l'artério-sclérose.

5° L'aortite chronique s'établit souvent à la faveur des poussées inflammatoires aiguës ou subaiguës du vaisseau, et les souffles n'étaient temporaires qu'en raison d'une lésion temporaire elle-même, l'aortite aiguë. — Non encore, car il s'agissait d'aortite chronique d'emblée, et les souffles ont été constatés par moi d'une façon permanente pendant deux à quatre ans.

6° A la base du cœur, surtout avec une aortite chronique, il s'agissait peut-être encore d'un de ces cas de péricardite plastique, dont les bruits simulent pendant des mois un rétrécissement ou une insuffisance aortique. — J'ai observé des faits semblables ; mais, je n'ai constaté, dans mes observations, aucun des caractères cliniques des souffles-frottements qui ont un timbre particulier, qui durent rarement quatre années consécutives, qui meurent sur place et ne se propagent point.

Comment donc agit la médication iodurée, non seulement dans les affections valvulaires, mais aussi et surtout dans les cardiopathies artérielles ?

J'ai déjà dit qu'en activant la circulation périphérique et viscérale, elle augmente ainsi la nutrition des tissus et des organes, et qu'en abaissant la tension artérielle surélevée elle favorise et facilite le travail du cœur.

Cependant, à ce traitement il existe un écueil important à signaler :

A la fin de la seconde période de la cardio-sclérose, le myocarde faiblit, et la tension artérielle tend à s'abaisser au-dessous de la normale, ce que l'on constate par l'existence des œdèmes périphériques et des congestions viscérales. Il y aurait donc un certain danger à prolonger outre mesure l'emploi des iodures à haute dose, d'autant plus que j'ai vu cette médication trop longtemps continuée et à trop haute dose, aboutir à un véritable état asystolique (*asystolie iodique*). Alors, il faut avoir recours aux toniques du cœur, à la digitale, au sulfate de spartéine dont j'ai retiré de bons effets dans ces cas, à la caféine, etc.

On ne doit jamais oublier les deux indications à remplir : un cœur à fortifier, des dégénérescences artérielles à combattre. C'est pour leur obéir que j'associe souvent, dans la même formule, l'iodure et un tonique du cœur, comme le sulfate de spartéine.

Eau distillée.	100 gr.
Iodure de sodium	5 gr. (ou 10 gr.)
Sulfate de spartéine	0 gr. 50 (ou 1 gr.)

Prendre une cuillerée à café deux ou trois fois par jour

Les excellents résultats dus à cette médication dans l'artério-sclérose doivent être rapprochés de ceux qui ont été obtenus dans le traitement des anévrismes aortiques par les moyens suivants : les iodures, dont Bouillaud a le grand honneur d'avoir le premier donné l'indication en 1859[1] ; les cures de repos, d'abstinence et de saignées, formulées autrefois par Albertini et Valsalva, médication barbare sans doute, lorsqu'elle est appliquée dans toute sa sévérité, mais dont il faut encore s'inspirer parfois en l'atténuant au moyen du régime sec, par exemple ; enfin, tous les moyens capables d'amener la réduction de la masse sanguine et la diminution de la tension artérielle.

La médication iodurée doit faire la base du traitement des cardiopathies artérielles, et Éloy en s'inspirant de mes recherches, a pu judicieusement dire : « Sous l'influence des iodures et par la déplétion de la circulation centrale au profit de la circulation périphérique, ces agents vasculaires produisent, pour ainsi dire, une sorte de saignée interne. »

III. A la TROISIEME PERIODE (*mitro-artérielle*), la thérapeutique est celle des affections mitrales mal compensées, puisque la cardio-sclérose est entrée dans la phase de la mitralité par suite de la dilatation des cavités cardiaques et des orifices auriculo-ventriculaires. C'est alors qu'il faut employer les toniques du cœur, et surtout la digitale qui trouve déjà son application à la deuxième période, et dont il importe de fixer les indications, les contre-indications et le mode d'emploi.

Je ferai suivre cette étude de celle d'autres moyens thérapeutiques, et du traitement des principales manifestations de la cardio-sclérose.

[1] BOUILLAUD. Deux cas d'anevrismes traites par l'iodure de potassium. (Disparition a peu pres complete de l'un, amelioration sensible de l'autre.) (*Gaz. des hôp.*, 8 fevrier 1859.) — Apres Bouillaud, CHUCKERBUTTY (de Calcutta) en 1862, BALFOUR en 1868, ont publie de nouvelles observations. Ce n'est donc pas a ces deux derniers médecins (comme l'ont ecrit quelques auteurs), mais a Bouillaud seul que revient la priorite de la medication iodurée dans les anevrismes.

a). Emploi de la digitale (contre-indications et indications). — Si les cardiopathies artérielles sont précédées et caractérisées à leurs premières périodes par l'élévation de la tension artérielle, l'indication consiste à prescrire surtout des médicaments dépresseurs de cette tension, et à proscrire ou à employer avec prudence toutes les substances qui ont au contraire pour effet de l'augmenter, telles que la digitale, la belladone ou l'ergot de seigle.

Il y a un corollaire à cette proposition : Si l'augmentation de la tension artérielle est le plus souvent le résultat d'un état spasmodique permanent ou intermittent, généralisé ou partiel du système artériel, la logique enseigne la contre-indication de tous les médicaments vaso-constricteurs, et au contraire l'indication des substances capables d'amener la vaso-dilatation.

Ce sont là, me répondra-t-on, de simples vues théoriques, qui demandent à leur appui deux sortes de preuves : les unes démontrant le danger de ces médicaments vaso-constricteurs ou tenseurs de la pression artérielle, les autres prouvant au contraire les bons effets des vaso-dilatateurs ou des dépresseurs de la tension vasculaire. Les exemples ne manquent pas, comme on va le voir :

Les angineux sont presque tous des artério-scléreux, et comme tels, ils présentent une hypertension artérielle qui augmente encore au moment des accès. On comprend ainsi pourquoi et comment l'ergot de seigle est capable de déterminer chez ces malades des crises douloureuses, pourquoi la digitale, administrée sans prudence et d'une façon intempestive, a pu produire les mêmes effets défavorables.

J'ai vu commettre, il y a quelques années, l'imprudence d'administrer à haute dose la digitale à une malade atteinte d'aortite subaiguë avec accès d'angine de poitrine vraie. Pendant les trois jours que dura cette médication, les paroxysmes angineux devinrent beaucoup plus fréquents et intenses, alors qu'ils s'étaient considérablement amendés sous l'influence des iodures. Deux jours après, elle mourait subitement, et quoique cette terminaison rapide soit spéciale à l'angor pectoris, je me demande si la digitale n'a pas été étrangère à ce triste et rapide dénouement.

Dans la néphrite interstitielle — qui n'est autre chose que la localisation de l'artério-sclérose sur le rein — l'emploi de la digitale a pu provoquer des hémorragies cérébrales, comme Traube en a cité cinq exemples. Lisez encore cette phrase dans la thèse d'agrégation de Rendu : « Dans un cas qui m'a été signalé, une attaque d'apoplexie survint trente-six heures après l'administration de 50 centigrammes d'ergot de seigle, et quoique le malade fût déjà depuis quelque temps sous le coup de phénomènes d'urémie lente, il y eut là peut-être plus qu'une simple coïncidence. »

J'ai vu dernièrement des embolies cérébrales[1] survenir chez des cardiopathes artériels auxquels la médication digitalique avait été prescrite à trop haute dose dans le but de combattre certains symptômes d'arythmie. En 1889, j'ai observé deux malades en ville, dont l'un eut une embolie cérébrale, un jour après l'administration d'une solution alcoolique de deux milligrammes de digitaline, dont l'autre était atteint d'accès de dyspnée extrêmement violente, aussitôt qu'il avait pris une faible dose du médicament. Il y a quelques semaines, à l'hôpital, un cardiopathe artériel succombait à une embolie cérébrale, comme l'autopsie l'a démontré, après avoir absorbé pendant deux jours 30 centigrammes de macération de digitale. Un de mes élèves, dans sa thèse inaugurale, a rapporté l'observation d'une femme qui fut atteinte dans mon service d'une embolie cérébrale, vingt-quatre heures après avoir pris pendant deux jours 30 centigrammes d'infusion de digitale[2].

Dans une thèse inaugurale faite sous l'inspiration de Bernheim (de Nancy), je lis le passage suivant : « Quand l'affection cardiaque est accompagnée d'athérome artériel et de lesions scléreuses des valvules, il est prudent de n'user de la digitale qu'avec beaucoup de réserve. Deux phénomènes peuvent se produire : sous l'influence de l'augmentation de pression, il est possible que les vaisseaux artériels du cerveau se distendent et même se rompent par suite de leur perte d'élasticité; d'autre part, l'activité cardiaque étant accrue, les ondées sanguines possèdent une force d'impulsion plus grande, et il peut arriver que quelques parcelles athéromateuses se détachent, soient entraînées dans le torrent circulatoire jusque dans les artères cérébrales, leur siège de prédilection, et donnent lieu à des embolies, puis à du ramollissement. Ces accidents s'annoncent par des étourdissements, de l'obscurcissement de la vue, des fourmillements dans les membres, et si l'on prolonge l'administration de la digitale, on ne tarde pas à voir survenir le cortège alarmant des symptômes de l'embolie cérébrale, parmi lesquels prédominent l'aphasie et l'hémiplégie[3]. »

Cette assertion s'appuie sur trois observations assez concluantes : Un homme de soixante-deux ans, athéromateux, atteint d'hypertrophie car-

[1] H. Huchard. Danger de l'emploi de la digitale et des médicaments excitateurs de l'artério tension dans les cardiopathies artérielles (*Revue générale de clinique et de thérapeutique. Journal des praticiens*, 1887, p. 388).

[2] Fleurot. Action thérapeutique de la digitale dans les affections organiques du cœur (*Thèse de Paris*, 1884).

[3] Bloch. Sur les indications de la digitale dans les maladies du cœur (*Thèse de Nancy*, 1879).

diaque et de lésions scléreuses des valvules auriculo-ventriculaires, meurt d'embolie cérébrale (constatée à l'autopsie), quarante-huit heures après avoir pris, pendant trois jours, une dose quotidienne de 75 centigrammes d'infusion de digitale. — Un autre malade de cinquante-huit ans, également athéromateux avec hypertrophie du cœur, « sans lésions valvulaires », est frappé d'hémiplégie gauche avec troubles de la parole, deux jours après avoir été soumis au même traitement, et l'autopsie fait constater une embolie de l'artère cérébrale droite postérieure. — Le troisième malade atteint d'une affection semblable a présenté à la suite de la digitale une hémiplégie qui aurait disparu après la suppression du médicament.

Les cardiopathies artérielles déterminent par elles-mêmes et sans l'intervention de la digitale des arythmies rythmées (rythme couplé et tricouplé du cœur, rythme couplé et tricouplé alternant, et j'ai observé quatre cas où la digitale, qui peut produire par elle-même ou exagérer cette allorythmie, a été suivie de la mort rapide ou subite[1].

Tous ces faits malheureux, on ne peut les attribuer à l'intoxication digitalique à laquelle seraient plus particulièrement exposés les artério-scléreux d'après les idées régnantes, en raison des lésions fréquentes qu'ils présentent du côté de leurs reins, et de l'imperméabilité rénale consécutive. Car, dans toutes ces observations, on n'a jamais constaté aucun accident de digitalisme. Il faut donc se rappeler que dans les cardiopathies artérielles, au moment de la période d'hypersystolie et d'hypertension vasculaire, la digitale peut contribuer à la production d'accidents divers tels que : accès d'angor, attaques de palpitations violentes ou de dyspnée, embolies ou hémorragies cérébrales.

Cependant, ce sont là des faits isolés, heureusement très rares, qui ne doivent en aucune façon nous autoriser à proscrire absolument la digitale dans la cardio-sclérose. Loin de moi une semblable pensée. Adopter une telle conclusion, serait commettre l'une des erreurs thérapeutiques les plus graves et les plus préjudiciables aux malades.

Les cœurs gros de l'artério-sclérose ne sont pas toujours des organes dont la fibre musculaire est hypertrophiée, et il existe tout un groupe de *pseudo*-hypertrophies cardiaques caractérisées par l'atrophie de myocarde et l'hyperplasie du tissu conjonctif; dans ces cas, l'affaiblissement du cœur est précoce, il n'est encore que temporaire, et la digitale est indiquée.

A la dernière période de l'artério-sclérose du cœur, le myocarde

[1] Le rythme couplé du cœur et la mort par la digitale (*Société médicale des hôpitaux*, 1892).

faiblit encore, les cavités se dilatent, et avec elles les orifices auriculo-ventriculaires qui deviennent insuffisants ; les congestions, les œdèmes et les hydropisies apparaissent, la tension veineuse augmente tandis que la pression artérielle diminue, en un mot la *cardiopathie entre dans la mitralité;* de cardio-artériel, le malade devient un vrai cardiaque ou un mitral. Ici encore, le médicament peut produire d'excellents effets.

Enfin, dans d'autres cas plus rares de ces mêmes cardiopathies, les rapports existant normalement entre l'état de la tension artérielle et celui de la tension veineuse sont intervertis d'une manière seulement fonctionnelle, et la digitale prescrite à dose modérée agit encore favorablement, surtout comme le disait Withering, à titre de « régulateur » de la circulation.

En dehors de ces cas, et surtout lorsque la cardio-sclérose présente les signes d'une tension artérielle surélevée avec exagération de la systole, la digitale doit être prescrite avec prudence pendant deux ou trois jours au plus, à doses modérées et décroissantes, et cette recommandation a d'autant plus d'importance que les accidents d'arythmie et de tachycardie, fréquents dans cette forme de cardiopathie, paraissent être à tort deux indications favorables à son emploi. Le plus souvent même, il faut alors s'en abstenir ; mais la proscription *absolue* et *systématique* de la digitale dans les cardiopathies artérielles serait une faute très grave de thérapeutique contre laquelle je serais le premier à protester.

Quelles sont donc, en résumé, les indications et les contre-indications de la digitale dans les cardiopathies artérielles ?

Je constate d'abord que les premières se présentent plus fréquemment que les secondes. L'existence de symptômes hyposystoliques (avec léger œdème prétibial, et cela malgré un pouls fort et presque vibrant et un cœur paraissant se contracter avec énergie), la diminution de l'excrétion urinaire, l'apparition du bruit de galop qui est souvent un signe de fatigue ou d'insuffisance du myocarde, la production de congestions œdémateuses passives vers l'appareil pulmonaire, etc., sont autant d'indications pour l'emploi du médicament. A proprement parler, c'est l'*hyposystolie* qui doit régler la conduite du praticien à ce sujet.

Cet état hyposystolique que j'ai créé pour les besoins de la pratique journalière et dont j'ai depuis longtemps établi les caractères cliniques, est le premier degré, le signe révélateur de l'asystolie confirmée de Corvisart et de Beau ; il n'a pas les allures bruyantes de cette dernière, et il doit être recherché avec soin, d'autant plus qu'il se reproduit à chaque instant dans le cours des cardiopathies artérielles. Il se traduit simplement par un peu d'anhélation sous l'influence des efforts, par la diminution des urines, surtout par un léger œdème prétibial (et non péri-malléolaire), œdème peu apparent, un peu dur, et que l'on constate facilement par la pression profonde du doigt. Souvent, mais non toujours, apparaît un bruit de galop qui se manifeste d'abord à la palpation de la main par une sensation de rebondissement cardiaque. Or, malgré cet état hyposystolique, le pouls peut conserver presque toute sa force, il reste serré, concentré et dur ; le cœur paraît battre toujours avec assez d'énergie, et si l'on s'en tenait au simple examen du cœur et du pouls, on penserait à tort qu'une intervention thérapeutique est inutile.

Il y a loin, comme on le voit, de cet état hyposystolique à l'asystolie de Corvisart et de Beau, que Maurice Raynaud a caractérisée, en disant : « La face bouffie, l'œil brillant, les narines largement dilatées, la poitrine haletante, le malheureux patient est en permanence dans l'état anxieux d'un homme qui vient d'accomplir une course forcée. Ses lèvres, ses joues sont livides ; son pouls est imperceptible ; les veines du cou sont turgescentes et animées d'une ondulation perpétuelle. Tout son corps est tuméfié par l'anasarque. »

Dans les cardiopathies artérielles, l'œdème prétibial qu'il faut chercher attentivement, même chez les malades qui affirment n'avoir jamais eu « d'enflure aux jambes », est un signe d'hyposystolie qui commande presque toujours l'emploi du régime lacté et de la digitale prescrite suivant les principes que j'exposerai plus loin.

Tout d'abord, deux questions se posent :

L'hypertension artérielle et l'imperméabilité rénale, avec ou sans albuminurie, sont-elles des contre-indications formelles à l'emploi de la digitale ?

Je réponds à la première question en disant qu'il ne faut pas trop agiter le spectre de l'hypertension artérielle. Sans doute, la digitale produit et augmente cette hypertension; mais, avant tout, ce médicament agit à titre de régulateur du cœur et de la circulation; il a encore pour effet d'allonger la période diastolique des révolutions cardiaques, et c'est ainsi qu'il favorise la réplétion complète des cavités ventriculaires [1]. Du reste, il ne faut pas oublier que, dans ces cardiopathies artérielles, la tension vasculaire subit des oscillations rapides et fréquentes, et qu'elle s'abaisse fréquemment d'une façon transitoire, ce que démontre l'existence de l'œdème prétibial. Dans ces conditions, il ne faut jamais hésiter

[1] G. SEE résume ainsi l'action de ce médicament : « La digitaline est le médicament de l'élasticité diastolique augmentée, ayant comme effet l'ampliation du cœur pendant la systole et la réplétion des artères. La systole n'est pas exagérée, et les vaisseaux ne sont pas toujours resserrés, de sorte que la digitaline régularise la fonction du cœur sans fortifier l'organe. » (*Acad. de médecine*, 1891.)

à prescrire de bonne heure les préparations de digitale qui produisent souvent des effets plus complets que dans les affections simplement valvulaires.

Je réponds à la seconde question, en rappelant deux faits que j'ai démontrés :

1° La digitale, même administrée à haute dose, n'est pas nuisible dans les affections rénales ;

2° La digitale peut être utile, et elle a souvent pour résultat de diminuer la quantité d'albumine, non pas seulement dans les albuminuries cardiaques, mais aussi dans les néphrites parenchymateuses.

On a regardé à tort l'imperméabilité rénale comme une contre-indication à l'emploi de la digitale. Or, c'est là une erreur démontrée par la physiologie de ce médicament qui ne s'élimine pas par les reins et qui est probablement detruit par l'organisme avant de passer dans les urines ; erreur démontrée encore par la clinique qui fournit des observations nombreuses, témoignant de l'innocuité et même de la grande efficacité de ce médicament dans les néphrites interstitielles. Et cependant, il est prouvé que, dans cette dernière maladie, l'imperméabilité du rein est beaucoup plus accusée que dans les autres néphrites.

Il ne faut pas oublier que les diurétiques sont de deux sortes : les diurétiques *directs* agissant d'emblée sur l'épithélium rénal pour produire la diurèse, et les diurétiques *indirects* agissant sur l'excrétion urinaire par l'intermédiaire de la tension artérielle. La digitale appartient à cette dernière catégorie ; elle n'agit sur le rein qu'indirectement, en provoquant l'augmentation et la régularisation de la tension artérielle, et en portant son action, plus peut-être sur le cœur périphérique constitue par l'appareil vasculaire, que sur le cœur central. Dans les néphrites parenchymateuses, la grande quantité d'albumine n'est pas une contre-indication à son emploi, et la digitale agit ici non seulement en élevant la tension artérielle toujours très abaissée dans cette maladie, mais aussi en augmentant la diurèse, et en diminuant la quantité d'albumine, comme j'en ai cité des exemples [1].

Il résulte de ces faits, que l'imperméabilité rénale dans les néphrites artérielles d'une part, et la quantité d'albumine d'une autre part, ne sont pas des contre-indications à l'emploi de la digitale.

Ce médicament est seulement inefficace, ainsi que je l'ai remarqué, dans les cas de complication hépatique (congestion ou sclérose du foie) [2]

[1] H. Huchard. L'administration de la digitale dans les affections renales (*Soc. méd. des hôpitaux*, 29 avril 1892).

[2] Il resulte cependant des experiences de Roger (*Soc. de Biologie*, 26 janvier, 1889) que le foie ne semble pas exercer sur la digitaline une action d arrêt.

il est contre-indiqué à la période hypersystolique, et aussi au stade ultime de l'asystolie et de la dégénérescence myocardique. Dans ce dernier cas encore, il ne faut pas complètement s'en abstenir, et on observe souvent des faits où la digitale, après avoir été inefficace à plusieurs reprises, a repris toute son action.

Du reste, il ne faut pas se hâter de conclure de l'impuissance digitalique à l'impuissance ou à la dégénérescence définitive du myocarde. D'abord, à l'aide de quels symptômes peut-on savoir que cette dégénérescence est complète et définitive, et n'arrive-t-il pas souvent, surtout dans les cardiopathies artérielles, de confondre de simples cardiectasies par cœur forcé avec une dégénérescence irrémédiable du muscle cardiaque?

Je me rappelle à ce sujet une femme arrivée à l'hôpital dans un état d'asystolie très accusée. Pendant plusieurs semaines, la digitale agit d'une façon remarquable; puis brusquement elle cesse d'agir, la diurèse et le ralentissement cardiaque ne se produisent pas, et la malade est sur le point de succomber. C'est alors que, constatant une dilatation énorme des cavités cardiaques, je fais pratiquer une saignée générale de 400 grammes pour lever l'encombrement vasculaire. Le lendemain, j'administrai la digitale qui, donnant une diurèse de quatre litres, fit promptement disparaître les hydropisies, les œdèmes et congestions passives des divers organes. Les mêmes accidents se sont reproduits depuis deux ans; à plusieurs reprises la même médication a été appliquée, et grâce à elle, cette malade vit encore.

Un cardiaque arrivé à la dernière période d'asystolie présente un œdème dur et comme éléphantiasique des membres inférieurs. La digitale, qui jusque-là avait produit ses effets habituels, cesse tout à coup d'agir. Pourquoi? Etait-ce parce que la fibre cardiaque trop altérée était incapable de répondre à la sollicitation médicamenteuse? D'après les idées courantes, cette opinion, qui pourrait aboutir à l'inaction thérapeutique, serait acceptée par un assez grand nombre de cliniciens. Et cependant, c'est là une erreur, comme on va le voir : On pratique avec une grosse aiguille chauffée au rouge afin qu'elle soit aseptique et pour rendre les piqûres moins douloureuses, une dizaine de mouchetures sur les membres inférieurs. On lève ainsi l'obstacle périphérique constitué par la compression de l'œdème dur sur les vaisseaux, comme on avait tout à l'heure levé l'obstacle central constitué par l'encombrement ventriculaire, et la digitale récupère toute son action.

Il faut maintenant étudier, sous quelle forme et à quelle dose on doit prescrire la digitale. Car, il ne s'agit pas seulement d'instituer l'indication d'un médicament, il faut encore savoir s'en servir, et un bon outil, entre les mains d'un ouvrier inexpérimenté, ne sera toujours qu'un mauvais outil.

Je dois rappeler d'abord que j'ai renoncé depuis longtemps, avec Potain et G. Sée, à toutes les tisanes de digitale (infusion et macération). Je ne partage donc, en aucune façon, l'opinion de Bernheim (de Nancy), qui dit : « Je n'ai jamais vu la digitaline agir là où l'infusion simple avait échoué, tandis que j'ai vu celle-ci agir là où la digitaline avait échoué. »

On a prétendu que la digitaline possède un pouvoir diurétique inférieur à celui de la macération de la plante. C'est là encore une erreur dont j'ai fait justice [1], et si quelques cliniciens n'ont pas obtenu avec la digitaline une diurèse suffisante, c'est parce qu'ils ne savaient pas l'employer et qu'ils ne prescrivaient pas d'emblée des doses assez fortes.

J'emploie depuis plus de quatre ans la digitaline cristallisée en solution au millième. Cette préparation [2] est la plus facilement tolérée par les malades, elle a une action invariable et certaine, elle est d'un dosage facile. Je prescris, en une fois et pendant un seul jour, 30, 40 et même 50 gouttes de cette solution au millième, ce qui représente, pour cette dernière dose, une quantité d'un milligramme de digitaline cristallisée, c'est-à-dire environ quatre milligrammes de digitaline amorphe. C'est là une dose qui paraîtra exagérée sans doute ; et cependant, elle n'a jamais déterminé d'accidents, parce que je l'administre d'après certains préceptes que je vous ai depuis longtemps appris et que je puis ainsi vous résumer :

Tout d'abord, quand je vois un malade en état d'hyposystolie ou d'asystolie, je ne me presse pas d'administrer la digitale, et je commence

[1] H. HUCHARD. Quand et comment doit-on prescrire la digitale ? (*Rev. de clin. et thérap.*, 1887-1888) (*Société de thérapeutique*, 1889). — Sur le pouvoir diurétique de la digitaline cristallisée, et le traitement des cardiopathies à la période d'hyposystolie (*Société de thérapeutique*, 9 juillet 1890). — Traitement des pneumonies grippales (mode d'emploi de la digitaline) (*Soc. de Thérap.* et *Bull. méd.*, 1892) (*Bulletin de la Soc. méd. des hôp.*, 1892, p. 287). — Le rythme couplé du cœur et la mort par la digitale (*Soc. méd. des hôp.*, 1892).

[2] La solution de digitaline cristallisée au millième de PETIT que j'emploie de préférence, est ainsi composée :

Digitaline cristallisée .	1 gramme
Glycérine pure (densité 1250) . .	333 cent cubes
Eau distillée.	147 cent. cubes
Alcool à 95°	q s pour compléter un litre à 15° centigrades.

On fait dissoudre la digitaline dans 450 cent cubes d'alcool, on ajoute l'eau et la glycérine, puis on complète un litre avec quantité suffisante d'alcool

Cette formule présente l'avantage de donner une solution ayant exactement la densité de l'eau, de sorte qu'un gramme ou un centimètre cube correspond à 50 gouttes. Cette préparation à laquelle convient le nom de *glycéro-alcoolé* présente encore les avantages suivants : 1° sa conservation indéfinie ; 2° la difficulté de l'évaporation par suite de la viscosité du liquide ; 3° sa solubilité complète assurée, même quand le liquide est étendu d'eau ; 4° la sûreté de son absorption sous forme liquide, les granules médicamenteux préparés depuis longtemps pouvant traverser le tube digestif sans être absorbés.

par ouvrir les voies à l'action du médicament. Pour cela, je laisse pendant quelques jours le malade au repos (le repos étant déjà la digitale du cœur), et je le soumets immédiatement au régime lacté absolu. Une certaine diurèse résulte d'abord de l'emploi de ces deux moyens bien simples. Après quelques jours, je prescris une purgation, et le lendemain, en une seule fois et pendant un seul jour, 40 à 50 gouttes d'une solution de digitaline cristallisée au millième. Après quoi, on attend quinze ou vingt jours avant de recommencer de la même façon et à la même dose si l'indication persiste.

La plupart des thérapeutes ont pour habitude de prescrire trop tardivement la digitale dans les affections cardiaques, en attendant que celles-ci soient arrivées à la période d'asystolie confirmée. C'est là un grand tort, et dès qu'est survenue la période d'hyposystolie caractérisée seulement par un peu d'œdème prétibial, on peut dire que l'heure de la digitale a sonné, et il faut dès lors prescrire *systématiquement* toutes les trois semaines environ, pendant un seul jour et en une fois, trente gouttes de cette solution. Par cette méthode, je soutiens ainsi la fibre cardiaque pendant des mois et des années, et je connais des cardiopathes qui, soumis depuis plus de trois ans à cette médication, n'ont jamais vu survenir aucun accident d'hyposystolie. Mais, j'ai toujours pour habitude de prescrire, en même temps que la digitaline, et pendant deux ou trois jours, tous les mois ou toutes les trois semaines, le régime lacté absolu.

On a souvent reproché à la digitale ses effets accumulatifs, sa lenteur d'absorption ou d'élimination, et les médicaments cardiaques ont succédé aux médicaments cardiaques, quoiqu'on n'ait jamais pu trouver l'équivalent de ce merveilleux remède, sans lequel la thérapie du cœur serait impossible. Il est temps de réagir contre des craintes exagérées, et de proclamer bien haut que les effets accumulatifs et la lenteur d'action ou d'élimination de la digitale sont plutôt des qualités de plus à lui ajouter; il faut dire et redire que la digitale trouve son correctif dans la diurèse qu'elle provoque et qui devient ainsi une sauvegarde pour l'organisme. On doit la prescrire à dose massive, précisément parce qu'elle s'accumule et agit lentement.

Quand vous voulez faire dormir un malade, vous avez soin de lui injecter en une fois un centigramme de morphine, et non pas en quatre fois. Quand vous voulez agir sur l'état fébrile, vous devez prescrire d'emblée un gramme à un gramme cinquante de quinine, et non pas cette même quantité en plusieurs doses dans la journée. Pour la quinine comme pour la digitale, comme pour les médicaments dont l'action est lente, il ne faut pas fractionner les doses; elles se fractionnent d'elles-mêmes dans l'organisme, en raison de la lenteur de leur action et de leur élimination.

Tout autre doit être notre conduite pour les médicaments à élimination rapide, comme les bromures et les iodures. Il faut fractionner les doses pour que l'organisme soit le plus souvent et le plus longtemps impressionné par le médicament, et à ce sujet, je puis citer l'exemple de cet épileptique atteint d'accès nocturnes, qui prenait inutilement 8 grammes de bromure en deux fois dans la journée, et qui en fut complètement délivré par deux doses de 2 gr. 50, prises le soir et au commencement de la nuit.

Ainsi, la digitale doit être administrée à dose forte et massive, si l'on veut obtenir des effets rapides et certains. Mon vénéré maître, Potain, n'a pas une autre manière de procéder depuis longtemps, et je prescris, comme lui, dans les affections cardiaques, cette quantité d'un milligramme de digitaline cristallisée en une seule fois. Mais c'est là une dose maxima que je ne conseillerais pas de dépasser.

b). *Emploi du régime lacté. Traitement de la dyspnée cardiaque.* — La dyspnée dans les cardiopathies artérielles est un symptôme dont j'ai démontré à la fois la fréquence et l'importance. Par conséquent, il est utile d'entrer dans quelques détails au sujet de sa médication.

1° La dyspnée *toxique*, de beaucoup la plus importante, doit être d'abord étudiée au point de vue thérapeutique.

Je vous en ai donné l'explication, et vous savez que trois éléments entrent en jeu pour la produire :

a. Le régime alimentaire qui introduit un grand nombre de toxines dans le tube digestif et dans l'organisme ;

b. L'insuffisance rénale qui met obstacle à l'élimination complète de ces toxines ;

c. L'insuffisance hépatique qui, empêchant leur arrêt et leur destruction, permet la pénétration de ces poisons dans la circulation sanguine.

C'est contre cette triple alliance que la thérapeutique doit combattre.

Puisque la dyspnée est d'origine alimentaire, il faut s'adresser à l'alimentation. Pour remplir cette première indication, de toutes la plus importante, il faut tout d'abord supprimer pour toujours du régime alimentaire toutes les substances renfermant un grand nombre de toxines : bouillons et potages gras, poissons, viandes faisandées et peu cuites, salaisons, conserves alimentaires, charcuterie, fromages faits, etc.

Il faut avant tout prescrire le régime lacté. Mais celui-ci doit être soumis à certaines règles qu'il est utile de bien connaître au point de vue pratique.

D'abord, le régime lacté doit être absolu, à l'exclusion de toute autre nourriture. Il faut le prescrire à la dose minima de 2 litres 1/2 et même de trois litres par jour. Au-dessous de ces quantités, pour un malade de poids moyen, l'alimentation devient insuffisante, et l'amaigrissement assez rapide qui en résulte peut contribuer encore pour sa part, en jetant dans l'organisme des produits toxiques de dénutrition, à devenir une nouvelle source d'auto-intoxication et de troubles respiratoires.

Il ne suffit pas de dire au malade : « Buvez trois litres de lait par jour, comme vous voudrez et quand vous voudrez. » Il faut recommander d'en absorber régulièrement une tasse de 300 grammes au moins toutes les deux heures, de ne pas prendre cette quantité d'un seul trait, mais en plusieurs fois et par gorgées. En effet, lorsqu'on en prend de trop grandes quantités à la fois, le gros coagulum qui se forme dans l'estomac n'est pas tout entier attaqué par les sucs digestifs, et en passant dans l'intestin à l'état de corps étranger, il n'est pas absorbé et provoque souvent la diarrhée.

Le lait froid est préférable au lait chaud ou bouilli. Mais souvent, le laitage est mal supporté par l'estomac et l'intestin, il peut provoquer, suivant les sujets, de la diarrhée ou de la constipation, des troubles digestifs avec intolérance gastrique, un véritable dégoût, et enfin chez quelques malades, ce régime s'accompagne d'un réel affaiblissement des forces.

Pour assurer la digestibilité du lait, il faudra parfois additionner chaque tasse d'une cuillerée à café d'eau de chaux, d'une à deux cuillerées à soupe d'eau de Vichy (Célestins) ou d'eau de Vals, ou encore d'un cachet d'un gramme de bicarbonate de soude. D'autres fois, il sera indiqué de prescrire un peu de pepsine ou de pancréatine (20 centigrammes), et pour éviter les fermentations intestinales, j'ai coutume d'ordonner à chaque tasse cinq à six fois par jour un des cachets suivants qui assurent en même temps l'antisepsie de l'intestin :

Benzonaphtol	20	grammes.
Pancréatine	10	—

Pour quarante cachets.

Si le lait détermine de la diarrhée, ces cachets peuvent encore être utiles ; on peut cependant substituer le salicylate de bismuth au benzonaphtol, ou encore prescrire des cachets de 0,50 cent. de sous-nitrate de bismuth à chaque tasse de lait. Lorsque la diarrhée reste encore rebelle à tous ces moyens, je l'ai vue parfois complètement cesser par l'emploi du lait stérilisé.

S'il donne lieu, au contraire, à la constipation, on emploiera en même temps quelques laxatifs (une cuillerée à café de magnésie anglaise tous les matins, un cachet de 50 centigrammes à 1 gramme de poudre de rhubarbe, un cachet de 50 centigrammes de fleurs de soufre et de magnésie).

Malheureusement, dans certains cas assez fréquents, les malades ne peuvent supporter le régime lacté. Il faut voir alors si cette difficulté ne tient pas au lait lui-même ou à l'état des voies digestives. Certains laits sont mal digérés parce qu'ils renferment trop de substances grasses; il convient alors d'en changer la provenance, et, dans bon nombre de circonstances, on arrive ainsi à un bon résultat. Quelquefois, il est mieux digéré lorsqu'il est écrémé. Enfin, certains malades supportent mieux le laitage chaud que le froid.

Malgré ces précautions, cette nourriture peut encore être intolérée, ce qui s'explique par l'état des voies digestives souvent troublées. Dans les cardiopathies artérielles principalement (et non dans toutes les cardiopathies comme le croit Hüffler), il existe souvent un état d'hypochlorhydrie, cause fréquente de fermentations gastro-intestinales, lesquelles peuvent devenir une nouvelle source d'auto-intoxication et que l'on prévient par l'administration de l'acide chlorhydrique (un gramme pour 300 grammes d'eau dont on fait prendre une à deux cuillerées à soupe, quatre à six fois par jour). Mais, l'hyperacidité gastrique n'est pas toujours synonyme d'hyperchlorhydrie, et cette hyperacidité due aux fermentations stomacales (acide butyrique, etc.), survient souvent chez certains malades à la suite de l'emploi du régime lacté. Dans ces cas, l'acide chlorhydrique peut encore réussir à titre d'antiseptique et d'eupeptique, mais on peut se trouver bien également de l'emploi du bicarbonate de soude aux doses de 4 à 6 grammes, ayant pour effet, non seulement d'alcaliniser le contenu stomacal, mais aussi d'exciter la sécrétion gastrique.

On trouve parfois encore la cause de l'intolérance au régime lacté dans l'existence d'un simple embarras gastrique, et alors il suffit d'un purgatif ou même d'un vomitif pour combattre l'état catarrhal des premières voies et favoriser la digestion du lait.

Il faut encore savoir vaincre le dégoût naturel de certains malades pour le lait. Comme ce dégoût, souvent invincible, tient non seulement à la monotonie du régime, mais aussi et surtout à sa saveur fade, on aromatise celui-ci avec différents liquides : kirsch, rhum, anisette, curaçao, cognac, teinture de badiane, caramel, infusion de café dont il suffit d'ajouter une cuillerée à bouche ou à dessert pour chaque tasse.

L'addition de liqueurs alcooliques a encore pour but de remédier, dans une certaine mesure, à l'état d'affaiblissement dans lequel ce régime exclusif jette quelquefois les malades[1], et bien qu'à ce sujet beaucoup d'exagérations aient été et soient encore journellement commises par malades et médecins, je conseille toujours, pendant toute la durée de ce régime, de prendre une ou deux fois par jour, dans le lait ou dans un peu d'eau, une petite cuillerée à café d'une mixture à parties égales de teinture alcoolique, ou mieux d'extrait fluide de kola et de coca. Voici une formule que j'emploie de préférence :

Extrait fluide de coca.	110 grammes
— de kola.	90 —

Une cuillerée à café. deux ou trois fois par jour dans du lait (ou encore mélangé avec la liqueur de curaçao, ce qui en fait une préparation agréable).

Chez les individus atteints d'alcoolisme, le régime lacté, en privant le malade de son aliment habituel, de l'alcool, peut faire naître des accidents délirants de nature éthylique. Aussi, l'adjonction de quelques boissons alcooliques au régime lacté est-elle indiquée.

La durée du régime lacté est subordonnée à l'état du malade. Le plus souvent, elle ne doit pas être moindre de dix à quinze jours, et l'on doit même en prolonger l'emploi si la dyspnée persiste et si le bruit de galop n'a pas disparu. Après la cessation de l'état dyspnéique, le malade est soumis au régime lacté mitigé, à la dose d'un litre à deux litres par jour, avec adjonction de quelques œufs et de légumes en purée. On ne permettra de la viande (bien cuite et non faisandée) que beaucoup plus tard, et quand toute trace de dyspnée aura disparu. Dès que celle-ci se montrera de nouveau, le malade devra se soumettre encore au régime lacté exclusif pendant huit ou dix jours. Du reste, pour prévenir l'apparition de la dyspnée toxique, j'ai pour habitude de prescrire systématiquement aux artério-scléreux toutes les trois semaines ou tous les mois, pendant trois à cinq jours, le régime lacté exclusif, et s'il existe des symptômes d'hyposystolie avec léger œdème prétibial, il est utile d'ordonner encore un purgatif, et le lendemain 25 à 30 gouttes de solution de digitaline cristallisée au millième.

Tel doit être le régime alimentaire des artério-scléreux, et je suis tenté de répéter ce que Sydenham disait du régime alimentaire de la goutte qui offre avec celui-ci de grandes analogies : « Il ne faut pas s'en écarter de la largeur de l'ongle. » Je rappelle encore que Corvisart, au com-

[1] Le lait écrémé est souvent plus facile à digérer, mais alors il n'est plus un aliment de force. Soulier fait remarquer judicieusement que la graisse est une source d'énergie et que, dans la composition du lait, elle n'est même pas en quantité suffisante pour devenir l'aliment du travailleur (*Traité de thérapeutique*, 1891).

mencement de ce siècle, n'hésitait pas à dire, que « ce sont presque toujours les erreurs dans le régime qui déterminent les rechutes si fréquentes dans les périodes avancées de ces maladies ».

Quel est le résultat de cette médication si simple en apparence ?

Il est parfois merveilleux : En quelques jours, quelquefois en vingt-quatre ou quarante-huit heures, et avec une précision presque mathématique, les dyspnées les plus violentes qu'on observe chez les aortiques et les cardiopathes artériels, disparaissent comme par enchantement, à ce point que les malades se croient absolument guéris et qu'ils ont une tendance naturelle et malheureuse à se départir de la sévérité de leur régime. Il importe donc d'insister sur leur persévérance, de leur montrer l'utilité absolue de cette médication que Chrestien (de Montpellier) exprimait un peu brutalement en leur disant : « Le lait, ou la mort[1] ! » Je ne cesse, pour ma part, de leur répéter, en paraphrasant un mot célèbre : « Du lait, encore du lait, et toujours du lait. »

Mais, un jour arrive, à la période de cachexie artérielle, et lorsque l'insuffisance hépatique est jointe à l'insuffisance rénale, quand la source des toxines procède de l'organisme lui-même et non de l'alimentation, quand à la suite des progrès de cette cachexie caractérisée par une dénutrition rapide et profonde, les déchets de désassimilation encombrent le liquide sanguin, un jour arrive où le régime lacté devient inefficace, où la dyspnée hypertoxique est irrémédiable et résiste à tous les moyens thérapeutiques. C'est encore une raison de plus pour insister avec la plus grande fermeté auprès des malades sur la nécessité de ce régime dès le début et pendant tout le cours de la maladie.

Tous les details dans lesquels je viens d'entrer ne me paraissent pas inutiles, parce que je suis tellement pénétré des bienfaits de cette médication que je voudrais à ce sujet faire entrer dans l'esprit de tous les praticiens la confiance qui m'anime. Et pour inspirer davantage encore cette confiance, je crois important de résumer ses divers modes d'action.

[1] Hippocrate employait le lait dans la jaunisse, dans les « flux hepatiques, dans l'hydropisie causee par un vice de la rate ou du foie » — On raconte que Guy Patin disait de Mazarin, son ennemi : « Nous le tenons enfin ! Il est hydropique, il prend du lait, et il ne guerit pas » — On m'a communique une observation bien curieuse (1776) de Bouvard, (medecin de Louis XIV), et de l'abbe Teissier, observation relative a une ascite d'origine hepatique et guerie par l'emploi du regime lacte exclusif. Mais il est indubitable que la priorite appartient surtout à Chrestien (de Montpellier) qui a publie le travail suivant dans les *Archives de medecine* en 1831 : « De l'utilite du lait administré comme remède et comme aliment dans l'hydropisie ascite. » — En 1866, Pecholier publia encore des observations interessantes sur cette question dans le *Montpellier médical* sous ce titre : « Des indications de l'emploi de la diete lactée dans le traitement des diverses maladies et specialement dans celui des maladies du cœur, de l'hydropisie et de la diarrhee. »

Le lait agit d'abord, comme un aliment parfait, et comme un aliment inoffensif n'introduisant avec lui dans l'économie aucun produit toxique, pas même des sels de potasse qu'il renferme en très petite quantité. Aussi, a-t on pu dire : « Le lait agit surtout parce qu'il ne nuit pas. » Les recherches expérimentales de Charrin et Roger ont apporté la meilleure confirmation à cette idée, puisqu'elles ont démontré la diminution considérable de la toxicité urinaire à la suite de ce régime. Mais, longtemps avant ces expériences, et dès que j'eus établi pour la première fois la nature toxique de certaines dyspnées des artério-scléreux [1], j'étais amené à formuler les bienfaits de cette médication sur laquelle je ne saurais trop insister.

En second lieu, le lait, en favorisant la diurèse et en ouvrant le rein, assure la dépuration urinaire et l'élimination de tous les poisons. Il n'a aucune action excitante sur les reins malades, comme Rosenstein le croit bien à tort.

En troisième lieu, il s'adresse encore aux fonctions hépatiques, parce qu'il contient du sucre capable de se transformer en glycogène.

Enfin, il contribue, pour une grande part, à diminuer l'hypertension artérielle, et il augmente ainsi l'énergie du cœur d'une façon indirecte, en facilitant ou en diminuant son travail, puisqu'il tend à vaincre par la diurèse les obstacles périphériques. Et c'est là tout le secret de la thérapie des cardiopathies artérielles dans lesquelles l'obstacle et la maladie sont à la périphérie du système circulatoire, tandis qu'ils sont d'abord au cœur dans les cardiopathies valvulaires [2]. Le lait augmente donc l'énergie du cœur parce qu'il diminue et allège son travail. A ce titre, c'est encore un médicament *anti-méiopragique*.

L'*antisepsie intestinale* doit souvent être prescrite concurremment avec le régime lacté, à l'aide du naphtol à la dose de 1 à 2 grammes par jour, ou mieux du benzonaphtol à la dose de 1 à 4 grammes. J'ai renoncé au salicylate de bismuth, au bétol ou encore au salol, parce que ces médicaments, par l'acide salicylique qu'ils contiennent ou l'acide phénique que le salol dégage, peuvent contribuer à irriter et à congestionner les reins, et parce qu'il est toujours dangereux dans une dyspnée toxique de prescrire des médicaments doués d'une toxicité même atténuée.

Quant au traitement symptomatique de la dyspnée toxique, il est

[1] H. HUCHARD. La digitale dans les pseudo-asthmes cardiaques (*Rev. gén. de clin. et de thérap.*, 1887-1888).

[2] Telle est l'explication que j'ai donnée (*Rev. gén. de clin. et de thér.*, 1888), dans les maladies du cœur, du mode d'action complexe du régime lacté, mode d'action qu'un auteur allemand, Hogerstedt, affirmait ne pas connaître (*Zeitsch. f. kl. med.*, 1888).

presque nul. Pourquoi donc chercher à agir dans ces cas contre l'élément dyspnéique lui-même, puisque nous avons dans le régime lacté un moyen remarquable de le faire disparaître rapidement, en vingt-quatre ou quarante-huit heures? On pourrait cependant prescrire, dans les cas rebelles, les inhalations d'oxygène qui ne peuvent jamais nuire, quelques inhalations d'iodure d'amyle que vous me voyez souvent employer et dont l'action eupnéique est bien supérieure à celle de l'iodure d'éthyle et de la pyridine. Quant au nitrite d'amyle que je vois trop souvent ordonner dans ces cas, il n'a aucune action anti-dyspnéique, et il doit être réservé seulement pour les crises d'angine de poitrine ou pour la forme de dyspnée douloureuse dont je vous ai parlé [1].

2° Je serai bref sur le traitement des autres formes de dyspnée :

c). Dans les dyspnées *nervo-réflexes* des cardiopathies artérielles résultant d'une sorte d'eclampsie broncho-pulmonaire symptomatique des réflexes vasculaires si fréquents dans toutes les affections cardio-artérielles, le médicament de choix est représenté par le bromure de potassium. Mais il faut se rappeler qu'une des principales conditions du succès réside dans la prescription de ce médicament à haute dose (4, 6 et même 8 grammes par jour).

d). Dans les dyspnées *cardioplégiques* dues à la dilatation considérable et à l'état parétique des cavités cardiaques, je ne connais pas de meilleur moyen que l'emploi d'une saignée générale qui a pu parfois sauver les malades des plus grands dangers.

Dans certains cas graves et presque désespérés, quelques praticiens (Leuf [2]) n'ont pas hésité à conseiller la ponction du cœur pour en soustraire le sang qui contribue à sa dilatation. Je laisse cette pratique aux théoriciens, en rappelant le cas malheureux de ce médecin qui, croyant ponctionner l'oreillette, était tombé sur l'aorte! On peut comprendre à la rigueur toutes les audaces thérapeutiques, mais à la condition expresse qu'elles s'arrêtent au respect de la vie humaine.

Je conclus en disant que les meilleurs moyens de s'opposer à ces cardiectasies consistent dans l'emploi de la saignée et de la digitale. La saignée générale est préférable aux saignées locales, et cependant lorsque

[1] L'iodure d'amyle, que j'ai introduit dans la thérapeutique, se prescrit en inhalations. Il suffit de déboucher le flacon qui renferme cet iodure et d'en respirer les vapeurs pendant quelques minutes. Pour en augmenter l'action eupnéique, j'associe parfois le chloroforme à l'iodure d'amyle d'après cette formule :

Iodure d'amyle.	25	grammes.
Chloroforme. . .	5	—

[2] *American journal of med. science*, 1881.

le foie est congestionné, l'application de sangsues ou de ventouses scarifiées sur la région hépatique peut encore produire de bons résultats.

e). Lorsque la cardiopathie artérielle est arrivée à la période asystolique, la dyspnée est *mécanique* et d'origine cardio-pulmonaire. Dans ces cas, le traitement est celui des affections mitrales mal compensées. Ici, la digitale peut produire d'excellents effets, elle agit, non seulement parce qu'elle élève la tension artérielle ou augmente la diurèse, non seulement parce qu'elle accroît la contractilité ou plutôt l'élasticité des cavités droites, comme le pense G. Sée, mais aussi et surtout parce qu'en prolongeant la période diastolique des révolutions cardiaques, elle favorise le remplissage complet du ventricule gauche.

f). Quant à la dyspnée que l'on peut observer dans des cas relativement rares, consécutivement à l'*œdème aigu du poumon*, elle comporte une médication d'urgence que l'on accomplit par l'emploi d'une saignée copieuse, et c'est ainsi que j'ai cité des cas de guérison inespérée.

Les injections de caféine, et non la digitale qui agit trop lentement dans une affection qui a pour caractère d'évoluer brutalement, sont indiquées pour relever l'action défaillante du cœur, pour exciter le système nerveux et favoriser la diurèse. Les injections hypodermiques de strychnine à la dose de 2 à 3 milligrammes par jour, sont encore destinées à combattre l'état parétique des bronches et du diaphragme, deux des causes les plus puissantes de la terminaison fatale. Enfin, l'électrisation du nerf vague peut produire d'excellents effets, puisqu'il est admis que l'œdème aigu du poumon est dû, en grande partie, à un trouble survenu dans l'innervation cardio-pulmonaire. C'est encore pour obéir à cette indication que l'on doit pratiquer des cautérisations ponctuées ou appliquer plusieurs vésicatoires sur la région cardio-aortique, et couvrir la poitrine de ventouses sèches. Mais, j'avoue n'avoir qu'une confiance limitée dans l'emploi des révulsifs.

Telle est la médication qui m'a le mieux réussi contre cette complication, très grave et heureusement rare, des cardiopathies artérielles avec aortite.

En Allemagne, Grossmann a vanté dans ces cas les bons effets de l'atropine, en se fondant sur les faits suivants : la muscarine détermine la mort par le cœur qui est toujours trouvé en diastole, et aussi par le poumon qui est atteint d'un œdème pulmonaire aigu. Or, comme il existe un antagonisme physiologique entre la muscarine et l'atropine, il y aurait donc indication d'employer ce dernier médicament contre les accidents d'œdème aigu du poumon. — J'ai vu aussi l'infiltration séreuse envahir les poumons d'animaux intoxiqués par la muscarine ; mais vous savez qu'il ne faut pas toujours conclure de l'antagonisme physiologique à l'antagonisme thérapeutique. En tous cas, la prescription de l'atropine à des malades atteints d'œdème aigu du poumon n'a donné entre mes mains que des résultats négatifs et même défavorables, parce que ce médicament diminue l'abondance des urines.

Je ne partage donc ni l'opinion ni la pratique de Grossmann qui va même jusqu'à déconseiller la saignée dans ces cas. Et cependant une de ses expériences lui donne le plus formel démenti : En pratiquant une large saignée par la carotide chez un animal soumis à l'action de la muscarine, il a constaté lui-même qu'après cette émission sanguine, les mouvements respiratoires qui avaient diminué d'amplitude après la muscarine, devenaient plus faciles après la saignée.

g). Emploi des révulsifs. — Les révulsifs sont à la mode dans notre pays, et on les emploie indistinctement dans toutes les affections du cœur, sous forme de teinture d'iode, de cautères volants ou à demeure, de pointes de feu et de vésicatoires. Il y a même des cliniciens pour lesquels le secret de la médication consiste dans l'emploi de vésicatoires, petits ou grands, souvent appliqués sur la paroi précordiale, et tout leur art consiste à les changer de place. Notta (de Lisieux) prétend même avoir fait disparaître des bruits de souffle organiques, par l'application de cautères profonds[1], et il ne s'est pas demandé s'il n'avait pas affaire à des bruits de souffle fonctionnels.

Hé bien, je ne crains pas de protester contre cet abus thérapeutique. En effet, voyons ce que l'on prétend obtenir par cette révulsion à outrance : substituer une inflammation à une autre et faire de la contre fluxion ? Mais la cardio-sclérose est une dégénérescence, elle n'est pas une inflammation. — Faire, à l'aide du vesicatoire, une sorte de « saignée séreuse », comme on se propose. à tort encore, de la produire dans les pleuresies? Mais ici, l'indication est tout autre. — Agir par action réflexe sur la circulation précordiale ? Mais, qui vous prouve qu'elle va intelligemment agir, et cela d'une façon presque élective, sur la circulation intra-cardiaque ? — Fortifier le cœur ? On a prétendu, en effet, que « l'application d'un simple vésicatoire peut venir au secours du cœur défaillant en le mettant plus à même de se contracter ». Le fait n'est pas niable, et les excitations cutanées peuvent certainement agir par action réflexe contre toutes les menaces de syncope ou de rapide défaillance de cet organe. Mais nous avons heureusement d'autres moyens thérapeutiques pour relever l'énergie contractile du cœur.

[1] NOTTA Emploi des cautères profonds dans les affections organiques du cœur (*Normandie medicale*, 1889).

Je ne nie pas l'action des révulsifs dans certains cas, et je m'appuie même sur les expériences qui nous ont appris les faits suivants, bien étudiés dans la thèse de Besson [1] :

1° Les excitations cutanées *intenses* et *rapides* peuvent produire : un ralentissement du cœur précédé d'une accélération de peu de durée; une augmentation marquée de l'amplitude des pulsations ; un abaissement notable de la tension artérielle avec élévation de la pression veineuse ;

2° Les excitations *faibles* produisent une accélération du cœur, une élévation durable de la pression artérielle ;

3° Les excitations *lentes* et *permanentes* (représentées par les vésicatoires) ont pour résultat d'anémier les parties sous-jacentes et de calmer la douleur.

Vous le voyez, en s'en tenant seulement aux expériences physiologiques, on constate que les effets des révulsifs cutanés sont douteux, puisque, suivant la force ou la faiblesse de l'excitation cutanée, les résultats sont absolument différents. Or, peut-on dire où s'arrêtent les excitations faibles et où commencent les excitations fortes? D'un autre côté, les vésicatoires capables de calmer la douleur et d'anémier les parties sous-jacentes ne sont pas indiqués dans une maladie comme la cardio-sclérose où la douleur est absente et où le principal danger réside dans l'ischémie du myocarde. Par conséquent, au nom de la physiologie et de la clinique, rien ne nous autorise à admettre l'utilité des pointes de feu, des cautères et des vésicatoires dont on fait un si étrange abus, et je suis fondé à répéter pour les affections organiques du cœur ce que je disais autrefois au sujet des pneumonies et des pleurésies : « Pour les vésicatoires, leur principale indication consiste... à n'être pas indiqués. »

Dans une maladie comme l'artério-sclérose du cœur, caractérisée de bonne heure par des accidents d'insuffisance rénale, on commet même un contresens thérapeutique en employant les vésicatoires qui ont pour effet de congestionner les reins, de diminuer la dépuration urinaire et d'introduire dans l'organisme un élément toxique de plus. Pour ma part, dans cette maladie, j'ai renoncé depuis longtemps à l'emploi des révulsifs si variés, je fais pratiquer des badigeonnages iodés dans un tout autre but, pour faire absorber un peu d'iode aux malades, quoiqu'on ne soit pas autorisé à compter beaucoup sur l'absorption de cette quantité infinitésimale du médicament. Dans les premières années de ma vie médicale, j'ai assisté à la grandeur du vésicatoire, et j'espère que le temps n'est pas éloigné où nous assisterons à sa décadence ainsi qu'à

[1] A. Besson. Etude expérimentale sur la révulsion. Paris, 1892.

celle des pointes de feu. Car, pour continuer à faire ces applications réitérées de vésicatoires, les médecins n'auront plus que cet argument bien insuffisant de Grisolle : « C'est une pratique si universellement acceptée qu'elle doit avoir quelque raison d'être. »

L'opinion que j'exprime a été trop bien résumée par Manquat, pour que je ne cite pas ses propres paroles :

« Toutes réserves faites sur les effets de la dérivation qui sont réels, on ne peut guère compter sur ces procédés que pour exciter le système nerveux défaillant, et par là, agir à un moment donné sur le cœur et la respiration ; on peut aussi agir sur la douleur, mais au prix d'une autre douleur; on peut enfin agir sur la circulation générale, mais nous ignorons dans quel sens et en vue de quel bénéfice. Si la révulsion produit d'autres bienfaits, je ne veux pas nier que l'empirisme ne puisse l'établir, mais jusqu'ici la physiologie est impuissante à le faire. Ce que j'affirme sans réserve, c'est que, dans l'immense majorité des cas, on peut sinon la condamner toujours, du moins l'abandonner sans scrupule [1]. »

Néanmoins, comme je l'ai dit, dans certains cas, les révulsifs cutanés doués d'une action rapide sont indiqués pour combattre quelques accidents, comme la tendance à la syncope et les palpitations.

Parfois, les palpitations sont très intenses, à caractère pénible et angoissant, et lorsqu'elles deviennent nocturnes, elles sont capables d'empêcher le sommeil. Pour les combattre, je ne connais pas de meilleur moyen que l'emploi sur la région précordiale d'applications froides : sous forme d'une compresse un peu épaisse plongée dans l'eau froide et bien exprimée d'une partie de son liquide que l'on place sur cette région en la recouvrant d'une toile imperméable ; ou encore mieux sous forme de pulvérisations d'éther et même de chlorure de méthyle. Cette réfrigération de la paroi précordiale utile à la période hypersystolique des cardiopathies peut encore trouver son emploi au stade asystolique, et l'on comprend sans peine, comme Gingeot le fait si judicieusement remarquer, que les applications réfrigérantes capables de diminuer le volume d'un anévrisme aient chance de venir en aide aux cœurs passivement dilatés [2].

Mais ce moyen très simple n'empêche pas d'avoir recours à l'emploi du régime lacté qui, par lui-même, peut contribuer à calmer les palpitations et à en prévenir le retour, ou encore à l'emploi de la digitale sous forme de solution alcoolique de digitaline au millième, à la dose de dix à quinze gouttes par jour pendant cinq à six jours. J'ai remarqué que l'association de la scille et de l'aconit à la digitale déterminait souvent la

[1] A. MANQUAT *Traité de thérapeutique*, t. I. Paris, 1892.
[2] GINGEOT (*Rev. gen. de clin. et de therap.*, 19 mars 1890).

sédation des phénomènes d'excitation cardiaque. Voici la formule que j'emploie :

Teinture alcoolique de digitale . . . .)
Teinture de scille . . . . } âa 5 grammes.
Teinture de racine d'aconit. . . . .)

Prendre dix gouttes trois à quatre fois par jour pendant huit ou dix jours.

h). *Méthodes de réduction et d'entraînement musculaire.* — Jusqu'alors, la médication s'est adressée au cœur dont il faut relever la puissance contractile, et au système vasculaire dont il importe d'assurer la perméabilité. Une troisième indication s'impose : la réduction de la masse sanguine.

Cette indication s'est présentée depuis longtemps à l'esprit des observateurs, et Corvisart fait remarquer que l'influence puissante de la « pléthore sanguine » sur la formation des anévrismes artériels a suggéré à Albertini et Valsalva leur fameuse méthode consistant à réduire le malade, par des saignées multipliées, par une diète rigoureuse et prolongée, à un état d'exténuation telle qu'il lui soit à peine possible de lever les mains hors de son lit. Corvisart a soin d'ajouter que si cette méthode est applicable non seulement dans les anévrismes artériels, mais aussi dans les anévrismes actifs du cœur où il y a, dit-il, un excès de forces dans l'organe central de la circulation, elle est nuisible dans les anévrismes passifs (dilatations du cœur) où il y a au contraire un état remarquable de faiblesse. Il est inutile de discuter cette méthode de traitement qui offre de grands dangers et qui, à la période même d'hypertension artérielle de la cardio-sclérose, peut contribuer à hâter encore la dégénérescence du muscle cardiaque, en ajoutant l'insuffisance nutritive par diminution du sang à l'insuffisance nutritive par rétrécissement artériel.

Morgagni, pour diminuer la pression intra-cardiaque, avait eu l'idée de dériver une certaine quantité de sang de l'organe central de la circulation, en plongeant souvent les membres et surtout les supérieurs dans un bain très chaud. Mais, comme le fait remarquer encore Corvisart, si par ce moyen on se proposait de dégorger le cœur d'une plus grande quantité de sang et ainsi de calmer l'éréthisme cardiaque et les palpitations, ce soulagement ne pouvait être que de courte durée, et « la fluxion sanguine artificiellement déterminée dans le membre doit cesser avec les immersions, ou peu après ».

Ainsi, par leur méthode, Albertini et Valsalva cherchaient à diminuer la contractilité du cœur et la pléthore sanguine (ou tension artérielle), et Morgagni s'efforçait encore de diminuer la tension intra-cardiaque.

Plus tard, Corrigan[1], dans le but d'augmenter l'énergie du cœur en fortifiant la constitution générale des malades atteints d'hypertrophie cardiaque, conseilla « une diète composée d'aliments tirés des règnes animal et végétal pris en quantité suffisante, et en même temps l'abstention des boissons qui augmentent beaucoup la masse des liquides de l'économie ». Il insistait encore sur la nécessité pour le malade de se livrer à ses travaux habituels à la condition de s'arrêter à la fatigue.

Enfin, Stokes émit l'idée de la curabilité de la dégénérescence graisseuse du cœur en conseillant un exercice journalier et gradué, la marche dans les pays de montagnes tels que la Suisse ou les parties élevées de l'Ecosse ou de l'Irlande, un régime composé de viandes fraîches et d'où on devait exclure les substances oléagineuses et probablement les viandes blanches, l'usage de la soupe, du lait et des liquides en excès. D'après lui, l'exercice à pied devait avoir un double effet : l'accroissement de volume des muscles, et l'augmentation de sécrétion de la peau éliminant « une grande quantité de produits huileux de l'organisme ».

Tous ces auteurs, comme on le voit, ont été depuis longtemps les inspirateurs et les précurseurs de ce que l'on appelle, avec beaucoup de prétention, « la méthode d'Œrtel » applicable surtout aux cas de surcharge et de dégénérescence graisseuse du cœur. Elle a pour but, comme il le dit, de résoudre le problème thérapeutique suivant : Réduire la masse sanguine, dégraisser le cœur, tonifier le myocarde, équilibrer les systèmes veineux et artériel, alléger les reins et en faire disparaître les inflammations et l'hypérémie chronique, élargir le champ circulatoire et réduire l'accumulation du tissu adipeux dans les divers organes. L'auteur allemand nous promet tout cela, et plus encore. Examinons cette méthode qu'il croit avoir « imaginée » de toutes pièces et dont les succès thérapeutiques, ajoute-t-il, ont la nettete d'une expérience physiologique.

Il commence par proclamer un fait que l'on connaissait depuis longtemps, à savoir que, dans ces affections cardiaques, le cœur ne chasse pas autant de sang qu'il lui en arrive, et que l'augmentation de la pression intra-cardiaque est la cause mécanique de l'insuffisance et de la paresie du myocarde. L'indication capitale consiste donc avant tout dans la réduction des liquides de l'organisme. La méthode des saignées est nuisible et insuffisante parce qu'elles affaiblissent les malades, et surtout parce qu'après elles, le trop-plein vasculaire ne tarde pas à se rétablir par la résorption des liquides interstitiels, gastriques et intestinaux. On ne

[1] Corrigan. *Edinburgh med. and surg journal*, 1832.

peut donc remplir cette indication qu'en cherchant à déshydrater les tissus, en augmentant leurs pertes en eau et en diminuant l'apport des liquides. Pour augmenter les pertes aqueuses, on peut se servir de trois organes importants : le rein, les poumons et la peau. La suractivité sécrétoire du rein serait dangereuse ; du reste, les diurétiques ne peuvent rien sur un organe déjà malade, et la diète lactée n'aurait pas sa raison d'être. D'ailleurs, il cherche à prouver après Korner en 1862 et avec Glax (de Gratz)[1], que la diète sèche, c'est-à-dire le rationnement des boissons augmente la diurèse, et s'inspirant des recherches de J. Ranke, il n'hésite pas à dire que l'alimentation par la viande augmente encore l'excrétion urinaire.

Pour augmenter les pertes en liquide, Œrtel ne trouve donc plus que deux voies : la peau et les poumons. Il ne voit dans les troubles de la circulation que « des perturbations physiques qui doivent être traitées physiquement ». C'est pourquoi il a recours aux moyens physiques : à la chaleur sous forme d'air chaud (bains de vapeur, bains romains, enveloppements dans la laine et le caoutchouc) ; aux exercices musculaires au moyen de marches, de promenades et d'ascensions progressives d'endroits plus ou moins élevés. La marche et ces ascensions, qu'il faut graduer sérieusement, augmentent la tension artérielle et la sécrétion urinaire, provoquent la dilatation générale de toutes les artères et aussi des artères coronaires qui ainsi donnent au myocarde du sang oxygéné en plus grande abondance. L'accroissement de la pression sanguine est heureusement compensé par la diminution de tension des parois artérielles, par la dilatation des vaisseaux qui rend l'écoulement du sang plus facile et plus rapide à l'extrémité du système circulatoire. Les obstacles périphériques diminuant, le cœur se contracte avec plus de facilité et d'énergie.

La seconde condition dont dépend le relèvement du cœur consiste dans l'emploi d'aliments albuminoïdes en quantité suffisante pour remplacer les pertes dues au travail et pour maintenir la composition normale du sang nécessaire à la nutrition du cœur et des parois vasculaires. C'est pour cette raison que l'alimentation devra être composée de viande, œufs, légumineuses très azotées, peu de graisse et d'hydrocarbures, 100 à 200 grammes de pain. Ce régime doit durer des années et ne jamais être complètement abandonné.

Cette méthode de traitement a été appliquée aux cœurs graisseux

[1] Œrtel. Traitement de l'obésité et des troubles de la circulation (affaiblissement du cœur, compensation insuffisante dans les lésions valvulaires, cœur gras, troubles de la circulation pulmonaire, etc., *Trad. fr. sur la 3e édition*. Bruxelles, 1886) — Glax. La valeur thérapeutique des cures d'eau dans les maladies du cœur (*Centralblatt f. thérap.*, 1885).

d'abord, puis aux affections valvulaires mal compensées, et en dernier lieu aux affections du myocarde[1]. Elle se compose, comme on le voit, de trois éléments :

1° La reduction des liquides ;

2° Les exercices physiques et l'entraînement musculaire ;

3° Le régime alimentaire.

La réduction des liquides peut être utilement employée dans le traitement de la cardio-sclérose, dès ses premières périodes caractérisées par l'hypertension artérielle. En m'inspirant de la pratique de Corrigan, je l'ai dejà recommandée, il y a huit ans, dans un but différent de celui d'Œrtel, puisque ma médication vise surtout l'augmentation de la tension artérielle qu'il faut abaisser. J'ajoute que je n'ai jamais vu survenir à la suite du régime sec la diurèse que l'auteur allemand prétend obtenir par son intermédiaire.

Quant aux exercices musculaires et à la marche ascensionnelle, ainsi qu'au régime alimentaire, je me sépare absolument de l'opinion d'Œrtel. La methode de l'entraînement musculaire est inapplicable au début de la cardio-sclérose, puisqu'elle prétend favoriser le développement d'une hypertrophie cardiaque qui existe déjà, et qu'elle a pour résultat d'augmenter le travail du cœur à l'avance exagéré ; elle est irrationnelle, parce qu'elle ne tient pas compte de la dyspnée d'effort, et qu'il est aussi impossible de faire marcher des dyspnéiques que des paralytiques ; irrationnelle encore, parce que l'état de méiopragie viscérale commande le repos des organes et surtout du cœur ; elle peut être nuisible s'il est vrai que la dyspnée pathologique est assimilable à la « dyspnée physiologique » provoquée par la marche, d'après Basch ; elle est encore nuisible à la période de dégénérescence musculaire parce qu'elle favorise la tendance à la cardiectasie et ensuite à l'asystolie. Cette méthode qui nous promet une hypertrophie thérapeutique — l'hypertrophie providendentielle de Beau — (sur laquelle l'auteur allemand s'appuie sans citer l'auteur français), aboutit donc à la dilatation du cœur. Ainsi, cette therapeutique, en surmenant un cœur qu'elle veut seulement exercer, deviendrait la complice de la maladie.

Quant au régime alimentaire proposé par Œrtel, il est en opposition

[1] Les promenades doivent être proportionnees au degré de la maladie, pour leur duree comme pour l'inclinaison des chemins, et on doit les doser progressivement a la façon d'un medicament. Il faut marcher lentement, regulierement, en ayant soin de ne pas parler, et de bien combiner la respiration avec la marche. C'est pour cette raison que la respiration etant precipitee dans les grandes ascensions, le pas doit être petit, tandis qu'il sera plus grand dans la plaine. Si les palpitations surviennent avec la dyspnee, il faut s'arrêter quelques instants mais sans se reposer, et en faisant quelques respirations profondes. Après la promenade faite, on doit se reposer pendant une demi heure ou une heure (Œrtel).

formelle avec celui que j'admets, et il faut que l'auteur allemand ne connaisse pas la dyspnée toxique avec sa médication, pour condamner l'usage du lait, et recommander au contraire celui de la viande.

C'est une grave erreur de croire que, dans le traitement de la cardiosclérose, nous pouvons agir directement sur le muscle cardiaque. Celui-ci dégénère et s'atrophie sous l'influence des lésions de ses vaisseaux nourriciers ; c'est le système artériel qui est le premier coupable, c'est à lui que la thérapeutique doit s'adresser, et j'ai dit et répété souvent que, dans cette maladie, la médication doit être artérielle. Il faut favoriser la circulation périphérique pour alléger la circulation centrale, vaincre les obstacles vasculaires pour faciliter le travail du cœur, et chercher à réduire de bonne heure les dégénérescences artérielles pour prévenir l'altération consécutive des organes. C'est pour cette raison que se trouvent indiqués avec l'emploi des frictions, du massage et de mouvements passifs communiqués aux membres, la prescription du régime lacté et des médicaments vaso-dilatateurs, parmi lesquels les iodures tiennent la première place.

i). Gymnastique, massage, etc. — On arrive, à l'aide de ces divers moyens, à la plupart des résultats trop vantés par Œrtel et les auteurs allemands; on y arrive avec plus de prudence et la certitude de ne pas nuire au malade.

Mais, on a l'habitude d'appliquer au mot « gymnastique » un sens qu'il n'a pas. Il a, pour beaucoup d'auteurs, la signification d'un exercice violent exécuté avec plus ou moins d'effort. Or, il ne faut pas oublier qu'il existe deux espèces de méthodes en gymnastique : la méthode *française* et la méthode *suédoise*.

La première, à l'usage surtout des gens bien portants, a pour but et résultat de favoriser le développement du muscle ; la seconde, à l'usage non seulement des gens bien portants, mais aussi des malades, a pour but de favoriser la souplesse, et surtout la circulation du système musculaire. Celle-là, gymnastique de force ou athlétique, est destinée à augmenter la puissance contractile au delà de ses limites naturelles ; celle-ci, gymnastique de douceur et hygiénique, tend à utiliser seulement la force corporelle. La gymnastique française suppose un effort plus ou moins violent et soutenu ; la gymnastique suédoise cherche une action thérapeutique dans la multiplicité des contractions musculaires et dans l'amplitude des mouvements. Elle ne bannit pas complètement l'effort de ses procédés divers, mais elle le gradue, elle le dose comme un médicament. En un mot, il s'agit d'une gymnastique réellement médicale qui, visant la circulation artérielle et veineuse qu'elle active, les vaisseaux qu'elle dilate, le cœur périphérique qu'elle tonifie, peut être assimilée à la digitale des artères.

Depuis que j'étudie les cardiopathies artérielles, je me suis toujours efforcé de faire comprendre que jusqu'alors la thérapeutique s'est toujours beaucoup trop occupée du cœur central et pas assez du cœur périphérique, et c'est là une grosse faute, puisque ces maladies ont le cœur pour siège et les artères pour origine, comme je ne cesse de le répéter. C'est donc du côté du système vasculaire qu'il faut agir de bonne heure, et cela par l'intermédiaire des contractions musculaires.

Celles-ci augmentent les combustions respiratoires, elles s'accompagnent d'un dégagement considérable d'acide carbonique, et Cl. Bernard a démontré par ses expériences que le sang veineux d'un muscle en état de paralysie renferme 7,20 p. 100 d'oxygène, tandis qu'en état de repos, il n'en contient plus que 5, et à l'etat de contraction 4,28 seulement. Il a prouvé ainsi qu'en traversant les tissus, le sang artériel subit des modifications en sens contraire de celles qui se produisent dans le poumon, puisqu'il cède de l'oxygène et se charge d'acide carbonique, et cela avec une intensité d'autant plus grande que le fonctionnement du muscle est plus intense et prolongé. De tous les organes, après le poumon, c'est le tissu musculaire qui présente une combustion et une respiration plus actives, et Paul Bert a vu qu'en plaçant dans un milieu oxygéné des fragments de même poids, de muscle, de foie ou de graisse, 100 grammes de tissu musculaire absorbent 50 parties d'oxygène au lieu de 17 parties pour la graisse par exemple.

La physiologie d'un muscle en action nous montre, avec l'augmentation des combustions respiratoires, l'activité plus grande de la circulation, d'où un effet dérivatif au profit du cœur, la dilatation des vaisseaux, d'où la diminution de la tension artérielle, comme Chauveau l'a démontré [1]. L'accélération du pouls qui survient sous l'influence de l'exercice musculaire est un phénomène physiologique et non simplement un fait mécanique, comme on est disposé à le croire. « Ce n'est pas la pression des muscles gonflés par la contraction qui active la circulation dans les artères : c'est plutôt une sorte d'aspiration exercée par les muscles devenus plus avides de liquide sanguin. » *Ubi stimulus, ibi fluxus* [2].

Il résulte de ces données que l'exercice musculaire, en favorisant la circulation sanguine vers la périphérie, soulage le cœur, facilite son travail et produit ainsi les effets d'une saignée déplétive sans en avoir les

[1] *Acad. des sciences*, 1857.

[2] FERNAND LAGRANGE. Physiologie des exercices du corps. 5e *édition*, Paris, 1891.

inconvénients, puisqu'il s'agit ainsi d'une véritable « saignée interne », comme Eloy l'a si bien dit au sujet de l'action des iodures.

A cette gymnastique *musculaire* par les mouvements actifs ou passifs, par le massage, il faut joindre encore la gymnastique *cutanée* par les bains répétés, quelques affusions froides générales ou locales, par les frictions excitantes qui stimulent les extrémités nerveuses et excitent la circulation capillaire.

La méthode suédoise consiste « à utiliser les muscles comme agents de circulation locale, en partant de cette notion physiologique indiscutée que tout muscle entrant en contraction attire à lui un courant sanguin plus considérable et plus rapide qu'à l'état de repos ». A l'aide de leurs mouvements dits de « circulation », les gymnastes suédois cherchent à désobstruer les capillaires sanguins, non en augmentant la violence du coup de piston qui s'appelle le battement du cœur, mais en agissant sur les points périphériques où s'est produite l'obstruction, et en accélérant la marche du sang dans les régions où son cours tend à se ralentir[1].

Cette méthode n'exclut pas complètement l'effort de ses divers exercices qu'elle dose, comme je l'ai dit, à la manière d'un médicament. Si le malade lève un membre, le « médecin gymnaste » oppose par exemple à ce mouvement une résistance proportionnelle à la force des sujets et à leur état de maladie. A une période plus avancée, quand, par le fait de la dyspnée d'effort qui les immobilise et les condamne plus ou moins au repos, les malades ont une tendance à l'obésité, on fait exécuter aux muscles des mouvements passifs ou communiqués.

Quel est le résultat de cette méthode thérapeutique ? Nous allons l'apprendre par la plume de Fernand Lagrange :

« Nous avons pu voir, dit-il, dans les instituts de gymnastique « manuelle » ou « mécanique », des malades perdre de jour en jour leur aspect cyanosé, leur dyspnée, leur œdème des jambes, pendant que le pouls gagnait de la régularité et de la force, et que les urines, rares et chargées avant le traitement, reprenaient, au bout de dix à douze jours, leur abondance normale et leur limpidité. »

Sans doute, il n'est ici probablement question que des cardiopathies valvulaires. Mais, à plus forte raison, cette méthode de traitement est-elle applicable aux cardiopathies artérielles, puisque celles-ci sont caractérisées par la lésion primordiale des vaisseaux. Je ne saurais donc trop, à ce titre, en recommander l'emploi, d'autant plus que les résultats que j'ai déjà obtenus sont très encourageants. Cette médication très logique, qui peut

[1] Fernand Lagrange. De l'exercice chez les adultes (2e *édit.* Paris, 1892).

associer ainsi le repos avec l'exercice musculaire. est bien plus rationnelle que les « cures de terrain » capables de produire le surmenage du cœur.

j). *Traitement hydrominéral et climatérique.* — On croit généralement que les eaux minérales sont toujours contre-indiquées dans toutes les maladies du cœur. C'est là une erreur qu'il n'est pas inutile de dissiper. Je vais vous démontrer au contraire que le traitement hydrominéral trouve encore ses indications dans les cardiopathies artérielles.

1° *Eaux sulfureuses*. A leur sujet, pour le traitement des cardiopathies artérielles, et même pour celui des cardiopathies valvulaires, il faut se rappeler les deux règles suivantes :

a). Les stations hydrominérales placées à une *haute altitude*, au-dessus de 500 à 600 mètres, sont dangereuses, parce qu'il est demontre que l'abaissement de la pression atmosphérique augmente la tension artérielle et favorise par ce mécanisme la production de congestions et d'hémorrhagies ;

b). Les stations d'eaux sulfureuses *fortes*, même placées à une altitude peu élevée, sont encore dangereuses, parce qu'elles déterminent une excitation du cœur et de l'appareil cardio-vasculaire.

A ce dernier point de vue, Bordeu a mis autrefois sur le compte de l'eau de Barèges prise en boisson la mort de trois cardiopathes, et beaucoup de médecins ont vu l'augmentation des palpitations et des phénomènes d'excitation cardiaque après l'emploi de ces eaux[1].

Cependant, plusieurs stations à minéralisation sulfureuse ont été recommandees dans les maladies du cœur.

Parmi elles on peut d'abord citer celle de *Bagnols-les-Bains*, eau sulfurée sodique dans la Lozère. Mais, Dufraisse de Chassaigne, comme tous les auteurs qui l'ont suivi (Raynal de Tissonnière, Hermantier, Coulomb[2], etc.), n'ont parle que de la curation de l'endocardite chronique, « lorsque cette lésion est un des effets de l'endocardite rhumatismale ».

Cependant ces eaux, administrées avec prudence, ne pourraient-elles pas produire de bons effets au debut des cardiopathies artérielles ?

On a raconté[3] qu'elles avaient fait disparaître des accès angineux et

[1] CANDELLE. De quelques contre indications de l'emploi des eaux sulfureuses tirees de leur action sur le cœur (*Bull. de thérapeutique*, t. LXXXVIII)

[2] DUFRAISSE DE CHASSAIGNE (*Acad. de med.*, 1851. Second travail publie à Angoulême, 1857). — RAYNAL DE TISSONNIÈRE (*Acad. de med.*, 1874). — HERMANTIER (*Thèse inaug. de Paris*, 1879). — COULOMB (*Soc. de med. de Lyon*, 1883 et 1885).

[3] COULOMB (*loc. cit.*).

des crises dyspnéiques chez un malade atteint de rétrécissement et d'insuffisance aortique. Il ne s'agit ici que d'une seule observation, peu concluante du reste, et je reproche à ces eaux leur altitude trop élevée (860 mètres au-dessus du niveau de la mer). Il est possible qu'elles agissent favorablement dans les endocardites chroniques d'origine rhumatismale. Mais, je les crois absolument contre-indiquées dans le traitement de l'angine de poitrine, des cardiopathies artérielles et des affections aortiques caractérisées par un état plus ou moins permanent d'hypertension artérielle.

Les eaux d'*Aix-les-Bains* (en Savoie), situées à une altitude peu élevée (242 mètres au-dessus du niveau de la mer) ont été encore recommandées dès 1867 par Vidal sous forme de douches générales, surtout dans les affections rhumatismales du cœur. Le Dr Blanc, qui arrive aux mêmes conclusions, pense que ces eaux sont contre-indiquées dans les maladies du cœur d'origine endartérique et après l'âge de soixante ans. Cependant leur faible minéralisation, leur altitude peu élevée, le climat sédatif de la station préservée des vents froids par les hautes montagnes, les effets de la douche sur la circulation périphérique me paraissent autant de conditions favorables pour le traitement des cardiopathies artérielles. Sur mes conseils, Forestier a entrepris des expériences tendant à démontrer l'action dépressive de la douche d'Aix sur la tension artérielle, et il est probable que c'est encore là un moyen de soulager le cœur[1]. Du reste, il ne faut jamais oublier que la médication doit viser surtout la circulation périphérique, et que le problème consiste à exciter cette dernière tout en exerçant une action sédative sur le cœur.

A ce point de vue, les boues de *Dax* (40 mètres, eau sulfatée mixte) pourraient encore être utilisées.

On doit encore une mention aux eaux de *Bagnoles* (eau thermale chlorurée sodique sulfureuse à 163 mètres, dans l'Orne), que l'on pourrait utiliser davantage en raison de leur influence légèrement excitante sur la circulation et dont l'action favorable sur les varices est suffisamment éprouvée.

2° *Eaux bicarbonatées.* — Au sujet de *Vichy* (240 mètres), Nicolas, qui écrivait à une époque où l'on croyait à l'action dissolvante du bicarbonate de soude et du nitrate de potasse sur les produits inflammatoires, n'hésitait pas à proclamer leur efficacité non seulement à la seconde période des affections valvulaires et dans les endocardites rhumatismales,

[1] Blanc. Des affections cardiaques aux eaux d'Aix-les-Bains (*Soc. méd. pratique*, 1886). — Forestier. Action de la douche sur la tension artérielle (*Revue gén. de clin. et therap.*, 1892).

mais aussi « dans les affections organiques du cœur qui intéressent le tissu musculaire de cet organe ». Aujourd'hui, personne n'oserait soutenir une semblable opinion, et la lecture de quelques observations de morts survenues à la suite de l'emploi immodéré de ces eaux est bien propre à commander la plus grande réserve [1]. Cependant, les eaux bicarbonatées et celles de Vichy en particulier, administrées avec prudence, peuvent produire de bons effets chez les cardio-hépatiques, en raison de leur action favorable sur les congestions du foie.

Mêmes objections peuvent être opposées aux eaux de *Carlsbad* (384 mètres).

Quant aux eaux de *Marienbad,* malgré leur action admise par quelques auteurs [2] sur la nutrition et la circulation, malgré leur action laxative capable d'abaisser la tension artérielle, elles sont souvent contre-indiquées en raison de leur altitude un peu trop élevée (644 mètres). Cependant, on peut les prescrire avec avantage dans tous les cas d'adipose cardiaque.

En France, elles peuvent être remplacées par les eaux de *Brides,* en Savoie (eau sulfatée mixte et chlorurée sodique, 570 mètres), ou encore par celles de *Châtel-Guyon* (chlorurée-sodique bicarbonatée).

Les eaux de *Chaudesaigues*, du Cantal (bicarbonatées sodiques) et de *Saint-Nectaire*, en Auvergne (chlorurées sodiques bicarbonatées), recommandées autrefois par Dufraisse de Chassaigne, sont à une altitude trop élevée (650 et 784 mètres).

Les eaux de *Néris* (bicarbonatées mixtes et thermales, à 260 mètres), par leurs propriétés sédatives, peuvent agir favorablement sur la circulation centrale en déterminant la dilatation des vaisseaux périphériques.

Les eaux bicarbonatées sulfatées calciques de *Vittel* (336 mètres) et celles de *Martigny* et *Contrexeville* (350 mètres) pourraient encore convenir en raison de leurs propriétés diurétiques et de la nécessité d'agir sur les fonctions rénales si souvent compromises dans la cardio-sclérose.

Ces eaux favorisent les circulations viscérales et la déplétion du système vasculaire de l'abdomen ; mais il s'agirait de démontrer encore qu'elles ne contribuent pas à augmenter la tension artérielle par suite de la pléthore vasculaire pouvant résulter de l'ingestion trop abondante de liquide.

[1] V. Nicolas. Aperçu clinique et utilité des alcalins et surtout des eaux minerales de Vichy contre certaines affections organiques du cœur (*Vichy*, 1861). — Cornillon. Les nerveux et les cardiaques aux thermes de Vichy (*Ann. de med. therap.*, 1887).

[2] Dobieszewski. Recherches sur l'influence des eaux de Marienbad sur la nutrition, la digestion et la circulation (*Bull. de therap.*, 1889). — H. Kisch. Zur Balneotherapie der Herzkrankheiten (*Therap. monatshefte*, 1891).

D'après quelques auteurs, les eaux de Vittel aggraveraient les hypertrophies cardiaques symptomatiques de l'athérome, et cependant il paraît démontré qu'elles augmentent considérablement les mutations nutritives [1].

Lorsqu'il s'agit de goutteux présentant des signes d'hypertension artérielle, d'artério-sclérose ou de néphrite interstitielle avec des urines rares, concentrées, uratiques, l'eau de Vittel et ses similaires peuvent agir favorablement sur l'état du cœur en même temps que sur les manifestations arthritiques.

Quant aux eaux d'*Evian* (eau bicarbonatée mixte, 378 mètres), elles me paraissent également indiquées chez tous les artério-scléreux, et je sais, par expérience, qu'elles sont capables de produire de bons effets en raison de la rapidité de leur absorption et de leur élimination [2].

Toutes ces eaux diurétiques obéissent à la principale indication de combattre l'imperméabilité rénale, phénomène précoce et constant de l'artério-sclérose.

3° *Eaux iodo-bromurées.* — Elles sont encore une précieuse ressource pour le traitement des cardiopathies artérielles. On peut les prendre sur place et à domicile.

Parmi elles, il convient de signaler d'abord celle de *Bondonneau* (eau bicarbonatée calcique, dans la Drôme), qui, très légèrement sulfurée, est l'une des plus iodurées de France. Il y a encore dans cette station très recommandable, située à une faible altitude (140 mètres) et douée d'un climat tempéré, une source ferrugineuse et une source sulfuro-alcaline très gazeuse.

Les eaux de *Balaruc* et de *Sierk* lui sont inférieures.

Liégeois (de Bainville aux Saules) recommande beaucoup l'emploi à domicile de l'eau de *Saxon* (eau bicarbonatée iodurée et bromurée sodique, calcique et magnésienne, dans le Valais, à 479 mètres), et il les prescrit de la façon suivante : on fait boire ces eaux aux artério-scléreux myocarditiques qui ont été soumis déjà pendant de longs mois aux préparations iodurées et chez qui, tout en leur accordant un petit repos, on veut maintenir l'action résolutive et dépresso-artérielle des iodures. Ces eaux, probablement à cause de la présence des bromures, n'excitent pas le cœur. Mis au régime sec, les malades ne doivent ingérer qu'un litre et demi de cette eau par jour et par gorgées, afin de ne point augmenter

[1] Bouloumié (*Congrès international d'hydrologie et de climatologie*), Paris, 1889. — Rodet. De l'action des eaux de Vittel sur la nutrition (Paris, 1890).

[2] Chiais. Troubles nutritifs chez les arterio-sclereux. Leur traitement par Evian (*Congrès de Marseille*, 1891). — Nutritions pathologiques ; leur traitement par l'eau d'Evian (*Nouveau Montpellier médical*, 1892).

leur excès habituel de pression vasculaire qu'on cherche à combattre[1].

Ces eaux iodo-bromurées répondent à l'indication d'agir par l'iode sur le processus scléreux, et par les sels bromurés sur le cœur dont elles calment l'action.

4° *Eaux chlorurées sodiques.* — Elles sont également indiquées dans le traitement des cardiopathies artérielles.

Les eaux de *Nauheim*, en Allemagne, dont Schott[2] célèbre les trop merveilleuses cures, appartiennent à la classe des chlorurées sodiques et des bromo-iodurées ; quelques-unes de ses sources sont hypothermales (alkalischer Saüerling à 19°,5, et Kurbrunnen à 21°) ; d'autres ont une température plus élevée (Friedrich-Wilhelm à 39°, Grosser Sprüdel à 35°, et Kleiner Sprüdel à 27, 5). Mais, il ne faut pas partager l'enthousiasme, sans doute désintéressé de l'auteur allemand qui prétend obtenir la guérison de l'angine de poitrine vraie et organique à l'aide de ces eaux. J'ai vu, en effet, de ses malades réellement guéris, mais il s'agissait de pseudo-angines dont le diagnostic exact n'avait pas été établi et qui auraient guéri par toute autre médication. J'ai vu encore un angineux vrai qui a singulièrement résisté à une sorte de suggestion thérapeutique exercée sur lui, et qui est revenu en France dans un état d'aggravation considérable. Ce pseudo-succès ne fait pas honneur aux eaux de Nauheim.

Nous avons heureusement en France des eaux similaires et supérieures aux eaux étrangères. Parmi elles, il faut citer celles de *La Motte* (Isère, à une altitude un peu trop élevée, 600 mètres) et surtout celles de *Bourbon-Lancy* (Saône-et-Loire).

Ces dernières sont des eaux chlorurées sodiques moyennes, servant de transition entre les chlorurées fortes comme Bourbonne-les-Bains, Salins, Salies et la Bourboule, et les chlorurées faibles comme Luxeuil et Bains. Situées à une altitude de 250 mètres, elles offrent une température variant de 55 à 61° (source de *Lymbe*). Leur action est à la fois tonique, sédative, résolutive et décongestive. Elles sont bien dégérées, stimulent les fonctions rénales et possèdent une réelle action diurétique (par la source de la Reine qui est à 49°, 3) ; elle a encore pour propriété d'éliminer l'acide urique et l'urate de soude chez les rhumatisants et les goutteux. De cette triple action (diurétique, éliminatrice, anti-diathésique) résultent les bons effets de ces eaux dans le traitement des cardiopathies

[1] LIÉGEOIS. Le traitement hydriatique et climatérique des cardiopathies (*Bulletin médical des Vosges*, 1889).

[2] SCHOTT (*Berl. Klinisch. Woch.*, 1880. — *Deutsch. Med. zeitung*, 1888).

valvulaires et artérielles, bons effets qui ont été signalés par le Dr de Bosia[1].

5° *Eaux diverses.* — Quant aux eaux du *Mont-Dore* (bicarbonatées mixtes arsenicales) que Michel Bertrand[2] recommandait dès 1823 pour le traitement des maladies du cœur et de l'endocardite chronique, elles sont absolument contre-indiquées, surtout en raison de leur altitude élevée (1 046 mètres), et cela malgré leurs propriétés calmantes et anticongestives bien connues. Que de fois n'ai-je pas vu de faux emphysémateux atteints d'artério-sclérose cardiaque trop souvent méconnue, et qui reviennent de ces stations minérales dans un état d'aggravation lamentable!

Ce que je dis des eaux du Mont-Dore je pourrais encore le répéter pour celles de la *Bourboule*, pour les eaux sulfureuses d'*Eaux-Bonnes*, de *Barèges*, d'*Uriage*, etc.

En résumé, ce qu'il faut chercher dans le traitement des cardiopathies artérielles par les eaux minérales, ce sont les effets suivants : par leur composition chimique, une action résolutive, diurétique et parfois laxative; par leur thermalité, une action révulsive qui, sagement et prudemment dirigée, a pour effet de favoriser la circulation périphérique au profit de la circulation centrale.

Ce qu'il faut éviter, c'est l'excitation d'eaux trop fortement minéralisées, des eaux sulfureuses, des hautes altitudes.

Ce qu'il faut craindre, c'est le danger d'un traitement hydro-minéral appliqué à des cardiaques arrivés à la période d'asystolie définitive (celle d'hyposystolie n'étant pas une contre-indication) et surtout à des malades dont l'affection du cœur était ignorée. Le danger n'est pas d'aller aux eaux avec une maladie du cœur, mais avec une maladie du cœur méconnue[3].

Le traitement *climatérique* a une certaine importance, parce qu'on est souvent consulté à ce sujet par les malades. D'une façon générale, il faut défendre le séjour à des altitudes supérieures à 500 ou 600 mètres, ainsi que le séjour sur le bord de la mer. On doit choisir des climats sédatifs, calmants, à l'abri du vent et des variations trop grandes et

[1] De Bosia. L'arthritisme aux eaux thermales de Bourbon-Lancy (Mâcon, 1891).

[2] M. Bertrand. Recherches sur les propriétés physiques, chimiques et médicales du Mont-Dore, 2e édit. 1823.

[3] C. Paul (*Congrès international d'hydrologie.* Paris, 1889). — LausseDAT. Les avantages et les interventions thermales chez les cardiaques (*Ann. de la Soc. d'hydrologie*, 1890).

trop brusques de température. Les climats d'altitude ne sont pas contre-indiqués dans les *fausses* cardiopathies provoquées par des accidents digestifs, par l'anémie ou la neurasthénie. Mais, dans ces cas, ce que le climat d'altitude guérit, ce n'est pas le trouble cardiaque, c'est la maladie qui lui a donné naissance. Cependant, dans les cardiopathies valvulaires d'origine endocardique, dans les insuffisances mitrales arrivées à une période où l'hypertrophie compensatrice est insuffisance, on a été jusqu'à dire que *Saint-Moritz* (dans l'Engadine), situé à une hauteur de plus de 1,800 mètres, pouvait produire de bons résultats. Je me garderai bien d'assumer la responsabilité de cette affirmation un peu imprudente [1].

Quant aux cardiopathies artérielles dont un des dangers principaux consiste dans l'hypertension vasculaire, on ne saurait trop répéter qu'elles sont toujours aggravées par les climats de haute altitude, puisqu'à de grandes hauteurs l'abaissement de la pression atmosphérique a toujours une tendance à augmenter la tension artérielle.

Le séjour au bord de la mer produit parfois chez certains cardiopathes-artériels une excitation circulatoire qui peut leur être très défavorable. Je me rappelle à ce sujet un malade atteint d'une artério-sclérose cardio-rénale avec accès de dyspnée de Cheyne-Stokes et d'angor pectoris, et qui voulut, malgré ma défense absolue, aller passer quelques mois à Menton, sur le bord de la mer. Quelques jours après son arrivée dans cette localité, les phénomènes asystoliques les plus graves éclatèrent et il revint mourir à Paris. J'ai vu d'autres faits semblables, et quoique le littoral de la Méditerranée soit moins excitable que celui de la Manche ou de l'Océan, je le défends aux artério-scléreux et aux angineux, et d'une façon générale je regarde le séjour de la mer comme absolument contre-indiqué pour toutes les affections cardiaques. Mais encore faut-il s'entendre : Lorsque la lésion orificielle est absolument latente, ne se manifestant que par l'existence d'un souffle, le séjour au bord de la mer ne produit souvent aucun effet favorable ou fâcheux; la contre-indication de ce séjour commence à la période d'hypersystolie, ou au contraire à celle d'asystolie.

Cependant, pendant l'hiver, les cardiopathies artériels retirent souvent de bons résultats d'un séjour dans une localité du midi, située même sur le bord de la mer, à la condition expresse que le malade choisisse une habitation un peu éloignée de celle-ci.

[1] C. VERAGUTH. De l'influence et de la valeur therapeutique du climat d'altitude sur les maladies du cœur (*Internationale Klinische Rundschau*, 1892).

Telles sont les différentes médications que l'on doit mettre en usage dans le traitement des cardiopathies artérielles. Elles répondent ainsi aux indications thérapeutiques principales qui doivent s'adresser d'abord aux trois ordres de symptômes du début ou du cours de ces maladies : symptômes d'hypertension artérielle, symptômes méiopragiques et toxiques.

Combattre l'hypertension artérielle par l'hygiène et le régime alimentaire, par les exercices musculaires actifs ou passifs et par les moyens médicamenteux dont j'ai donné l'énumération ; éviter le surmenage dans une maladie où tous les organes sont en état de méiopragie ; activer le fonctionnement des émonctoires dont l'insuffisance est une cause incessante d'intoxication pour l'organisme : tel est le problème thérapeutique à résoudre. Et j'ajoute que sa solution n'est pas impossible et qu'on ne saurait trop proclamer la curabilité des cardiopathies artérielles traitées ainsi dès leur début, curabilité que j'ai établie depuis plus de six ans [1], et en faveur de laquelle les preuves s'accumulent tous les jours.

[1] *Congrès de Nancy* (*loc. cit.*).

SEIZIÈME LEÇON

ARTÉRIO-SCLÉROSE DES GOUTTEUX ET GOUTTE RÉNALE

I. Observation de goutte polyarticulaire aiguë avec accidents urémiques chez un malade atteint de la néphrite interstitielle. Discussion du diagnostic.

II GOUTTE VISCÉRALE. — La goutte *remontée*, *rétrocédée* ou *métastatique* est différente de la goutte *compliquée* d'affections inflammatoires, de lésions rénales et d'accidents urémiques. — Goutte *rénale* (rein graveleux de Rayer, néphrite uratique de Castelnau, néphrite interstitielle).

Goutte *gastro-intestinale*. Diagnostic de la goutte stomacale avec la dyspepsie due aux erreurs de régime ou aux excès thérapeutiques, avec les coliques hépatiques pseudo-gastralgiques, la pseudo-gastralgie angineuse, l'urémie gastrique. Exemple d'embarras gastrique urémique. Diagnostic de la goutte intestinale avec les diarrhées des arthritiques, les diarrhées dysentériformes dues au colchique, les diarrhées urémiques.

Goutte *pulmonaire* (bronchites, congestions pulmonaires, hémoptysies, accès d'asthme, phtisie goutteuse). Diagnostic de ces complications avec les congestions passives des cardio-aortiques, avec les hémo-bronchites des albuminuriques, avec le faux asthme des affections du cœur ou des reins.

Goutte *cardiaque*. Embolies pulmonaires dues à la phlébite goutteuse. Stéatose cardiaque. asystolie. L'angine de poitrine des goutteux est vraie ou fausse. L'angine de poitrine albuminurique ou diabétique n'existe pas.

Goutte *cérébrale*. Son diagnostic avec les affections diverses produites par les lésions des vaisseaux encéphaliques (hémorragie et ramollissement cérébral, hémorragie méningée) ; avec les accidents d'alcoolisme aigu, avec l'urémie cérébrale. Exemple d'une céphalée urémique chez un goutteux, d'origine non goutteuse.

Importance des manifestations urémiques de la goutte aiguë ou chronique ; modifications pupillaires. Dans la goutte, la lésion rénale exerce une grande influence sur la maladie et les affections intercurrentes.

III. INDICATIONS THÉRAPEUTIQUES. — 1° Combattre la tendance à l'artério-sclérose pour prevenir la néphrite interstitielle ; 2° combattre la formation exagérée d'acide urique pour prévenir la néphrite uratique ; 3° combattre la tendance à la gravelle pour éviter la néphrite graveleuse ; 4° combattre ou prévenir les accidents urémiques.

1° Traitement hygiénique et médicamenteux : proscription des boissons alcooliques, du tabac, d'une alimentation exclusivement azotée. Médication iodurée ; trinitrine, etc.

2° Influence favorable de l'exercice, de la gymnastique, des frictions, des bains, du libre fonctionnement de la peau. Proscription des boissons alcooliques fermentées, des vins de Bourgogne, des acides minéraux ou végétaux. — Maladies par nutrition accélérée ou retardée. La goutte, maladie, par hypernutrition. — Emploi des alcalins et des eaux alcalines (Vals, Royat Pougues, Wildungen, Neunahr, Bilin, etc.). Lithine et iodure de lithium. Acide benzoïque et benzoate de soude.

3° Traitement des différentes gravelles. — Traitement d'un accès de goutte chez un rénal.

IV. Le foie des goutteux. — Congestions hépatiques et lésions du foie chez les goutteux. Albuminurie et urémie hépatiques. — *Médication hepatique* de la goutte (eaux de Vichy, Carlsbad, Marienbad, Brides, Chatel-Guyon, etc.). — Goutte, pléthore abdominale et hémorrhoïdes.

4° Indications thérapeutiques relatives à l'urémie chez les goutteux : méthodes de réduction et d'élimination. Emploi de la caféine.

Conclusion : Le traitement de la goutte doit viser deux organes : le foie qui fabrique l'acide urique, le rein qui l'élimine.

Le malade qui fait le sujet de cette leçon est entré à l'hôpital pour des douleurs articulaires siégeant aux deux orteils, aux articulations radio-carpiennes et phalangiennes, au genou droit, et s'accompagnant d'une fièvre intense (température axillaire à 40°,5 le matin, et à 41° le soir). Le diagnostic de rhumatisme articulaire que quelques-uns d'entre vous ont porté n'était pas exact, et malgré le nombre des articulations atteintes et la rareté de cette affection dans nos services hospitaliers, vous m'avez entendu au contraire affirmer, dès le premier jour, le diagnostic de *goutte polyarticulaire aiguë*.

Cet homme, fort, vigoureux, un peu obèse, à la face vultueuse et parcourue par de nombreuses varicosités, était âgé de cinquante-six ans, et n'avait jamais éprouvé avant cet âge — j'insiste à dessein sur ce point — aucune manifestation douloureuse du côté des articulations. Exerçant depuis quelques mois seulement, par suite de revers de fortune, la profession de mécanicien, il avait vécu jusqu'en ces dernières années dans une situation relativement prospère : il menait une vie oisive et commettait de nombreux excès d'alimentation et de boisson dans un hôtel dont il avait pris la direction. Les antécédents héréditaires étaient nuls ; mais le malade, hémorroïdaire, souffrait depuis plus de dix ans de violentes migraines qui avaient remplacé autrefois des accès d'asthme.

Trois jours avant son entrée à l'hôpital, il avait été pris pendant la nuit, à l'orteil gauche, d'une vive douleur qui avait le lendemain envahi l'orteil droit, et deux jours après les articulations des poignets, des doigts et du genou droit. Je vous ai fait remarquer, dès le premier jour, l'aspect des articulations atteintes, la coloration écarlate et rouge pivoine des téguments péri-articulaires, la desquamation et la minceur de la peau luisante et vernissée ressemblant à de la pelure d'oignon, le gonflement œdémateux considérable des parties avoisinantes, le développement des veines sous-cutanées, et l'excessive ou exquise douleur avec paroxysmes vespéraux et nocturnes dont les jointures étaient atteintes, avec cette particularité de la diminution ou même de la disparition des symptômes douloureux vers le matin, *sub galli cantu,* comme disait Sydenham.

Ce qui contribuait surtout à affirmer le diagnostic, c'était l'existence indéniable de concrétions tophacées à l'oreille droite.

Le foie était tuméfié, peu douloureux à la pression. Le pouls radial était dur et concentré ; l'examen du cœur faisait constater à la main, mieux qu'à l'oreille, un rudiment de bruit de galop. Les urines n'ont pu être examinées que le lendemain, mais vous vous rappelez qu'en présence d'un état dyspnéique, ressemblant déjà au type de la respiration de Cheyne-Stokes, sans concordance avec l'intégrité de l'appareil broncho-pulmonaire, et en m'appuyant sur les caractères du pouls et des bruits cardiaques, j'avais formulé le second diagnostic de : *néphrite interstitielle avec menace d'accidents urémiques chez un goutteux.*

Dans ces conditions défavorables, je maintins, un peu à regret, je tiens à l'avouer, l'administration d'une dose de 4 grammes de salicylate de soude prescrite le jour précédent par l'interne de service. En clinique, comme en thérapeuthique, les erreurs ne sont utiles que si l'on veut bien en convenir ; aussi, je n'hésite pas à déclarer qu'une faute a été commise, parce qu'on ne doit pas permettre l'administration du salicylate de soude pendant une attaque de goutte aiguë chez un homme dont la perméabilité rénale est au moins suspecte.

C'est pourquoi, dès le lendemain, en présence de la constatation d'albumine dans les urines (2 grammes par litre), de la faible quantité d'urée excrétée, de la persistance des accidents dyspnéiques rappelant la respiration de Cheyne-Stokes, et de la survenance de quelques troubles cérébraux, je fis cesser le salicylate de soude dont une dose de 3 grammes seulement avait été prise ; j'ordonnai un purgatif énergique, le régime lacté exclusif, l'application de ventouses scarifiées sur le foie et de cataplasmes sinapisés sur les jointures douloureuses.

Malgré l'emploi de tous ces moyens, la dyspnée s'accuse, un délire furieux apparaît le soir avec hallucinations diverses, terrifiantes et professionnelles, rappelant celles de l'alcoolisme, on est obligé de maintenir le malade qui veut à chaque instant se jeter par la fenêtre. Dès ce jour, les pupilles sont extrêmement contractées, au point d'être punctiformes. La nuit se passe dans une agitation extrême, et le lendemain matin nous trouvons le malade avec une respiration stertoreuse, un météorisme abdominal considérable, dans le coma le plus profond, interrompu seulement par quelques paroles inintelligibles et quelques mouvements convulsifs. Les urines sont rares (200 grammes à peine dans les vingt-quatre heures), elles renferment maintenant des flots d'albumine, la respiration de Cheyne-Stokes s'accentue, la température s'abaisse jusqu'à 38°,2 ; les articulations toujours également tuméfiées, présentent une coloration cyanotique et ne *paraissent* moins douloureuses qu'en raison de l'état cérébral du malade.

Malgré une médication énergique (lavement purgatif, saignée générale), le malade ne reprend pas connaissance, et succombe à 2 heures du matin, dans le coma, après avoir eu une violente attaque convulsive.

L'autopsie dont il est inutile de décrire tous les détails, fit constater l'existence de lésions inflammatoires des articulations métatarso-phalangiennes avec liquide puriforme dans leur intérieur et concrétions crayeuses d'urate de soude à la périphérie ; les lésions indéniables de la néphrite interstitielle caractérisée par la présence de véritables infarctus d'urate de soude ; l'hypertrophie très marquée du ventricule gauche avec surcharge graisseuse du cœur ; la congestion et l'augmentation de volume du foie ; l'hypérémie des méninges et du cerveau ; enfin des plaques athéromateuses sur tout le trajet de l'aorte.

Le diagnostic avait donc été confirmé par l'autopsie, mais j'avais dû le discuter sérieusement pendant la vie. La nature goutteuse de l'affection articulaire ne faisait aucun doute, et je ne me suis pas même arrêté, pour des raisons que je vous ai expliquées, à celui d'urémie à forme articulaire, dont la science possède de très rares exemples du reste, ni à celui de rhumatisme cérébral ou encore de rhumatisme articulaire avec albuminurie consécutive. Sans doute, les accidents délirants présentaient chez ce malade adonné aux boissons fermentées quelques-uns des caractères du délire alcoolique. Cette particularité ne changeait en rien mon diagnostic, et en admettant même le réveil très probable d'accidents éthyliques sous l'influence d'une maladie aiguë, on sait maintenant le rôle qu'il faut attribuer à plusieurs causes réunies pour la production de délires complexes dans lesquels on peut trouver à la fois les caractères des délires urémique et alcoolique.

Ici, l'intérêt du diagnostic consistait surtout à savoir nettement s'il s'agissait d'une « goutte remontée au cerveau », ou au contraire d'accidents urémiques chez un goutteux atteint d'artério-sclérose et de néphrite interstitielle.

L'idée d'une goutte cérébrale, d'une métastase goutteuse vers le cerveau, devait venir d'autant plus à l'esprit, que toutes les articulations étaient devenues presque indolentes après l'explosion des accidents cérébraux. Mais je vous ai fait remarquer que ces articulations avaient conservé la même tuméfaction, le même aspect extérieur, et que notre goutteux, en raison de son état cérébral, était dans la situation des individus atteints du delirium tremens que l'on voit, sans apparence de douleur, mouvoir ou agiter leurs membres fracturés. Ici donc, la disparition *apparente* des douleurs articulaires n'était pas un argument en faveur de la métastase goutteuse, et nous avons maintenu avec raison le diagnostic d'*urémie cérébrale chez un goutteux*.

Ce serait cependant une faute, à la fois clinique et thérapeutique, de nier toujours les métastases goutteuses; mais il est certain que beaucoup d'accidents, décrits sous ce nom par les auteurs anciens, ne sont autres que des accidents urémiques, comme l'ont dit avec tant de raison tous les observateurs qui ont écrit sur la goutte.

En effet, il ne faut jamais oublier que les goutteux sont très prédisposés à l'artério-sclérose, et que celle-ci porte son action sur deux organes importants : le cœur et le rein. Le foie est aussi très souvent atteint. Il en résulte qu'il ne faut pas toujours attribuer à la goutte seule tous les accidents cardiaques, rénaux ou hépatiques qui appartiennent au processus scléreux. Il existe même du côté du poumon des accidents (congestions actives à répétition, infarctus), qui sont sous la dépendance de la cardio-sclérose goutteuse. On a parlé d'une angine de poitrine goutteuse, ce qui est une erreur ; car l'angine de poitrine chez les goutteux est due plutôt aux lésions coronariennes ou encore aux lésions aortiques fréquentes chez les goutteux.

J'ai vu un bel exemple de tous ces faits chez un malade de la ville observé dernièrement :

Il s'agissait d'un homme de soixante-cinq ans qui avait eu déjà quelques attaques de goutte aiguë et qui fut atteint à plusieurs reprises de poussées congestives fort intenses vers les poumons. Puis, un jour, survint un violent accès d'angine de poitrine après lequel les pulsations radiales se maintinrent au chiffre de 120 à 160 jusqu'au moment de la mort arrivée deux mois et demi après. Chez ce malade, j'avais constaté les signes manifestes d'une aortite subaiguë et de l'artério-sclérose cardiaque. Dans le dernier mois de son existence, il présenta tous les signes de l'artério-sclérose rénale avec albuminurie, et mourut au milieu d'une violente attaque de dyspnée urémique.

Les accidents observés chez ce malade ont été très complexes. Les congestions pulmonaires à répétition pouvaient être attribuées à la goutte, et cependant je les crois de même nature que ces congestions actives des poumons dont vous connaissez la relation avec l'artério-sclérose du cœur. L'angine de poitrine était un symptôme de sclérose coronaire, et la dyspnée qui a été observée à la fin de la vie était un phénomène urémique. Cependant, cet homme n'avait qu'une maladie, la goutte, compliquée d'artério-sclérose.

Avant d'étudier toutes les manifestations urémiques que l'on peut observer dans les différents organes des goutteux, il importe de bien fixer la valeur des termes que l'on emploie. Ainsi, la diathèse goutteuse peut se traduire, en l'absence de tout symptôme articulaire, par des migraines, des accès d'asthme, des vertiges, des troubles digestifs, des névralgies périphériques ou viscérales, des crises hémorroïdaires ou dysménorrhéiques (migraines utérines), des affections cutanées, par les lithiases urinaire ou biliaire, etc. Ces accidents si divers, si nombreux, qui montrent l'imprégnation de toute l'économie par la diathèse (*totum corpus est podagra*, disait Sydenham), constituent la goutte *larvée*. C'est là toujours la goutte qu'il faut savoir dépister et reconnaître, quoiqu'elle « s'habille de façons différentes », comme le dit Trousseau.

La goutte *remontée*, *rétrocédée*, *métastatique* (expressions synonymes) doit être cliniquement distinguée de la goutte *compliquée* d'affections inflammatoires, de lésions rénales ou d'accidents urémiques, à moins que l'on veuille, à l'exemple de Garrod, regarder le « gouty kidney » comme une manifestation goutteuse, comme une sorte de goutte larvée rénale. Encore faut-il s'entendre à ce dernier point de vue, et connaître les nombreuses lésions rénales qui peuvent atteindre les malades.

Ces lésions sont de trois sortes : elles correspondent au *rein graveleux* de Rayer, à la *néphrite uratique* de Castelnau, enfin à la *néphrite interstitielle*.

On a beaucoup discouru sur la question de savoir quelle était la néphrite goutteuse par excellence, les uns l'attribuant à la première variété, les autres à la seconde, la plupart des auteurs refusant à la troisième le moindre caractère goutteux. Or, d'après moi, les néphrites graveleuse, uratique, interstitielle et même parenchymateuse, sont de nature goutteuse, et l'on peut encore dire à ce sujet que c'est la goutte rénale qui s'habille de façons différentes. Pour la dernière, dont l'origine diathésique a été contestée bien à tort, il suffit de rappeler que la néphrite interstitielle, avant d'être une maladie des reins, est une affection de tout le système cardio-vasculaire, et que presque tous les goutteux deviennent des artério-scléreux. Dans tous les cas, ces diverses formes de néphrites conduisent à l'urémie, et l'imminence de cette intoxication chez les goutteux est favorisée par les lésions du cœur (sclérose, stéatose, surcharge graisseuse), qui conduisent si rapidement à l'insuffisance myocardique, une des causes de l'insuffisance de dépuration urinaire, et aussi par les troubles fonctionnels et les lésions du foie dont l'intégrité est si importante en raison de sa fonction d'organe destructeur des substances toxiques formées dans les voies digestives.

Telles sont, sous le double rapport physiologique et pathologique, les raisons, qui expliquent l'imminence et la fréquence des accidents urémiques chez les goutteux.

Ceci dit, passons rapidement en revue les divers accidents viscéraux de la goutte, et montrons les erreurs de diagnostic auxquelles ils peuvent donner lieu.

Du côté de l'*appareil digestif*, les manifestations goutteuses sont si fréquentes, qu'on a pu dire avec raison que la « goutte est à l'estomac ce que le rhumatisme est au cœur » ; et sans aller jusqu'à nier, avec Watson et Brinton, l'existence de la goutte stomacale, il faut savoir éliminer de son domaine tous les accidents gastriques imputables à des erreurs de régime, à des excès thérapeutiques, à des coliques hépatiques pseudo-gastralgiques méconnues, à une autre forme de pseudo-gastralgie que je rattache à une sorte d'angine de poitrine fruste ou larvée, enfin aux lésions rénales et à l'urémie.

A ce sujet, il existe une forme d'urémie gastrique dont je vous ai montré plusieurs exemples déjà dans le service, l'*embarras gastrique urémique* qui est plutôt, comme on peut le dire plaisamment, un sérieux embarras de diagnoctic ou une cause d'erreur.

Je me rappelle un malade que je vis pour la première fois il y a quatre ans environ : c'était un vieux goutteux qui m'appelait pour des troubles digestifs datant de quelques jours. La langue était couverte d'un enduit épais et saburral, l'appétit nul, la moindre ingestion alimentaire suivie de nausées ou de vomissements. Je crus à un simple embarras gastrique et je rassurai bien à tort l'entourage du malade sur l'issue de cette affection. Mais dès le lendemain, j'étais frappé de l'acuité de la douleur et d'un état d'assoupissement ou d'obtusion intellectuelle ; la céphalalgie était violente et atroce, les vomissements presque incessants, l'insomnie absolue. C'est alors que j'eus l'idée d'examiner les urines que je trouvai rares, chargées d'albumine, et que je constatai au cœur la présence d'un léger bruit de galop. Quelques jours après, ce malade mourait, emporté rapidement par des accidents urémiques dont j'avais failli méconnaître l'existence et la gravité.

Pour l'*intestin*, les mêmes accidents se produisent, et vous ne confondrez pas la goutte larvée qui se traduit par des phénomènes de catarrhe et surtout d'entéralgie, ou encore par les diarrhées spéciales aux arthritiques, avec les diarrhées profuses, dysentériformes ou cholériformes provoquées souvent par l'abus du colchique, ou encore avec les accidents intestinaux imputables à l'urémie.

Vers l'*appareil pulmonaire*, la goutte détermine des bronchites, des congestions et des hémoptysies, des accès d'asthme; elle se termine parfois par la phtisie. Mais, là encore les causes d'erreurs sont nombreuses : les congestions ou fluxions pulmonaires de la goutte rétrocédée sont actives, brutales dans leur début, rapides dans leur évolution, très différentes par leurs symptômes et leur marche des congestions passives, entretenues par des lésions cardio-aortiques anciennes, et encore des hémo-bronchites spéciales aux albuminuriques. Que de fois encore l'asthme goutteux a-t-il été confondu avec les faux asthmes des affections du cœur ou des reins !

Au *cœur*, j'ai vu commettre encore plus souvent des erreurs. C'est ainsi que l'on attribue à l'urémie des accidents appartenant réellement à la stéatose du cœur ou à l'asystolie, ou encore à la goutte cardiaque d'autres accidents brusques et subits provoqués par des embolies pulmonaires dans le cours d'une phlébite goutteuse.

La goutte « remontée au cœur » se manifeste par des symptômes de cardialgie et d'angine de poitrine. Mais il ne faut pas croire que l'angine de poitrine chez les goutteux soit toujours d'origine goutteuse. Ces malades sont des névropathes, des arthritiques, des dyspeptiques, des fluxionnaires, des artério-scléreux, et c'est à ces titres divers qu'ils peuvent présenter toutes les formes d'angines de poitrine fausses ou vraies [1]. On ne les confondra pas avec l'angine de poitrine fluxionnaire et métastatique, celle-ci de nature essentiellement goutteuse, qui se reconnaît à son apparition brusque, coïncidant avec la disparition des fluxions articulaires, et qui peut être heureusement modifiée par l'administration du salicylate de soude, comme Lecorché en a cité un exemple. Mais, il y a encore lieu de se demander, s'il ne s'agissait pas d'une sténocardie dont l'origine coronarienne aurait été méconnue.

Si, chez certains albuminuriques, on a noté parfois des phénomènes angineux, on commettrait une grave erreur en les attribuant au symptôme albuminurie, ou à la maladie rénale. Car, ces malades sont

[1] Dans un récent *Traité de la goutte* (trad. française, 1892), DYCE DUCKWORTH fait, à mon exemple, la distinction que j'ai établie depuis dix ans entre la « fausse angine de poitrine » des goutteux d'origine gastrique, et « l'angine vraie » d'origine cardio-vasculaire.

angineux quoique albuminuriques, et parce qu'ils sont atteints d'artério-sclérose ayant envahi les artères coronaires. Admettre sans conteste « l'angine de poitrine urémique ou albuminurique » chez les goutteux rénaux, c'est commettre l'erreur des cliniciens qui décrivent l'angine de poitrine diabétique, alors que celle-ci n'est aucunement en rapport avec la quantité de sucre émise par les urines et qu'elle doit être attribuée à des causes diverses (arthritis, névropathie, dyspepsie, artério-sclérose).

Un auteur anglais, Sanderson, parle d'irrégularités du pouls chez les goutteux, en l'absence de toute lésion cardiaque, et il ajoute que le pouls peut être régulier pendant une attaque et irrégulier dans une autre. Cette arythmie goutteuse sans lésion cardio-vasculaire est très contestable, et il est à présumer qu'elle est le plus souvent d'origine réflexe (par troubles digestifs) ou qu'elle est due encore à cardiopathie goutteuse méconnue (cardio-sclérose, surcharge graisseuse du cœur, etc.).

C'est surtout sur le *cerveau*, qu'il faut porter son attention au point de vue du diagnostic. On ne confondra pas les accidents de la goutte cérébrale avec les affections diverses produites par les lésions des vaisseaux encéphaliques si fréquentes dans la goutte (hémorragie et ramollissement cérébral, hémorragie méningée), avec les accidents d'alcoolisme aigu survenant sous l'influence ou à l'occasion d'un accès de goutte, avec un état congestif du cerveau entretenu par les lésions du cœur et surtout du myocarde, enfin avec l'urémie cérébrale.

La goutte « remontée au cerveau » existe cependant et se manifeste par la soudaineté du début, la mobilité des accidents, la violence des douleurs céphaliques, par ses allures fluxionnaires, et surtout par la disparition rapide des fluxions articulaires.

Ces caractères cliniques peuvent être appliqués à tous les phénomènes de goutte rétrocédée dans les divers organes. Mais c'est pour le cerveau surtout que les erreurs nombreuses ont été commises, et que les auteurs anciens ont décrit sous le nom de « goutte cérébrale » des accidents qu'il faut attribuer à l'urémie. Celle-ci se manifeste, chez les goutteux comme chez tous les rénaux, sous forme de dyspnée de Cheyne-Stokes, de délire, de coma et de convulsions, d'autres fois encore sous forme de céphalée.

A ce dernier point de vue, voici un fait relatif à un goutteux, sujet depuis longtemps à des accès de migraine très intense. Dans les dernières années de sa vie, les douleurs de tête changent de caractère, et quoique paroxystiques, elles deviennent fixes, permanentes, laissant à peine un jour de repos au malade. Son médecin ordinaire pense judicieusement qu'il ne s'agissait plus de migraine vraie, mais d'une sorte de céphalée goutteuse. Or, il commettait une erreur que j'allais partager, lorsque j'eus l'idée d'examiner les urines ; elles étaient rares et chargées d'albumine, et j'attribuai alors à sa véritable cause, à l'urémie, cette céphalée, nullement goutteuse ou migraineuse, comme la mort du malade nous le prouva par la suite.

J'en ai dit assez pour montrer l'importance capitale qu'il faut attacher aux manifestations urémiques de la goutte aiguë ou chronique. Lorsque des accidents gastriques, cardio-pulmonaires ou cérébraux surviennent chez les goutteux, il ne faut donc jamais négliger l'examen des urines ; la présence de l'albumine ne sera pas toujours sans doute une preuve de la provenance urémique des accidents, car un goutteux rénal peut certainement présenter pendant une attaque des symptômes cérébraux de nature métastatique. Mais alors, les allures particulières de ces accidents, la coexistence d'autres troubles urémiques pourront encore éclairer le diagnostic. Dans tous les cas, il ne faut jamais négliger l'examen des pupilles qui sont habituellement contractées dans ces cas. Rappelez-vous cependant, que le myosis urémique n'est pas un symptôme absolu, et que, dans certaines conditions, on peut encore constater un phénomène opposé, la mydriase.

Enfin, dans la goutte, la lésion rénale est une question importante de pronostic, non seulement pour la maladie elle-même, mais aussi pour les maladies intercurrentes. C'est ainsi que la grippe, la pneumonie, la fièvre typhoïde, l'érysipèle prennent le plus souvent des allures graves et adynamiques chez les goutteux rénaux; et dans les maladies comme la scarlatine, qui portent leur action sur le rein, on les voit souvent succomber à des accidents urémiques. Une maladie bénigne en apparence, l'amygdalite aiguë, peut être accompagnée d'albuminurie transitoire. Or, depuis que la nature infectieuse de certaines angines amygdaliennes a été démontrée, on comprend parfaitement qu'elles puissent, chez les goutteux rénaux, déterminer promptement des accidents mortels d'urémie, comme j'en ai vu dernièrement un exemple.

Je vous ai démontré que l'urémie joue souvent dans le cours de la goutte un rôle important pour la production d'accidents divers attribués à tort par les auteurs anciens, uniquement à la métastase. Mais il ne faut pas nier non plus l'influence de cette dernière, et renouveler ainsi l'erreur de ceux qui mettent toujours sur le compte de l'urémie les troubles cérébraux de l'intoxication saturnine, une des causes les plus fréquentes de la goutte acquise. Mon but, au contraire, en attirant de nouveau l'attention sur ce rôle de l'urémie, est d'établir la distinction clinique que l'on doit toujours faire entre les accidents de la goutte rétrocédée et ceux de la goutte rénale.

On verra, par la suite, l'importance pratique de la question ; car, instituer le traitement de la goutte rénale, c'est presque établir celui de la goutte en général.

Supposons le problème résolu au lit du malade : Vous avez reconnu que toutes les complications cérébrales ou autres sont sous la dépendance d'un état rénal ; vous avez fait œuvre de clinicien, vous devez maintenant agir en thérapeute. C'est ainsi qu'il faudra, non seulement combattre l'urémie, mais aussi et surtout la prévenir en luttant de bonne heure contre l'invasion des diverses néphrites goutteuses. Or, vous avez appris que celles-ci peuvent être de nature différente, quoique d'origine identique. Ainsi, elles peuvent être dues : à l'artério-sclérose qui produit la néphrite interstitielle ou artérielle ; à la formation exagérée d'acide urique et d'urates, ou à l'insuffisance de leur élimination, ce qui donne lieu à la néphrite uratique ; enfin, à l'existence de la gravelle qui aboutit à la néphrite graveleuse. Par conséquent, trois et même cinq indications capitales s'imposent à votre thérapeutique préventive chez les goutteux rénaux :

1° Il faut combattre la tendance à l'artério-sclérose pour prévenir le développement de la néphrite interstitielle ;

2° Il faut combattre la formation exagérée d'acide urique ou son défaut d'élimination, cause de néphrite uratique ;

3° Il faut combattre la tendance à la gravelle pour éviter la néphrite graveleuse ;

4° En vertu de la solidarité fonctionnelle qui unit le foie et le rein, il faut diriger sa thérapeutique, non seulement contre les lésions de ce dernier organe, mais aussi contre les maladies ou les simples troubles fonctionnels du premier, car ils contribuent pour leur part, comme on le verra plus loin, à déterminer une forme particulière d'albuminurie ;

5° Une fois la maladie rénale constituée et reconnue, vous devez encore prévenir ou combattre les accidents urémiques.

1° Pour prévenir le développement de la néphrite interstitielle, il faut combattre de bonne heure, par l'hygiène alimentaire et une médication spéciale, les premiers symptômes de l'artério-sclérose. Je ne reviendrai pas sur leur description que je vous ai déjà faite à propos des cardiopathies artérielles.

Vous devez proscrire l'usage et surtout l'abus des boissons alcooliques, du thé et du café, une alimentation excitante et exclusivement animale ; vous devez encore défendre le tabac, dont l'usage prolongé est capable de provoquer, en dehors de toute autre influence, le développement des lésions artério-scléreuses. Pour éviter l'action nocive des substances alcooliques sur les parois vasculaires et sur le foie, et pour assurer le libre fonctionnement du filtre rénal, il faudra soumettre de bonne heure le malade au régime lacté, non pas exclusif, mais à un régime mixte où la quantité quotidienne de lait sera régulièrement représentée, au moins par un demi-litre ou un litre.

Parmi les médicaments qui portent leur action sur le système artériel et qui peuvent modifier avec le plus d'efficacité les lésions artério-scléreuses, se placent en première ligne l'iode et ses composés. C'est donc aux iodures que vous aurez recours de très bonne heure, en ayant soin d'en continuer l'emploi pendant longtemps (un à trois ans), et de le suspendre tous les mois pendant six à huit jours. Mais, en raison même de la longueur du traitement, vous bannirez de votre thérapeutique l'iodure de potassium pour éviter l'action nocive des sels de potassium sur le cœur et sur l'économie entière, si vous admettez l'opinion peut-être trop exclusive de Feltz et Ritter qui attribuent l'urémie à l'accumulation des sels de potasse dans le sang. Vous donnerez la préférence à l'iodure de sodium, aux iodures de strontium ou de calcium, ou encore à l'iodure de lithium à la dose quotidienne de 15 à 25 centigrammes. Cependant, cette dose devra être portée à 1 ou 2 grammes par jour si le malade supporte bien la médication, et si les lésions vasculaires sont déjà constituées ; mais, comme on peut se heurter à cette susceptibilité si particulière que présentent certains organismes au sujet des préparations iodurées, on devra les remplacer par l'administration interne de teinture d'iode à la dose de quatre à huit gouttes à chaque repas, ou encore par le sirop iodo-tannique (une à deux grandes cuillerées par jour).

Un symptôme prédominant qui devient de bonne heure un des plus grands dangers de l'artério-sclérose, c'est l'exagération de la tension artérielle sur laquelle j'appelle depuis longtemps attention. Or, en dehors de son action spéciale sur les parois des vaisseaux et les circulations locales, la médication iodurée répond déjà à cette indication capitale d'abaisser cette tension.

Il est un autre médicament qui exerce la même action, et même à un degré plus élevé, sur la tension des artères, mais sans modifier en rien l'état de leurs parois, c'est la nitro-glycérine ou trinitrine.

Les modifications de la pression sanguine dans les maladies sont trop souvent méconnues, quoiqu'elles jouent cependant un grand rôle dans la production de nombreux accidents ; et dans tous les cas — qui sont loin d'être rares — où l'exagération de cette tension vasculaire constitue un danger, vous prescrirez la trinitrine, soit en même temps que la médication iodurée, soit pendant sa suspension mensuelle, à la dose quotidienne de trois à six cuillerées à soupe, d'une préparation renfermant 30 à 60 gouttes de solution alcoolique de trinitrine au centième pour 300 grammes d'eau.

On commettrait une faute thérapeutique en employant indistinctement ces divers médicaments à toutes les périodes de l'artério-sclérose. Celle-ci s'accompagne, à un stade avancé de son évolution, d'un abaissement plus ou moins considérable de la tension vasculaire, qui devient, à son tour, un autre danger contre lequel on devra lutter par l'emploi des toniques du cœur, de la digitale, ou plutôt de la caféine.

Ces indications nouvelles trouveront leur place au sujet du traitement de l'urémie goutteuse.

2° Dans le but de combattre la formation exagérée d'acide urique ou son défaut d'élimination, — deux causes qui président au développement de la néphrite uratique, — il faut s'adresser encore aux prescriptions de l'hygiène qui sont d'une importance capitale. C'est ainsi que vous ordonnerez les promenades fréquentes, les exercices du corps, la gymnastique, les frictions et le massage sur les membres, les bains ; car il est démontré qu'il faut chercher à assurer chez les goutteux le libre fonctionnement de la peau. Vous défendrez toujours aux goutteux l'usage et surtout l'abus des liqueurs spiritueuses, des boissons fermentées, des bières fortes et du vin pur ; en tous cas, il faut préférer le vin de Bordeaux au vin de Bourgogne, plus riche en tannin et qui « renferme la goutte dans chaque verre », disait Scudamore. Comme les acides végétaux ou minéraux élèvent le taux de l'acide urique, les goutteux doivent user avec grande modération des légumes acides (oseille, tomates, et même les haricots riches en acide oxalique), d'une alimentation exclusivement azotée, de gibier, de viandes noires, de poissons, etc.

Les buveurs d'eau sont rarement goutteux ; vous leur prescrirez donc l'eau en abondance, en vertu de ses propriétés diurétiques, de son action sur la proportion de l'urée qu'elle augmente et de l'acide urique qu'elle diminue. Parmi les sources peu minéralisées qui semblent agir en déterminant « une sorte de lixiviation générale », vous donnerez la préférence à celles d'Evian, Contrexéville, Vittel, Martigny, Reipertsweiler, Capvern et autres. Parmi les eaux qui activent l'élimination de l'acide urique, on peut encore citer celles de Wiesbaden et de Nauheim.

Il faut, au point de vue pratique, apporter une plus grande importance à l'uricémie, à cette tendance si répandue de l'organisme à faire de l'acide urique, que Marchal de Calvi a pu dire plaisamment que « l'humanité tourne à l'acide ou à l'aigre ». Dans le but de combattre cette tendance, l'administration prolongée de faibles doses de substances alcalines, du bicarbonate de soude, par exemple, peut suffire parfois pour le traitement de l'uricémie, ce qui prouve que les alcalins agissent moins par leurs propriétés chimiques que par leur action sur les sécrétions digestives et le système nerveux. Néanmoins, on peut prescrire de hautes doses de bicarbonate de soude (10 à 20 gr. par jour) sans craindre les dangers sur lesquels Cullen et Huxham avaient autrefois insisté, et qui ont été singulièrement exagérés par Trousseau, au point de constituer une nouvelle maladie de médecins : l'*alcalinophobie*. Les alcalins exercent le plus souvent une véritable action reconstituante, ils produisent très rarement cette cachexie dont on a tant abusé, et cette transformation de la goutte aiguë en goutte chronique, comme on l'a craint. Mais si les sels de potasse sont plus diurétiques et plus dissolvants que les sels de soude, ils sont plus toxiques ; aussi faut-il avoir recours de préférence aux seconds.

Parmi les eaux alcalines qui répondent à l'indication de diminuer la formation de l'acide urique, nous placerons Vichy en première ligne ; puis viennent Vals, Royat, Saint-Nectaire, Pougues, Ems, Neunahr, Bilin et Wildungen.

La *lithine* agit par ses propriétés diurétiques et dissolvantes, et par la formation d'urates de lithine très solubles. Mais il faut en prolonger l'emploi pendant de longs mois à la dose quotidienne de 25 centigrammes à 1 gramme. Vous me voyez parfois prescrire l'iodure de lithium qui, à la dose de 25 à 50 centigrammes par jour, agit à la fois par l'iode et par la lithine. Enfin, parmi les eaux minérales qui renferment cette dernière substance en plus grande quantité, il faut citer celles de Royat et de Martigny.

On peut aussi recommander l'emploi de l'*acide benzoïque* ou du *benzoate de soude* qui, à la dose de 25 centigrammes à 1 gramme, exercent une action dissolvante par la formation d'un hippurate de soude soluble.

Extrait de stigmates de maïs.	6	grammes.
Benzoate de soude.	3	—
Carbonate de lithine.	3	—

Pour soixante pilules. Prendre deux à trois pilules au commencement de chaque repas, pendant vingt jours chaque mois.

On peut ajouter, suivant indication, à cette formule, une faible dose d'extrait de colchique : 15 à 30 centigrammes.

Telle est la formule à laquelle j'ai souvent recours contre la diathèse goutteuse et surtout contre la goutte avec tendance à la néphrite uratique.

3° Il est inutile d'insister sur la troisième indication, puisqu'elle répond au traitement des différentes gravelles, traitement que je suppose connu et dont on trouvera les principales règles dans les considérations précédentes.

Si cette thérapeutique préventive n'a pas réussi, et si l'on se trouve en présence d'un albuminurique ou d'un rénal atteint d'un accès de goutte, quelle sera la conduite à suivre ?

Or, on ne doit pas oublier que cette attaque aiguë est une crise, c'est-à-dire un effort curateur de la maladie qu'il faut toujours savoir respecter. Cullen avait raison de dire que « patience et flanelle » suffisent parfois contre cette douleur de la goutte, et Sydenham de regarder cette dernière comme « un remède très amer dont se sert la nature ».

Aussi, est-il de règle générale que l'on ne doit jamais administrer de médicaments actifs surtout dès le début d'une attaque de goutte aiguë dans les cas où la perméabilité rénale est suspecte. Tout au plus peut-on prescrire de faibles doses de colchique ou de sulfate de quinine. Ces deux médicaments, surtout le premier, entravent la formation de l'acide urique, et leur action est très différente de celle des salicylates qui activent son élimination.

Si le salicylate de soude doit être proscrit dans tous les cas de goutte rénale, et même, selon moi, dans presque tous ceux de goutte aiguë régulière, c'est en raison des accidents fluxionnaires qu'il peut déterminer dans les différents organes, et peut-être aussi à cause de l'irritation que son élimination produit à travers le rein. Certains auteurs ne partagent pas ces craintes et tendent à admettre que l'administration prolongée et à hautes doses de salicylate de soude n'a jamais paru provoquer l'apparition de l'albumine, ou même l'augmenter dans les cas de néphrite. Quoi qu'il en soit, il est préférable de s'abstenir, et si ce médicament présente peu de contre-indications à son emploi dans le traitement du rhumatisme articulaire aigu, il doit être banni de la thérapeutique de la goutte aiguë, avec ou sans complications rénales.

4° Jusqu'ici, notre thérapeutique ne s'est adressée qu'à la goutte elle-même, au rein et à ses lésions.

Mais il existe dans la goutte un autre organe, le foie, qui présente presque toujours, soit des troubles fonctionnels, soit des accidents congestifs. On sait, depuis Scudamore et Portal, que cet organe se congestionne le plus souvent au moment des attaques aiguës de la goutte, et que cette tuméfaction congestive peut même devenir permanente ; on sait encore qu'à l'approche de ces accès, on remarque parfois la décoloration des matières fécales, phénomène dû à un état que les Anglais décrivent sous le nom de « torpor of the liver ».

Les variations de sécrétion de l'urée et de l'acide urique sous l'influence de maladies ou de troubles fonctionnels du foie tendent aussi à démontrer que cet organe doit jouer certainement un grand rôle dans la production de l'uricémie et de la diathèse goutteuse. Sans doute, on commettrait une grande erreur ou une exagération en localisant dans un seul organe la fonction si complexe de la désassimilation des matières albuminoïdes, et il est bien plus conforme aux données de la physiologie de placer dans tous les organes et dans l'intimité des tissus ce travail incessant des oxydations organiques. Mais il n'en est pas moins vrai que ce rôle appartient principalement au foie. On sait maintenant, depuis les premières observations de Parkes, il y a plus de quarante ans, depuis celles de Murchison et de Brouardel, que dans les maladies congestives ou inflammatoires du foie n'intéressant pas profondément l'elément glandulaire, il y a augmentation dans l'excrétion de l'urée, tandis que dans toutes les maladies aboutissant à l'altération profonde et destructive de ce même élément, il y a au contraire diminution de l'urée, à laquelle on a pu rattacher dans certains cas une sorte d'*urémie hépatique*.

D'un autre côté, un des signes les plus constants des troubles fonctionnels ou de presque toutes les maladies du foie, c'est la formation incomplète de l'urée, c'est-à-dire la production de l'acide urique que l'on trouve alors en excès dans le sang et les urines. Or, sans avoir besoin de discuter ici la théorie de Garrod, qui attribue avec tant de raison la goutte à l'excès d'acide urique, ou à son défaut d'élimination par suite d'un état fonctionnel ou organique d'imperméabilité rénale, il résulte des données précédentes que le traitement de la goutte en général, et surtout de la goutte rénale, doit viser deux organes, le rein et le foie; car, ainsi que le disait Murchison, ils sont intimement liés dans leurs fonctions, le premier ayant le rôle d'éliminer des produits en grande partie formés par le second.

Ce n'est pas cependant pour cette unique raison que la thérapeutique générale de la goutte doit viser ces deux organes. Dans le traitement de la goutte compliquée d'albuminurie, il faut non seulement s'adresser au rein, mais aussi au foie dont les troubles congestifs peuvent provoquer l'apparition d'une albuminurie que l'on doit bien différencier de celle qui survient à la suite et comme conséquence des diverses dégénérescences rénales. Cette *albuminurie hépatique* qui rentre en partie dans le cadre des albuminuries dyscrasiques, se reconnaît aux caractères suivants :

Elle est temporaire, intermittente, souvent accompagnée d'une grande élimination d'urates, peu abondante d'ordinaire ; elle survient le plus souvent après les repas et surtout après les écarts de régime, elle est influencée et même causée en grande partie par les troubles digestifs. C'est une « albuminurie d'indigestion », comme disent les auteurs anglais, le mot indigestion étant synonyme de dyspepsie.

A ce sujet, il semble qu'il y ait un rapprochement clinique à faire entre l'albuminurie hépatique de la goutte, et l'albuminurie alimentaire des cirrhotiques, ou encore avec cette forme d'albuminurie également intermittente qui se montre souvent, en dehors de toute lésion rénale, dans le cours du diabète, maladie dans laquelle le foie est si fréquemment atteint dans ses fonctions et sa structure. Il y aurait donc, en résumé, un rein hépatique, comme il y a un rein cardiaque. Je vous ai déjà parlé de tous ces faits au sujet des symptômes de l'insuffisance hépatique.

Cette forme particulière d'albuminurie que j'ai constatée chez un assez grand nombre de malades, a été signalée par Murchison, qui mentionne « une albuminurie produite par un trouble hépatique en dehors de toute lésion organique des reins » ; par Johnson qui, dès 1873, admettait la possibilité d'une dégénérescence rénale comme conséquence de l'élimination longtemps continuée, à travers l'émonctoire rénal, des produits d'une digestion défectueuse ; par Warbuton Begbie et Whitla, qui arrivent aux mêmes conclusions. Enfin, Poucel (de Marseille), dans son travail sur « l'influence de la congestion du foie dans la genèse des maladies », a remarqué judicieusement en 1883 que beaucoup d'hépatiques deviennent albuminuriques, et que « parfois la maladie de Bright serait au début une affection du foie et non une maladie du rein ».

Si donc la thérapeutique de la goutte en général doit toujours viser le foie et le rein, parce que le premier organe forme en grande partie l'acide urique que le second élimine, cette indication s'impose plus impérieusement encore dans tous les cas de goutte avec albuminurie.

Vous connaissez déjà les diverses médications qu'il faut opposer de bonne heure à toutes les lésions productrices des dégénérescences rénales, il nous reste donc à savoir ce qu'il convient de faire du côté du foie.

Pour obéir à cette indication, il faut combattre la tendance à la constipation, à la congestion hépatique, et à tous les accidents dus à cet état de pléthore abdominale si souvent méconnue de nos jours. Dans ce but, on prescrira, de préférence les eaux de Vichy, celles de Carlsbad douées de propriétés laxatives, ou encore celles de Marienbad, de Kissengen, de Hombourg, de Brides et de Chatel-Guyon. Il faut de temps en temps ordonner un purgatif, en portant son choix surtout parmi les cholagogues (pilule bleue, pilule de 5 centigrammes de calomel, podophyllin, évonymin), des ventouses scarifiées ou des pointes de feu sur la région du foie, sans négliger l'application de sangsues à l'anus lorsque les phénomènes de pléthore abdominale s'accentuent, ou que les crises hémorroïdaires sont incomplètes. *Vena porta, porta malorum... podagræ*, peut-on dire avec raison, en modifiant légèrement l'adage de Stahl.

Enfin, il faut surveiller le régime alimentaire, et combattre tous les troubles digestifs qui ont sur le foie un si grand retentissement. Ces derniers ont une importance telle que l'on a pu dire que, s'il est en dehors de l'hérédité une cause déterminante de la goutte, c'est certainement dans le trouble des fonctions digestives qu'il faut la chercher.

Jusqu'ici, en instituant le traitement de la goutte rénale ou de l'albuminurie chez les goutteux (que cette dernière soit d'origine rénale, hépatique ou dyscrasique), nous n'avons parlé, en quelque sorte, que du traitement préventif de l'urémie.

5° Supposons maintenant que notre médication et tous nos efforts n'aient pu empêcher l'éclosion des accidents urémiques, ou que nous nous trouvions en présence de ces mêmes accidents dans un cas de goutte dont nous n'avons pas suivi la complète évolution. Que nous reste-t-il à faire? Combattre l'intoxication urémique. Or, comme on l'a déjà dit depuis longtemps, et comme l'a répété si judicieusement un de mes anciens internes, Roland, dans sa thèse de 1887, deux méthodes sont en présence pour lutter efficacement contre cette intoxication :

a). La première, que l'on pourrait appeler méthode de *réduction* ou de *neutralisation*, a pour but de détruire les principes toxiques et d'empêcher leur formation;

b). La seconde, méthode d'*élimination*, cherche à suppléer à l'imperméabilité rénale par une action vicariante sur un autre émonctoire.

a). La question de neutralisation des poisons qui se sont formés dans l'organisme est encore à l'étude. Frerichs autrefois, conséquent avec sa théorie, avait proposé l'acide benzoïque ou l'acide tartrique pour neutraliser le carbonate d'ammoniaque qu'il regardait comme la seule cause de l'intoxication urémique. Mais aujourd'hui, on sait que cette dernière est due à l'action de nombreux et divers poisons, et le problème thérapeutique à résoudre est plus difficile et plus complexe.

Des nombreux agents médicamenteux qui ont été proposés, l'oxygène, sous forme d'inhalations ou d'eau chargée de ce gaz, a fait ses preuves. Dans sa thèse inaugurale de 1881, Doreau mentionne les bons effets que j'ai obtenus par l'emploi des inhalations oxygénées contre les dyspnées urémiques, et Jaccoud, dans ses dernières cliniques, confirme encore l'efficacité de ce moyen thérapeutique que j'ai indiqué depuis longtemps. Mais c'est surtout dans la forme gastro-intestinale de cette intoxication que l'oxygène en inhalations ou en boisson trouve son indication principale, comme je viens de l'observer tout dernièrement sur une malade de la ville. Dans tous les cas, l'oxygène est doublement indiqué, et contre les accidents urémiques de la goutte, et contre cette maladie elle-même caractérisée par un défaut d'oxydation des substances azotées; car, d'après les expériences, l'inhalation de 30 litres d'oxygène, deux fois par jour, est capable de déterminer la diminution de l'acide urique.

Ajoutons enfin que la méthode de réduction peut encore être indirectement appliquée au traitement persévérant des troubles fonctionnels ou des lésions du foie, organe dont l'intégrité est si importante, puisqu'il joue le rôle de destructeur des poisons formés dans le tube digestif ou dans l'organisme.

b). De toutes les méthodes d'élimination, la plus importante, la plus rationnelle, est celle qui s'adresse à la voie gastro-intestinale par laquelle les expériences anciennes de Bareswill et de Claude Bernard ont montré l'élimination naturelle et spontanée des divers agents de l'intoxication urémique. D'où il suit que les purgatifs sont indiqués, en ayant soin d'en surveiller l'emploi, car leur abus pourrait déterminer un abaissement très préjudiciable de la tension vasculaire. D'autres fois encore, il faut avoir recours aux vomitifs, surtout dans la forme d'embarras gastrique urémique que j'ai mentionnée.

On n'hésitera pas à pratiquer une large saignée qui a pour but et pour résultat de soustraire une grande quantité de substances toxiques accumulées dans le sang. En effet, il est certain, comme l'a fait remarquer Bouchard, qu'on soustrait à l'économie beaucoup plus de matières extractives par la saignée que par toute autre voie, la voie rénale exceptée ; car une saignée de 32 grammes en enlève autant que 280 grammes de liquide diarrhéique et que 100 litres de sueur.

Enfin, on s'adressera aux diurétiques, au régime lacté exclusif, au vin diurétique de la Charité, et surtout aux toniques du cœur qui sont en même temps des diurétiques excellents. Parmi ces derniers, je n'en connais certainement pas de meilleur et de plus inoffensif que la caféine à la dose de 1 gramme par jour par la voie stomacale, ou en injections sous-cutanées de 25 à 40 centigrammes. Parmi les autres diurétiques, il faut encore citer la digitale, la scille, la lactose, les nitrates de potasse et de soude.

Lorsque l'imperméabilité rénale n'est pas complète, et que l'artério-sclérose rénale se complique de troubles cardiaques dus à l'insuffisance temporaire du myocarde, la digitale peut produire les meilleurs effets, et son administration (sous forme de macération de feuilles à la dose de 30 centigrammes par exemple), est souvent suivie d'une diurèse très abondante. Mais lorsque celle-ci ne se produit pas après le troisième jour de l'administration du médicament, il faut en cesser l'emploi, si l'on ne veut pas ajouter une intoxication médicamenteuse à l'empoisonnement urémique.

Pour la même cause, les sels de potasse sont ordinairement contre-indiqués, parce qu'ils sont rapidement toxiques pour l'économie, et cela surtout lorsqu'ils sont incomplètement éliminés par le rein devenu moins perméable. C'est pour cette raison que vous me voyez depuis longtemps substituer l'iodure de sodium à l'iodure de potassium, le nitrate de soude au nitrate de potasse, et que je bannis de la thérapeutique de l'urémie tous les purgatifs potassiques, le sel de Seignette et la crème de tartre soluble. Certains légumes, comme la pomme de terre, renferment d'assez grandes quantités de sels potassiques ; il faut aussi les éviter dans l'alimentation des artério-scléreux, et surtout des malades atteints d'artério-sclérose rénale.

Quant aux sudorifiques, aux bains de vapeur, aux préparations de jaborandi et de pilocarpine, il faut être très réservé dans leur emploi. Car, ainsi que Bouchard l'a si judicieusement dit : « On décharge certainement le sang de quelque chose, mais non pas malheureusement de ce qui est toxique ; on enlève peut-être à l'économie certaines substances toxiques qui doivent normalement sortir de la peau, mais non celles que le rein est chargé d'éliminer. » Vous pourrez, du reste, vous convaincre du peu d'importance des éliminations sudorales et salivaires, en lisant sur ce sujet la thèse si consciencieuse (en 1884) d'un de mes anciens internes, le Dr Paul Binet (de Genève).

On peut encore recommander l'emploi des lavements froids qui ont pour résultat d'augmenter la tension artérielle générale et d'activer la fonction rénale.

Telles sont les principales indications pour le traitement de la goutte rénale, traitement qui se confond le plus souvent, comme on l'a vu, avec celui de la goutte en général. C'est une preuve de plus qui démontre l'importance considérable de cette question au double point de vue de la clinique et de la thérapeutique.

La goutte, l'albuminurie, la glycosurie et la gravelle — ces quatre sœurs — s'unissent souvent dans leurs manifestations ; les trois premières s'accompagnent fréquemment de troubles ou de lésions hépatiques, et toutes les quatre, à des degrés divers, atteignent le rein comme organe éliminateur. Mais il n'y a pas, pour la goutte, de formule thérapeutique plus vraie et plus pratique que celle-ci :

Le traitement de la goutte doit viser deux organes : le foie qui fabrique l'acide urique, et le rein qui l'élimine.

DIX-SEPTIÈME LEÇON

AORTITES

I. Aortites aiguë et subaiguë.

Historique. Aortite *aiguë* et *subaiguë*. (Portal en 1803, P. Franck et J. Franck, Bertin et Bouillaud, Bizot, etc.) — L'aortite et l'artérite aiguës, autrefois question doctrinale : fièvre *inflammatoire* de Franck ; fièvre *vasculaire* de Reill ; fièvre *angioténique* de Pinel ; *angiocardite* de Bouillaud ; artérite, lésion de toutes les fièvres pour Broussais. — Au point de vue anatomique, erreurs des auteurs démontrées par Laennec, Louis, Trousseau et Rigot. Au point de vue clinique, erreurs et opinions contradictoires des auteurs contemporains.

Pathogénie. — Influence de la pression artérielle, de la quantité et de la qualité du sang.

Étiologie. 1° *Diathèses* (goutte, arthritis, rhumatisme, etc.). — 2° *Intoxications* (saturnisme et tabagisme, etc.). — 3° *Maladies infectieuses* (variole, fièvre typhoïde, scarlatine, rougeole, syphilis, etc.). — Influence du froid. — Ménopause. — (Observations.)

II. Anatomie pathologique. — Lésions de la tunique externe de l'aorte (*péri-aortite*), des tuniques interne et moyenne (*endo-aortite*). Coloration de l'endartère. — Description des plaques molles et gélatiniformes de l'aortite aiguë. — Dilatation aiguë de l'aorte. — Insuffisance aortique fonctionnelle ou organique. — Hypertrophie *vraie* et hypertrophie *fausse* du cœur, cette dernière étant due à la sclérose dystrophique du myocarde.

III. **Clinique.** Physiologie pathologique de la symptomatologie. — Ischémie du myocarde par aortite *péri-coronaire ;* rétrécissements vasculaires et ischémies viscérales par aortite *oblitérante ;* symptômes de voisinage par *péri-aortite*.

Modes de début. — Début rapide ou insidieux. — Début par aortite aiguë, puis aortite chronique consécutive, et réciproquement. Début de l'aortite aiguë par la dyspnée, ou par l'angine de poitrine, par la péricardite sèche, sous forme d'anémie, par hypertrophie cardiaque, etc. L'aortite aiguë, maladie apyrétique.

Il existe peu de maladies dont la connaissance soit plus intéressante pour le clinicien que l'aortite aiguë ou subaiguë. Il en est peu aussi dont l'étude soit moins complète dans les traités classiques de pathologie. Certains auteurs semblent même oublier son existence, méconnaître ses symptômes et la mettre au rang des maladies douteuses ou hypothétiques. C'est là une erreur.

Comme l'inflammation des artères en général, l'aortite a joué un grand rôle dans les disputes doctrinales des nosologistes; aujourd'hui, si elle a perdu quelque intérêt à ce point de vue, elle a, depuis plusieurs années, pris une place aussi légitime qu'importante dans la clinique. J'espère le démontrer au moyen de quelques arguments tirés de l'histoire et à l'aide de preuves cliniques.

HISTORIQUE. — En 1803, Portal rapporta l'observation d'une aortite survenue à la suite de la répercussion d'un exanthème.

Quelques années plus tard, J.-P. Franck consacra un chapitre à cette question, mais en attribuant à l'aortite aiguë des symptômes qui ne lui appartiennent pas, et en commettant l'erreur de croire — comme Corvisart nous l'apprend — qu'elle est cause d'une fièvre particulière et toujours mortelle. C'est la même opinion exprimée plus tard par Jos. Franck: « En comparant, dit-il, les symptômes de l'inflammation du système artériel avec ceux des fièvres inflammatoires, on se confirme dans le soupçon que celles-ci sont le résultat de la première. »

Telle est l'origine d'une erreur doctrinale que j'exposerai plus loin.

Sur les vingt-six observations d'aortite aiguë rapportées par Bertin et Bouillaud, en 1824, on en trouve une seule réellement concluante : elle est relative à un fait où ils constatèrent une rougeur avec « exsudation albumineuse à la surface interne de l'aorte ». Mais, les autres observations sont contestables, d'autant plus qu'il suffisait aux auteurs de constater la coloration rouge de la tunique interne du vaisseau pour conclure à l'existence d'une aortite. Ils avaient signalé, parmi les symptômes, l'existence de pulsations artérielles plus fortes — tout en faisant remarquer après Young[1], que ces pulsations de l'aorte n'indiquent pas toujours une lésion inflammatoire de l'artère — d'une douleur avec sensation de chaleur sur le trajet du vaisseau, d'anxiétés et de défaillances. Ils ajoutaient que les pulsations violentes de l'aorte constituent le signe principal de son inflammation, signe auquel s'ajoutent des battements semblables dans toutes les grosses branches de l'arbre artériel, et cela parce que la phlegmasie interne de l'aorte coïncide fréquemment avec celle des autres artères. Dans cette description, Bertin et Bouillaud commirent deux graves erreurs: une erreur anatomique et une erreur clinique. Au sujet de la première, j'ai déjà dit qu'ils avaient eu tort

[1] YOUNG (*Med. transact. of the coll. of phys.* London, 1815).

de regarder la rougeur de la tunique interne du vaisseau comme suffisante pour conclure à son inflammation; pour la seconde, ils ont attribué à cette aortite développée dans le cours d'affections diverses (fièvre typhoïde, pneumonie, péritonite, dysenterie, phtisie pulmonaire) des symptômes que l'on devait mettre bien plutôt sur le compte de ces maladies.

Il en est de même de Bizot (de Genève) qui, en 1837, attribua encore à l'aortite des manifestations symptomatiques qui ne lui appartiennent pas : œdème, anasarque, fièvre intense, prostration, délire.

La même erreur a encore été commise par J.-P. Teissier qui, après avoir déclaré que l'histoire de l'aortite aiguë a été ébauchée « de main de maître » par Bizot, assigne à cette maladie les symptômes suivants : anasarque ou œdèmes aigus promptement suivis de fièvre, d'angoisse, d'orthopnée, d'agitation nocturne, de pâleur de la face ; pouls fréquent et quelquefois irrégulier, congestion pulmonaire, faiblesse croissante et subdelirium. Le même auteur parle encore de la « cardo-aortite » avec symptômes d'essoufflement par la marche, de palpitations, de névralgies précordiales, d'angine de poitrine, de troubles cérébraux, d'œdème et d'anasarque, etc. Cette symptomatologie est inexacte dans sa trop grande richesse; il est démontré, comme on le verra plus loin, que l'aortite aiguë est une maladie complètement apyrétique, et que l'œdème ou l'anasarque ne sont pas des symptômes du début de la maladie.

Il faut arriver jusqu'à la thèse de Léger, faite sous l'inspiration du Bucquoy en 1877, pour avoir un travail d'ensemble sur l'aortite aiguë[1].

Depuis cette époque, j'ai moi-même insisté sur la symptomatologie de cette affection et j'en ai décrit les principaux caractères sous les noms d' « aortite oblitérante » et d' « aortite à répétition[2] ».

Cet historique serait incomplet si je n'exposais brièvement les questions doctrinales autrefois attachées à l'étude de cette maladie.

[1] Portal. Cours d'anatomie médicale, 1803. — J.-P. Franck. De curandis hominum epitome, *trad. fr.*, 1820. — Bertin et Bouillaud (*loc. cit.*, 1826). — Bizot (*Soc. méd. d'observ.*, 1837). J.-P. Teissier. Note sur l'inflammation aigue et chronique de l'aorte thoracique. La cardo-aortite (*Art méd.*, 1859 et 1860). — Bucquoy (*Gaz. des hôp.*, 1876 et *Journ. de med., et chirurg. prat.*, 1882). — Léger. Etude de l'aortite aigue (*These in. de Paris*, 1877). — Dujardin-Beaumetz (*Soc. méd. des hôp.*, 1877). — Sicaud, Rousseau (1880), Borneque (1883) *Thèses de Paris.* — H. Huchard (*Rev. de med.*, 1883). Sur l'aortite a repetition par Eloy (*Union médicale*, 1885).

[2] Heydenreich (de Nancy), dans un travail recent sur la « gangrène parendarterite oblitérante » (*Semaine médicale*, 1892) attribue a Friedlander (*Centralb. f. die med. Wissensch.*, 1876) l'honneur d'avoir parle le premier de l'artérite *obliterante*. C'est là une erreur. Elle a eté decrite en 1870, dans mon travail fait en collaboration avec Desnos sur la myocardite varioleuse; elle a eté encore étudiee par Hayem (*Arch. de physiologie*, 1869-1870), et au commencement de ce siècle, en 1824 elle a encore ete signalee par Bertin et Bouillaud qui ont insiste sur les lesions de l'aortite « capables d'obliterer l'aorte et les arteres ».

Épisode de l'inflammation artérielle en général, l'histoire de l'aortite a subi toutes les vicissitudes de l'opinion à l'égard de cette grande question. On sait combien elle divisait naguère encore les médecins et les anatomopathologistes ; combien les débats furent vifs et combien même aujourd'hui, après un si long temps, ces discussions conservent encore toute leur actualité, puisque l'existence de l'aortite aiguë et les phénomènes cliniques qui en traduisent les lésions anatomiques sont encore mises en doute.

De même que Cullen se trompait en disant que l'asthme de longue durée « devient mortel en occasionnant quelque anévrisme du cœur et des gros vaisseaux », P. Franck prenait aussi l'effet pour la cause dans sa théorie de la fièvre dite *inflammatoire*. Ayant constaté, dans beaucoup de pyrexies, une rougeur vive de la membrane interne du cœur, de l'aorte et des vaisseaux artériels, il fit de cette coloration la lésion d'une phlogose artérielle, et de cette phlogose le signalement anatomique de la fièvre inflammatoire. Celle-ci avec Reill devint la *fièvre vasculaire*, et avec Pinel la *fièvre angioténique*. Plus tard, Broussais, généralisant cette théorie en se l'appropriant, fit de l'artérite la caractéristique de toutes les pyrexies. L'aortite était donc mise en cause au même titre que l'artérite des moyennes et des petites artères. C'est alors qu'avec Bouillaud, l'*angio-cardite* devint le facteur pathogénique de la fièvre.

Mais ce triomphe de la théorie de la phlogose artérielle devait être éphémère. L'immortel Laennec, dont la profonde intuition n'a jamais été mise en défaut dans sa lutte opiniâtre contre les doctrines broussaisiennes et contre l'erreur, s'était élevé, avec la toute-puissance de son génie, contre ces diverses interprétations.

« On pourrait, disait-il, tout au plus soupçonner l'inflammation dans le cas où la rougeur de la membrane interne des artères s'est accompagnée de gonflement, d'épaississement, de boursouflement et d'un développement extraordinaire des petits vaisseaux dans la tunique moyenne. »

C'était préparer la ruine de cette théorie que devaient compléter plus tard Louis, Trousseau et Rigot[1], en démontrant d'une façon irrévocable, que cette rougeur n'était nullement un signe de phlegmasie de l'aorte, qu'elle était un phénomène d'imbibition cadavérique, au même titre que la coloration jaune des tissus chez les ictériques, laquelle n'est qu'un phénomène d'imprégnation biliaire, au même titre encore que ce pointillé hémorragique de la surface interne de l'aorte que Deville signalait en 1843 chez les individus succombant avec des symptômes de purpura.

[1] TROUSSEAU et RIGOT. Recherches necrologiques sur quelques altérations que subissent apres la mort les vaisseaux sanguins (*Arch. de med.*, 1826).

Entre l'opinion qui fait de la phlegmasie le facteur principal de l'aortite et celle qui considère cette dernière comme exempte de tout processus inflammatoire, Virchow vint distinguer, au nom de l'histologie, plusieurs éléments différents dans l'artérite telle qu'on l'avait entendue ou vue jusque-là. La périartérite et la mésartérite constituaient l'inflammation des deux tuniques externes des vaisseaux artériels, et l'endartérite représentait l'inflammation de la tunique interne.

La cause de l'inflammation de la tunique interne des artères était gagnée devant l'histologie pathologique, et anatomiquement il était illégitime de mettre en discussion l'existence de l'inflammation de l'aorte.

Cependant, au point de vue des plus gros vaisseaux artériels, à côté des erreurs doctrinales subsistaient des divergences d'opinions et des erreurs dans l'interprétation des symptômes, divergences d'opinions qui persistent même encore aujourd'hui.

Je vous ai dit que les deux Franck, Bertin et Bouillaud, et que Bizot avec d'autres auteurs avaient trop étendu le domaine de l'aortite en lui attribuant une symptomatologie qui lui est étrangère.

Par contre, il y a des auteurs qui prétendent encore aujourd'hui que « la symptomatologie de l'aortite aiguë n'existe pas ! » Jaccoud, après avoir déclaré qu'il n'y a pas lieu d'admettre l'aortite aiguë comme maladie autonome et spéciale, écrit : « Les symptômes attribués à l'aortite dite aiguë n'ont rien de spécial, ils appartiennent également à l'aortite chronique ; conséquemment, la séparation clinique n'est pas plus justifiée que la séparation anatomique. »

De son côté, Eichhorst s'exprime ainsi : « Il y a peu d'exemples certains d'aortites aiguës. Les Français ont confondu cette affection avec les débuts d'une artérite chronique. »

L'auteur allemand prête aux médecins français une erreur qu'ils n'ont jamais commise et qu'ils n'ont jamais songé à commettre.

Pour ma part, j'admets que souvent l'aortite aiguë est un mode de début de l'aortite chronique ; je crois encore que cette dernière est traversée par des poussées aiguës très fréquentes. Mais je suis en mesure d'affirmer que l'aortite aiguë, ou subaiguë, peut survenir *primitivement*, antérieurement à toute phlegmasie chronique de l'aorte et indépendamment d'elle, qu'elle peut enfin se terminer par la guérison sans passer à l'état chronique. Ce sont les Allemands qui commettent au contraire une grave erreur ; car, de ce que l'endocardite aiguë rhumatismale est souvent le début d'une endocardite chronique, est-ce une raison pour méconnaître la première et la rayer du cadre nosologique ? L'argument est pauvre, comme on le voit, et les auteurs étrangers ont le triomphe facile en nous prêtant des idées que nous n'avons pas.

Quant à ceux qui prétendent que « la symptomatologie de l'aortite aiguë n'existe pas », ou « qu'elle n'a rien de spécial », il suffit de les renvoyer à l'observation des faits et à la description clinique que je vais établir.

Pathogénie. — Avant d'étudier l'étiologie de cette affection, il n'est pas inutile de jeter un coup d'œil sur sa pathogénie.

Il est à remarquer d'abord que l'aortite aiguë, — comme l'aortite chronique — présente son maximum d'intensité au niveau des courbures de l'aorte, et principalement à sa crosse, vers la naissance des collatérales. La raison en est bien simple : c'est dans ces points que la pression sanguine s'exerce avec le plus de violence, d'où une cause d'irritation incessante des tuniques interne et moyenne du vaisseau.

Cette loi rentre donc dans celle que j'ai établie au sujet de l'hypertension artérielle, laquelle est le plus souvent la cause de la sclérose vasculaire. L'hypertension artérielle *généralisée* donne lieu à l'inflammation généralisée des artères ; l'hypertension *partielle*, qui s'exerce au niveau des courbures et des collatérales, tend à produire des inflammations partielles des vaisseaux ; voilà toute la différence. La même cause n'existe-t-elle pas du côté des veines, et les varices viscérales ou périphériques ne sont-elles pas souvent liées à un certain état de pléthore abdominale ?

Mais cet élément — mécanique en quelque sorte — n'est pas seul en jeu. Si la *quantité* de sang avec sa force de projection, et si la pléthore artérielle exercent une grande influence, la *qualité* du liquide nourricier, ses altérations par les diathèses, par les intoxications et les maladies infectieuses, contribuent aussi pour une grande part à déterminer l'irritation inflammatoire des vaisseaux en général et de l'aorte en particulier. C'est là ce qui explique le rôle important joué par ces dernières causes dans la production de l'aortite. Car, il ne faut pas l'oublier, cette maladie est souvent l'expression locale d'une maladie générale. Ainsi donc, *hypertension artérielle généralisée ou partielle*, *altération sanguine*, telles sont les deux conditions pathogéniques qui président au développement de cette maladie.

Etiologie. — Les causes de l'aortite peuvent être rangées d'abord dans trois catégories : 1° diathèses ; 2° intoxications ; 3° maladies infectieuses.

1° *Diathèses*. — La *goutte* occupe la première place ; cela ne doit pas nous surprendre, puisqu'elle est aux artères ce que le rhumatisme est au cœur. Est-ce la seule raison pour laquelle l'aortite serait plus fréquente chez l'homme que chez la femme? La chose est probable, mais je n'oserais pas l'affirmer.

L'aortite aiguë se rencontre aussi dans l'*arthritisme* et surtout dans le *rhumatisme* subaigu et chronique. On cite cependant des cas où elle s'est développée dans le cours ou à la suite d'un rhumatisme articulaire aigu.

On a vu (et Léger en a cité une observation) une aortite aiguë développée par suite de la propagation d'une *endocardite rhumatismale*. Dans ce cas, l'aortite ne procède pas directement du rhumatisme, mais de l'endocardite elle-même dont le travail inflammatoire s'est étendu jusqu'à la membrane interne de l'aorte. Mais ces faits sont très rares, comme il est exceptionnel aussi de voir une aortite par propagation inflammatoire des organes voisins (à la suite d'une pleurésie, d'une pneumonie, d'une péricardite, etc.).

2° *Intoxications.* — En première ligne, il faut citer l'*alcoolisme*, non pas cet alcoolisme brutal des gens qui s'enivrent, mais celui des gens du monde, de ceux qui absorbent continuellement des doses faibles et répétées de liqueurs spiritueuses et qui s'exposent ainsi aux lentes dégénérescences des viscères, tandis que les premiers présentent plutôt les accidents aigus d'éthylisme.

Il faut encore ajouter le *saturnisme*, dont l'étiologie est encore douteuse, le *tabagisme*, peut-être le *surmenage* et la *sénilité*.

3° *Maladies infectieuses.* — Parmi elles, il faut citer la *variole*, qui, d'après Brouardel, serait une cause assez fréquente d'aortite et aussi de lésions vasculaires capables de déterminer à leur suite une dégénérescence prématurée du système artériel. Pendant l'épidémie de 1870, qui m'a permis, ainsi qu'à Desnos, de voir près de 2,500 varioleux et de reconnaître la fréquence relative des inflammations de l'endocarde, du péricarde et du muscle cardiaque dans le cours des varioles graves, nous avons observé, pour notre part, un certain nombre de lésions artérielles et d'aortites légères, mais dans une proportion de beaucoup inférieure à celle indiquée par Brouardel.

Les artérites de la *fièvre typhoïde* sont connues depuis lontemps, et certaines gangrènes des membres n'ont pas d'autre cause ; on comprend donc ainsi pourquoi il est possible d'observer, dans le cours de cette maladie et à sa suite, des aortites subaiguës ou chroniques. — La *scarlatine* et beaucoup plus rarement la *rougeole* donnent lieu à l'aortite. Pour ma part cependant, j'en ai observé un cas dans une rougeole grave.

Parmi les maladies infectieuses chroniques, la *syphilis*, si féconde en lésions artérielles chroniques, peut également produire des artérites et des aortites aiguës ou subaiguës.

On voit par là que les causes des aortites sont à peu-près les mêmes que celles de l'artério-sclérose.

On a encore attribué au froid (aortite *a frigore*), aux fatigues, aux efforts prolongés, aux traumatismes, une influence très discutable.

Il n'en est pas de même de la *ménopause*, et il est démontré, d'après les observations de Bucquoy et les miennes, qu'à cette époque de la vie sexuelle, la femme est sujette aux poussées d'aortite aiguë ou subaiguë. J'explique ce fait, comme la fréquence des cardiopathies artérielles de la ménopause, par l'état d'hypertension artérielle à laquelle sont soumis les vaisseaux à l'âge critique.

A ce sujet, parmi les dix à douze faits d'aortite aiguë que j'ai observés sous l'influence de la ménopause, il me semble utile de résumer le suivant[1] :

Une femme de quarante-quatre ans, qui a souffert autrefois de douleurs rhumatismales ou rhumatoïdes vagues dans les muscles et les articulations, éprouve un jour, au mois d'octobre 1881, une impression de froid en avant du sternum. Immédiatement après, elle ressent une douleur rétro-sternale légère avec un peu d'angoisse. Cette douleur s'étant reproduite à plusieurs reprises dans l'espace de trois mois, elle vient me consulter le 28 juin 1884. Je constate d'abord qu'il s'agit de véritables accès d'angine de poitrine survenant, non pas sous l'influence des refroidissements, comme elle le croyait d'abord, mais sous l'influence d'une marche précipitée, d'un effort, d'un simple mouvement. Dès cette époque, je formule le diagnostic suivant : aortite subaiguë avec faible ectasie du vaisseau, souffle léger au premier et au second temps à l'orifice aortique. La situation s'aggrave de jour en jour, la dyspnée s'accuse, les crises angineuses augmentent d'intensité et de fréquence, elles sont presque subintrantes, et après trois mois, on voit survenir de l'œdème des membres inférieurs avec tous les signes d'une hyposystolie commençante. Bientôt, on constate un épanchement pleural du côté gauche, puis pendant la nuit une crise violente de pseudo-asthme avec bronchorrhée abondante et production de râles crépitants très fins dans la poitrine (œdème aigu du poumon). A plusieurs reprises, on assiste à de véritables accès d'ataxie cardiaque, caractérisés par trois ou quatre battements réguliers suivis ensuite de palpitations folles, précipitées et irrégulières. L'arythmie se fait à peine sentir au pouls radial qui reste fort et vibrant. Les vaisseaux du cou battent avec violence, et l'on constate des pulsations exagérées dans les plus petites artères, dans celles

[1] Résumé d'une observation complètement rapportée dans la 1re édition de cet ouvrage, p. 103.

des doigts et des orteils ; on dirait que tout le corps est animé de vibrations pulsatiles.

Pendant un mois, les mêmes accidents se reproduisent : accès de dyspnée et d'angor survenant sous l'influence de la moindre émotion, douleurs épigastriques et abdominales très vives reproduisant la sensation de poids, d'étau et de compression violente ; accès de pâleur de la face avec rougeur consécutive, sensation presque continue de barre rétro-sternale et de déchirure dans la poitrine; accès de palpitations et d'arythmie, signes de dilatation et d'hypertrophie du cœur, lipothymies et syncopes qui se produisent spontanément, ou qui sont provoquées par le moindre mouvement.

Le 7 mars 1885, à 9 heures et demie, elle se plaint d'une vive douleur à la partie médiane et supérieure de l'abdomen, au niveau du creux épigastrique, douleur qui devient bientôt intolérable et lui arrache des cris. A 11 heures, elle est froide, sans pouls, presque sans respiration ; elle ne répond plus aux questions, et meurt rapidement dans un état syncopal.

Anatomie pathologique. — Avant d'aborder l'étude clinique de l'affection qui nous occupe, il est très important d'avoir présentes à l'esprit les lésions de l'aortite aiguë. Leur connaissance en effet nous donnera la raison des principaux symptômes révélateurs de la maladie.

Ces altérations peuvent être restreintes à une très petite étendue de l'aorte, et c'est ainsi que, se localisant parfois seulement à la crosse, elles respectent la partie ascendante du vaisseau avec l'orifice aortique, et qu'elles intéressent l'origine d'une des sous-clavières au point de simuler un anévrisme, comme Stackler en a cité un bon exemple [1]. D'autres fois, elles envahissent la presque totalité du vaisseau dans sa longueur, et peuvent alors se généraliser jusque sur l'aorte abdominale.

La tunique *externe* est épaissie, boursouflée et comme lamelleuse ; elle renferme de nombreux vaisseaux qui, par leurs ruptures fréquentes, donnent lieu souvent à des plaques ecchymotiques.

Au voisinage de cette inflammation, surtout quand l'aortite occupe la première partie du vaisseau au niveau du cul-de-sac péricardique, on observe toutes les lésions d'une péricardite sèche par propagation. Il y a rarement de l'épanchement dans le péricarde ; cependant, j'ai vu un cas où celui-ci renfermait un liquide sanguinolent de 200 grammes

[1] *Progrès médical*, 1879.

environ avec fausses membranes hémorragiques développées sur les deux feuillets de la séreuse.

Dans les cas très rares où l'aortite est survenue par suite de la propagation de l'inflammation des organes voisins à l'aorte, les lésions sont souvent bornées, au début, à la tunique externe du vaisseau, et il s'agit alors, à proprement parler, d'une *péri-aortite*. Celle-ci peut encore à son tour rayonner plus loin, intéresser les organes voisins, les plèvres et les plexus nerveux. De là, des névrites cardiaques signalées d'abord par Gintrac, et décrites ensuite par Lancereaux. Ces lésions nerveuses sont caractérisées par la dissociation des tubes nerveux, l'épaississement du névrilemme et la transformation granuleuse de la myéline. Elles ont été l'origine de la théorie de l'angor pectoris par névrite cardiaque.

La tunique *moyenne*, qui présente des altérations moins constantes et accentuées, est souvent épaissie, et, d'après Ranvier, infiltrée de cellules embryonnaires arrondies ou aplaties ; elle a perdu de sa consistance, et son tissu devenu moins résistant se laisse facilement rompre. De cette altération résultent les faits suivants : les tuniques moyenne et externe qui représentent les parties les plus résistantes et les plus élastiques de la paroi vasculaire étant altérées se laissent facilement distendre par l'effort de l'ondée sanguine, et c'est là ce qui explique la dilatation du vaisseau ; enfin, les tuniques de l'aorte sont boursouflées, molles et friables, et sur une coupe du vaisseau, on s'en rend facilement compte par l'épaississement de toute la paroi vasculaire.

La tunique *interne* de l'aorte est celle qui présente les altérations les plus importantes à étudier. Boursouflée par places, déprimée dans d'autres, irrégulière, inégale, dépolie et comme plissée, villeuse, tomenteuse ou chagrinée, avec une apparence œdémateuse et lardacée, elle présente une coloration qui varie du gris jaunâtre au rouge violacé.

La lésion tout à fait caractéristique est constituée par la présence de nombreuses plaques dont la consistance et l'aspect avaient naguère attiré l'attention de Bertin et Bouillaud d'abord, et de Bizot ensuite, et qui, par leur ressemblance avec une gelée bien prise, ont reçu le nom de plaques molles ou *gélatiniformes*. Bertin et Bouillaud, dans leur deuxième observation, les avaient déjà signalées sous le nom d' « exsudation albumineuse » à la surface interne de l'aorte. Les dimensions de ces plaques varient d'un grain de mil à une pièce d'un ou deux francs, mais en se réunissant et en se soudant, elles prennent parfois une étendue beaucoup plus grande. Elles sont souvent transparentes, présentent une coloration d'un gris rosé, ou encore d'un gris opalescent et jaunâtre ; quelquefois, colorées par le liquide sanguin, elles prennent une teinte rougeâtre ; elles paraissent lisses à leur surface, mais lorsqu'on promène le doigt sur elles, on sent le plus souvent des dépressions et des inégalités nombreuses qui leur donnent un aspect velouté ou chagriné. Leur consistance est molle, parfois élastique, d'autres fois comme lardacée. Le plus souvent, elles se continuent insensiblement avec l'endartère un peu rouge et seulement dépoli; mais parfois aussi, elles forment comme des îlots avec des bords bien nets ou encore avec des contours plus ou moins irréguliers. En résumé, ces plaques varient de consistance et de couleur suivant la nature ou l'ancienneté du processus inflammatoire : grises et molles dans l'aortite aiguë, elles deviennent d'un gris jaunâtre et de consistance lardacée dans l'aortite subaiguë, pour être jaunâtres et dures dans l'aortite chronique. Du reste, l'aortite procédant par poussées successives, à côté de lésions récentes on voit presque toujours des lésions plus anciennes ou d'un âge différent. Cornil et Ranvier ont donc eu raison de dire : « Entre l'artérite la plus aiguë et l'artérite la plus chronique, à sa période la plus ultime, on trouve tous les intermédiaires, on observe toutes les phases d'un travail morbide non interrompu. »

Les dépressions qui se montrent entre chaque plaque, l'existence de plaques plus dures, calcaires et osseuses que l'on rencontre dans les aortites chroniques avec poussées d'aortite aiguë, donnent l'apparence de ce qu'on appelle l'aorte *pavée*.

Quelquefois, il est possible de constater l'existence d'un caillot noirâtre, de consistance molle, et peu adhérent à la paroi interne. Celle-ci, surtout dans les maladies infectieuses, présente une coloration d'un rouge framboisé presque uniforme qu'on avait regardée à tort autrefois comme le principal indice de l'inflammation du système artériel. C'est là une erreur, et il s'agit simplement de caillots agoniques et d'imbibition de la membrane interne par la matière colorante du sang plus ou moins altéré. Cette membrane interne ne renferme le plus souvent aucune trace de néoformation vasculaire.

Les lésions siègent de préférence au niveau de l'ouverture des troncs vasculaires qui émergent de l'arbre aortique, elles entourent souvent leurs orifices d'une sorte de collier qui en rétrécit considérablement la lumière et qui peut même l'oblitérer complètement. C'est ainsi que sont rétrécis ou oblitérés les orifices des artères carotides, des sous-clavières, des artères coronaires. Dans l'observation que j'ai publiée en 1883[1], il y avait une plaque d'inflammation au niveau de la naissance de l'artère carotide primitive gauche; aussi le calibre de cette artère était-il très diminué, et ne présentait-il plus que le tiers à peine de l'ouverture nor-

[1] *Revue de médecine*, 1883.

male. Cette plaque faisait le tour complet de l'ouverture vasculaire et ne se prolongeait pas à plus d'un centimètre et demi dans son intérieur. L'orifice du tronc brachio-céphalique était aussi considérablement rétréci, et l'inflammation de l'aorte qui s'étendait sous forme d'une bande irrégulière au-dessus des valvules sigmoïdes avait produit un rétrécissement considérable des artères coronaires.

En ouvrant celles-ci, on constate souvent les mêmes lésions : les

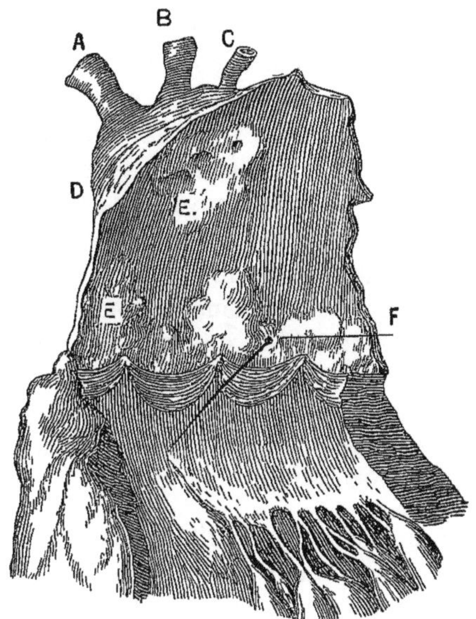

Fig. 58.

A, B, C, tronc brachio cephalique, carotide primitive et sous-claviere gauches retrécis et déformés, ainsi que leurs orifices d'embouchure dans l'aorte — D, épaississement des tuniques de l'aorte. — E, E, plaques d'aortite recente. — F, orifice de l'artere coronaire rétréci au point d'admettre a peine une soie de sanglier.

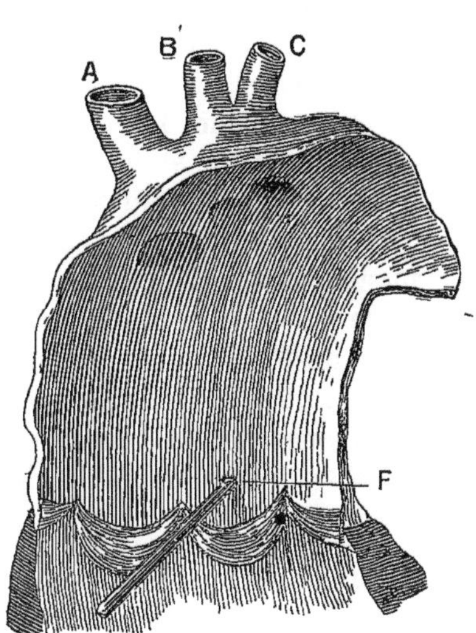

Fig. 59.

A′, B′, C′, les mêmes vaisseaux sur un sujet sain du même âge avec leurs orifices de dimension normale. — F', orifice d'une artere coronaire admettant facilement une sonde cannelée

petites collatérales qu'elles émettent dans la substance du cœur présentent au niveau de leurs embouchures de petites plaques inflammatoires qui déterminent le rétrécissement ou l'oblitération de leur lumière. C'est à cet ensemble de lésions que convient le nom d'*aortite oblitérante*.

Dans un cas d'aortite subaiguë de la crosse publié par Déjerine et Huet, il y avait une oblitération complète du tronc brachio-céphalique, presque complète de la carotide gauche. Le malade se trouvait ainsi dans les conditions où on aurait lié les deux carotides primitives et la sous-clavière droite, et la circulation devait se rétablir par les voies collatérales. Il en résultait pour le malade des vertiges, des étourdissements, des syncopes et des crises angineuses, celles-ci dues probablement au léger rétrécissement constaté à l'origine de l'artère coronaire postérieure. Le pouls était beaucoup plus faible à droite, et la dilatation de la sous-clavière gauche avec ses battements énergiques aurait pu faire croire à une dilatation anévrismatique de la crosse de l'aorte.

Si, dans ce cas, la mort n'était pas survenue plus tôt, c'est parce que la circulation supplémentaire avait pu s'établir progressivement, grâce à l'intégrité des artères périphériques. En effet, le sang ne pouvait pénétrer dans les carotides internes et externes et dans les branches de la sous-clavière droite entièrement oblitérées que par la voie collatérale. Et celle-ci était représentée seulement par la sous-clavière gauche restée perméable. Par elle, la circulation pouvait se rétablir dans l'extrémité céphalique et le membre supérieur droit au moyen de la thyroïdienne inférieure gauche à la faveur de ses anastomoses avec sa congénère du côté droit ; elle se rétablissait dans les carotides externes par les anastomoses avec les thyroïdiennes supérieures dans la sous-clavière droite par la vertébrale gauche, dans les carotides internes par l'hexagone de Willis. Par les scapulaires et les cervicales profondes, par l'anastomose de l'intercostale supérieure avec la branche correspondante de la sous-clavière gauche et par la mammaire interne, la circulation se rétablissait enfin entre les deux sous-clavières[1].

D'autres fois, la lésion est encore bien plus limitée, elle n'existe qu'autour des vaisseaux coronaires par exemple, où elle n'a pas une étendue supérieure à celle d'un pain à cacheter, comme Potain m'en a cité un exemple, et comme j'en ai moi-même observé deux cas. Il s'agit alors d'une aortite *péri-coronaire*. Il n'en faut pas plus pour déterminer le syndrome de l'angor pectoris, ce qui prouve que la gravité de la maladie dépend moins de son étendue que de son siège. La figure que j'emprunte à mon travail sur les angines de poitrine en 1883 fournit un bon exemple de cette aortite oblitérante[2].

Les lésions de l'aortite aiguë s'observent plus souvent sur la portion ascendante de l'aorte et surtout au niveau de la crosse. C'est même dans ce point qu'elles restent longtemps limitées, laissant parfois complètement intactes les valvules sigmoïdes et la partie du vaisseau située immédiatement au-dessus d'elles. Il est rare qu'elles siègent exclusivement dans l'aorte descendante et qu'elles occupent la totalité du vaisseau.

A côté des lésions régressives, on a signalé exceptionnellement sur la

[1] *Revue de médecine,* 1888. — [2] Voir figures 58 et 59, page precédente.

membrane interne des vaisseaux de nouvelle formation dont la rupture peut donner lieu à quelques plaques ecchymotiques ; il ne faut pas les confondre avec l'aspect rouge de l'aorte imputable le plus souvent à l'imbibition cadavérique.

Une lésion importante, non seulement pour l'anatomie pathologique, mais surtout au point de vue clinique, est la *dilatation aiguë de l'aorte*. Celle-ci n'est pas seulement due, d'après la loi de Stokes, à la parésie de la paroi vasculaire, mais aussi à la perte d'élasticité des tuniques infiltrées de cellules embryonnaires et devenues incapables de résister à la pression sanguine. Par suite de cette dilatation, les vaisseaux qui en émanent, et en particulier les artères sous-clavières, sont plus élevées qu'à l'état normal, et il en résulte des conséquences importantes au point de vue clinique.

On voit encore se produire une insuffisance aortique *fonctionnelle* dont on trouve la raison dans la dilatation de l'aorte ; mais, d'autres fois, il s'agit d'insuffisance et de rétrécissement organiques dus aux lésions valvulaires souvent concomitantes.

Enfin, le cœur est presque toujours hypertrophié, surtout dans son ventricule gauche, qu'il s'agisse d'une hypertrophie *vraie* par augmentation de volume des fibres musculaires, ou d'une hypertrophie *fausse* due au développement plus ou moins considérable de la sclérose dystrophique. Mais, le poids de l'organe dans l'aortite *primitive* n'atteint jamais 900 grammes, comme Léger l'a établi. Ce volume et ce poids considérables ne s'observent que dans les cas d'aortite aiguë *secondaire* à l'aortite chronique ou encore à l'artério-sclérose. On observe alors concurremment toutes les lésions d'une myocardite chronique, ou plutôt d'une sclérose du myocarde.

On peut résumer ainsi les lésions de l'aorte dans la maladie que nous étudions :

1° Modification de coloration de la tunique interne, qui devient rouge ou d'un gris jaunâtre ; état chagriné et irrégulier de la surface interne. Formation de plaques rouges, rosées, grisâtres ou jaunâtres d'apparence œdémateuse, plus ou moins saillantes sur la membrane interne (plaques gélatiniformes comparables en certains points à l'aspect des plaques de Peyer dans la dothiénentérie) ;

2° Epaississement des tuniques, infiltration de cellules embryonnaires entre les lames élastiques de la tunique moyenne, qui devient moins résistante, plus friable et plus fragile ;

3° Vascularisation et épaississement de la tunique externe, et propagation inflammatoire aux tissus voisins ;

4° Rétrécissement ou oblitération consécutive des artères collatérales ;
5° Dilatation de l'aorte.

Clinique. PHYSIOLOGIE PATHOLOGIQUE DES SYMPTÔMES. — A toutes ces lésions anatomiques, répondent des phénomènes physiologiques et cliniques dont on comprend sans peine la pathogénie.

Que l'inflammation soit localisée au pourtour des artères coronaires, qu'elle en rétrécisse l'orifice, il faut s'attendre à la production de phénomènes angineux, résultat de l'ischémie du myocarde.

Si l'aortite oblitérante se propage aux autres vaisseaux, au tronc brachio-céphalique, aux sous-clavières, on constatera l'inégalité des deux pouls radiaux (le pouls gauche étant ordinairement plus petit que le pouls droit), leur défaut d'isochronisme et le retard des battements artériels.

L'oblitération atteint-elle les vaisseaux carotidiens ? On observera les signes d'anémie cérébrale, des vertiges, des étourdissements, des lipothymies, et même une tendance à la syncope prolongée qui peut devenir mortelle. Celle-ci prend un caractère de gravité exceptionnelle, parce qu'elle a une tendance à persister, ce qui résulte à la fois du rétrécissement des vaisseaux carotidiens et des artères coronaires. Ischémie cérébrale d'une part, ischémie cardiaque d'autre part ; le cerveau manque au cœur, le cœur au cerveau, d'où syncope mortelle.

Le travail inflammatoire, qui tend à oblitérer les troncs artériels émanant de l'aorte thoracique, peut aussi envahir ceux qui ont l'aorte abdominale pour origine. Vraisemblablement aussi, à ces lésions doivent correspondre des phénomènes fonctionnels comparables à ceux que je viens de signaler dans les territoires irrigués par les artères coronaires, les sous-clavières et les carotides : accidents dyspnéiques dus au rétrécissement des artères bronchiques, accès pseudo-gastralgiques dus au rétrécissement du tronc cœliaque, claudication intermittente des extrémités due au rétrécissement des artères iliaques.

L'anatomie pathologique nous montre, dans l'aortite aiguë, l'existence d'une dilatation du vaisseau ; il faut donc s'attendre à rencontrer dans l'histoire de la maladie tous les signes physiques de cette lésion. Ici, la clinique est en accord parfait avec la physiologie pathologique, comme celle-ci l'est avec les lésions anatomiques. Cet accord de l'anatomie pathologique avec la clinique a une grande importance pratique. En voici la preuve :

Un malade que j'ai observé dernièrement ne présentait, quand je le vis pour la première fois, que les troubles fonctionnels de l'angine de poitrine vraie. Comme j'en donnerai la démonstration en exposant les résultats de mes recherches sur ce syndrome, il devait donc être atteint d'aortite péricoronaire. Sur quelles preuves immédiates appuyer ce diagnostic? Aucun signe physique direct ne m'autorisait à le faire. Je n'ai cependant pas hésité à déclarer l'existence d'une aortite aiguë, du seul fait que je constatais les signes d'une dilatation aiguë de l'aorte. Considérée en elle-même, cette aortite péricoronaire est donc fruste, aucun signe physique dans l'histoire clinique du malade n'autorisant à en affirmer l'existence. Seule, la dilatation aortique a été pour moi la manifestation dénonciatrice. Voilà donc une preuve de l'importance de cette ectasie.

A côté de ces phénomènes ayant pour origine les lésions inflammatoires de l'aortite, il en est d'autres qui sont en rapport avec des altérations consécutives. Ces phénomènes surajoutés s'observent quand la phlegmasie, se propageant aux tuniques externes de l'aorte, détermine une inflammation secondaire du péricarde, ou bien des nerfs du plexus cardiaque, inflammation qui retentit plus loin encore et met en jeu par irradiation les synergies du pneumogastrique ; de sorte qu'aux accidents de la névrite cardiaque s'ajoutent des troubles fonctionnels encore plus lointains.

Parfois, cette inflammation du péricarde péri-aortique persiste pendant un temps plus ou moins long, et le seul signe physique qui peut ainsi exister pendant des mois, est constitué par un frottement péricardique de la base. Défiez-vous alors de ces frottements persistants de la base qui peuvent bien cacher l'existence d'une aortite, latente jusque-là.

Les altérations de l'aorte ont pour conséquence immédiate, comme je l'ai dit tout à l'heure, une diminution de l'élasticité du vaisseau à laquelle il faut joindre une augmentation de la tension vasculaire. De là, les efforts du muscle cardiaque pour rétablir l'équilibre, pour lutter contre les obstacles, de là un travail plus actif du myocarde ; de là sa fatigue depuis longtemps préparée par son défaut d'irrigation sanguine. Alors, le cœur se dilate, s'hypertrophie et dégénère rapidement.

Modes de début. — Trois phases caractérisent la marche de cette maladie au point de vue de la physiologie pathologique :

Au début, l'inflammation artérielle et ses conséquences sur la circulation ; plus tard, l'extension de l'inflammation aux organes voisins ; plus tard encore, les altérations secondaires et des troubles fonctionnels du cœur.

Cette évolution du processus anatomique et des phénomènes physiologiques nous permet, dès à présent, de prévoir que les symptômes de la maladie sont ceux des oblitérations ou des rétrécissements vasculaires, des inflammations de voisinage, et qu'elles consistent surtout dans des manifestations douloureuses et dyspnéiques.

En effet, si parallèlement au développement de ces lésions, on considère la marche de la maladie, on voit que le début, parfois rapide, est plus souvent insidieux.

Un malade, âgé de quarante-cinq à cinquante-cinq ans, vient vous consulter. Notez bien cet âge, car le processus aigu de l'aortite diminue de fréquence avec l'âge et la vieillesse, ce qui est le contraire pour l'inflammation chronique. Cet homme est diathésique, c'est-à-dire rhumatisant ou goutteux, et de ces deux causes la dernière est la plus importante ; il se plaint de palpitations que l'on regarde d'abord comme nerveuses, parce que l'examen physique du cœur n'en donne pas encore la raison. Un jour, sans cause apparente, il est pris d'une sensation de dyspnée singulière qui survient la nuit de préférence ; on croit à un accès de dyspnée asthmatique et dans certains cas la méprise a été telle qu'on a prescrit les eaux du Mont-Dore ou de Cauterets. Il n'en était rien, cet accès d'oppression était d'origine aortique.

Quels sont donc les caractères de cette oppression ? C'est une dyspnée d'effort, débutant le plus souvent à l'occasion d'une marche, d'un travail musculaire, et bien différente de l'oppression de l'asthme. A cette dyspnée s'ajoute une sensation d'angoisse ou d'anxiété précordiale, de barre transversale, de déchirure et de chaleur, ou même des douleurs franchement rétro-sternales. On pourrait croire à un asthme si le malade n'accusait pas de sensations douloureuses ; du fait qu'elles existent, on doit éloigner cette opinion. D'ailleurs, l'accès d'asthme vrai n'est pas provoqué par les efforts, et sa dyspnée est caractérisée par une certaine lenteur de l'inspiration avec sibilances et prolongement de l'expiration. Dans la dyspnée de l'aortite, les phénomènes physiques font défaut : on ausculte le cœur et on n'entend rien ; on explore l'aorte, et le résultat est encore négatif ; on analyse les urines, et celles-ci sont normales ; on percute, on ausculte la poitrine, rien toujours. Hé bien, défiez-vous de ces dyspnées *sine materia*, de cette dyspnée d'effort ; cherchez l'artério-sclérose et l'aortite, et souvent vous les trouverez.

Les accès d'oppression vont se répéter. Survenue spontanément pendant la nuit, la dyspnée paroxystique devient permanente et entrecoupée par des accès plus ou moins violents. Vous constaterez alors de la péricardite sèche à la base du cœur, et le retentissement du second bruit de l'aorte. Les claquements valvulaires sont secs et parcheminés, ils sont à la fois sourds et vibrants, et au bout d'un certain temps, ou quelquefois de très bonne heure, le bruit diastolique de l'aorte prend un timbre métallique, tympanique ou clangoreux. D'autres fois, il ne s'agit que d'un *retentissement diastolique en coup de marteau*, comme je l'ai démontré depuis longtemps. Les signes de l'ectasie aortique sont alors apparents. Puis, le cœur hypertrophié peut tout à coup fléchir, les urines contiennent un peu d'albumine, et la maladie s'aggrave. C'est alors qu'on peut entendre un souffle sous-mamelonnaire, et que les phénomènes vont encore se précipiter. Il s'est produit une insuffisance mitrale, et le malade passe de l'aortite dans la mitralité. Il va faire de l'asystolie, aux progrès incessants de laquelle il succombera.

Syncope, angine de poitrine ou asystolie, voilà donc quels sont les aboutissants de ce processus pathologique : mort subite dans les deux premiers cas, mort plus lente dans le troisième.

Le plus souvent, la marche de cette affection est rémittente ; après chaque poussée d'aortite, tout rentre dans l'ordre ; et l'accalmie persiste jusqu'à la production d'une nouvelle poussée.

Si l'aortite est une par ses lésions, il faut savoir que ses allures cliniques et ses modes de début sont multiples. Une *péricardite sèche*, localisée au cul-de-sac péricardique, a pu par exemple en marquer le premier signalement clinique, comme je l'ai démontré par l'anatomie pathologique.

D'autres fois, c'est sous le masque de l'*anémie* que la maladie apparaît.

Chez un malade que je voyais avec mon regretté collègue Rathery, on ne constatait d'abord que des signes d'anémie, de la pâleur de la face ; le malade avait des vertiges, des éblouissements, quelques palpitations, puis des lipothymies et de la dyspnée d'effort. On l'avait regardé jusqu'alors comme simplement anémique ; mais l'auscultation du cœur m'avait permis de bonne heure de rattacher la plupart de ces phénomènes à une légère insuffisance aortique, restée latente jusque-là. A la percussion, la matité de l'aorte était augmentée, s'étendant à 2 centimètres au delà du bord droit du sternum. Quelques semaines plus tard, les signes d'aortite s'accusèrent : le malade ne pouvait faire un mouvement, un effort quelconque sans avoir de la dyspnée, il éprouvait une sensation de déchirure et de pesanteur rétro-sternales, les artères du cou battaient avec violence ; le visage prit une teinte de plus en plus pâle et comme terreuse, des poussées congestives aiguës survinrent aux poumons sous forme de foyers de râles crépitants fins, le cœur fléchit et s'affaiblit de plus en plus, il devint insuffisant, les extrémités s'infiltrèrent et le malheureux malade mourut après trois mois, en pleine asystolie.

Ici, le début de l'aortite s'est révélé par des symptômes anémiques et par une insuffisance aortique. Je ne prétends pas que celle-ci soit survenue d'emblée, ce qui serait une grave erreur, car il est certain qu'elle a été préparée de longue main par un travail latent d'aortite chronique sur laquelle s'est greffée plus tard une aortite subaiguë. Je veux montrer par là que l'insuffisance aortique peut être la première manifestation que l'on constate.

D'autres fois, ce sont les *accidents angineux* qui ouvrent la scène. Soudain, au milieu de la santé en apparence la plus parfaite, éclate le premier accès de sténocardie, et c'est seulement plus tard que les symptômes d'aortite subaiguë apparaissent. Il y a quelques mois, je voyais un malade qui avait eu pour la première fois un violent accès de sténocardie ; à cette époque, il ne présentait aucun signe physique d'aortite. Cette affection ne s'est révélée que quelques semaines plus tard par des accidents dyspnéiques et lipothymiques, par du bondissement des artères du cou et les symptômes d'une insuffisance aortique.

D'autres fois encore, vous constatez une *hypertrophie cardiaque*. La matité de l'organe est augmentée, la pointe abaissée, les accès de palpitations sont fréquents, et comme il n'y a aucun bruit de souffle aux orifices, vous avez une tendance à admettre une hypertrophie simple du cœur. Or, celle-ci est une rareté pathologique, l'hypertrophie cardiaque étant presque toujours secondaire, et bientôt les signes de l'aortite qui vont se succéder démontreront votre erreur.

Ainsi donc, l'aortite se démasquera dans ses premières périodes sous des aspects différents. Mais, que vous ayez affaire à un malade atteint d'une insuffisance aortique, d'une hypertrophie cardiaque, d'une dyspnée paroxystique, d'une péricardite persistante de la base, ou d'accès angineux, vous devez chercher de bonne heure si tous ces accidents divers ne doivent pas être mis sur le compte d'une inflammation de l'aorte.

Le mot « inflammation » comporte souvent avec lui l'idée d'une affection fébrile. Or, il n'en est absolument rien, et cette maladie, qu'on accusait autrefois de produire la fièvre, accomplit son évolution dans l'*apyrexie la plus complète*. C'est un point sur lequel Corrigan avait déjà appelé l'attention dès 1838, et cela est si vrai que l'apparition d'accidents fébriles dans le cours d'une aortite doit toujours donner l'éveil au clinicien. Cherchez, et alors vous trouverez presque toujours une inflammation consécutive des organes voisins, une péricardite ou une pleurésie.

Cela prouve, une fois de plus, que sur le terrain de la clinique, il faut juger d'après les faits, et non d'après les doctrines. La théorie de l'aortite, considérée comme lésion causale de la fièvre, n'a eu qu'une éphémère durée, elle a survécu à peine aux doctrinaires qui l'ont soutenue. C'est, du reste, le sort de toutes les théories qui ne sont pas appuyées sur l'observation des faits.

DIX-HUITIÈME LEÇON

AORTITES (SUITE)

Aortites aiguë et subaiguë (FIN).

SYMPTOMATOLOGIE. — 1° Symptômes de l'endoaortite. — Rapports anatomiques de l'aorte avec le sternum et les parois cardio-aortiques. — Dilatation de l'aorte ; procédés cliniques pour la constater. — Elévation des sous-clavieres. — Absence possible de bruits de souffle. — Insuffisance fonctionnelle des orifices aortique et mitral. — Rétrécissement *relatif* de l'orifice aortique sans lésion valvulaire. — Battements artériels du cou. — Causes de l'hypertrophie cardiaque. — Acces de pâleur de la face. — Importance des réflexes vasculaires (ischémies et algidités locales), étourdissements, vertiges, syncopes. — Oblitérations artérielles. — Cachexie artérielle.

2° Symptômes de la péri-aortite. — Symptômes douloureux permanents ou passagers. — Angine de poitrine. — Dyspnée. — Pseudo-asthme cardiaque, et pseudo-asthme aortique. — Quatre variétés de dyspnée.

3° Œdeme des membres inférieurs. — Hyposystolie et asystolie. — Troubles gastriques, cérébraux, etc.

PRONOSTIC. — Aortite aigue, maladie à répétition et à poussées. — Mort *subite* (par angine de poitrine). Mort *rapide* par complication (embolie cérébrale). Mort *lente* par asystolie.

DIAGNOSTIC. — Aortite aiguë *primitive* et *secondaire* à l'aortite chronique L'aortite aigue est une affection *dyspneique*, *douloureuse* et *syncopale*. — Importance de ces trois éléments symptomatiques, la dyspnée, la douleur, quelquefois l'état syncopal ou lipothymique, pour le diagnostic.

Diagnostic de l'aortite aigue *secondaire*. — Observations. — Diagnostic avec les anévrismes de l'aorte, les pseudo-angines de poitrine, l'endocardite, l'endocardite rhumatismale avec aortite, la péricardite, le goitre exophtalmique, la phthisie pulmonaire. — Diagnostic du *siège* de l'aortite. — Aortite de la portion ascendante de la crosse, de la portion descendante (souffle dorsal à propagation xiphoïdienne). Observations.

Je vous ai fait connaître les modes de début, l'évolution générale de l'aortite ; il est maintenant utile de décrire les divers symptômes qui la caractérisent.

Or, j'ai démontré que les principaux phénomènes révélateurs de cette maladie sont de quatre sortes, et qu'ils se rapportent :

1° A la dilatation de l'aorte;

2° A l'endo-aortite;

3° A l'oblitération ou au rétrécissement vasculaires;

4° A la propagation du travail inflammatoire vers les organes voisins, péricarde et nerfs, c'est-à-dire à la péri-aortite.

A côté de ces symptômes, il en est d'autres plus ou moins importants dont j'aurai à parler dans le cours de cette leçon. Tout d'abord, il est nécessaire de fournir les indications qui doivent nous guider dans la percussion et l'auscultation de l'aorte.

1° *Symptômes de la dilatation aortique.* — Dans le but de déterminer la valeur diagnostique de la matité de l'aorte, j'ai fait des recherches qui m'ont conduit à des résultats utiles à exposer :

La percussion de l'aorte doit être pratiquée au niveau du deuxième espace intercostal. Mais il se présente ici une difficulté d'appréciation, à cause du voisinage de la veine cave supérieure et des rapports étroits entre l'aorte et l'artère pulmonaire. Cependant, on peut toujours arriver à un résultat précis, si l'on considère qu'à l'état normal l'aorte ascendante ne doit pas sensiblement dépasser le bord droit du sternum. Il en résulte que, si la matité dépasse ce bord et s'étend vers le deuxième espace intercostal droit, on est en droit d'affirmer l'existence de la dilatation aortique. Ce résultat fourni par la percussion est confirmé par l'évaluation des distances approximatives qui séparent la crosse de l'aorte du bord supérieur de la paroi sterno-costale. Le grand sinus de cette artère est à une distance de 15 millimètres de la fourchette sternale chez l'adulte de l'un et de l'autre sexe ; mais aux âges extrêmes de la vie, ce rapport n'est plus le même, car cette distance est moindre chez les vieillards et chez l'enfant pour deux raisons différentes : dans un âge avancé, le grand sinus est dilaté et conséquemment l'aorte s'est rapprochée du sternum ; mais dans les premières années de la vie, cet éloignement des deux organes est la conséquence de la brièveté de ce plan osseux.

La région de l'aorte la plus accessible à la percussion est sa partie moyenne, c'est-à-dire le point où sa portion ascendante se continuant avec sa portion horizontale, ce vaisseau est sur un plan plus antérieur et plus rapproché du sternum. Au niveau de la tête de la première côte et dans le premier espace intercostal, ces rapports sont moins immédiats à l'état normal, parce que la crosse aortique s'éloigne progressivement du bord droit du sternum et a pris position dans un plan plus postérieur que celui de la portion transverse.

Il faut encore se rappeler que la percussion de la région aortique chez un malade placé dans le décubitus dorsal, peut ne pas donner de résultat, alors même que les rapports de ce vaisseau sont modifiés. Dans ce cas, il faut le faire asseoir et pratiquer la percussion quand il se penche en avant, position ayant pour but d'augmenter la contiguïté de ces rapports. Enfin, au point de vue du manuel opératoire de cette exploration, il est inutile d'employer le plessimètre ou le plessigraphe, le sternum étant par lui-même un véritable plessimètre.

Les distances numériques que je vais indiquer ne sont pas admises par tous les auteurs, et quelques-uns prétendent que la zone de matité aortique comprise entre les deuxième et troisième espaces intercostaux droit et gauche varie de 4 à 5 centimètres et demi chez l'homme et de 2 centimètres et demi à 3 centimètres et demi chez la femme (Peter). Or, ces chiffres ne sont pas absolument exacts. Autre chose, en effet, est de mesurer une aorte vide de sang sur le cadavre et une aorte distendue pendant la vie. Dans l'état de vacuité, cette artère possède un diamètre transversal différent de celui du même vaisseau rempli de sang. Pour connaître exactement les dimensions normales de l'aorte, on devrait l'injecter préalablement par une des branches collatérales, telles que la carotide. Aussi, d'après mes recherches, je n'hésite pas à adopter, pour ces dimensions, les chiffres de 4 à 5 centimètres chez l'homme et de 3 à 4 centimètres chez la femme.

Dans toute dilatation de l'aorte, qu'elle soit symptomatique d'une inflammation aiguë ou chronique de ce vaisseau, on constate un signe très important et mal connu encore, malgré les recherches de Faure[1] à ce sujet, je veux parler de l'*élévation des sous-clavières*.

Pour pratiquer l'exploration de ces vaisseaux, il faut de préférence rechercher la sous-clavière *droite* pour des raisons que l'anatomie fait connaître. La sous-clavière gauche, en effet, est placée sur un plan plus postérieur que la droite; celle-ci déborde donc le bord supérieur de la clavicule; elle est par conséquent plus superficielle que son homologue. Mais, en l'explorant, on doit, pour plus de facilité, abaisser le moignon de l'épaule, et en même temps porter celui-ci un peu en arrière, manœuvre qui a pour effet, en diminuant la profondeur du creux sus-claviculaire, de faciliter la recherche de la sous-clavière. Pour cette recherche, il ne faut pas oublier d'ailleurs que normalement cette artère est située en arrière du tubercule du scalène antérieur, au niveau de la première côte, en haut et en dehors du muscle omoplato-hyoïdien. Le tubercule du scalène antérieur et ce dernier muscle servent donc de points de repère

[1] A. Faure (*Archives générales de médecine*, 1874).

et permettent d'éviter toute confusion entre la carotide et la sous-clavière.

Dans l'aortite aiguë, et surtout dans la forme chronique, ces rapports sont modifiés ; de là des signes physiques d'une grande valeur, comme le démontre la symptomatologie.

Maintenant, il va nous être plus facile de décrire les symptômes qui permettent de reconnaître une aortite aiguë. La dilatation de l'aorte, compagne presque inséparable de cette maladie, se reconnaîtra par l'*augmentation de la matité préaortique*, par l'*élévation de la sous-clavière droite*, souvent par les *battements anormaux des artères du cou.* Ce dernier symptôme n'est pas sans importance, car il ne se rencontre que dans trois maladies : le goitre exophtalmique, la péricardite, les affections aortiques et quelquefois chez les chlorotiques. Donc, lorsque vous le constaterez, vous n'aurez plus qu'à faire un diagnostic d'élimination.

Sous l'influence de l'ectasie aortique, on voit souvent survenir une *insuffisance des valvules sigmoïdes* par simple élargissement du vaisseau, insuffisance différente de celle qui est consécutive aux lésions valvulaires. La première est une insuffisance légère avec bruit de souffle ordinairement doux et parfois fugace ; la seconde aura les caractères et la permanence des inocclusions par altération anatomique des orifices. On observera dès lors un pouls fort, vibrant et serré ; mais plus tard, quand le myocarde faiblira, les cavités du cœur se dilateront, et il en résultera une insuffisance mitrale fonctionnelle qui pourra modifier le pouls et le rendre faible, intermittent et inégal.

L'élévation des sous-clavières est un phénomène connexe de la dilatation aortique. A l'état normal, il n'existe pas de battements artériels visibles dans la région de ces vaisseaux. On devra les chercher dans un triangle limité en dedans par le sterno-cléido-mastoïdien, en bas par la clavicule, en dehors et en haut par l'omoplato-hyoïdien. C'est là qu'on portera le doigt sur la première côte, en arrière et en dehors du tubercule du scalène antérieur. Or, s'il existe de la dilatation de l'aorte, cette exploration ne donnera pas de résultat; on ne trouve plus la sous-clavière à cette place, le muscle omoplato-hyoïdien devient inférieur au vaisseau qui est situé à 1 ou 2 centimètres au-dessus de la côte. La recherche de la sous-clavière ainsi soulevée est alors plus facile. Mais il ne faut pas confondre ses battements avec le soulèvement des jugulaires. Les mouvements produits par la régurgitation veineuse consistent dans un soulèvement *vertical* et ondulatoire, ceux de l'artère sous-clavière consistant dans un soulèvement *horizontal.* D'ailleurs, le critérium du déplacement de ce dernier vaisseau étant l'inefficacité de sa compression sur la première côte en dehors du tubercule du scalène antérieur, il devient possible par cette épreuve de lever tous les doutes.

2° *Symptômes de l'endo-aortite.* — Lorsque l'aortite intéresse l'ouverture des artères coronaires (aortite *péri-coronaire*), elle donne lieu à des *symptômes angineux* dont j'ai déjà fait mention et dont je parlerai plus loin, ces symptômes angineux ayant une grande importance par leur fréquence et leur caractère de gravité.

Dans les aortites chroniques et dans les aortites aiguës secondaires aux aortites chroniques avec dilatation de l'aorte et des sous-clavières, on peut parfois constater dans les bras, les avant-bras et les mains, et jusque vers la paroi thoracique, des *douleurs névralgiques* assez violentes qui en imposent pour l'existence de douleurs angineuses, d'autant plus qu'elles surviennent d'une façon paroxystique sous l'influence de violentes palpitations par exemple. Or, cela s'explique par les nouveaux rapports que les artères sous-clavières surélevées affectent avec les branches du plexus trachial. Celles-ci battues par ces artères soulevées, surtout dans les périodes d'excitation du cœur, traduisent cette compression par des douleurs névralgiques plus ou moins violentes. C'est ainsi que l'on voit des malades atteints de dilatation aortique se plaindre d'une souffrance continue dans une ou deux épaules, et de palpitations accompagnées de douleurs à la partie supérieure et antérieure de la poitrine, à la face interne des bras et des avant-bras. Ce sont des douleurs *névralgiques*, et non angineuses, car elles ne surviennent pas par les efforts ou la marche, ou si les efforts les produisent, c'est toujours à la faveur des palpitations. J'ai vu nombre de fois des faits semblables, et on peut lire dans la thèse de Faure l'histoire d'un malade qui, notamment un soir, après un repas trop copieux, fut pris d'un accès névralgique des plus douloureux : « D'abord, ce furent des palpitations de plus en plus violentes, puis survint un véritable tumulte cardiaque, le pouls s'éleva à 116-120, des douleurs lancinantes, déchirantes parcouraient les bras et les avant-bras ; des fourmillements intolérables tourmentaient les mains. Les régions pectorales étaient le siège de phénomènes douloureux analogues. »

J'ai dit que les bruits surajoutés et les *bruits de souffle* font souvent défaut dans l'aortite aiguë comme dans l'aortite chronique. Cela se comprend lorsque l'inflammation est limitée à la crosse, ou lorsqu'elle n'intéresse pas l'orifice aortique. Mais alors, on observe encore un changement de timbre dans les bruits normaux de la base. Ils sont plus ou moins voilés et comme sourds ou étouffés; d'autres fois, et surtout au début, les battements du cœur sont énergiques, les bruits éclatants, et l'organe semble affolé par de violentes palpitations.

D'autres fois encore, on perçoit à la base un souffle systolique, ou un souffle diastolique, ou les deux à la fois. Alors, il ne faudra pas les confondre avec le bruit de va-et-vient symptomatique d'une péricardite de la base. Vous savez déjà que le souffle diastolique est dû, soit à une lésion des valvules sigmoïdes, soit à une simple dilatation de l'orifice aortique.

Dans certains cas, on a pu constater l'existence d'un souffle systolique et diastolique de la base, alors que l'on ne constatait à l'autopsie ni rétrécissement ni insuffisance aortique. On ne peut expliquer ce fait qu'en admettant un rétrécissement *relatif* de l'orifice aortique par rapport à la dilatation fusiforme du vaisseau siégeant au-dessus. Quant au souffle du second temps qui ne peut s'expliquer par le reflux rétrograde du sang dans le ventricule et qui a son siège maximum, sans propagation, au niveau de la crosse aortique, il se justifie par le retour d'une partie de l'ondée sanguine dans la portion dilatée et moins élastique du vaisseau sous l'influence de l'élasticité artérielle conservée dans la partie située au-dessus de l'ectasie. D'après Léger, il s'agirait plutôt d'un souffle produit « par la simple exagération des ondes secondaires qui existent à l'état normal ». Cette explication n'a pas le mérite de la clarté.

Lorsque l'aortite présente une grande intensité, elle a pour effet de diminuer l'élasticité de l'aorte. Or, on sait que l'élasticité et la contractilité artérielles sont les auxiliaires des contractions cardiaques; il en résulte que celles-ci se feront avec plus de force d'abord et de difficulté ensuite pour vaincre les obstacles périphériques. C'est alors que l'on peut constater un signe d'une certaine valeur : la *prolongation de la systole*, qui paraît se faire en deux temps (bruit du trot), d'où la sensation prolongée du choc précordial, l'augmentation du petit silence, la diminution du grand silence ou de la phase diastolique du cœur, et par conséquent de la réplétion ventriculaire.

A la pointe, dans les dernières périodes de la maladie, il peut se produire aussi un souffle systolique faible et doux, symptomatique d'une insuffisance fonctionnelle de la valvule mitrale par élargissement de l'orifice ; puis, si les phénomènes asystoliques s'accusent, l'orifice tricuspidien se dilate, et vous entendez un autre souffle au niveau de l'appendice xiphoïde.

A ces signes cardiaques s'en ajoutent d'autres encore. Du fait de l'inflammation, la paroi aortique a perdu, ai-je dit, son élasticité ; de là, pour le cœur, un effort plus grand de propulsion destiné à vaincre la résistance de la colonne sanguine ; d'où encore une augmentation du travail mécanique de cet organe; d'où enfin, l'*hypertrophie cardiaque*, lésion anatomique fréquente, même dans les premières périodes de l'aortite.

On en trouve la preuve, à défaut d'autres signes, dans les caractères du pouls, spéciaux à l'hypersarcose ventriculaire. Mais, ne vous y trompez pas cependant ; il vous arrivera souvent de constater dans le cours de la maladie, avec une augmentation considérable de la matité cardiaque et l'abaissement de la pointe du cœur, les signes réels d'un affaiblissement ou d'une insuffisance myocardique (assourdissement du premier bruit, faiblesse de l'impulsion du cœur, etc.). N'allez pas alors, comme on le fait trop souvent, conclure de l'augmentation de la matité et de la voussure précordiale à l'existence d'une hypertrophie vraie. Augmentation de volume du cœur n'est pas synonyme d'hypertrophie ; et ici, par le fait de plaques d'aortite, rétrécissant souvent l'ouverture des coronaires et entravant la nutrition de l'organe, les altérations régressives ont promptement envahi les fibres du myocarde.

Alors, à ce moment on voit survenir assez rapidement un *œdème des membres inférieurs* qui augmente en quelques jours dans de grandes proportions, envahissant successivement les cuisses, le tronc et les parois de l'abdomen. A la fin de la maladie, les urines se chargent de fortes quantités d'albumine, et j'ai vu, dans un cas, cet œdème se transformer en véritable anasarque.

3° *Symptômes dus au rétrécissement ou à l'oblitération des vaisseaux.* — A côté de ces symptômes accusateurs des lésions anatomiques de l'aorte et du cœur, il y en a d'autres dont on trouve la raison dans le rétrécissement spasmodique ou organique des vaisseaux artériels.

A ce sujet, les recherches de François Franck qui expliquent bien la physiologie pathologique dans les affections aortiques, peuvent se résumer par cette proposition : dans l'aorte, les lésions de l'endartère deviennent le point de départ de nombreux réflexes vasculaires qui produisent la contraction des artères périphériques. C'est pourquoi, chez ces malades, la face prend un teint anémique plombé, cireux et terreux, et cela explique les *accès de pâleur* que je vous ai fait depuis longtemps remarquer, les plaques d'ischémie locale et de blancheur mate que l'on observe sur différentes parties du corps, les accès d'algidités locales, le phénomène du pouls *variable* devenant subitement faible ou concentré, et en tout cas plus faible d'un côté ; les accès d'ischémie cérébrale avec son cortège d'étourdissements, de vertiges, de lipothymies, de syncopes, etc. Ainsi donc, la symptomatologie de la maladie n'est pas limitée au cœur ou à l'aorte, elle s'étend au système artériel tout entier.

En voici d'ailleurs la preuve :

Dans l'aortite aiguë, il est possible de rencontrer des manifestations morbides qui ont des analogies avec celle de l'anévrisme. On constate de l'*inégalité du pouls*, appréciable à la palpation, mais quelquefois aussi au sphygmographe seulement, et chez de tels malades, il faut pratiquer toujours la recherche du pouls à droite et à gauche. S'il existe une tendance à l'oblitération de l'orifice d'une sous-clavière, on observe le défaut d'isochronisme entre les battements des radiales droite et gauche, de l'inégalité et un retard du pouls. Dans ces conditions, une erreur est souvent commise, et l'on peut croire à l'existence d'un anévrisme de l'aorte qui n'existe pas.

Mais là ne se bornent pas les accidents imputables au rétrécissement ou à l'oblitération des artères. On sait maintenant que l'aortite péri-coronaire détermine une ischémie cardiaque qui se traduit par l'*angine de poitrine*, l'un des accidents les plus fréquents et les plus redoutables des aortites aiguës ou chroniques. Il est vraisemblable que, dans les cas d'aortite plus étendue et plus généralisée, on trouvera des symptômes correspondant à l'oblitération du tronc cœliaque, des artères rénales, mésentériques, bronchiques et même intercostales. C'est peut-être à l'oblitération de ces dernières qu'on doit attribuer une forme de dyspnée douloureuse ou d'insuffisance respiratoire que l'on observe chez les malades.

C'est parfois à la même cause qu'il convient de rattacher certaine *albuminurie* qui peut avoir pour origine le rétrécissement ou l'oblitération des artères rénales. D'autres fois, elle est le résultat du développement d'une néphrite interstitielle dans les cas fréquents où l'aortite aiguë a évolué dans le cours de l'artério-sclérose et de l'athérome artériel. Plus rarement, elle est due à une embolie de l'artère rénale. Enfin, à ces causes de l'albuminurie dans l'aortite, il faut encore en ajouter une autre : je veux parler de l'asystolie, sur le mécanisme de laquelle je n'ai pas à m'étendre parce qu'elle se rapporte plus spécialement à l'histoire de ce syndrome.

C'est encore à la même cause, c'est-à-dire à l'ischémie locale, qu'on doit attribuer le *facies* si caractéristique des malades dont je vous ai déjà parlé plus haut. Leur visage est d'une pâleur extrême qui s'accuse encore davantage par instants, et qui peut prendre ainsi une coloration plombée et terreuse. Leurs traits ont parfois une expression de terreur et d'angoisse qui donne à leur physionomie un cachet spécial.

Lorsque l'aortite est généralisée, elle a une tendance naturelle à produire dans la plupart des organes une diminution de l'irrigation sanguine et de la nutrition qui aboutit parfois très promptement à un amaigrissement considérable, à l'émaciation des masses musculaires et à une véritable *cachexie artérielle* dont j'ai établi la nature et les caractères dans une précédente leçon.

4° *Symptômes dus à la péri-aortite.* — J'aborde maintenant le quatrième groupe de symptômes : par propagation de l'inflammation aortique aux organes voisins.

Jusqu'ici, la symptomatologie a étudié les accidents consécutifs à l'endo-aortite ; maintenant elle doit envisager ceux de la *péri-aortite*. Cependant, cette distinction est plus théorique que pratique. Ainsi, les accidents angineux restent toujours sous la dépendance de l'ischémie cardiaque par oblitération des coronaires, et la dyspnée, dont les modalités sont diverses, procède de causes différentes. Ici, elle est une des expressions de l'hypertension artérielle ; là, elle est symptomatique de l'irritation des nerfs vagues ; elle est encore le résultat de l'insuffisance myocardique ; enfin, elle peut être une manifestation de l'urémie.

Mais on ne saurait nier que l'inflammation s'étend de l'endartère aux tuniques externes du vaisseau et qu'elle finit par envahir les organes voisins, le péricarde et les nerfs du plexus cardiaque. La clinique s'unit à l'anatomie pathologique pour le démontrer.

Il existe deux sortes de symptômes douloureux par propagation inflammatoire :

1° Des symptômes douloureux, le plus ordinairement *passagers*, dus à l'ischémie des artères coronaires en partie oblitérées par l'extension inflammatoire de l'endartérite au pourtour de l'orifice de ces vaisseaux;

2° Des symptômes douloureux souvent *permanents* produits par l'extension inflammatoire aux organes voisins, au péricarde, aux nerfs du plexus cardiaque et même à la plèvre. Ce sont ces accidents souvent dépourvus de toute sensation angoissante, augmentant par la pression du doigt sur le trajet des nerfs phréniques, que certains auteurs ont confondus à tort avec les vraies attaques d'angine de poitrine.

En dehors d'elles, il existe des manifestations dyspnéiques et douloureuses que nous devons étudier en raison de leur fréquence et de leur importance. Elles démontreront que les affections artérielles et surtout les aortites sont avant tout et de bonne heure des affections essentiellement douloureuses. En cela déjà, elles se distinguent des maladies du cœur.

Les malades accusent une sensation de poids, de pesanteur, de plénitude, de tension, d'étreinte à l'épigastre et à la base de la poitrine ; ou bien, il s'agit d'une sensation de gêne, de déchirure et de brûlure rétro-sternales, ou encore d'élancements traversant la poitrine d'avant en en arrière. Souvent, l'anxiété douloureuse s'accompagne d'un sentiment de barre transversale et de constriction thoracique avec douleurs irradiées dans les organes voisins : l'épaule, le cou, le larynx, l'œsophage, le dos, les parties latérales de la colonne vertébrale, où elles peuvent être confondues avec des douleurs rhumatismales. Ainsi, j'ai vu un malade éprouvant depuis quelque temps d'assez vives douleurs au niveau des des articulations scapulo-humérales et des épaules. Il avait été considéré et traité comme un rhumatisant, ce qui était une erreur, car il s'agissait d'une aortite accompagnée de douleurs irradiées.

A l'œsophage, ces irradiations consistent dans la sensation de dysphagie ou même de gêne comparable à celle de la boule hystérique, sorte de péricardite hydrophobique. Dans la région du foie, elles donnent lieu à des douleurs simulant des attaques de coliques hépatiques, comme j'en ai vu des exemples assez nombreux ; enfin, elles peuvent encore se traduire du côté de l'estomac par des phénomènes de pseudo-gastralgie (pseudo-gastralgie angineuse), que j'ai décrits pour la première fois en 1888.

Ces sensations subjectives et ces pseudo-viscéralgies ne sont pas particulières à l'aortite aiguë; elles se rencontrent encore dans la plupart des affections où l'aorte est en cause ; elles possèdent donc une valeur diagnostique générale dans la pathologie de ce vaisseau.

D'autres manifestations douloureuses accompagnent encore l'aortite. Ce sont les douleurs provoquées sur le trajet des nerfs phréniques et des nerfs intercostaux, douleurs dont le siège est caractéristique, dont l'origine névritique est incontestable et sur lesquelles, par conséquent, il est inutile de nous arrêter plus longtemps.

Les auteurs anciens, parmi lesquels Bertin et Bouillaud, ont beaucoup insisté sur la violence des pulsations de l'aorte qu'ils regardaient même comme le signe principal de l'aortite. D'autres cliniciens ont également signalé des sensations pénibles et douloureuses sur le trajet du vaisseau malade et à chaque pulsation artérielle. C'est ainsi que Bamberger parle d'une « douleur en coups de marteau » perçue derrière le sternum avec irradiation dorsale. Toutes ces sensations sur lesquelles on s'est théoriquement étendu, sont assez rares ; mais, dans les cas d'aortite aiguë survenant au cours d'une aortite chronique avec dilatation de l'aorte, on peut voir apparaître des palpitations s'accompagnant de douleurs très vives sur les bras et les avant-bras ainsi que sur les régions pectorales avec fourmillements et engourdissements des mains. On commettrait une grave erreur en assimilant ces accidents à des accès angineux ; il est probable, comme je l'ai déjà dit, d'après l'opinion de Faure, qu'ils sont dus à la compression et à l'excitation des dernières branches du plexus brachial battu pour l'artère sous-clavière soulevée.

Enfin, on trouve souvent des symptômes de *péricardite sèche*, et, dans ce cas, il faudra vous tenir en garde, parce que, dans l'espèce, vous pourriez méconnaître aisément l'aortite qui en a été le point de départ. Alors, on peut voir survenir un léger mouvement fébrile que l'on doit rattacher à la complication de péricardite, et non à l'aortite; car, je le répète, cette dernière affection n'est pas fébrile. Elle s'accompagne de palpitations, d'accès de tachycardie sans fièvre, et c'est ainsi que vous verrez chez des malades, souvent d'une façon paroxystique, rarement d'une façon permanente, une accélération du pouls jusqu'à 120 et même 140 pulsations par minute. Mais vous en verrez d'autres encore chez lesquels le pouls est habituellement lent, ne battant que cinquante à soixante fois. Ces variations extrêmes dans le nombre des battements cardiaques tiennent-elles à une influence exercée sur le pneumogastrique ? La chose est possible, et même probable.

5° *Symptômes respiratoires.* — La *dyspnée*, dans l'aortite, est un phénomène extrêmement important à étudier, en raison de sa grande fréquence, qui n'a d'égale que celle des symptômes douloureux. Elle est paroxystique ou continue, diurne ou nocturne. Mais un des grands caractères qui la distinguent, c'est qu'elle se manifeste à l'occasion d'un effort, d'une marche un peu rapide, d'un mouvement quelconque. C'est, en un mot, une *dyspnée d'effort*. Parfois, son intensité est extrême ; alors l'inspiration est pénible et laborieuse, le facies est ordinairement très pâle, les traits sont tirés, exprimant l'anxiété et l'angoisse, le visage est couvert de sueur. D'autres fois, et surtout au début, le malade ne se plaint que d'une anhélation qui survient après une marche précipitée de quelques pas ; alors, il s'arrête, le corps penché en avant et parfois la tête renversée en arrière, puis tout se calme et rentre dans l'ordre par le repos.

Ainsi, au début de l'affection, la dyspnée est paroxystique et passagère, rarement spontanée, presque toujours provoquée par l'effort. Quand un malade viendra vous dire : « J'ai de la gêne respiratoire, de l'oppression quand je marche, quand je fais un mouvement quelconque pour m'habiller, pour monter à mon lit, et dès que je garde le repos, tout disparaît », vous pouvez déjà penser à l'aortite et vous devez en rechercher les principaux symptômes.

Mais plus tard, quelquefois même dès le début de la maladie, les accès, tout en restant toujours paroxystiques, sont surtout nocturnes, et chaque nuit, invariablement, les crises d'oppression se reproduisent avec une régularité désespérante, à ce point que le malade est obligé de passer ses nuits assis dans un fauteuil. Le plus souvent, ces accès nocturnes sont remarquables par leur longue durée et leur grande intensité.

Dans l'accès nocturne d'asthme *vrai*, l'inspiration est relativement facile, l'expiration est longue et sifflante, et l'auscultation permet de constater dans la poitrine de nombreux râles sonores, mais le malade n'éprouve pas d'angoisse caractéristique et n'a pas la sensation de mort imminente. Dans le *pseudo*-asthme nocturne d'origine aortique, l'inspiration est surtout difficile, la détresse respiratoire est au maximum, l'anxiété est extrême, le malade éprouve une sensation de barre et de déchirure rétro-sternales, les extrémités sont froides, le pouls est faible quoique dur, peu dépressible et contracté, les extrémités se couvrent de sueurs froides, et l'auscultation ne permet de constater aucun bruit anormal. D'autres fois, au contraire, pendant toute la durée de l'accès, on entend une pluie de râles crépitants envahissant la poitrine de la base au sommet et traduisant l'existence d'un œdème aigu du poumon.

Dans quelques cas, comme Léger l'a fait remarquer, la respiration ne présente d'abord aucun trouble en dehors des accès d'oppression. « Même quand la dyspnée s'est établie d'une manière permanente, le nombre des mouvements respiratoires est relativement peu augmenté, variant de 28 à 36 par minute. Il s'élève encore un peu dans le cours des attaques angineuses, mais c'est surtout le mode respiratoire qui présente alors des altérations. L'inspiration est énergique, laborieuse, comme si un obstacle que les malades rapportent à la partie supérieure du sternum empêchait l'entrée de l'air. »

Il faut ajouter que cette *anxiété respiratoire* presque constante se peint sur les traits qui s'altèrent rapidement et présentent l'aspect de l'angoisse, de l'inquiétude, de la fatigue.

La dyspnée est souvent d'origine *toxique*. Ce qui le prouve, ce sont quelques expériences que j'ai faites. En injectant sous la peau d'un cobaye des urines normales, j'ai provoqué la mort chez cet animal en quelques jours ; au contraire, en injectant la même quantité d'urine appartenant à une femme atteinte de cardiopathie artérielle (artério-sclérose du cœur et aortite), ce cobaye a survécu. Preuve que le sang de cette malade était intoxiqué par des produits de désassimilation dont l'imperméabilité rénale avait entravé l'élimination. La dyspnée de l'aortite est donc non seulement *mécanique,* relevant de l'hypertension artérielle, mais elle est encore le plus souvent *toxique*, dépendant de l'imperméabilité de l'émonctoire rénal. Ce qui le prouve, ce sont les bons effets du régime lacté exclusif dans ces cas.

On peut m'objecter que les affections valvulaires du cœur s'accompagnent aussi d'accès dyspnéiques qu'on a rangés sous le nom de pseudo-asthme cardiaque. Mais, il y a de grandes différences entre ce dernier et le pseudo-asthme aortique que je viens de décrire. Dans le pseudo-asthme cardiaque, il s'agit d'une dyspnée d'ordre mécanique, due le plus souvent aux congestions passives de l'appareil pulmonaire, tandis que, dans le pseudo-asthme aortique, ce sont les éléments nerveux et toxiques qui jouent le principal rôle.

A la dernière période de l'aortite, la dyspnée peut devenir franchement d'*origine cardiaque*. Je m'explique :

L'inflammation de l'aorte a produit le rétrécissement des artères coronaires ; il en résulte à la longue une insuffisance d'apport sanguin dans le myocarde ; consécutivement, celui-ci s'altère, il est le siège de lésions dégénératives qui favorisent la dilatation des cavités du cœur et des orifices auriculo-ventriculaires. Alors, l'aortique devient mitral avec ses congestions, sa dyspnée continue ou subcontinue. Celle-ci est franchement cardiaque.

D'autres fois, la dyspnée est incidemment due à une complication qui est loin d'être rare : l'*apoplexie pulmonaire*. Alors, le malade a une toux fréquente accompagnée de l'aggravation de la dyspnée, d'une expectoration visqueuse, sanguinolente, ou même d'une véritable hémoptysie, et l'auscultation permet de reconnaître dans un point de la poitrine l'existence de râles crépitants avec ou sans souffle, puis assez souvent d'un léger épanchement pleural. La relation exacte entre les embolies pulmonaires et les maladies aortiques n'est pas difficile à interpréter et je l'explique par la dilatation des cavités du cœur qui favorise dans l'oreillette droite la formation de thromboses sanguines et le transport de caillots dans l'artère pulmonaire.

Les *épanchements pleurétiques* peuvent survenir dans trois conditions différentes : ils sont consécutifs aux infarctus superficiels du poumon ; ils sont le résultat de la propagation de l'inflammation du péricarde péri-aortique à la plèvre gauche ; enfin il s'agit d'épanchements pleurétiques sans aucune réaction inflammatoire, épanchements dont j'ai remarqué la plus grande fréquence à droite chez les artério-scléreux, sans que j'en connaisse exactement la raison.

Comme les malades atteints d'aortite sont souvent des artério-scléreux, on peut voir survenir chez eux les symptômes de la néphrite interstitielle et avec eux des accidents urémiques, parmi lesquels l'oppression et la respiration de Cheyne-Stokes tiennent la première place. La dyspnée est donc *urémique.*

En résumé, dans l'aortite, on peut observer quatre variétés différentes de dyspnée : le *pseudo-asthme aortique* ou dyspnée *toxique,* dont l'importance est considérable ; les dyspnées *cardiaque*, *urémique* et *pleuro-pulmonaire.* Cette dernière résulte elle-même de causes diverses : infarctus ou congestions du poumon, épanchements pleurétiques.

6° *Symptômes divers.* — En dehors des embolies dans l'artère pulmonaire et aussi dans les artères rénales dont j'ai déjà parlé, on peut encore en observer dans divers organes et notamment dans le cerveau, ce qui explique la production d'*hémiplégies.*

L'*insomnie* habituelle chez ces malades a pour causes multiples, l'anémie cérébrale, la violence des douleurs, et l'intensité des phénomènes dyspnéiques.

Il faut encore signaler quelques symptômes moins importants en raison de leur peu de fréquence : une toux quinteuse et spasmodique; des troubles gastriques caractérisés par des nausées et des vomissements ; une inégalité pupillaire, le plus souvent passagère et analogue à celle qui se produit souvent dans les anévrismes aortiques ; parfois des sueurs très abondantes dont l'explication reste à trouver ; enfin, des troubles cérébraux caractérisés par un grand état de prostration ou encore par un délire furieux. Mais, je répète que ces derniers symptômes n'ont pas la valeur que les anciens auteurs leur ont attribuée.

Pronostic. — En traçant le tableau général de l'aortite, j'ai insisté sur sa marche, sur ses allures, sur ses modes de terminaison. Ce n'est pas une maladie dont l'évolution est continue, elle a lieu par poussées aiguës successives, et les phases d'accalmie pourraient faire croire à une trompeuse guérison. C'est une maladie à répétition, à récidives fréquentes ; de là une grande réserve que l'on doit observer dans l'appréciation de son pronostic.

Grave par ses propres manifestations, elle est grave aussi par les accidents et les complications qu'elle provoque. Aussi la mort est-elle le dénouement habituel de cette maladie. Mais elle ne survient pas toujours dès la première atteinte ; le plus souvent même, l'affection passe à l'état chronique, et le dénouement fatal ne survient que beaucoup plus tard.

Elle peut même guérir sans laisser de traces, comme Bucquoy en a cité quelques exemples et comme j'en ai aussi observé plusieurs cas. Elle a une durée de deux à six mois.

La mort peut survenir subitement, sous l'influence d'une syncope ou d'un accès angineux. Mais, elle peut être encore rapide par suite d'une complication, comme une embolie cérébrale. Elle survient plus lentement par asystolie, ou encore par les progrès de l'affection au milieu d'un état promptement cachectique, ou enfin au milieu d'accidents cérébraux et comateux.

Diagnostic. — « En voyant, — dit Léger — un individu avec cette dyspnée si caractéristique, de plus en plus intense, accompagnée de brûlure et de déchirure rétro-sternales, et traversée subitement par des accès d'angine de poitrine, on pensera à l'existence d'une inflammation aiguë des parois de l'aorte. Cette idée deviendra une certitude si, au milieu de tous ces symptômes, le cœur ne présente comme lésion organique qu'une hypertrophie considérable, sans altération valvulaire bien accentuée, et si l'aorte, sur le trajet de sa portion ascendante, est devenue le siège d'un double bruit de souffle à timbre plus ou moins rude. Le diagnostic, dans ces circonstances, est relativement facile. »

Je cite ce passage, parce qu'il résume assez bien la question.

Oui, sans doute, lorsque ces symptômes existent — la dyspnée, les douleurs angineuses ou rétro-sternales, — on doit songer à l'existence d'une aortite aiguë ou subaiguë. Mais, pour que « cette idée devienne une certitude », il ne faut pas croire que cette certitude dépende de la constatation d'une hypertrophie concomitante du cœur, ou encore d'un double bruit de souffle à la région aortique.

Dans ce passage, il me semble que deux éventualités distinctes ont été confondues :

D'une part, l'aortite aiguë *primitive* s'installant d'emblée chez un individu indemne jusque-là de tout travail phlegmasique antérieur du côté de la membrane interne de l'aorte, ou encore de toute affection aortique; alors l'hypertrophie cardiaque n'aura pas eu le temps de se produire, vous ne la constaterez pas, et de plus, il n'y aura encore aucun bruit morbide à l'aorte ;

D'une autre part, l'aortite aiguë est *secondaire*, survenant chez un individu déjà porteur de lésions aortiques anciennes (aortite chronique, rétrécissement ou insuffisance aortique, anévrisme de l'aorte, etc.).

Dans le premier cas, les accès dyspnéiques et angineux permettent le plus souvent de fixer déjà le diagnostic. La dyspnée présente des caractères très importants sur lesquels j'ai déjà beaucoup insisté et qu'il n'est pas inutile de résumer.

Au début, la dyspnée aortique ne s'accompagne pas de signes physiques à l'auscultation du poumon et des bronches, et cette absence de signes met hors de cause les lésions anatomiques de ces organes. A cette période, le diagnostic de cette dyspnée d'*effort* est donc facile.

A la fin de la maladie, quand la phase asystolique est ouverte, on pourrait aussi la confondre avec l'oppression et la gêne respiratoire produites par cet état morbide, avec la dyspnée cardiaque. Bornons-nous à dire que cette dernière est le plus souvent subcontinue, rarement paroxystique, qu'elle s'accompagne de lésions congestives du côté des poumons, et qu'elle ne présente pas ces phénomènes de barre ou d'étreinte épigastriques ou sous-sternales fréquents dans la dyspnée aortique. Elle diffère encore de celle des emphysémateux, qui est permanente et sans douleur, et de la dyspnée des asthmatiques dont les allures sont autres, à preuve : la lenteur de l'inspiration, le prolongement et le sifflement de l'expiration, l'heure souvent nocturne des accès, leur spontanéité, et enfin l'absence de sensations douloureuses.

Si, à la dyspnée, se joignent les signes d'une péricardite de la base, le diagnostic approchera de plus en plus de la certitude, et, comme je l'ai déjà dit, il m'est arrivé souvent de reconnaître l'existence d'une aortite aiguë par la constatation d'un frottement à la partie supérieure de la région sternale. Ainsi donc, dyspnée d'effort, sensations douloureuses rétro-sternales pouvant affecter la forme d'accès francs d'angine de poitrine, parfois péricardite sèche de la base, tels sont les principaux symptômes qui mettront sur la voie du diagnostic. Ajoutez à cela les signes d'une dilatation aiguë du vaisseau, la pâleur et l'aspect terreux de la face si caractéristiques, quelquefois la tendance aux syncopes ou aux lipothymies. Vous voyez donc que, pour tracer rapidement la symptomatologie et les allures de l'aortite aiguë, j'ai raison de dire que c'est une affection *dyspnéique*, *douloureuse* et *syncopale*.

Pour le diagnostic de l'aortite aiguë *secondaire*, je vous citerai plusieurs exemples :

Voici un mitral, ou du moins il s'agit d'un artério-scléreux chez lequel vous avez constaté un souffle systolique sous-mamelonnaire. Un jour, il présente de la dyspnée d'effort, des accidents angineux, ou encore une sensation de barre rétro-sternale, la face est pâle et terreuse, le pouls fort et vibrant. Allez-vous mettre la dyspnée sur le compte d'une asystolie commençante, et prescrire de la digitale à votre malade? Ce serait une double erreur de diagnostic et de thérapeutique. Ce cardiaque n'est pas asystolique, et j'en ai la preuve dans l'absence de congestions viscérales ou d'œdèmes périphériques, dans les caractères du pouls qui reste fort ou vibrant, et de la systole du cœur qui n'a pas perdu son énergie. Du reste, si vous auscultez la poitrine, vous n'y trouvez le plus souvent aucun râle, aucun signe de congestion passive, aucun indice d'une rupture de compensation. Donc, la dyspnée n'est pas d'origine cardio-pulmonaire. Votre malade est atteint d'une cardiopathie artérielle qui, fixée primitivement sur l'orifice mitral, s'est ensuite propagée à l'aorte. Dans ce cas, ce n'est pas la digitale qu'il faut prescrire, elle n'aurait aucune action; c'est une médication ayant pour but de combattre les accidents toxiques et d'abaisser la tension artérielle, indication réalisée par la prescription du régime lacté absolu et des dépresseurs de l'artério-tension (iodures, saignées locales, etc.).

De même, il sera important de distinguer l'aortite aiguë survenue dans le cours d'un *anévrisme de l'aorte*. Alors, les phénomènes de l'aortite s'ajouteront à ceux de la tumeur, aux symptômes communs de l'inégalité du pouls et de l'élévation des artères du cou, de la dyspnée et de la douleur; vous constaterez les signes révélateurs de la présence d'une tumeur, deux centres de battements et de bruits, et enfin une matité très étendue.

En un mot, après les signes physiques dont j'ai donné l'énumération, le diagnostic de l'aortite aiguë s'appuie surtout sur deux ordres de phénomènes fonctionnels que je n'hésite pas à appeler fondamentaux : la dyspnée et la douleur. Ces symptômes caractérisent aussi l'aortite chronique; mais cette dernière accomplit son évolution plus lentement, et moins bruyamment. La matité aortique est plus étendue et peut mesurer de 7 à 9 centimètres; l'élévation des sous-clavières, les battements des artères du cou sont plus accusés ; mais, comme on devait s'y attendre, à l'intensité près, ce sont les mêmes symptômes que dans l'aortite aiguë.

Il importe surtout de savoir distinguer les *poussées aigues* qui surviennent chez un individu atteint depuis de longues années d'aortite chronique. L'histoire d'un malade que nous avons pu observer tout dernièrement va nous fournir les éléments de ce diagnostic :

Il s'agit d'un homme de quarante-quatre ans, exerçant la profession de ferblantier. Parmi ses antécédents personnels, nous rencontrons quatre causes — l'alcooolisme, le saturnisme, la syphilis, le tabagisme — qui se sont unies pour produire une inflammation chronique du système artériel en général et de l'aorte en particulier. A son entrée à l'hôpital, il présente tous les symptômes physiques d'une aortite chronique avec dilatation du vaisseau : matité plus considérable de la région cardio-aortique, élévation des sous-clavières, battements artériels du cou; puis, signes indéniables d'une hypertrophie cardiaque considérable, souffle systolique et diastolique de l'orifice aortique, souffle d'insuffisance mitrale fonctionnelle (je dis *fonctionnelle* en raison des caractères du bruit morbide, de sa production rapide, de sa naissance sous notre oreille pour ainsi dire et de ses rapports avec la dilatation du ventricule gauche).

Chez ce malade, l'affection s'est révélée, il y a trois ans, par des palpitations revêtant le caractère douloureux, par de la dyspnée d'effort, par des sensations angineuses un peu vagues, lesquelles ont fini par disparaître depuis longtemps. Il n'y a pas d'œdème des membres inférieurs, et il n'y en a jamais eu ; le foie est un peu augmenté de volume, mais non douloureux ; il n'y a aucune trace de congestion passive à la base des poumons, et la quantité des urines excrétées par jour est supérieure à la normale (1,800 gr. à 2,250 gr.), sous l'influence probable d'un début d'artério-sclérose rénale. Bref, le malade était déjà depuis plusieurs semaines dans nos salles, se levant et marchant sans trop de dyspnée. Un jour — il y a de cela deux semaines — je le vois assis sur son lit, la figure pâle et terreuse, en proie à une violente oppression. Je l'interroge, et j'apprends que la veille, il a rendu quelques crachats sanguinolents, que depuis plusieurs jours il ne peut se lever, faire un mouvement quelconque ou exécuter un effort sans ressentir immédiatement une vive oppression à laquelle se joint une sensation de barre rétro-sternale, ou encore de compression intra-thoracique, ou enfin de constriction sous-sternale comme si on rapprochait violemment le sternum de la colonne vertébrale. Parfois même, lorsqu'il veut continuer ou précipiter la marche, il est arrêté par une violente douleur de caractère angoissant, siégeant sous le sternum avec irradiations vagues à l'épaule et au bras gauches. La quantité des urines qui était de 1,600 grammes la veille s'est subitement abaissée à 500 grammes et les jours suivants à 200 grammes. Les deux souffles de l'orifice aortique ont pris un caractère nettement parcheminé et une intensité plus grande ; la matité cardiaque est encore augmentée dans le sens transversal, et le souffle fonctionnel de l'orifice mitral est plus accusé. Enfin, il existe un léger œdème péri-malléolaire, et la percussion jointe à l'auscultation de la poitrine permet de constater l'existence d'un épanchement pleural de moyenne abondance à gauche.

En présence de ces accidents nouveaux, quel diagnostic devions-nous porter ? S'agissait-il d'une simple attaque d'asystolie ? Oui, sans aucun doute, le cœur avait fléchi, et j'en avais la preuve dans l'existence de l'œdème péri-malléolaire constaté pour la première fois, dans la diminution du choc précordial, dans l'augmentation du volume du foie, etc. Mais, cette hyposystolie avait dû être provoquée par quelque lésion nouvelle, et en tous cas ce syndrome ne se manifeste pas par cette dyspnée particulière, par des symptômes douloureux ou angineux, par cet aspect spécial de la face qui était devenue pâle et terreuse. Tous ces accidents devaient être mis sur le compte d'une poussée aiguë d'aortite, et je formulai le diagnostic suivant :

Aortite aiguë dans le cours d'une aortite chronique ; rétrécissement et insuffisance aortiques ; insuffisances mitrale et tricuspidienne fonctionnelles par dilatation aiguë du cœur ; artério-sclérose du myocarde et du rein. — Enfin, je vous ai annoncé que nous trouverions très probablement un rétrécissement ou une oblitération de l'artère coronaire postérieure, les faits m'ayant appris que cette dernière était surtout altérée dans tous les cas où j'avais constaté pendant la vie les attaques dyspnéiques liées aux accès angineux. Quand ceux-ci existent seuls, c'est surtout la coronaire gauche qui est atteinte.

Tout s'enchaîne dans ce diagnostic un peu complexe : la dilatation des cavités cardiaques était survenue rapidement, comme le démontrait le résultat de la percussion précordiale, et la rapidité de son évolution nous prouvait une fois de plus que le myocarde devait être atteint de sclérose. Nous avions vu presque naître sous l'oreille un souffle à la pointe et en dehors du mamelon, nous avions constaté son augmentation progressive et parallèle avec cette dilatation cardiaque, ce qui nous avait permis d'affirmer la nature purement fonctionnelle de l'inocclusion de la valvule mitrale. Puis, quelques jours plus tard, apparaissait un autre souffle au niveau de l'appendice xiphoïde, distinct par ses caractères et son siège du souffle mitral, et aux battements artériels du cou s'était joint un mouvement ondulatoire avec reflux dans les veines jugulaires, ce qui nous permettait d'admettre l'existence d'une insuffisance tricuspidienne. Enfin, d'après l'interrogatoire, et quoique les urines n'eussent présenté que dans les derniers jours quelques traces d'albumine, nous pensions que l'artério-sclérose avait atteint le rein, parce que le malade avait eu de la polyurie avec pollakiurie nocturne, et parce que j'avais constaté, plus par la palpation du cœur que par l'auscultation, la sensation d'un mouvement de galop.

Quatre jours après, la situation devient plus grave encore malgré la médication (iodure, régime lacté, ventouses sèches), les urines descendent à 200 grammes, elles renferment un peu d'albumine, et je constate l'augmentation de l'œdème péri-malléolaire. L'oppression augmente, le malade ne peut faire un mouvement dans son lit sans être atteint de dyspnée d'effort et sans éprouver une sensation de barre et de compression rétro-sternales ; la pâleur de la face devient terreuse, le pouls radial est faible et fréquent (à 120), et comme les urines restent rares et que le régime lacté ne parvient pas à augmenter la diurèse, je prescris 30 centigrammes de macération de digitale, tout en vous annonçant à l'avance l'inefficacité très probable du médicament, inefficacité que je vous ai si souvent démontrée dans le cours des cardiopathies artérielles survenues promptement à leur dernière période d'impuissance myocardique. Or, la digitale fut non seulement inefficace, mais nuisible, et nous avons assisté dès le lendemain de son administration à la production d'une intoxication digitalique : vomissements fréquents, porracés et précédés de nausées extrêmement douloureuses ; subdélirium nocturne et hallucinations de l'ouïe, dilatation pupillaire, etc. Ainsi donc, l'insuccès de la médication digitalique devenait pour nous un nouvel élément de diagnostic et nous démontrait l'atteinte profonde du myocarde. Nous avons supprimé le médicament, et le surlendemain seulement les vomissements disparurent. Mais rien ne put dès lors entraver la marche fatale de la maladie, et la mort survint rapidement au bout de huit jours.

L'autopsie confirma le diagnostic de la façon la plus absolue, puisque nous avons trouvé : un rétrécissement et une insuffisance aortiques, une dilatation considérable des cavités cardiaques avec épaississement des parois, les lésions de la sclérose dystrophique du myocarde ; des plaques dures d'aortite chronique, et au milieu d'elles en grand nombre et réparties sur toute la surface du vaisseau des plaques molles et gélatiniformes d'aortite aiguë ; une oblitération complète de l'artère coronaire postérieure par un dépôt athéromateux obturant l'embouchure de ce vaisseau ; enfin, les lésions du rein contracté à sa première période.

Cette observation est très instructive ; elle montre que l'aortite chronique est souvent traversée par des poussées d'aortite aiguë et qu'il faut savoir distinguer celle-ci de celles-là afin de pouvoir en déduire les conséquences pronostiques.

Voici encore deux autres observations à peu près semblables à celles que je viens de rapporter :

Il s'agit d'abord d'un homme de soixante ans, dépourvu d'antécédents diathésiques, ayant été atteint tout au plus de quelques douleurs rhumatoïdes, chez lequel j'ai constaté par une sévère enquête l'absence d'habitudes alcooliques, mais qui chaque jour buvait un litre de café (circonstance à noter parce qu'elle peut avoir son importance étiologique).

Dès 1881, il est sujet à des palpitations de cœur avec accès d'oppression provoqués par les efforts musculaires. Il fait à cette époque un séjour à l'hôpital Necker, d'où il sort quelque temps après, très amélioré. Pendant quatre mois, l'amélioration persiste et on pouvait le croire guéri.

Il n'en était rien ; bientôt les mêmes accidents se reproduisirent, et il s'y joignit une sensation de brûlure épigastrique. Peu de temps après, le malade quitte de nouveau l'hôpital, dans un état de guérison apparente. Enfin, en février 1883, il entre dans mon service.

Mais avant d'aller plus loin, laissez-moi m'arrêter un instant sur l'évolution de ces accidents. Ces alternatives d'accalmie et d'aggravation méritent d'attirer toute notre attention. En effet, l'aortite est avant tout une *maladie à répétition ;* son processus symptomatique en témoigne, et notre malade qui entrait pour la troisième fois à l'hôpital, était sous le coup d'une de ces poussées spéciales à cette affection.

Tout d'abord, vous avez été frappés par la pâleur de son visage et l'aspect de sa physionomie qui traduisait une expression de douleur. La dyspnée était continue, tout en s'exagérant parfois sous forme d'accès paroxystiques ; il accusait un sentiment de barre, de déchirure et de brûlure sous-sternale, et de temps en temps des crises épigastriques. Celles-ci sont très particulières, car elles surviennent en l'absence de toute affection stomacale et sont analogues, par leurs caractères cliniques et leur nature, aux douleurs rétro-sternales ressenties par les malades. Du reste, l'examen des divers organes enlevait tous les doutes.

En effet, aux signes fonctionnels précédents s'ajoutaient : un bruit de souffle de la base, souffle fort, à la fois systolique et diastolique ; une augmentation de la matité normale, indice d'une dilatation de ce vaisseau ; enfin, l'élévation des battements des sous-clavières.

Après une atténuation passagère de tous ces accidents, ceux-ci subissent bientôt une nouvelle recrudescence ; il se fait encore une autre poussée d'aortite ; la dyspnée devient alors extrême, l'asystolie s'installe peu à peu, les extrémités s'infiltrent, les cavités cardiaques se dilatent, les battements du cœur s'affaiblissent progressivement, et le malade succombe un mois après son entrée à l'hôpital.

L'autopsie, sur laquelle je n'ai pas à m'étendre, vint confirmer le diagnostic d'aortite aiguë. On trouva sans doute des lésions chroniques représentées par des plaques athéromateuses, mais les lésions récentes étaient prédominantes et se traduisaient par des plaques gélanitiformes et molles très nombreuses siégeant surtout au niveau de la crosse aortique.

Voici un autre malade, âgé de trente-neuf ans, alcoolique et légèrement rhumatisant. La maladie avait débuté en décembre 1882 par des palpitations et par de la dyspnée en montant les escaliers et sous l'influence de mouvements. C'était donc une dyspnée d'effort à laquelle se joignait parfois une tendance à la syncope. Le séjour à l'hôpital fut de courte durée, et il en sortit très amélioré. Le 30 janvier 1883, il rentre de nouveau dans mon service et l'on constate à la base un double souffle diastolique et systolique. Sous l'influence du traitement (laitage, iodure de potassium, trinitrine, ventouses scarifiées sur la région cardio-aortique), la plupart des accidents disparaissent, la dyspnée et les douleurs rétro-sternales s'atténuent, et le malade encore une fois quitte l'hôpital.

Le 9 octobre 1883, il est admis pour la troisième fois dans mon service; on constate alors de l'œdème des membres inférieurs, le pouls radial est bondissant, les artères du cou battent avec violence. Le malade se plaint de vertiges, d'éblouissements, d'un sentiment de barre transversale dans la poitrine et de déchirure rétro-sternale, et il présente de temps en temps, sous l'influence des mouvements et des efforts, de véritables accès angineux. Le facies est pâle et terreux, les urines contiennent pour la première fois de l'albumine, il y a de la congestion pulmonaire et des signes de dilatation aortique; les accidents asystoliques s'accusent de jour en jour, et la mort survient au bout d'un mois.

A l'autopsie, on trouve : une dilatation aortique ; des plaques athéromateuses anciennes et surtout des lésions inflammatoires plus récentes, symptomatiques d'une aortite aiguë de la crosse (plaques molles et gélatiniformes). Le cœur hypertrophié est le siège d'une sclérose dystrophique très étendue, les artères coronaires sont atteintes d'endartérite, surtout celle de droite, qui est presque oblitérée à son origine et qui présente sur son parcours des rétrécissements nombreux. Enfin, les reins présentent toutes les altérations de la néphrite interstitielle.

Dans ce cas, la maladie avait successivement présenté, en plus des manifestations aortiques, des accidents cardiaques et rénaux, et comme dans l'observation précédente, il existait des lésions anatomiques, en corrélation parfaite avec l'appareil symptomatique.

Le début et l'évolution de l'aortite ne sont pas toujours très nets. Tout en conservant ses caractères particuliers d'intensité, les symptômes sont parfois peu nombreux. Parmi eux, il faut ranger l'angine de poitrine qui peut être le seul signe par lequel se traduit l'existence d'une aortite. Mais il est inexact de dire, avec Léger, que l'angor pectoris joue un si grand rôle dans l'ensemble symptomatique que l'on ne peut trouver de fait où il ne se soit pas présenté. Or, dans les cas où l'aortite est limitée à la crosse, comme j'en ai cité des exemples, dans les cas où les artères coronaires sont absolument saines avec complète perméabilité de leurs ouvertures, le syndrome angineux est toujours absent.

Il est utile maintenant d'établir le diagnostic avec les maladies qui peuvent simuler plus ou moins l'aortite aiguë.

Quand il s'agit de la variété que j'ai décrite sous le nom « d'aortite oblitérante », on observe quelques symptômes, tels que l'oppression habituelle, les accès douloureux, et surtout l'inégalité des deux pouls radiaux par rétrécissement d'une des sous-clavières. Parfois même, l'un des deux pouls radiaux peut être absent, lorsque la sous-clavière est complètement oblitérée. Aussi Stokes, dans sa mention de l'aortite goutteuse, a-t-il eu raison de dire que parfois cette affection pouvait être confondue avec l'*anévrisme de l'aorte*, d'autant plus qu'il existe des cas où l'aortite avec simple dilatation du vaisseau s'accompagne de troubles pupillaires (myosis, inégalité pupillaire, etc.). Mais alors, tout le diagnostic repose sur les phénomènes de compression ordinaires à cette dernière affection.

L'histoire de l'angine de poitrine est tellement liée à celle de l'aortite, que la survenance d'un accès angineux peut et doit le plus souvent nous autoriser à diagnostiquer l'existence d'une inflammation de l'aorte. Ne vous y trompez pas cependant, et voyez d'abord s'il ne s'agit pas d'une de ces *pseudo*-angines fréquentes chez les hystériques, les neurasthéniques, les dyspeptiques, etc., et qui ne sont nullement symptomatiques d'une aortite. Je vous renvoie à mes leçons sur les angines de poitrine pour ce diagnostic si important.

Il me semble impossible de confondre l'*endocardite* avec l'aortite aiguë. En effet, la première de ces affections est à peine douloureuse, elle ne présente pas de symptômes angineux, aucun signe de dilatation de l'aorte, les accidents dyspnéiques ont une intensité beaucoup moindre, enfin elle survient le plus souvent dans le cours d'un rhumatisme articulaire aigu. Néanmoins, le diagnostic peut présenter quelques difficultés lorsque l'aortite aiguë survient dans le cours d'une endocardite rhumatismale, par suite de l'extension de l'inflammation de l'endocarde à l'aorte, comme Léger en a donné une bonne observation. Dans ce cas, la dyspnée qui était seulement modérée prend tout à coup une intensité très grande, et l'on voit survenir des douleurs rétrosternales et même des crises angineuses qui permettent d'établir sûrement le diagnostic.

Lorsque l'aortite s'accompagne d'une grande prostration des forces avec état général grave et symptômes typhoïdes, dans les cas très rares et encore contestés où, se terminant par suppuration, elle donne lieu à des frissons répétés et à une fièvre plus ou moins intense, on pourrait croire à une *endocardite ulcéreuse*. Mais, dans cette dernière affection, l'absence de dilatation de l'aorte et de phénomènes douloureux ou angineux, l'existence d'une fièvre ordinairement très accusée, et la moindre intensité des accidents dyspnéiques, lèvent tous les doutes. Néanmoins, il ne faut pas oublier que l'aortite peut prendre aussi le caractère ulcéreux et infectieux.

Pour la *péricardite*, affection rarement primitive, le plus souvent secondaire, le diagnostic peut présenter d'assez grandes difficultés d'autant plus qu'elle est parfois un des phénomènes de début de l'aortite aiguë, et qu'à l'état isolé, elle peut donner lieu à des douleurs rétro-sternales assez vives rappelant celles de l'angine de poitrine, comme Andral en a signalé deux exemples intéressants. A ce sujet, il est permis de se demander si dans ces cas de péricardites à forme angineuse, la maladie ne s'est pas développée consécutivement à une inflammation aiguë ou chronique de l'aorte, ou si elle n'a pas évolué chez des malades porteurs de lésions méconnues des artères coronaires. En supposant même que les observations auxquelles je fais allusion soient à l'abri de toute contestation, le diagnostic est toujours possible, en raison des symptômes de dilatation de l'aorte qui n'existent pas dans le cours des péricardites.

Un diagnostic que je ne trouve pas signalé est relatif à la confusion que l'on peut établir avec un *goitre exophtalmique* à son début, et cependant je possède trois observations où l'erreur a été commise par les meilleurs cliniciens. Dans sa première période qui peut avoir une durée de plusieurs mois, la maladie de Parry-Graves peut se traduire, en l'absence de toute exophtalmie et d'hypertrophie thyroïdienne, par des accès de palpitations et de tachycardie, par des douleurs pseudo-angineuses, des battements artériels du cou, avec élévation des sous-clavières symptomatique d'une légère ectasie aortique, et encore par des accès de dyspnée. Rien n'y manque, comme vous le voyez, pas même l'absence de fièvre, signe commun à ces deux affections.

Dans un cas que j'ai observé en ville avec Potain et l'un de mes confrères, le diagnostic était d'autant plus difficile que la malade portait depuis un temps indéterminé un petit goitre simple. Je crus d'abord au développement d'un goitre exophtalmique fruste, et je n'arrivai au diagnostic — qui se confirma par la suite — qu'en m'appuyant sur l'intensité des accès dyspnéiques, sur la forme des accidents douloureux, sur l'existence d'une angine de poitrine vraie (très rare dans la maladie de Parry-Graves où l'on n'observe le plus souvent que des accès pseudo-angineux), enfin sur la production de souffles de rétrécissement avec insuffisance aortique et sur les symptômes graves d'insuffisance myocardique, avec œdème considérable des membres inférieurs, albuminurie, etc., auxquels la malade finit par succomber au bout de quatre mois.

Dans le second cas, le diagnostic était d'autant plus difficile que la malade — atteinte réellement cette fois d'un goitre exophtalmique — présentait un souffle diastolique à la base du cœur. Or, à ce sujet, je ne saurais trop vous répéter qu'il y a des souffles diastoliques de la base sans insuffisance aortique comme il y a des insuffisances aortiques sans souffle diastolique. Chez cette malade, j'ai pu me convaincre que celui-ci présentait tous les caractères d'un bruit extra-cardiaque, tel qu'on en rencontre souvent chez les névropathes et les anémiques.

Pour établir ce diagnostic parfois si difficile entre le goitre exophtalmique fruste et l'aortite aiguë ou subaiguë, je ne vois guère que l'existence dans la première affection de ce tremblement fibrillaire, généralisé, et tout à fait caractéristique sur lequel Guéneau de Mussy, comme vous le savez, a appelé le premier l'attention. Et cependant, il ne faut pas oublier que, dans l'artério-sclérose avec ou sans aortite, on peut constater parfois, en l'absence d'alcoolisme et par le fait même de l'artérite généralisée qui diminue considérablement le débit sanguin dans tout le système musculaire[1], une sorte de tremblement qui peut laisser pendant de longs mois le diagnostic en suspens, comme cela est arrivé dans le troisième cas que j'ai observé sur un malade de M. Blanc (de Douai).

On voit donc, par ces exemples, que l'on peut commettre deux sortes d'erreurs de diagnostic : prendre une aortite pour un goitre exophtalmique, et réciproquement.

Enfin, le diagnostic doit être établi avec la *phtisie* pulmonaire.

Je vous ai dit que dans la cardio-sclérose, dans l'aortite aiguë ou chronique, on voit parfois survenir des congestions pulmonaires actives qui, par leur localisation fréquente à la partie supérieure de la poitrine à l'un des deux sommets, peuvent faire croire à une évolution tuberculeuse. Lorsque ces hypérémies s'accompagnent d'hémoptysie, de toux, de sueurs, de fièvre, d'amaigrissement consécutif à cette cachexie artérielle dont l'évolution est parfois très rapide, on conçoit parfaitement que cet appareil symptomatique offre une ressemblance assez frappante avec celui de la phtisie pulmonaire. Dans ces cas encore, le diagnostic doit s'établir, non seulement par l'examen bacillaire des crachats, mais aussi par l'existence de phénomènes cardio-aortiques (dilatation de l'aorte,

[1] De même que l'endartérite coronaire produit la sclérose dystrophique du cœur, l'endartérite périphérique doit aboutir à la même lésion du système musculaire de la vie de relation. C'est là un point que des recherches ultérieures devront établir.

accidents douloureux ou angineux, œdème des membres inférieurs, etc.). J'ai observé deux faits de ce genre, et quelques auteurs ont publié des observations semblables [1].

Il faut, bien entendu, distinguer ces cas de ceux où l'aortite et la tuberculose pulmonaire coexistent chez le même malade, comme j'en donnerai plus loin une observation.

Il s'agirait maintenant d'établir le *siège* de l'aortite. Lorsque celle-ci est localisée à la crosse de l'aorte, laissant presque intact le segment ascendant du vaisseau où se trouvent les ouvertures des artères coronaires, les accidents angineux font toujours défaut, et l'on constate surtout les symptômes de rétrécissement ou d'oblitération des artères collatérales : vertiges, étourdissements, lipothymies et syncopes quand l'aortite oblitérante intéresse l'une des carotides ; inégalité des pouls radiaux, disparition du pouls radial d'un côté quand elle intéresse l'ouverture des sous-clavières.

Quand l'inflammation de l'aorte est surtout localisée à sa portion descendante, — ce qui est rare, mais possible, puisqu'on en a cité des exemples, — on constate d'abord l'absence de tout bruit anormal à la base du cœur, et l'on entend quelquefois en arrière, à gauche de la colonne vertébrale, depuis la quatrième dorsale jusqu'à la bifurcation de l'aorte, un souffle systolique plus ou moins râpeux et intense pouvant s'entendre en avant jusqu'au niveau de l'appendice xiphoïde, où il simule les caractères d'un souffle tricuspidien. Ainsi, ce souffle xiphoïdien peut être le résultat de la propagation d'un souffle aortique postérieur. On le distinguera du souffle imputable à l'insuffisance tricuspidienne par les caractères suivants : il est plus dur et plus râpeux, et de plus il présente son maximun d'intensité à la partie postérieure du thorax. Mais, lorsque le souffle de l'aortite thoracique coexiste avec celui de l'insuffisance triglochine, il est encore possible de le distinguer d'après Jaccoud : car, ce souffle « unique quant à la continuité, présente, quant à ses qualités de force et de timbre, deux parties distinctes, une première faible et moelleuse (insuffisance tricuspidienne), une seconde partie forte et râpeuse (aortite thoracique) ». Cette distinction a une réelle importance : elle démontre que dans l'aortite le souffle xiphoïdien ne signifie pas toujours insuffisance tricuspidienne, et que l'on commettrait une double erreur de diagnostic et de pronostic bientôt aggravée par une erreur de thérapeutique, puisque l'on conclurait ainsi à des troubles de compensation qui n'existent pas encore.

[1] Duflocq (*Soc. anat.*, 1883). — E. Laplane. Contribution à l'étude des formes cardio-pulmonaires de l'aortite (*Thèse inaug. de Montpellier*, 1886).

A ce sujet, je me souviens d'un malade que j'ai observé en ville, il y a quelques années. Il était atteint d'une aortite presque généralisée. A la base du cœur, le premier bruit était soufflant, le second bruit un peu prolongé ; il n'y avait pas d'œdème des membres inférieurs, pas de congestions viscérales, aucune trace de reflux veineux dans les jugulaires, pas de signes de dilatation du cœur droit, et cependant on entendait très manifestement un bruit de souffle au niveau et un peu à droite de l'appendice xiphoïde. Plusieurs de mes confrères avaient conclu à l'existence d'une insuffisance tricuspidienne, je partageais également leur avis, quand je remarquai les caractères de ce bruit qui s'entendait au niveau de la colonne vertébrale, qui était dur et râpeux (ce qui n'existe pas pour l'insuffisance tricuspidienne fonctionnelle dans laquelle le bruit morbide est au contraire très doux et ressemble plutôt à un faible murmure). Le malade éprouvait encore des douleurs dorsales très vives dont j'ai remarqué depuis longtemps la fréquence dans l'inflammation de l'aorte descendante.

Pour terminer cette question de « l'aortite aiguë et subaiguë », je devrais maintenant vous parler de son traitement. Je l'établirai dans la leçon suivante après la description de l'aortite chronique.

DIX-NEUVIÈME LEÇON

AORTITES (FIN)

II. Aortite chronique.

Historique. *a*). L'aortite *chronique* décrite pour la premiere fois au point de vue anatomo-pathologique par Morgagni. Mention des embolies par cet auteur. — Un siècle plus tard, description clinique incomplète par Hogdson. — Première observation d'insuffisance aortique *organique*, par Vieussens en 1703. — Première description d'insuffisance aortique *fonctionnelle* (par dilatation simple de l'orifice aortique), par Hogdson en 1815. — Observations de Bertin et Bouillaud en 1824. — Travaux de Hope (1831), Corrigan (1832), Guyot (1834), Gintrac (1835), Charcelay (1836), Norman Chevers (1838), etc.

b). Aortite *suppuree*. Première observation d'Andral en 1829. — Faits de Spengler. Virchow, Schutzenberger, Leudet, Rokitansky, Lebert — Aortite suppurée donnant lieu aux symptômes de l'infection purulente; ou plutôt, infection purulente produisant l'aortite suppurée.

c). Aortite *ulcereuse* : faits de Stokes, Lebreton, Lecorché, Garcin, Turner.

Anatomie pathologique. — Plaques aortiques. jaunâtres, consistantes et dures. — Plaques ossiformes et lamelleuses. — Ramollissement des plaques athéromateuses. — Pseudo-abcès athéromateux. — Anévrismes disséquants de l'aorte et anevrismes en général. — Dilatation de l'aorte, et dilatation consécutive de l'orifice aortique sans lésion valvulaire (insuffisance aortique *fonctionnelle*), lésions des valvules semi-lunaires (insuffisance aortique *organique*). — Hypertrophie du cœur, puis sclérose du myocarde Parfois, atrophie du cœur.

Symptômes. — Dilatation de l'aorte — Retentissement diastolique de l'aorte, et bruit clangoreux. — Timbre parcheminé des bruits aortiques. — Double souffle aortique (rétrecissement et insuffisance aortique). Souffle systolique de la base sans rétrécissement aortique. — Bondissement des artères. — Pouls sénile. — Caractère de reptation artérielle (Stokes). — Crises dyspnéiques et angineuses.

Complications : hypertrophie du cœur, embolies et thromboses artérielles ; gangrène des extremités, etc. Emphysème pulmonaire. Dilatation des bronches, hémoptysies, etc.

Forme *latente* de l'aortite chronique.

Étiologie. — Elle est celle de l'aortite aigue et de l artério-sclérose généralisée. — Aortite chronique, parfois de cause inconnue. — Aortite et tuberculose pulmonaire. Celle-ci, à titre de maladie infectieuse, peut produire l'aortite, et l'aortite peut aussi produire la tuberculose pulmonaire Observations.

Traitement. — Traitement de l'aortite aigue et de l'aortite chronique : régime lacté, médication iodurée. — Traitement des symptômes.

I. Historique. — *a*). Sans remonter jusqu'à Galien, Arêtée de Cappadoce, Cælius Aurelianus et Santorini, qui ont simplement soupçonné l'existence de l'aortite, il faut arriver à Boerhaave et à Morgagni pour trouver des exemples se rapportant réellement à l'inflammation chronique de l'aorte.

Au sujet d'une femme de quarante ans qui éprouva six mois avant sa mort des palpitations constantes auxquelles se joignait « un sentiment d'érosion dans l'intérieur de la poitrine et au milieu du dos, et qui mourut en parlant », Morgagni décrit les lésions trouvées sur le trajet de l'aorte : « Toute sa face interne, depuis le cœur jusqu'à l'endroit placé au-dessous des orifices des artères émulgentes, comparée avec le reste jusqu'à sa division en iliaques, s'éloignait évidemment de sa blancheur et de son poli naturels, qui se voyaient dans cette dernière partie, et présentait une couleur jaune, une surface inégale qui semblait dépendre, à des yeux un peu plus attentifs, de ce qu'elle formait en certains endroits de légères saillies, et en d'autres de petits sinus. »

Chez une vieille femme, presque octogénaire, observée en 1702, qui présentait un pouls très vibrant avec une « difficulté de respirer si grande qu'elle était forcée de s'asseoir sur son lit, » on trouva les lésions suivantes à l'autopsie : « L'aorte, depuis le cœur jusqu'au premier orifice des branches supérieures, était très dilatée et couverte à l'intérieur dans presque toute cette étendue, de petites écailles osseuses qui ne ressemblaient à rien tant qu'à des gouttes très rapprochées de cire blanche, après qu'elles se sont refroidies sur le pavé. » L'illustre anatomo-pathologiste donne encore, dans ses lettres, plusieurs observations de ce genre, il mentionne souvent un symptôme important de cette maladie, la dyspnée, et à propos d'un malade qui éprouvait « une grande difficulté à respirer lorsqu'il marchait dans la plaine, et beaucoup plus encore quand il allait sur des lieux en pente », il décrit la dyspnée d'effort.

On peut même lire dans la vingt-troisième lettre du même auteur un passage très curieux où il fait allusion à la possibilité d'embolies. Le mot n'y est pas, mais la chose y est, comme on le voit par cette citation :

« Il ne faut pas s'étonner si, dans le trajet où l'aorte est plus grosse et où elle et ses branches sont moins éloignées du cœur, les fibres artérielles annulaires éprouvent alors des contractions plus violentes ou plus longues sans règles ni lois déterminées, et chassent ainsi des vaisseaux intermédiaires entre elles et la tunique interne des parcelles même les plus épaisses et les plus inégales, s'il s'en trouve, pour les pousser à un endroit où elles n'iraient pas d'elles-mêmes, et pour leur fournir l'occasion de s'y fixer. »

Enfin, Morgagni a réagi contre l'opinion singulière des médecins du XVIe et du XVIIe siècle, de J. Riolan, qui enseignait la rareté extrême des dilatations et des anévrismes de l'aorte en raison de la grande épaisseur de ses tuniques, de Elsner qui en 1670, à propos d'un anévrisme aortique trouvé par Riva, croyait encore à l'impossibilité de sa production. Morgagni a même divisé ces anévrismes « en ceux qui sont formés par une égale dilatation du vaisseau en tous sens et ceux qui croissent comme un sac sur un de ses côtés ». Dans un cas d'aortite chronique il avait même remarqué, ce qui est exact le plus souvent, que « la lésion qui de l'aorte s'était étendue aux carotide et sous-clavière droites, ne s'était pas également propagée aux mêmes artères du côté gauche »; il expliquait cette apparente anomalie par la raison suivante : « Les premières sont plus près du cœur que les dernières, et les forces de cet organe étant plus considérables qu'à l'état naturel, celles-là commencèrent à s'affaiblir plus promptement que celles-ci. »

Ces citations, qu'il serait facile de multiplier encore, prouvent l'erreur de ceux qui ont voulu désigner l'aortite chronique sous le nom de « maladie de Hogdson ». Cet auteur, qui a publié son livre, seulement au commencement de ce siècle, n'a même pas le mérite d'avoir créé une espèce nosologique, puisqu'il a étudié les faits auxquels nous faisons allusion dans cinq chapitres séparés et distincts [1]. La description de la dégénérescence athéromateuse des artères par Hogdson n'a pas le mérite de la nouveauté, puisqu'on la trouve en partie, un siècle avant lui, dans les œuvres de Morgagni.

Enfin, si l'auteur anglais a indiqué l'insuffisance aortique consécutive à la simple dilatation du vaisseau et de l'orifice, il est juste de rappeler que c'est à un auteur français, à Vieussens, que l'on doit, dès 1715, la première description de l'insuffisance aortique, celle-ci ayant été observée chez un malade dont, à l'autopsie, « les parois du tronc de l'aorte parurent trop épaisses, fort dures et comme cartilagineuses; ses valvules semi-lunaires étaient fort tendues et découpées dans leur extrémite; toutes leurs coupures qui avaient quelque rapport avec les dents d'une scie etaient véritablement pierreuses ».

[1] HOGDSON. A Treatise on the diseases of the arteries and veins, containing the pathology and treatment of aneurism and wounded arteries (*London*, 1815). Voici les cinq chapitres auxquels je fais allusion : 1° de l'inflammation des membranes arterielles ; 2° de l'ulceration des membranes arterielles, 3° de la mortification des membranes arterielles ; 4° des diverses apparences morbides des membranes arterielles; 5° de la dilatation contre nature des arteres.

Cette observation de Vieussens, antérieure de plus d'un siècle à celles de Hope et de Corrigan, indique quelques-uns des symptômes de l'insuffisance aortique : « L'abattement des yeux, la pâleur et la bouffissure du visage, le pouls fort plein, fort vite, dur, inégal, et si fort que l'artère de l'un et de l'autre bras frappait le bout de mes doigts autant que l'aurait fait une corde fort tendue et violemment ébranlée. » Après avoir décrit les lésions des valvules sigmoïdes dont « leurs extrémités ne pouvaient jamais s'approcher d'assez près pour ne laisser aucune ouverture entre elles », il décrit, d'une façon presque parfaite, les résultats de cette inocclusion valvulaire : « Toutes les fois que l'aorte se contractait, elle renvoyait dans le ventricule gauche une partie du sang qu'elle venait de recevoir. C'était donc le dérèglement du cours du sang, causé par la tension et les coupures pierreuses des valvules sigmoïdes du tronc de l'aorte, qui causait la palpitation du cœur et le battement de cette artère qui se faisait par de très fortes secousses[1] ».

Un siècle plus tard, en 1815, Hogdson décrit à l'exemple de Morgagni et après lui, la dilatation non anévrismale de l'aorte et les lésions de l'aortite chronique ; enfin, il parle de l'altération des valvules sigmoïdes, qui « se changent assez souvent en une substance dense, fibreuse, semblable en quelque sorte à celle des ligaments ou des tendons ; quelquefois, ajoute-t-il, elles sont convertis en cartilage... Lorsqu'elles sont attaquées de la sorte, elles ont une apparence resserrée et contractée, et sont évidemment impropres à leurs fonctions. Leur état de rugosité et de contraction, lorsqu'elles sont converties en cartilage, les empêche aussi de pouvoir clore l'entrée du vaisseau, de sorte qu'une portion du sang qui est lancée dans l'aorte reflue dans le ventricule ».

Vieussens, comme on le voit, n'a pas dit autre chose, et comme c'est l'auteur français qui a donné la première observation d'insuffisance aortique, cette maladie mérite mieux le nom de *maladie de Vieussens* que celui de « maladie de Corrigan ».

Quant au nom de « maladie de Hogdson » donné à l'aortite chronique avec dilatation du vaisseau, il est absolument injuste, puisque d'autres observateurs (Boerhaave, Morgagni, Vieussens) ont précédé l'auteur anglais dans cette étude. Tout cela démontre qu'avant d'attribuer le nom d'une maladie à un savant, il est bon de connaître et de lire attentivement les auteurs anciens, sous peine de s'exposer à une erreur historique. Chacun de ces quatre auteurs a une part de mérite dans la des-

[1] On doit encore à VIEUSSENS la première observation de rétrécissement mitral dont il a, dès l'année 1715, admirablement indiqué la physiologie pathologique.

cription de l'aortite chronique : Boerhaave et Morgagni pour l'anatomie pathologique ; Vieussens pour la première observation clinique d'insuffisance aortique ; Hogdson, pour l'insuffisance aortique par dilatation du vaisseau. Pour être équitable, il faudrait donner à cette maladie les noms de ces quatre auteurs, ce qui n'est pas possible. Nous devons donc continuer à lui donner la désignation plus simple et beaucoup plus juste « d'aortite chronique ».

Quelques années plus tard, après l'apparition du livre de Hogdson, Bertin et Bouillaud, en 1824, consacrent un chapitre important à l'étude anatomo-pathologique et clinique de l'aortite chronique. Ils décrivent ses incrustations calcaires, « donnant une ressemblance à des coquilles d'œufs », situées, le plus souvent, au-dessous de la membrane interne, et pouvant oblitérer presque l'aorte et les artères qui en naissent; et après avoir signalé les « masses pustuleuses » de l'aorte, l'état d'endurcissement et d'épaississement général de toutes les membranes artérielles, les ulcérations du vaisseau avec aspect sale, sanieux et noirâtre, ils parlent de la possibilité de ruptures aortiques, dont ils donnent plusieurs observations. Parmi les causes (violences extérieures, chutes, contusions, abus des liqueurs spiritueuses, fièvres graves, régime trop excitant, hypertrophie du cœur), ils font jouer un rôle important aux exercices violents, en s'appuyant sur l'autorité de Boerhaave, qui avait fait la remarque, qu'on n'observe pas d'ossifications aortiques chez les cerfs se nourrissant tranquillement dans les parcs, tandis qu'on les rencontre chez ceux qui se sont longtemps exercés à la course.

Plus tard, après les travaux de Corrigan (1832), de Guyot et de Charcelay (1834-1836) sur l'insuffisance aortique, dont les deux derniers auteurs ont si bien caractérisé le souffle, Gintrac (de Bordeaux) en 1835, et trois ans plus tard, Norman Chevers insistent sur les rapports de l'aortite avec l'angine de poitrine, rapports que Lancereaux en 1861 et Peter, dix ans après lui (en 1871), ont expliqués par l'inflammation concomitante des nerfs du plexus cardiaque.

b). Aortite suppurée. — En 1829, Andral a donné la relation d'un fait où la membrane interne de l'aorte était soulevée par une douzaine de petits abcès gros comme une noisette et renfermant du pus phlegmoneux. Rokitansky émit des doutes sur la valeur de cette observation et pensa qu'il s'agissait d'un athérome ramolli. Mais bientôt, Virchow cita lui-même un cas semblable où l'examen microscopique montra l'existence de globules de pus.

Plus tard, Spengler, Schutzenberger, en 1856, publièrent deux autres observations. — La première concerne un malade de trente-huit ans qui, après un rhumatisme et un refroidissement, présenta les symptômes d'infection purulente. A l'autopsie, on trouva une endocardite ulcéreuse, un abcès situé dans l'épaisseur des parois aortiques et ouvert dans le cœur. — La seconde observation est relative à un cas de rupture d'un abcès gros comme une noisette situé à l'origine de l'aorte et développé entre les tuniques interne et moyenne.

Enfin, Leudet publia en 1861 l'observation d'une aortite suppurée chez un homme de quarante-neuf ans. L'abcès, de la grosseur d'une aveline, siégeait au-dessus des valvules sigmoïdes de l'aorte dans l'épaisseur des membranes interne et moyenne, et communiquait avec la cavité vasculaire.

D'autres faits terminés par des anévrismes de l'aorte, consécutifs à la production d'un foyer purulent dans la tunique élastique, ont encore été signalés par Rokitansky et Lebert[1].

Dans toutes ces observations, les malades ont présenté les symptômes et accidents de l'infection purulente (frissons répétés, abcès de la rate, méningite, pneumonie, etc.), et l'infection purulente a été attribuée à la pénétration directe du pus dans le liquide sanguin. Mais, à ce sujet, on peut se demander si ces abcès intra-aortiques, analogues aux abcès intra-myocardiques de l'endocardite ulcéreuse, n'etaient pas déjà les effets de la pyohémie, au lieu d'en être considérés comme la cause. Cette interprétation est d'autant plus probable que, dans quelques-unes de ces observations, on a noté l'existence concomitante d'une endocardite ulcéreuse, et que Lebert[2], dans un cas d'infection purulente, a constaté l'existence d'un petit abcès à l'origine de l'aorte.

Les abcès aortiques sont analogues, ai-je dit, aux abcès intra-myocardiques de l'endocardite ulcéreuse. En effet, dans cette dernière maladie, on a constaté l'existence, dans l'intérieur du myocarde, de collections purulentes qui peuvent être dues à la propagation phlegmasique de l'endocarde enflammé au muscle cardiaque, ou qui sont isolées et plus ou moins éloignées de la surface ulcérée ; mais, dans ce dernier cas, on trouve dans le pus des abcès intra-myocardiques ou intra-aortiques et dans les sécrétions des ulcérations végétantes, les mêmes micro-organismes.

Existerait-il cependant, pour l'aorte comme pour le myocarde[3], des faits

[1] Andral (*Précis d'anatomie pathologique*, t. II, 1829). Virchow (*Arch. f. path. anat.*, 1847). — Spengler (*Arch. f. path. anat.*, 1852). — Rokitansky (*Mem. de l'Ac. des Sc. de Vienne*, 1853). — Schutzenberger (*Gaz. med. de Strasbourg*, 1856). — H. Lebert (*Handb der prakt. med.*, t. II, 1859). — Leudet (*Arch. de méd.*, 1861).

[2] Lebert (*Virchow's Handbuch der pathologie*, 1855).

[3] Voir, pour la myocardite suppurée, les faits de Stevenel et Féréol (p. 195). — Carter. A case of rhumatic fever. Exulcerative endocarditis abcess in wall of left ventricle (*Med Times and Gaz.*, 1880). — Richardière. Des abcès du cœur dans l'endocardite ulcéreuse (*Soc. anat.*, 1888). — Cénas. Myocardite suppuree du septum (*Loire médicale*, 1892

de suppuration *primitive* et non secondaire à l'endocardite ulcéreuse ou à toute autre lésion? Le fait est possible et même probable. En tout cas, l'aortite suppurée est une rareté pathologique.

c. Aortite ulcéreuse. — Quant à cette aortite avec symptômes infectieux analogues à ceux de l'endocardite ulcéreuse, quelques auteurs (Stokes, Lebreton, Lecorché, Garcin, Turner) en ont cité des exemples, et j'ai vu moi-même se développer dans le cours de l'athérone artériel une aortite ulcéreuse avec accidents généraux et infectieux d'une grande gravité[1]. Ce fait doit même être plus fréquent qu'on le croit, et je suis porté à croire qu'un certain nombre de vieillards présentant des phénomènes typhoïdes et adynamiques souvent inexpliqués succombent à cette complication.

Anatomie pathologique. — Les détails dans lesquels je suis entré au sujet de l'anatomie pathologique de l'athérome, de l'artério-sclérose et de l'aortite aiguë, me dispensent de faire une nouvelle description des lésions dues à l'aortite chronique. Du reste, ces lésions sont bien connues depuis des siècles.

Elles consistent dans l'épaississement des tuniques de l'aorte, et dans la dilatation de son calibre. Sa surface interne présente des plaques jaunâtres et irrégulières, d'une consistance variant de celle d'un parchemin mouillé à celle d'un cartilage et même de la substance osseuse (aorte de *parchemin*, de *carton*, ou de *tôle*, d'après la comparaison de Peter). Les lésions sont toujours de différents âges, et à côté de plaques presque molles ou gélatineuses de nouvelle formation, on trouve d'autres plaques jaunâtres d'une consistance un peu lardacée, et même très dure. Au dernier degré de l'altération, ces plaques ossiformes sont plus dures, cassantes, lamelleuses, elles sont souvent déprimées à leur centre, et saillantes à la périphérie, où elles présentent des aspérités plus ou moins rugueuses qui sont une cause d'appel pour les dépôts de fibrine, pour des amas thrombosiques, lesquels deviennent parfois la source d'embolies multiples.

Il est inutile, après les détails dans lesquels je suis entré au sujet de l'anatomie microscopique de l'athérome artériel, d'agiter de nouveau la question de nature et de composition de l'athérome aortique. Cependant, à ce sujet, voici l'opinion de Rostan qui, au commencement de ce siècle, a posé la question sur son véritable terrain :

[1] Stokes (*loc. cit.*). — Lebreton (*Soc. anat. de Paris*, 1867). — Lecorché (*Thèse d'agrégation de Paris*, 1869). — Garcin (*Marseille medical*, 1879). — Turner (*Soc. path. de Londres*, 1886).

« Quant à l'opinion qui fait dépendre les altérations de l'aorte, telles que les plaques jaunâtres, cartilagineuses, osseuses, crétacées, athéromateuses, de l'état inflammatoire, j'ose affirmer qu'elle est entièrement hasardée. Ces dégénérescences extrêmement fréquentes chez les vieillards, je dirais presque constantes, surviennent toujours d'une manière insensible, sans travail inflammatoire. »

Le maximum d'intensité des lésions se trouve presque toujours au niveau des courbures et des bifurcations des vaisseaux, et dans l'aorte, surtout à son origine et à son grand sinus. Le ramollissement des plaques athéromateuses donne lieu, en certains points, à la formation de pseudo-abcès renfermant une sorte de bouillie d'une couleur blanc jaunâtre, ou même noirâtre, lorsque des ulcérations ont fait pénétrer le sang dans leur intérieur. C'est là une des causes les plus fréquentes des anévrismes disséquants de l'aorte et des anévrismes en général. Ces abcès athéromateux renferment une grande quantité de granulations et gouttelettes graisseuses, des corps granuleux, de la cholestérine et des acides gras.

Par suite de la dilatation de l'aorte qui peut acquérir de grandes dimensions (9 à 10 centimètres), l'orifice aortique se dilate, et il en peut résulter une insuffisance sans lésion des valvules sigmoïdes. Par suite de cette dilatation, l'aorte dépasse de 1 à 3 centimètres le bord droit du sternum, et s'élève parfois jusqu'au-dessus de la fourchette sternale dont elle est distante normalement de 15 à 20 millimètres. Cette dilatation aortique, développée aux dépens des trois tuniques du vaisseau, a pour caractères d'être ordinairement régulière, fusiforme, et de ne renfermer aucun coagulum, comme dans la plupart des anévrismes. Hogdson a eu certainement le mérite d'insister sur ce dernier caractère ainsi que sur l'élargissement de l'orifice aortique consécutivement à la dilatation du vaisseau. La plupart des artères collatérales présentent la même dilatation et les mêmes lésions, surtout au niveau de leurs origines et de leurs bifurcations où la lésion peut être assez accentuée pour rétrécir ou même oblitérer leur calibre.

Les valvules aortiques sont parfois très altérées, inégales, immobilisées pour ainsi dire par les dépôts athéromateux qui peuvent déterminer leur symphyse et leur accolement.

Le plus souvent, le cœur est hypertrophié, et atteint de sclérose dystrophique ; d'autres fois, au contraire, il reste presque intact au milieu de cette altération si profonde des gros vaisseaux artériels ; dans quelques cas il est atteint d'atrophie considérable, comme le fait existe dans certains anévrismes de l'aorte même volumineux [1].

[1] Stokes a fait le premier cette remarque de l'atrophie du cœur dans les anevrismes de l'aorte.

Symptômes. — Ils ne sont que la répétition, à un degré plus accentué, de ceux de l'aortite aiguë ou subaiguë, et c'est même ce qui explique l'erreur de ceux qui refusent à cette dernière une individualité propre.

La dilatation de l'aorte est plus considérable, au point que la matité transversale de la région peut atteindre 7 à 9 centimètres ; il en résulte que l'élévation anormale de la sous-clavière est plus facile à constater. Sous l'influence de cette dilatation, on constate l'existence, au niveau du deuxième espace intercostal droit, d'un retentissement diastolique à timbre métallique, tympanique ou clangoreux (bien différent du simple retentissement en coup de marteau qui indique seulement une hypertension artérielle) ; le premier bruit a un timbre parcheminé et parfois soufflant, et souvent on constate l'existence d'un double bruit de souffle, systolique et diastolique. Ce double bruit se produit dans deux conditions différentes. Il est dû :

1° A la lésion concomitante des valvules semi-lunaires (rétrécissement et insuffisance aortique d'origine organique) ;

2° A la dilatation de l'orifice aortique consécutive à celle du vaisseau (insuffisance aortique relative). Mais, dans ces cas — et sans qu'on puisse l'attribuer à l'état anémique du sujet, ou à un rétrécissement aortique qui n'existe pas, ou encore à la présence de rugosités artérielles — le souffle systolique de l'aorte n'en existe pas moins. Il faut alors en expliquer la production par la présence d'une vaste dilatation aortique qui constitue pour l'orifice et par rapport à lui un rétrécissement relatif.

Les artères en général, et surtout les artères du cou, sont très saillantes, dures au toucher et bondissantes. Le pouls est ordinairement dur, vibrant, et le tracé sphygmographique présente les caractères du pouls *sénile* avec sa ligne d'ascension verticale suivie d'un plateau horizontal et d'une ligne de descente très oblique avec tendance à la diminution du dicrotisme. Enfin, d'après Stokes, les artères présentent aussi un « caractère de reptation particulier » consistant au moment de leur diastole dans des mouvements et des déplacements latéraux qui trouvent leur explication dans l'allongement que subissent d'ordinaire les vaisseaux athéromateux.

Enfin, comme dans l'aortite aiguë, il y a de la dyspnée d'effort, de la dyspnée douloureuse, des crises angineuses qui peuvent faire défaut lorsque la lésion n'intéresse pas l'ouverture des artères coronaires.

Une complication à redouter résulte de l'embolie possible dans divers organes (cerveau, poumons, reins, rate, membres inférieurs). Lorsque l'embolie oblitère les vaisseaux artériels des membres inférieurs, il en résulte parfois une gangrène des extrémités, laquelle peut encore avoir une origine thrombosique par suite de l'artérite. Cette complication est heureusement assez rare.

Mais, une complication très fréquente est relative à l'existence de l'hypertrophie cardiaque et de tous les symptômes de la cardio-sclérose sur lesquels je n'ai plus à revenir.

Dans l'artério-sclérose et l'aortite chronique, j'ai souvent observé l'existence concomitante de l'emphysème pulmonaire et de la dilatation des bronches. Celle-ci même a des caractères particuliers : elle est presque généralisée et se traduit, plus souvent que les autres ectasies bronchiques, par des hémoptysies parfois abondantes, et il est même permis de se demander si les lésions vasculaires constatées par Hanot et Gibert [1] dans les parois des bronches dilatées, ne sont pas surtout spéciales aux artério-scléreux. Cette *forme hémoptoïque* de la dilatation bronchique chez les artério-scléreux et les malades atteints d'aortite chronique, est très intéressante à connaître et à distinguer de la phtisie pulmonaire dont les exemples ne sont pas rares dans ces maladies, ainsi que vous le verrez plus loin.

Mais, ce serait une erreur de croire que l'aortite chronique se présente toujours avec ces caractères cliniques et ces menaces de complications. Il vous arrivera souvent de constater chez certains malades de grosses lésions aortiques, avec dilatation plus ou moins considérable du vaisseau, souffle systolique et diastolique de la base, et cela en l'absence de tout symptôme ou trouble fonctionnel : il n'y a pas ou peu de dyspnée, pas de symptômes douloureux, le facies même, au lieu d'être pâle comme dans la plupart des affections aortiques, est plutôt rouge et coloré, et souvent les bruits anormaux que l'on entend à la base du cœur sont une surprise de l'auscultation. C'est là une forme *latente* de la maladie sur laquelle les divers auteurs n'ont pas suffisamment insisté. Cette période silencieuse peut durer pendant des années entières jusqu'au jour où la compensation est rompue par suite de la participation du cœur aux lésions scléro-athéromateuses.

Étiologie. — Elle est également celle de l'aortite aiguë et de l'artério-sclérose : *goutte*, *alcoolisme*, *saturnisme*, *alimentation vicieuse*, *sénilité*, *tabagisme*, *syphilis*, *exercices musculaires prolongés*, etc. Cette der-

[1] A. Gilbert et Hanot. Contribution à l'étude anatomo-pathologique de la dilatation des bronches. De l'etat des vaisseaux dans les parois des bronches dilatees (*Arch. de physiologie*, 1884).

nière cause est très discutable, ainsi que les professions exposant à l'inspiration d'air chaud, d'où la fréquence de l'artério-sclérose et de l'aortite chronique chez les chauffeurs, les cuisiniers et les boulangers. Les auteurs allemands, et Beneke en particulier, pour qui la mode consiste à ne pas croire à l'influence ni même à l'existence des états diathésiques, préfèrent placer des causes bien plus contestables, l'obésité et la lithiase biliaire, parmi les causes de ces maladies. Je n'ai pas besoin de vous dire combien cette opinion est erronée. Car, si les obèses et les lithiasiques sont exposés aux dégénérescences artérielles, c'est seulement à la faveur de la *diathèse arthritique*.

La *syphilis* mérite une mention spéciale, et je suis convaincu, pour ma part, qu'un grand nombre d'aortites chroniques avec dilatation du vaisseau se sont développées sous cette influence.

Enfin, voici un fait qui paraît encore avoir échappé à l'attention des observateurs : on rencontre souvent des malades atteints d'aortite chronique avec rétrécissement et insuffisance aortique et chez lesquels il est impossible de trouver la cause. Ces malades ne sont ni goutteux, ni syphilitiques, ni tabagiques, ni alcooliques, etc., et l'on ne peut dater leur affection artérielle d'aucune maladie infectieuse. Il est vrai que, le plus souvent, les erreurs d'alimentation donnent la clef de l'étiologie ; mais d'autres fois celle-ci reste inconnue. Il y a donc de ce côté quelques recherches intéressantes à faire.

Quelques auteurs ont admis — sans doute théoriquement — que l'aortite pouvait être assez souvent le résultat de la propagation des inflammations voisines de l'endocarde, du péricarde, de la plèvre ou du poumon. La thèse de Léger renferme deux ou trois exemples d'endocardites rhumatismales propagées à la tunique interne de l'aorte. La chose est possible, probable même, puisqu'on en cite quelques observations ; mais je crois ces faits extrêmement rares. L'endocardite affecte souvent les valvules sigmoïdes de l'aorte, cela ne fait aucun doute, mais le plus ordinairement l'inflammation s'éteint au niveau de l'endartère, et l'aorte est presque toujours respectée. Sans nier absolument ces propagations inflammatoires, je les crois exceptionnelles, surtout dans le cours des péricardites, des pleurésies et des affections pulmonaires ; il s'agit plutôt, dans ces cas, de *péri-aortite* que d'endo-aortite, et il est plus juste de dire que le travail phlegmasique de l'aorte peut se propager de celle-ci aux tissus voisins, au péricarde (ce qui est presque la règle), parfois à la plèvre, et presque jamais au poumon.

On lit dans les cliniques de Jaccoud un exemple d'aortite ascendante « développée à la suite d'une tuberculisation en masse du lobe supérieur du poumon droit ». Est-ce l'aortite qui s'est développée à la suite de la tuberculisation, ou au contraire la tuberculisation à la suite de l'aortite ? Je penche plutôt vers la seconde opinion, et, à ce sujet, il n'est pas inutile de rapporter un peu longuement les faits que j'ai observés.

Le premier malade est un homme de cinquante-deux ans, entré le 25 mars 1885 à l'hôpital Bichat (salle Andral, n° 26). Alcoolique, atteint de variole, il y a sept ans, sujet à des bronchites répétées depuis plusieurs années, il avait été pris, en revenant de son travail, il y a six semaines, de frissons multiples avec fièvre accusée, surtout vers le soir. Dès les premiers jours, son médecin avait constaté les signes d'une bronchite généralisée, qu'il rattachait alors à la grippe. Mais, dès les premiers jours aussi, la dyspnée était remarquable par sa grande intensité, peu en rapport avec la légèreté des signes stéthoscopiques ; la fièvre était vive (39°, 8), et après une semaine, quoique les phénomènes thoraciques eussent paru s'amender, le malade n'allait pas mieux ; il se plaignit pour la première fois de douleurs vagues dans la poitrine, et il présenta un commencement d'œdème péri-malléolaire. A ce moment, l'auscultation du cœur et de l'aorte n'aurait rien fait constater d'anormal, et il n'y avait pas d'albumine dans les urines.

C'est dans cet état que le malade entra dans nos salles.

Bientôt l'œdème envahit les jambes, les cuisses, le scrotum et les parois abdominales, toujours sans la moindre trace d'albumine. L'auscultation du poumon me permit de reconnaître l'existence de râles sonores et sous-crépitants, disséminés dans toute la poitrine, ces derniers étant plus marqués à la base droite, où existait en outre un léger épanchement pleural. La matité cardiaque était augmentée dans les diamètres transversal et vertical, puisque la pointe battait au-dessous et en dehors du mamelon vers le sixième espace intercostal, et que la matité dépassait le bord droit du sternum. A l'auscultation, on entendait un souffle systolique à la pointe au-devant du sternum, et vers sa partie moyenne un bruit rude de va-et-vient symptomatique d'une péricardite sèche ; enfin, à la base, au niveau du troisième espace intercostal droit, un souffle diastolique léger, doux et aspiratif. Les battements violents des artères cervicales contrastaient avec les ondulations des veines jugulaires distendues et animées d'un pouls veineux. De plus, le pouls radial était dur, tendu, cordé, il était régulier, et toutes les artères étaient le siège d'un athérome assez prononcé. La dyspnée était intense, le facies pâle et cyanosé ; le malade se plaignait de temps à autre d'une sensation douloureuse de barre transversale reliant les deux mamelons avec propagation dans la région de l'hypochondre droit, et à plusieurs reprises il eut des crises douloureuses et angoissantes avec irradiations brachiales, ressemblant ainsi à des crises angineuses.

En présence de ces accidents divers, mon embarras fut grand tout d'abord ; cependant, j'étais sûr de ne pas me tromper en disant que ce malade avait de la bronchite généralisée avec congestion pulmonaire et léger épanchement pleurétique du côté droit ; qu'il était atteint de péricardite sèche avec insuffisance mitrale fonctionnelle, et inocclusion légère de l'orifice aortique. J'ajoutais même, dès les premiers jours, qu'il présentait quelques symptômes dus au développement d'une aortite subaiguë, et qu'il avait certainement une insuffisance du myocarde par lésion probable du muscle cardiaque. Ce dernier diagnostic s'imposait d'autant plus que le malade présentait de l'œdème des membres inférieurs, et que l'athérome artériel dont il était atteint avait été l'occasion d'une poussée inflammatoire du côté de l'aorte et du cœur.

Rien de plus simple en apparence ; mais, tel qu'il était formulé, le diagnostic était encore incomplet.

Les jours suivants, il devient impossible de sentir le choc précordial, les bruits de frottement et les souffles cardiaques disparaissent en partie, la voussure précordiale s'accuse, la matité du cœur augmente, ses bruits prennent un caractère sourd et comme éloigné de l'oreille, le premier étant à peine appréciable. Bref, on constatait tous les signes d'une péricardite avec épanchement. Sous l'influence d'une dose de 0, 40 centigrammes de macération de feuilles de digitale, les urines qui atteignaient à peine le chiffre de 300 à 400 grammes par jour montent rapidement à 4 litres. Alors, l'épanchement péricardique disparaît en quelques jours, et en même temps réapparaissent les souffles et le frottement péricardique. Les œdèmes de l'abdomen et des membres inférieurs diminuent considérablement ; seul, l'épanchement pleural reste stationnaire et ne rétrocède pas ; et quoique les battements du cœur eussent acquis une énergie nouvelle sous l'influence de la médication, quoique les symptômes cardio-aortiques fussent beaucoup moins accusés, et que la fièvre eût presque cédé, la dyspnée et la cyanose persistaient avec la même intensité.

L'auscultation attentive du poumon allait nous donner la clef de cette symptomatologie tumultueuse et obscure. Je constatai, le 5 avril, onze jours après l'entrée du malade à l'hôpital, une légère submatité sous la clavicule droite, correspondant avec un foyer de râles sous-crépitants fins.

S'agissait-il d'une de ces congestions pulmonaires rapides et aiguës dans leur évolution qui, se montrant le plus souvent à droite, au même titre que certains épanchements pleuraux[1], surviennent souvent dans le cours des myocardites ou des scléroses du cœur, comme je l'ai démontré depuis longtemps ; ou s'agissait-il, au contraire, d'une tuberculose rapide, dont l'épanchement pleurétique était une des manifestations ? En acceptant cette dernière interprétation, basée du reste sur les antécédents pathologiques du malade et sur un amaigrissement progressif qu'il nous accusait, je comprenais pourquoi les œdèmes et les hydropisies d'origine *cardiaque* avaient promptement cédé à la digitale, tandis que l'épanchement pleurétique lui avait complètement résisté, parce qu'il était d'origine *tuberculeuse.*

Ce seul fait thérapeutique m'a permis de formuler un diagnostic dont la précision a été vérifiée par l'autopsie. J'éloignai d'abord l'idée d'une congestion pulmonaire d'origine myocardique, parce que les symptômes du côté des bronches et des poumons avaient précédé ceux du cœur et de l'aorte. Je fis alors le raisonnement suivant :

Voici des œdèmes et des hydropisies (œdème des membres et des parois abdominales, ascite, péricardite avec épanchement), qui cèdent à la digitale ; donc, elles étaient sous la dépendance du cœur, et nullement d'origine tuberculeuse. L'épanchement pleural a été rebelle à l'action digitalique ; donc, il devait être plutôt produit par la tuberculisation pleuro-pulmonaire. De sorte que le diagnostic a pu être ainsi formulé :

Aortite subaiguë avec cardio-sclérose et péricardite ; œdème des membres inférieurs, épanchements de l'abdomen et du péricarde d'origine cardiaque. Tuberculose pulmonaire et épanchement pleural d'origine tuberculeuse.

Avez-vous vu un exemple plus frappant de la réalisation de cet adage hippocratique si souvent répété et toujours vrai : *Naturam morborum ostendunt curationes ?* En tout cas, retenez les termes de ce diagnostic, et vous verrez, d'après le résumé de l'autopsie qui le confirme absolument, qu'en clinique tout doit concourir à sa précision, et que c'est une erreur grave ou un oubli regrettable, de ne pas tenir compte, pour l'établir, des données de la thérapeutique.

Bientôt, chez notre malade, les accidents prennent une allure de plus en plus grave, le myocarde s'affaiblit, les souffles cardiaques s'atténuent, le frottement péricardique s'accuse à nouveau, l'œdème des membres inférieurs reparaît et monte jusqu'à l'abdomen, le pouls perd sa force et sa régularité ; en même temps les symptômes pulmonaires augmentent

[1] A ce sujet, je dois faire remarquer que dans les cardiopathies arterielles (aortites, artério-scleroses du cœur ou myocardites sclereuses), les epanchements pleuraux s'observent de preference *à droite.* — Dans ces mêmes affections, on constate aussi, d'une façon temporaire ou permanente, la petitesse du pouls *gauche.*

d'intensité, l'épanchement pleurétique se maintient, les poumons sont le siège de râles nombreux, sonores et sous-crépitants ; aux deux sommets je constate une matité des plus manifestes, de la résonnance de la voix, de gros râles muqueux ressemblant à des craquements humides et quelques bruits cavernuleux. Dans les derniers jours, la cyanose et l'asphyxie font des progrès rapides, les mains sont violacées, les lèvres cyanosées, l'oppression extrême ; le pouls, très fréquent depuis le commencement de la maladie (tachycardie due à la sclérose myocardique), devient incomptable et insensible ; puis le malade s'éteint le 16 avril, moitié asphyxiant, moitié asystolique.

A l'autopsie, voici ce que l'on constate :

Les deux poumons sont criblés de tubercules, plus à droite qu'à gauche, ils sont le siège d'une congestion intense et d'une véritable broncho-pneumonie qui laisse le tissu pulmonaire tomber au fond de l'eau. Les deux sommets présentent des tubercules agminés, ayant subi la transformation caséeuse, et celui du côté droit est creusé de cavernules. La surface pleurale est couverte de nombreuses granulations, et l'épanchement de la plèvre droite équivaut environ à un litre.

A l'appareil circulatoire, les lésions ne sont pas moins importantes : péricarde épaissi, comme lardacé, criant sous le scalpel et renfermant une petite quantité de liquide sanguinolent et rougeâtre. Sur le feuillet viscéral, nombreuses aspérités qui lui donnent l'aspect d'une langue de chat ; elles sont formées par de fausses membranes molles, très épaisses et rougeâtres, qui recouvrent toute la surface du cœur en avant et en arrière ; quelques-unes ont une teinte ecchymotique. Il est difficile de reconnaître, au milieu d'elles, la présence des tubercules qui, en tout cas, sont certainement beaucoup moins abondants que sur les plèvres. — Le muscle cardiaque est mou, flasque, de coloration jaune feuille morte, et, quoiqu'il n'ait pas été examiné au microscope, il est bien certain qu'il est très altéré.

L'aorte ne présente pas des altérations moindres : toute la surface interne de la crosse est mamelonnée, épaissie, pavée de plaques athéromateuses dures et anciennes, et de plaques molles opalescentes, gélatiniformes épaisses, plus récentes et beaucoup plus étendues que les précédentes. L'altération s'arrête au niveau des valvules sigmoïdes de l'aorte dont l'intégrité contraste avec les lésions des parties voisines. L'aorte est notablement dilatée, ce qui explique l'inocclusion de son orifice et le souffle diastolique entendu pendant la vie. Les artères coronaires présentent une ouverture normale et sont peu altérées dans leur parcours ; cependant les orifices de presque toutes les collatérales sont notablement rétrécis, quelques-uns complètement oblitérés par des plaques d'endartérite récente.

Les lésions ne sont pas limitées à la crosse aortique, mais c'est là qu'elles sont le plus accentuées. Dans l'aorte thoracique et abdominale, on voit en certains points des plaques d'athérome dures et presque osseuses, contrastant avec les plaques gélatiniformes d'origine récente qui sont en majorité à la hauteur de la crosse aortique.

Tous les organes contenus dans le médiastin ont contracté de nombreuses adhérences entre eux, et l'aorte thoracique est difficilement séparée des organes voisins.

La rate est grosse et diffluente. Le foie volumineux, pesant 2,500 grammes, est le siège d'une véritable cirrhose graisseuse dans laquelle se voient une infinité de petits nodules très durs analogues aux très fines granulations tuberculeuses du foie, remarquables par leur petitesse, comme c'est la règle pour cet organe. Les reins sont volumineux et congestionnés, ils présentent aussi quelques granulations tuberculeuses, celles-ci font défaut dans le péritoine et les méninges cérébrales.

Cette observation présente un grand intérêt, non seulement au point de vue clinique, mais encore sous le rapport de la pathogénie. A ce point de vue, on doit poser trois questions :

1° S'agit-il ici de deux maladies distinctes, l'aortite et la tuberculose, évoluant simultanément et se rencontrant par hasard chez le même individu ?

2° Ces deux maladies ont-elles des relations de cause à effet ?

3° S'il en est ainsi, est-ce la tuberculose qui a causé l'aortite ; ou l'aortite, la tuberculose ?

La première interprétation est au moins discutable, la science possédant déjà quelques exemples où les deux maladies ont évolué en même temps, et il ne faudrait pas voir toujours dans ces cas de simples et fortuites coïncidences.

Si au contraire on admet une corrélation pathogénique entre les deux affections, on peut soutenir que la granulie a pu agir sur le système artériel et sur l'aorte, au même titre qu'une maladie infectieuse, une variole ou une dothiénentérie, par exemple. Cette opinion est très soutenable.

Mais, dans l'espèce, il est certain que les lésions artérielles, caractérisées par l'aortite chronique et par l'athérome, ont de longtemps précédé chez notre malade l'évolution tuberculeuse, qui a été rapide et galopante. Du reste, je m'appuie, pour soutenir cette dernière opinion, sur les relations existant entre la tuberculose et une autre affection de la crosse de l'aorte, l'anévrisme qui, depuis Stokes, a été regardé comme une cause relativement fréquente de la tuberculisation pulmonaire. Ce grand clinicien a si bien exposé toutes les faces du problème, que je tiens à citer le passage entier :

« La complication la plus fréquente de l'anévrisme aortique est la tuberculisation ; dans ce cas, la phtisie a souvent des symptômes équivoques, irréguliers, et sa marche est lentement progressive. On comprend qu'il doive en être ainsi, en raison de l'âge auquel l'anévrisme est le plus commun. La coexistence des deux maladies est plus fréquente qu'on ne le pense en général, et la mort est quelquefois le résultat de la phtisie ; le malade succombe sans qu'il y ait eu rupture du sac. Lorsque ces deux affections se combinent, je pense que c'est la lésion artérielle qui s'est montrée la première. Souvent il m'a semblé que certains anévrismes mériteraient le nom d'anévrismes *consomptifs* ou *strumeux.* »

Dans un autre passage de son livre, Stokes établit « les rapports entre la diathèse athéromateuse et la diathèse tuberculeuse » ; et à propos de l'insuffisance aortique, après en avoir nettement distingué deux formes, l'une consécutive à la « cardite ou à l'endocardite rhumatismale, l'autre au développement de l'athérome », il s'exprime encore en ces termes :

« Il existe souvent, dans cette dernière forme, une disposition morbide générale qu'il est difficile de définir exactement. C'est un état ressemblant assez à celui qui favorise la déposition de matières graisseuses athéromateuses, et probablement aussi de productions tuberculeuses, un état d'hématose incomplète, survenant fréquemment à la suite d'excès ou d'une fatigue excessive, et s'accompagnant de l'affaiblissement du système nerveux. On est forcé d'admettre les rapports qui relient la diathèse athéromateuse à celle qui produit les dépôts de graisse et de matière tuberculeuse, malgré les conclusions différentes d'Andral, Lobstein et Gluge. »

Insistant ensuite sur « l'affaiblissement de la vitalité » dans l'insuffisance aortique, il décrit le caractère des inflammations locales siégeant dans des organes autres que le cœur (pneumonies, bronchites), et qui sont remarquables par leur état d'asthénie, par leur marche serpigineuse, par leur résistance aux traitements locaux, et par l'inhabileté de l'organisme à supporter une action déprimante. Puis, comme s'il avait voulu ne rien omettre dans l'exposé de cette question, il rapporte encore l'observation d'un malade chez lequel on put constater, après la mort, l'existence d'une vaste dilatation aortique méconnue pendant la vie, alors qu'on avait fait seulement le diagnostic d'une phtisie pulmonaire révélée à l'autopsie.

Depuis Stokes, un assez grand nombre d'auteurs ont insisté sur les rapports des anévrismes aortiques avec la tuberculisation pulmonaire [1]. Mais je n'ai trouvé encore nulle part un fait semblable à celui que je viens de rapporter, et qui a montré, chez le même sujet, la coexistence d'une aortite subaiguë sans grande dilatation du vaisseau, et d'une phtisie du poumon. Dans ce cas, il n'est pas possible d'invoquer l'influence d'une compression sur l'artère pulmonaire, assez accusée pour en produire le rétrécissement, cause fréquente de tuberculisation, comme on le sait; il n'est pas logique, non plus, d'admettre une inflammation consécutive des nerfs pneumogastriques, car celle-ci peut bien produire des congestions pulmonaires, mais on ne lui a pas reconnu jusqu'ici d'action phtisiogène directe. Il faut donc penser avec Stokes que, « le même état général détermine simultanément, et les dépôts tuberculeux dans les poumons, et les altérations des tuniques de l'aorte ».

Voici encore une autre observation remarquable par la coexistence de l'athérome avec la tuberculose :

Il s'agit d'un homme de soixante-dix ans, entré à l'hôpital Tenon le 25 janvier 1881. Je n'ai trouvé chez lui aucun antécédent héréditaire ou pathologique ayant pu avoir une influence sur le développement d'une tuberculose pulmonaire. Il tousse depuis plusieurs mois, il est très amaigri, et il a une fièvre presque continue. Je constate au sommet droit tous les signes d'une tuberculose pulmonaire à la troisième période (râles cavernuleux au sommet), avec râles sous-crépitants très nombreux siégeant dans les deux tiers inférieurs du même poumon. Mais, ce qui me frappe le plus, c'est l'existence d'un athérome artériel généralisé considérable, tel que j'en ai rarement rencontré. Toutes les artères sont aussi dures et aussi résistantes que des tuyaux de pipe, elles forment partout une saillie très accentuée, favorisée encore par l'état d'émaciation du malade. Il était difficile de bien distinguer, au-dessous de la clavicule droite, la matité qui appartenait à la fois à l'aorte et à la lésion pulmonaire; mais j'avais constaté le contraste frappant entre l'extrême faiblesse des bruits du cœur et le retentissement diastolique clangoreux et métallique de l'aorte au niveau de la partie interne du deuxième espace intercostal droit. Je concluais à l'existence d'une dilatation de l'aorte, ayant pu, par la compression de l'artère pulmonaire, favoriser l'éclosion des tubercules.

Mon diagnostic s'est confirmé absolument à l'autopsie, sauf pour ce

[1] FULLER. Coexistence du tubercule avec les anévrismes de l'aorte (*Med. Times*, 1856). — HANOT (*Archives de médecine*, 1876). — AUBRY. Étude sur la pathogenie de la tuberculose compliquant les anevrismes aortiques (*Thèse inaugur. de Bordeaux*, 1886). — H. HUCHARD (*Revue gén. de clin. et thérap.*, 1889). — G. SÉE (*Acad. de méd.*, 1889).

qui concernait la compression de l'artère pulmonaire; la dilatation de l'aorte était évidente, mais elle n'était pas de nature à comprimer ce dernier vaisseau. La tuberculose dont était atteint ce malade devait s'expliquer autrement, et je suis convaincu qu'elle avait été favorisée par l'état d'hypotrophie nutritive de tous les organes et aussi du poumon, hypotrophie résultant du rétrécissement athéromateux des artères et de l'insuffisance consécutive de l'irrigation sanguine dans les organes. Chez les prédisposés, l'artério-sclérose et l'athérome artériel peuvent donc préparer le terrain pour l'évolution bacillaire, et c'est ainsi que l'on peut sans doute expliquer la fréquence relative de la « phtisie de la cinquantaine », surtout chez les femmes prédisposées au développement de l'artério-sclérose vers le moment de la ménopause.

Quelle est la conclusion pratique à tirer de ces idées théoriques ? C'est que la *phtisie des artério-scléreux et des athéromateux* relève, mieux que toutes les autres, de la médication iodurée, et vous m'avez toujours vu l'employer, surtout dans ces cas, avec quelque succès. Cette phtisie des artério-scléreux s'accompagne souvent d'emphysème, de dilatation bronchique ; elle se complique encore de gangrène des extrémités bronchiques et même de gangrène du tissu pulmonaire ; enfin elle se traduit encore par des hémoptysies parfois abondantes. Quoiqu'elle affecte assez souvent la forme fibreuse, c'est-à-dire la forme curable, elle est quelquefois remarquable par son évolution rapide. On voit donc qu'il n'est pas absolument juste d'affirmer, comme on l'a dit, « que la meilleure manière de guérir un phtisique, ce serait de le rendre scléreux ».

En résumé, il existe un rapport réel entre les affections de l'aorte, l'artério-sclérose et la tuberculose.

Dans une première catégorie de faits, la dilatation du vaisseau est absente, ou, si elle existe, elle n'est pas assez accusée pour déterminer une compression de l'artère pulmonaire. Il est donc juste d'admettre, avec Stokes, qu'aortite et tuberculose procèdent « d'un même état général ».

Dans une seconde classe de faits, l'artério-sclérose crée, surtout chez les prédisposés, un état d'opportunité morbide pour le développement de la tuberculose, en déterminant dans les organes une sorte d'insuffisance nutritive, consécutive à l'insuffisance de l'irrigation sanguine.

D'un autre côté, j'attribue un rôle à l'inflammation des nerfs pneumogastriques qui existe très souvent dans les aortites ; il en résulte la production de congestions pulmonaires fréquentes qui n'ont pas de tendance à se résoudre et qui subissent facilement la dégénération caséeuse, en raison même de cette hypotrophie nutritive et du déficit sanguin.

Enfin, dans d'autres cas, la dilatation et l'anévrisme de l'aorte, par leur siège et par leur volume, sont capables de déterminer la compression de l'artère pulmonaire. Alors, la tuberculose se produit comme s'il s'agissait d'un rétrécissement congénital ou acquis de ce vaisseau, sa pathogénie est la même, la nature et la cause du rétrécissement de l'artère pulmonaire sont seulement différentes.

TRAITEMENT (*Aortite aiguë et chronique*). — Quelles sont les indications thérapeutiques auxquelles l'intervention médicale devra satisfaire pour combattre l'aortite aiguë ? Comme il s'agit d'une maladie inflammatoire, on fera usage des moyens antiphlogistiques et des révulsifs, mais sans en abuser, comme on le fait généralement : émissions sanguines locales, application des sangsues et de ventouses scarifiées ; teinture d'iode, pointes de feu, vésicatoires et cautères.

J'ai expliqué pourquoi la dyspnée est à la fois d'origine mécanique et toxique, et pourquoi le régime lacté, répondant à deux indications à la fois, produit des effets remarquables.

La médication spéciale de l'aortite aiguë ou chronique est l'iodure de potassium, auquel je préfère l'iodure de sodium, qui, tout en possédant les propriétés résolutives et fondantes des iodures, n'a pas l'action novice des sels de potassium sur le cœur. On doit prescrire d'emblée une dose quotidienne de 1 à 2 grammes, et arriver à des doses plus considérables (3 à 4 grammes d'iodure de potassium par jour) dans tous les cas où l'on soupçonne une origine syphilitique.

Il faut encore combattre les phénomènes angineux et l'ischémie vasculaire. C'est ici que le nitrite d'amyle rend de grands services en faisant cesser le spasme artériel et en combattant les tendances syncopales ; mais je conseille de l'employer avec une grande modération dans l'aortite chronique compliquée d'athérome cérébral.

La morphine peut être utile en atténuant les douleurs et la dyspnée. Vous connaissez l'action de ce médicament sur l'anémie bulbaire et conséquemment sur les mouvements respiratoires auxquels ce centre nerveux préside. Voilà pourquoi je considère depuis longtemps cet alcaloïde comme un excellent « eupnéique », et pourquoi aujourd'hui je n'hésite pas à affirmer que la morphine est pour l'aorte ce que la digitale est pour le cœur. Elle fait disparaître la douleur, diminue la dyspnée et atténue les dangers de l'anémie cérébrale [1].

[1] HUCHARD. De la médication opiacée dans l'anémie cérébrale due aux affections du cœur (insuffisance et rétrécissement aortiques) (*Journal de thérapeutique de Gubler*, 1875-1876). — Guérison rapide des accès d'asthme par l'emploi des injections hypodermiques de morphine, et action eupnéique de la morphine (*Union médicale*, 1878). — Injections hypodermiques de morphine dans les dyspnées (*Société clinique*, 1878).

Le chloral doit être prescrit avec prudence en raison de son action novice sur le cœur.

Contre les symptômes nerveux et l'insomnie, je recommande les bromures à la dose de 2 à 4 grammes par jour, le sulfonal par cachets de 1 gramme tous les soirs, ou encore l'uréthane à la dose de 2 à 4 grammes[1].

A la dernière période, quand la phase d'asystolie est ouverte, la digitale rend d'incontestables services contre les complications cardiaques, mais non pas contre l'aortite. Il faut l'employer sous forme de macération ou d'infusion à petites doses (10 à 15 centigrammes par jour pendant deux à quatre jours), ou encore sous forme de digitaline cristallisée (40 à 50 gouttes de la solution au millième pendant un jour et en une seule fois). Je me trouve bien d'associer la poudre de digitale à la jusquiame en pilules renfermant chacune 5 centigrammes de chaque substance.

Enfin, vous devez encore faire usage de purgatifs et de diurétiques, modificateurs indirects de la circulation, et modérateurs de l'encombrement vasculaire.

Dans une maladie qui a une tendance si marquée aux récidives, l'hygiène a une grande importance : le malade doit craindre les excès d'alimentation, les viandes épicées, boire le plus de lait possible, s'abstenir de thé, café, liqueurs fortes, de tabac ; enfin il doit éviter les émotions, les exercices plus ou moins violents, et les efforts.

Quant au traitement de l'aortite chronique, il peut se résumer ainsi : laitage, iodures et révulsion sur la paroi cardio-aortique. Mais, j'avoue que nous abusons beaucoup de cette révulsion qui me paraît bien inutile dans la plupart des cas, et qui ne produit que des effets très douteux dans un grand nombre de maladies où le processus inflammatoire joue un rôle très effacé.

Après avoir étudié les maladies de la tension artérielle, l'artério-sclérose en général, l'artério-sclérose du cœur et les aortites, après vous avoir exposé aussi complètement que possible, et peut-être un peu longuement, le résultat de recherches que je poursuis depuis près d'un quart de siècle sur des régions presque inexplorées et inconnues de la pathologie, je vais aborder dans les leçons suivantes l'étude de l'angine de poitrine. Vous y êtes déjà tout préparés par les leçons précédentes.

[1] Huchard (*Soc. thérap*, 1886).

VINGTIÈME LEÇON

ANGINE DE POITRINE

(ANGINE DE POITRINE VRAIE, ARTÉRIELLE, OU CORONARIENNE)

I. Symptomatologie.

Angine de poitrine *vraie* (ou angine *coronarienne*, *artérielle*) opposée aux angines *fausses* (ou angines *nerveuses*) ; la première, due à la lésion des coronaires obturées ou rétrécies par leur inflammation et celle de l'aorte au niveau de leur naissance ; les secondes, n'étant que de simples précordialgies, des affections névralgiques des nerfs cardiaques ou péricardiaques. — Il n'y a qu'une angine de poitrine (l'angine de poitrine coronarienne) ; toutes les autres sont fausses.

I. SYMPTOMATOLOGIE. — *A*. Description d'un accès angineux complet.

a). Siège de la douleur.

b). Ses *caractères :* Douleur angoissante, pongitive, constrictive. Attitudes des malades. Provocation des accès par les efforts, les mouvements (claudication intermittente du cœur) ; crises nocturnes ; quatre lois cliniques.

c). *Début et terminaison des accès angineux.* — Début central ou périphérique.

d). *Irradiations douloureuses*, d'ordre sensitif, moteur et vaso-moteur. Forme vaso-motrice de l'angine de poitrine.

e). *Symptômes vasculaires.* — Caractères du pouls. Élévation subite de la tension artérielle, etc.

f). *Symptômes viscéraux.* — Affections aortiques concomitantes. Angine de poitrine dans l'insuffisance mitrale artérielle, mais non dans l'insuffisance mitrale endocardique. Deux lois cliniques. — Etat du cœur dans le cours et en dehors des accès. Symptômes respiratoires. Confusion des auteurs entre les accidents produits par l'accès angineux, et ceux produits par l'aortite, ou l'artério-sclérose presque toujours concomitante.

B. Description des accès angineux incomplets.

a'). Angine de poitrine sans irradiations.

b'). Angine de poitrine à siège exclusivement brachial.

c'). Angoisse précordiale sans douleur. — Palpitations angoissantes.

d'). Forme de pseudo-gastralgie angineuse (observations).

Les développements que j'ai donnés à l'étude de l'hypertension artérielle, de l'artério-sclérose généralisée, de la cardio-sclérose et des aortites n'avaient pas seulement pour but d'attirer l'attention sur des affections trop souvent méconnues au lit du malade ou même inconnues de la plupart des pathologistes. Elles étaient, en quelque sorte, une introduction à l'étude de l'angine de poitrine *vraie*, angine *coronarienne* ou *artérielle*, comme on peut l'appeler, pour l'opposer aux angines *fausses* ou *angìnoïdes* qui sont des angines *nerveuses*.

Depuis longtemps déjà, j'ai démontré et je soutiens que l'angine de poitrine *vraie* a pour cause anatomique une lésion de l'aorte localisée vers les orifices des artères coronaires, ou encore une lésion des coronaires avec ou sans aortite ayant pour conséquence une diminution de leur lumière, un rétrécissement de leur calibre, et pour effet l'ischémie du muscle cardiaque.

Il y a près de dix ans, à l'époque où je publiais mon deuxième travail sur ce sujet[1], j'avais surtout pour but de séparer nettement l'angine de poitrine coronarienne de toutes les douleurs cardiaques ou extra-cardiaques que l'on confondait alors avec elle, et pour rendre plus évidente ma pensée, j'avais dit : *Il n'y a pas une angine de poitrine : il y a des angines de poitrine.* Aujourd'hui, la preuve est faite en faveur de son origine artérielle, comme je vous le démontrerai en étudiant la pathogénie, et il est plus conforme à la vérité de dire : IL N'Y A QU'UNE SEULE ANGINE DE POITRINE.

Il devient donc inutile de la faire suivre du qualificatif de *vraie*.

Toutes les autres manifestations douloureuses que l'on observe au niveau de la région cardiaque, doivent être rangées dans la catégorie des précordialgies, ou des affections névralgiques des nerfs cardiaques ou péri-cardiaques. Au double point de vue nosologique et clinique, elles sont absolument différentes de l'angor pectoris ; ce sont bien des pseudo-angines auxquelles il serait préférable d'attribuer les désignations suivantes : *névralgies du cœur* ou *de la paroi précordiale* (*cardialgies*, *cardiodynies* ou *précordialgies*).

SYMPTOMATOLOGIE. — Avant d'aborder l'étude étiologique et anatomo-pathologique, il faut connaître la symptomatologie.

Un malade, bien portant il y a quelques secondes, éprouve tout à coup, quelquefois à la suite d'une émotion, le plus souvent sous l'influence d'un simple effort, d'une marche rapide en montant, et contre le vent, une douleur violente qu'il accuse dans la région du cœur, ordinairement sous le sternum, et qu'il compare à un étau, à des griffes de fer, à une

[1] Des angines de poitrine (*Revue de médecine*, 1883). — Voir un travail anterieur sur « l'angine de poitrine cardiaque et pulmonaire » en 1879 (*Société méd. pratique*, et *Union médicale*). — Voir aussi le *Traité des névroses*. Paris, 1883.

constriction énorme de la poitrine. Il s'arrête sous le poids de cette vive souffrance qu'accompagnent fréquemment une sensation d'angoisse indicible, un sentiment de péril imminent et de fin prochaine. Immobilisé par l'inquiétude et la douleur, il attend, et, en quelques minutes, l'orage passe, la douleur angoissante a disparu ; mais l'accès terminé laisse presque toujours dans le souvenir une inoubliable impression.

Avec les irradiations douloureuses que je décrirai plus loin, c'est là une description restée classique. Il ne faut cependant pas croire qu'elle se réalise toujours avec les mêmes caractères, et vous verrez plus tard la grande variabilité des accès angineux chez des malades différents ou chez les mêmes malades.

Dans cette description sommaire, on voit seulement l'ensemble des manifestations de l'accès; maintenant il faut analyser chacune d'elles en particulier, et passer en revue tous ses éléments constitutifs.

a). *Siège de la douleur.* — Celle-ci est rapportée le plus souvent en arrière du sternum, à gauche, à l'union du tiers supérieur de cet os avec le tiers moyen; elle se montre souvent aussi à son bord droit, elle est surtout sous-sternale, d'où le nom de *sternalgie* que Baumes lui a donné. Parfois elle commence à la partie moyenne ou inférieure du sternum ; elle peut être rapportée aussi au creux de l'estomac, vers l'appendice xiphoïde, comme j'en ai vu des exemples assez nombreux; beaucoup plus rarement, elle commence vers la pointe du cœur, au niveau des quatrième ou cinquième côtes; enfin, au lieu d'avoir un début central, elle peut avoir un début périphérique, commencer par le bras et les épaules, plus rarement par le cou ou la face.

b). *Caractères de la douleur.* — Pour exprimer les caractères de cette douleur, les malades emploient plusieurs expressions qui se ressemblent presque toutes. Le plus souvent, ils la comparent à un étau, à une étreinte, à un poids énorme, à une forte compression tendant à rapprocher violemment la paroi sterno-costale de la colonne vertébrale, à des mains et à des griffes de fer, à une sensation de constriction pectorale, de ceinture, d'un cercle de fer ou de cordes, de plastron de plomb, de pieu traversant la poitrine, d'enfoncement, d'écrasement du sternum, de broiement, de déchirure, de crampe, de resserrement des parois thoraciques et de la région cardiaque (d'où le nom de *sténocardie*), d'un fer ou d'un poignard traversant la poitrine de part en part.

Cette douleur est *angoissante, pongitive,* et surtout *constrictive.* Ce sont là ses caractères les plus importants qui la distinguent ordinairement des autres douleurs thoraciques.

D'autres, moins nombreux, éprouvent une sensation de chaleur ou de feu, et l'un des malades de Jurine se plaignait d'un bouillonnement qui, du creux de l'estomac, semblait remonter vers la poitrine.

Cette douleur n'est pas le symptôme capital du syndrome angineux ; il s'y ajoute presque toujours une *angoisse* particulière (d'où les noms d'*angor*, d'*angine* de poitrine ou d'*angina pectoris*), et cela est si vrai que ce syndrome est assez rarement constitué par une douleur sans angoisse et qu'il peut l'être au contraire par une angoisse violente avec peu de douleur, ce qui prouve que la première n'est pas toujours en rapport avec l'intensité de la seconde.

Sénèque, qui paraît avoir réellement souffert d'accès angineux vers l'âge de soixante-deux ans, parle dans ses Lettres à Lucilius, de la soudaineté de leur invasion qu'il compare à l'impétuosité de la tempête, (*brevis impetus, procellæ similis*), et il ajoute que « pour toutes les autres douleurs, c'est seulement être malade, que pour celle-là, c'est rendre l'âme [1] ».

Ce qui caractérise, en effet, l'accès complet d'angor, c'est une sensation de mort imminente, de fin prochaine qui ressemble à « une pause de la vie » (Elsner). Tous les auteurs qui ont écrit sur ce sujet ont fait cette remarque. « Quel que soit son degré d'intensité, disait Forbes, elle est spéciale, et il s'y ajoute quelque chose de mental qui la distingue des autres. » Pour Lartigue, « il semble qu'elle s'attaque aux sources mêmes de la vie, et qu'elle ait quelque chose de moral ». Latham disait encore que l'accès d'angine de poitrine se compose de la douleur, et de « quelque autre chose. Il n'y a point de doute possible sur le phénomène douleur; mais il ne suffit pas pour expliquer la sensation de mort imminente qui accompagne chaque paroxysme et la mort qui finit par arriver dans un accès ». C'est bien le caractère que Bichat assignait aux douleurs des viscères, en disant qu'elles sont « profondes et spéciales ». Aussi, j'ai vu souvent des angines de poitrine méconnues, parce que l'élément douleur était peu prononcé ou même presque absent dans certains cas. Mais ces malades éprouvaient une sensation toute particulière d'angoisse en marchant, avec ou sans irradiations brachiales. Cela me suffit alors, et le diagnostic ne fait aucun doute.

Dans des cas assez rares cependant, la sensation d'angoisse fait

[1] « *Omnia corporis aut incommoda, aut pericula per me transierunt; nullum mihi videtur molestius. Quid ni? Aliud enim quicquid est ægrotare : at hoc est animam agere. Itaque medici hanc meditationem mortis vocant... Mors est, non esse id quod antea fuit : sed quale sit jam scio; hoc erit post me, quod ante me fuit.* » (Seneque.) — Parry, puis Stokes qui ont analyse les textes de Senèque, concluent plutôt à l'existence d'un asthme cardiaque. Il nous semble plutôt qu'il s'agit de sensations angineuses.

presque complètement défaut, et l'angor pectoris est constitué seulement par une douleur rétro-sternale.

Différentes sont les *attitudes* prises par les malades sous l'étreinte de cette douleur, dans le but instinctif de la soulager. La plupart s'arrêtent, restent debout, immobiles, retenant leur respiration, et attendant avec une impatience pleine d'anxiété la fin de cet orage. Ils ne peuvent presser un peu l'allure de leur pas sans éprouver immédiatement une vive douleur rétro-sternale. J'ai vu ainsi un malade qui, dans sa promenade quotidienne sur les boulevards à Paris, était obligé de s'arrêter subitement, d'aller s'appuyer le dos contre un arbre, et là immobile, la tête renversée en arrière, la face pâle où se peignait l'effroi, attendre la fin de la crise au grand étonnement des passants.

La plupart restent debout, se penchent en avant ou en arrière en redressant violemment le tronc ; beaucoup plus rarement, ils sont calmés en pressant la partie douloureuse contre un corps dur comme le dossier d'une chaise ou un meuble (Butter, Trousseau). Un malade observé par Stokes devait au moment de la crise, pour obtenir quelque soulagement, renverser la tête en arrière et placer la colonne vertébrale dans l'extension comme dans l'opisthotonos ; il étendait les bras d'abord en bas, pour les élever ensuite au-dessus de la tête, afin de fixer les attaches de ses muscles grands pectoraux et dans l'espoir d'atténuer un peu la sensation de constriction thoracique. Un autre observé par Blackall était soulagé en penchant son corps en avant, en même temps qu'il élevait les bras au-dessus de la tête ; celui de Butter étendait au contraire les bras vers la terre. Chez presque tous, la position couchée ou horizontale augmente la douleur, pour une raison que je vais bientôt expliquer.

Un caractère extrêmement important de l'angine de poitrine, qu'il ne faut jamais perdre de vue dans la notion du diagnostic avec les pseudo-angines, consiste dans la *provocation* des accès par tout acte nécessitant un effort et surtout par le mouvement, par la marche précipitée (d'où le nom de *claudication intermittente douloureuse du cœur*, qui lui a été donné si judicieusement par Potain).

Au moment de l'accès — comme je le démontrerai encore plus tard — la *tension artérielle* subit une élévation plus ou moins considérable, et c'est ce qui explique les remarquables effets obtenus par les inhalations du nitrite d'amyle, de ce médicament qui a pour effet de déprimer rapidement l'hypertension vasculaire. Celle-ci, chez les angineux, augmente le travail du cœur obligé de lutter sans cesse contre les obstacles situés à la périphérie du système circulatoire et dus le plus souvent à la contracture et aux lésions des petits vaisseaux. C'est en m'appuyant sur ces données que je suis arrivé à instituer le traitement rationnel de l'angor pectoris par tous les agents médicamenteux ayant pour but et pour résultat d'abaisser la tension artérielle, de dilater les vaisseaux et ainsi de diminuer le travail du cœur en le soulageant (iodures, trinitrine, nitrites, etc.).

La notion de l'hypertension artérielle explique la provocation des accès angineux par toutes les causes qui élèvent cette artério-tension et augmentent le travail du cœur frappé de claudication intermittente. Le fait même de cette provocation des crises sténocardiques par tout acte nécessitant un effort ou produisant un spasme artério-capillaire, est si important, qu'il m'a permis, au point de vue du diagnostic, de formuler ces deux premières lois :

1° *Toute angine de poitrine produite par un effort quelconque, par la marche rapide, etc., est une angine* VRAIE ;

2° *Toute angine de poitrine se produisant spontanément, sans l'intervention d'un acte nécessitant un effort, est une angine* FAUSSE.

C'est là un élément capital de diagnostic. Car on meurt de la première angine ; on ne meurt JAMAIS de la seconde.

Cependant, j'ai remarqué depuis longtemps — et Heberden, l'un des premiers historiens de la maladie l'avait dit également — que les crises angineuses de la nuit sont spontanées avec un caractère d'intensité et de durée que n'ont pas celles du jour. Je suis donc arrivé à formuler cette troisième loi :

3° *Lorsqu'un malade ayant des crises provoquées par l'effort, en a de spontanées pendant la nuit, la première loi n'est pas en défaut : il s'agit toujours d'un angineux vrai.*

En un mot, l'existence de crises spontanées pendant la nuit chez un malade qui peut les provoquer presque à volonté par la marche ou en effort, ne peut infirmer le diagnostic d'angine de poitrine. Mais il allait à l'encontre de cette première loi faisant jouer au phénomène de l'effort un rôle prépondérant. C'est alors que je remarquai le fait suivant : *Les angineux préfèrent instinctivement la station verticale*. J'avais vu bien souvent que des malades « en état de mal angineux », comme je l'ai dit (c'est-à-dire des malades en proie à des crises répétées et presque subintrantes), refusaient de s'asseoir ou de se coucher, parce que ces diverses positions leur étaient intolérables. Ce fait s'explique. Il est démontré que la position couchée et que le sommeil par lui-même augmentent la tension artérielle et que la station verticale la diminue. J'ai fait, à ce sujet,

[1] H. HUCHARD. Note sur l'attitude des angineux (*Société médico-chirurgicale de Paris*, et *Revue de clinique et de thérapeutique*, 27 janvier 1892).

des recherches très démonstratives, et c'est ainsi que j'ai eu l'explication des crises nocturnes et de l'attitude préférée presque instinctivement par les malades. Cette hypertension artérielle du sommeil tient, non seulement à l'attitude couchée, mais aussi à l'auto-intoxication nocturne de l'organisme, auto-intoxication démontrée par la moindre toxicité urinaire de la nuit.

A cette règle de l'attitude verticale des angineux, il peut y avoir des exceptions; c'est, par exemple, lorsque l'angor coexiste avec une affection de l'aorte, par exemple avec une insuffisance aortique. Dans ce dernier cas, en effet, les malades préfèrent l'attitude couchée pour combattre instinctivement les accidents d'ischémie cérébrale provoquée par cette dernière maladie; de sorte que les *angineux aortiques* devraient vivre dans un grand embarras, puisque d'une part la position horizontale favorise la circulation encéphalique, ce qui est un bien pour l'insuffisance aortique, et que, d'autre part, elle augmente la tension, ce qui est un mal pour la sténocardie. Mais, guidés par des raisons théoriques, les auteurs ont certainement exagéré les dangers de l'ischémie cérébrale dans l'insuffisance aortique, et j'ai remarqué que les angineux aortiques cherchant la position qui leur est le moins défavorable, préfèrent toujours l'attitude verticale.

Depuis que mon attention a été attirée sur ces faits, je prescris toujours aux angineux, surtout à ceux qui ont des crises pendant la nuit, de ne jamais se coucher la tête basse, et c'est ainsi que j'ai réussi à éviter dernièrement les crises nocturnes d'un malade qui vivait dans la crainte continuelle de la mort.

Pendant la crise angineuse, les parois thoraciques et les régions sillonnées par la douleur paraissent obscurément sensibles à la pression; mais, une fois l'accès terminé, tout rentre dans l'ordre, et l'exploration de ces parois, la pression du doigt sur les régions si douloureuses quelques instants auparavant, ne provoquent ordinairement plus la moindre sensibilité ou douleur. Voilà encore un signe négatif d'une grande importance diagnostique; il nous permet déjà de distinguer la douleur angineuse de celle des névralgies intercostale, diaphragmatique ou thoraco-brachiale, affections que l'on confond trop souvent avec le syndrôme angineux. Au point de vue pathogénique, ce signe négatif nous montre encore que l'angor pectoris n'appartient pas à l'ordre des affections névralgiques ou névritiques, comme le pensent encore quelques pathologistes. Ils commettent ainsi une double erreur : erreur de diagnostic et de nosologie.

Cependant, lorsque les accès se répètent au point de s'imbriquer, de devenir subintrants et de constituer ce que j'appelle « l'état de mal angineux », j'ai parfois constaté l'existence d'une *hypéresthésie cutanée* et *musculaire* siégeant dans l'intervalle de ces accès sur une grande partie de la paroi thoracique, sur les épaules, les avant-bras et les bras. Mais cette hypéresthésie ne fait pas partie de la symptomatologie de l'angine de poitrine. Il s'agit là d'une complication, d'un élément surajouté, comme la névralgie des nerfs intercostaux est quelquefois aussi surajoutée au syndrome angineux. La preuve, c'est que cet état douloureux et permanent de la paroi thoracique peut également exister, et existe souvent dans les pseudo-angines des neurasthéniques et des névropathes. J'en conclus cette quatrième loi clinique.

4° *Les douleurs provoquées par la pression ne sont pas des douleurs angineuses.*

c). *Début et terminaison des accès angineux.* — L'accès se termine ordinairement d'une façon assez rapide ; son début est également brusque, quoiqu'on ait complaisamment décrit des phénomènes précurseurs, tels que des bâillements, des éructations gazeuses, du tympanisme gastro-intestinal, une sensation de chaleur dans la poitrine, un sentiment de tristesse et d'inquiétude vague, de frisson et de refroidissement dans les membres, une lassitude générale. Tous ces prodromes, comme un grand nombre des irradiations, ont été signalés à une époque où l'on ne connaissait pas la distinction capitale entre l'angine vraie et les pseudo-angines ; ils se rencontrent très rarement dans la première et très souvent dans les secondes.

Le début de la douleur, au lieu d'être central ou sous-sternal, est souvent périphérique ; son trajet, au lieu d'être centrifuge, est centripète, et bien avant Trousseau qui avait signalé ce fait, Heberden et Jahn avaient vu des cas où la douleur commençait par l'avant-bras, le bras et l'épaule, pour irradier ensuite à la région du cœur, qui devenait en dernier lieu le siège de l'angoisse caractéristique. D'autres fois, elle commence par la colonne rachidienne ou encore par les espaces intercostaux pour gagner ensuite la région du cœur. C'est ainsi que je voyais dernièrement un malade chez lequel la douleur, débutant par le rachis au niveau des vertèbres dorsales, irradiait sur le pourtour de la poitrine et se terminait par une douleur sous-sternale.

Plusieurs malades observés par Trousseau présentaient les mêmes anomalies dans le début de la douleur : chez l'un, elle se faisait d'abord sentir entre les deux épaules pour se propager ensuite à la langue, au cou, au bras ou à la poitrine ; chez un autre, elle avait pour siège l'une des vertèbres dorsales pour se faire sentir ensuite à l'avant-bras, au petit doigt et ensuite derrière le sternum. — Enfin j'ai vu une fois la douleur présenter à la fois une marche centripète et centrifuge : commençant par le bras pour gagner l'épaule et la région cardiaque à sa partie moyenne, elle atteignait une seconde fois l'épaule pour revenir au coude, où elle s'arrêtait.

d). *Irradiations périphériques.* — La douleur sous-sternale a des irradiations multiples et variées qui existent le plus souvent, mais auxquelles Jurine attribuait une importance exagérée lorsqu'il refusait le nom d'angine de poitrine à toute sternalgie exempte d'irradiations. A ce sujet, Parry a eu raison de faire remarquer que celles-ci ne sont pas plus essentielles à l'angine de poitrine que ne le sont à l'inflammation du foie les douleurs de l'épaule droite.

Ces irradiations sont d'ordre *sensitif*, *moteur* ou *vaso-moteur*.

La plus fréquente est celle qui a pour siège le membre supérieur gauche. La douleur commence en arrière du sternum, se propage à l'épaule gauche, gagne la face interne du bras et de l'avant-bras, et parallèlement au trajet des nerfs cubital et cutané interne, atteint les deux derniers doigts en s'accompagnant d'une sensation de fourmillement, d'engourdissement, de gonflement, de lourdeur ou de parésie de bras. J'ai vu un malade qui, pendant toute la durée de la crise, laissait tomber immobile son bras avec l'impossibilité complète de le relever ; d'autres ne peuvent lui imprimer un mouvement sans voir augmenter la douleur sous-sternale, de sorte qu'ils le laissent instinctivement dans l'immobilité absolue.

Si ces douleurs sont le plus souvent irradiées au membre supérieur gauche, elles peuvent atteindre les deux bras à la fois, avec cette particularité que presque toujours le côté gauche est plus sensible. Plus rarement elles n'affectent que le bras droit. En tout cas, la douleur ne suit pas toujours tout le trajet que je viens d'indiquer, elle s'arrête souvent à l'épaule, ou encore à la face interne du coude ; d'autres fois, elle ne se fait sentir qu'à l'avant-bras, au petit doigt, ou aux deux derniers doigts ; elle peut aussi ne pas suivre le trajet des filets nerveux, puisqu'elle siégerait à l'insertion du muscle deltoïde, d'après Wall, et à celle du rond pronateur, d'après Macbride. Les douleurs brachiales, comme toutes les douleurs irradiées, sont ordinairement moins vives que celles de la région cardio-sternale. J'ai vu cependant trois cas où celles-ci étant à peine accusées, ou seulement constituées par une légère sensation d'angoisse douloureuse, les douleurs périphériques étaient prédominantes.

Les irradiations douloureuses atteignent par ordre de fréquence :

1° Les membres supérieurs, et surtout le bras gauche, comme je viens de le dire ;

2° Le plexus cervical et les parties avoisinantes : douleurs au cou sur le trajet du plexus cervical, à la face, à la langue (Trousseau), au menton, à l'oreille (Butter, Wichmann), à l'articulation temporo-maxillaire, où elles déterminent une sorte de trismus, à la nuque ;

3° Les branches extra-cardiaques du pneumogastrique : irradiations à la gorge, au larynx, à l'œsophage, à l'estomac et au foie, etc., causant alors de l'aphonie, une sensation de constriction et de fausse boule hystérique, une sensation de chaleur à la région épigastrique, des nausées, des éructations, des vomissements, une distension gazeuse considérable, des douleurs à l'hypocondre droit pouvant simuler des coliques hépatiques ;

4° Les nerfs intercostaux et diaphragmatiques : douleurs au cou entre les scalènes et sur le trajet des nerfs phréniques, à la base du thorax ; aux apophyses épineuses des vertèbres, aux espaces intercostaux, aux mamelons, d'où la douleur constrictive en travers de la poitrine signalée par Fothergill, et l'hyperesthésie des régions mammaires constatée par Laennec ;

5° La région hypogastrique (Blackwall), le testicule avec gonflement inflammatoire de cet organe (Hoffmann, Laennec, Gintrac) ou névralgie ilio-scrotale (Axenfeld), les cuisses et les membres inférieurs (Friedreich).

Ces derniers accidents sont presque tous des phénomènes terminaux de l'accès ; il faut y joindre encore des éructations abondantes (Watson) avec distension gazeuse considérable de l'estomac que j'ai plusieurs fois observée ; la strangurie (deux cas de Blackall, un cas de Raige Delorme), un besoin pénible et irrésistible de miction (Blackall, Lartigue), une salivation abondante, comme j'en ai observé plusieurs cas. Trousseau rapporte, à ce sujet, l'observation d'un malade dont l'accès se prolongeait s'il ne satisfaisait pas un besoin irrésistible d'uriner, et qui était obligé d'uriner quatre fois, s'il avait quatre accès en une heure ; la fin de la crise était aussi annoncée par un engourdissement des bras et un sentiment de mouvement congestif vers la muqueuse nasale. Dans le cas de Blackall, la douleur sur la vessie avec besoin irrésistible de miction était telle que l'on crut à la gravelle et à l'existence d'une colique néphrétique ; or, la strangurie n'avait lieu qu'au moment des accès. Mais la gravelle peut coexister avec l'angine de poitrine, et j'ai vu cette dernière suivie par une attaque franche de colique néphrétique.

Je dois faire remarquer que toutes ces irradiations douloureuses signalées par les auteurs anciens et modernes n'appartiennent pas, d'après moi, à l'angine vraie, mais aux fausses angines avec lesquelles la première était et est encore confondue. Dans l'angine coronarienne, on n'observe guère que les irradiations vers les bras, et parfois vers la région cervicale.

Les phénomènes douloureux ou parétiques des membres supérieurs peuvent aussi se compliquer de troubles *vaso-moteurs* plus ou moins accusés, non seulement du côté de la face qui pâlit, mais aussi du côté des membres supérieurs, qui deviennent le siège d'une véritable syncope avec asphyxie locale des extrémités; le bras et les doigts pâlissent, deviennent d'une blancheur mate, et ces accidents persistent parfois pendant un quart d'heure après la disparition de la crise, comme j'en ai vu un exemple.

Heberden avait déjà signalé un cas dans lequel le bras paraissait « comme engourdi et enflé ». J'ai vu une femme de quarante-huit ans, atteinte d'artério-sclérose de la ménopause, chez laquelle l'accès angineux se manifestait le plus souvent par une véritable syncope locale du bras, de l'avant-bras et de la main gauche : subitement le membre devenait froid et insensible avec sensation de gonflement et de fourmillement aux extrémités et d'onglée à l'extrémité des doigts; le pouls radial de ce côté devenait petit, serré, presque imperceptible, puis survenaient des palpitations extrêmement violentes et douloureuses, et sans l'existence d'une légère angoisse rétro-sternale, la sténocardie eût passé inaperçue, on eût pu croire, en un mot, qu'il s'agissait seulement d'une syncope locale des extrémités. Or, le diagnostic fut confirmé plus tard par une attaque violente et classique d'angine de poitrine.

On peut rappeler à ce sujet l'exemple de cette femme atteinte d'anévrisme aortique et citée par Trousseau, chez laquelle une poignante douleur partant de la région précordiale, irradiait à la base de la poitrine qu'elle étreignait comme une ceinture de fer, descendait dans les lombes, remontait à la région cervicale, à l'épaule, au bras et à l'avant-bras gauche jusqu'à l'extrémité des doigts; alors la peau de la main et de l'avant-bras devenait d'une pâleur extrême à laquelle succédait presque immédiatement une coloration violacée et bleuâtre très prononcée; une fois la douleur passée, la main et les bras restaient engourdis pendant quelques instants. — Dans un autre fait observé par le même auteur, la douleur commençait à la hauteur des quatrième et cinquième côtes à la région du cœur qui, pendant l'attaque, battait violemment; puis elle irradiait au cou, aux deux bras, avec engourdissement douloureux et sensation d'enflure aux mains.

Ces troubles vaso-moteurs sont parfois beaucoup plus accusés, ils se généralisent à tout le système vasculaire et constituent ainsi, avec la pâleur extrême de la face, le refroidissement et la teinte cyanotique des extrémités, la petitesse du pouls, etc., une *forme vaso-motrice* de l'angor pectoris que j'étudierai plus tard, parce qu'elle se rencontre bien plus souvent chez les hystériques ou les névropathes.

e). *Symptômes cardio-vasculaires.* — Du côté des *vaisseaux* et du *cœur*, les troubles sont variables. Le plus souvent, ce dernier organe paraît assister impassible à la violente douleur dont il est le siège ; ses mouvements sont normaux, le pouls reste calme, et Wichmann avait exactement remarqué que, pendant le paroxysme douloureux, le pouls peut devenir plus rapide, mais qu'il n'est ni intermittent, ni irrégulier. Heberden et Parry avaient également vu que le pouls est si peu atteint qu'on a une tendance naturelle à placer le siège de la maladie en dehors du cœur. Parfois cependant, d'après Wall, il devient tellement petit qu'on peut à peine le sentir, et j'ai pour ma part noté la petitesse extrême du pouls avec sa suppression, le plus souvent à gauche.

Cette petitesse d'un des deux pouls radiaux et surtout du radial gauche, est même un symptôme que j'ai souvent observé chez les angineux dans le cours ou dans l'intervalle des accès et dont la fréquence et l'importance n'ont pas été jusqu'ici signalées. Subitement, pendant un ou plusieurs jours, le pouls radial gauche devient faible, petit et serré, tandis que celui du côté opposé conserve toute son amplitude ; ensuite, quelques jours après, les deux pouls radiaux deviennent égaux. Or, la connaissance de ce fait n'est pas sans importance, parce qu'elle permet d'éviter des erreurs de diagnostic que j'ai souvent vu commettre, cette inégalité des pulsations radiales étant à tort rattachée à un anévrisme aortique, ou à un rétrécissement athéromateux de la sous-clavière gauche. Il s'agit ici d'un phénomène transitoire et nullement permanent, et cet état apparent d'affaiblissement d'un pouls radial ne peut être attribué qu'à un spasme intermittent de l'artère dont on doit bien comprendre la fréquence et la cause depuis que j'ai fait connaître les rapports fréquents de l'artério-sclérose avec le spasme artériel.

Dans un cas, l'accès était annoncé quelques secondes auparavant par un ralentissement des battements du cœur qui tombaient de 60 à 30 et qui, à la fin de la crise, atteignaient le chiffre de 120 et même de 140.

Dans les accès qui se terminent fatalement, il arrive le plus souvent que les pulsations diminuent de fréquence.

Il est assez rare, pour le médecin, d'assister à la mort d'un angineux. Cependant Gauthier (de Charolles) a vu, chez une femme de quarante ans atteinte de maladie de Corrigan, le pouls tomber progressivement de 70 à 25 pulsations, il lui semblait assister pour ainsi dire à l'agonie du cœur et à la claudication progressive du myocarde qui se termina brusquement par un arrêt rapide. A ce sujet, Potain m'a raconté l'histoire suivante : Un malade venant le consulter, lui dit ces simples paroles : « Tenez, j'ai en ce moment un violent accès, j'étouffe. » Aussitôt, mon vénéré maître, voyant le malade pâlir, saisit son pouls qu'il trouve absolument nul des deux côtés, il le renverse immédiatement sur une chaise longue, ausculte son cœur qui ne présentait plus que quelques battements imperceptibles ; le malade était mort. — Pour ma part, j'ai assisté une seule fois à la mort rapide (non subite) d'un angineux, et j'ai constaté, dans les derniers moments, que les pulsations radiales devenaient plus lentes, plus faibles, plus irrégulières, et que les contractions du cœur étaient réduites à des oscillations inégales à peine appréciables, ressemblant au battement des ailes d'oiseau (*flutterings* des Anglais).

L'accès peut être annoncé ou accompagné par de folles et douloureuses palpitations, par des battements énergiques « en coup de bélier » (suivant l'expression d'un de mes confrères angineux), ou par une accélération douloureuse des battements du cœur.

Enfin, parfois la défaillance n'existe plus seulement à l'état de sensation ou d'anxiété, elle est réelle ; le malade est pris de lipothymie, ou encore de syncope, phénomène auquel Parry avait attribué une telle importance qu'il avait donné à la maladie le nom de *syncopa angens.*

Le pouls change aussi parfois de caractère comme les tracés sphygmographiques le démontrent. La ligne d'ascension devient plus longue et plus lente ; il en est de même de la ligne de descente ; en un mot, le tracé sphygmographique du pouls se rapproche souvent de celui du rétrécissement aortique. Pour résumer les modifications du pouls, on peut citer le passage suivant de Schmidt :

« *Pulsus valde turbatus, sæpe contractus, parvus atque inæqualis, nec rara intermittens tangitur, et æger palpitationibus cordis angitur.* »

Voici quelques-uns des tracés sphygmographiques que j'ai pris sur un de mes malades avant et après les accès angineux, avant et après les inhalations de nitrite d'amyle :

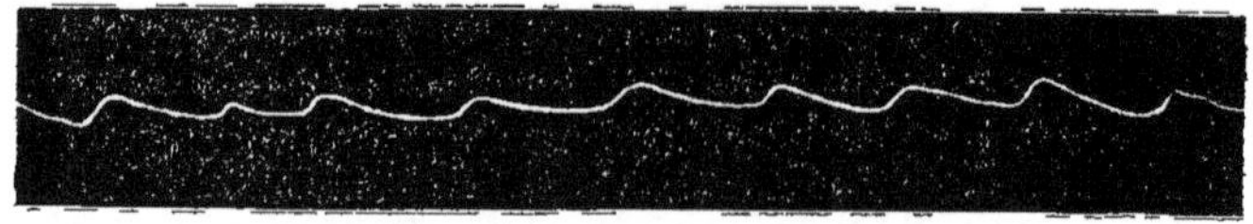

Fig. 60. — Pouls droit chez un angineux, dans l'intervalle des accès.

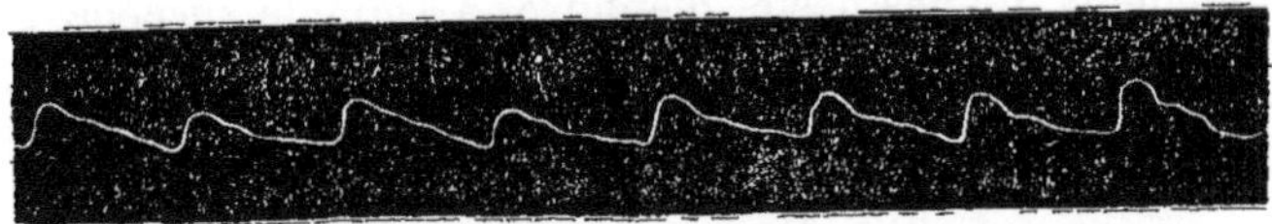

Fig. 61. — Pendant un accès d'angine de poitrine.

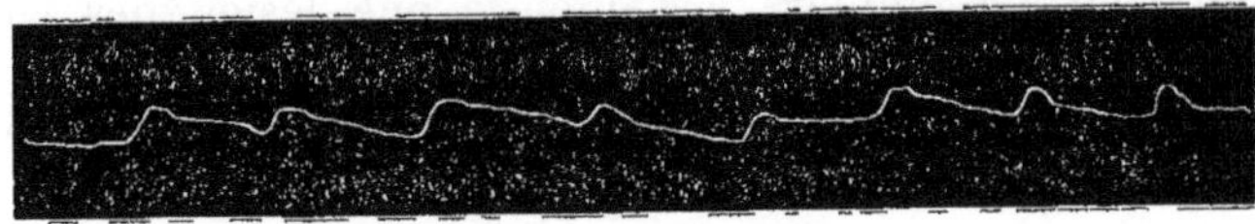

Fig. 62. — Pendant un accès d'angine de poitrine, et au commencement des inhalations amyliques.

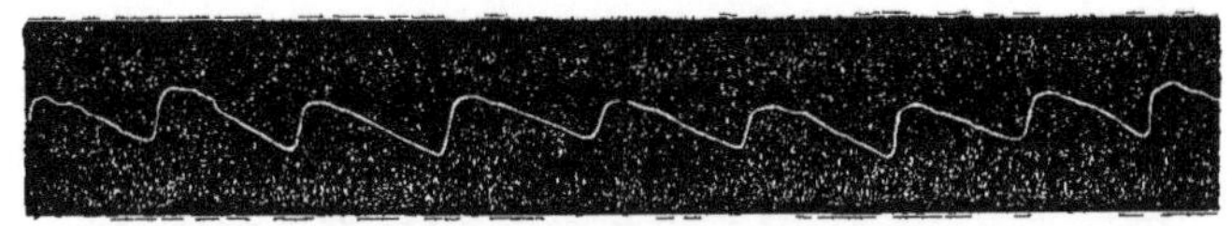

Fig. 63. — Pendant un accès d'angine de poitrine, et immédiatement après les inhalations amyliques.

Un phénomène très important qui se produit dans la plupart des attaques angineuses, c'est souvent l'*élévation subite de la pression artérielle* au commencement et pendant tout leur cours. Je l'ai constaté à plusieurs reprises, comme Lauder-Brunton et Walter Moxon. Cette hypertension vasculaire est d'autant plus importante à connaître que la tension artérielle a déjà subi une augmentation par suite de l'artério-sclérose et des affections aortiques dont sont atteints les malades.

Dans d'autres cas cependant, cette tension vasculaire serait diminuée, de sorte qu'on trouverait dans ces phénomènes différents la raison de la diversité d'action du nitrite d'amyle : efficace, quand il y a élévation de la tension sanguine ; impuissant, au contraire, quand elle est diminuée.

Enfin, j'ai dit que l'artério-sclérose détermine souvent pendant son cours des spasmes artériels généralisés ou localisés, lesquels rendent compte le plus souvent des phénomènes du doigt mort, de syncope locale des extrémités, de refroidissement, etc. Or, ces troubles vaso-moteurs peuvent par leur prédominance au moment de l'attaque angineuse, donner lieu à une forme d'angine de poitrine vaso-motrice dont je vous ai parlé il y a quelques instants. Le pouls de toutes les artères devient petit, serré ; les téguments paraissent pâles et exsangues, le facies est terreux et livide, les extrémités sont froides avec sensation de fourmillement, d'anesthésie, d'enflure, à laquelle succède une apparence violacée et cyanique. D'autres fois, au contraire, la pâleur du visage fait place à une congestion rapide et prononcée.

f). *Symptômes viscéraux.* — Le plus souvent, les angineux sont des *aortiques,* et lorsqu'ils ne présentent aucun signe d'une affection de l'aorte, on constate toujours à l'autopsie une lésion des coronaires. Est-ce à dire qu'on ne puisse observer chez eux une altération de l'orifice mitral? Ce serait une erreur de le croire. Car, avant tout, ils sont artério-scléreux et ils ne sont aortiques qu'à la faveur de l'artério-sclérose. Celle-ci peut envahir la valvule mitrale, déterminer une lésion de cet orifice alors qu'elle atteint à peine l'aorte, et alors on se trouve en présence de ce fait, paradoxal en apparence, d'une angine de poitrine chez un mitral.

Il y a deux ans, un de mes confrères m'adressait un employé de commerce âgé de quarante-neuf ans et souffrant depuis trois années environ de douleurs vives rétro-sternales survenant toujours sous l'influence de la marche ou du moindre effort. Son frère était mort d'une hypertrophie du cœur, fait important à signaler, car je vous ai appris que si les cardiopathies *valvulaires* ne se transmettent pas, les cardiopathies *artérielles* sont au contraire assez souvent héréditaires. Ce malade me déclare « qu'il ne peut faire, depuis plusieurs mois, quelques pas sans éprouver de la douleur ou de l'oppression, et que s'il en est ainsi, il sera dans l'impossibilité de gagner sa vie ». Je l'ausculte, et je trouve un souffle très intense d'insuffisance mitrale, alors qu'à la base il n'y avait aucun bruit morbide. Cependant le premier bruit est sec, parcheminé; le second bruit à droite du sternum est très manifestement retentissant, les sous-clavières sont surélevées, la région cervicale est violemment agitée par des battements artériels anormaux, et quoiqu'il existe un souffle systolique à la pointe du cœur, le pouls ne présente aucun des caractères d'une insuffisance mitrale : il est dur, fort, concentré, régulier. Pourquoi cela? C'est parce que ce malade n'avait pas à proprement parler une insuffisance orificielle; il avait une *lésion* de l'orifice mitral, mais il n'avait pas de *maladie* valvulaire, tant il est vrai que l'existence d'un souffle à l'un des orifices du cœur n'est pas toujours synonyme d'un rétrécissement ou d'une insuffisance. Par les progrès de la sclérose de la valvule bicuspide, celle-ci peut encore devenir franchement insuffisante, ce qui ne change en rien les choses, car il s'agit toujours d'une lésion artérielle et non d'une lésion endocardique. La preuve en est fournie par les caractères du pouls qui reste fort et vibrant, au lieu d'être petit, inégal et irrégulier comme pour les insuffisances mitrales consécutives aux endocardites rhumatismales, par l'existence des battements artériels, de l'élévation des sous-clavières (indice d'une dilatation de l'aorte), du retentissement diastolique de l'aorte, symptomatique de l'hypertension artérielle, etc. Ainsi donc, ce malade avait une lésion mitrale, comme il aurait pu avoir une lésion de l'aorte par le fait de l'artério-sclérose.

On peut admettre comme parfaitement démontrées ces deux lois cliniques :

1° *L'angine de poitrine ne devient jamais une complication des maladies mitrales d'origine endocardique et rhumatismale ;*

2° *Dans les cas de coexistence de l'angine de poitrine avec un souffle systolique de la pointe, celui-ci est symptomatique, soit d'une insuffisance mitrale fonctionnelle par dilatation simple de l'orifice, soit d'une insuffisance mitrale organique d'origine endartérique* (*la* LÉSION *étant mitrale, et la* MALADIE, *aortique.*

Lorsque l'artério-sclérose a progressé, lorsqu'elle a envahi et compromis une grande partie du muscle cardiaque, les cavités du cœur se dilatent, et avec elles les orifices auriculo-ventriculaires. Il en résulte alors une insuffisance *fonctionnelle,* laquelle se manifeste par l'existence d'un souffle systolique doux et bien localisé à la pointe du cœur, aussi bien au niveau de l'orifice mitral qu'à celui de l'orifice tricuspidien. Puis, lorsque le myocarde devient progressivement insuffisant, il n'a pas la force de produire un souffle, le premier bruit normal tend à s'atténuer et même à disparaître. En tout cas, cette insuffisance fonctionnelle de la valvule mitrale traduit le plus souvent un abaissement plus ou moins considérable de la tension artérielle.

A une période moins avancée de leur affection, une autre insuffisance fonctionnelle peut naître à l'aorte, mais alors elle traduit au contraire un état d'hypertension artérielle. Celle-ci produit la dilatation de l'aorte; par conséquent il n'est pas étonnant que, consécutivement à cette ectasie passagère, il survienne une insuffisance fonctionnelle de l'orifice aortique, ainsi que je vous en ai montré quelques cas. Comme cette ectasie aortique est passagère, survenant sous l'influence de véritables accès d'hypertension artérielle, il en résulte que le souffle diastolique symptomatique de cette insuffisance doit être aussi passager. Par conséquent, il faut se garder d'attribuer à la médication iodurée la disparition d'un souffle, que l'on doit mettre sur le compte même de la maladie. Mais, au bout d'un temps variable, l'aorte peut être *forcée*, elle ne revient plus sur elle-même, elle reste à l'état de dilatation, et par conséquent, on ne constate plus la durée éphémère de ce souffle; il persiste au contraire avec la dilatation de l'orifice aortique qui l'a produit. — Plus tard, lorsque l'athérome aura déformé plus ou moins les valvules sigmoïdes, il en résulte encore une nouvelle cause d'insuffisance aortique qui, de fonctionnelle, devient organique.

Ce ne sont pas là les seuls symptômes cardiaques que l'on constate chez les angineux. Pendant l'accès, je répète que le plus souvent, le cœur paraît, pour ainsi dire, rester impassible au milieu des souffrances dont il est le siège. Ses battements ne s'accélèrent pas et conservent leur régularité. Très rarement, l'accès de sténocardie s'accompagne de folles et violentes palpitations, avec quelques faux pas ou des intermittences.

Dans l'intervalle de ces accès, dans les périodes d'accalmie, les bruits du cœur offrent le plus souvent, contrairement à l'opinion généralement admise, quelques caractères particuliers assez importants à connaître, surtout chez les sujets assez nombreux qui n'ont aucune lésion d'orifice. Le premier bruit est sec et parcheminé à la base ; d'autres fois il est sourd, mal frappé. Le second bruit présente souvent un retentissement caractéristique de l'hypertension artérielle. D'autres fois, les deux bruits ont un timbre tout à fait spécial, comparable à celui d'une corde vibrant sourdement à une certaine distance. Tantôt il y a lenteur, tantôt accélération des battements, et parfois, à de rares intervalles, on constate quelques mouvements arythmiques ou quelques intermittences. Chez un assez grand nombre d'entre eux, il existe des signes d'affection aortique (aortite aiguë ou chronique, dilatation ou anévrisme de la crosse, rétrécissement et insuffisance aortiques, etc.). Mais il ne faut pas oublier que l'auscultation la plus attentive ne permet le plus ordinairement de constater aucun signe anormal, aucun souffle de lésion orificielle à l'aorte ou au cœur. Le second bruit présente même ses caractères habituels sans renforcement, et la seule anomalie que l'on constate souvent est simplement caractérisée par une surdité des bruits du cœur avec diminution et même disparition du choc précordial.

Dans l'état de mal angineux, lorsque les crises se rapprochent sans cesse, on voit survenir rapidement tous les signes de la dilatation aiguë des cavités cardiaques avec affaiblissement du myocarde, les membres inférieurs s'œdématient rapidement du jour au lendemain; et l'on arrive à constater dans les cas très graves le rythme fœtal des battements du cœur, ou *embryocardie*. C'est ainsi qu'un de mes malheureux confrères, condamné depuis trois semaines à passer ses jours et ses nuits dans un fauteuil, était en proie à des crises subintrantes d'une durée de sept à huit heures. Sous cette influence, un œdème assez considérable et dur a envahi, du jour au lendemain, les membres inférieurs ; les battements du cœur prirent une grande accélération, le choc précordial devint presque insensible, et l'un de mes confrères qui assistait le malheureux malade pendant « cette agonie de souffrances » vit naître sous ses oreilles le rythme fœtal des bruits du cœur. Le lendemain, le pouls était à peine sensible à droite et à gauche, mais plus petit à gauche; l'embryocardie avait disparu avec le relèvement de la pression artérielle, mais on constatait pour la première fois une arythmie très nette.

Voyons maintenant ce qui se passe du côté de l'appareil *respiratoire*.

Jusqu'au jour où Rougnon et Heberden ont nettement séparé les phénomènes angineux des affections asthmatiques avec lesquelles ils étaient confondus, presque tous les auteurs anciens, parmi lesquels Parry et Wichmann, ont fait remarquer avec raison que la *dyspnée* ne doit pas être décrite dans la symptomatologie de l'angor pectoris, ce qui n'a pas empêché Schmitt de la définir : *Dolor cum constrictione pectoris et summo gradu dyspneæ conjunctus.*

Or, l'angine de poitrine ne s'accompagne pas de trouble sérieux dans la respiration; il n'y a pas dyspnée, mais apnée, le malade arrêtant pour ainsi dire d'instinct ses mouvements respiratoires, afin de ne pas augmenter ses douleurs. C'est ainsi que Butter avait remarqué que quelques patients, pendant le paroxysme, peuvent faire une large inspiration, qu'ils cherchent à soupirer profondément ou à retenir leur respiration; un malade de Trousseau s'arrêtait court, la poitrine immobile, craignant de respirer pour ne pas augmenter l'horrible étreinte qui lui brisait la poitrine; enfin, j'ai vu une fois l'accès annoncé par une accélération extrême des mouvements respiratoires, bientôt ralentis.

Au sujet des troubles respiratoires, il faut s'entendre. Un grand nombre de malades, en effet, disent éprouver une simple sensation de suffocation, d'étouffement, sans que pour cela une véritable dyspnée soit apparente, mais la plupart d'entre eux confondent facilement la sensation de constriction intra-thoracique qu'ils éprouvent avec celle de suffocation ou d'oppression. Cependant j'ai vu, pour ma part, deux fois l'accès angineux suivi de l'expulsion de nombreuses mucosités salivaires ou bronchiques avec gros râles trachéo-bronchiques dans la poitrine. L'un d'eux, goutteux et artério-scléreux, qui avait des accès d'une intensité extrême, voyait toujours ceux-ci débuter par une toux sèche, une expectoration muqueuse abondante, par l'accélération du pouls, qui de 55 montait rapidement à 110 et même 120 pulsations; dans les attaques violentes, on constatait quelques intermittences cardiaques, mais l'arythmie était de peu de durée et une fois l'accès terminé, le pouls reprenait son rythme régulier et lent; en même temps je notais une sonorité considérable de la poitrine avec expiration sifflante et prolongée, symptomatique d'une sorte d'*emphysème aigu*. Chez ce même malade, la fin de l'attaque était annoncée parfois par une expectoration sanguinolente, par un enrouement et une aphonie qui ont duré une fois plus de deux heures, par de l'aphasie pendant environ vingt minutes avec affaiblissement parétique du bras droit, un état vertigineux, un affaiblissement considérable des forces, deux fois par de la strangurie, et une fois par l'apparition d'albumine dans les urines.

D'un autre côté, dans l'intervalle des accès, les malades peuvent bien éprouver une véritable dyspnée ; mais celle-ci est due à une affection rénale, cardiaque ou aortique concomitante (néphrite interstitielle, cardio-sclérose, aortite). C'est ainsi qu'il faut interpréter les congestions pulmonaires, l'œdème aigu du poumon, les intermittences du cœur, l'arythmie, parfois la tendance à l'embryocardie, à la cardiectasie aiguë et aux asystolies rapides, ou encore les hémoptysies signalées autrefois par les différents auteurs et par Cahen en particulier[1], ces hémoptysies étant sous la dépendance d'infarctus pulmonaires d'origine cardiaque.

Il faut, en effet, bien se garder de mettre sur le compte du syndrome angineux un grand nombre d'accidents qui sont réellement dus aux lésions nombreuses et concomitantes des viscères, de l'aorte, du myocarde, des artères et du rein. Si parfois une dyspnée réelle est notée parmi les symptômes de l'angine de poitrine, ce serait commettre une grosse erreur que de confondre ces deux phénomènes ou de les associer l'un à l'autre dans une même description. N'oubliez jamais que l'angine de poitrine est un symptôme, que la dyspnée en est un autre. Les angineux peuvent être accidentellement dyspnéiques, parce qu'ils sont artério-scléreux ou atteints parfois de néphrite interstitielle et souvent de cardio-sclérose ; dans ces conditions, leurs accès de pseudo-asthme cardiaque sont parfois extrêmement violents. Mais, vous ne confondrez pas l'angoisse *respiratoire* de la dyspnée de Corvisart ou encore de la dyspnée de Cheyne-Stokes avec l'angoisse *douloureuse* de la sténocardie. Et cependant, il arrive que le même malade, par suite de lésions identiques, présente en même temps ou à des intervalles séparés la dyspnée de Cheyne-Stokes et des sensations ou crises angineuses. Le fait s'explique facilement; car ces deux syndromes procèdent du même processus morbide. L'ischémie du cœur, c'est l'angine de poitrine; l'ischémie du bulbe, c'est la respiration de Cheyne-Stokes.

Je crois utile d'insister sur cette distinction de l'angoisse angineuse

[1] CAHEN. Des névroses vaso-motrices (*Arch. de méd.*, 1864).

et de l'angoisse respiratoire, parce que j'ai souvent vu des médecins confondre cette dernière avec l'angine de poitrine.

Si vous n'oubliez jamais que les angineux sont presque tous des artério-scléreux, vous éviterez l'erreur si souvent commise, qui consiste à attribuer à l'angor pectoris ce qui doit être rattaché à l'artério-sclérose. C'est ainsi qu'autrefois Fothergill a décrit chez les angineux un pouls irrégulier et intermittent, non seulement dans le cours, mais en dehors des attaques, et il ne savait pas que ce fait est surtout en rapport avec les lésions du cœur. A une époque plus rapprochée de nous, comme je le montrerai plus tard, les auteurs ont commis la même faute en attribuant les symptômes cérébraux ou intellectuels, convulsifs ou épileptiformes aux attaques angineuses, tandis qu'on devait les rattacher à l'anémie encéphalique par artério-sclérose cérébrale, ce que Trousseau n'a pas vu. Beaucoup d'auteurs ont encore confondu la cause et l'effet pour les accidents gastriques qui peuvent être consécutifs aux accès angineux, mais qui souvent aussi leur sont antérieurs.

J'ai démontré que les accidents cardiaques et pulmonaires engendrés par l'accès angineux sont relativement rares et peu accusés. Mais il ne faut pas oublier que parfois, dans l'angor pectoris, l'épuisement parétique des extrémités du pneumogastrique peut retentir également sur les trois organes innervés par ce nerf : sur le cœur en déterminant des troubles caractérisés par le ralentissement ou l'accélération de ses battements, par de l'arythmie, des lipothymies ou des syncopes (derniers accidents imputables également à l'ischémie cardiaque) ; sur les poumons (congestions pulmonaires, emphysème aigu) ; enfin sur l'estomac (flatulence, vomissements, distension gazeuse). C'est là un fait important que j'ai mis en évidence dans mon étude sur « les synergies du pneumogastrique » au sujet d'une observation intéressante d'angine de poitrine[1] :

Il y a cependant lieu de se demander si tous ces troubles qui se passent sur les divers territoires nerveux du pneumogastrique ne sont pas dus plutôt à la névralgie ou à la névrite cardiaque, celle-ci devant être distinguée cliniquement et nosologiquement de l'angine de poitrine, comme je vous le démontrerai plus tard.

En décrivant les modalités cliniques de la sténocardie et les accidents périphériques ou viscéraux que ce syndrome tient sous sa dépendance, il faut avoir soin, comme on doit toujours le faire au lit du malade, d'éliminer tous les phénomènes provoqués par les affections qui lui donnent naissance. Il ne faut pas oublier que l'angine de poitrine est

[1] H. Huchard. Angine de poitrine cardiaque et pulmonaire ; paralysie consécutive du nerf pneumogastrique (*Soc. medico-pratique de Paris*, 1879).

constituée par des symptômes subjectifs et qu'un accès complet dégagé de tous les autres accidents morbides qui lui sont étrangers, se compose de trois éléments : une douleur centrale ou viscérale, des douleurs périphériques ou irradiées, une sensation angoissante.

Il y a aussi des accès *incomplets*, *atténués* ou *ébauchés*, d'autant plus utiles à bien connaître, qu'ils peuvent longtemps à l'avance nous permettre d'établir avec certitude le diagnostic.

a'). Dans une première forme, la sténocardie existe sans aucune irradiation, et la douleur rétro-sternale ou cardiaque constitue à elle seule tout l'accès. D'autres fois encore, les individus atteints d'artério-sclérose ou d'aortite aiguë, subaiguë ou chronique, présenteront dans le cours d'un accès dyspnéique une sensation particulière d'anxiété ou d'angoisse précordiale, de compression ou de constriction intra-thoracique qui est souvent le prélude d'accès franchement angineux.

b'). J'ai vu plusieurs malades chez lesquels l'accès se limitait à la douleur du bras gauche et dont la véritable nature n'était reconnue que par l'existence d'une sensation d'anxiété ou de défaillance caractéristiques. Jurine cite le fait observé chez lord Clarendon atteint d'angine de poitrine et qui présentait les phénomènes suivants : « Il était attaqué par une douleur si aiguë dans le bras gauche pendant un quart d'heure ou à peu près, que le tourment qui en résultait le rendait pâle comme la mort, et il avait coutume de dire qu'il avait passé par les agonies de la mort et qu'il mourrait dans un de ces paroxysmes. »

Un malade, observé par Trousseau, éprouvait une douleur cardiaque qui s'éteignait sur place. Puis, tout à coup, sans que rien se manifestât du côté du cœur, il ressentait dans la main gauche une douleur comparée à une crampe et accompagnée d'engourdissement.

Un des cas les plus intéressants est celui d'Heberden :

Un homme de soixante ans commença d'abord à sentir, sous l'influence de la marche, une sensation désagréable au bras gauche qu'il n'éprouvait jamais en voiture. Après une durée de dix ans, cette douleur apparut pendant la nuit, deux ou trois fois par semaine. Le malade était obligé de s'asseoir sur son lit pendant une ou deux heures pour attendre que la fin de cette douleur lui permît de se coucher. « Cette maladie, son siège excepté, ressemblait tout à fait à l'angine de poitrine, » elle augmentait comme elle par degrés, avec des attaques de même genre, provoquées ou dissipées par les mêmes causes. Il mourut subitement, sans agonie, à l'âge de soixante-quinze ans.

Cette maladie qui, « son siège excepté, ressemblait tout à fait à l'angine de poitrine », de l'aveu même d'Heberden, n'était autre que la sténocardie dont les accès douloureux peuvent être, pendant un temps plus ou moins long, seulement constitués par une douleur au bras gauche. J'en ai pour preuve le cas suivant, que j'ai observé :

Un malade de cinquante-neuf ans me fait appeler au mois de mai 1887 pour l'affection suivante : Depuis six ans, il est pris sous l'influence de la marche, après le repas du soir, d'une douleur extrêmement violente limitée au muscle biceps sans aucune irradiation vers le cœur; cette douleur est si forte, elle s'accompagne d'une angoisse si grande que l'idée même de poursuivre sa promenade lui cause de l'effroi. Il est obligé de s'arrêter, pâle, immobile, et ne reprend sa marche interrompue qu'après quelques instants de repos complet. A l'auscultation du cœur, je trouve seulement un retentissement diastolique de l'aorte très prononcé, indice d'une tension artérielle exagérée ; le pouls radial gauche est serré, contracté, plus faible que le pouls du côté opposé. Enfin, je constate, comme je l'ai remarqué chez les vieux angineux, un état congestif des deux bases pulmonaires que son médecin a remarqué depuis plusieurs mois déjà. J'avais été mandé par un de mes confrères pour me prononcer sur la nature de cette angine de poitrine qui jusqu'alors avait été regardée comme fausse. Or, en m'appuyant sur la provocation des accès par la marche et les efforts, sur la sensation d'angoisse qui les accompagnait toujours, sur les signes d'artério-sclérose dont cet homme était certainement atteint, je n'hésitai pas à formuler le diagnostic d'angine vraie avec pronostic très grave. Trois jours après, j'étais appelé en toute hâte près du malade qui avait eu quatre syncopes pendant la nuit avec accès de douleur brachiale. Quand j'arrivai, je le trouvai en pleine connaissance avec une respiration accélérée, le pouls radial presque nul des deux côtés, les battements du cœur sourds et parfois précipités, la face rouge et vultueuse, les lèvres cyanosées et violacées. Mais ce qui frappait le plus l'attention, c'était l'existence de râles crépitants fins, très nombreux ayant envahi les deux côtés de la poitrine, de la base au sommet, sorte d'œdème aigu du poumon dont l'augmentation progressive amena la mort du malade deux heures après.

Ce fait me semble très instructif; car, à son sujet, bien des erreurs de diagnostic avaient été commises pendant longtemps, on avait d'abord cru à l'existence d'une simple névralgie brachiale, puis d'une pseudo-angine de poitrine. Or, on aurait évité l'erreur si l'on avait réfléchi que les névralgies brachiales ne s'exaspèrent pas sous l'influence de la marche et qu'elles ne s'accompagnent jamais d'angoisse, même au moment des paroxysmes douloureux ; enfin on avait eu grand tort de croire à une pseudo-angine en s'appuyant sur la localisation et la limitation de la douleur. Je démontrerai bientôt, en effet, que l'intensité et l'étendue de celle-ci ne peuvent pas servir de base au diagnostic des angines vraies et des pseudo-angines, ces dernières étant parfois caractérisées par des souffrances plus vives, plus généralisées et d'une durée beaucoup plus longue.

Un autre malade, âgé de quarante-trois ans, avait éprouvé plusieurs accès francs d'angine de poitrine avec irradiations douloureuses caractéristiques. Sous l'influence du traitement, les accès devinrent incomplets, et lorsqu'il marchait, la douleur ne se montrait que dans le bras et les deux derniers doigts, lesquels devenaient le siège d'un engourdissement prononcé; mais, lorsqu'il pressait le pas, elle envahissait rapidement le cœur.

c'). D'autres fois, non seulement les douleurs irradiées font défaut, mais la douleur rétro-sternale est absente, et les malades n'éprouvent qu'une sensation d'angoisse inexprimable ou d'état syncopal. C'est ainsi que Bernheim rapporte le cas intéressant d'une « angine de poitrine sans angine », chez une malade qui présentait depuis plusieurs années des crises d'où l'élément douloureux était absolument exclu. Il survenait alors « une angoisse mortelle, de la pâleur extrême, de la petitesse avec fréquence du pouls, une respiration laborieuse, sifflante comme celle de l'asthme, avec des sibilances et de l'expectoration blanche; l'attaque durait une à deux heures, puis tout rentrait dans l'ordre ». La malade mourut subitement dans la nuit, de syncope, sans avoir jamais présenté la douleur caractéristique de l'angor.

L'angine de poitrine fruste est seulement constituée par de folles et violentes palpitations avec angoisse précordiale, sans douleur, sans irradiations, ou quelquefois avec une sensation d'engourdissement dans le bras gauche. D'autres fois encore, sans douleur ou sans palpitations, il s'agit d'un sentiment de défaillance avec anxiété précordiale plus ou moins vague et simple endolorissement du bras gauche.

d'). J'ai déjà dit que le siège de la douleur est en arrière de la première pièce du sternum, plus rarement à droite et à gauche de cet os, presque jamais à la pointe du cœur; mais quelquefois il est à la partie moyenne ou même à la partie inférieure au niveau de l'appendice xiphoïde. Vous verrez ainsi que dans plusieurs de mes observations, la douleur débute par le creux épigastrique pour suivre ensuite vers l'épaule, le bras et l'avant-bras, les irradiations habituelles. Mais, supposez celles-ci absentes, l'accès sera limité à la douleur épigastrique et pourra simuler, à s'y méprendre, une douleur d'origine et de siège gastriques.

Depuis longtemps, en 1879, j'ai appelé en ces termes, l'attention sur ces accidents angineux, à forme et à siège insolites : « Parfois les phénomènes d'angor pectoris restent frustes pendant plusieurs années, et dans certaines insuffisances aortiques d'origine artérielle, il peut se faire que l'affection de l'aorte, latente pour le malade comme pour le médecin, ne se traduise à l'attention que par des symptômes gastriques intenses (flatulence, dilatation de l'estomac, accidents gastralgiques). »

En 1867, Leared, décrivant les « affections larvées du cœur », avait appelé l'attention sur ces troubles gastriques, qui absorbent par leur intensité, et bien plus encore par leur fixité, l'attention du malade et du médecin, à tel point que l'affection aortique, cause de tous ces troubles, peut passer inaperçue ; il faisait remarquer que, sur dix cas dans lesquels ces accidents gastriques avaient été constatés, huit fois la mort subite était survenue ; et à ce sujet, Broadbent émettait l'opinion que ces douleurs gastriques violentes, observées parfois chez des individus atteints d'affection de l'aorte, « avaient un rapport curieux avec l'angine de poitrine ».

Plus affirmatif encore, je suis en mesure d'affirmer qu'il s'agit le plus souvent d'accidents angineux à forme pseudo-gastralgique. Voici plusieurs observations à l'appui :

En 1873, j'ai vu un malade atteint d'aortite avec insuffisance des valvules sigmoïdes chez lequel l'affection ne s'est d'abord révélée, pendant assez longtemps, que par des symptômes gastriques violents (accès de gastralgie intense, dilatation énorme de l'estomac, vomissements, vomituritions, tympanite, douleurs vives dans la région du foie ressemblant à des coliques hépatiques, etc.), et qui a présenté, seulement après quelques mois, des symptômes cardio-aortiques, et en dernier lieu des accidents angineux auxquels il a succombé.

J'ai observé un autre malade qui a souffert pendant plusieurs mois, en l'absence de tout symptôme cardiaque ou aortique, d'accidents gastralgiques intenses, au point qu'on put le regarder longtemps comme atteint d'une affection de l'estomac ; mais bientôt après les douleurs gastriques, apparurent des crises de douleurs rétro-sternales, de la dyspnée avec accès paroxystiques d'épigastralgie et distension gazeuse de l'estomac. En même temps, la percussion et l'auscultation de l'aorte permettaient de constater l'existence d'une aortite avec dilatation du vaisseau. Ce malade a fini par succomber aux progrès de son affection.

Un malade, que j'ai suivi pendant plusieurs années avec l'un de mes confrères, a présenté pendant deux ans des douleurs vives, subites, à caractère compressif, au creux de l'estomac, sans irradiations sous-sternales ou brachiales, et je n'ai pas hésité à les rattacher à une angine de poitrine, en m'appuyant sur les caractères de ces douleurs et sur l'existence d'une aortite subaiguë. L'événement a confirmé ce diagnostic, et l'an dernier ce malade est mort franchement angineux.

Un de mes confrères, auquel je donne des soins depuis longtemps, a souffert « affreusement » de l'estomac pendant une année avant d'avoir de francs accès d'angor pectoris. Le cœur et l'aorte n'étaient le siège d'aucun bruit morbide, mais la matité aortique était augmentée, les artères cervicales battaient anormalement, il y avait un peu de soulèvement des sous-clavières ; le pouls était dur et concentré comme celui de l'artério-sclérose commençante, les douleurs d'estomac venaient par crises subites, souvent sous l'influence de la marche ou de l'effort (ce qui devait mettre sur la voie du diagnostic), parfois sous l'influence du travail digestif (ce qui devait entretenir l'erreur d'une affection stomacale). Mais ces douleurs avaient un caractère particulier : elles se traduisaient par la sensation d'un « étau qui comprimait violemment la région épigastrique, d'un pieu de fer et de feu qu'on enfoncerait jusqu'à la colonne vertébrale ». En m'appuyant sur ces caractères cliniques, j'affirmai que tous les eupeptiques ou apéritifs du monde ne feraient rien à son affection, et j'instituai immédiatement un traitement ioduré, qui parut un paradoxe en raison de l'action nocive des iodures sur une maladie d'estomac, dont notre confrère se croyait toujours atteint. Un an après, une franche crise d'angor pectoris éclatait et venait me donner raison.

Il y a près d'un an, je voyais encore une femme atteinte d'angine de poitrine avec rétrécissement et insuffisance aortiques. Les accès angineux commençaient toujours par l'épigastre, la douleur remontait ensuite le long du sternum et gagnait l'épaule, le bras et l'avant-bras. D'autres accès ne présentaient pas ces irradiations, ils s'arrêtaient sur place, en conservant leur siège épigastrique et donnant ainsi l'apparence d'une affection gastralgique.

Enfin, voici un autre malade âgé de soixante ans environ, au sujet duquel les opinions les plus contradictoires avaient été émises par plusieurs médecins : gastralgie un peu anormale pour les uns, accès de pseudo-gastralgie calculeuse pour les autres, troubles cardiaques consécutifs à une dyspepsie flatulente, ou encore dilatation de l'estomac à forme cardiaque pour les derniers. Cet homme était venu aussi me consulter il y a quatre ans, et comme j'affirmais de la façon la plus formelle que le danger n'était pas à l'estomac, mais à l'aorte et au cœur, qu'il ne s'agissait que d'accidents angineux à forme pseudo-gastralgique liés à une affection de l'aorte, j'avais contre moi le malade qui répétait invariablement : « Ce n'est pas au cœur que je souffre, c'est à l'estomac, donc c'est l'estomac qu'il faut soigner. » Et pendant trois ans, cet homme suivant ses inspirations et les ordonnances qui lui prescrivaient une saison à Vichy, à Pougues ou à Vals, laissa de côté ma consultation. Mais, il y a six mois, les accidents prennent une autre tournure, la maladie cardio-aortique se confirme : œdème progressif des membres inférieurs, des bourses et des parois abdominales, signes d'aortite chronique avec souffle systolique et diastolique à la base, avec douleurs rétrosternales, et quelques accidents lipothymiques. Le médecin du malade voyant mes tristes prévisions s'accomplir me rappelle, j'insiste alors sur la médication iodurée, sur le régime lacté, tout en affirmant qu'il était trop tard parce que l'artério-sclérose avait envahi le cœur pour donner lieu à une dégénérescence de son muscle, et le rein pour produire une néphrite interstitielle (légère quantité d'albumine dans les urines, bruit de galop).

Comment donc, à l'encontre des opinions si nombreuses et si diverses qui avaient été émises sur la nature de cette affection, étais-je arrivé, trois ans auparavant, à établir un diagnostic qui s'est confirmé par la suite ? Bien simplement, comme vous allez le voir. Cet homme souffrait de l'estomac, ou plutôt de la région épigastrique, cela ne faisait aucun doute ; mais les douleurs présentaient des caractères importants sur lesquels je ne saurais trop appeler l'attention : apparition *subite* des accès pseudo-gastralgiques sous l'influence de la marche ou d'un effort ; leur disparition *rapide* par le repos, et leur durée tout à fait éphémère ; coexistence de sensations d'engourdissement, d'endolorissement du bras droit avec angoisse particulière. Mais ce qui contribuait surtout à entretenir l'erreur d'une affection gastrique, c'était encore, au moment de ces crises, l'existence de nausées, de vomituritions, de flatulence et de ballonnement stomacal [1].

Sans doute, les partisans de la théorie de la névrite cardiaque peuvent prétendre qu'il s'agit ici d'une véritable gastralgie, et que ces douleurs traduisent un état de souffrance réel des filets gastriques du nerf vague. C'est là une erreur qui peut être très préjudiciable au malade, puisqu'elle méconnaît la gravité de telles manifestations, et je n'hésite pas à déclarer que ces douleurs pseudo-gastralgiques sont déjà des douleurs

[1] Liégeois (de Bainville) a rapporté, à l'appui de ces idées, l'observation d'une malade qui, après avoir eu pendant plusieurs mois des accès d'angine de poitrine classique franchement sous-sternale, en eut ensuite avec localisation épigastrique. (Angine de poitrine à siège épigastrique et à forme pseudo-gastralgique de Huchard.) *Bulletin médical des Vosges*, 1888.)

angineuses contre lesquelles il faut de bonne heure instituer une médication rationnelle, c'est-à-dire la médication artérielle qui seule peut être suivie de succès. Ces faits sont même d'une haute importance pour le diagnostic et le pronostic, car cette forme d'épigastralgie peut être un phénomène avant-coureur des crises angineuses classiques et de la mort subite.

Pour en établir le diagnostic, il ne suffit pas toujours de s'appuyer sur les caractères de la douleur, sur sa provocation habituelle par la marche et sa disparition par le repos, sur ses irradiations vers la région cardio-sternale, il faut encore chercher chez ces malades les symptômes souvent concomitants de la sclérose artérielle. Dans ce cas, on observe souvent à droite du sternum un retentissement diastolique de l'aorte que l'on entend plutôt à gauche au niveau de l'artère pulmonaire chez les dyspeptiques, lorsque l'affection gastrique a retenti sur le cœur, ce qui, du reste, se produit plus rarement qu'on le croit.

L'exemple suivant démontre la possibilité du diagnostic dans les cas en apparence les plus embarrassants :

J'observe en ce moment un malade atteint de goutte et de dyspepsie, dont les accès angineux avaient été attribués à cette dernière maladie et non à une affection de l'aorte. Ce qui confirmait, il y a trois ans, l'un de nos collègues et maîtres dans cette opinion, c'était l'amélioration assez rapide obtenue par le régime lacté. Mais, si ce dernier avait agi favorablement sur les fonctions de l'estomac, il avait aussi porté son action sur l'état de la tension artérielle qu'il avait modérée, et dont l'élévation anormale était révélée par l'existence du retentissement diastolique de l'aorte. Et j'ajoutais que, si l'angine de poitrine était réellement d'origine stomacale, on constaterait plutôt ce retentissement diastolique à gauche du sternum, au niveau de l'artère pulmonaire. Le diagnostic d'angine de poitrine fut confirmé malheureusement par la suite. Le malade mourut subitement, après avoir présenté les signes indéniables d'une aortite subaiguë.

Il ne faudrait pas cependant croire ni me faire dire que toutes les douleurs gastriques dont se plaignent les aortiques sont toujours de nature angineuse. Les signes distinctifs sur lesquels j'ai appelé l'attention permettront de faire le diagnostic entre la gastralgie vraie, et la pseudo-gastralgie angineuse.

Du reste, en consultant les auteurs anciens, on voit signalés des accidents semblables, dont la vraie nature a été méconnue. Ainsi, Graves a rapporté l'histoire « d'affections purement fonctionnelles du cœur », capables de déterminer la mort « en l'absence de toute altération anatomique appréciable ». La première observation est surtout intéressante parce qu'elle permet de reconnaître les traits caractéristiques de l'angine de poitrine pseudo-gastralgique :

Il s'agit d'un gentleman de soixante-cinq ans, menant une vie sobre et régulière et ayant toutes les apparences d'une bonne constitution. En janvier 1839, « il fut pris subitement, dans la région de l'estomac, d'une douleur qu'il attribua à une indigestion ; quelques instants après, il eut des vomissements, son pouls devint faible et irrégulier, la respiration pénible et laborieuse, les extrémités absolument froides. Cet état persista pendant trois heures, malgré les stimulants les plus énergiques ; puis le malade s'endormit, et le lendemain matin, il ne restait de tout cet orage qu'un peu de faiblesse et de langueur ».

Dix jours plus tard, les mêmes accès se reproduisirent et persistèrent encore pendant douze mois jusqu'à la mort, avec la même intensité, une fréquence plus grande, mais avec une plus courte durée. Graves put assister à plusieurs de ces attaques dont je veux reproduire devant vous textuellement la description pour ne pas en affaiblir la portée : « Le malade était averti de l'approche de l'accès par un sentiment de défaillance, et par une douleur dans l'estomac ; il s'écriait alors : « Oh ! « la voici qui vient ! » Aussitôt après, survenaient des efforts de vomissements, des palpitations et une sensation d'étouffement si pénible qu'il fallait ouvrir toutes les fenêtres, et cependant la respiration n'était pas sifflante, il n'y avait pas de toux ; la face avait sa coloration naturelle, mais la physionomie était profondément abattue. Le pouls ne pouvait plus être senti au poignet, les battements du cœur étaient à peine perceptibles ; à chacune de ces attaques, ce malheureux croyait qu'il allait mourir. La durée de l'accès variait entre une demi-heure et deux heures ; parfois même il se prolongeait davantage.

Dans l'intervalle de ces attaques, le pouls était régulier ; on n'entendait aucun bruit anormal dans la région du cœur. Lorsque le malade gravissait une hauteur ou montait des escaliers, il était en proie à une certaine terreur, mais il n'avait ni dyspnée ni palpitations. Il n'a jamais eu d'hydropisie. Ce gentleman consulta successivement les plus éminents praticiens de Dublin ; on s'arrêtait volontiers à l'idée d'un épanchement thoracique ou d'une lésion organique du cœur ; mais l'autopsie a démontré que cet organe n'était le siège d'aucune espèce d'altération[1].

[1] Graves prétend qu'il s'agit simplement d'une « affection purement fonctionnelle du cœur » parfois héréditaire ; et après avoir cité à l'appui deux autres exemples dont l'un porte la mention « d'accès de douleur, partant du milieu du sternum avec propagation dans le dos et le membre supérieur gauche », il ne prononce pas une seule fois le nom d'angine de poitrine, mais il termine par ce passage fort important, parce qu'il montre

Il importe donc de ne pas méconnaître la nature et les allures de ces accidents pseudo-gastriques, de ne pas trop s'arrêter à leur siège, car ces accès de douleurs survenant subitement, s'accompagnant de cette sensation vague d'étouffement, de refroidissement des extrémités chez un homme qui ne peut gravir une hauteur ou monter des escaliers sans éprouver une « certaine terreur », ne sont autre chose que des crises d'angine de poitrine *larvée* à forme et à siège épigastriques.

L'anatomie pathologique vient à mon secours pour démontrer la réalité de ces angines de poitrine à forme pseudo-gastralgique. Broadbent qui en a seulement pressenti l'interprétation clinique raconte le fait suivant :

Une femme vient le consulter pour des douleurs d'estomac très violentes, s'étendant parfois jusque vers l'omoplate et survenant souvent après les repas. Rien n'appelant l'attention vers le cœur, elle ne fut pas même auscultée. Quelques jours après, elle mourait subitement, et l'autopsie fit constater l'intégrité absolue de l'estomac, un état athéromateux de l'aorte sans lésion de l'orifice, le rétrécissement d'une artère coronaire et l'oblitération de l'autre.

Si cette observation n'est pas suffisante pour entraîner la conviction, en voici encore deux autres que j'ai recueillies et que je rapporte avec tous les détails de l'autopsie, pensant qu'ils serviront de transition naturelle entre la description clinique du syndrome angineux et la discussion de sa pathogénie et de sa cause anatomique que je veux aborder dans la prochaine leçon.

Les résultats des autopsies de ces deux malades sembleraient, à première vue, prouver que la théorie artérielle de l'angor pectoris était en défaut, puisque je n'ai pas constaté, pendant la vie, les signes habituels de l'angine de poitrine avec sa douleur franchement sous-sternale et ses irradiations aux membres supérieurs. Ici, la maladie, qui a été singulièrement dramatisée par les divers pathologistes, ne s'est manifestée que par des douleurs pseudo-gastralgiques.

Obs. IV. *Angine de poitrine à siège épigastrique et à forme pseudo-gastralgique.* — Signes d'aortite avec péricardite sèche et myocardite. Accès de douleurs au creux épigastrique, simulant des coliques hépatiques, mais survenant sous l'influence des efforts ou des mouvements. Amélioration par l'iodure. Mort subite. — A l'autopsie,

que, le premier, le célèbre clinicien de Dublin a saisi l'action nocive du tabac sur le cœur :

« Différentes causes, dit-il, peuvent amener cette singulière perturbation dans les fonctions du cœur ; mais aucune n'a plus d'influence que l'abus du tabac à fumer ou à priser. Ne perdez pas de vue ce détail, — dit-il encore, — il pourra vous servir à l'occasion pour établir votre diagnostic. »

lésions d'une aortite subaigue et chronique, orifice un peu rétréci de la coronaire droite, oblitération complète de la coronaire gauche[1].

La nommée B..., âgée de trente-huit ans, couturière, entre à l'hôpital Bichat (salle Récamier, n° 2) le 13 septembre 1886. Elle ne présente dans ses antécédents personnels ou héréditaires rien qui mérite d'être noté. Mais, au mois de fevrier dernier, elle aurait eu une fluxion de poitrine, et aurait conservé depuis cette époque une certaine oppression en marchant, et des palpitations fréquentes.

A son entrée à l'hôpital, on trouve le pouls petit et concentré à 96, la face cyanosée sur un fond pâle, la région du cou animée de battements artériels violents, la région précordiale soulevée par une ondulation étendue; la malade est constamment penchée sur son lit, respirant avec difficulté et présentant de violents accès de dyspnée avec angoisse, mais sans douleur. Ces crises d'oppression forment le caractère dominant de la maladie ; elles surviennent soit spontanément, le plus souvent le soir ou la nuit, d'autres fois aussi sous l'influence d'une émotion, du travail de la digestion, d'un simple mouvement. C'est une dyspnée d'effort

M. Juhel-Renoy, qui me remplaçait alors, constate un bruit de va-et-vient au-devant du cœur, un léger bruit de galop à la pointe, et en l'absence d'un véritable souffle, un retentissement très prononce du second bruit diastolique. Le cœur est dilaté, les battements de l'aorte s'entendent tout le long de la colonne vertébrale, la matite de la crosse aortique est notablement augmentée. L'auscultation de la poitrine permet de reconnaître l'existence d'une congestion pulmonaire avec léger épanchement à la base droite, avec râles sous-crépitants, respiration soufflante, et légère diminution du murmure vesiculaire. Le foie est un peu douloureux et augmenté de volume, les urines ne renferment pas d'albumine, les autres organes sont sains, il n'y a pas d'œdème des membres inferieurs.

Je n'insiste pas davantage sur les autres détails de cette observation, et je m'empresse de dire que M. Juhel-Rénoy établit très judicieusement le diagnostic de péricardite, de myocardite avec aortite tres probable.

Pendant trois semaines, les mêmes symptômes se reproduisent, mais c'est toujours la dyspnée qui prédomine, dyspnée qui pendant ses paroxysmes devient extrêmement violente, au point que plusieurs fois on crut à un denouement fatal. Subitement la malade se levait sur son lit, en proie à une angoisse dyspnéique extrême, les respirations etaient fréquentes, entrecoupees par des plaintes continuelles, la face devenait rouge, violacée, les extrémités se refroidissaient; puis, apres une demi-heure ou une heure au plus, cet orage se calmait, tout rentrait dans l'ordre, et le visage reprenait sa pâleur blafarde ordinaire.

Quelques jours après ma rentrée dans le service, vers le 10 octobre, un autre elément s'ajoutait encore a ce symptôme : aux accès subits d'oppression se joignaient des accès également subits de douleur vive, constrictive, *au niveau du creux épigastrique;* la malade portait sa main à l'estomac où elle disait souffrir « affreusement », puis la douleur irradiait dans l'hypocondre droit, *simulant presque des coliques hepatiques;* et deux ou trois fois cette

[1] *Societe med. des hôp*, 1887.

douleur s'est accompagnée de ballonnement du ventre et de vomissements bilieux.

Elle disait ressentir au niveau du creux épigastrique une sorte de torsion, de compression violente, comme si un étau eût rapproché cette paroi de la colonne vertébrale. Ces douleurs paroxystiques survenaient souvent à la suite de l'ingestion alimentaire, et cependant rien, ni dans les antécédents, ni dans les symptômes actuels, ne permettait de croire à une affection ou à une complication stomacale ; d'autres fois, — et c'est là un fait important sur lequel je veux appeler dès maintenant l'attention, — ces douleurs à siège gastrique survenaient à l'occasion d'un simple mouvement, d'un effort comme celui par exemple de se lever pour uriner ; elles avaient une durée de quelques minutes à une demi-heure ou même une heure. Deux fois seulement, elles se sont fait sentir très légèrement sous le mamelon avec irradiation ascendante, à la partie moyenne du sternum. Encore ne s'agissait-il pas d'une véritable douleur, mais surtout d'une sensation de poids énorme au-dessus de l'appendice xiphoïde, et ces douleurs si violentes propagées de l'estomac à la région dorsale pouvaient faire croire à un ulcère stomacal.

Je ne m'arrêtai pas à ce diagnostic, mais je dois à la vérité de dire que le siège insolite de ces douleurs, que leur survenance après la moindre ingestion alimentaire me firent méconnaître tout d'abord l'origine et la nature réelle de ces souffrances. Mais un fait m'avait déjà frappé : la malade avait eu subitement et fréquemment des *accès de pâleur* faciale auxquels j'attache une grande importance diagnostique et pronostique dans l'artério-sclérose, dans les affections aortiques en général et les aortites aiguës ou subaiguës en particulier.

Pendant un mois que cette malade fut soumise à mon observation, je ne constatai, à l'examen du cœur et des vaisseaux, qu'un retentissement insolite du bruit diastolique de la base à droite, une augmentation considérable de la matité cardiaque, surtout dans le sens transversal, une étendue plus grande de la matité aortique, l'existence d'un bruit de souffle systolique diminuant souvent d'intensité et traduisant une insuffisance fonctionnelle de l'orifice auriculo-ventriculaire gauche, tous phénomènes qui m'avaient fait maintenir le diagnostic d'aortite subaiguë avec myocardite et dilatation des cavités du cœur.

Sous l'influence du traitement par l'iodure de sodium prescrit seulement dans les derniers jours, une amélioration très notable était survenue : les crises d'oppression étaient moins vives, les accès de douleur moins répétés, quand le 7 novembre, à neuf heures du soir, après avoir passé une journée relativement bonne, la malade fut prise subitement, à la suite d'un léger effort pour monter dans son lit, d'un violent étouffement ; elle porta vivement la main au cœur, elle s'écria : « J'étouffe, je meurs » ; et une seconde ne s'était pas passée qu'elle succombait.

Le lendemain matin, on me raconta le fait, et c'est alors que, rapprochant de cette mort subite ces crises d'épigastralgie angoissante, je les rattachai à une *angine de poitrine à siège épigastrique*, et j'annonçai aux élèves que nous devions trouver à l'autopsie la lésion de l'angine de poitrine, c'est-à-dire un rétrécissement, une oblitération, ou une sclérose des coronaires.

Autopsie. — Nous trouvons : un intestin et un estomac dilatés, mais sans lésions de leurs muqueuses ; un foie graisseux pesant 1,450 grammes, un léger état congestif des poumons, des traces de péricardite ancienne à la base et à la partie moyenne de la séreuse ; un cœur flasque, mou, pesant 502 grammes, extrêmement dilaté, avec insuffisance fonctionnelle de la valvule mitrale. Le myocarde était épaissi, induré par places, décoloré, avec quelques foyers hémorrhagiques dans son interieur, avec les lésions d'une myocardite interstitielle bien constatées par l'examen histologique. L'épreuve de l'eau faisait constater une très légere insuffisance aortique.

Mais la lésion prédominante existait à la surface interne de l'aorte qui était le siège d'une inflammation des plus nettes, avec aspect mamelonné, pavé et gélatineux, et qui était le siege d'une dilatation réelle. Le bord libre des valvules sigmoides était manifestement épaissi, l'endocarde présentait par places un aspect d'un blanc nacre, et, comme je l'ai toujours observé dans toutes les autopsies de ce genre, les cavités du cœur etaient vides de sang, comme si elles avaient été lavées.

Je n'insiste pas davantage sur les détails de cette autopsie, et je ne retiens de mon observation que ce qui peut m'intéresser au point de vue clinique et anatomique. Le diagnostic de myocardite et d'aortite était donc pleinement confirmé ; nous allons voir s'il en était de même de l'interprétation que j'avais donnée des crises épigastriques.

L'orifice de l'artère *coronaire droite* était à peu près normal, quoique un peu rétréci, mais il laissait passer assez facilement dans son intérieur une sonde cannelée. L'orifice de l'artère *coronaire gauche* était absent, il nous a éte impossible de le trouver à la face interne de l'aorte, et nous n'avons pu le découvrir que par une dissection du vaisseau faite à l'extérieur. J'ai trouvé alors le vaisseau pres de son embouchure, dans une étendue d'un centimètre, completement oblitéré par un thrombus adhérent aux parois accolées l'une à l'autre ; et en introduisant une soie de sanglier pour la faire pénétrer de l'extérieur dans l'intérieur, j'ai été arrêté immédiatement par une plaque d'aortite ancienne qui obturait complètement l'orifice. C'est alors qu'à la surface interne de l'aorte, j'ai pu soulever par le grattage une espèce d'opercule qui bouchait completement l'orifice de l'artere coronaire gauche. Une fois cet opercule enlevé, je n'ai pu encore faire pénétrer dans la coronaire extrêmement rétrécie une soie de sanglier.

Ainsi donc, il y avait obturation complète de la coronaire gauche par suite de l'existence de cette plaque d'aortite qui en bouchait l'entrée, et il y avait oblitération du même vaisseau par suite de l'épaississement inflammatoire de ses parois et de la présence d'un caillot thrombosique.

Obs. V. — *Accès pseudo-gastralgiques d'angine de poitrine*, puis accès nocturnes et diurnes sous l'influence des efforts. — Rétrécissement et insuffisance aortiques ; aortite subaigue ; dilatation de l'aorte. — Signes d'hypertension artérielle ; augmentation du souffle diastolique de l'aorte sous l'influence des accès. Amélioration sous l'influence de la médication iodurée ; aggravation par la digitale, l'antipyrine et l'acetanilide. Mort subite. — A l'autopsie, rétrécissement et oblitération de l'artère coronaire gauche, aortite, dilatation et lesions orificielles de l'aorte, sclérose dystrophique du cœur, atrophie partielle du ventricule gauche[1].

[1] *Societe medicale des hôpitaux*, 1888.

G... (Stéphanie), âgée de cinquante-sept ans, couturière, entre le 22 mars 1887 à l'hôpital Bichat.

Il est impossible d'avoir aucun renseignement de quelque importance sur ses *antécédents héréditaires*. Son pere est mort d'un accident ; sa mère, à soixante-seize ans, d'une maladie inconnue.

Ses antécédents *personnels* sont nuls également : pas de syphilis, pas d'alcoolisme, pas de fièvre typhoïde ni de variole ; mais, depuis 1887, elle se plaint de douleurs vagues dans les deux genoux, douleurs qui ne l'ont, du reste, jamais arrêtée dans son travail. Elle n'est pas nerveuse et ne présente aucun des stigmates de l'hystérie. — La premiere apparition des règles date de l'âge de onze ans ; celles-ci ont toujours été normales, faciles, seulement accompagnées parfois de migraines assez violentes. Elle est accouchée à vingt et un ans ; son unique enfant n'a jamais été malade, et n'a jamais présenté aucun signe d'affection diathésique.

La ménopause est survenue rapidement à l'âge de cinquante-trois ans, époque à laquelle mourut sa mère et survinrent de grands chagrins. Les maux de tête qui accompagnaient toujours ses époques menstruelles cessent alors et sont remplacés par des douleurs vagues « dans la poitrine et dans le dos ». Quelques mois après la disparition de ses menstrues, elle s'aperçoit que la marche est moins facile ; dès qu'elle fait quelques pas un peu vite, dès qu'elle monte un étage ou qu'elle gravit une côte, elle est obligée de s'arrêter, parce qu'elle est essoufflée et qu'elle ressent une sensation « pénible » (qu'elle ne sait pas caractériser autrement) dans la poitrine ; mais cette sensation n'existait pas encore dans la région cardio-aortique ; elle ne paraissait avoir son siège qu'au creux de l'estomac. Cette oppression et cette sensation pénible se montraient encore parfois après le repas du soir, surtout lorsqu'elle se livrait à un effort (angine de poitrine à siège épigastrique ou pseudo-gastralgie angineuse).

Il y a un an et demi, elle eut un érysipèle de la face qui dura trois semaines, et à la suite duquel ses jambes, dit-elle, sont restées enflées pendant quatre mois.

Les véritables accès d'angor pectoris ne datent que de huit mois. Au début, ceux-ci survenaient d'abord pendant la nuit, sans cause appréciable, durant son sommeil. Plus tard, ils se produisirent aussi pendant le jour, mais alors sous l'influence d'un effort et d'une marche un peu précipitée. Elle éprouvait une sensation nette de constriction intra-thoracique, comme si « on la serrait violemment dans un étau ». La douleur irradiait ensuite dans le bras gauche et jusqu'aux deux derniers doigts. D'autres fois, elle débutait par la région épigastrique et irradiait à la région dorsale de la colonne vertébrale, au point de faire croire à l'existence d'un ulcère de l'estomac, pour lequel elle fut traitée par un médecin de la ville. Mais ces douleurs ne survenaient le plus souvent qu'à la suite de la marche ou d'un effort, et ce n'est même que sous cette dernière influence qu'elles apparaissaient le soir après l'ingestion alimentaire ; de plus, elles avaient un caractère de compression très accusée, avec angoisse tout à fait spéciale, etelles n'avaient été accompagnées d'aucun trouble digestif. Les crises angineuses, d'abord peu fréquentes, revenaient dans ces temps derniers cinq à six fois par jour, et pendant la nuit, elles etaient toujours plus intenses et plus longues. Ainsi, celles du jour avaient une durée de quelques minutes, tandis que celles de la nuit duraient une demi-heure à une heure. Elle avait si bien remarqué que ses crises nocturnes survenaient surtout à la suite d'un repas quelconque, qu'elle avait d'elle-même supprimé celui du soir.

Le lendemain de son entrée à l'hôpital, c'est-à-dire le 23 mars 1887, nous la trouvons dans l'état suivant : Le visage est pâle, un peu amaigri, et les jours d'après, je constate de temps en temps des *accès de pâleur faciale ;* les membres inférieurs sont légèrement infiltrés au niveau des malléoles, mais cet œdème, quoique leger, est dur à la pression du doigt ; la poitrine est bombée, présentant tous les caractères extérieurs d'un emphysème pulmonaire que la percussion et l'auscultation de la poitrine permettent de reconnaître de la façon la plus formelle. Les urines sont normales, un peu pâles, d'une abondance moyenne (1,000 à 1,300 grammes par jour), et ne renferment aucune trace de sucre ou d'albumine. Le foie n'est ni douloureux, ni augmenté de volume, quoique les conjonctives paraissent présenter une teinte très légèrement subictérique.

C'est vers l'appareil circulatoire que se concentre l'intérêt :

Le *cœur* présente les signes d'une hypertrophie manifeste : il y a de la voussure précordiale ; la poitrine bat vers le sixième espace intercostal, en dehors du mamelon, et la palpation permet de reconnaître les caractères du cœur impulsif ; la systole cardiaque se fait brusquement, et soulève la main avec violence.

L'*aorte* est dilatée : sa largeur, constatée par la percussion, mesure 2 centimetres de plus qu'à l'état normal ; à la palpation, on sent une sorte de frémissement à la base du cœur, dans la région de l'aorte, surtout au niveau de la première piece sternale et de l'articulation chondro-sternale droite. On constate, de plus, un battement des artères sous-clavieres, qui paraissent un peu surélevées ; mais il n'y a pas de battements anormaux des artères cervicales.

Le pouls radial est fort, vibrant, concentré, difficile à déprimer, régulier, un peu fréquent (90 à 110 pulsations) ; la mensuration sphygmomanométrique permet de constater une augmentation manifeste de la tension artérielle. Les artères radiales et temporales ne présentent aucun caractère athéromateux.

A l'*auscultation du cœur et de l'aorte*, on ne constate aucun souffle à la pointe ; les bruits sont seulement parcheminés. A la base, à droite du sternum, retentissement diastolique, ayant un timbre tympanique et clangoreux. Il existe un double souffle : le premier systolique, plus fort, plus dur, se prolongeant dans les arteres du cou, et surtout accentué au niveau du frémissement perçu par la palpation ; le second plus doux, aspiratif, se prolongeant en bas, le long du sternum.

Les *crises* dont se plaint la malade se caractérisent par des phénomènes d'oppression et de douleur. Dans la journée, sous l'influence d'un effort quelconque, de la marche, de l'action de s'habiller, de monter sur son lit, la respiration devient pénible, rapide, entrecoupée ; on compte alors de 40 à 50 respirations par minute. L'inspiration est assez facile, l'air paraît bien pénétrer dans la poitrine, puis la respiration est pour ainsi dire suspendue en effort expiratoire, enfin il se produit une expiration brève, comme par détente. La gêne respiratoire s'accompagne très rapidement d'une sensation de compression, de poids et d'étau, siégeant d'abord au creux épigastrique ; cette sensation s'accuse ensuite dans la région rétrosternale, qui devient le siège d'une violente douleur avec irradiations multiples dans le dos, l'épaule, le bras et la main gauche. D'autres fois la douleur débute par le coude gauche, puis elle remonte vers l'épaule, et se fixe pendant quelques minutes dans la région cardio-aortique, où elle détermine une vive angoisse. La face pâlit, les extrémités se refroidissent, et dès que la crise se produit, la malade se leve, se place debout appuyée contre la muraille, le corps penché en avant (*attitude aortique*), les bras tendus, le visage anxieux, les yeux grandement ouverts dans l'attente d'une fin prochaine. Alors, elle craint de parler, ou ne parle que d'une voix entrecoupée, par monosyllabes ; il lui semble qu'elle ne respire plus, quoiqu'il n'y ait pas de dyspnée à proprement parler, et la douleur est indéfinissable. Tout cela se calme au bout de quelques minutes ; elle reprend à pas lents et comptés sa marche interrompue, puis elle se jette sur un siege où elle reste quelque temps immobile dans la crainte d'une crise nouvelle. Souvent, l'accès se termine par des éructations gazeuses.

J'ai pu ausculter le cœur dans le cours de ces accès, et je l'ai toujours trouvé presque impassible au milieu des plus vives douleurs ; ses battements restent réguliers, normaux, sans arythmie ; mais parfois, quelques systoles sont violentes, le choc précordial énergique en coup de bélier, plusieurs battements sont forts et précipités, puis tout rentre dans l'ordre, et les battements cardiaques reprennent promptement leur régularité. — Mais il est un phénomène que j'ai constaté, c'est l'exagération du souffle diastolique au moment même de la crise Chez d'autres malades, j'ai même entendu se produire pour la première fois, sous l'oreille, un souffle très léger, doux et aspiratif au niveau de l'orifice aortique, souffle qui disparaît avec la fin de l'accès angineux. Ces deux phénomènes, — exagération d'un souffle diastolique de l'aorte préexistant, et production d'un souffle diastolique pendant une crise, — sont dus à la même cause, à l'exagération rapide de la tension dans tout le systeme aortique, laquelle se manifeste au début ou dans le cours de presque toutes les attaques de sténocardie. Dans leur intervalle, la malade éprouve presque continuellement une douleur rétro-sternale ; mais la pression au creux épigastrique, sur le trajet des phréniques et dans toute la région cardio-aortique, ne détermine ou n'augmente aucune douleur. Enfin, pendant la crise. l'auscultation du poumon permet de constater l'entrée facile de l'air dans les bronches ; il n'y a aucun râle dans la poitrine. Les tracés sphygmographique et cardiographique qui ont eté pris pendant une attaque d'angor, font constater les modifications suivantes : la ligne d'ascension devient plus longue, plus penchée ; il en est de même de la ligne de descente, le dicrotisme normal tend à disparaître ; en un mot, le pouls prend de plus en plus les caractères du rétrécissement aortique.

Je la soumets au régime lacté exclusif ; je prescris le repos, quelques légers laxatifs pour éviter les efforts dans l'acte de la défécation ; de plus, la malade doit prendre 1 gramme d'iodure de potassium en quatre fois, et quatre gouttes de solution alcoolique de trinitrine au 100e en deux fois.

Elle continue régulièrement ce traitement du 24 au 31 mars. Dès lors, les accès sont moins fréquents, moins douloureux ; les accès nocturnes sont supprimés.

Le 31 mars, j'élève à 2 grammes la dose d'iodure ; je supprime la trinitrine et je fais appliquer six ventouses scarifiées à la base du cœur. — Les urines diminuent d'abondance (300 à 500 grammes), sans trace d'albumine ou de sucre. Nous voyons apparaître un anthrax dans la région dorsale.

2 avril. — Prescription : 2 gr. 50 d'iodure, six gouttes de trinitrine et laitage. Les jours suivants, les urines augmentent jusqu'à 500 et 800 grammes, et, à partir du 5 avril, elles atteignent 1,200 à 1,500 grammes. Les crises diminuent, et l'anthrax est ouvert le 10 avril par une incision cruciale profonde.

Le 12 avril, la malade, ne pouvant plus supporter le régime lacté, est mise à un degré d'aliments. Dès lors, les urines descendent à 500 grammes et même à 200 grammes par jour, probablement sous l'influence de l'acétanilide, qui lui avait été prescrite pendant quatre jours à la dose de 50 centigrammes, dans le but de calmer ses douleurs. Celles-ci, au contraire, reprennent une acuité nouvelle, et le médicament est supprimé le 17 avril.

A cette époque, elle est remise au régime lacté, à l'iodure (2 gr.); les crises diminuent, les urines montent progressivement jusqu'à 2,000 et 2,500 grammes.

Le 27 avril, je prescris 3 grammes d'iodure ; les urines augmentent encore jusqu'à 3,500 et 4,200 grammes. Pas d'albumine. Les accès d'angor diminuent d'intensité jusqu'au 10 mai, époque à laquelle je fais cesser l'iodure pendant quatre jours. Celui-ci est repris alors aux doses croissantes de 4 à 6 et 6 gr. 50 par jour, en y associant quelques injections de morphine (car la malade ne pouvait supporter les inhalations de nitrite d'amyle). La médication iodurée est très bien supportée ; elle ne produit que quelques boutons d'acné disséminés sur la face, dans les régions du dos et de la poitrine ; elle augmente certainement la quantité d'urine qui se maintient toujours entre 3 et 4 litres, et son administration est toujours suivie de la sédation des phénomènes douloureux. Cependant un jour, le 30 avril, ceux-ci paraissant avoir acquis une nouvelle intensité, je prescris 3 grammes d'antipyrine en trois fois ; le lendemain, la quantité des urines tombe de 3 litres à 1 litre et demi ; les douleurs deviennent plus violentes, et je cesse le médicament.

Jusqu'au 10 juin, l'amélioration s'accentue ; mais, à cette époque, le cœur faiblit et se dilate, ses battements sont moins fortement frappés, le choc précordial plus faible, et l'on voit apparaître aux veines du cou un peu de reflux veineux, les membres inférieurs s'infiltrent davantage. Je prescris alors, le 12 juin, la macération de digitale à la dose de 40 centigrammes, et, pendant les quatre jours suivants, la même préparation, en ayant soin de diminuer la dose de 10 centigrammes par jour (soit 20 centigrammes le quatrième jour et 10 centigrammes le cinquième jour). Sous l'influence de cette médication, les crises deviennent certainement plus violentes, plus fréquentes, et la diurèse, au lieu d'augmenter, descend de 2,500 grammes jusqu'à 1,500 grammes et même 1 litre.

Le 18 juin, la malade reprend 6 grammes d'iodure, et, pendant trois jours, les crises sont encore supprimées. Mais, comme les phénomènes d'affaiblissement cardiaque s'accusent encore, je prescris de nouveau de la digitale sous forme de teinture, à la base de 60, 50, 40 et 30 gouttes pendant quatre jours. Les urines tombent encore de 2,500 à 800 grammes. La digitale est supprimée le 25 juin, et, deux jours après, 3 grammes d'iodure sont encore prescrits. Le jour même, la quantité des urines s'élève à 1,600 grammes.

La 28 juin, la malade s'était levée précipitamment pour aller à la garde-robe. Elle venait de traverser la salle, quand tout à coup elle s'arrête ; elle tombe à la renverse comme une masse, en s'écriant : « Oh ! mon dos ! » Elle était morte.

Avant de donner la relation de l'autopsie, je dois rappeler que le diagnostic porté pendant la vie, dès les premiers jours de l'entrée de la malade à l'hôpital, avait été celui-ci :

« *Angine de poitrine due à un rétrécissement ou à une oblitération des artères coronaires. Aortite chronique avec poussées d'aortite aiguë. Dilatation de l'aorte. Rétrécissement et insuffisance aortiques.* »

Autopsie le 30 juin 1887.

Le *foie*, du poids de 1,700 grammes, est seulement un peu congestionné.

La *rate* saine, un peu diffluente, pèse 180 grammes.

L'*estomac* est absolument sain ; il ne présente aucune trace d'inflammation ou d'ulcération ancienne.

Les *reins* pèsent 320 grammes ; ils sont très congestionné, surtout à gauche ; la capsule est légerement adhérente ; les artères rénales sont remarquables par leur volume considérable.

L'*utérus* présente un corps fibreux crétacé, du volume d'une grosse noix.

Congestion veineuse des *méninges* et du *cerveau;* pas d'hémorrhagie ni de foyers de ramollissement dans le cerveau ; pas d'embolie ni de thrombose.

Aux *poumons*, on constate un emphysème assez considérable, mais sans traces d'embolie dans toutes les divisions de l'artère pulmonaire qui ont été disséquées avec soin.

La crosse de l'*aorte* est dilatée ; elle mesure 10 centimètres et demi de circonférence au niveau de sa courbure ; elle est très athéromateuse, présentant un aspect pavé avec plaques dures osseuses, et plaques molles et gélatiniformes. Quelques-unes au-dessus du bord libre des valvules sigmoïdes, sont ulcérées, laissant sortir par la pression une bouillie jaune rougeâtre. Les parois de l'artère présentent un épaississement considérable. On constate un rétrécissement et une insuffisance aortiques. L'aorte thoracique et abdominale présente peu de lésions : quelques plaques molles jaune pâle tres espacées.

L'*orifice de l'artère coronaire gauche est complètement oblitéré.* L'artère coronaire droite, quoique très athéromateuse, est au contraire tres dilatée dans tout son parcours.

Le *cœur* pèse 485 grammes avec l'aorte thoracique ; il présente de la surcharge graisseuse, surtout à la face posterieure, sur le trajet des vaisseaux coronaires et dans le grand sillon transversal de la base. Sur la face antérieure du ventricule gauche, vers la pointe et à l'extrémité de la branche descendante de la coronaire antérieure, existe un foyer de myocardite scléreuse mesurant 3 centimètres carrés environ. Une coupe, pratiquée à ce niveau, montre que le foyer est plus rapproché du péricarde, que la paroi est amincie, et qu'elle mesure une épaisseur d'à peine 8 millimètres. Au contraire, le reste des parois ventriculaires à gauche mesure de 1 centimètre à 1 centimètre et demi d'épaisseur, avec teinte brun jaunâtre, surtout dans les parties externes de la coupe, et quelques foyers de sclérose très petits dans les couches sous-endocardiques.

La valvule mitrale est légèrement épaissie, et son orifice mesure 11 centimètres et demi. Pas de caillots dans le ventricule gauche, qui est vide de sang. et dont la surface endocardique présente un aspect lavé que l'on rencontre dans presque toutes les autopsies des angineux, et qui avait fait admettre par Heberden l'idée d'un spasme du cœur dans le cours de l'angor pectoris. La coupe des piliers est d'un jaune grisâtre ; la coupe de la pointe offre des tractus fibreux manifestes. La circonférence interne du ventricule gauche mesure 18 centimètres.

L'oreillette gauche est dilatée sans altération de ses parois.

Le ventricule droit présente des parois amincies, envahies par la graisse sur deux tiers environ d'épaisseur. La circonférence de la valvule tricuspide mesure 13 centimètres et demi ; l'orifice de l'artere pulmonaire est sain. On observe dans le ventricule droit quelques taches jaunâtres de sclérose sous-endocardique. A la coupe des parois, traînées graisseuses dans l'interstice des muscles.

Les *artères périphériques* (radicales, pédieuses, fémorales, temporales, etc.) sont saines.

Quelques petites plaques blanchâtres dans les carotides et les sous-clavières.

Examen micrographique (fait par Weber).

Artères coronaires. — L'orifice de l'artère coronaire gauche est oblitéré. Il n'existe pas dans son voisinage de coronaires supplémentaires. L'orifice de l'artere coronaire postérieure, au contraire, est largement ouvert. De plus, il existe à l'un de ses côtés quatre orifices très petits de coronaires supplémentaires, disposés sur une même ligne et à la même hauteur que l'orifice principal. A la simple inspection des deux coronaires, on constate aussitôt que la coronaire gauche est beaucoup moins développée que la postérieure. Celle-ci, en effet, est très dilatée, et mesure en largeur, etalee, 12 millimètres.

Toutes deux sont très athéromateuses, sans toutefois que le processus ait causé leur ossification. Les plaques athéromateuses sont en général peu saillantes, quoique nombreuses, et les orifices des collatérales qui en naissent sont la plupart rétrécis par la lésion. Nulle part il n'est impossible de distinguer a l'œil nu l'existence de points retrécis ou même oblitérés. Il est à remarquer, cependant, que les artérioles qui correspondent à la région de la paroi ventriculaire amincie sont toutes d'un tres petit calibre et nettement atrophiées, participant ainsi a l'atrophie générale de la coronaire antérieure. Il en est de même de l'artère de la cloison.

Cœur. — Les coupes des piliers de la valvule mitrale montrent que ceux-ci sont le siège d'un processus scléreux très intense. Il s'agit ici, au point de vue topographique, d'une *sclérose dystrophique* des plus nettes. En certains points, elle est tellement avancée qu'il ne reste plus autour des artérioles atteintes d'endartérite oblitérante que quelques rares débris de fibres musculaires. Il est manifeste que la lesion ne procède pas d'une endocardite chronique propagée au myocarde ; on voit, en effet, sur toute la périphérie de la préparation et siégeant immédiatement au-dessous de l'endocarde, d'ailleurs peu épaissi, une zone circulaire de fibres musculaires, enveloppant entièrement la sclérose centrale et les îlots musculaires péri-artériels qui n'ont pas encore été détruits. A un fort grossissement, on voit de nombreux capillaires dilatés disséminés au milieu du tissu fibreux. Les fibres musculaires sont très altérées, les unes atrophiées, d'autres présentant des vacuoles centrales, quelquefois développées à un tel point qu'il ne reste plus de la fibre musculaire qu'une figure arrondie comme la coupe d'un vaisseau tapissé par les débris de la fibre musculaire. Pas de dégénérescence graisseuse de la fibre cardiaque. Sur les préparations, il n'est pas possible de reconnaître de dégénérescence amyloïde. De plus, on ne voit pas de travées élastiques naître de l'endocarde ou de la tunique des arteres pour se perdre entre les fibres musculaires dans l'intérieur des masses scléreuses.

Tels sont les résultats obtenus sur les coupes colorées au carmin, à l'acide osmique, à l'éosine et à la potasse. Toutes les autres coupes des piliers fournissent les mêmes lésions avec une intensité variable.

Sur les préparations obtenues à l'aide des coupes faites dans la paroi ventriculaire, siège de l'amincissement et du foyer de sclérose du myocarde visible à l'œil nu, on retrouve la même topographie du processus sclereux, c'est-à-dire la sclérose dystrophique. Cependant ici l'endocarde et le péricarde sont, en certains points, en contact avec la sclérose profonde du myocarde. L'éosine révèle çà et là, au milieu des taches de sclérose, des amas de fibres élastiques qu'il est impossible de rattacher, il est vrai, au moins sur nos préparations, soit aux artères, soit à l'endocarde ou au péricarde. En somme, le foyer de sclérose pariétale qui accompagne l'amincissement de la paroi nous semble être en relation intime avec les lésions artérielles, au même titre que la sclérose des piliers.

VINGT ET UNIÈME LEÇON

ANGINE DE POITRINE (SUITE)

II. Symptomatologie. (*Marche, terminaisons, étiologie, diagnostic.*)

I. MARCHE. — *Nombre* des accès. Leur disparition temporaire après chaque poussée d'aortite. Anginophobie. — *Durée* des accès. Leur apparition par la marche, leur disparition rapide par le repos. Accès imbriqués, subintrants, état de mal angineux.

II. TERMINAISONS. — Mort *subite* très fréquente. Parfois, mort *rapide* par insuffisance myocardique, par asphyxie. Mort *lente* par asystolie, par cachexie artérielle. Mort par affection intercurrente (rhumatisme articulaire aigu, infarctus et rupture du cœur, hémorrhagie cérébrale, urémie, etc.).

Mécanisme de la mort subite. Effets de la ligature des coronaires. Influence des altérations des ganglions du cœur. Paralysie réflexe du myocarde, ou intoxication locale du muscle cardiaque? Antagonisme physiologique et clinique entre l'angor pectoris et l'asystolie. Erreur de Beau assimilant l'angine de poitrine à l'asystolie. Cas de guérison spontanée.

III. ÉTIOLOGIE. — A). CAUSES PRÉDISPOSANTES. — *a*). Influence du *sexe*, de l'*âge*. — *b*). *Obésité ;* son peu d'importance. — *c*). Professions, *causes morales*. — *d*). *Climats* et *saisons*. — *e*). Influence réelle de l'*hérédité*.

L'étiologie de l'angine de poitrine se confond avec l'étiologie des artérites.

f). *Syphilis*. — Observations d'angines de poitrine syphilitiques.

g). *Ataxie locomotrice*. — Discussion des faits. L'angine de poitrine ne dépend pas de l'affection nerveuse ; elle est liée aux lésions artérielles et aortiques relativement assez fréquentes dans le tabes. Confusion possible avec les douleurs fulgurantes du thorax et des bras. Faits à l'appui. Fréquence des crises viscérales, à l'estomac, à l'intestin, à la région rénale ; absence de crises viscérales cardiaques.

h). *Periencéphalite diffuse, maladie de Parkinson, affections mentales*. — Influence unique de l'artério-sclérose dans ces maladies sur la production de l'angine de poitrine. Exemple d'angor pectoris dans le cours de la paralysie agitante.

i). Importante influence de la *goutte*. Angine vraie et angines fausses.

j). *Rhumatisme*, *arthritisme*, *herpétisme*.

k). *Diabète*. — L'angine de poitrine diabétique n'existe pas. Angines arthritiques, artério-scléreuses chez les diabétiques. Manifestations cardiaques du diabète.

l). *Impaludisme*. — *Tabagisme*. — *Saturnisme*. — *Alcoolisme*.

B). CAUSES OCCASIONNELLES. — Provocation des accès par la marche, le mouvement, l'effort.

Crises nocturnes spontanées; leurs caractères cliniques, leur intensité et leur durée. Influence de l'hypertension artérielle : grossesse, état puerpéral, menstruation.

IV. Diagnostic. Interrogatoire de deux malades.

Après avoir décrit les principaux caractères cliniques des accès angineux, il faut maintenant étudier leur marche, leurs modes divers de terminaisons, leur diagnostic et leurs causes prédisposantes ou occasionnelles. A ce dernier point de vue, je démontrerai que l'étiologie de l'angine de poitrine se confond avec celle des artérites chroniques, ce qui est déjà un argument sérieux en faveur de l'origine artérielle du syndrome de Rougnon-Heberden.

I. Marche. — La marche, le nombre et la durée des accès sont très variables, et du reste subordonnés à la marche et à la durée de l'affection qui leur donne naissance.

Un malade peut succomber à son premier accès, et comme celui-ci est alors constitué par une syncope mortelle sans douleur, il arrive souvent que l'on méconnaît la nature de l'affection, qu'on l'attribue faussement à la rupture d'un anévrisme ou à une hémorragie cérébrale, maladies qui peuvent provoquer une terminaison *rapide*, mais rarement *subite*.

Quelques-uns ont des accès extrêmement rares, à un ou plusieurs mois de distance; d'autres pendant plusieurs mois ont une série d'attaques qui se reproduisent fréquemment pour cesser et se renouveler seulement quelques semaines après. Cela prouve que l'affection est accidentée comme la cause anatomique qui lui a donné naissance, et puisque l'angine de poitrine se développe assez souvent chez les malades atteints d'aortite aiguë, on s'explique facilement ces apparentes anomalies, en se rappelant que la marche de cette dernière affection n'est pas continue, puis qu'elle est subordonnée aux poussées aiguës se manifestant de temps à autre du côté de l'aorte (*aortite à répétition*). Ce fait explique une observation inédite de Brouardel, relative à un malade qui, à l'âge de quarante-cinq ans, eut plusieurs accès angineux, lesquels disparurent complètement pendant près de vingt ans pour reparaître beaucoup plus tard et entraîner finalement la mort subite.

D'autres malades, plus nombreux, voient leurs accès augmenter progressivement de nombre et d'intensité, se reproduire à propos du moindre effort, de la plus petite cause, comme j'en ai cité de nombreux exemples, au point que la vie de ces malheureux se passe dans la crainte perpétuelle de la mort. Quelques-uns même sont atteints, surtout les névropathes, d'un état moral auquel j'ai donné le nom d'*anginophobie*.

La *durée* des accès est très variable : elle peut être de quelques secondes à quelques minutes. Lorsqu'ils sont provoqués par la marche, les malades savent qu'ils les prolongent s'ils continuent à avancer de quelques pas, et qu'ils les font disparaître immédiatement par le repos. Le plus souvent, ils s'arrêtent instinctivement ; car, suivant l'expression de l'un d'eux, il lui serait impossible de faire un pas de plus, « même si avec un revolver placé contre la poitrine, on lui commandait de marcher ». Cependant, les accès peuvent avoir une durée d'un quart d'heure à une demi-heure, et il est encore à remarquer que les plus longs sont les accès spontanés et nocturnes, lesquels peuvent avoir une durée d'une à deux heures.

On a vu des cas, et j'en ai observé quelques-uns, où un accès d'angine avait duré plusieurs jours, et Desportes cite un exemple d'une durée de sept jours, ce qui est une erreur. Car, il s'agit alors d'accès *imbriqués* ou *subintrants* qui peuvent constituer ce que j'appelle l'état de *mal angineux*.

J'ai vu un malade, atteint depuis un an d'accès angineux, succomber après avoir éprouvé pendant trente-six heures une douleur rétro-sternale permanente avec parésie douloureuse du bras gauche, douleur interrompue fréquemment par une sensation d'étau et de compression extrêmement violente au sternum. C'est ainsi qu'il faut également interpréter le cas de cet autre angineux, dont j'ai raconté brièvement l'histoire ; chez lui, l'angine de poitrine ne se manifestait que par des douleurs au niveau du biceps et il mourut seulement dix heures après un accès, dans un état demi-syncopal presque permanent.

Je rappelle encore le fait rapporté par un de mes anciens internes [1], relatif à un homme de quarante-trois ans, alcoolique, atteint de rétrécissement et d'insuffisance aortiques ; il succomba, par la suite, à une série de crises dont la durée n'avait pas été moindre de deux heures.

II. Terminaisons. — La terminaison de l'angine de poitrine livrée à elle-même est presque toujours fatale. Le pronostic de ce syndrome est donc d'une extrême gravité.

Dans les développements que j'ai consacrés à sa symptomatologie, j'ai souvent parlé de la *mort subite*, comme étant la terminaison la plus fréquente de l'angor pectoris. Personne n'ignore que les choses se passent ordinairement ainsi. Mais, cette terminaison peut survenir de

[1] Pennel. Angine de poitrine et état de mal angineux probablement d'origine alcoolique suivis de mort chez un sujet aortique (*Journal de méd. de Paris*, 1886).

deux manières différentes : dans le cours ou à la fin d'un accès douloureux, ou encore brusquement, par le fait d'une syncope, sans que celle-ci ait été précédée ou accompagnée d'une douleur quelconque. Quelques auteurs ont pensé qu'alors le malade meurt entre deux accès angineux, en ne considérant pas cette syncope comme un élément de la maladie elle-même. C'est là une erreur : l'angine de poitrine est une affection syncopale — *syncopa angens* ou *anginosa*, comme le disait si bien Parry — et les malades tombent habituellement comme foudroyés, sans faire un mouvement, sans proférer une plainte. C'est la mort sans phrase, comme on le dit.

Un de mes malades jouait au billard ; subitement on le voit pâlir, et devenir livide ; on se précipite vers lui, on le soutient ; aussitôt il s'affaisse, sans proférer un son, dans les bras de ses amis accourus vers lui; il était mort debout. — Un autre s'arrête subitement au milieu d'une conversation commencée et tombe comme une masse sans finir sa phrase. — D'autres encore tombent foudroyés en prononçant ces quelques mots : « Oh, mon cœur. » — Quelques-uns font quelques mouvements, portent la main à la région précordiale, comme pour en arracher un corps étranger, et ils s'affaissent. — L'un d'eux veut prendre place dans un tramway qui passe ; il fait quelques pas en courant; soudain, on le voit étendre les bras en avant, et tomber la face contre terre ; il était mort. — Enfin, on les trouve souvent morts dans leur lit, et la terminaison a été tellement rapide et silencieuse que la personne couchée à côté n'a rien vu, rien senti, rien entendu.

Le vulgaire attribue les morts subites à la « rupture d'un anévrisme » ; je suis convaincu que, dans la plupart des cas, elles sont dues à des angines de poitrine méconnues.

La mort peut être seulement *rapide*, et survenir moins brusquement, moins brutalement, à la suite de plusieurs accès imbriqués ou subintrants, dans le cours ou à la fin d'un accès d'une durée plus ou moins longue. C'est ainsi que j'ai vu mourir plusieurs malades.

L'un d'eux, en particulier, a subi pendant deux jours, d'une façon presque continue, les étreintes répétées de son mal avec refroidissement progressif des extrémités, diminution et petitesse du pouls radial, disparition du choc précordial, diminution, puis absence du premier bruit cardiaque, ce qui donnait lieu ainsi à la sensation des bruits du cœur fœtal, ou embryocardie. Puis, après une série d'accès qui ont affaibli le cœur de plus en plus, la mort est survenue rapidement dans un état syncopal.

D'autres fois, la terminaison rapide a lieu non par syncope, mais au milieu de véritables symptômes *asphyxiques*. C'est à ce genre de mort qu'a succombé le malade dont j'ai rapporté longuement l'observation[1] :

A 9 heures du soir, il se plaint d'une violente angoisse, d'une douleur atroce avec sensation d'étouffement à la région précordiale, puis il devient violacé, portant constamment les mains au-devant de la poitrine comme pour y arracher un poids insupportable. A 11 heures et demie, on le trouve toujours en proie à de vives souffrances, dans un état de cyanose très prononcée ; il fit alors trois ou quatre inspirations et succomba rapidement. Or, à l'autopsie, on trouva une oblitération complète de la coronaire droite et un rétrécissement de la coronaire gauche.

Je profite de ce fait pour rappeler, en passant, que la lésion de la coronaire droite donne plus souvent naissance à des accidents respiratoires et asphyxiques.

Un autre angineux observé pendant plusieurs mois, avec un de mes confrères, sur le point de rentrer chez lui, se sent pris subitement d'une vive oppression; il entre dans une pharmacie, boit quelques gouttes d'eau de mélisse et s'affaisse. Au bout d'une demi-heure environ, ses enfants, qu'on avait été prévenir, le voient sans connaissance, respirant à peine, avec le cou énormément gonflé et bleuâtre, les lèvres cyanosées et tous les signes apparents de l'asphyxie. Quelques instants après, il succombait, sans avoir présenté aucun symptôme de paralysie.

A ce sujet, je rappelle que, dans la maladie de Stokes-Adams, les malades présentent souvent, au moment de leurs accès syncopaux, des signes indéniables d'asphyxie, et c'est ainsi qu'on les voit alors avec la face violacée, le cou turgide, les extrémités froides et bleuâtres.

Ainsi donc, dans certains cas de sténocardie, la mort rapide survient au milieu d'accidents à la fois comateux et asphyxiques.

La mort *lente* s'observe également au milieu des symptômes *asystoliques* les mieux accusés. Cette terminaison n'a pas lieu de surprendre, car il ne faut pas oublier que ces malades sont des artério-scléreux, et qu'à ce titre, l'insuffisance d'irrigation sanguine du myocarde détermine à la longue des lésions dégénératives de la fibre cardiaque; celle-ci finit par fléchir sous l'effort continu du sang, les cavités se dilatent et avec elles les orifices auriculo-ventriculaires qui deviennent insuffisants, et enfin les accidents asystoliques s'installent pour ne plus rétrocéder.

Le plus souvent, dans les cas de mort lente, il ne s'agit pas, à proprement parler, d'accidents asystoliques; il n'y a pas ou il y a peu d'œdème des membres inférieurs, les congestions viscérales sont presque

[1] *Revue de méd.*, 1883.

absentes, mais on voit progressivement les battements cardiaques perdre de leur énergie, le pouls radial devenir insensible, et à l'auscultation du cœur on constate soit des « battements en ailes d'oiseau » (*flutterings* des Anglais), soit le rythme fœtal des bruits du cœur, ou embryocardie. Peu à peu, les contractions du myocarde s'affaiblissent, elles deviennent de plus en plus défaillantes, et le malade s'éteint plus ou moins lentement. Alors, il a succombé, non à l'asystolie, mais aux progrès croissants de l'insuffisance myocardique, d'une paralysie du cœur ou d'une véritable cachexie artérielle.

D'autres fois, les angineux meurent d'une *affection intercurrente* due à la localisation prépondérante de l'artério-sclérose sur d'autres organes. C'est ainsi qu'ils peuvent succomber subitement à une thrombose du tronc basilaire, rapidement à une hémorragie ou à une thrombose cérébrale, lentement à la néphrite interstitielle, à la gangrène sénile des membres, etc.

De toutes les maladies intercurrentes, les plus graves sont surtout celles qui portent leur action sur les séreuses du cœur ou sur le myocarde. Il est à présumer qu'une dothiénenterie est capable de hâter le terme fatal, ou de prendre un grand caractère de gravité chez un angineux, en raison de l'atteinte plus ou moins profonde portée au myocarde par l'intermédiaire du système artériel dans le cours de cette maladie. L'artérite cardiaque aiguë de la fièvre typhoïde, s'ajoutant à l'artérite chronique ou subaiguë préexistante, le raisonnement indique que la maladie angineuse doit prendre une nouvelle intensité. Mais, c'est là simplement une supposition de ma part; car je n'ai pas encore observé jusqu'ici de coïncidence semblable.

Pour le rhumatisme articulaire aigu, c'est autre chose, et je puis citer la fin lamentable d'un angineux de quarante ans environ, très amélioré par le traitement ioduré et que j'ai pu observer pendant plus de deux ans avec mon cher maître, Potain. Les crises avaient presque disparu depuis six mois, il n'éprouvait plus qu'à de très rares intervalles quelques douleurs précordiales, lorsqu'il fut atteint d'un rhumatisme articulaire aigu avec complication d'endo-péricardite. Les accidents angineux reprirent une nouvelle acuité, ils devinrent extrêmement fréquents, les syncopes se répétèrent plusieurs fois par jour, et le malade succomba après quelques jours de vives souffrances. A ce sujet, deux suppositions peuvent être faites : ou l'affection rhumatismale avait produit une nouvelle poussée aiguë du côté de l'aorte ; ou, ce qui est plus vraisemblable, la complication seule d'endopéricardite avait suffi pour déterminer promptement les symptômes d'une cardioplégie réelle sur un myocarde déjà profondément touché et en imminence d'insuffisance par le fait de la cardio-sclérose.

Le mécanisme de la mort *rapide* ou *lente* s'explique de lui-même, puisqu'elle survient par asphyxie, par asystolie ou par insuffisance myocardique. Il suffit d'ajouter que, dans ces derniers cas, les malades paraissent mourir par le poumon, tantsont grandes parfois l'intensité et l'acuité de l'œdème pulmonaire, ou encore de l'emphysème aigu.

Il faut maintenant comprendre le mécanisme de la mort *subite*. Or, puisque la sténocardie est due au rétrécissement ou à l'oblitération des artères coronaires, il me semble que, dans ces conditions, l'explication de la mort est assez simple :

Le muscle cardiaque est insuffisamment nourri par des artères rétrécies ou oblitérées, il est ainsi en imminence continuelle de paralysie, comme peuvent l'être divers organes et en particulier la moelle épinière ischemiée par le fait de la sclérose des artères médullaires[1]. Il suffit, comme l'a dit Oppolzer[2], d'un simple lambeau valvulaire venant oblitérer momentanément l'embouchure d'une ou des deux coronaires, ou encore d'un spasme des artères cardiaques pour arrêter la circulation dans le myocarde. Ce fait est facile à comprendre. Un organe ne reçoit plus assez de sang pour son fonctionnement ? Il s'arrête. Rien n'est plus simple, et toutes les expériences renouvelées depuis Chirac en 1698 jusqu'à nos jours, pour démontrer ce fait si naturel, me semblent superflues. Elles peuvent être ainsi résumées :

1° La ligature des coronaires, ou l'interruption expérimentale de leur circulation détermine l'anémie du cœur et consécutivement son arrêt dans un temps très variable, en deux ou trois minutes (Roussy), en une demi-heure ou une heure (Erichsen, Panum, Samuelson) ;

2° Cette variation dans les résultats tient à plusieurs causes : à l'importance du tronc vasculaire oblitéré ; au siège de l'oblitération, les effets de celle-ci ne se faisant que tardivement sentir lorsqu'elle existe dans un point où la circulation collatérale et complémentaire est capable de s'établir ; à l'importance de la région musculaire privée de sang, l'ischémie ayant une influence beaucoup plus défavorable sur les régions ganglionnaires du cœur.

Quelques auteurs étrangers font jouer un grand rôle à la lésion des ganglions cardiaques, lésion que je ne nie certainement pas, mais que je

[1] Voir, à ce sujet, une observation dans la thèse de C. MEUNIER. Contribution à l'étude des paraplegies par troubles de la circulation dans la moelle (*These de Paris*, 1885).

[2] OPPOLZERE. *Wiener, méd. Woch.* 1858.

crois bien difficile à constater, puisqu'il s'agit d'organes dont l'anatomie est encore à faire, au moins chez l'homme. Car, c'est par analogie avec ce qui existe chez certains animaux, qu'on décrit trois ganglions, celui de Remak au voisinage des veines caves, celui de Ludwig dans la cloison inter-auriculaire, et enfin celui de Bidder au niveau de la valvule mitrale.

Cependant, il paraît démontré, d'après Schmey et Kronecker[1], qu'il existe dans le sillon longitudinal, à l'union du tiers moyen et du tiers supérieur, un centre ganglionnaire, véritable *nœud vital du cœur*, et dont la blessure est presque immédiatement suivie de l'arrêt des ventricules. D'un autre côté, Koplewski a constaté des modifications des ganglions dans certaines hypertrophies cardiaques. Wassilief et Poutjatine les ont encore étudiées dans les maladies chroniques du cœur; le dernier auteur rapporte même l'observation d'une malade de quarante ans environ qui, après avoir souffert d'angor pectoris, a succombé à un œdème du cerveau et du poumon consécutif à un état parétique du cœur. Or, l'autopsie a fait reconnaître une névrite chronique de ses ganglions. — Plus récemment, Hoffmann a rapporté l'observation d'un malade âgé de soixante-dix ans qui mourut avec tous les signes d'un affaiblissement du cœur et chez lequel on a trouvé à l'autopsie une sclérose des coronaires, une induration fibreuse du myocarde avec atrophie peu accentuée de ses fibres; une hyperplasie conjonctive des ganglions avec état granuleux et pigmentaire des cellules nerveuses, disparition des noyaux, épaississement scléreux de la paroi endothéliale. — A la même époque, Poletika, auteur d'un excellent travail sur « l'arrêt subit du cœur dans la sclérose des coronaires », a constaté la dégénérescence graisseuse et pigmentaire des cellules nerveuses avec atrophie des noyaux.

Ces lésions ganglionnaires, si bien étudiées par les médecins russes, sont *chroniques;* elles ne peuvent donc pas rendre compte d'un accident *aigu*, la syncope mortelle.

Pour expliquer cet arrêt du cœur, il n'est pas nécessaire d'invoquer, avec Bezold, une paralysie réflexe du myocarde, ce qui ne se comprend guère; ou encore, avec Cohnheim et Schultess-Rechberg[2], une sorte

[1] KRONECKER ET SCHMEY (*Comptes rendus de l'Acad.*, Berlin, 1884). — IVANOWSKI. Siege anat. des ganglions du cœur (*Saint-Pétersbourg*, 1887). — KOPLEWSKI (*Wratch*, 1884 et 1887). — POUTJATINE. Sur les changements pathologiques observés dans les ganglions automatiques du cœur chez l'homme dans les maladies chroniques de cet organe (*Thèse de Saint-Pétersbourg*). — HOFFMANN. Sur l'anatomie pathologique du cœur dans la sclerose des coronaires (*Thèse de Saint-Petersbourg*, 1886). — POLETIKA. De l'arrêt du cœur dans la sclerose des coronaires (*Wratch*, 1886). — Voir encore les auteurs suivants: POLOTEBNOF. La sclerose arterielle comme cause d'affections cardiaques (*Saint-Petersbourg*, 1868). — POPOFF. Myocardite et ossification des coronaires (*Wratch*, 1882).

[2] COHNHEIM. SCHULTESS-RECHBERG. Ueber die Folgen der Kranzarterien verschliessung um das Herz (*Virchow's arch.*, 1885).

d'intoxication locale du muscle cardiaque par des substances toxiques qui, se produisant sous l'influence des contractions du cœur, sont entraînées par la circulation à l'état normal, tandis qu'elles s'accumulent dans l'intérieur du myocarde et provoquent sa paralysie quand la circulation se ralentit ou s'arrête. Ces derniers auteurs, dans cette explication trop hypothétique, ont pris l'effet pour la cause. Sans doute, l'arrêt de la circulation, non seulement dans le cœur, mais dans tous les organes, détermine l'accumulation de substances toxiques qui peuvent à leur tour provoquer des accidents divers parmi lesquels je place les contractions fibrillaires des muscles ; mais tout cela ne nous explique pas pourquoi le cœur s'arrête.

Ce fait est plus simple qu'on le suppose, et, d'après moi, voici comment il convient de l'interpréter :

L'arrêt subit du cœur dans l'angine de poitrine est *préparé* par les lésions probables des ganglions intracardiaques et surtout par l'état d'ischémie du myocarde ; il doit être *provoqué* par un état spasmodique des vaisseaux coronaires, ou encore par une thrombose de ces mêmes vaisseaux qui privent brusquement le muscle cardiaque et ses ganglions du liquide nourricier dont ils ont besoin pour leur fonctionnement.

En résumé, la mort des angineux peut survenir de trois façons : par *syncope* (terminaison de beaucoup la plus fréquente), exceptionnellement par *asphyxie,* par *asystolie* ou *insuffisance myocardique.*

Dans le dernier cas, les malades ne meurent pas comme angineux, mais comme cardiopathes ; la preuve, c'est que les accès sténocardiques diminuent, perdent de leur intensité à mesure que les symptômes asystoliques s'accusent. C'est là un fait que j'ai depuis longtemps remarqué, et loin de regarder l'angine de poitrine comme une courte asystolie, ainsi que Beau le pensait à tort, je suis en mesure d'affirmer qu'il y a un véritable antagonisme *physiologique* et *clinique* entre l'angine de poitrine et l'asystolie. La raison en est facile à comprendre : car l'angine de poitrine est non seulement caractérisée, mais causée en partie par l'élévation de la tension artérielle, tandis que dans l'asystolie cette tension tombe au contraire au-dessous de la normale, et cela au profit de la tension veineuse qui augmente.

Toutefois, ce serait une erreur de croire que les angineux soient voués d'une façon fatale et certaine à la mort ; ils peuvent guérir spontanément dans la proportion de 2 à 3 p. 100, comme le prouvent les faits de guérison rapportés par Heberden, Fothergill, Hoffmann et Gintrac.

Mais, lorsqu'il s'agit d'auteurs anciens, on peut toujours se demander s'ils n'ont pas confondu l'angine vraie avec les pseudo-angines qui guérissent presque toujours ou même toujours, comme je le démontrerai plus tard ; on peut se demander encore s'ils n'ont pas proclamé trop hâtivement des guérisons qui n'étaient que des rémissions. Je rappellerai, à ce sujet, l'exemple de Hunter, dont la durée des accidents a dépassé vingt ans avec de longs intervalles d'accalmie ; les faits rapportés par Gutthrie et Walshe, qui ont cité chacun un cas où le premier paroxysme remontait à vingt-quatre ou vingt-six ans ; celui de Brouardel, dont j'ai parlé plus haut ; enfin, un malade que j'observe en proie à des crises angineuses depuis vingt-six ans, et qui s'en est cru guéri pendant deux ou trois ans.

Mais si la guérison spontanée est tout à fait exceptionnelle, elle devient moins rare lorsque la maladie est soumise de bonne heure au traitement rationnel que j'exposerai plus tard et dont vous comprendrez mieux les indications quand vous connaîtrez la nature et la pathogénie de la sténocardie.

III. Étiologie. — A. *Causes prédisposantes.* — Elles sont celles que j'ai déjà exposées dans mes leçons sur l'artério-sclérose. C'est ainsi qu'il faut invoquer la *syphilis*, l'*alcoolisme*, la *goutte*, l'*arthritis*, ou l'*herpétisme*, le *saturnisme*, le *tabagisme* chronique, etc.

a). Ces différents états morbides se rencontrant plus fréquemment chez l'homme que chez la femme, on comprend déjà pourquoi la sténocardie vraie est plus fréquente dans le *sexe masculin*, comme les relevés statistiques de John Forbes et de Lartigue l'ont établi, et pourquoi elle s'observe très rarement dans l'*enfance*.

Sans doute, sur un total de 172 cas, Gauthier (de Charolles[1]) a relevé quatre observations de dix à vingt ans, et quinze autres faits de vingt et un à trente ans. Quelques auteurs, comme Mac Bride, Van Brander, Desportes et Gintrac ont chacun cité un cas où la sténocardie a été observée à dix-sept, vingt et un, vingt-cinq et vingt-neuf ans. Mais, à part l'observation récente de Walter Moxon qui a constaté à l'autopsie l'existence d'une sclérose coronaire chez un enfant de onze ans, on peut révoquer en doute certains diagnostics. Car, jusqu'au jour où j'ai établi la distinction clinique et nosologique entre l'angine vraie et les fausses angines, on a réuni et confondu dans une même statistique des cas

[1] Gauthier (de Charolles) (*Thèse inaug. de Paris*, 1876), et mémoire inédit sur l'angine de poitrine (*Académie de médecine*, 1885).

absolument dissemblables, et c'est ainsi qu'on a pu observer chez l'enfant des pseudo-angines de nature réflexe ou névralgique, dues à des affections du tube digestif, à des névroses, à des péricardites, etc.

L'angine vraie est inconnue dans l'enfance, elle est extrêmement rare dans la jeunesse, parce qu'à ces périodes de la vie les dégénérescences artérielles n'existent pas. Voilà déjà un argument en faveur de la nature artérielle de la sténocardie. Et si celle-ci était de nature névralgique, ne l'observerait-on pas plus souvent dans le cours des péricardites infantiles ? Néanmoins, il y a lieu de voir si la syphilis héréditaire tardive n'est pas capable de porter son action sur le système artériel.

Conclusion : L'angine de poitrine, exceptionnelle avant l'âge de trente ans, assez rare avant trente-cinq ans, peu fréquente avant quarante ans, devient commune à l'époque des affections artério-scléreuses, c'est-à-dire de quarante à soixante ans.

b). Les auteurs anciens, et parmi eux Heberden, ayant rencontré souvent l'angine de poitrine chez des malades affectés d'un certain embonpoint, avaient rangé l'*obésité* parmi les causes prédisposantes. Autrefois même, Desportes avait cru devoir tracer le portrait des individus particulièrement disposés à être atteints d'angine de poitrine : « Ils ont, disait-il, une taille moyenne, la peau blanche, les joues colorées, le cou court et sont disposés à l'embonpoint... » Or, sans nier absolument que ce syndrome se rencontre assez souvent chez les obèses et chez les obèses goutteux, on doit affirmer qu'il s'agit ici seulement d'une coïncidence, et que l'on observe également ce syndrome chez les individus dépourvus de tout embonpoint et de toute tendance au « tempérament apoplectique ». Enfin, il ne faut pas oublier que, par suite du repos auquel les accidents angineux condamnent les malades, ceux-ci peuvent présenter consécutivement une tendance à l'obesité. Ce n'est donc pas celle-ci qui est cause des accidents sténocardiques, mais au contraire ces derniers qui donnent lieu à la polysarcie.

c). L'influence de certaines *professions* peut être invoquée.

Toutes les professions et les *influences morales* qui exposent à l'augmentation plus ou moins permanente de la tension artérielle, et consécutivement à l'artério-sclérose, deviennent des causes prédisposantes de l'angor pectoris. C'est ainsi qu'on l'observe assez souvent chez les financiers, chez les hommes politiques, et chez les médecins. J'ai aussi constaté assez fréquemment ce syndrome chez les peintres, ce qui n'a pas lieu de surprendre en raison de l'influence bien connue des sels plombiques sur le système artériel. Les professions qui exigent des efforts multipliés prédisposent à l'artérite généralisée. Ainsi, les individus qui exercent des métiers pénibles, les forgerons, les porteurs aux halles, etc., sont, en effet, peut-être plus souvent atteints que ceux qui en exercent de moins fatigants.

d). Quant au *climat* et aux *saisons*, leur influence est banale. Si dans certains pays du Nord, l'angine de poitrine paraît plus fréquente, ce n'est pas en raison du climat qui ne joue aucun rôle, mais c'est en raison des habitudes alcooliques, des excès tabagiques que l'on observe plus fréquemment dans certains pays ; c'est aussi à cause de la plus grande fréquence de l'affection goutteuse, comme en Angleterre par exemple.

Du reste, toutes les causes relatives à l'âge, aux professions, aux climats doivent être invoquées, seulement parce qu'elles prédisposent aux dégénérescences artérielles. D'où cette conclusion importante dont j'ai maintenant à démontrer l'exactitude :

L'étiologie de l'angine de poitrine se confond avec l'étiologie des artérites.

e). On arrive à cette même conclusion, que l'*hérédité* en faveur de laquelle Hamilton, Mac-Bride, Graves, Grisolle, Capelle[1], etc., ont rapporté quelques exemples et dont j'ai observé moi-même quelques cas, ne joue qu'un rôle indirect dans la production du syndrome angineux. En effet, ce n'est pas la sténocardie qui se transmet héréditairement, mais ce sont les diathèses ou les maladies productrices des lésions aortiques et artérielles qui sont héréditaires. D'un autre côté, la lésion vasculaire étant l'intermédiaire obligé entre certaines maladies constitutionnelles et l'angine de poitrine, il en résulte que l'on commet une erreur en admettant une angine goutteuse, syphilitique ou diabétique. Il est plus juste de dire : angine de poitrine chez les goutteux, chez les syphilitiques, ou chez les diabétiques.

f). Dans la *syphilis*, l'angine de poitrine est très rare à la période secondaire, et je n'en connais qu'un exemple, celui de Fournier ; mais, il s'agissait d'une sténocardie fausse d'origine névralgique, cette observation concernant « une jeune femme atteinte de syphilis à la période secondaire avec des troubles de l'innervation imputables à une hystérie qui avait été mise en activité par le développement de la maladie infectieuse ».

[1] CAPELLE De l'angine de poitrine. (*Thèse de Paris*, 1861.)

C'est le plus souvent à l'époque des accidents tertiaires que survient l'angine de poitrine syphilitique, c'est-à-dire à la période où se produisent de préférence les artérites, les aortites et les anévrismes de l'aorte. Sans doute, il ne faut pas considérer une angine de poitrine comme provoquée par la syphilis par cette seule raison qu'elle s'est développée chez un sujet atteint de cette maladie. Mais, il ne faut pas croire, non plus, que l'inefficacité du traitement spécifique est toujours une preuve de la nature non syphilitique des accidents. Je m'explique :

Un syphilitique est atteint d'artérite cérébrale. Sous cette influence, il se produit une thrombose artérielle qui détermine plus ou moins rapidement un foyer de ramollissement dans le territoire vasculaire oblitéré. Ce ramollissement est d'*origine*, mais nullement de *nature* spécifique, et le traitement par les mercuriaux et les iodures, qui pouvait être efficace contre l'artérite seule, ne pourra rien contre sa conséquence immédiate, la nécrobiose cérébrale. Il en est de même de la coronarite syphilitique : si l'obstruction vasculaire est due surtout à l'existence d'un thrombus, le traitement n'aura aucune action sur lui, alors qu'il peut combattre efficacement l'inflammation artérielle. Aussi, la thérapeutique doit-elle être hâtive lorsque l'on soupçonne l'influence de la syphilis, et c'est ainsi que la guérison d'angines de poitrine a pu être obtenue en quelques jours, soit par l'emploi du mercure sous forme d'injections sous-cutanées, soit encore par l'emploi du mercure à l'intérieur associé à l'iodure, dans les cas rapportés par Rumpf, Vitone et Hallopeau[1].

Dans l'observation de ce dernier auteur, il s'agit d'un homme de trente-six ans qui, ayant contracté en 1867 un chancre induré, éprouva en 1878 pour la première fois une sensation profonde et angoissante dans la région précordiale ; des accès franchement angineux caractérisés beaucoup plus par l'angoisse que par la douleur survinrent pendant un mois avec une intensité variable. A ces douleurs se joignaient des troubles réflexes dans l'innervation vaso-motrice, consistant en des sensations de froid et d'engourdissement dans la moitié gauche de la tête, puis dans toute la moitié gauche du corps ; plus tard en un étourdissement localisé au même côté du crâne et suivi d'une parésie passagère de l'extrémité inférieure droite. Un traitement ioduré (à la dose quotidienne de 3 grammes) eut raison de tous ces accidents qui disparurent définitivement, puisque le malade, revu neuf années après, déclarait n'avoir jamais rien éprouvé de semblable.

[1] RUMPF. Die Syphil. Erkrank. des Nervensystem, 1877. — VINCENZO VITONE. Un casa d'angino pectoris per syphilide. — MORGAGNI, 1886. Un secondo caso die nervosi cardiaca per syphilide (*La Terapia moderna*, 1886). HALLOPEAU. Sur l'angine de poitrine d'origine syphilitique (*Annales de dermatologie et de syphiligraphie*, 1887).

Dans l'observation de Vincenzo Vitone, il s'agissait d'un malade de trente-quatre années, atteint de syphilis depuis quatre années, et qui avait été pris d accès caractérisés par une douleur siégeant dans la région précordiale et le côté gauche de la poitrine, et se renouvelant plusieurs fois par jour. Les sensations irradiaient dans le bras gauche et s'accompagnaient d'une gêne respiratoire avec sensation de suffocation. Leur durée était courte, et quelques-uns présentaient une augmentation de chaleur et de l'hyperhydrose dans tout le côté gauche du corps. Pendant leur durée, le malade pâlissait et il était contraint de s'arrêter au cours de la marche. L'examen du cœur donnait des résultats absolument négatifs. Comme le malade avait eu antérieurement des accidents d'impaludisme, on pouvait se demander si les accès angineux ne devaient pas être rattachés à cette dernière maladie. Or, tandis que le sulfate de quinine resta sans action sur eux, il n'en fut pas de même du traitement antisyphilitique ; des injections hypodermiques d'un centigramme de sublimé dissous dans un gramme d'eau distillée, pratiquées quotidiennement, firent cesser ces attaques angineuses dès le sixième jour.

Un second fait encore observé par Vitone, est également relatif à des accès angineux, qui disparurent sous l'influence des injections de sublimé.

Rumpf a publié deux observations à peu près semblables.

Dans la première, il s'agissait d'une femme âgée de soixante-quatre ans, atteinte depuis trente ans de chancre induré. Dernièrement, elle avait éprouvé dans la région précordiale des sensations de pression avec élancements survenant et disparaissant soudain, sans irradiations dans les bras. A l'autopsie, on nota la présence du tissu cicatriciel dans l'épaisseur des ventricules, d'un athérome des coronaires, et de l'aorte manifestement dilatée.

Dans la seconde observation, un homme de vingt-neuf ans ressentait dans la région précordiale de très vives douleurs caractérisées par une sensation de pression, de constriction et d'angoisse, par des irradiations au dos et au bras gauche. La fin des accès était annoncée par des palpitations et une accélération des battements du cœur dont le nombre s'élevait jusqu'à 120. L'examen du cœur ne révélait d'autres signes physique qu'une accentuation du second bruit pulmonaire. Ce malade syphilitique fut soumis à un traitement par l'iodure de potassium, et guérit rapidement.

Après avoir discuté le diagnostic relatif à son observation, après avoir éliminé comme causes des accès angineux, l'arthritis, la dilatation de l'estomac et le tabagisme, Hallopeau conclut avec raison, en s'appuyant surtout sur l'efficacité du traitement spécifique, à l'existence d'une angine de poitrine syphilitique. Mais on ne peut partager son opinion lorsqu'il admet « que son malade est trop jeune pour que l'athérome des coronaires soit probable chez lui » ; car, on peut dire que chez les syphilitiques, l'athérome et les lésions artérielles caractérisées par l'artérite aiguë ou chronique n'attendent point le nombre des années, et je vous ai du reste cité des faits d'artério-scléroses antérieures à l'âge de trente-cinq ans. Là encore où on ne peut être de son avis, c'est lorsqu'il dit que les « accès angineux des syphilitiques sont liés au développement de néoplasmes spécifiques sur le trajet du plexus cardiaque ou dans son voisinage immédiat ». Qu'en sait-on? Et ne pourrais-je pas dire aussi que ces néoplasmes siégeaient dans le voisinage d'une branche de l'une des coronaires dont ils déterminaient le rétrécissement? Il est plus logique de penser qu'il s'agissait ici d'une de ces artérites syphilitiques ayant pour caractères de se localiser dans différents organes, pouvant affecter une marche aiguë ou subaiguë, comme Leudet (de Rouen) et d'autres auteurs ont cité des faits absolument concluants [1].

J'en ai pour preuve la guérison rapide de ces artérites spécifiques, et dans le fait que je discute, l'existence d'une parésie droite imputable à l'artérite cérébrale; j'en ai encore pour preuve la plus grande fréquence de l'angine de poitrine syphilitique durant la période tertiaire. On a dit qu'elle était aussi fréquente pendant la période secondaire ; c'est là une erreur, et du reste il ne s'agit pas alors d'une angine due à la sténose des coronaires ; il s'agit d'une pseudo-angine simplement névralgique, survenue à la faveur d'un certain état de névropathie ou d'hystérie développée ou accentuée par la syphilis.

Dans mes observations déjà nombreuses d'angines de poitrine, j'ai noté assez fréquemment (35 fois sur 150 cas), l'existence d'antécédents syphilitiques. Cette proportion ne doit pas nous étonner si nous tenons compte des manifestations assez nombreuses de la syphilis sur l'appareil circulatoire tout entier.

Au cœur d'abord, elle détermine des lésions sur l'appareil valvulaire ou sur le tissu musculaire (endocardites, myocardites diffuses et gommeuses), et si on étudie les observations de cardio-syphilose rassemblées par Jullien [2] et Mauriac, on constate un fait important à notre point de vue : la mort subite est une terminaison assez fréquente de ces affections, puisqu'elle a été notée 13 fois sur 19 cas. « Un jeune homme, dit Julien, tombe dans la rue, un autre est trouvé mort dans son lit; trois malades, singulière

[1] LEUDET. *Assoc. française pour l'avancement des sciences* (Blois, 1884). — J. BAROUX. De l'artérite syphilitique et spécialement de sa forme aiguë (*Thèse inaug. de Paris*, 1884).

[2] JULLIEN. Traité pratique des maladies vénériennes. Paris, 1879. — MAURIAC. Traité de la syphilis tertiaire. Paris, 1889.

coincidence, expirent immédiatement après s'être livrés à la défécation. Est-ce embolie, spasme cardiaque, ou arrêt syncopal, suite d'efforts? Enregistrons ces faits si frappants, mais sans chercher à les expliquer encore. » Expliquons-les au contraire, en les attribuant sans doute à l'angine de poitrine, et à l'altération des artères cardiaques dont la sténose et l'oblitération sont des causes de mort subite, bien démontrées en France par nos recherches, et à l'étranger par celles de Poletika. Du reste, dans les dix observations de syphilis du cœur, rapportées par Zacharjine (de Moscou), je relève la mention d'accidents douloureux auxquels la sténocardie n'est pas étrangère[1].

Conclusions. — 1° L'angine de poitrine *de la période tertiaire* de la syphilis peut être due au développement d'artérites aiguës (aortite ou coronarite aiguës). C'est une angine *vraie* qui peut guérir rapidement en quelques jours ou quelques semaines sous l'influence du traitement spécifique : mercure et iodure. Sa guérison est beaucoup plus lente, beaucoup plus difficile à obtenir, lorsque la sténocardie est liée à des lésions chroniques (aortite et coronarite chroniques, etc.), ou lorsqu'elle résulte d'une thrombose des artères cardiaques;

2° L'angine de poitrine *de la période secondaire* est de nature névralgique, elle est souvent la manifestation d'un état névropathique ou hystérique consécutif à la syphilis. Il s'agit d'une angine *fausse*. Le traitement spécifique peut encore produire de bons effets; mais il faut y joindre l'usage d'une médication antinévralgique et antinerveuse (sulfate de quinine, aconit, bromures, antipyrine, hydrothérapie, etc.).

g). L'*ataxie locomotrice* s'accompagne de douleurs extrêmement vives dans les membres et de nombreuses crises viscérales (crises gastriques, intestinales, rectales, vésicales, néphrétiques, etc.).

Or, jusqu'ici, le cœur est de tous les organes celui qui a été le plus respecté dans le tabes au point de vue de ces crises névralgiques, et l'observation de Vulpian[2] n'est nullement concluante à cet égard :

Il s'agit d'un homme de trente-trois ans qui, sans antécédents personnels de rhumatisme, d'alcoolisme ou de syphilis, était atteint d'un tabes dorsal caractérisé principalement par des crises gastriques d'une extrême violence, et par deux ou trois accès douloureux dont la description rappelle quelques-uns des signes de l'angor pectoris :

[1] ZACHARJINE. *Travaux de la société physico-médicale de Moscou*, 1887. Voir aussi un travail du même auteur sur la « syphilis du cœur » dans la *Revue de clinique et thérapeutique*, 1891. — L. GRENOUILLER. De la syphilis cardiaque (*Thèse inaug. de Paris*, 1878).

[2] VULPIAN. *Revue de medecine*, 1885.

« Le malade est couché sur le dos, la tête un peu renversée en arrière, le visage rouge, les yeux congestionnés ; le facies montre une vive expression de souffrance et de crainte ; les yeux sont pleins de larmes ; la respiration est anxieuse, évidemment gênée, et par instants, il semble y avoir des menaces de suffocation ; la parole est presque impossible. Battements violents du cœur ; douleur atroce dans la région précordiale, avec sensation de forte pression sur cette région ; cette douleur s'exaspère par moments ; elle irradie dans le bras gauche jusqu'au petit doigt ; engourdissement douloureux dans toute la moitié gauche du corps. »

Dans ce fait, rien ne prouve qu'il s'agissait d'une véritable angine de poitrine, et Vulpian lui-même a paru partager cette réserve, puisqu'il a intitulé son observation : « Accès de douleurs thoraciques précordiales, à *forme* d'angine de poitrine. » Tout porte à croire qu'il s'agissait, en effet, de douleurs fulgurantes *thoraciques* et non de douleurs *cardiaques*. Du reste, le malade ayant succombé à la phtisie pulmonaire, il faut regretter que l'examen du cœur ait été omis. Cette observation est donc incomplète et nullement démonstrative.

Parmi les cas d' « angines de poitrine tabétiques », il faut citer les quatre faits de Leyden, les trois observations de Grœdel [1]. Or, le plus souvent, ce sont, soit des sténocardies fausses, soit des sténocardies vraies développées à la faveur d'une artério-sclérose concomitante, comme en témoigne le troisième fait du dernier auteur et relatif à un tabétique, atteint en même temps d'une « hypertrophie cardiaque consécutive à la néphrite interstitielle ». Ici encore, la sténocardie n'était pas d'origine tabétique, elle était de nature artério-scléreuse.

Cependant, il existe des observations où l'on a noté l'existence d'accès franchement angineux dans le cours de l'ataxie ; mais cette angine de poitrine dans le cours du tabes, dont j'ai observé deux cas pour mon propre compte, ne dépendait en aucune façon de l'affection nerveuse, elle était liée aux lésions artérielles et surtout aux lésions aortiques dont la relation avec le tabes est bien connue. Ajoutez à cela, que l'ataxie locomotrice étant le plus souvent d'origine syphilitique, il en résulte que cette dernière cause peut jouer également un certain rôle dans la production des artérites cardiaques et du syndrome angineux.

D'un autre côté, les crises gastriques les plus sévères du tabes n'ont pas ordinairement de retentissement sur le cœur, elles ne donnent pas lieu à la dilatation cardiaque ni aux symptômes pseudo-angineux qui sont parfois la conséquence de cette dernière.

[1] Leyden. *Zeitsch. f. klin. med.*, 1887. — Grœdel (*Deutsch. med. Woch.*, 1888).

Enfin, les crises viscérales peuvent exposer à de nombreuses erreurs de diagnostic, comme le démontre le fait suivant :

J'ai observé en 1880 un tabétique sujet à des douleurs gastriques d'une violence extrême, avec refroidissement des extrémités, état syncopal, angoisse considérable, sensation de constriction thoracique, etc. Ces symptômes ont été même si accusés et les douleurs ont toujours revêtu chez ce malade un tel caractère de gravité, qu'on a pu croire tour à tour à un empoisonnement, à une attaque de choléra nostras, à une embolie pulmonaire, et même à une angine de poitrine. J'ai pu me convaincre à Londres, où je fus même appelé à le voir, que cette sensation de constriction thoracique rappelait seulement de loin les douleurs angineuses, et qu'elle était en tout comparable aux phénomènes de pseudo-asthme signalés par Fournier. Sur un malade, la dyspnée résultant de cette pression circumthoracique, comparable à « l'étreinte continue d'une cuirasse de fer », pouvait donner le change au premier abord, pour une affection grave des poumons et du cœur. L'habitus du patient était celui d'un asthmatique en état de crise ou d'un sujet en proie à une lésion cardiaque avancée. Il fallait véritablement le secours de l'auscultation pour arriver à se convaincre de l'intégrité complète des organes thoraciques. En outre, ce malade était sujet de temps à autre à des accès d'orthopnée, pendant lesquels il suffoquait littéralement. Au cours de ces grandes crises, les deux bras étaient comme paralysés, incapables tout au moins d'un mouvement de totalité ; le gauche notamment était comme mort, absolument inerte. Un traitement spécifique parvint à dissiper ces divers symptômes [1].

D'autres fois, les douleurs fulgurantes peuvent envahir le bras droit, ou même le bras gauche où elles sont ressenties sous la forme d'un bracelet de fer, d'un anneau rigide ; leur intensité est telle qu'elles sont souvent accompagnées d'une sensation d'angoisse inexprimable, et qu'elles se terminent parfois par un état lipothymique ou syncopal. Il n'en faut pas davantage pour entretenir l'erreur d'une angine de poitrine, d'autant plus que les douleurs de cette dernière et celles du tabes ont des caractères communs : rapidité d'invasion et de disparition des souffrances, retour par accès paroxystiques, caractère pongitif et constrictif des douleurs, et leur grande intensité. Mais les douleurs constrictives circumthoraciques que les ataxiques expriment, comme les angineux, sous les mêmes noms de « barre transversale, d'étau, de cuirasse de fer ou encore de ceinture d'acier », siègent plus souvent à la base de la cage chondro-costale et nullement en arrière

[1] FOURNIER Ataxie locomotrice d'origine syphilitique. Paris, 1882, p. 69.

du sternum; elles sont presque toujours bilatérales, ne s'accompagnent pas de l'angoisse caractéristique, elles présentent rarement des irradiations vers les membres supérieurs; elles ne sont pas provoquées par les efforts, la marche et les mouvements, comme lorsqu'il s'agit de crises angineuses.

En tout cas, la remarque suivante doit être faite : l'ataxie locomotrice est de toutes les maladies du système nerveux celle qui détermine le plus souvent des manifestations douloureuses sur les nerfs des membres et des viscères, et l'intensité de celles-ci est telle qu'elle constitue souvent par elle-même « un signe diagnostique d'une valeur réelle ». Or, jusqu'ici les douleurs fulgurantes des membres, de la face, de l'estomac et de l'intestin, du rein et de la vessie sont bien connues, tandis que celles du plexus cardiaque n'ont jamais été décrites dans le tabes. L'étiologie vient encore au secours de l'anatomie pathologique pour démontrer l'erreur de ceux qui attribuent l'angine de poitrine à une affection névritique ou névralgique du plexus cardiaque.

Conclusion. — L'existence de l'angine de poitrine tabétique n'est pas démontrée. Les observations publiées sur ce sujet concernent des malades atteints en même temps d'affection aortique ou d'artério-sclérose, ou se rapportent à des erreurs de diagnostic.

h). J'ai observé quelques cas d'angine de poitrine dans d'autres maladies du système nerveux, une fois dans le cours d'une *périencéphalite diffuse*, et d'une *maladie de Parkinson*. De son côté, Liégeois [1] en a cité quelques observations dans les *maladies mentales*. Or, ce ne sont pas ces diverses affections qui ont produit par elles-mêmes le symptôme angineux, c'est l'artério-sclérose avec laquelle elles ont les intimes rapports que j'ai deja fait connaître.

Le fait suivant, que j'ai observé dans le cours d'une paralysie agitante, prouve la réalité de cette assertion :

G..., âgé de soixante-neuf ans, atteint d'une sénilité très accusée, présente depuis plusieurs années les symptômes principaux de la maladie de Parkinson : tremblement caractéristique, attitude du corps, sensation de chaleur. Les urines renferment environ 4 grammes de sucre par litre. Or, depuis deux ans, il se plaint d'éprouver lorsqu'il marche ou monte un étage, une vive douleur à la partie inférieure du sternum avec irradiation à la partie supérieure du bras et de l'épaule. Lorsqu'il s'arrête, la douleur angoissante disparaît en partie. Le pouls est fort, vibrant, athéromateux; le second bruit de la base du cœur à droite est

[1] (*Soc. med d'Amiens*, 1882.)

retentissant et le bruit systolique est parcheminé et soufflant ; les artères sont dures et flexueuses.

Ici, bien certainement, l'angine de poitrine est survenue à la faveur de l'artério-sclérose que j'ai observée pour ma part si fréquemment dans la maladie de Parkinson, que je crois à un rapport de causalité entre les deux affections. C'est encore là une raison qui explique la coexistence de la maladie de Parkinson avec les cardiopathies artérielles, comme je l'ai constaté plusieurs fois.

i). On a beaucoup discouru sur les rapports de la *goutte* avec l'angor pectoris, et l'on sait qu'en Allemagne on a cru longtemps que ce syndrome était presque toujours une manifestation goutteuse. Wichmann, qui a voulu trop réagir contre cette opinion exagérée et qui a certainement péché par scepticisme, prétendait à tort que « la goutte est aussi peu cause de l'angine de poitrine que la maladie vénérienne est cause de la vraie gale, lorsque cette dernière se montre dans la vérole ».

La vérité n'est ni dans l'une ni dans l'autre de ces opinions. Chez les goutteux, l'angine de poitrine peut affecter trois formes différentes, formes dont l'importance est grande au double point de vue du pronostic et du traitement :

1° La goutte ne produit pas d'elle-même et de toutes pièces, par suite d'une sorte de déplacement métastatique, les accidents de l'angine de poitrine. Si cela était exact, si la sténocardie chez les goutteux était due à la goutte seule, la médication dirigée contre cette dernière maladie devrait en même temps faire disparaître les accès angineux, ce qui n'a pas lieu. La médication anti-goutteuse ne peut rien contre l'angine de poitrine. Pourquoi ? C'est parce que, entre la goutte et l'angine de poitrine, il y a presque toujours une affection intermédiaire, une lésion artérielle, l'artério-sclérose, ou encore l'aortite, auxquelles ces malades sont prédisposés. On sait de plus que la dégénérescence graisseuse du cœur est la cardiopathie par excellence des goutteux. Que celle-ci soit due à l'athérome des artères coronaires, au *lithiasis cardiaque*, comme le disaient les anciens, ou encore qu'elle soit due à d'autres causes, le résultat est le même : c'est l'ischémie du myocarde avec toutes ses conséquences, parmi lesquelles l'angine de poitrine occupe la première place ;

2° Il est de connaissance vulgaire que les troubles gastriques sont fréquents chez les goutteux : « La goutte est à l'estomac ce que le rhumatisme est au cœur. » Quoi d'étonnant alors que ces malades présentent ces fausses angines de poitrine dans les dilatations du cœur droit symptomatiques des affections stomacales ? Cette influence de l'estomac a du reste été entrevue par Macqueen, qui a eu le seul tort de généraliser le fait, et de prétendre que l'angor pectoris est toujours une forme de goutte larvée dans laquelle l'estomac est principalement et primitivement affecté ;

3° Enfin, les goutteux sont souvent des névropathes, sujets à des névralgies diverses qui, pouvant atteindre les nerfs du cœur, donnent ainsi lieu à des crises de pseudo-angine névralgique.

Les manifestations angineuses chez les goutteux affectent donc trois modalites différentes, qu'il faut savoir nettement distinguer au point de vue du pronostic ; car, dans la première, la mort est à craindre, et dans les deux autres il s'agit de pseudo-angines qui se terminent au contraire toujours par la guérison.

Chez un goutteux, d'abord dyspeptique et ensuite atteint d'affection aortique par athéromasie, j'ai pu voir nettement l'angine de poitrine vraie succéder aux attaques de pseudo-angines qu'il avait eues jusqu'alors. Ces dernières se produisaient souvent la nuit, le plus ordinairement après une digestion laborieuse ; elles avaient une durée d'une à deux heures, et elles étaient caractérisées plutôt par une sensation de plénitude cardiaque que par celle de compression et d'étreinte. Les autres survenaient à l'occasion du moindre exercice, de la moindre fatigue, ou du plus simple effort ; rapides dans leur invasion, elles disparaissaient en quelques minutes, après avoir imposé au malade les angoisses d'une douleur franchement compressive.

Puisque la sténocardie peut être produite par trois mécanismes différents dans la goutte, il en résulte qu'elle doit présenter une certaine fréquence dans cette diathèse. D'un autre côté, comme celle-ci est plutôt l'apanage des classes riches, on comprend bien pourquoi l'angor pectoris est un accident plus rarement observé dans les hôpitaux que dans la clientèle privée (Gilbert Blane, John Forbes). C'est la même opinion ainsi exprimée par Carron, d'Annecy, en 1811, dans un mémoire sur l'angine de poitrine : « Cette maladie, à l'instar de la goutte, ne se montre pas fréquemment sous le chaume [1]. »

Conclusion. — L'angine de poitrine d'origine *directement* goutteuse n'existe pas. Mais, l'angine de poitrine *chez* les goutteux a une fréquence en rapport avec celle des aortites, de l'artério-sclérose et des dégénérescences artérielles auxquelles ils sont sujets.

Chez ces malades, la *pseudo*-angine peut s'observer également sous l'influence de leurs troubles gastriques et de leur état nerveux.

[1] CARON (*Journal géneral de medecine*, 1811).

j). Pour le *rhumatisme*, la même distinction doit être établie. Les rhumatisants ou arthritiques peuvent avoir des accès d'angine de poitrine vraie résultant de l'altération des vaisseaux, ou des accès de pseudo-angine, par suite de troubles gastriques ou par névralgie du plexus cardiaque. Dans ce dernier cas, on a admis l'existence d'une fluxion rhumatismale sur les nerfs du cœur, fluxion possible et vraisemblable, mais dont la réalité n'a pas été encore démontrée.

Vulpian[1] a vu quelques cas où des symptômes d'angine de poitrine paraissaient bien n'être que des manifestations de la « *diathèse eczémateuse* ». Voilà une « diathèse » nouvelle que l'on aura de la peine à établir. Mais, les eczémateux sont souvent des arthritiques, des rhumatisants, et c'est à ce titre seul qu'ils peuvent présenter des dégénérescences artérielles en vertu desquelles les accidents angineux sont possibles.

k). Le *diabète*, d'après Vergely[2] (de Bordeaux), serait parfois cause d'angine de poitrine. Or, j'ai observé aussi plusieurs faits où ce syndrome s'est montré chez les diabétiques, mais sans être en rapport avec la quantité de sucre émise par les malades. Vergely lui-même est obligé de déclarer que, dans la plupart des cas, ces accès angineux survenaient parfois en l'absence du sucre ; d'où il suit que l'angine de poitrine chez les diabétiques n'est pas le résultat du diabète, mais bien plutôt de la diathèse arthritique ou d'une autre cause. En effet, si on lit attentivement les observations de l'auteur, on voit qu'elles rappellent fidèlement les caractères que nous avons assignés aux *pseudo*-angines en général et à celles des arthritiques en particulier.

Dans la première observation, le malade, qui rendait 12 à 14 grammes de sucre par litre, a sa première attaque d'angine de poitrine « dans une grande salle non chauffée, mal close, à une vente publique ». Un jour, l'accès dure de 9 heures du soir jusqu'au matin; souvent les accès reviennent à 9 heures du soir et ont une durée de une à deux heures. Pendant plusieurs mois, le malade n'a pas d'accès; puis un jour, « en faisant un voyage à Paris, il a froid et il a une attaque d'angor ». Le malade est lui-même persuadé que, « s'il se fatiguait, s'il s'exposait au froid, comme auparavant, les accès se reproduiraient ».

Dans la seconde observation, une femme de quarante-cinq ans, fille de diabétique, rendant environ 30 grammes de sucre par litre, est brus-

[1] Vulpian. *Clin. méd. de l'hôpital de la Charité*, 1879, p. 83.

[2] Vergely. De l'angine de poitrine dans ses rapports avec le diabète. (*Acad. de méd.* Paris, 1881, et *Gaz. hebd.*, 1883.) — Dreyfous. Accidents nerveux du diabete sucre (*Thèse d'agrégation*, 1883). Trois observations d'angine de poitrine chez les diabetiques par H. Huchard. Voir encore, dans cette these, une observation de Hutinel, et une autre de Seegen (*Diabetes mellitus*, Berlin, 1875).

quement saisie pendant la nuit par un accès qui dure une à deux heures. Elle éprouve la sensation de distension de la poitrine à gauche. Elle présente, comme dans le premier cas et le suivant, des symptômes douloureux sur le trajet des nerfs intercostaux; de plus, elle a eu de l'eczéma sec et fendillé, de la vulvite, de la vaginite.

Enfin, dans la dernière observation, il s'agit d'un homme de cinquante-sept ans, rendant 54 grammes de sucre par litre. Un jour, en se mettant au lit, au contact de la fraîcheur des draps, il éprouve son premier accès. Mais les douleurs angineuses persistent, quoiqu'un traitement de Vichy ait ramené la quantité de sucre à zéro.

Il y a là tous les caractères de la pseudo-angine de poitrine des arthritiques, comme je le démontrerai plus tard (provocation des accès par le refroidissement, leur apparition nocturne et leur longue durée). Or, peut-on réellement attribuer à la présence seule du sucre le développement de ces accidents angineux, quand ceux-ci ne se produisent pas avec des quantités bien plus considérables de glucose, et quand ils persistent encore après sa complète disparition?

Mais, si l'angine de poitrine *chez les diabétiques* (qu'il ne faut pas appeler, je le répète encore, « angine diabétique »), est souvent de nature arthritique, offrant ainsi les caractères cliniques des pseudo-angines bénignes, il arrive plus souvent encore qu'elle est due à la sclérose des artères coronaires et qu'elle prend ainsi les caractères de gravité de l'angine vraie. Du reste, comme je l'ai démontré[1], presque aucune des lésions cardiaques des diabétiques ne relève du diabète. Lecorché a bien décrit, en 1882, une endocardite diabétique; mais je suis porté à croire qu'elle est une des manifestations de l'artério-sclérose, laquelle est surtout fréquente dans la forme hybride de diabète goutteux.

L'artério-sclérose du cœur est parfois longtemps latente chez les diabétiques, et elle se manifeste d'une façon bruyante et brutale à l'occasion d'une affection des organes thoraciques, d'une pneumonie par exemple.

Il y a quatre ans, j'ai vu une femme diabétique, soignée autrefois par Gubler, atteinte de pneumonie en apparence légère. Les accidents cardiaques (douleurs angineuses, symptômes d'impuissance myocardique, etc.) ont dominé tellement la scène qu'on fut sur le point de méconnaître l'affection pulmonaire. Du reste, au point de vue du traitement, celle-ci n'a qu'une importance secondaire; ce sont les accidents cardia-

[1] H. HUCHARD. Des manifestations cardiaques et de l'angine de poitrine chez les diabétiques (*Soc. de thérapeutique*, 1888).

ques que la thérapeutique doit viser, parce que chez l'artério-scléreux pneumonique, comme je vous l'ai déjà souvent dit et ne cesse de le répéter, la maladie est au poumon et le danger au cœur.

Mais, en dehors de toute affection pulmonaire, les troubles cardiaques peuvent tout d'un coup prendre une intensité très grande et devenir la cause de la terminaison fatale. C'est ainsi que J. Mayer [1] cite quelques faits de diabétiques obèses pris de dyspnée subite avec douleur et sensation de compression sous-sternale, fréquence du pouls, arythmie excessive, accidents promptement terminés par la mort. Cet auteur faisant remarquer que, d'une part on peut observer ces accidents chez les obèses non diabétiques, et d'une autre part chez les diabétiques non obèses, n'admet avec raison aucune relation entre eux et l'obésité ou le diabète.

Conclusion. — L'angine de poitrine diabétique n'existe pas. Elle dépend de l'artério-sclérose et nullement du diabète lui-même.

C'est donc une erreur de dire : *angine diabétique*, comme c'est une erreur de croire, à l'exemple de Dieulafoy, que la sténocardie peut être une manifestation du mal de Bright, qu'il existe en un mot une « sténocardie *brightique* ». La preuve, c'est que les accès angineux ne se produisent jamais dans le gros rein blanc, c'est-à-dire dans la néphrite parenchymateuse, mais seulement dans le petit rein contracté, c'est-à-dire dans la néphrite interstitielle, dépendante elle-même le plus souvent de l'artério-sclérose généralisée.

Ces considérations ont une grande importance pratique. Car, puisqu'il est démontré, d'après mes observations, que la plupart des manifestations cardiaques, que l'angine de poitrine, que quelques accidents de pseudo-asthme relèvent exclusivement de la sclérose artérielle, c'est cette dernière et nullement la glycosurie que la thérapeutique doit viser.

l). Ce que je viens de dire de la goutte, de l'arthritis, de la syphilis, du diabète, on peut encore l'appliquer à l'*impaludisme*, au *tabagisme*, au *saturnisme* et à l'*alcoolisme*. Entre ces causes diverses et l'angine de poitrine, il y a toujours un intermédiaire obligé que l'on doit invoquer au nom de la clinique et de la thérapeutique. Cette lésion intermédiaire n'est autre que l'artérite, ou l'artério-sclérose.

Cette étiologie a une sanction thérapeutique. La goutte, le rhumatisme, le tabac, le diabète, etc., ne produisent des accidents angineux qu'à la faveur des dégénérescences artérielles provoquées par ces divers maladies. Il n'y a donc pas de médication anti-goutteuse, anti-rhuma-

[1] J. Mayer (*Zeitsch. f. Klin. med.*, 1888). — [2] Dieulafoy (*Soc. méd. des hôp.*, 1887).

tismale, anti-diabétique, de l'angine de poitrine. La thérapeutique doit viser seulement la lésion artérielle.

B. — Causes occasionnelles. — Dans la description d'un accès angineux, on remarque que la durée de l'attaque est extrêmement courte, le plus souvent de quelques secondes à quelques minutes, ce que la plupart des auteurs anciens avaient parfaitement remarqué. C'est ainsi qu'un malade de Parry disait « ressentir, presque dans le même instant, les deux extrêmes par suite du passage rapide de la douleur à un état de bien-être ». Or, la courte durée de ces accès est expliquée par leur mode causal. Comme on le verra plus loin, ceux-ci apparaissent sous l'influence d'un effort quelconque et disparaissent par le repos. Un des caractères importants de cette angine est donc d'être presque toujours *provoquée*.

Dans certains cas, comme Héberden l'avait très bien remarqué, les accès sont *spontanés;* ils surviennent pendant la nuit, sous l'influence des rêves, des cauchemars, du coït, et alors ils ne sont plus spontanés; mais parfois ils surviennent sans cause. Une particularité importante que j'ai depuis longtemps observée, c'est que les accès nocturnes sont remarquables par leur longue durée et leur sévère intensité. Heberden avait dit : « Quand l'attaque vient pendant la nuit, elle dure une heure ou deux », et Butter avait été encore plus explicite lorsqu'il écrivait : « Les attaques nocturnes durent plus longtemps que celles qui surviennent par l'exercice, et elles reviennent souvent à la même heure pendant la nuit. » Or, comme je l'ai démontré dans une leçon précédente, ces accès nocturnes qui paraissent spontanés sont encore provoqués par le sommeil et par la position couchée qui augmente la tension artérielle.

Les crises angineuses peuvent affecter une *réelle* périodicité, — plus rare il est vrai que dans les fausses angines d'origine nerveuse ou névralgique — se montrant le soir, la nuit ou le matin, toujours à la même heure, et Trousseau, qui cite des faits semblables, disait avec juste raison que la périodicité des attaques n'exclut nullement l'idée d'une affection organique du cœur ou des gros vaisseaux. Il existe cependant une *fausse* périodicité, utile à signaler, ne serait-ce que pour éviter une faute thérapeutique consistant à prescrire bien inutilement le sulfate de quinine et les antipériodiques : les accès peuvent se montrer le soir et le matin, lorsque le malade se couche ou lorsqu'il se lève à la même heure. Mais l'action de se lever, de se déshabiller qui constitue un effort, peut être la cause de ces accès.

C'est là, je le répète, un fait de la plus haute importance. L'angine de poitrine, au début du moins, est toujours *provoquée*, et l'étude de ses causes occasionnelles (qu'il ne faut pas confondre avec les causes prédisposantes), démontre que tout acte nécessitant un effort est une cause occasionnelle et provocatrice des crises angineuses. Ainsi, les efforts, la marche contre le vent ou sur un plan incliné, l'ascension des étages, l'action de s'habiller, de se lever, de se mettre au lit, de parler, de discuter avec animation, l'exercice prolongé de la parole, l'acte de défécation, en résumé les efforts de toute sorte et les mouvements actifs, sont capables de provoquer les accès.

Il en est qui ne peuvent marcher ou faire quelques pas, même sur un terrain plat et uni, sans être immédiatement arrêtés par une douleur qui les cloue sur place. Il en résulte qu'il s'agit là d'une *angine d'effort* analogue à la dyspnée d'effort si fréquente dans l'artério-sclérose. La plupart des malades décrivent ainsi leur situation : « Si je pouvais rester immobile, si je pouvais ne pas marcher, je crois que je ne serais pas malade. En tout cas, j'ai un moyen presque infaillible d'éviter, de prévenir ou d'arrêter mes douleurs, c'est d'arrêter la marche ou de ne pas faire un pas. »

L'un d'eux pouvait marcher sans douleur dans son appartement; mais l'accès apparaissait quand il « marchait à l'air ». S'il restait immobile dehors, la douleur ne survenait pas, mais elle éclatait dès qu'il faisait quelques pas, de sorte que la provocation des attaques avait besoin de deux causes réunies : l'air et la marche.

Les accès sont encore provoqués par des émotions gaies ou tristes, par toutes les causes, en un mot, qui imposent au cœur une exagération de travail, ou qui le font palpiter. C'est ainsi que souvent les malades, plus ou moins émus lorsqu'ils viennent nous consulter, sont atteints en notre présence de crises plus ou moins violentes. Tout le monde connaît l'histoire du célèbre Hunter sujet à des attaques angineuses et qui mourut subitement à la suite d'un accès de colère.

A ce sujet, voici un fait qui démontre la fatale influence d'une vive émotion sur le cœur des angineux :

Un malade, s'occupant beaucoup d'affaires financières, descend un jour de sa voiture et achète un journal sur la voie publique. Il jette rapidement les yeux sur cette feuille, il y voit une baisse considérable de valeurs qu'il avait achetées en grand nombre quelques jours auparavant; subitement, il devient alors d'une pâleur extrême, remonte dans sa voiture, s'assied et meurt, l'œil fixé sur le passage du journal, sans faire un mouvement, sans proférer une plainte, aux côtés de sa femme qui avait assisté à cette scène rapide et dramatique.

On ne saurait trop insister sur cette provocation facile des accès, de telle sorte qu'on peut les faire apparaître à volonté par la marche.

Chez un de mes malades, les moindres mouvements, les plus petites émotions devenaient aussitôt des causes provocatrices des accès : ainsi, l'action de s'habiller, de se lever, de se mettre au lit, de monter trois ou quatre marches qui le conduisaient à sa chambre à coucher, l'acte de la défécation, l'action de se moucher un peu fort, de rire aux éclats, l'émotion causée par un coup de sonnette, par la venue d'un personnage étranger, ou même d'une personne connue, et inattendue, une discussion un peu animée, une simple contrariété, ou une émotion agréable. Un jour, on lui apprend, avec force ménagements et après l'avoir depuis longtemps déjà préparé à cette bonne nouvelle, que son fils vient d'être promu colonel. Aussitôt, il porte la main à son cœur, il devient extrêmement pâle, et reste pendant quelques secondes dans une immobilité telle qu'on le croit mort. Il revient à lui après avoir éprouvé, dit-il, « l'avertissement de la mort » ; mais pendant tout le cours de la conversation, il lui est impossible de parler de son fils sans éprouver immédiatement une sensation douloureuse et « indéfinissable au cœur ».

Tous ces malades sont donc dans un état continuel d'imminence angineuse, et c'est ainsi qu'ils vivent avec la menace constante de la mort.

Un malade observé par Stokes avait également des accès pour la moindre cause :

« Le plus petit effort musculaire, l'action de s'envelopper de son couvre-pied, par exemple, suffisait pour déterminer l'invasion de l'accès ; aussi avait-il pris l'habitude de se coucher tout habillé. Bien souvent, la nuit, fatigué par ses efforts pour empêcher l'accès, et vaincu par le sommeil, bien qu'il restât levé, il tombait sur le sol et se relevait brusquement, en proie à un accès d'une violence inaccoutumée. Vers la fin, les accès devinrent de plus en plus fréquents ; l'action de manger suffisait pour les ramener ; aussi, éprouvait-il une grande crainte lorsqu'il s'agissait de prendre de la nourriture. S'il lui venait l'idée qu'il était placé de façon à ne pouvoir prendre, à volonté, la position qui pourrait le soulager, cela suffisait pour déterminer un accès ; la plus petite émotion morale avait le même effet. Pendant longtemps il ne put voir aucun de ses amis ; il descendait dîner à cinq heures, et si quelqu'un remarquait son arrivée ou lui demandait de ses nouvelles, il survenait un accès. Pendant le dîner, il marchait dans la chambre ou s'accoudait à la cheminée, et ne s'asseyait jamais pour prendre ses repas. »

Une cause occasionnelle, mais moins importante, est relative à l'action du travail digestif, même chez les malades qui ne présentent aucun trouble du côté de l'estomac, et chez ceux qui ont fait le repas le plus frugal et le plus hygiénique. Chose peu explicable, c'est principalement le repas du soir qui provoque le plus ordinairement les accès, de sorte que l'on croit parfois bien à tort à leur vraie périodicité. Or, on arrive souvent à les provoquer vers un autre moment en recommandant aux malades de manger quelques heures plus tôt. Tantôt l'accès éclate immédiatement après et même pendant le repas sous l'influence de la seule ingestion alimentaire ; d'autres fois, c'est pendant le travail de la digestion, une demi-heure environ après le repas.

J'ai observé à ce sujet un angineux qui, instruit par l'expérience, s'empressait de sortir et de faire une promenade immédiatement après avoir mangé le soir et qui revenait invariablement chez lui après une demi-heure ; là, il restait immobile, assis sur un fauteuil et parvenait ainsi à éviter les accès du soir. Un des malades de Macqueen disait « qu'il serait presque exempt de ses crises douloureuses, s'il pouvait vivre sans manger », et on ne rencontre jamais des angineux comme celui de Jurine qui avait des accès plus forts lorsqu'il était à jeun. Mais, chez quelques-uns, le travail seul de la digestion est incapable de provoquer des crises qui n'apparaissent que lorsqu'ils marchent après leurs repas.

Les accès peuvent encore apparaître au repos et avoir la fausse apparence d'accès spontanés, lorsqu'ils sont réellement provoqués. Or. il ne faut pas oublier que toutes conditions *capables d'élever la tension artérielle*, et par conséquent d'augmenter le travail du cœur peuvent devenir autant de causes provocatrices de ces accès. Ainsi, la tension artérielle est plus élevée dans la *position horizontale* que dans la station debout; c'est ce qui explique en partie la production d'attaques angineuses pendant la nuit.

Le travail de la *menstruation* et l'époque cataméniale s'accompagnent d'un certain état d'hypertension vasculaire; c'est ce qui explique encore la provocation fréquente des attaques sténocardiques pendant la période menstruelle.

A ce sujet, je puis citer l'exemple d'une femme atteinte d'aortite chronique, et qui présentait des accès mensuels d'angine de poitrine, chaque fois que ses règles apparaissaient. Je les ai fait assez promptement disparaître, en recommandant pendant plusieurs mois, l'emploi du régime sec de Chomel (dans le but de diminuer l'état habituel de pléthore vasculaire), et en faisant appliquer plusieurs sangsues aux aines pendant les jours qui précédaient l'apparition des menstrues.

On connaît la fréquence des accidents gravido-cardiaques aux 5e ou 6e mois de la grossesse chez les femmes atteintes d'affections du cœur ; vous savez également que l'état gravide s'accompagne, d'après Larcher, d'une hypertrophie du cœur. Or, chez les femmes grosses, les expériences d'Heidenhain, de Spiegelberg, de Gschleiden et de Gassner ont démontré l'augmentation de la masse totale du sang, d'où l'augmentation de la tension artérielle reconnue par les recherches de Marey et de Lorain.

Par le fait de la *grossesse*, les femmes atteintes d'angor pectoris se trouvent donc placées dans un état d'imminence presque continuelle d'accès, et c'est ainsi que leurs accidents gravido-cardiaques ne consistent pas seulement dans l'existence de crises asystoliques, mais aussi dans celle d'attaques angineuses. Au moment de l'accouchement, le phénomène de l'effort les fait apparaître, ce qui se comprend. Pendant la grossesse, surtout vers le 5ᵉ mois, l'augmentation de la tension artérielle devient à la fois une cause prédisposante et occasionnelle pour leur production. J'ai même remarqué que ceux-ci apparaissaient alors de préférence au moment de l'époque présumée des règles. On a cité chez les nouvelles accouchées des cas de mort subite par angine de poitrine, et on a cru pouvoir les expliquer par des réflexes partis de l'utérus. Si l'explication était exacte, il s'agirait plutôt d'angine *fausse*, car je vous démontrerai dans mes leçons sur les « angines réflexes », que les accidents sténocardiques sont produits dans ces cas par le retentissement d'un organe malade (estomac, intestin, foie, utérus), sur le cœur droit. Mais les observations auxquelles je fais allusion sont loin d'être concluantes, l'angine de poitrine réflexe appartenant à la catégorie des pseudo-angines qui ne se terminent jamais par la mort.

En dehors des faits que j'ai observés, voici deux observations déjà anciennes de Spiegelberg :

Dans la première, il s'agissait d'une primipare rhumatisante, atteinte d'insuffisance aortique, et qui dans le cours de sa grossesse, vers le 6ᵉ mois, eut plusieurs accès d'angine de poitrine. Dans la seconde, ceux-ci furent moins nets; la malade était atteinte de rétrécissement avec insuffisance aortique, et au 6ᵉ mois et demi de sa grossesse, elle eut à souffrir de violentes palpitations avec cyanose, dyspnée et angoisse précordiale.

Conclusion. — Un des caractères cliniques les plus importants de l'angine de poitrine, un caractère même indispensable pour le diagnostic entre l'angine vraie et les pseudo-angines, c'est la provocation des accès par tous les actes qui nécessitent un effort, une excitation anormale du cœur ou encore l'augmentation de la tension artérielle.

Il ne faudrait pas cependant exagérer la valeur pathogénique de ces causes occasionnelles : car on voit par la suite les accès survenir dans le calme le plus complet, d'une façon spontanée pendant le sommeil par exemple, souvent à la même heure, et cela sans trouver pour les expliquer, l'intervention d'aucun des facteurs que je viens d'énumérer. Mais, en présence de ces accès spontanés, il ne faut pas omettre d'explorer avec soin l'histoire du malade ; car, par une interrogation attentive, on trouve qu'à une certaine époque, il a eu et il a encore des accès provoqués par la marche, le mouvement ou un effort. Vous n'aurez pas alors d'hésitation, et ce dernier fait vous permettra immédiatement d'asseoir votre diagnostic et d'affirmer de la façon la plus formelle qu'il s'agit d'une angine coronarienne.

IV. Diagnostic. — Dans les leçons suivantes j'étudierai le diagnostic de l'angine de poitrine et des cardiodynies ou angines fausses. On ne saurait jamais trop insister sur cette distinction clinique dont l'importance est grande, puisqu'il en résulte une différence capitale dans le pronostic et le traitement. Pour vous en montrer mieux encore les caractères, je vais vous faire assister rapidement à l'interrogatoire de deux malades. Puis, après avoir résumé le diagnostic différentiel de la sténocardie vraie avec d'autres syndromes ou maladies, j'aborderai dans les prochaines leçons les questions importantes de la pathogénie et du traitement.

Voici un premier malade :

Il est âgé de cinquante ans, exerçant la profession d'homme d'équipe. Il n'a jamais eu de rhumatisme, mais il a eu, il y a vingt ans, un chancre induré. Son père, qui avait eu des coliques néphrétiques, est mort du diabète et d'une hypertrophie cardiaque. Un de ses frères a succombé à un « anévrisme au cœur » et une de ses sœurs souffre d'un rhumatisme noueux. Jusqu'à l'année dernière, il a beaucoup fumé, et il avoue avoir commis des abus de boissons alcooliques.

Je vous fais d'abord remarquer que beaucoup de causes se trouvent ici réunies pour produire l'artério-sclérose : tabagisme, syphilis et alcoolisme, ce dernier se manifestant par des caractères cliniques bien connus (tremblement des mains, vomissements pituiteux du matin, sommeil agité, cauchemars, une attaque de délirium tremens l'an dernier à l'occasion d'une broncho-pneumonie grave accompagnée de quelques symptômes de gangrène bronchique, etc.). Il n'est pas jusqu'à sa profession consistant à faire de fréquents efforts et à porter des fardeaux, qui n'ait contribué à favoriser l'évolution des lésions artérielles. J'attire encore votre attention sur l'influence héréditaire : diabète, affections du cœur et surtout des artères chez les ascendants et les collatéraux.

Voici maintenant l'histoire de la maladie, telle qu'il nous la raconte :

« Je suis malade depuis environ dix-huit mois. Je m'apercevais déjà, depuis quelque temps, que je n'étais plus aussi fort pour porter des fardeaux et que j'étais très vite oppressé lorsque je faisais un effort. Un jour, en marchant un peu vite et en montant, j'ai éprouvé là, derrière la partie supérieure de la poitrine (il montre la région sternale), une violente douleur ; j'ai cru qu'on m'écrasait la poitrine, et que celle-ci s'enfonçait ; immédiatement, cette douleur est remonté jusqu'à l'épaule droite, puis elle est descendue en dedans du bras jusqu'aux deux derniers doigts dans lesquels j'ai éprouvé des fourmillements. J'ai cru alors mourir. Je me suis arrêté, parce que je ne pouvais plus continuer ma marche, et quelques instants après, la douleur a complètement disparu. Mais, depuis cette époque, je ne puis marcher un peu vite, presser mon pas, monter les escaliers, porter un fardeau un peu lourd, sans qu'immédiatement la douleur revienne. C'est à ce point que je puis la faire venir et disparaître presque à volonté, et je m'imagine que si je pouvais vivre sans marcher ou faire un mouvement, je ne serais pas malade. Cependant, à deux reprises différentes, j'ai été atteint subitement pendant la nuit, et sans que j'aie fait un effort, d'une douleur extrêmement violente qui a duré près d'une demi-heure, alors que les autres accès du jour n'avaient duré que quelques minutes. »

Demande : A quoi ressemble cette douleur ? Dites-m'en bien les caractères.

Réponse : Ce n'est pas une douleur comme les autres, je n'ai pas d'élancements ; c'est comme si une énorme main de fer me comprimait et m'enfonçait la poitrine. Dès que cette douleur arrive, je suis obligé de m'arrêter, et peu à peu, elle disparaît ; autrefois, j'ai eu une sciatique qui m'empêchait aussi de marcher, mais pas de la même façon.

Demande : Puisque cette douleur ne ressemble pas aux autres, dites-moi si elle s'accompagne d'une certaine angoisse. Je vais me faire comprendre. On vous marche fortement sur le pied, de façon à l'écraser ; vous ressentez une très vive souffrance ; mais il ne vous viendra pas à l'idée, malgré son intensité, que vous pouvez en mourir. La douleur que vous ressentez dans la poitrine peut être beaucoup moins vive, et cependant ne vous donne-t-elle pas l'idée et la crainte de la mort ? Quand je dis : crainte de la mort, je ne prétends pas que vous ayez peur de mourir ; il ne s'agit pas ici d'une question de courage, il s'agit de savoir si l'accès s'accompagne toujours ou presque toujours de cette angoisse caractéristique qui vous fait inconsciemment penser : si cette douleur persiste encore quelques minutes, j'en mourrai.

Réponse : C'est bien cela, et souvent il m'est arrivé d'avoir à peine de la douleur, et d'éprouver une sorte d'oppression à la poitrine, oppression qui ressemble bien à une espèce d'angoisse.

Demande : Vous parlez « d'oppression ». Quand surviennent vos accès, vous éprouvez donc de la peine à respirer?

Réponse : Jamais. J'ai même remarqué qu'au moment des plus forts accès, ma respiration est libre, comme au moment où je vous parle. Je retiens même ma respiration, pensant moins souffrir.

L'interrogatoire est terminé ; je vais en déduire le diagnostic.

Je vous fais d'abord remarquer que la pression sur différents points de la région cardio-aortique ne détermine aucun phénomène douloureux et ne provoque même pas un accès angineux. Pour le produire, nous allons prier le malade de courir un peu vite dans la salle...

Tenez, le voilà qui s'arrête, il porte inconsciemment la main au sternum, sa face pâlit ; il dit, d'une voix entrecoupée, ressentir une violente étreinte, une sorte d'étau qui lui comprime la poitrine. Nous l'auscultons et nous trouvons que son cœur bat normalement, sans aucune précipitation de ses battements ; cependant je vous fais remarquer que le pouls gauche est plus faible, plus concentré que le droit. Le malade s'est arrêté et la douleur a promptement disparu. Il regagne son lit, et voici les renseignements que nous fournissent l'auscultation et la percussion : Au cœur, le premier bruit est sourd et parcheminé sans bruit morbide ; le second bruit est retentissant, surtout à droite du sternum, et ce sont là les seules modifications que nous observons. Mais, à la percussion, je constate l'augmentation de la matité de l'aorte qui dépasse de deux travers de doigt le bord sternal droit ; les artères sous-clavières sont plus élevées qu'à l'état normal, les artères cervicales sont animées de battements plus accentués que d'ordinaire. Les pupilles sont normales, mais la cornée présente un cercle sénile des plus nets. Les artères temporales sont sinueuses et dures ; les artères radiales sont rigides, et le pouls gauche reste plus faible que le droit.

Le diagnostic s'impose : artério-sclérose et même athérome artériel ; aortite chronique et dilatation de l'aorte.

Quand même je n'aurais rien constaté du côté de l'aorte — et ce fait se réalise dans les cas assez fréquents où il s'agit d'une coronarite sans aortite, ou encore d'une aortite limitée au pourtour des coronaires, — j'aurais affirmé le diagnostic d'angine artérielle ou coronarienne pour cette seule raison : les accès sont presque toujours provoqués par l'effort, il s'agit, à proprement parler, d'une claudication intermittente du cœur.

L'existence de deux crises spontanées et nocturnes n'infirme en rien le diagnostic, car je vous ai dit que le seul fait d'avoir des accès provoqués par l'effort suffit pour l'établir de la façon la plus formelle. Cet homme que nous allons soumettre à la médication artérielle (iodure, trinitrine, nitrite d'amyle, etc.) peut un jour mourir subitement, de syncope non accompagnée de douleur[1].

Je vous présente maintenant une autre malade. C'est une femme âgée de trente-trois ans dont l'affection a débuté, il y a six mois, sans cause. Une nuit, vers minuit, elle a été réveillée par une douleur très violente dans la région du cœur ; elle a eu alors un grand frisson avec sensation de refroidissement siégeant seulement du côté gauche ; les doigts de la main étaient très pâles, comme lorsqu'on a l'onglée, et ils étaient presque insensibles. Au bout de dix minutes, la douleur est devenue très vive avec irradiations jusqu'aux deux bras. Elle a souffert ainsi pendant deux heures, au moins. A partir de cette époque, tous les jours les mêmes crises se sont reproduites ; parfois, elles commençaient par le frisson, et la douleur du cœur n'apparaissait qu'après. Mais, elles survenaient le plus souvent la nuit, toujours à la même heure. Dans le jour comme dans la nuit, ces crises si douloureuses surviennent à tout propos. « Pendant que je parle d'une façon très calme, et que je reste bien tranquille dans mon lit, cette crise revient. »

Demande : Dites-moi bien quelle est la nature de la douleur, comment la crise se termine, et si elle vient par un mouvement, par un effort, par une marche un peu rapide ?

Réponse : Cette douleur est si forte qu'elle me fait crier et que je crois en mourir ; elle existe là, au cœur (elle montre la partie moyenne de la région cardiaque). Pour en faire comprendre la nature, je dirai que mon cœur me semble gros, trop gros ; d'autres fois, cependant, c'est comme un poids qui écraserait ma poitrine ; alors je suffoque, j'ai de l'oppression, des palpitations à rompre la poitrine, je crois mourir, et un jour que la crise a été plus violente que jamais, j'ai eu une attaque de nerfs et j'ai perdu plusieurs fois connaissance. Jamais la marche, un effort quelconque n'ont provoqué les accès douloureux ; même au moment d'une émotion, je ne les ai pas toujours, et c'est ce qui m'inquiète de ne savoir à quoi les attribuer.

Cet interrogatoire sommaire me suggère les réflexions suivantes :

Remarquez d'abord tous les caractères cliniques permettant déjà de

[1] Quelques mois après cette leçon, le malade mourait subitement en allant à la garde-robe.

formuler ici le diagnostic de pseudo-angine névrosique. Je n'ai pas encore interrogé cette femme sur ses antécédents. Mais, ces crises qui reviennent périodiquement toutes les nuits, sans cause, au milieu du sommeil, pendant la conversation la plus calme, qui ne sont nullement influencées par la marche, par un effort, ne doivent pas appartenir à l'angine de poitrine. Leur longue durée est encore un argument en faveur de leur nature névrosique. Notez bien qu'elles durent si longtemps parce qu'il ne s'agit que de troubles vaso-moteurs, que d'accidents névralgiques; car une névralgie de deux heures, si intense que vous la supposiez, ne compromet pas l'existence, tandis qu'une ischémie cardiaque de quelques minutes, si faible qu'en soit la manifestation douloureuse, est une menace constante de mort. Dans les accès d'angine de poitrine, avec de courtes ou de petites douleurs, il y a de grands dangers pour l'existence, et lorsqu'ils se prolongent, ils sont suivis d'un état de parésie cardiaque irrémédiable. Chez notre malade, la douleur existe dans toute la région précordiale, elle n'est pas franchement sous-sternale, elle consiste dans la sensation de distension de l'organe et non de constriction, elle est accompagnée de dyspnée et d'oppression, et enfin elle se termine quelquefois par une crise de nerfs et des syncopes répétées.

Ici, vous pourriez m'objecter : « Mais, vous avez dit que l'angine de poitrine est une maladie syncopale (*syncopa angens*, comme disait Parry); donc ces syncopes ne doivent pas appartenir aux anginoïdes ou aux cardiodynies.

Je vous réponds que les syncopes de l'angine vraie n'ont pas la même signification que celles de la pseudo-angine névrosique. Les premières sont rares, heureusement; *elles font partie intégrante de l'accès,* et vous savez qu'elles sont un des modes le plus fréquents de terminaison fatale. Les secondes peuvent se répéter souvent sans danger pour la vie, *elles n'appartiennent nullement à l'accès;* mais elles constituent, au même titre que les crises de nerfs et que les troubles vaso-moteurs, des phénomènes surajoutés aux accès; *ce ne sont pas des syncopes angineuses, ce sont des syncopes hystériques.* Vous en voyez la preuve dans leur longueur même, car la malade interrogée vous répond qu'elle perd incomplètement connaissance pendant un quart d'heure. A vrai dire, il ne s'agit même pas, dans ces cas, de vraies syncopes, puisque, chez ces malades, la circulation n'est pas suspendue, le pouls garde sa fréquence et perd à peine de sa force.

Je vous fais remarquer encore que la douleur arrive progressivement après avoir été précédée de troubles vaso-moteurs (refroidissement des extrémités, frisson, onglée, etc.). C'est là une forme *vaso-motrice*, fréquente dans les manifestations pseudo-angineuses de l'hystérie. Dans l'angine de poitrine, la douleur arrive rapidement, elle éclate, elle cloue sur place le malheureux qui en est atteint au moment de la marche.

Enfin, cette malade présente presque tous les stigmates hystériques : insensibilité de l'épiglotte, hémianesthésie sensitive et sensorielle, légère hypéresthésie ovarienne. J'ajoute que la pression sur plusieurs espaces intercostaux, sur le trajet du phrénique, est douloureuse. Du reste, les antécédents morbides de la malade confirment le diagnostic.

D'après les détails dans lesquels je suis entré en vous traçant la symptomatologie de l'angine de poitrine il me semble inutile d'établir son diagnostic avec les *névralgies dorso-intercostales*, *brachiales et dorso-brachiales*, *diaphragmatiques*. Celles-ci ne s'accompagnent jamais d'angoisse, elles ne sont pas provoquées par l'effort, elles présentent des points douloureux à la pression, elles ne sont jamais accompagnées de signes d'aortite, d'artério-sclérose, etc.

Quant au diagnostic de l'angine de poitrine avec les *douleurs fulgurantes* du tabes, on le trouvera dans le cours de cette leçon (p. 569).

Quelques malades atteints d'*intermittences* cardiaques éprouvent, au moment de leur production, une certaine angoisse. Mais ici, point de douleur, pas d'irradiations douloureuses, pas d'accès véritables.

L'*arythmie angoissante paroxystique,* comme je l'appelle, est une maladie nouvelle qui n'est décrite par aucun auteur et dont je possède déjà cinq observations. Je ne doute pas de sa fréquence plus grande quand on la connaîtra mieux. Voici en quoi elle consiste : au milieu du meilleur état de santé, survient chez un sujet relativement jeune le plus souvent (vingt-cinq à quarante-cinq ans), une arythmie désordonnée avec pulsations fortes, faibles, inégales et irrégulières, s'accompagnant presque toujours d'une sensation angoissante sans douleur angineuse. L'accès dure quelques heures, pendant une journée et même pendant plusieurs jours et par la suite pendant plusieurs semaines ; puis, il se termine par la prompte régularisation des battements cardiaques qui peuvent conserver leurs caractères presque normaux pendant plusieurs semaines et même pendant plusieurs mois, jusqu'à la crise suivante, qui survient presque toujours spontanément et sans cause. J'ai observé cette affection surtout chez les névropathes et les neurasthéniques, en l'absence de toute lésion cardiaque et de toute cause réflexe.

Elle se distingue nettement de l'angine de poitrine, par l'absence d'irradiations brachiales et de véritable douleur, par l'existence de l'arythmie, et par l'apparition spontanée des accès.

J'ai vu souvent confondre la *dyspnée de Corvisart* et surtout la *dyspnée de Cheyne-Stokes* avec l'angine de poitrine, et cette confusion est d'autant plus compréhensible que la sténocardie survient aussi sous l'influence de l'effort, et que la respiration de Cheyne-Stokes s'accompagne presque toujours d'une certaine angoisse. J'ai déjà dit qu'il ne faut pas confondre l'angoisse *respiratoire* avec l'angoisse *cardiaque*, le syndrome *dyspnéique* avec le syndrome *angineux*. La dyspnée est un symptôme, l'angor pectoris en est un autre absolument distinct, et les auteurs qui admettent un « type dyspnéique » de l'angine de poitrine commettent une double erreur : une erreur de nosologie et une erreur clinique.

Cela ne veut pas dire que les angineux ne puissent être aussi des dyspnéiques. La même lésion, l'artério-sclérose, qui limitée au cœur donne lieu aux phénomènes angineux, est capable, surtout lorsqu'elle est étendue au rein, de déterminer des accidents dyspnéiques, comme elle peut provoquer des symptômes urémiques. Mais, dans ces cas complexes, la dyspnée est d'origine toxique, elle est due à l'état d'imperméabilité rénale, et à la rétention de divers poisons dans l'organisme. Du reste, l'épreuve thérapeutique permet le plus souvent d'établir une sorte de diagnostic nosologique entre cette dyspnée *toxique* et l'angine *ischémique*. Prescrivez le régime lacté absolu à vos malades ; le plus souvent, il fera disparaître l'état dyspnéique, mais il n'aura aucune action sur l'élément sténocardique. Donc, les angineux peuvent être dyspnéiques par le fait de leur artériosclérose qui s'étend du cœur au rein ; mais l'angine de poitrine est absolument distincte de la dyspnée par son mode de production et par sa symptomatologie.

Je termine cette étude de diagnostic par les considérations suivantes :

Les angineux sont le plus souvent des aortiques, ce qui se comprend en raison du siège de la lésion à l'orifice des artères coronaires vers la naissance de l'aorte au-dessus des valvules sigmoïdes. Or, au point de vue de l'anatomie pathologique et surtout de la clinique, cinq cas peuvent se présenter :

1° Une lésion orificielle de l'aorte (rétrécissement aortique, insuffisance, rétrécissement et insuffisance de l'aorte) ;

2° Dilatation ou anévrisme aortique avec ou sans lésion d'orifice ;

3° Aortite chronique ou aiguë avec ou sans lésion d'orifice ;

4° Coronarite primitive (ou inflammation chronique des artères cardiaques) sans lésion concomitante de l'aorte ;

5° Coronarite chronique ou aiguë, associée aux lésions de l'arbre aortique.

Dans les deux premiers cas, l'auscultation fait constater les signes caractéristiques des lésions orificielles, de la dilatation ou de l'anévrisme de l'aorte, et quoiqu'un aortique, atteint incidemment d'hystérie, puisse avoir une pseudo-angine, la constatation de ces affections sera déjà une présomption en faveur du diagnostic d'angine de poitrine.

Dans le troisième cas, la connaissance des symptômes de l'aortite aiguë ou chronique sur lesquels j'ai insisté dans des leçons premières, vous permettra de penser à l'existence de l'angine de poitrine.

Mais, lorsque cette aortite est partielle et non totale, lorsqu'elle est limitée au pourtour des artères coronaires (*aortite péri-coronaire*) sous l'aspect de plaques gélatiniformes ou osseuses envahissant le pourtour de leurs orifices, vous ne constatez aucun bruit morbide, l'auscultation est muette, et vous commettriez une grave erreur en rejetant l'origine ou la nature artérielle de l'angine parce que vous n'avez entendu aucun souffle à l'orifice aortique. Je ne saurais trop le répéter : la constatation d'un souffle n'est qu'un élément *très secondaire* pour le diagnostic de la sténocardie, vous rencontrerez beaucoup d'angineux dont le cœur ne présente à l'auscultation rien d'anormal, et dont l'aorte paraît saine, après l'examen stéthoscopique le plus complet. Mais les caractères cliniques de cette angine sur lesquels j'ai insisté vous permettront le plus souvent d'affirmer le diagnostic avec la plus absolue certitude.

VINGT-DEUXIÈME LEÇON

ANGINE DE POITRINE (SUITE)

III. Historique et Pathogénie.

I. HISTORIQUE. — Cœlius Aurelianus, Poterius, Baillou. Ecrits de Sénèque. Observations de Dionis, d'Hoffmann et de Morgagni. Jusqu'à Rougnon (1768), confusion de l'angor pectoris avec les dyspnées. Heberden, et la dénomination défectueuse d'angine de poitrine. Caractères cliniques assignée par Heberden et Parry ensuite, à l'angine de poitrine. Trois périodes dans son histoire : périodes clinique, pathogénique, thérapeutique.

Tableau des diverses théories; théories *pulmonaires*, ou *cardio-pulmonaires*, *endocardiques*, *myocardiques*, *artérielles*, *nerveuses*, *diathésiques*.

II. PATHOGÉNIE. — Discussion de ces théories.

1° **Théorie du spasme cardiaque.** — Ses défenseurs : Heberden, Mac Bride, Latham. — « État lavé » de la surface interne du cœur chez les malades morts d'angor pectoris. — Expériences de Stenson et de Stannius (ligature de l'aorte). Effets de cette ligature : parésie des membres avec rigidité. Assimilation de cette rigidité aux contractures musculaires consécutives à la ligature des membres, à la claudication intermittente des extrémités, à la contracture des membres dans la maladie de Maurice Raynaud, etc. — Le spasme musculaire est un *effet* de l'ischémie des muscles d'un membre, comme il est l'effet de l'ischémie du muscle cardiaque, il n'est pas la cause de l'attaque angineuse.

2° **Théorie de la paralysie cardiaque.** — Dans l'angine de poitrine mortelle, le cœur cesse de battre par paralysie et non par suite du spasme (Parry). Paralysie *chronique* du muscle cardiaque chez les asystoliques, et paralysie *aiguë* chez les angineux. — Théorie de la distension cardiaque (Lauder-Brunton). — Erreur de Beau : l'attaque angineuse ne peut être assimilée à une sorte d'asystolie.

3° **Théorie artérielle.** — Hunter et Jenner signalent l'ossification des coronaires. Parry ajoute à celle-ci une sorte de paralysie du cœur avec état syncopal (*syncopa angens* ou *anginosa*).

Opinions de Kreysig, Reeder, Tiedemann sur l'ischémie cardiaque ; de Blackall, sur la possibilité du rétrécissement spasmodique des coronaires ; de Lussana sur l'irritation des filets du plexus cardiaque par les vaisseaux rigides et dégénérés.

Assimilation de l'angine de poitrine à la claudication intermittente des extrémités (Potain). — De 1783 à 1874, quarante-sept observations, dont quinze absolument concluantes, relatives à la théorie artérielle de la sténocardie.

CAUSES du rétrécissement ou de l'oblitération coronaire : 1° aortite en plaques ;

2° thrombose ou embolie des artères cardiaques ; 3° aortite et coronarite ; 4° coronarite intracardiaque.
Influence de la sténose coronaire sur la nutrition du myocarde (Cruveilhier).
Explication du mécanisme de production des accès angineux d'après la claudication intermittente des extrémités. — Explication des irradiations douloureuses.

4° **Théorie nerveuse.** — *Névralgie* pour Baumes (1808), Desportes (1811) et la plupart des auteurs français. = Théorie de la *névrite* (Gintrac (1835), Corrigan, Lartigue) démontrée par Lancereaux (1863).

En tourmentant et en commentant les textes, on peut voir dans quelques passages de Cœlius Aurelianus, de Poterius ou de Baillou quelques allusions à l'angine de poitrine. Il n'en est rien, et les cas cités ne sont autres que des dyspnées symptomatiques d'affections du cœur ou des reins, ou encore de simples névralgies dorso-intercostales[1].

Le seul auteur qui en ait parlé dans l'antiquité est un malade, le célèbre Sénèque, qui paraît avoir réellement été en proie aux douleurs angineuses. Il parle de la soudaineté de leur invasion qu'il compare à l'impétuosité de la tempête (*procellæ similis*) ; il affirme qu'aucune des souffrances ne peut lui être comparée. « Pour toutes les autres douleurs, c'est seulement être malade ; pour celle-là, c'est rendre l'âme. »

Dans « l'abrégé de chronologie de Mézeray », à propos de la mort de Gaspard de Schomberg, on a cru reconnaître, ce qui est une erreur, dans le passage suivant, quelques-uns des caractères de l'angine de poitrine :

« Il était travaillé de fois à autre d'une grande difficulté de respirer. Un jour, comme il revenait de Conflans à Paris, étant près de la porte Saint-Antoine, il fut saisi tout à coup de ce mal, et perdit la respiration et la vie. » Il est à remarquer cependant que son fils, maréchal de France, mourut également d'une façon subite, après avoir été pris tout à coup, les jours précédents, « d'oppression et de douleur à la poitrine ».

[1] Voici les passages en question :

Erasistratus memorat paralyseos genus et paradoxon appellat, quo ambulantes repente sistuntur, ut ambulare non possint, et tum rursus ambulare sinuntur. (Cœlius Aurelianus. Morb chron., lib. II, cap. I — Citations de Lartigue.)

Quædam est respirandi difficultas quæ per intervalla deambulantibus accidit. In hac fit præceps virium lapsus, propinquis tenentur nisi adminiculis, alias humi corruerent ; hi ut plurimum derepente moriuntur (Poterius. *Opera omnia*, 1698).

Cauponæ Gabrieli dolores atroces ad sternum, spinalem medullam decurrentes ad scoptula operta, ad mammas, ut nec in hanc, nec in illam partem corpus flecteretur... aliquoties eos dolores perceperat, non tamen æque crudeles ac eos quos circa mensis novembris finem ferebat (Baillou, chapitre : *De doloribus ad sternum*. Ed de Genève, 1762).

Initium sumens cum extremorum frigore, ab hypocondrio sinistro ad cordis scrobiculum, sternum, pectus, dorsum, imo ad brachia se extendens, cum spirandi angustia, inquietudine, virium omnium defectione atque anxietate afflixit, quandoque mitiori gradu et haud diu insistens... (Hoffmann, chapitre intitulé : *De dolore cardialgico spasmodico*.)

Dionis[1], chirurgien de Louis XIV, cite l'observation d'un malade mort subitement et qui s'était plaint pendant la vie « d'une oppression de poitrine qui l'empêchait de temps en temps de respirer librement; il était quelquefois obligé de s'arrêter, ou en marchant ou en parlant; il y avait quelques médecins qui le croyaient asthmatique. J'attribue la cause de cette mort subite à un manquement de la circulation du sang, laquelle ayant été interceptée, a fait tomber la machine tout d'un coup ». A l'autopsie, on avait trouvé le cœur gros, beaucoup de sang dans le ventricule droit, et pas une goutte dans le gauche.

On trouve encore dans le travail de Dionis le récit de la mort subite du célèbre ministre Louvois (en 1691), mort que les chroniqueurs du temps attribuèrent à tort à un empoisonnement. Or, il est question, dans cette observation, d'une douleur dans la région du cœur, de souffrances « avec angoisses épouvantables », et à l'autopsie on trouva « les poumons gonflés et pleins de sang, le cœur gros, flétri, mollasse et semblable à du linge mouillé, n'ayant pas une goutte de sang dans les ventricules... Le jugement certain qu'on peut faire de la cause de cette mort est l'interception de la circulation du sang ».

Lord Clarendon, dans l'histoire de sa vie, raconte ainsi la maladie de son père :

« Il était attaqué par une douleur si aiguë dans le bras gauche pendant un quart d'heure, que le tourment qui en résultait le rendait pâle comme la mort, et il avait alors coutume de dire qu'il avait passé par les agonies de la mort... Aussitôt qu'il était remis, ce qui ne tardait pas, c'était l'homme le plus gai du monde... Un jour, il fut pris de cette même douleur, et mourut subitement. »

Hoffmann et Morgagni ont reproduit quelques-uns des symptômes de l'angor pectoris. Le premier a cité l'exemple d'une attaque terminée par le gonflement d'un testicule, et deux de ses observations sont assez intéressantes pour être rapportées.

Un conseiller de Livonie éprouvait, depuis plusieurs années, une cruelle douleur avec sensation de resserrement et de spasme précordial ; le mal débutait par un refroidissement des extrémités, s'etendait de l'hypocondre gauche au creux de l'estomac, au sternum, à la poitrine et jusqu'aux bras ; enfin il s'accompagnait de gêne respiratoire, d'inquiétude, d'anxiété et d'un abattement de toutes les forces, persistant jusqu'au moment ou le malade ralentissait sa marche et s'arrêtait.

La seconde observation est celle d'un septuagénaire, pléthorique, qui se

[1] Dionis. Dissertation sur la mort subite, Paris, 1709 (Citat. de Gélineau. Traité de l'angine de poitrine, 1887). — Jurine. Memoire sur l'angine de poitrine, Paris, 1815.

plaignait depuis quelques années d'une douleur constrictive et gravative remontant du creux de l'estomac pour se propager le long du sternum, s'accompagnant d'une vive anxiété précordiale et d'une difficulté dans la respiration. Ces accidents s'aggravaient surtout par les mouvements du corps. S'il se promène, s'il monte les escaliers ou même s'il s'habille, il éprouve des douleurs telles qu'il est obligé de s'abstenir de tout mouvement et qu'il n'est tranquille et délivré de ses souffrances qu'en gardant le repos. Cette constriction violente vient encore après les repas, surtout lorsqu'ils sont composés d'aliments flatulents[1]...

Dans plusieurs de ses lettres, Morgagni raconte des faits à peu près semblables, comme j'ai pu m'en convaincre par la lecture attentive de ses œuvres.

Il parle d'un homme de cinquante-neuf ans qui mourut subitement après avoir été « affecté d'une sensation interne, telle que s'il avait une défaillance ». A l'autopsie, « la face interne de l'aorte était tout entière remplie de proéminences et de pustules qui se continuaient dans toutes les branches qui furent ouvertes, et nommément dans les artères sous-clavières, les carotides et les *artères coronaires du cœur lui-même ;* ces dernières étaient de plus extrêmement dilatées, surtout l'une, qui égalait presque la grosseur de la carotide gauche ».

Il rappelle encore, d'après Malpighi, l'histoire d'un malade qui, sujet « à une douleur très vive à la région du sternum et à l'un des bras, avait un cœur plus gros que deux réunis ».

Une des observations intéressantes de Morgagni, est relative à la maladie d'un grand médecin de Modène, Ferrarini, qui éprouvait « quelque difficulté de respirer surtout dans les mouvements qu'il faisait pour monter des lieux en pente et qui fut pris tout à coup en 1689, pendant une nuit, d'une telle angoisse de poitrine, qu'il craignit d'être suffoqué subitement... Il était le plus souvent tourmenté par le sentiment d'un lien qui lui aurait serré la partie supérieure de la trachée artère... Cette angoisse qui revenait chaque jour avec la constriction de la trachée artère et de la gorge, avait lieu quelquefois trois à quatre fois et pendant deux heures avec une telle violence qu'il n'y avait personne qui ne crût qu'il allait être suffoqué ». La difficulté de respirer était médiocre, et il est question dans cette observation « de l'invasion et de la cessation soudaines de l'accès ». A l'autopsie, on trouva un énorme anévrisme de l'aorte[1].

[1] « *Vir quidam septuagenarius, sanguineæ constitutionis, et neque tamen minus aliquot abhinc annis de dolore tensivo atque gravativo, a scrobiculo cordis per sterni tractum ascendente, ac præcordiorum anxietate spirandique difficultate stipato conqueri cœpit. Ingravescunt hæc symptomata potissimum sub quocumque corporis motu; si nimirum obambulet æger, vel scalas ascendat, vel etiam vestes induat, adeo ut sæpius penitus inter ipsum motum ab illo abstinere teneatur; et hinc quietus, ab eo symptomate prorsus immunis sit.* » (HOFFMANN, chapitre intitulé : *De asthmate convulsivo.*)

Enfin, voici encore une observation due à Morgagni et remarquable à plus d'un titre :

Une mère de famille, âgée de quarante-deux ans, était sujette depuis longtemps aux paroxysmes suivants : Après des mouvements violents du corps, elle était prise d'une angoisse pénible dans l'intérieur de la poitrine à sa partie gauche et supérieure avec difficulté de la respiration et engourdissement du bras gauche. Ces accidents subissaient une rémission facile, dès qu'elle cessait tout mouvement. Un jour, à Venise, au milieu d'octobre 1707, étant en voiture, elle fut prise des mêmes accidents, s'écria qu'elle se mourait et mourut subitement.

A l'autopsie, on trouva un épanchement assez abondant et sanguinolent dans les deux cavités de la poitrine. « Le cœur était plutôt grand que petit, extrêmement dur et vigoureux. L'aorte était très dilatee à sa courbure, tandis qu'elle présentait plus loin des dimensions normales. Mais, dans son intérieur partout où on la sectionnait, on trouvait des inégalités par places avec un assez grand nombre de petites écailles entièrement ossifiées. J'ouvris alors le tronc et les plus grosses branches, et dans le premier, depuis son origine, même derrière et vers les valvules semi-lunaires qui étaient dures et un peu ossifiées, jusqu'aux artères iliaques, je remarquai l'existence des mêmes lésions. Cependant, elles ne se propageaient pas à ces dernières ni même aux autres branches supérieures, à la sous-clavière, excepté à la première partie du tronc brachio-céphalique droit. »

Hoffmann et Morgagni n'avaient pas vu dans ces accidents un syndrome nouveau et ne les avaient pas distraits du grand groupe des dyspnées.

Il faut arriver jusqu'en 1768 [1], époque à laquelle un médecin de Besançon, Rougnon, publie une lettre restée célèbre à Lorry. Cette observation fait époque dans la science, et sa lecture présente un certain intérêt, d'autant plus que quelques auteurs étrangers [2] contestent bien injustement à notre compatriote le grand mérite d'avoir le premier appelé l'attention sur « une maladie nouvelle ou inconnue jusqu'alors ».

M. Charles, officier de cavalerie, se plaignait depuis quelques années, d'une difficulté de respirer, lorsqu'il prenait un peu de mouvement, ce qu'il attribuait à son embonpoint ou à une disposition à l'asthme. Cette difficulté de respirer devint de plus en plus incommode. M. Charles ne pouvait pas faire une centaine de pas un peu vite, surtout en parlant, sans éprouver une

[1] MORGAGNI (*Trad. française* 1821).

[2] ROUGNON. Lettre à M. Lorry touchant les causes de la mort de M. Charles ancien capitaine de cavalerie, arrivee à Besançon, le 23 février 1780. — En Angleterre, Gairdner a dernièrement conteste le merite de cette priorite à Rougnon, pour l'accorder exclusivement à Heberden. Je ne fais aucune difficulte pour reconnaître que la description clinique de ce dernier est plus complète et plus importante. Mais ce serait un vrai déni de justice de refuser a Rougnon la priorite qui lui appartient. C'est pourquoi, j'ai proposé de donner à l'angine de poitrine la designation de « maladie de Rougnon-Heberden. »

espèce de suffocation, mais pour faire passer ces accès, il suffisait qu'il s'arrêtât pendant quelques moments, plus ou moins, suivant le degré d'oppression. Il en était rarement atteint s'il marchait lentement. Dans ses attaques, il éprouvait une gêne singulière sur toute la partie antérieure de la poitrine en forme de plastron, qui l'empêchait d'inspirer profondement.

Pendant les derniers mois de sa vie, M. Charles en était venu au point de se voir plusieurs fois en danger de suffocation, pour avoir fait une trentaine de pas; ses derniers accès étaient si violents qu'ils ne lui permettaient qu'à peine de proférer une parole. Alors, il était obligé de se courber en avant, et de prendre un appui pendant quelques moments; bientôt après, il reprenait sa gaieté naturelle. Son haleine était devenue très mauvaise pour ne pas dire insupportable. On le voyait dépérir de jour en jour.

M Charles, après avoir dîné un jour sobrement avec ses amis, les quitta, fort empressé de se rendre dans une assemblee publique ; sa marche ayant été forcée, il éprouva un très grand accès d'oppression, en arrivant à la porte de l'hôtel. Il s'appuie un moment en s'inclinant contre la porte; peu apres, il continue sa marche; il monte assez rapidement l'escalier, il arrive dans la salle ou se trouvait une assemblee nombreuse ; il y prend place et on le voit qui se meurt. On le saisit, on l'emporte précipitamment hors de la salle ; ses amis courent à son secours, mais inutilement, il est mort.

A l'ouverture du cadavre, on trouva les cartilages des côtes ossifiés, surtout ceux des supérieures. Le péricarde était couvert d'une couche épaisse de graisse ; les poumons étaient sains et leur couleur pâle. Le cœur parut d'un tiers plus gros qu'a l'ordinaire ; cet accroissement provenait de la dilatation du ventricule droit dont les parois étaient considérablement amincies. Il ne se présenta rien de defectueux dans les orifices artériels et auriculaires, non plus que dans l'appareil des valvules. Le ventricule droit regorgeait de sang a peine coagulé ; le tronc de la veine cave avait environ deux pouces de diametre près du cœur, et il était egalement rempli de sang fluide, ainsi que son oreillette qui était aussi fort dilatée.

Les veines coronaires étaient prodigieusement gonflées, et dans un état variqueux. Le ventricule gauche, au contraire, son oreillette, la veine pulmonaire et l'aorte avaient leurs dimensions ordinaires et ne contenaient pas du tout de sang. Les vaisseaux sanguins des intestins étaient aussi apparents que dans l'inflammation la plus grave.

Cinq mois plus tard, Heberden, en Angleterre, appelait de son côté l'attention du monde savant sur cette maladie nouvelle qui lui doit son nom : *angine de poitrine* (nom défectueux qui devrait être remplacé par celui de *sténocardie*). Il a soin d'affirmer que l'affection nouvelle doit toujours être différenciée des dyspnées ; il ajoute encore que cette affection survient surtout après cinquante ans « chez les individus qui ont une tendance à l'obésité et à l'apoplexie » ; il en décrit, à l'exemple de Rougnon, les accès qui surviennent sous l'influence de la

[1] HEBERDEN. Some account of a disorder of the breast (*College of Physicians of London*, 21 juillet 1768. *Transact. by the college of physicians of London*).

marche et s'arrêtent par le repos ; il remarque ceux de la nuit durant plus longtemps, une heure ou deux, apparaissant surtout après le premier sommeil à l'heure des paroxysmes de l'asthme et de l'épilepsie ; il parle encore de la douleur qui semble placer les malades en imminence de danger de mort, de son siège au niveau du sternum avec irradiations au bras gauche, de son soulagement apporté par l'attitude, la flexion du tronc. Jusque-là, l'auteur anglais n'avait pas encore fait d'autopsie, et rappelant l'histoire de deux angineux qui « avaient souvent craché du sang et une matière purulente », il avait émis l'hypothèse d'un ulcère pour expliquer tous ces accidents.

Quelques années plus tard, un malade, un inconnu, lui écrit qu'il est atteint de l'affection décrite par lui, en disant cette phrase trop souvent répétée depuis : « il s'agit d'une pause universelle des opérations de la nature » ; il lui livre son corps à sa mort qui ne tarde pas à survenir d'une façon subite. C'est alors que l'auteur anglais fait sa première autopsie, et trouve quelques plaques d'ossification commençante sur l'aorte, une hypertrophie avec épaississement du ventricule gauche qui était « vide de sang, comme s'il eût été lavé ».

Je vous rappelle, à ce sujet, que dès l'année 1703, ce même fait avait été signalé par Dionis, puisqu'il avait remarqué, à l'autopsie d'un malade mort vraisemblablement d'angine de poitrine, qu'il « n'y avait pas une goutte de sang » dans le ventricule gauche.

Telle a été l'origine de la théorie attribuant la « maladie nouvelle » de Rougnon à un *spasme du cœur*, théorie qui devait être défendue plus tard par Latham au commencement de ce siècle.

En 1799[1], loin d'attribuer les symptômes de la sténocardie et la mort à une excitation spasmodique du myocarde, Parry les met sur le compte d'une « exagération momentanée d'un affaiblissement du cœur existant antérieurement » ; il en trouve la lésion dans l'athérome et le rétrécissement des coronaires, il lui crée une place nosologique dans les syncopes et dans les paralysies du cœur, il en décrit les signes avec précision, et comme Sénèque, qui autrefois avait parlé de la rapidité de ses attaques semblable à celle de la tempête, il rapporte l'histoire d'un malade qui disait « ressentir presque dans le même instant, les deux extrêmes, par suite du passage rapide de la douleur à un état de bien-être ». Parry, suivi de Hunter, a donc pressenti et même indiqué l'origine coronarienne de l'angor pectoris dès la fin du XVIIIe siècle ; on n'avait qu'à suivre ses indications et ses idées. Mais, après lui, un long temps s'est écoulé,

[1] PARRY. An inquiry into the symptoms and causes of the syncopa anginosa. London, 1799.

pendant lequel la science a été déviée et obscurcie par les explications les plus contradictoires.

Cependant, l'impulsion était donnée, la *période clinique* inaugurée par les observations d'Hoffmann et de Morgagni, complétée par celles de Rougnon et d'Heberden, de Parry, Hunter et de Jenner, est suivie d'une autre période, celle de la *pathogénie*, période longue et tourmentée, s'étendant jusqu'à nos jours. Alors, la sanction anatomique doit lui donner une fin, pour faire place à la période de *thérapeutique*, dont je vous exposerai plus tard les vicissitudes et les différentes phases.

Notre historique s'arrête au commencement de ce siècle ; nous le continuerons en discutant les principales théories qui ont ensuite partagé les auteurs et qui les partagent encore de nos jours. Avant de commencer cette importante discussion, je place sous vos yeux le tableau suivant destiné à vous montrer dans une vue d'ensemble les opinions nombreuses et contradictoires qui ont régné tour à tour sur la nature du syndrome angineux :

Théories diverses sur l'angine de poitrine.

I. Théories pulmonaires ou cardio-pulmonaires.	1° Angine de poitrine due à l'ossification des cartilages costaux (*Rougnon*). 2° L'angine de poitrine est une forme de dyspnée (*Mac-Bride*). 3° Asthme convulsif (*Elsner*). 4° Accumulation de graisse dans le médiastin et le péricarde (*Fothergill*). 5° Inflammation du médiastin (*Haygarth*). 6° Spasme du diaphragme et des muscles de la poitrine (asthma dolorificum. *Darwin*). 7° Spasme des vaisseaux pulmonaires et paralysie incomplète du cœur (*Schœffer*). 8° Distension des veines pulmonaires et leur rupture comme cause de mort (*Sauvage*). 9° Affection particulière des nerfs pulmonaires avec état de faiblesse des poumons et oxygénation incomplète du sang consécutive (analogue au mal des montagnes), et diminution de sa propriété stimulante (*Jurine*).
II. Théories endo-cardiques.	1° Induration des valvules semi-lunaires (*Wall*). 2° Lésions organ du cœur et des parties voisines (*Koutchofski*). 3° Angine de poitrine résultant d'une inflammation de la membrane interne du cœur (*Recamier*).
III. Théories myocardiques.	1° Douleur cardialgique et spasmodique (*Hoffmann*). 2° Spasme du cœur (*Heberden, Hamilton, Mac-Bride, Latham, Lente, Byrom-Bramwell*). 3° L'angine de poitrine appartient à la classe des syncopes : (syncopa angens ou anginosa de *Parry*). Sternodynie syncopale de *Sluis*. — Syncope angoissante avec névralgie paroxystique (*Walshe*). 4° L'angine de poitrine est une paralysie incomplète du cœur (*Jahn*).

III. Théories myocardiques. (Suite)

5° Angine de poitrine due à la compression des organes abdominaux produisant un état parétique du cœur (sténocardie de *Brera*, *Averardi*, *Zecchinelli*, *Ricotti*).
6° L'angine de poitrine est une sorte d'asystolie intermittente du cœur (*Beau*).
7° — est due à la surcharge graisseuse du cœur (*Black*, *Wall*).
8° — est due à la dilatation et à la dégénérescence du myocarde (*Quain*).
9° — est une congestion du cœur (*Franck*).
10° La douleur de l'angine de poitrine est due à la distension cardiaque causée par une résistance supérieure à la force du cœur, le système nerveux jouant un grand rôle dans ces accidents (*Lauder-Brunton*).
11° Dans l'angine de poitrine, il y aurait dilatation et obstruction du ventricule droit, consécutives à la paralysie ou à l'affaiblissement du ventricule gauche (*Stokes*)

IV. Théories cardio-artérielles.

A. Lésions des coronaires et de l'aorte

1° Ossification des artères coronaires (*Hunter*, *Jenner*, *Parry*, *Black*, *Ogle*, *Dance*).
2° Lésions du cœur et des gros vaisseaux (*Hamilton*, *Stokes*, *Hogdson*).
3° Lésions de l'aorte (aortite, dilatation, anévrismes, etc.) pouvant intéresser les plexus cardiaques (*Gintrac*, *Corrigan*, *Lancereaux*, *Loupias*).

B. Lésions des coronaires et de l'aorte avec ischémie cardiaque

1° Embolie ou thrombose des coronaires (*Virchow*, *Cohnheim*, *Quain*).
2° Rétrécissement, ou oblitération organique des coronaires (*Parry*, *Kreysig*, *Reeder*, *Potain*, *Sée*, *Huchard*, *Liégeois*, *Gauthier*, etc.).
3° Rétrécissement spasmodique des coronaires (*Blackhall*, *Kreysig*, *See*, *Huchard*, *Liégeois*, etc.). — Aortite sans coronarite avec rétrécissement spasmodique des coronaires (*Huchard*)
4° Sclérose des coronaires avec ou sans rétrécissement des coronaires (*Huber*, *Strümpell*, *Poletika*).
5° Ischémie cardiaque produite par des lésions diverses : coronarites, aortites, insuffisance aortique, dilatations de l'aorte, dégénérescences fibreuses du myocarde, adhérences du péricarde, péricardites. — L'angine vraie dont on meurt est due à une ischémie cardiaque organique ou fonctionnelle avec participation probable des ganglions cardiaques ; les pseudo-angines dont on ne meurt pas sont dues à des causes diverses (névralgie du plexus cardiaque, distension du cœur, chez les neurasthéniques, les hystériques, les arthritiques, les dyspeptiques). — Il n'y a qu'une seule angine de poitrine : l'angine de poitrine coronarienne ; toutes les autres sont fausses (*Huchard*).
6° Il y a deux sortes d'angines de poitrine : l'une, coronarienne ; l'autre, névralgique ou névritique (*Lancereaux*, *Gélineau*, *Bucquoy*, etc.).

V. Théories nerveuses.

A. Théories de la névralgie

1° Névralgie du pneumogastrique avec extension aux plexus pulmonaires et cardiaques et lésions consécutives des organes auxquels ces plexus se distribuent (*Desportes*).
2° Névralgie rétro-sternale (sternalgie de *Baumes*).
3° Névralgie pulmonaire et cardiaque formant deux sortes d'angines (*Laennec*).
4° Névralgie des nerfs cardiaques consécutive à l'irritation de l'athérome et des coronaires (*Everard Home*, *Lussana*, *Cardarelli*).
5° Névralgie cardiaque consécutive à la distension des veines coronaires (*Friedreich*).
6° Névralgie cardiaque sans participation de la névralgie du pneumo-gastrique, qui est une pseudo-angine (*Lartigue*).
7° Névralg. brachio-thoracique (*Piorry*, *Valleix*).
8° Lésion indéterminée du système nerveux des muscles respiratoires (*Bell*).
9° Névralgie de la 10e paire (pneumogastralgie de *Téallier*). — Hyperesthésie du nerf vague (*Romberg*, *Jaccoud*).
10° Névrose du plexus cardiaque et du pneumogastrique (*Bouchut*, *Axenfeld*, *Parrot*, *Gairdner*, *Bamberger*).
11° Nevralgie du plexus cardiaque avec participation des filets du pneumogastrique et du sympathique (*Peter*).
12° Quatre sortes d'angines : suivant l'état d'excitation ou de paralysie des filets du pneumogastrique ou du sympathique (*Eulenburg* et *Landois*).
13° Angines de poitrine réflexes (*Ullersperger*, *Thurn*, *Potain*, *Barié*, *Huchard*).
14° L'angine de poitrine est due à l'innervation troublée du cœur et des vaisseaux (*Douglas Powell*).

B. Théories de la névrite

1° Névrite du plexus cardiaque (*Gintrac*, *Corrigan*, *Lancereaux*, *Loupias*).
2° Névrite du plexus cardiaque et névrite du nerf phrénique (*Peter*).
3° Inflammation des ganglions du cœur (*Putjatin*, *Uskow*, *Hoffmann*, etc.).

C. Théories vaso motrices

1° Névralgie brachiale et intercostale avec congestion des viscères et du cœur (*Cahen*).
2° Angine de poitrine par contraction des vaisseaux périphériques (*Landois*, *Nothnagel*, *Euhwald*).

D. Théories centrales

1° Angines de poitrine d'origine centrale (*Romberg*, *Anstie*, *Richter*, *Allen-Sturge*).
2° Forme bulbaire par névrite ascendante du nerf pneumogastrique (*Cuffer*).
3° Angine de poitrine, manifestation épileptique (*Trousseau*).

VI. Théories diathésiques.	*A.* Goutte	1° Manifestation de la goutte sur le cœur (*Elsner*, *Barthez*, *Schmitt*, *Stœller*, *Schœffer*, *Bergius*).
		2° Manifestation de la goutte sur le systeme artériel : aortite, coronarite goutteuse, (*Huchard*).
		3° Manifestation de la goutte sur le diaphragme : diaphragmatic gout de *Butter* (*Stephen*, *Gaubius*, *Hesse*.)
		4° Manifestation de la goutte sur l'estomac avec symptômes cardiaques sympathiques (*Macqueen*).
	B. Arthritis et herpétis	1° Asthma arthriticum de *Schmitt ;* asthma arthriticum inconstans de *Stoller*.
		2° Manifestation de l'herpétis (*Vulpian*, *Lancereaux*).
	C. Rhumatisme	1° Manifestation du rhumatisme sur le cœur (*Schmitt*, *Schœffer*, *Kriegelstein*).
		2° Manifestation du rhumatisme aigu sur le plexus cardiaque (*Peter*, *Letulle*, *Vigier*, *Martinet*).
		3° Les angines de poitrine dans la goutte, le rhumatisme, le diabète, etc., sont de nature diverse : elles sont *vraies* par lésion des coronaires ; elles sont *fausses* par névralgie simple du plexus cardiaque, ou d'une façon réflexe par suite de troubles digestifs (*Huchard*).

Durant la longue période étendue de l'année 1768 jusqu'à nos jours, quatre théories importantes ont divisé les auteurs :

1° La théorie du *spasme* du cœur opposée à celle de sa *paralysie ;*
2° La théorie *névralgique* opposée à la théorie *vasculaire.*

I. Théorie du spasme cardiaque. — C'est, ai-je dit, Heberden qui a soutenu la théorie du spasme, en s'appuyant sur l'état de vacuité des cavités cardiaques et sur « l'aspect lavé » de l'endocarde chez les individus morts d'angine de poitrine. Cette opinion a été reprise par Latham qui voyant non sans raison, dans l'angine de poitrine, « un ensemble prticulier de symptômes, plutôt qu'une maladie ayant un caractère anatomique », attribua la douleur et la sensation de l'approche de la mort au spasme du myocarde. Cette théorie est fidèlement exposée dans le passage suivant :

« Il est évident qu'un accès d'angine de poitrine se compose de la douleur et *de quelque autre chose.* Il n'y a point de doute possible sur le phénomène douleur ; mais il ne suffit pas pour expliquer la sensation de mort qui accompagne chaque paroxysme, et la mort qui finit par arriver dans un accès. Le spasme, a-t-on dit, est un mode d'action du tissu musculaire qui diffère de son mode d'action habituel, ou qui en est l'exagération. Les fonctions de tous les muscles, volontaires ou non, s'accomplissent physiologiquement, sans donner lieu à une sensation dont nous ayons conscience. Mais le spasme est toujours douloureux, et lorsqu'il y a spasme et douleur à la fois, les parties qui en sont le siège cessent de pouvoir remplir les fonctions qui leur sont dévolues. Les coliques arrêtent le mouvement péristaltique de l'intestin, la crampe empêche les mains d'agir et les pieds de marcher. Mais le cœur est un muscle ; ses fonctions sont celles d'un muscle. Or, nous cherchons quelque chose qui se montre au cœur en même temps que la douleur, quelque chose qui gêne les fonctions de cet organe, et qui peut les enrayer ou les abolir complètement. Ce quelque chose, *c'est le spasme.* A un faible degré, le cœur ne se contracte plus librement sur le sang et ne le projette plus complètement dans le système artériel ; à un degré plus complet, la propulsion du sang cesse entièrement. Ces faits nous donnent l'explication du phénomène principal de l'angine de poitrine : c'est un spasme du cœur[1]. »

Latham ajoute que la thérapeutique lui donne raison, puisque l'opium dont l'action salutaire contre l'élément spasmodique est bien démontrée, est le seul médicament qui, d'après lui, agisse efficacement contre l'angine de poitrine.

Parmi les auteurs anciens qui ont encore affirmé la théorie du spasme cardiaque, il faut placer Mac Bride. Il dit que le cœur est en état de spasme au moment de la mort, puisqu'on a trouvé le ventricule gauche vide de sang et que « la substance de cet organe paraissait blanche comme un ligament[2] ».

Dernièrement, Lente a soutenu la même opinion[3]. Il agrandit encore la question et pense que la plupart des morts subites doivent être expliquées par un état spasmodique du cœur. Il commence par rapporter l'histoire d'une fièvre typhoïde pendant laquelle le malade a été pris de défaillance, d'oppression, de soif d'air. L'examen minutieux de tous les organes n'y fit rien découvrir d'anormal, et cependant il mourut subitement. A l'autopsie, on trouva dans l'intestin les lésions caractéristiques de la fièvre typhoïde, le rein gauche hypertrophié, les poumons sains,

[1] Latham. Diseases of the Heart.

[2] Mac Bride. Introduction à la théorie et à la pratique de la médecine (livre VII, *trad.* de Petit-Radel).

[3] Lente. On the spasm of the heart as a cause of sudden death (*Ann. Journ. of the med. Sciences*, 187).

le cœur petit, pâle avec dépôt abondant de graisse, *ses cavités entièrement vides*, sans caillots, sans lésions du myocarde. Pour lui, l'état contracté du cœur doit faire supposer que le spasme est la cause de la mort. Il cite encore plusieurs observations et en arrive même à conclure que, dans les cas où l'on constate à l'autopsie le relâchement du cœur, celui-ci peut être un phénomène cadavérique et n'indique en aucune façon l'absence de spasme du myocarde pendant la vie. Arrivant ensuite au mécanisme de la mort subite dans l'angine de poitrine, Lente se range à l'opinion d'Heberden et de Latham et combat celle de Parry par l'argument suivant : « Parry attribue la mort subite à la paralysie cardiaque ; mais, dans celle-ci qu'on observe chez les diphtériques et les pneumoniques, par exemple, lorsque le patient veut se mettre sur son séant, il n'y a pas de douleur, et on ne peut comprendre des symptômes douloureux produits par une paralysie. »

Dans la citation de Latham, il y a deux passages sur lesquels il importe dès maintenant d'appeler l'attention. L'auteur anglais dit judicieusement que l'angor pectoris se compose de la douleur, et *de quelque autre chose.*

A ce dernier point de vue, rien de plus vrai, et je pense même qu'on a fait jouer jusqu'à ce jour un trop grand rôle à la douleur ; c'est là une grave erreur ayant entraîné depuis plus d'un siècle la plus grande faute de thérapeutique. Ce n'est pas la douleur qui constitue le danger, ce n'est pas seulement elle qu'il faut combattre, c'est « autre chose », c'est la tendance à l'ischémie du myocarde. Cela, je l'établirai plus tard.

Quant au spasme, il peut bien exister réellement, et les expériences entreprises dans ces derniers temps ont démontré que l'occlusion des coronaires détermine quelques mouvements spasmodiques du myocarde, comme l'agonie s'accompagne souvent de trépidations musculaires. Je vais même plus loin, et je suis convaincu que, dans la plupart des cas de morts subites, un cœur plus ou moins affaibli peut au dernier moment se contracter spasmodiquement. Mais il ne faut pas confondre l'effet avec la cause, et regarder comme cause de la mort, ce qui n'est, après tout, qu'un signe ou un effet de l'agonie. Le spasme du cœur n'est nullement en contradiction avec un état parétique de cet organe. Ne le voyons-nous pas dans ces violentes palpitations qui surviennent souvent dans le cours de ces asystolies « cardioplégiques » liées à un état de dégénérescence très avancée du myocarde ?

Dans la discussion de cette théorie, il y a encore un point qui appelle notre attention, c'est l'état de vacuité du ventricule gauche indiqué déjà par Dionis, et correspondant à cet « aspect lavé » de la surface interne du cœur signalé ensuite par Heberden et Latham. Le fait est exact. Dans presque toutes les autopsies d'angines de poitrine, j'ai fait aussi de mon côté la constatation suivante : les cavités ventriculaires et surtout celle de gauche, sont complètement vides de sang, elles ne renferment aucun caillot, excepté dans les cas assez rares où la mort est survenue lentement au milieu des symptômes asystoliques ou asphyxiques, le muscle semble revenu sur lui-même, et je vous ai montré souvent cet « aspect lavé de l'endocarde » tout à fait caractéristique. Si l'on ajoute à ce fait anatomique, que certains malades pendant leur vie ont exprimé les caractères de leurs douleurs en assimilant celles-ci à une « violente crampe du cœur », on peut être tenté de croire à la réalité de la pathogénie invoquée par Heberden et Latham.

Il n'en est rien cependant ; et sans vouloir discuter déjà la théorie que j'adopte exclusivement — celle de l'ischémie du myocarde par rétrécissement ou oblitération des coronaires — je veux dès maintenant démontrer que cet état spasmodique du muscle cardiaque trouvé à l'autopsie doit être considéré comme un effet de l'oblitération artérielle et non comme une cause du syndrome angineux.

A ce sujet, rappelez-vous l'expérience déjà ancienne de Stenson[1], répétée ensuite par Stannius et Brown-Séquard : elle consiste à lier l'aorte chez un animal et à constater les effets de cette ligature sur les membres inférieurs. Sous cette influence, on observe, avec la disparition des battements artériels au-dessous de la ligature, l'abaissement de la température, la production de douleurs, de la parésie et de l'anesthésie des membres ; enfin, deux heures après cette expérience, *le membre parésié est atteint d'une véritable rigidité.* Celle-ci disparaît dès qu'on enlève la ligature après quelques minutes ; mais si « l'expérience se prolonge, la rigidité devient permanente et la nécrose du membre se produit ».

Dans une de ses récentes leçons sur la « claudication intermittente par oblitération artérielle », Charcot invoque non-seulement cette expérience de Stenson, mais aussi les faits de Volkmann et Leser relatifs aux contractures du membre supérieur consécutives à l'application d'un bandage trop serré, et il émet l'opinion suivante :

« Cette rigidité qui, par le rétablissement de la circulation, a pu disparaître tout à l'heure, alors qu'elle était encore peu accentuée, n'était autre qu'une *esquisse de la rigidité cadavérique.* Cela est si vrai, que si vous laissez cette rigidité s'établir en prolongeant trop longtemps le maintien de la ligature, elle est bientôt suivie de la cadavérisation du

[1] STENSON. Elementorum Myologiæ specimen, 1667. — STANNIUS. Untersuchungen uber Leistungs Fähigkheit der Muskeln und Todtensstarre (*Vierordt's arch. f. Phys. Heilk.*, 1853). — BROWN-SEQUARD. Memoire sur les proprietes et usages du sang rouge et du sang noir. — CHARCOT. Œuvres complètes, t. V, 1888.

membre et, chose importante, lorsque l'animal succombe, au moment où le temps de la rigidité cadavérique est venu, elle s'empare de tous les membres, à l'exception de celui-là justement sur lequel elle s'était produite pendant la vie sous l'influence de l'ischémie. Dans cette expérience, nous assistons donc au développement de la rigidité cadavérique partielle sur le vivant. Les mêmes phénomènes peuvent-ils s'observer chez l'homme ? Très certainement. J'en ai fait connaître, dans le temps, un exemple fort remarquable et tout à fait décisif. Il s'agit d'une femme de soixante ans, cachectique, atteinte de cancer rectal, laquelle, une nuit, sentit dans la main gauche des fourmillements qui l'empêchaient de dormir. Le matin, le coude et la main *étaient contracturés*, les doigts violacés, tandis que le reste du membre était livide. Le membre était froid et insensible. Cela dura deux jours. Le troisième, le membre était devenu flasque et une teinte violacée livide occupait l'avant-bras ; il y avait une petite eschare au coude. La malade succomba le troisième jour. A l'autopsie, on trouva un caillot décoloré dans la sous-clavière, un autre à la partie inférieure de l'humérale. Quelle est donc la nature de cette contracture qui s'est manifestée pendant la vie dans le membre ischémié ? Très certainement, c'était la rigidité cadavérique observée, comme vous le voyez, sur le vivant, car, après la mort, la rigidité s'est manifestée sur toutes les parties du corps, à l'exception de celle où elle avait paru déjà pendant la vie. »

Pour ma part, j'ai observé dans la maladie de Raynaud (ou syncope locale des extrémités), qui réalise en partie pour les artères périphériques l'expérience de Stenson sur l'aorte, de vraies attaques de contracture coïncidant avec les accès ischémiques des membres, et vous voyez un bon exemple de ce fait chez une femme couchée au n° 16 de la salle Saint-Louis. A certains moments, les doigts prennent une blancheur mate tout à fait caractéristique, ils sont le siège de douleurs extrêmement vives, puis ils fléchissent légèrement sur la paume de la main, de telle sorte que, pour les étendre, on est obligé d'exercer une certaine force. Dès que l'accès ischémique a cessé, les doigts reprennent leur position normale et s'étendent de nouveau.

Qu'est-ce que cela prouve ? C'est que le spasme et la contracture du cœur sont des effets de l'ischémie artérielle, mais qu'ils ne sont pas la cause de la sténocardie.

La clinique s'unit donc à l'expérimentation pour condamner et infirmer la théorie du spasme cardiaque.

II. **Théorie de la parésie cardiaque.** — Parry rangeait nosologiquement l'angor pectoris parmi les syncopes ou les parésies cardiaques. Or, cette théorie, soutenue encore par quelques auteurs contemporains, se confond par beaucoup de points avec celle de la sclérose et de l'oblitération des coronaires qui sera bientôt discutée. Il suffit de rappeler que l'auteur anglais assigne pour la production des accès de sténocardie toutes les causes capables de déterminer dans les cavités cardiaques l'accumulation du sang.

« L'angine de poitrine, ajoute-t-il, résulte d'une hyperstimulation du système circulatoire en vertu de laquelle le cœur affaibli par la viciation de sa nutrition a une tendance naturelle à suspendre ses fonctions, alors que le sang continue à progresser dans le système veineux. Mais le cœur peut recouvrer momentanément son excitabilité jusqu'au moment où la mort survient par suite d'une inexcitabilité de l'organe devenue irrémédiable. »

Considérée dans ces termes, la théorie est fausse ; la clinique elle-même proteste contre elle, puisque la parésie cardiaque des asystoliques ne se traduit jamais par des douleurs angineuses.

En un mot, la parésie du cœur, à la suite de l'oblitération ou du simple rétrécissement des artères coronaires, n'est pas la cause de la douleur, mais elle est un fait réel. Car, on n'ignore pas que les artérites localisées des membres peuvent aboutir à leur impotence, comme cela est démontré par quelques observations, et notamment par celles de Leudet qui a signalé les symptômes suivants à la suite des rétrécissements congénitaux ou inflammatoires des artères du membre supérieur : douleurs plus ou moins vives, engourdissement, affaiblissement de la puissance motrice et de la sensibilité, œdème et cyanose, enfin troubles trophiques plus ou moins marqués [1].

D'un autre côté, il est certain que la paralysie *chronique* du cœur des asystoliques diffère essentiellement de la paralysie *aigue* des angineux : la première existe sans douleur, et la seconde s'accompagne toujours d'une douleur angoissante caractéristique ; enfin l'asthénie cardiaque est le phénomène essentiel de l'asystolie, tandis qu'elle fait souvent défaut dans les attaques d'angor non terminées par la mort. C'est ce que Beau n'avait pas compris lorsqu'il assimilait la sténocardie à une sorte d'asystolie.

Du reste, Parry n'a pas élevé cette opinion au rang d'une théorie, il a simplement voulu dire que le cœur cessait de battre par paralysie et non par spasme.

[1] LEUDET Contribution à la séméiologie du rétrécissement des artères du membre supérieur (*Revue gen. de clin. et therap.*, 1887). — Voir encore une observation de LEGROUX sur un cas d'artérite rhumatismale du bras (*Soc. méd. des hôp.*, 1884).

Dernièrement, Lauder-Brunton[1] a exposé une opinion mixte en quelque sorte, puisqu'elle présente plusieurs analogies avec la théorie du spasme cardiaque d'Heberden et Latham, et celle de la paralysie cardiaque de Parry.

Pour lui, la douleur angineuse est produite par le défaut de proportionnalité entre la faiblesse (relative ou absolue) du cœur et la force des résistances périphériques. Il en résulte un état de distension du cœur qui devient la cause principale des phénomènes douloureux. En effet, ajoute-t-il, dans un viscère creux, la distension est un stimulus de contraction ; quand elle est trop grande, la douleur apparaît, et celle-ci est proportionnelle à l'état de distension de l'organe. Le système nerveux joue encore un grand rôle dans la production de ces accidents. Il en est de même de la vessie pour laquelle la douleur augmente avec sa réplétion. Pour le cœur, les grandes douleurs ne semblent dues qu'à son impossibilité de se vider de son contenu, soit par impuissance des fibres cardiaques, soit par résistance exagérée des vaisseaux périphériques, le plus souvent sous l'influence de ces deux causes réunies. Si le ventricule droit distendu donne rarement de la douleur, c'est en raison de la facilité de régurgitation sanguine dans l'oreillette. Aussi, quand, au cours de crises angineuses, une insuffisance mitrale finit par s'établir, on voit ces crises s'amoindrir et même disparaître.

A cette théorie, il convient de faire la réponse suivante :

Si la douleur angineuse était déterminée par la distension du cœur en rapport avec les résistances de la périphérie circulatoire, elle devrait toujours se produire dans la néphrite insterstitielle, maladie dans laquelle la tension artérielle et les résistances périphériques sont au maximum. La distension du cœur et son impuissance à surmonter les obstacles peuvent bien *ajouter* quelque chose à la douleur angineuse, mais d'après l'objection que je viens de faire, il est impossible qu'elle soit capable de la constituer à elle seule. Quant à l'influence favorable d'une insuffisance mitrale sur la diminution ou sur la disparition des accès angineux, c'est là un fait clinique réel, et qui vient à l'appui d'une remarque que j'ai faite depuis longtemps sur l'antagonisme paraissant exister entre l'asystolie et l'angine de poitrine, celle-ci tendant à disparaître lorsque celle-là s'établit.

III. **Théorie artérielle.** — Vers 1783, Jenner formulait pour la première fois une idée déjà indiquée par Hunter avant sa mort, relativement à la

[1] *The practitioner*, 1891.

lésion artérielle de l'angine de poitrine, et quelques années seulement plus tard, Parry l'établissait d'une façon plus formelle encore.

« Je ne puis m'empêcher, disait-il, de faire remarquer que les renseignements fournis par les ouvertures des cadavres présentent des résultats singulièrement uniformes. Je suis très loin sans doute de nier qu'il n'y ait eu des exceptions et qu'il ne puisse s'en présenter encore ; mais à prendre la masse des faits et laissant de côté les exceptions, il est presque impossible de ne pas convenir, qu'il y a dans l'angine de poitrine, une tendance morbide à l'ossification dans les environs de l'origine de l'aorte. »

Telle est l'origine de la théorie artérielle ou coronarienne de l'angine de poitrine. Hunter et Jenner n'avaient vu que l'ossification des coronaires. Parry avait imaginé une sorte de paralysie du cœur qui lui faisait placer l'angor pectoris parmi les syncopes (*syncopa angens* ou *anginosa*).

Plus tard, vers 1816, Kreysig précise la question anatomique ; il admet l'ischémie du myocarde, puisqu'il parle « de l'insuffisance de l'apport sanguin consécutive à la lésion des coronaires ». Il s'appuie d'abord sur sept observations démontrant à l'autopsie la lésion des coronaires (2 de Hunter, 2 de Parry, 1 de Black, de Kreysig, de Ring, auxquels il aurait pu ajouter ceux de Reecce et de Hogdson) ; il raconte d'une façon intéressante comment Jenner découvrit cette lésion des coronaires dans l'angine de poitrine : « N'ayant, dans le cours d'une autopsie de ce genre, dit-il, découvert aucune lésion du cœur, il incisa transversalement cet organe au niveau de sa base, et fut tellement surpris de trouver sous le scalpel une masse *dure et sablonneuse*, qu'il dirigea les yeux au plafond de la salle d'autopsie, pensant qu'il avait pu s'en détacher un peu de plâtre. »

Kreysig, après cet hommage accordé à ses devanciers, s'exprime ainsi :

« Théoriquement, on peut se rendre compte des conséquences fâcheuses de cette lésion, de l'insuffisance de l'apport sanguin et par suite de la nutrition incomplète, de la diminution d'énergie et même de la parésie passagère du muscle. Hoffmann avait, du reste, pensé autrefois attribuer la syncope à une gêne circulatoire survenue dans le cœur lui-même. De plus, il est facile d'expliquer tous les symptômes de l'angor avec cette théorie de la lésion des coronaires. On comprend qu'un cœur ainsi lésé puisse fournir assez de sang pour entretenir l'énergie cardiaque nécessaire pendant le repos, et comment, pendant l'effort, ce cœur restera au-dessous de sa tâche. Toutes les causes qui accélèrent la circulation du sang, telles que les émotions morales, la marche rapide, ou bien toutes les causes qui la gênent, comme la plénitude de l'estomac, déterminent la production des accès en paralysant le cœur, qui est ainsi surmené par la charge du sang arrivant passagèrement en trop grande quantité[1]. »

Voilà donc à peu près formulée la théorie de l'ischémie cardiaque par oblitération ou rétrécissement organique des coronaires.

En 1821, un auteur anglais, Reeder[2] a exactement indiqué comme causes anatomiques de l'angine de poitrine : l'ossification ou toute autre lésion des artères coronaires diminuant leur calibre, ou encore l'ossification d'une partie de l'aorte entourant et rétrécissant l'orifice de ces vaisseaux. Dans les deux cas, le même effet est produit, ajoute-t-il, par la raison que la substance musculaire du cœur ne recevra pas sa quantité habituelle de liquide sanguin. Si, dans certains cas, on a cité des ossifications des artères coronaires sans angine de poitrine, c'est parce que cette ossification n'était pas oblitérante ou qu'une des artères coronaires saine pouvait fournir une quantité suffisante de sang à la substance du cœur. Enfin, Reeder admet certainement l'angine de poitrine par ischémie spasmodique : « Il est possible, dit-il, que l'action spasmodique qui donne naissance à la douleur puisse envahir le cœur (dépourvu de toute lésion), aussi bien que d'autres parties du corps, comme par exemple l'estomac, sans cause connue, mais le fait est rare. » Il est équitable de reconnaître qu'avant lui Blackhall[3] reconnaissait « la possibilité de la contraction de vaisseaux coronaires comme cause des premiers accès angineux ».

Puis, un long silence se fait dans la science et on ne trouve que quelques observations éparses démontrant la réalité de la lésion des coronaires.

Cependant, en 1843, Tiedemann[4] soutient encore que l'angine de poitrine et la mort subite sont sous la dépendance de l'athérome coronaire.

En 1858, Lussana[5] fait toujours jouer un rôle à cette lésion, mais il en explique autrement la pathogénie; il n'a pas l'air de tenir compte de l'ischémie du cœur, puisqu'il admet que les vaisseaux coronaires dégénérés et rigides provoquent l'apparition « des accès, en exerçant une irritation mécanique sur les rameaux du plexus cardiaque, avec lesquels ces vaisseaux sont presque en contiguïté ».

En 1869, la théorie de l'ischémie cardiaque paraissait abandonnée, en France du moins, comme il résulte du passage suivant :

[1] KREYSIG. Die Krankheiten des Herzens. *Berlin*, 1816.

[2] REEDER. Traite pratique des maladies inflammatoires, organiques et lymphatiques du cœur. *Edit. angl.*, 1821.

[3] BLACKHAL. On the nature and cure of dropsies to which is added an appendex containind several cases of angina pectoris (*London*, 1813).

[4] TIEDEMANN. Von der Verengung und Schliessung der Pulsadern in Krankheiten. 1843.

[5] LUSSANA (*Gaz. lomb.*, 1858-1859).

« On peut maintenant apprécier toute la valeur de cette opinion (celle de Jenner et Parry rapportant l'angine de poitrine aux athéromes des artères coronaires). Il suffit de reproduire les belles expériences de Bezold qui ont trait à cette question. On verra que l'ischémie du cœur se traduit par des battements plus fréquents et qui, d'abord intenses et irréguliers, font bientôt place à des battements plus lents, plus faibles. Dans aucune des observations d'angine de poitrine, on ne trouve cet enchaînement de symptômes. Lorsque le cœur ne présente aucune lésion des orifices, les battements ne sont jamais irréguliers, et jamais il n'y a d'exagération de fréquence; c'est à peine si quelques auteurs mentionnent un peu de ralentissement, mais au point de vue qui nous occupe, ce ralentissement n'aurait de valeur que s'il était précédé d'une période d'excitation, c'est-à-dire si l'on avait les phases diverses de l'*ischémie cardiaque,* ce qui n'existe pas. C'est donc à un autre processus pathogénique qu'il faut avoir recours pour expliquer l'angine de poitrine qui, comme on le voit, ne saurait relever de l'ischémie[1]. »

Il faut arriver en 1870 pour voir nettement formulée par Potain, l'assimilation de l'angine de poitrine à la *claudication intermittente des extrémités.* Mon savant maître, auquel je suis heureux de rendre hommage, et dont l'enseignement fécond m'a si heureusement frayé la route dans mes recherches sur ce sujet, s'exprimait alors en ces termes :

« Que l'on songe aux sensations douloureuses, aux désordres des mouvements du cœur qui constituent l'accès d'angine de poitrine, que l'on se rappelle que ces accès surviennent toujours à l'occasion d'une marche fatigante, d'efforts musculaires ou d'émotions vives, c'est-à-dire dans des circonstances où le cœur doit se contracter fréquemment et fournir plus de travail; qu'on se souvienne enfin que maintes fois on a rencontré sur le cadavre des malades atteints de cette affection quelque rétrécissement avec ossification des coronaires, et l'on trouvera bien vraisemblablement que le cœur n'échappe pas à la loi commune, que lui aussi s'épuise vite quand ses artères ne peuvent pas lui donner le supplément de sang rendu nécessaire par un surcroît d'activité, et qu'alors il devient le siège de désordres douloureux exactement comme fait le muscle d'un membre inférieur. C'est là un principe nettement établi dans cette phrase : Les accidents causés par l'ischémie s'exagèrent toutes les fois que l'organe malade entre en action, en raison de la quantité de sang plus grande que son fonctionnement réclame[2]. »

[1] LECORCHÉ. Lésions athéromateuses des artères (*Thèse d'agrégation de Paris,* 1869).
[2] POTAIN (*Dict. encycl. des sc. méd.,* 1870).

Nous voyons la réalisation de ce principe dans tous les cas d'oblitération des artères iliaques chez le cheval et chez l'homme et déterminant ce phénomène si caractéristique de la claudication intermittente des extrémités; dans ces douleurs siégeant aux membres inférieurs, ces sensations de froid, d'engourdissement et de fatigue, disparaissant pendant le repos et reparaissant pendant la marche, si bien signalés par Barth pour le rétrécissement aortique.

Telle est l'idée qui assimile l'accès angineux à une sorte de claudication intermittente du cœur; elle nous fait entrer dans la troisième période de la théorie artérielle.

Cinq ans après, en 1875, Germain Sée fait mention dans une leçon clinique des « accidents angineux reconnaissant le plus souvent une lésion du cœur, de l'aorte ou des artères coronaires ». Il s'agissait d'un malade atteint d'accès sténocardiques, chez lequel on constatait un bruit de souffle au premier temps à la base du cœur et un léger bruit à la pointe au même temps. Cet homme mourait bientôt subitement, et à l'autopsie on constatait les lésions suivantes : dilatation et hypertrophie du cœur; rétrécissement aortique; lésions d'endartérite sous forme de larges plaques saillantes, semi-transparentes et dures dont le maximum correspondait aux points d'attache des valvules sigmoïdes. « Les deux artères coronaires qui s'ouvraient précisément dans ces plaques athéromateuses présentaient là leur orifice très rétréci d'un millimètre de diamètre à peine. Le tissu de l'endartère qui formait la paroi de ces orifices était lui-même induré et avait perdu toute son élasticité normale. L'orifice de ces artères coronaires était, du reste, le seul point de leur trajet qui fût malade. Mais cette lésion suffisait évidemment pour compromettre la nutrition des parois du cœur par l'insuffisance de l'afflux sanguin. Il y avait, en outre, une insuffisance fonctionnelle de la valvule mitrale, non que cette valvule fût épaissie, car elle était au contraire normale; mais l'un des piliers charnus était atrophié, grêle, jaunâtre, et son tendon présentait une induration fibreuse sous forme d'une petite tumeur dure, ovoïde. Les fibres musculaires de ce muscle étaient en dégénérescence graisseuse. »

Les observations que je viens de résumer ne sont pas les premières en date ou les seules qu'on ait invoquées à l'appui de la théorie ischémique de la sténocardie. Pour s'en convaincre, il suffit de se reporter à la fin de ce volume, à l'énumération et à la citation des nombreux faits établissant la valeur de cette théorie. Depuis Parry, vers la fin du dernier

[1] *Journal des connaissances médicales*, 1875.

siècle jusqu'en 1874, j'ai réuni le chiffre imposant de 47 observations concluantes. Sur ce nombre, si vous voulez pousser l'exactitude historique jusqu'à ses extrêmes limites, n'en comptez qu'une quinzaine où les auteurs aient eu réellement en vue la confirmation de cette théorie. C'est ainsi que vous relevez les trois observations de Parry (1799), les trois faits de Kreysig (1803), ceux de Blackall (1813), de Hogdson (1819), d'Adams (1827), de Cruveilhier, (1850), de Potain (thèse de Pelvet, 1867), de Quain, d'Ogle, de Wilks (1867-1870), de Rendu (1874). Cette énumération n'est pas inutile pour donner la preuve qu'un auteur qui voudrait s'approprier, avec la priorité de cette théorie, le labeur de tout un siècle, commettrait un déni de justice à son profit.

Je ne cite que pour mémoire mes observations et mes travaux sur ce sujet depuis 1879, ainsi que les faits observés par Liégeois, Gauthier, Hérard, etc.

Une quatrième période a commencé depuis plusieurs années d'après Eulenburg et Putjatin[1], avec la théorie qui fait jouer un rôle important aux *ganglions cardiaques*. Je vous en ai parlé dans une précédente leçon au sujet du mécanisme de la mort dans l'angine de poitrine, et vous avez vu combien sont encore hypothétiques les explications proposées par les divers auteurs.

Ainsi donc, l'ischémie du myocarde est la cause productrice de l'angine de poitrine *vraie*, organique, grave, de celle dont on meurt en un mot. Le plus souvent, cette ischémie est réalisée par le rétrécissement ou l'oblitération d'une des coronaires[2], ou des deux coronaires à la fois. Je dois à ce sujet rectifier ce que j'avais affirmé de trop absolu dans mon travail de 1883, lorsque je disais que l'inflammation artérielle devait intéresser l'orifice des *deux* coronaires pour que le syndrome angineux pût se produire. Or, il est évident que l'oblitération d'une seule est suffisante, surtout lorsque les voies collatérales et anastomotiques ne se sont pas établies.

[1] PUTJATIN (*Virchow's Arch.*, 1873).

[2] L'ossification des artères coronaires avait ete signalee dans la science par differents auteurs qui ne leur avaient attribue aucune symptomatologie. Les premières observations sont celles de DRELINCOURT (*Boneti Sepulchretum*), de THEBESIUS (*Disputatio de circulo sanguinis in corde*), et de Bellini (*De morbis pectoris*, Venise, 1708) ; puis vinrent les faits de CRELL, SENAC, PLANCI, HALLER, MORGAGNI, REINHOLD (ce dernier ayant publie un travail intitule . *De arteriâ coronariâ instar ossis induratâ*. Vitemb., 1740). — SENAC s'exprime ainsi : « Les autres parties du cœur ne sont pas aussi disposees a s'ossifier, cependant elles sont sujettes a ce changement. Les artères qui se repandent dans la substance de cet organe n'en sont pas exemptes. Un recollet etait sujet a des palpitations ; les artères coronaires etaient ossifiees, elles formaient des rameaux semblables à des branches de corail. » — Enfin, FRANK consacre à cette question un chapitre, sous le nom de « *lithiasis des artères coronaires* » (*Traite de Path. interne*, revu par Bayle, 1854).

Le rétrécissement et l'oblitération des coronaires peuvent avoir lieu de plusieurs manières :

1° En l'absence de toute altération du vaisseau, par le fait d'une aortite dont les plaques peuvent oblitérer en partie ou en totalité leur embouchure aortique ;

2° Par la présence d'un caillot thrombosique ou embolique dans ces artères ;

3° Par l'inflammation concomitante de l'aorte et des coronaires, et, dans ce dernier cas, on peut trouver l'ouverture de celles-ci absolument libre, alors qu'à quelques centimètres de là, la lumière du vaisseau est plus ou moins oblitérée par un caillot formé sur place ;

4° Par l'inflammation de la plupart des branches coronaires, véritable coronarite ou sclérose coronaire, l'une des localisations d'un processus généralisé à toutes les artères, l'artério-sclérose. Dans ce dernier cas, il est extrêmement rare que les artères cardiaques ne présentent pas dans leur trajet plusieurs rétrécissements, et on les constate presque toujours au niveau de leurs divisions collatérales.

Le rétrécissement des coronaires doit avoir une influence sur la nutrition du myocarde, et Cruveilhier avait soulevé déjà cette question, lorsqu'il disait :

« Il n'est pas douteux que le rétrécissement des artères cardiaques qui diminue dans une proportion plus ou moins grande la quantité de sang reçue par le cœur, n'exerce une influence notable sur la nutrition et les fonctions de cet organe ; mais cette influence n'a pas encore été parfaitement déterminée..... Je ne doute pas non plus que l'atrophie du cœur ne coïncide souvent avec une diminution notable dans la quantité de sang que lui fournissent les artères nourricières dont l'isolement complet ne permet pas le secours d'une circulation collatérale [1]. »

Cruveilhier a commis une légère erreur. Sans doute, dans des conditions déterminées que je n'ai pas à analyser ici, on constate l'atrophie cardiaque consécutivement à cette lésion, mais le fait est exceptionnel au lieu d'être fréquent, comme il le croit ; le plus souvent le cœur subit une hypertrophie plus ou moins considérable, ses fibres musculaires ne présentent pas même toujours la dégénérescence graisseuse, comme Quain l'a parfaitement remarqué, puisqu'il n'a vu que treize fois sur 33 cas cette dégénérescence coïncider avec la lésion des coronaires.

Leyden [2] distingue quatre séries de cas :

a). La lésion artérielle est très étendue, mais le muscle cardiaque

[1] Cruveilhier (Anat. pathologique).

[2] Leyden (*Zeitsch f. Klin. med.*, 1880).

reste intact tout en s'hypertrophiant, et la mort subite peut survenir par oblitération des coronaires, mort subite avant même que les lésions myocardiques aient eu le temps de se produire;

b). L'oblitération artérielle est rapide, et il en résulte un ramollissement thrombosique ou un infarctus hémorragique (*myomalacia cordis* de Ziegler);

c). L'oblitération est lente, progressive, et détermine une dégénérescence fibreuse et scléreuse du cœur pouvant présenter l'une des trois formes : *disséminée, diffuse* ou *anévrismale;*

d). Dans les cas mixtes (endartérites avec oblitérations lentes et thrombose aigue), le myocarde présente à la fois les lésions de transformation fibreuse et de ramollissement à forme d'infarctus.

Enfin, les recherches anatomo-pathologiques que j'ai entreprises depuis huit années avec la collaboration de mon ancien interne Weber, nous ont démontré que l'oblitération ou le rétrécissement des artères coronaires détermine le plus souvent les lésions des scléroses dystrophiques dont je vous ai donné la longue description dans une des précédentes leçons.

Mais, si l'oblitération organique ou spasmodique des artères cardiaques est la cause de beaucoup la plus fréquente de l'ischémie du cœur, elle n'est pas la seule. Celle-ci peut être favorisée par des causes multiples telles que : le rétrécissement et l'insuffisance aortiques qui diminuent le débit des ondées sanguines; les spasmes artériels auxquels doivent nécessairement participer les artères cardiaques; les aortites et les dilatations ou anévrismes de l'aorte; la symphyse cardiaque qui agit en limitant le jeu de la systole, ou les épanchements *brusquement* abondants du péricarde qui contribuent à l'ischémie du myocarde par sa compression subite.

En tout cas, les nombreuses autopsies que j'ai cherchées dans la littérature française et étrangère démontrent de la façon la plus formelle ces deux faits :

1° L'angine de poitrine est toujours le résultat d'une ischémie du myocarde;

2° Cette ischémie est, dans la totalité des cas, le résultat d'un rétrécissement organique ou fonctionnel des artères coronaires.

Ceci étant admis, je répète ce que je disais il y a près de dix ans :

« Le cœur insuffisamment nourri par des vaisseaux plus ou moins rétrécis, est mis en quelque sorte dans un état d'imminence morbide d'angine de poitrine. Il arrive pour lui ce qui se produit pour les membres inférieurs affectés de claudication intermittente. Ici, les artères iliaques étant incomplètement oblitérées, le liquide sanguin passe encore en assez grande quantité pour la simple station ou une marche modérée, mais celle-ci vient-elle à se prolonger ou à se précipiter, le sang n'arrive plus en assez grande quantité, les membres se fatiguent facilement et deviennent douloureux; ils sont atteints d'inertie et s'arrêtent jusqu'au moment où le repos aura rendu aux muscles une nutrition suffisante. Pareil accident arrive pour le cœur dont les vaisseaux nourriciers sont incomplètement oblitérés à leur origine ou dans leur parcours. Dès lors, lorsque le cœur n'est pas excité, il reçoit assez de sang pour les besoins de son fonctionnement régulier et normal, et le malade ne souffre pas. Mais vienne une cause, une émotion, un effort, une marche trop rapide, une ascension quelconque, etc., qui précipite le mouvement cardiaque ou nécessite de la part du cœur une augmentation d'activité, le sang va manquer aux muscles, puis aux nerfs, et l'on verra survenir des accidents éminemment douloureux empruntant leur degré d'acuité à l'importance de l'organe atteint, accidents en tout comparables à ceux que l'on observe dans la claudication intermittente des extrémités, comparables aussi à ces fatigues douloureuses que les anémiques éprouvent si souvent dans certains muscles. »

Ce ne sont pas là de simples vues théoriques, et la thérapeutique en retire des enseignements d'une importance considérable. Vous verrez comment, dans certains cas graves caractérisés par une succession presque ininterrompue d'accès angineux, j'ai pu écarter une mort presque certaine par le repos absolu du malade. Il en est de même pour la claudication intermittente des extrémités, et la science cite des faits où la gangrène a pu être évitée par l'immobilité complète des membres.

La théorie artérielle n'est pas en défaut pour l'explication des *irradiations douloureuses :*

« L'excitation des filets cardiaques du pneumo-gastrique, née sous l'influence de l'ischémie du cœur, se transmet aux centres nerveux, et de là, irradiant par voie centrifuge dans les différents nerfs sensibles, se manifeste sous forme de phénomènes douloureux excentriques » (G. Sée). Telle est l'application d'un travail fort intéressant sur les « algies réflexes » dans lequel Tripier a démontré qu'un nerf peut devenir sensible lorsqu'un autre nerf du voisinage a été atteint.

Cette explication est certainement applicable dans la majorité des cas où l'irradiation douloureuse paraît suivre le trajet des filets nerveux. Néanmoins, il convient de faire remarquer que ce trajet est également celui des vaisseaux sanguins, et qu'on peut tout aussi bien admettre que la propagation douloureuse s'effectue par l'intermédiaire du système artériel malade. D'après mes observations, il est certain que les irradiations périphériques ne suivent pas toujours exactement les filets des nerfs brachial et cutané interne, et je rappelle que quelques auteurs anciens, Wall et Mac Bride, ont cité des cas où elles se sont localisées à l'insertion des muscles deltoïde et rond pronateur. Il faudrait donc revenir à l'opinion ancienne de Gintrac, lorsqu'il dit que la douleur « suit et dessine pour ainsi dire le trajet des principales artères qui naissent de la courbure sous-sternale de l'aorte ». Il se passe ici ce qui arrive dans la gangrène sénile par oblitération de la fémorale : les douleurs consécutives de la jambe paraissent siéger sur le trajet des nerfs, quand elles existent réellement dans les masses musculaires et qu'elles suivent le cours des vaisseaux artériels. Mais, dans l'état actuel de la science, il est difficile d'expliquer pourquoi les irradiations douloureuses se font plutôt à gauche qu'à droite.

IV. **Théorie nerveuse.** — Elle date de 1808, époque à laquelle Baumes (de Montpellier), donnant à la maladie le nom de *sternalgie*, s'est exprimé en ces termes : « C'est ce sentiment douloureux, extrêmement vif, qui justifie la classification de cette affection morbide, non parmi les essoufflements où l'a placée Mac-Bride, ni parmi les syncopes où l'a rangée Parry, mais dans le genre *névralgie*. »

Trois ans plus tard, en 1811, Desportes, dans un mémoire important, développa cette idée que l'angine de poitrine est une névralgie du pneumo-gastrique et des nerfs cardiaques, et que les altérations du cœur ou des vaisseaux en étaient les effets.

Il est inutile de rappeler toutes les vues théoriques des divers auteurs sur la nature névralgique de l'angor pectoris, et il suffira de parcourir dans le tableau précédent leurs vingt opinions différentes (p. 596-599).

L'année 1834 marque la naissance de la théorie de la *névrite* cardiaque.

Imaginée par Gintrac (de Bordeaux), puis, trois ans plus tard, par Corrigan en 1838 et par Lartigue en 1846, la névrite cardiaque fut démontrée scientifiquement en 1863 par trois autopsies de Lancereaux. La thèse de son élève Loupias, dont il fut l'inspirateur, résume dans les conclusions suivantes, aussi complètement que possible, tout ce qui a été dit sur ce sujet depuis cette époque :

« 1° L'angine de poitrine symptomatique est une simple conséquence des lésions inflammatoires voisines du plexus cardiaque ;

« 2° L'inflammation du plexus cardiaque rend parfaitement compte des phénomènes propres à l'angine de poitrine ;

« 3° Soit qu'on veuille prévenir les accès, soit qu'on veuille les calmer, on doit avoir recours à un traitement antiphlogistique dans tous les cas d'angine de poitrine symptomatique. »

En résumé, ces recherches ont démontré que dans l'aortite le travail inflammatoire se propageant des tuniques artérielles au péricarde et aux nerfs du plexus cardiaque, il en résulte une névrite des nerfs composant ce plexus.

Dix ans plus tard, Peter reprit ces faits, en publia de nouveaux ; il ajouta à la névrite cardiaque la névrite du phrénique qui survient souvent par suite des rapports du nerf diaphragmatique avec le péricarde.

Dans la prochaine leçon, j'étudierai plus complètement cette théorie en répondant aux objections qui peuvent être opposées à la théorie artérielle que je soutiens et que je maintiens, parce qu'elle répond seule aux données de l'anatomie pathologique et aux indications thérapeutiques.

VINGT-TROISIÈME LEÇON

ANGINE DE POITRINE (SUITE)

IV. Pathogénie (FIN)

I. *Objections* à la théorie artérielle :

1° Une lésion permanente, la sclérose coronaire, ne peut donner lieu à des accidents intermittents ;

2° L'anémie d'un muscle ne peut engendrer ni expliquer une pareille douleur ;

3° La theorie serait en opposition avec la sensibilité obtuse du myocarde ;

4° Elle serait en opposition avec le siège rétro-sternal de la douleur qui devrait plutôt exister en « plein cœur » ;

5° L'intensité de la douleur, en désaccord avec la profonde altération du myocarde ;

6° La théorie artérielle, en désaccord avec les résultats souvent négatifs de la percussion et de l'auscultation ;

7° La théorie en désaccord avec l'existence de troubles vaso-moteurs dus à l'intervention des nerfs du grand sympathique contenus dans le plexus cardiaque ;

8° Observations d'angines de poitrine sans lésions coronaires, observations d'aortites avec angine de poitrine sans lésion des coronaires. Perméabilité des coronaires à leur origine, et leur oblitération à leurs divisions terminales.

9° Observations de sténoses coronaires sans angine de poitrine.

II. *Objections* à la théorie exclusive de la névralgie et nevrite cardiaques :

1° Sur douze observations de névrites cardiaques *constatées a l'autopsie*, il y en a six avec lésions des coronaires ;

2° Ce qui fait la gravité, ce n'est pas la douleur, c'est l'ischémie du cœur ;

3° Provocation de cette « névralgie » par l'effort ; sa résistance aux médicaments antinévralgiques ;

4° Faits d'angines de poitrine en l'absence de toute lésion du plexus cardiaque ;

5° Douze faits de névrites cardiaques opposés à plus de cent trente observations d'angines de poitrine avec sténose des coronaires ;

6° Observations d'angines avec signes d'oblitérations vasculaires dans divers organes et symptômes de claudication intermittente des extrémités ;

7° La nevrite cardiaque peut être consécutive à la sclérose coronaire ;

8° L'angine de poitrine dans ses rapports avec les affections du cœur (endocardites, péricardites, myocardites inflammatoires, sclérose dystrophique du cœur, cardiopathies artérielles a type myo-valvulaire) ;

9° Examen des faits d' « angines de poitrine rhumatismales ».

CONCLUSION. — Angine de poitrine coronarienne et névrite cardiaque sont deux maladies distinctes. L'une est une affection *artérielle*, l'autre une affection *nerveuse*. Il n'y a pas deux angines de poitrine, l'une due à la sténose coronarienne, l'autre due à la névrite cardiaque : *il n'y a qu'une angine de poitrine*, relevant de la lésion des coronaires.

La théorie artérielle de l'angine de poitrine a soulevé et soulève encore des objections ; elle trouve et elle trouvera encore pendant quelque temps sans doute quelques contradicteurs attardés, malgré les nombreuses et décisives adhésions qu'elle a recueillies dans ces dernières années, malgré les preuves sans cesse accumulées en sa faveur.

I. Examinons les objections qu'on peut lui opposer :

1° *Une lésion permanente, la sclérose coronaire, ne peut donner lieu à des accidents intermittents.*

L'objection a été formulée, il faut y répondre.

Mais, pareil phénomène n'est-il pas très fréquent en clinique, et ne voit-on pas à chaque instant une tumeur cérébrale — lésion *permanente*, provoquer des désordres *intermittents* — comme les convulsions épileptiformes ?

Pour ne pas sortir du cœur, considérez d'autre part ce qui se passe chez les malades atteints de cardiopathie artérielle : la lésion existe toujours (myocardite, ou plutôt sclérose dystrophique), et cependant au début, ce n'est qu'à de longs intervalles, à un ou deux mois de distance qu'apparaissent les palpitations, les accès d'arythmie ou de tachycardie, de cardiectasie aiguë et d'hyposystolie. Du reste, la notion des méiopragies viscérales n'est-elle pas suffisante pour donner la cause de tous ces accidents intermittents dans le cours d'une lésion permanente ? Dès 1824, Rœder avait expliqué leur production en vertu « d'un principe d'accommodation auquel se soumettent les organes qui peuvent s'adapter à des changements de structure, pourvu que ceux-ci se soient faits graduellement et que des causes excitant le cœur ne viennent pas troubler l'harmonie existant entre le principe d'accommodation et la lésion organique des artères ».

Voici un malade atteint simplement d'une affection valvulaire (rétrécissement ou insuffisance d'orifice). Pendant des années, il existe une période latente de la maladie durant laquelle les troubles fonctionnels ou organiques font absolument défaut jusqu'au jour où, sous l'influence de causes diverses, le muscle cardiaque fléchit et provoque les accidents d'hyposystolie d'abord, d'asystolie ensuite. Aussi, peut-on dire qu'à une certaine période des affections valvulaires, le cœur est en état d'imminence d'asystolie, et celle-ci ne se montre que par accès, quoique le myocarde présente toujours les mêmes altérations, parce que la mise en jeu de ces crises asystoliques a besoin de causes occasionnelles pour les provoquer. Mais souvent aussi, elles éclatent sans cause apparente, d'une façon soudaine, par le fait de la progression souvent latente des lésions du cœur et des vaisseaux.

Il en est de même pour l'angine de poitrine, et ses accès spontanés — infiniment plus rares que les accès provoqués — trouvent leur cause dans l'état de la circulation du myocarde, dans l'existence d'un spasme des coronaires qui brusquement augmente encore l'ischémie du muscle cardiaque. Cette ischémie, produite par la lésion artérielle, par un rétrécissement ou une oblitération d'une ou des deux coronaires, ne fait que placer le cœur en imminence morbide de sténocardie, et celle-ci ne doit apparaître que lorsque le spasme artériel vient se joindre à ce rétrécissement organique pour réaliser ainsi l'oblitération presque complète de tout le système circulatoire du muscle cardiaque. En un mot, les efforts, la marche, le mouvement et les émotions déterminent secondairement sur ces vaisseaux lésés d'une façon *permanente*, un trouble fonctionnel *intermittent*, le spasme vasculaire d'où naît l'angor. Et encore, on peut dire que l'effort — et peut-être avec lui l'émotion — n'agit pas seulement parce qu'il réclame un excès de travail d'un organe insuffisamment nourri (comme je l'ai dit plus haut au sujet de la comparaison de la sténocardie avec la claudication intermittente), mais aussi parce que, sous son influence, la pression intra-thoracique s'élève, et que l'afflux du sang vers les artères périphériques augmente, au détriment même de la circulation du myocarde déjà ischémié.

En un mot, l'état ischémique du cœur place cet organe en imminence d'angine de poitrine ; le spasme douloureux des coronaires la provoque. Et ce spasme douloureux ne siège pas seulement dans les vaisseaux du myocarde ; il se propage encore dans ceux de la périphérie, dans les artères des membres supérieurs, ce qui explique les accidents d'engourdissement, de lourdeur parétique, d'anémie et de syncope locale de cette partie du corps au moment des accès angineux. Car, je ne suis pas éloigné de croire que leurs irradiations périphériques suivent plutôt le trajet des vaisseaux que celui des filets nerveux. La douleur du spasme vasculaire s'ajoute donc à celle de l'ischémie musculaire produite par lui, et c'est ce qui explique, dans « l'état de mal angineux » que j'ai décrit, cet endolorissement assez fréquent que l'on observe dans les muscles de l'épaule, du thorax, du bras et de l'avant-bras.

Voici encore, au sujet de la production des accès angineux, l'opinion judicieuse émise par Liégeois[1] :

[1] Concours Portal. *Acad. de med.*, Paris, 1886.

« Toutes les lésions organiques ischémiant le parenchyme cardiaque le mettent, de par l'ischémie, en imminence morbide d'angine de poitrine, le rendent subcardialgique. Cette ischémie augmente jusqu'à devenir l'anémie. C'est alors que le myocarde étant tout à coup privé de l'arrivée vivifiante du sang artériel, l'accès d'angor peut surgir. Tant qu'il n'y a qu'ischémie, l'angine ne saurait éclater; aussitôt qu'il y a anémie, elle est susceptible de se manifester. Pour la faire éclore, il faut donc qu'il survienne une cause occasionnelle redoublant les effets de l'ischémie, capable de la transformer brusquement en anémie. C'est là précisément le résultat des effets des troubles viscéraux, des émotions, des mouvements ou des efforts : ils transforment l'*ischémie* myocardique en *anémie* myocardique, le subcardialgique en cardialgique. »

Comme on le voit, la première objection n'est valable, ni pour les partisans de la théorie artérielle, ni pour ceux de la théorie nerveuse. Car, on peut la retourner aux nervistes et leur demander :

Comment se fait-il qu'une lésion *permanente*, la névrite du plexus cardiaque, donne lieu à un symptôme *intermittent*, l'angor pectoris?

2° *L'anémie d'un muscle ne peut engendrer ni expliquer une pareille douleur.*

Je réponds par l'exemple de ces douleurs extrêmement violentes et vraiment atroces de la gangrène sénile à son début, avant l'apparition des plaques de mortification, par les douleurs de l'asphyxie locale des extrémités, et par celles qui suivent la compression des douleurs anévrismales. A ce sujet, méditez les paroles suivantes :

« Quant à l'intensité des douleurs ressenties au moment de l'attaque angineuse, elle n'a rien d'étrange pour les chirurgiens qui ont pratiqué la compression digitale sur les anévrismes; tous savent qu'à un certain moment, quand l'ischémie devient complète par la formation d'un coagulum, le malade accuse dans tout le membre des douleurs atroces tout à fait comparables, sauf pour le siège, à celles de l'angine de poitrine [1]. »

J'ajoute qu'il n'y a pas de maladies plus douloureuses que les affections et surtout les inflammations artérielles. C'est en m'appuyant même sur l'acuité extrême des douleurs, que tout dernièrement, dans un cas assez embarrassant que m'a fait voir le Dr Sarrade (de Paris), j'ai pu porter de bonne heure le diagnostic d'artérite du membre inférieur droit. Or, à ce moment, on ne pouvait alors rien constater sur le trajet des vaisseaux artériels. Huit jours après, la gangrène commençait à envahir la partie inférieure de la jambe avec des souffrances atroces, telles qu'on en voit rarement.

[1] Le Fort (*Académie de médecine*, 1883).

3° *La théorie artérielle serait en opposition avec la sensibilité obtuse du myocarde.*

Qui a démontré cela? C'est Harvey sur son fameux malade de Montmorency ; c'est encore autrefois Haller, qui a pu toucher et pincer le cœur sans déterminer aucune douleur ; c'est Richerand, qui a fait la même expérience sur un malade auquel il avait réséqué les côtes.

Mais la science ne s'arrête pas à Harvey, à Haller et à Richerand, et il faut tenir compte aussi des expériences récentes et contradictoires de Goltz, qui ont démontré la très grande sensibilité des ventricules aux agents douloureux.

4° *L'intensité de la douleur serait en désaccord avec la profonde altération du myocarde.* On a même ajouté : donc le myocarde ne peut plus souffrir, puisqu'il n'existe plus.

C'est là une erreur anatomique ; le myocarde existe toujours. Mais cette dégénérescence « graisseuse » du myocarde, vous l'admettez sur la foi de travaux anciens fort incomplets, et d'après une simple vue théorique qui vous fait dire, sans que vous l'ayez jamais constaté, que la dégénérescence graisseuse d'un muscle est fatalement liée au défaut de son irrigation sanguine. Or, les recherches anatomiques, poursuivies depuis longtemps avec mon interne le Dr Weber, établissent au contraire que la transformation graisseuse proprement dite de la fibre cardiaque est très rare. Et si l'on rencontre assez souvent des myocardes envahis par la stéatose, il s'agit simplement d'un dépôt graisseux interstitiel, d'une surcharge adipeuse du tissu conjonctif à laquelle les éléments contractiles ne prennent aucune part. Dans la sclérose du myocarde, je le répète, cette dégénérescence interstitielle est elle-même une rareté. Quant aux altérations nutritives diverses qui marchent de pair avec les progrès de la sclérose, ce sont les fibres musculaires les plus éloignées du centre circulatoire qui sont les premières atteintes, tandis que toutes les fibres voisines des vaisseaux artériels gardent au contraire très longtemps leur striation et leur aspect normal. Donc, les nerfs restent sains puisqu'ils sont très éloignés des plaques de sclérose.

Dans les formes inflammatoires de sclérose (myocardite interstitielle primitive, sclérose inflammatoire par endo-périartérite), si les accidents angineux sont moins fréquents, moins accusés, c'est surtout parce que le rétrécissement et l'oblitération vasculaires n'existent pas ou sont moindres ; peut-être encore parce que la lésion scléreuse, faisant immédiatement suite à celle des vaisseaux dont elle n'est qu'une propagation, détermine plus promptement une dégénérescence des filets nerveux. Cette dégénérescence, que j'admets encore comme pure hypothèse après Liégeois, expliquerait ainsi l'absence d'accidents angineux dans certains cas de coronarite.

5° *La théorie artérielle est en opposition avec le siège rétro-sternal de la douleur qui devrait plutôt exister « en plein cœur ».*

Cette objection, comme les deux précédentes, a été formulée par A. Martinet[1].

Mais les détails dans lesquels je suis entré au sujet des nombreuses variétés de siège de cette douleur me servent de réponse, et je renvoie d'autre part l'objection aux partisans de la théorie nerveuse.

Comment expliquer aussi, avec cette dernière, le siège de la douleur à la partie moyenne du sternum, à gauche et à droite de cet os, sur une ligne transversale reliant les deux mamelons; comment l'expliquer encore dans les faits nombreux que j'ai cités où elle ne se montre pendant des mois qu'au creux épigastrique? Comprenez-vous, avec cette théorie, pourquoi encore elle n'a pu exister pendant cinq ou six ans, comme j'en ai cité un cas, qu'au bras ou à l'avant-bras? Comment interpréter la douleur des amputés à l'extrémité du membre dont ils sont privés, la douleur d'une névralgie loin du point lésé?

Sans doute, les angineux souffrent le plus souvent en arrière de la première partie du sternum, au niveau des plexus nerveux du cœur. Mais, lorsque j'admets que l'ischémie du myocarde joue le seul rôle important dans la production de la sténocardie, je n'ai jamais prétendu que la névralgie ou la névrite des nerfs cardiaques dût être un seul instant révoquée en doute. Ce serait un véritable non-sens de prétendre que la douleur peut exister sans l'intermédiaire du système nerveux. Mais, dans l'angine de poitrine, la douleur est *secondaire* à l'ischémie du cœur, elle commence par les extrémités périphériques des nerfs de cet organe pour se réfléchir et se répercuter sur les centres nerveux du cœur (ganglions ou plexus cardiaques). D'un autre côté, le fait de l'excitation d'un nerf à la périphérie s'appuie sur ce précepte formulé par Cl. Bernard : « La partie d'un nerf où on peut produire la plus vive excitation est la périphérie[2]. »

6° *La théorie artérielle serait en désaccord avec les résultats souvent négatifs de la percussion et de l'auscultation.*

Pour les angines fausses, que j'étudierai plus tard, le fait est toujours exact; pour l'angine vraie, ce fait peut se rencontrer.

[1] A. Martinet. De l'angine de poitrine rhumatismale (hypérémie du plexus cardiaque). *Thèse inaugur. de Paris,* 1884.

[2] Cl. Bernard. Leçons sur le système nerveux.

Or, je demande si une plaque d'aortite, large comme une pièce de vingt centimes, entourant et obstruant en partie les artères coronaires, peut donner lieu à aucun signe stéthoscopique, et provoquer d'autres accidents que ceux de la sténocardie. Mais l'existence de ces derniers est un motif suffisant pour faire suivre le diagnostic clinique d'angor pectoris du diagnostic anatomique de rétrécissement ou d'oblitération des coronaires D'un autre côté, lorsque la sclérose envahit le muscle cardiaque, elle donne lieu à une symptomatologie peu connue de la plupart des auteurs, mais qui n'en est pas moins des plus évidentes. Ma réponse à cette question se trouve tout entière dans la longue description que j'ai faite de l'artério-sclérose.

Cette objection n'aurait donc pas une grande importance si elle n'avait été formulée autrefois par un grand clinicien. Or, parcourons avec lui les observations qu'il cite pour la démonstration de sa thèse :

Trousseau, par exemple, veut s'appuyer sur l'absence d'altérations organiques et sur « l'extrême variabilité des phénomènes angineux » pour ranger ceux-ci dans le cadre des névroses, et parmi les névralgies. Mais cette « extrême variabilité des phénomènes », dont on ne connaissait pas alors la raison, est un argument de plus à ajouter à la distinction fondamentale de l'angine vraie et des pseudo-angines. Quant à l'absence des altérations organiques qu'il invoque en faveur de la théorie nerveuse, voyons si l'objection est sérieuse :

Il cite l'exemple d'une femme de quarante-sept ans qui avait été atteinte, dans son adolescence, d'une chlorose fort opiniâtre avec douleurs névralgiques très vives et variables dans leur siège, ensuite, depuis quelques années, de douleurs rhumatoïdes vagues avec troubles nerveux étranges, ressemblant à de l'hypocondrie. Depuis deux ans, elle éprouve, lorsqu'elle monte rapidement un escalier, une douleur aiguë derrière le sternum avec irradiations brachiales. « J'ai ausculté, ajoute-t-il, son cœur, ses poumons avec le plus grand soin, je dirais avec la sollicitude la plus dévouée, et cela à plusieurs reprises, au moment même où elle venait d'éprouver un de ses plus forts accidents, et jamais, absolument jamais, je n'ai perçu dans le rythme du cœur, dans les bruits valvulaires, dans la région de l'aorte, dans les poumons, le plus petit signe, le plus petit phénomène différent de ce que l'on trouve dans l'état normal, à cela près d'une accélération notable des battements cardiaques. »

Il cite encore l'exemple d'un homme de quarante-cinq ans, rhumatisant, goutteux et syphilitique, atteint d'angor pectoris dans sa forme la plus véhémente et chez lequel « l'investigation la plus minutieuse ne lui permit de rien constater d'anormal dans les organes contenus dans la cavité thoracique ».

L'absence de bruits morbides dans ces deux observations que le célèbre clinicien invoque pour affirmer que « l'angine de poitrine ne peut pas être l'expression d'une lésion organique », n'a aucune importance. Et qui dit cela ? C'est Trousseau lui-même, car, une page plus loin, il entre en contradiction avec lui-même, lorsqu'il cite deux autres exemples d'angine de poitrine précédant, pendant plusieurs années, l'expression symptomatique de lésions du cœur et des vaisseaux.

Méditez, du même auteur, les deux observations suivantes que je place sous vos yeux, et vous verrez que l'absence de lésions cardio-aortiques constatée par l'auscultation et la percussion n'est pas une preuve en faveur de la nature névralgique de l'angor :

« J'ai été témoin, avec Marck, d'un fait qui doit rendre bien circonspect lorsque l'on veut affirmer qu'il n'existe pas de lésions organiques. Un ancien agent de change près la Bourse de Paris, autrefois sujet à des coliques hépatiques fort graves et qui avaient disparu depuis quelques années, commença à se plaindre de suffocations subites qui le saisissaient quand il faisait un exercice un peu plus violent que d'habitude. La suffocation était accompagnée d'une douleur vive derrière le sternum irradiant dans l'épaule et dans le bras gauche. Il n'y avait pas d'oppression habituelle, et rien ne faisait supposer que l'angor pectoris fût symptomatique d'une lésion organique. Mais, plus tard, l'auscultation permit de reconnaître l'existence d'un anévrisme de la crosse de l'aorte qui prit un accroissement rapide, et alors, outre l'orthopnée habituelle, il y avait des attaques d'angine de poitrine qui se renouvelaient à l'occasion du plus petit mouvement. Un jour que Mark venait de passer quelques moments avec lui, l'encourageant et le consolant, il descendit, et le malade l'avait reconduit jusqu'à la porte de sa chambre. Il était à peine au bas de l'escalier que le domestique l'appela en toute hâte. Il remonta précipitamment et ne trouva qu'un cadavre. La tumeur s'était subitement ouverte dans la trachée artère, causant une hémoptysie mortelle. »

Voici encore un autre exemple emprunté à Trousseau :

« Au mois de septembre 1862, j'étais consulté par un malade que le Dr Lefebvre (de Roubaix) m'adressait pour lui donner mon avis au sujet d'une angine de poitrine dont il était affecté. L'angor pectoris avait débuté brusquement vers le milieu de l'année précédente, pendant une promenade faite après le dîner, et les accidents s'étaient répétés plusieurs jours de suite. Ils avaient cessé pendant quelque temps pour reparaître avec plus de vivacité, à heures fixes. Bientôt ils perdirent leur périodicité et se renouvelèrent sous l'influence du plus petit effort, ou bien pendant le sommeil, lors du réveil en sursaut. Enfin, se déclarèrent les symptômes d'une grave hypertrophie du cœur avec lésions des ventricules. »

Ainsi donc, Trousseau s'appuie sur l'absence de lésions pour démontrer la nature névralgique de l'angor, et une page plus loin, il soutient le contraire, puisqu'il démontre par deux exemples probants que ces lésions peuvent, non pas se produire, mais se révéler longtemps après l'apparition des premiers phénomènes angineux. Comment donc concilier ces deux affirmations contraires ? Je sais bien qu'il explique la survenance de cette névralgie cardiaque par le développement d'une tumeur anévrismale qui finit par comprimer les nerfs du plexus cardiaque, ce qui n'avait pas lieu au début de l'affection. Mais dans les cas où il n'y a pas de tumeur anévrismale, où la lésion, bornée au pourtour des coronaires sans autre rayonnement inflammatoire, n'a pu se propager jusqu'aux nerfs qui entourent la crosse aortique, je demande si la théorie de la compression ou de l'inflammation de ces nerfs peut se soutenir un seul instant. D'un autre côté, dans cette observation où, par la suite, « se déclarèrent les symptômes d'une grave hypertrophie du cœur avec lésions des ventricules », ne voit-on pas là les conséquences (sclérose dystrophique) de l'oblitération des coronaires ?

Je pourrais encore citer plusieurs exemples à l'appui de cette thèse. J'aime mieux reproduire les réflexions que me suggérait en 1883 l'observation d'un malade mort d'angine de poitrine :

Un homme jeune, disais-je alors, d'apparence vigoureuse, atteint d'alcoolisme et de syphilis, deux causes réunies pour la production de l'artérite ou d'une aortite, meurt rapidement sous les étreintes d'un accès d'angor pectoris. Pendant la vie, l'auscultation n'a pas permis de constater le moindre bruit morbide à la pointe du cœur ou à sa base, pas même ces bruits aortiques secs et parcheminés, ou encore ce second bruit clangoreux et retentissant de l'aorte qui permettent de soupçonner au moins une légère altération des sigmoïdes ou du vaisseau. Les partisans de la névralgie cardiaque avaient beau jeu, si l'autopsie n'avait pas été pratiquée, pour admettre une angine de poitrine essentielle, *sine materia*. Le malade, en effet, avait trente-deux ans ; il n'était pas à l'âge de l'athéromasie artérielle et de la vieillesse des artères ; les résultats de la percussion et de l'auscultation du cœur ou de l'aorte étaient absolument négatifs ; le patient était fumeur, il venait même de fumer plusieurs cigarettes (circonstance qui avait bien pu, il est vrai, jouer le rôle de cause occasionnelle de l'accès). N'avait-on pas des raisons suffisantes pour admettre une angine de poitrine par névralgie cardiaque? Mais la nécropsie révéla l'existence d'une aortite des plus évidentes, aortite *oblitérante* au premier chef, et si bien oblitérante que l'ouverture des artères émergeant de la crosse aortique était considérablement rétrécie, et que l'artère coronaire laissait à peine passer la pointe d'un fin stylet. D'où cette conclusion :

L'absence de signes physiques n'est pas une raison suffisante pour admettre une angine de poitrine sine materia.

7° *La théorie artérielle serait en désaccord avec l'existence des troubles vaso-moteurs, dus à l'intervention du grand sympathique contenu dans le plexus cardiaque.*

Cette forme vaso-motrice, fréquente surtout chez les hystériques et les névropathes, est très rare dans l'angine coronarienne. Cependant, on cite des observations où l'accès s'accompagnait d'une augmentation de la chaleur et d'hyperhydrose, d'une sensation de froid et d'un léger frissonnement dans le côté gauche du corps, et en même temps de pâleur de la face. Tous ces symptômes ne peuvent certainement s'expliquer que par une lésion ou une compression des filets sympathiques du plexus cardiaque, et en rappelant ces faits, très rares je le répète dans l'angine vraie, je fournis des armes à mes adversaires, puisque je réponds à une objection qui ne m'a pas été encore posée.

Mais, encore une fois, je n'ai jamais nié l'existence de la névrite cardiaque, j'affirme seulement qu'elle est incapable de produire le syndrome de l'angine de poitrine ; j'affirme encore que, lorsqu'il y a endo-aortite avec rétrécissement des coronaires et sans lésion du plexus cardiaque, la sténocardie se produit, j'affirme toujours que ces phénomènes vaso-moteurs sont des symptômes *surajoutés* au syndrome angineux. En dehors de ces troubles vaso-moteurs, les phénomènes surajoutés sont les suivants dans la névrite cardiaque développée par la péri-aortite : provocation des accès à l'état de repos, souvent après le repas ; irradiations dans la région cervicale sur le trajet des nerfs pneumogastriques ; douleur souvent *permanente* augmentée par la pression du doigt sur les régions cervicale et précordiale, etc.

Voici les deux dernières objections que j'ai réservées pour la fin de cette discussion, parce qu'elles ont une certaine importance et qu'elles ont la prétention de battre complètement en brèche la théorie artérielle.

8° *Observations d'angines de poitrine sans lésion des coronaires.*

Le fait est exact, d'abord en ce qui concerne l'angine tabagique.

Dans mon travail de 1883, j'ai même cité un fait de Richter, dans lequel l'autopsie n'avait permis de constater aucune lésion coronaire chez un fumeur atteint de sténocardie, et une observation communiquée par Letulle : Un homme de quarante-deux ans, adonné aux excès tabagiques, meurt subitement, et à l'autopsie on trouve les « artères perméables et vides ».

Notez bien cette particularité importante : les artères étaient vides de sang, parce qu'elles avaient été soumises pendant la vie à une contraction énergique sous l'influence de la nicotine. L'angine tabagique réalise, en effet, le type accompli de la sténocardie par rétrécissement fonctionnel et spasmodique des artères coronaires. J'en ai pour preuve l'expérimentation physiologique qui a démontré à Cl. Bernard le pouvoir vaso-constricteur de la nicotine ; car, chez une grenouille nicotinisée, le célèbre physiologiste a vu se produire immédiatement dans la membrane interdigitale « une déplétion du système artériel, dont les vaisseaux se rétrécissent de façon à se vider complètement ». Or, cette tétanisation vasculaire s'étend certainement aux vaisseaux nourriciers du cœur, dont elle détermine le rétrécissement spasmodique, d'où l'accès d'angor. J'en ai pour preuve les enseignements de la clinique, qui me démontrent que les caractères de l'angine tabagique rappellent ceux de l'angine de poitrine, avec sa production fréquente sous l'influence des efforts, des émotions ou d'une marche. J'en ai pour preuve enfin le résultat des autopsies démontrant dans toutes les observations d'angine tabagique l'existence d'une anémie très prononcée des centres nerveux, des méninges et du cœur, comme le prouvent des observations nombreuses. Si Skal (d'Édimbourg) et Taylor[1] ont cité des cas où les organes étaient, au contraire, hypérémiés, c'est parce qu'il s'agissait d'intoxication aiguë dans laquelle le spasme vasculaire avait fait place à un relâchement paralytique.

Ainsi donc, chez les fumeurs, les autopsies sont négatives, c'est même là presque la règle, et la théorie n'en est pas infirmée ; il s'agit, non d'un rétrécissement organique des coronaires, mais d'un rétrécissement spasmodique, comme le démontrent l'expérimentation, les observations cliniques et les constatations anatomiques, et c'est sans doute à des faits de ce genre que se rapportent tous les exemples d'angines tabagiques sans lésions des coronaires[2].

Cependant, le tabagisme peut déterminer des lésions à la longue et donner lieu par lui-même, sans l'intervention d'aucune autre cause (comme l'alcoolisme, le saturnisme, la syphilis, l'arthritisme ou l'état sénile), à des altérations artério-scléreuses, à des poussées d'aortite. Ce

[1] Skal (Edimbourg, 1856) ; — Taylor (*Guy's hosp. Rep.*, 1859).

[2] Voir une observation de Hirtz (*Soc. med. des hôpitaux*, 1887).

fait, qui rencontrera certainement des contradicteurs, me paraît suffisamment démontré.

Examinons maintenant quelques-unes des observations d'angines de poitrine sans lésions des coronaires :

Dans l'une d'elles[1], il s'agit d'un jeune homme de dix-neuf ans, atteint de symphyse cardiaque avec rétrécissement et insuffisance aortiques. Il mourut subitement après avoir présenté quelques accès angineux. (A ce sujet, on peut se demander d'abord si la mort subite ne doit pas être plutôt attribuée à l'affection aortique qu'à l'angine de poitrine, et si cette dernière ne présentait pas plutôt les caractères d'une pseudo-angine due à la névralgie ou à la névrite du plexus cardiaque.) A l'autopsie, on ne trouve rien aux plexus cardiaques, rien aux coronaires, mais le « tissu cardiaque est pâle et anémié ».

Or, cette pâleur et cette anémie du tissu cardiaque sont le plus souvent en rapport avec le rétrécissement et l'oblitération des coronaires ; de plus, la péricardite était ici suffisante pour provoquer l'ischémie du myocarde et les accès angineux, s'il est vrai, comme Weber le pense judicieusement, que « l'inflammation, en se propageant de la séreuse à la paroi des vaisseaux coronaires, peut également, au même titre que l'endartérite initiale de l'artério-sclérose, donner lieu à un spasme propagé des vaisseaux artériels sous-jacents (coronaires, aorte, artères périphériques) dont la conséquence est l'ischémie douloureuse[2].

Dans une autre observation[3], à l'autopsie d'un homme de trente-quatre ans mort d'angine de poitrine, on trouve les orifices des coronaires manifestement dilatés, et ces vaisseaux perméables à une injection.

Ce fait n'est pas concluant : l'âge du malade semble encore prouver qu'il ne s'agissait probablement pas d'une véritable angine de poitrine ; ensuite, la dilatation de l'embouchure des coronaires peut s'accompagner de rétrécissements multiples sur leur parcours, elle leur est même toujours consécutive, comme cela survient au-dessus de tous les rétrécissements d'organes, d'orifices ou de vaisseaux ; enfin, il n'est pas suffisant de pratiquer une injection d'eau dans l'intérieur de ces derniers pour conclure à leur perméabilité.

Sous le titre : « angine de poitrine vraie sans lésion des coronaires », on publie le fait suivant : Il s'agit d'un homme de cinquante ans, atteint il y a dix ans d'un rhumatisme articulaire aigu et depuis huit ans d'accès angineux survenant sous l'influence des efforts. Diagnostic : rétrécissement mitral ; rétrécissement et insuffisance aortiques ; adhérences du péricarde. A l'autopsie, on trouve un cœur hypertrophié, une symphyse cardiaque, un rétrécissement mitral, des végétations volumineuses a la face endocardique des valvules aortiques, une intégrité remarquable des parois de l'aorte. L'orifice des coronaires est absolument libre ; leurs branches suivies et ouvertes dans toute leur longueur sont trouvées absolument normales[4].

[1] Observation de Chéron (*Gazette hebdomadaire*, 1884).

[2] Weber. Memoire sur l' « angine de poitrine symptomatique d'une affection organique du cœur et de l'arterio-sclérose ». *Prix Vincent. Societé medicale des hôpitaux*, juillet 1892.

[3] Observation de Ball (*Société médicale des hôpitaux*, 1887).

[4] Auscher (*Bull. de la Soc. anatomique*, 1891).

Objection : Quoique cette angine de poitrine d'effort reproduise quelques-uns des caractères de la véritable sténocardie, il s'agit ici d'une pseudo-angine névralgique, car elle n'appartient pas à un artério-scléreux, elle était sous la dépendance d'une cardiopathie rhumatismale et non d'une cardiopathie artérielle ; la mort subite doit être mise sur le compte de l'insuffisance aortique et non d'un accès angineux ; enfin, les adhérences péricardiques, même en l'absence de lésions des coronaires qui n'ont pas été cherchées dans la partie du myocarde sous-jacente à la séreuse enflammée, sont capables de produire par elles-mêmes des troubles ischémiques du cœur.

Un malade atteint d'un anévrisme sacciforme de la première portion de la crosse aortique meurt d'angine de poitrine. A l'autopsie, on trouve l'ouverture normale des coronaires qui, bien qu'entourées de plaques athéromateuses, sont très béantes. Leurs ramifications ne sont pas athéromateuses[1].

Objection : Les branches des coronaires n'ont pas été suivies suffisamment dans l'intimité du tissu cardiaque, pour que l'on soit en droit de conclure à leur imperméabilité.

Comme une sorte de corollaire à l'objection, on dit encore :

Il existe des cas d'aortite, avec angine de poitrine, sans lésion des coronaires.

Cela se peut ; mais d'autres lésions coïncidantes (l'insuffisance ou le rétrécissement aortique, la myocardite scléreuse, la sclérose sans sténose des coronaires) peuvent concourir au même résultat, et cela suffit pour produire l'ischémie du myocarde.

Il faut se rappeler que certaines aortites sont limitées au pourtour des coronaires, et qu'il n'existe pas et ne peut pas exister alors vers le plexus cardiaque de rayonnement inflammatoire qui puisse expliquer le syndrome angineux. Il faut savoir encore que dans l'artério-sclérose, surtout au début, dans les aortites récentes et encore superficielles, il se produit des réflexes vasculaires dont l'importance est grande en clinique.

En introduisant un valvulotome dans l'aorte d'un cheval, et en irritant la zone aortique située au-dessus des sygmoïdes, Fr. Franck a produit, par action reflexe, une contracture des vaisseaux artériels et une augmentation considérable de la tension vasculaire. Il en résulte que l'irritation pathologique, créée par l'aortite à son début, est capable de déterminer une contracture des vaisseaux artériels, contracture à laquelle participent nécessairement les vaisseaux coronaires (d'où ischémie cardiaque et angine de poitrine). Ces réflexes vasculaires se produisent surtout au début des aortites et disparaissent lorsque les lésions sont plus avancées. Cette sorte de paradoxe pathologique rentre dans une loi

[1] POULALION (*Bull. de la Soc. anat.*, 1890).

de pathologie générale judicieusement émise par Lasègue : « Les réflexes surviennent dans les lésions superficielles des organes et disparaissent dans les lésions profondes. » Voilà pourquoi le vertige est si fréquent dans les dyspepsies, si rare dans les lésions graves de l'estomac, telles que le cancer ; car, du jour où une lésion profonde envahit un organe, elle y supprime les réflexes.

Cette contracture vasculaire, très fréquente non seulement dans les lésions de l'aorte, mais aussi et surtout au début et dans le cours de l'artério-sclérose dont elle est à la fois une des causes et des effets, explique les accès de pâleur faciale, les refroidissements partiels, l'excès de tension artérielle, les phénomènes concomitants de syncope locale des extrémités, et aussi cette petitesse d'un des deux pouls radiaux que j'ai souvent remarquée d'une façon temporaire chez les angineux, et qu'il faut distinguer de cette inégalité permanente des pouls radiaux, due au rétrécissement organique d'une des artères sous-clavières.

Certaines observations mentionnent, il est vrai, la perméabilité des artères cardiaques à leur origine, mais ne tiennent pas compte de la sténose coronaire dans l'intérieur même du myocarde.

En voici un exemple récent qu'on peut lire dans une des communications de Dieulafoy, sur la « maladie de Bright sans albuminurie ».

« La maladie de Bright peut présenter au nombre de ses symptômes les différentes manifestations de l'angor pectoris, et l'angine de poitrine brightique peut reconnaître pour causes ou une névralgie simple des nerfs cardio-aortiques ou une névralgie associée à des lésions cardio-aortiques. » Or, dans l'autopsie d'un brightique à laquelle il fait allusion, il mentionne bien exactement des lésions d'aortite ancienne et récente, la perméabilité de l'orifice des coronaires qui est induré et dont le « trajet, dit-il, ne présente aucune altération » ; et, par une contradiction que je me permets de relever, il constate au contraire le rétrécissement considérable des artérioles rénales, et des lésions extrêmement importantes constatées au microscope sur les artères cardiaques, qui, un instant auparavant, avaient été déclarées saines. Je cite textuellement :

« Le cœur est très atteint. Sur une coupe des piliers du ventricule gauche, on trouve des faisceaux de tissu scléreux ; *les vaisseaux artériels sont rétrécis* et émettent à leur pourtour des prolongements qui s'enfoncent entre les faisceaux musculaires. Les artères, même dans les points sains, offrent des traces d'endopériartérite et envoient des prolongements fibreux. L'artério-sclérose a donc été le point de départ de la myocardite interstitielle. »

Or, cette lésion des artères intra-myocardiques qui aboutit à leur rétrécissement est précisément la lésion de l'angine de poitrine.

9° *Observations de sténoses coronaires sans angine de poitrine.*

Kreysig, en rappelant les faits anciens de Morgagni, Sénac, Deidier, Haller, Bellini, Hewson, Erdmann et Lentin [1], avait démontré que les malades n'avaient pas été suffisamment observés pendant la vie. On peut ajouter encore à ces observations celles de J. Franck, Bennett, Sand, Hommer, Blachez, Laveran, Ewald, etc., [2] relatives aux sténoses coronaires sans angine de poitrine.

Quelques observations notent un état athéromateux très avancé des coronaires. Or, athérome ne veut pas toujours dire imperméabilité, et il faut que celle-ci existe pour que l'ischémie cardiaque, c'est-à-dire l'accès angineux, puisse se produire (observations de Morgagni, Sénac, Haller, Bellini, Franck, Ogle, Sands, Robin).

Etudions ensemble quelques-uns de ces faits :

Un homme de cinquante-six ans, observé par Sands, meurt d'accidents pulmonaires sans avoir jamais présenté d'accès stenocardiques. A l'autopsie, on trouva les arteres coronaires tres atheromateuses et en partie obstruées, l'une des branches renfermait un thrombus.

Le malade de Hommer meurt de syncope apres avoir présenté pendant la vie un pouls de plus en plus ralenti, mais jamais de douleur dans la region cardiaque. A l'autopsie, plaques calcaires à l'entrée des coronaires, les obstruant totalement avec degénérescence graisseuse du myocarde.

Une femme de soixante-seize ans, observée par Blachez, morte subitement après avoir présenté pendant la vie des symptômes demi-asphyxiques, présente à l'autopsie un ramollissement du myocarde au tiers inférieur du ventricule gauche. « La coronaire gauche est completement oblitérée en deux points de son calibre par deux bouchons atheromateux dont l'un se trouve à l'origine du sillon de la face antérieure du cœur, et l'autre vers la partie moyenne du ventricule, de telle sorte que la partie inferieure de la paroi ventriculaire ne reçoit plus qu'une fort minime quantité de sang, l'artere coronaire postérieure etant elle même athéromateuse et partiellement oblitérée par des productions analogues. »

Un malade de quarante sept ans (observé par Laveran), n'ayant jamais eu de rhumatisme, entre à l'hôpital pour une dyspnée tres accusée qui aboutit rapidement à l'orthopnée. Bientôt surviennent une expectoration sanguinolente, les signes de la dilatation cardiaque, des symptômes de cyanose, des accès de

[1] Morgagni (*Epist.* XXIV). — Deidier (*Traité des tumeurs*, cite par Senac). — Haller (*Opusc. path.*, et *Physiol. element*) — Bellini *De Morbis corporis*. Ed. 1714. — Hewson (*Samml path. aerzte* 4 Bd. *Versuche uber das Blut 2 tes Theil*, p. 94). — Erdmann (*Horn's Arch fur medicin Erfahrung*, 1806). — Lentin (*Beitraege zur praktich. Arzneiwineuschaft*).

[2] Franck, Stokes, Ogle. *Loc. cit.* — Sands (*New-York med. Record*, 1873). — Hommer. *Wiener. med. Woch.*, 1877. — Blachez. *Soc. med. des hôp.*, 1877. — Laveran (*Soc. med. des hôp.*, 1877). — West. *Soc. path de Londres*, 1883. — Robin. *Soc. méd. des hôp.*, 1877. — Jaccoud. *Clin. med* , 1885-86 — R. Moutard-Martin. (*Soc. med. des hôp.* 1887. — Bennett (*Dubl. Quatert. Jour.*, 1867). — Ewald (*Soc. de med int. de Berlin*, 1887). — Tison (*Soc. anal.*, 1891). — Letulle (*Soc anat.*, 1892).

suffocation. Le malade n'aurait jamais éprouvé de douleurs angineuses. A l'autopsie, on trouve les lésions d'une néphrite interstitielle, un cœur énorme pesant (vide de sang) 930 grammes, les ventricules distendus par un sang noirâtre, et sur le bord gauche du cœur une plaque d'un blanc jaunâtre dû à un infarctus. L'artère coronaire postérieure, athéromateuse, était perméable; l'artère coronaire antérieure est « completement oblitérée » dans un point correspondant à la partie moyenne de la hauteur du ventricule.

A l'autopsie d'une femme de soixante-quatorze ans, Jaccoud trouve les lésions d'un athérome généralisé avec aortite chronique; les deux arteres coronaires sont athéromateuses et l'une d'elles présentant de nombreuses plaques; d'athérome, est « à son origine absolument calcifiée ». Le muscle cardiaque est dégénéré, scléreux (myocardite scléreuse), la tunique interne de ses artérioles est épaissie, et par suite, « elle oblitere presque complètement la lumière des vaisseaux de petit calibre ».

Un vieillard de quatre-vingt-cinq ans est pris, le 24 janvier 1885, d'hémiplégie droite avec perte de connaissance, et il meurt. Il n'avait été vu qu'une fois, le 13 janvier 1885, et rien dans sa santé ne portait alors à l'interroger sur une angine de poitrine, ce qu'on ne fit pas du reste. A l'autopsie, Robin trouva les artères coronaires totalement calcifiées et rétrécies, tellement qu'elles admettaient à peine l'introduction d'un fin stylet de trousse.

Dans un cas signalé par Ewald, les troncs des coronaires étaient extrêmement calcifiés, mais ses branches étaient saines, et le muscle cardiaque ne présentait aucune trace de dégénérescence graisseuse. Pendant la vie, le malade n'a pas eu d'accès angineux.

Une femme de quarante un ans (observée par Letulle) arrive dans le service en proie à une dyspnée extrême avec cyanose. On trouve un léger souffle à la pointe au premier bruit, mais insuffisant pour expliquer l'ensemble symptomatique; un épanchement pleural droit pour lequel on pratique la thoracentèse (1,400 grammes d'un liquide peu fibrineux contenant une assez grande quantité de globules rouges). Quelques jours après, elle est prise brusquement d'accidents asphyxiques auxquels elle succombe. — A l'autopsie, cœur gros, avec ventricule gauche modérément hypertrophié; lésions d'aortite chronique et subaigue, surtout à la crosse. « L'orifice de l'artere coronaire gauche est tellement rétréci, caché au milieu des plaques gélatiniformes, qu'on ne peut arriver à le reconnaître qu'en pénétrant par le tronc de l'artere coronaire. » Ventricule gauche dilaté, à parois amincies surtout vers la pointe, où l'on trouve des lésions atrophiques du muscle cardiaque variant depuis l'état granuleux, granulo-fragmentaire de la fibre jusqu'à la *liquéfaction centrale* des cellules myocardiques. « L'aspect de ces lésions vacuolaires, joint à la minime réaction offerte par le tissu conjonctif interstitiel, permet d'affirmer la marche rapide des lésions myocardiques aigues. »

Une femme de soixante-quatorze ans reste à l'hôpital pendant six semaines, et elle meurt avec les symptômes d'un congestion pulmonaire. « Renseignements pris, cette femme n'a jamais eu d'angine de poitrine. » A l'autopsie, on trouve un cœur gros, sans altération valvulaire, les « artères coronaires, dures comme de petites cordes, leur paroi est résistante, et leur calibre diminué ».

Un homme de soixante-sept ans meurt de ramollissement cérébral par embolie. A l'autopsie, cœur hypertrophié, artères coronaires complètement rigides, avec une calcification telle que leur lumière est à peine perméable.

Objections. — Dans l'observation de Sands, il n'est pas question d'oblitération, puisqu'il est dit que les artères coronaires étaient en « partie » obstruées; quant au thrombus, il est difficile d'admettre sa production pendant la vie sans foyer myocardique.

L'observation de Hommer pourrait être invoquée à l'actif de la théorie artérielle, puisque la mort subite par syncope est spéciale à l'angine de poitrine et qu'un malade peut succomber au premier accès de forme syncopale. Du reste, la relation de l'autopsie est incomplète, et dans ce cas comme dans celui de Blachez, on peut dire que si l'angor vrai dépend d'une façon absolue de l'oblitération des coronaires, cette dernière n'entraîne pas toujours nécessairement le même syndrome. Du reste, dans ces deux cas, on peut encore admettre que l'angor pectoris ne pouvait plus se produire sur une partie du myocarde absolument dégénérée et absente par suite d'une oblitération complète et *rapide* d'une branche coronaire.

Même réflexion s'applique au cas de Laveran et à tous ceux d'infarctus cardiaques. Ici, l'oblitération ayant été rapide et complète a produit une dégénérescence absolue de la partie du myocarde habituellement irriguée par l'artère. Cette partie du myocarde n'existait pour ainsi dire plus, elle était donc incapable de fournir de la douleur, pas plus qu'un pied gangrené par une oblitération de l'artère fémorale. Pour cette raison, l'infarctus cardiaque peut évoluer sans aucune douleur angineuse et il ne se traduit cliniquement que par des accidents de dyspnée intense, de cyanose et d'asystolie aiguë. Cette réflexion est applicable à tous les cas d'infarctus cardiaques sans douleur angineuse, cités dans la science.

Jaccoud pense que, par ses lésions aortiques, coronariennes et myocardiques, sa malade était depuis longtemps « sous le coup d'une ischémie cardiaque des plus accentuées », quoiqu'elle n'ait jamais présenté pendant la vie de symptômes angineux; il en conclut qu'il n'est pas possible d'établir entre l'ischémie du cœur et la sténocardie « un rapport pathogénique constant », et il ajoute : coïncidence ne veut pas dire causalité. A ce dernier point de vue, tout le monde est d'accord. Mais je reproche à cette observation, comme à toutes les autres, de ne pas nous renseigner sur l'état de la circulation collatérale complémentaire des artères cardiaques.

L'observation de A. Robin n'est pas davantage concluante, puisque le malade n'a été vu qu'une seule fois et qu'il ne suffit pas de dire que « rien dans sa santé ne portait alors à l'interroger sur l'angine de poitrine », pour nier tout accident angineux pendant la vie, d'autant plus que le malade a pu présenter pendant la vie des crises angineuses « pseudo-gastriques » que j'ai fait connaître, et sur lesquelles l'auteur ne pouvait porter l'attention puisqu'à l'époque où il écrivait, elles étaient complètement ignorées. Cette objection peut être opposée, du reste, au plus grand nombre des observations.

Dans l'observation de Letulle, l'artère coronaire antérieure était complètement obstruée, la malade mourut d'accidents asphyxiques rapides, et il n'est pas fait mention d'angine de poitrine, sans doute parce qu'elle n'a pas été recherchée. Ce fait ne peut donc nous servir, ni pour ni contre la théorie artérielle, d'autant plus que le malade est mort d'infarctus cardiaque, et que j'ai donné plus haut la raison pour laquelle le syndrome ne pouvait et ne devait pas se produire.

Quant aux deux dernières observations, elles sont incomplètes au point de vue clinique et anatomo-pathologique. Il est dit qu'à l'autopsie on a trouvé le calibre des coronaires simplement « diminué », ce qui est un détail insuffisant; on ajoute encore qu'après la mort « renseignements pris, la malade n'a jamais eu d'angine de poitrine ». Ces « renseignements » n'ont aucune importance quand il s'agit d'un phénomène entièrement *subjectif* comme l'angine de poitrine et d'un syndrome dont le diagnostic pendant la vie présente parfois de grandes difficultés. D'une façon générale, les diagnostics rétrospectifs sur l'angine de poitrine sont des faits perdus pour la science, et ils sont impuissants à affirmer une théorie basée sur des faits.

L'observation d'Ewald n'a aucune importance : il est bien dit que les troncs des coronaires étaient « extrêmement calcifiés », que ses branches étaient saines. Mais cette observation est des plus incomplètes puisque l'examen micrographique n'a pas été suffisamment pratiqué. Du reste, je répète encore que la calcification extrême des coronaires peut se montrer avec leur dilatation, et que l'angine de poitrine ne dépend pas de l'intensité du processus athéromateux des artères cardiaques, mais seulement de leur défaut de perméabilité.

Voici maintenant une grave objection que j'oppose à mes contradicteurs :

Les autopsies ne mentionnent pas l'état de la circulation anastomotique collatérale qui peut parfaitement suppléer à l'insuffisance de l'apport sanguin et conjurer ainsi l'imminence d'accidents angineux. Tout le monde est loin d'admettre avec Hyrtl, que les artères cardiaques doivent être assimilées à des artères *terminales*, et en m'appuyant sur les recherches des principaux anatomistes, de Sappey et de Samuel West en particulier [1], je puis affirmer que les artères coronaires s'anastomosent entre elles à l'extérieur du cœur en formant deux cercles réciproquement perpendiculaires et que leurs rameaux ascendants communiquent encore avec les artères bronchiques. On sait depuis longtemps que la circulation collatérale assure rapidement la nutrition d'un membre ou d'un organe dont la principale artère a été obturée dans un seul point. Pourquoi donc ne pas admettre le même phénomène dans l'oblitération des coronaires ? Ce qui tendrait à le prouver, c'est l'existence d'une dilatation souvent énorme de l'artère restée perméable qui, par son développement exagéré, est capable de suppléer ainsi à l'insuffisance de circulation dans l'autre artère oblitérée. La plupart de mes autopsies le démontrent formellement. Ce qui tendrait encore à le prouver, c'est la facilité avec laquelle se produisent les accès angineux chez les individus présentant une anomalie artérielle caractérisée par l'existence d'une seule coronaire. L'observation que j'ai présentée avec mon interne Pennel en est un exemple, et je puis encore citer les faits d'Hérard, de Cochez (d'Alger), et de Will.

Enfin, lorsque le tronc de l'artère coronaire antérieure ou postérieure est oblitéré, la circulation du cœur peut être assurée et la sténocardie évitée par le développement des artères coronaires « supplémentaires » dont Vieussens d'abord et Morgagni ensuite, ont démontré l'existence. Je vous ai déjà dit que le premier de ces auteurs [2] avait dès 1715 appelé l'attention sur ce fait anatomique. J'ai trouvé encore à l'appui le passage suivant dans Morgagni :

« Il me fut facile de remarquer qu'outre les deux orifices où commencent les artères coronaires, il y en avait ici de plus un troisième qui était situé, non pas à côté de celui de la partie droite, mais à côté de celui de la partie gauche ; et telle était sa grandeur, que je ne me souviens pas d'avoir jamais vu une telle dimension dans celui que j'ai décrit ailleurs (*Epist. anat.* 15, n° 8) à côté de celui de la partie droite [3]. »

A ce sujet, les recherches récentes de Budor et Tapret, que j'ai confirmées pour ma part, ont démontré que, dans les cas d'oblitération ou de rétrécissement d'une ou des deux coronaires, la circulation cardiaque peut être encore assurée dans une certaine mesure par ces artères coronaires supplémentaires. Dans toutes les observations de

[1] SAPPEY (Traité d'anat. descriptive, t. II). — S. WEST, *The Lancet*, p. 345, 1883.

[2] Voir pages 150 et 168.

[3] MORGAGNI. *Loc. cit.* Lettre XVIII.

lésions coronariennes sans angine de poitrine, fait-on mention de la recherche de ces artères supplémentaires? Nullement. Et cependant, leur existence explique deux choses : 1° l'absence de symptômes angineux dans certains cas d'oblitération d'un des principaux troncs lorsque la suppléance circulatoire peut s'effectuer au moyen de ces artères accessoires restées perméables ; 2° la frequence plus grande des ruptures du cœur à la partie antérieure du ventricule gauche, ce qui semble d'abord paradoxal, puisque c'est la partie la plus épaisse de l'organe, ce qui est très explicable non seulement par le volume moindre de l'artère coronaire gauche, mais aussi par l'absence habituelle des branches surajoutées, les recherches ayant démontré que celles-ci sont plus fréquentes et plus nombreuses sur la coronaire droite. Rappelez-vous à ce sujet le rôle des veines portes accessoires de Sappey dans la cirrhose hépatique: elles peuvent pendant un temps plus ou moins long assurer la circulation intra-hépatique et retarder la production de l'ascite dans cette maladie. Or, les artères coronaires supplémentaires peuvent jouer le même rôle de protection et de sauvegarde pour la nutrition du cœur dans les cas où le tronc des artères cardiaques est plus ou moins oblitéré.

Voilà un argument qui répond à l'objection si souvent renouvelée de ceux qui constatent dans les autopsies de vieillards ayant succombé à toute autre affection qu'à l'angine de poitrine des lésions avec oblitérations plus ou moins complètes des coronaires. Le syndrome angineux ne se produit pas pour deux raisons :

1° Parce que l'athérome très prononcé des artères coronaires réduites, comme on le dit, à l'état de « tuyaux de pipe » peut au contraire s'accompagner de dilatation de ces vaisseaux;

2° Parce que, dans les cas d'athérome avec oblitération même complète d'une des artères cardiaques, la nutrition et le fonctionnement du cœur peuvent être assurés par la circulation collatérale et par l'intermédiaire des artères coronaires accessoires.

En tous cas, la circulation exacte des artères coronaires n'étant pas encore bien élucidée, on peut admettre avec Hyrtl que ces dernières sont des artères terminales, ne présentant pas d'anastomoses entre elles, et qu'en conséquence il existerait pour le cœur comme pour le cerveau des départements vasculaires indépendants dont les lésions détermineraient des accidents variés suivant leur siège divers, dans les régions des ganglions nerveux ou dans les régions indifférentes. Les recherches que je poursuis à ce sujet ne sont pas encore assez nombreuses pour permettre une conclusion; néanmoins je suis déjà en mesure de vous affirmer que, dans la plupart des cas où j'ai relevé l'oblitération de la coronaire droite, les malades avaient éprouvé pendant la vie, non seulement des accès angineux, mais aussi et surtout des symptômes dyspnéiques.

II. Dans cette réponse, aussi complète que j'ai pu la faire, aux multiples objections adressées à la théorie coronarienne, j'ai gardé jusqu'alors une attitude défensive. Le moment est venu de prendre l'offensive et de réfuter avec preuves à l'appui la théorie erronée de la névrite cardiaque.

Voici les graves objections à lui opposer :

1° *Sur douze observations de névrites cardiaques constatées à l'autopsie, il y en a six avec lésions des coronaires, et les symptômes de l'ischémie cardiaque sont passés sous silence.*

Sur douze observations de névrite cardiaque que les partisans de cette théorie veulent opposer à plus de cent trente faits de sclérose coronaire, on signale six fois cette dernière lésion et même le rétrécissement ou l'oblitération des artères cardiaques ; et dans leur préoccupation un peu exclusive de faire jouer à la névrite le rôle principal, je constate avec étonnement qu'ils ne tiennent aucun compte de la lésion artérielle.

Comment ? On décrit minutieusement les accidents bulbaires par « famine du bulbe », les symptômes de l'ischémie cérébrale consécutive à l'athérome des artères encéphaliques, et dans les traités de pathologie ou encore dans les livres spéciaux sur les maladies du cœur, on omet d'ouvrir un chapitre sur l'ischémie cardiaque ! Comment se fait-il donc qu'elle soit passée sous silence, alors qu'on admet dans certains cas une contracture vasculaire généralisée ? Je ne m'explique pas pourquoi cette contracture vasculaire étant généralisée, celle du cœur échappe à la description. En supposant que ce spasme vasculaire, ce « tétanos vasculaire », comme on l'appelle, soit toujours consécutif à la douleur — ce que je nie, mais ce que je veux bien admettre pour un instant — je ne comprends pas encore que ce nouvel élément paraisse pour le cœur d'une importance si secondaire qu'on n'en fasse même pas mention. On ne peut cependant pas admettre que cet organe puisse impunément supporter une diminution ou une interruption dans son irrigation sanguine, et que ce qui est vrai pour le cerveau ne le soit pas pour le cœur. Vous me répondrez qu'une ischémie d'organe est incapable de produire la douleur. Mais j'ai déjà réfuté cette objection ; de plus, je répète encore que ce qui est important dans le syndrome angineux, ce n'est pas le plus ou moins de souffrance dont se plaignent les malades, c'est le résultat d'une irrigation sanguine insuffisante. Et ce résultat, c'est la mort subite, comme le démontrent toutes les recherches physiologiques[1].

On a prétendu encore, en Angleterre et en France, que l'angine de poitrine peut être d'origine centrale et bulbaire. On aurait observé des névrites du pneumogastrique prenant leur point d'origine au niveau de la lésion stomacale ; cette névrite, devenant ascendante, atteindrait le bulbe et déterminerait ainsi une myélite bulbaire avec symptômes divers parmi lesquels, en outre de la paralysie des lèvres, de la langue et du voile du palais, on noterait des accidents angineux avec intermittences cardiaques et lipothymies. Or, rien n'est moins démontré que l'existence de l'angine de poitrine bulbaire qu'aucun auteur n'a signalée dans le cours de la paralysie labio-glosso-laryngée, primitive ou secondaire. En outre, dans les observations rapportées par Cuffer[2], je vois signalés : un état athéromateux de l'aorte et l'existence d'une néphrite interstitielle dont la dyspnée de Cheyne-Stokes était sans doute dépendante. Or, dans ces conditions, il était indiqué d'examiner attentivement le muscle cardiaque et de chercher les lésions des coronaires jusqu'à leurs dernières ramifications. Enfin, la névrite des pneumogastriques n'a jamais donné lieu aux symptômes de l'angine coronarienne, et si on l'observe dans les cas de cancer stomacal, ce n'est pas parce qu'elle a son point de départ au niveau de la région gastrique, c'est parce qu'elle relève, comme toutes les névrites des cancéreux, d'un état infectieux secondaire engendré par la néoplasie.

2° *Ce qui fait la gravité de la maladie, ce n'est pas la douleur, c'est l'ischémie du cœur.*

Ce qui prouve, par-dessus tout, que l'ischémie cardiaque joue le rôle capital dans l'angor pectoris, que c'est elle qui crée le danger, qui fait la gravité de la maladie, c'est encore une fois la manière dont meurent les angineux : le plus souvent ils succombent subitement de syncope, SANS DOULEUR, sans angoisse, ce qui donne raison à Parry, lorsqu'il a rangé la sténocardie parmi les syncopes. Ce qui le prouve encore, c'est que la gravité de l'angine vraie ne dépend pas de l'intensité de la douleur qui peut être beaucoup plus vive, qui est toujours de plus longue durée dans les pseudo-angines des névropathes et des hystériques, comme la thèse d'un de mes élèves, Le Clerc[3], le démontre formellement. Ce qui prouve

[1] Il résulterait des recherches de GASKELL que, dans tous les cas où la nutrition du muscle cardiaque est compromise, celui-ci perd sa propriété de se contracter et se contracte comme un muscle non strié d'une façon tonique et lente. — Jusqu'ici, mes observations n'ont pas confirmé ce fait.

[2] CUFFER. (*Revue de médecine*, 1890.)

[3] LE CLERC. L'angine de poitrine hystérique. (*Thèse inaug.* Paris, 1887.)

encore le rôle *secondaire* que l'on doit attribuer aux lésions nerveuses, dont je suis loin de nier l'existence ou l'importance relative, c'est l'impossibilité d'expliquer la mort dans l'hypothèse de la théorie nerveuse, lorsque cette mort survient en l'absence de tout phénomène douloureux. Ne trouvez-vous pas combien il est difficile de comprendre des angines névralgiques ou névritiques sans douleur ? C'est comme si l'on voulait admettre des névralgies ou des névrites sciatiques sans douleur ; on n'aurait jamais vu de maladies aussi frustes !...

Je me rappelle avoir lu quelque part que la mort arrive par « sidération du plexus cardiaque ». Or, un mot, quelque ingénieux qu'il soit ou qu'il paraisse, n'explique pas toujours la chose, et dans tous les cas, le mot « sidération » constate un fait, mais il ne l'explique pas. Ce n'est pas la douleur qui a pu « sidérer » le plexus cardiaque jusqu'à la mort, puisque les malades meurent subitement de syncope, et sans douleur. Il faut donc admettre une autre explication. Seule, la théorie artérielle peut rendre compte de cette mort subite, par l'interruption subite du cours sanguin dans le myocarde.

3° *Provocation de cette « névralgie » par l'effort ; sa résistance aux médicaments antinévralgiques.*

Je m'adresse encore aux partisans de la névralgie et de la névrite cardiaques, et je leur dis : Convenez-en ; singulière névralgie, celle qui se produit sous l'influence de la marche, d'un effort, d'une émotion, qui disparaît par l'arrêt de la marche, et qui, je le répète, tue souvent sans douleur ! Singulière névralgie, qui résiste à tous les médicaments antinévralgiques et qui doit ses plus beaux succès, ses seuls succès aux agents dépresseurs de la tension artérielle, aux médicaments artériels, à l'iodure, au nitrite d'amyle, à la trinitrine !

4° *Faits d'angines de poitrine en l'absence de toute lésion du plexus cardiaque.*

Je vous ai dit que dans quelques autopsies de névrite cardiaque, certains auteurs mentionnent un état scléreux avec rétrécissement ou oblitération des coronaires, mais sans y attacher aucune importance. Il est vrai que les nervistes nous renvoient ainsi l'objection :

« Chaque fois qu'on a trouvé de l'athérome coronaire, a-t-on cherché la périaortite ? A-t-on examiné le plexus cardiaque à l'œil nu et au microscope ? Dans un grand nombre d'autopsies citées à l'appui de l'athérome coronaire, il n'est pas fait mention de l'état des tissus périaortiques ni des nerfs du cœur ; et quand, par hasard, on note que les nerfs du cœur ne présentaient rien de particulier, on s'est borné à les contempler, mais on n'en a pas fait l'examen histologique. C'est là cependant une condition indispensable à remplir avant de nier l'existence d'une névrite[1]. »

A-t-on examiné le plexus cardiaque à l'œil nu et au microscope ?

Mais certainement, dans un nombre d'observations qui égale celui des observations avec névrite, on n'a rien trouvé, rien, absolument rien, du côté du plexus cardiaque.

Dans un des faits cités par Gauthier, celui-ci, après avoir dit que les orifices des artères coronaires peuvent admettre un fin stylet, affirme qu'il « n'y avait ni périaortite, ni péricardite, et que le plexus cardiaque était parfaitement sain ».

Dehio (de Dorpat) constate à l'autopsie d'un malade mort d'angine de poitrine un rétrécissement de la coronaire droite et une oblitération de la coronaire gauche. « Le plexus cardiaque, préparé et examiné avec le plus grand soin, était absolument normal. »

Chez un angineux mort subitement, Roussy constate l'oblitération presque complète de la coronaire gauche, et le rétrécissement de la droite. « La tunique externe de l'aorte et les nerfs du plexus cardiaque disséqués avec délicatesse ont été examinés avec beaucoup de soin, soit à l'œil nu, soit au microscope, et nulle part on n'a trouvé d'altération.

Hérard, dans son observation, dit que « la lésion la plus remarquable siège à l'origine des artères coronaires dont le diamètre est réduit à un point que l'on peut à peine y faire pénétrer un stylet très fin », et l'examen histologique des nerfs pratiqué par Babinski « donne un résultat négatif[2] ».

Je puis citer également deux faits que j'ai observés, à l'autopsie desquels j'ai constaté à l'œil nu comme au microscope l'absence complète de lésions du plexus cardiaque et de ses nerfs, tandis que les artères coronaires étaient considérablement rétrécies à leur origine.

5° *Douze faits d'angine de poitrine avec névrite du plexus cardiaque opposés à plus de cent trente observations d'angines de poitrine avec sténose des coronaires.*

J'ai déjà dit que ces douze faits de névrite cardiaque ne sont pas concluants pour la plupart ; car plusieurs de ces observations mentionnent en même temps une lésion importante des coronaires.

Dans un des cas cités à l'appui de la théorie de la névrite cardiaque, une lésion inflammatoire des filets nerveux est bien mentionnée, mais il

[1] A. Martinet. *Loc. cit.*

[2] Gauthier. Recherches sur l'etiologie et la pathogenie de l'angine de poitrine. (*Thèse inaugurale de Paris*, 1876). — Dehio (*Petersb. méd. Woch.*, 1880). — Roussy. *Thèse in. de Paris*, 1883. — Herard (*Acad. de méd.*, 1883).

y a dans cette autopsie un passage important qu'il serait injuste d'oublier ou de mettre à l'écart ; je le cite textuellement : « Entre les deux orifices des artères coronaires *rétrécis au point de permettre à peine l'introduction d'un stylet*, se trouve une plaque saillante de plusieurs centimètres d'étendue, à rebords festonnés, et composée en grande partie de tissu conjonctif de nouvelle formation. »

Dans les deux autres faits observés par le même auteur, et terminés par la mort subite, on a trouvé à l'autopsie : « une lésion aortique ayant même siège, mêmes caractères et donnant également lieu à un *rétrécissement* des artères coronaires. Le plexus cardiaque ne fut pas examiné. L'altération de l'aorte à son niveau indique suffisamment qu'il ne devait pas être entièrement intact[1] ».

Voilà donc deux observations que les partisans de la névrite cardiaque ne peuvent compter à l'actif de leur théorie, puisqu'elles mentionnent l'absence d'examen histologique du plexus cardiaque, et une simple supposition de ses lésions *probables* n'a pas la valeur d'une vérité scientifiquement démontrée.

Dans deux autres observations, on note encore avec les lésions de la névrite cardiaque l'altération profonde des artères coronaires. Dans l'une, « la paroi interne de l'aorte est incrustée çà et là de plaques calcaires. Ces plaques se voient surtout à l'éperon d'embouchure des artères coronaires[2] ».

Voici une sixième observation : il s'agissait d'une aortite avec dilatation du vaisseau chez un homme de cinquante-trois ans. A l'autopsie, on trouve une dégénérescence athéromateuse de toute la crosse aortique avec un épaississement du tissu cellulaire périphérique, surtout au point où l'aorte et l'artère pulmonaire se croisent. Le péricarde est intact, même au niveau de sa réflexion sur l'aorte et les gros vaisseaux. Les artères coronaires, ouvertes dans toute leur étendue, sont « à peu près » normales ; il n'y a ni obstruction, ni rétrécissement. On note seulement l'existence d'une petite plaque jaunâtre sur l'une d'elles, début probable d'endartérite chronique. Les nerfs sont disséqués avec soin, mais il est impossible de reconnaître au milieu du tissu cellulaire périaortique induré les filets du plexus cardiaque. Les nerfs phréniques sont sains ; le pneumogastrique droit est complètement accolé et adhérent à un gros ganglion péri-trachéen sur lequel il est fixé d'une manière intime. Or, l'examen histologique fait constater l'absence complète de lésions, soit

[1] Lancereaux. De l'altération de l'aorte et du plexus cardiaque dans l'angine de poitrine. (*Société de biologie*, 1864.)

[2] Peter (*Loc. cit.*, 1873).

de la gaine de Schwann, soit de la myéline, des cylindres-axes et des fibres de Remak. Au niveau du point adhérent, l'examen ne permet de reconnaître qu'un épaississement de la gaine de ce nerf; *les tubes nerveux sont sains*. L'auteur de cette observation montre bien les incertitudes de la théorie, en posant très sagement cette interrogation : « Y a-t-il eu névralgie ou névrite du plexus cardiaque? Nous n'avons pu le prouver [1]. »

Cette réserve est exprimée par Maurice Raynaud, lorsqu'il déclare que la théorie de la névrite cardiaque n'est pas appuyée par le contrôle de l'anatomie pathologique : « Aucune autopsie que je sache, dit-il, n'a encore montré cette inflammation du plexus cardiaque chez un sujet ayant présenté pendant la vie les traits si frappants, si solennels de l'angor pectoris. Dans un cas d'anévrisme de l'aorte, j'ai eu la curiosité de disséquer avec soin le pneumogastrique, l'origine des récurrents, et les divers filets nerveux de la région du médiastin antérieur. Tous étaient si intimement soudés à la tumeur qu'il fallait les y sculpter en quelque sorte. Tiraillés, distendus, étroitement adhérents à une masse de tissu fibro-celluleux qui les enserrait de toutes parts, ils avaient, de toute évidence, dû être soumis à un travail irritatif longtemps continué. Cependant le malade n'avait jamais éprouvé le moindre phénomène comparable à l'angine de poitrine [2]. »

J'ai observé pour ma part un fait à peu près semblable : les deux pneumogastriques avaient été fortement comprimés, le névrilemme présentait un épaississement et une augmentation de volume considérables; mais les tubes nerveux étaient absolument sains, ce qui prouve que la compression même avec épaississement apparent du nerf n'est pas capable, ou de produire une névrite, ou de donner toujours lieu au syndrome angineux [3].

Vous demandez d'autres preuves? Les voici :

Un homme de soixante-cinq ans, atteint d'épithélioma de l'œsophage et d'aortite généralisée très intense, meurt sans avoir jamais présenté le moindre phénomène angineux pendant la vie. A l'autopsie, on trouve à la base du cœur des adhérences récentes unissant les deux feuillets du péricarde [4]. La région occupée par le plexus cardiaque est recouverte d'un exsudat fibrineux, et « les lésions sont si intenses, que le plexus

[1] LEROUX. Angine de poitrine; mort subite; athérome artériel; compression du pneumogastrique. (*Soc. anat.*, 1878.)

[2] MAURICE RAYNAUD. Article *Péricardite* du *Nouveau Dict. de méd. et de chir. pratiques*, 1878.

[3] H. HUCHARD (*Revue de méd., loc. cit.*).

[4] BARTH. *Communication orale.*

cardiaque n'a pu échapper à leur influence ». En tous cas, s'il existait de la névrite cardiaque, ce fait serait en désaccord avec la théorie nerviste, puisque le malade n'a jamais eu de symptômes sténocardiques; et si elle n'existait pas, cela prouve que la compression ou l'enveloppement d'un nerf par des exsudats inflammatoires ne sont pas suffisants pour déterminer sa phlegmasie.

Un autre malade[1] présentait des paroxysmes d'angoisse comme dans l'angine de poitrine. A l'autopsie, on trouva « le nerf phrénique droit, le grand nerf cardiaque et la partie antérieure des branches destinées aux poumons enchevêtrés au milieu d'un certain nombre de petites tumeurs ». Ici, le diagnostic d'angine de poitrine n'est pas démontré. De plus, je suis en droit de dire : tous ces nerfs étaient comprimés, cela ne fait aucun doute; mais, étaient-ils altérés? Toute la question est là.

La même objection peut être posée au fait[2] relatif à des accidents angineux survenus chez une phtisique et dont le pneumogastrique droit fut trouvé à l'autopsie comprimé par des masses ganglionnaires.

Il en est de même pour une observation[3] concernant un homme de trente-huit ans, affecté d'angor pectoris, et chez lequel on trouva à l'autopsie le nerf phrénique gauche comprimé par un ganglion bronchique.

Enfin, trois autres observations[4] ne sont pas davantage concluantes : la première fait mention de lésions nerveuses nullement démontrées par un examen histologique; la seconde ne s'appuie même pas sur une autopsie ; enfin, pour la troisième, on note simplement qu'on a manifestement vu que les nerfs constituant ces plexus étaient volumineux et présentaient « des renflements moniliformes » sur leur trajet. On conviendra que cet examen superficiel est absolument insuffisant, surtout lorsqu'il s'agit de filets nerveux dont on connaît à peine la structure, et dont quelques-uns présentent normalement des « renflements moniliformes » sur leur parcours.

Voici deux dernières observations :

Dans l'une, que je récuse comme un exemple concluant d'angine de poitrine, le malade est mort avec les symptômes d'un « spasme laryngé »

[1] Observation de Heine citée par Guttmann (*Anat. und phys. med. f. klin. med.* Berlin, 1873).

[2] Barety. Adénopathie tracheo-bronchique (*Thèse inaug. de Paris*, 1874).

[3] Haddon (*Edinburgh med. Journ.*, 1870).

[4] Boncour. Obs. d'aortite nevrite cardiaque (*Gaz. des hôp.*, 1875). — Cuffer, Bazy (*Société clinique de Paris*).

et l'on trouva à l'autopsie : une névrite parenchymateuse du récurrent, du laryngé supérieur, du tronc du pneumogastrique, des nerfs et des plexus cardiaques sans aucune lésion de l'aorte et des coronaires, du sympathique cervical et abdominal, du plexus cœliaque. Il s'agissait, en un mot, d'une névrite primitive multiple. Cependant, comme les accès douloureux ont paru reproduire les caractères de l'angine de poitrine, l'auteur se demande si, dans ce cas, la « névrite n'a pas été capable de déterminer un angio-spasme sur les artères coronaires, comme cela survient pour d'autres névrites ». J'ajoute, pour ma part, que ce malade est mort « avec les symptômes de spasme laryngé », cette terminaison subite ou rapide n'étant pas rare dans toutes les affections laryngées ou trachéo-bronchiques [1].

La seconde observation [2] concerne un homme de cinquante-trois ans ne présentant aucun antécédent de syphilis, d'alcoolisme, de rhumatisme ou de toute autre maladie. Vingt ans auparavant, alors qu'il était au service militaire, il fut pris, pendant une marche forcée, d'une douleur intense dans la région du cœur. Depuis lors, les mêmes accès se reproduisirent avec toutes les apparences d'une angine de poitrine; puis, s'ajoutèrent de l'oppression, des palpitations, des battements dans les carotides et les temporales, des troubles de la vision, des vertiges, enfin des parésies passagères et subites aux membres inférieurs quand le malade voulait se livrer à un exercice un peu fatigant. A son entrée à l'hôpital, on constata un rétrécissement et une insuffisance de l'aorte avec légère dilatation de ce vaisseau, et une insuffisance mitrale fonctionnelle. Il mourut bientôt, après avoir eu une série d'accès sténocardiques. A l'autopsie, on ne trouva aucune lésion histologique dans les plexus nerveux entourant les coronaires; mais il n'en était pas de même des filets péri-aortiques qui présentaient manifestement les lésions de la névrite interstitielle. Le myocarde, qui semblait sain à l'œil nu, présentait au microscope une légère dégénération graisseuse de ses fibres. Les artères coronaires ne présentaient aucun rétrécissement à leur embouchure ou dans leur trajet.

Voilà un fait dont les partisans de la névrite pourraient s'emparer. Mais l'auteur de cette observation m'écrit lui-même, en parlant de l'état des coronaires : « Ces artères présentaient un léger degré d'endartérite. Les

[1] GROCCO. Sulla patologia dei nervi cardiaci (*Rivista clinica*, 1886). — Voir, au sujet « de la mort subite dans les lésions laryngées ou trachéo-bronchiques » les faits contenus dans la thèse de P. CAILLARD (1892).

[2] GROCCO et FUSARI. Una terza contribuzione allo studio clinico ed anatomo-patologico della nevrite multipla primitiva (*Annali dell' Università di Perugia*, 1885-86). — MARAGLIANO (de Gênes) cite une observation d'angor pectoris avec névrite non confirmée par l'autopsie (*La Riforma medica*, avril 1885).

altérations du cœur, dans ce dernier cas, sont multiples, et on peut toujours émettre des doutes sur le fait accidentel des lésions des nerfs cardiaques. » Or, l'endartérite amène presque toujours à sa suite un rétrécissement du vaisseau, et de plus l'aortite constatée dans cette observation était suffisante pour provoquer un état spasmodique des artères coronaires, de sorte que l'on doit se demander si dans ces lésions il n'y en avait pas de suffisantes pour admettre une irrigation sanguine défectueuse de l'organe.

6° *Observations d'angines de poitrine avec signes d'oblitérations vasculaires dans divers organes et symptômes de claudication intermittente des extrémités.*

L'angine de poitrine est due au rétrécissement ou à l'oblitération des coronaires. La preuve en est encore fournie par des exemples assez nombreux où l'on constate pendant la vie des symptômes d'oblitérations vasculaires multiples dans divers organes [1].

J'ai vu un malade qui a présenté successivement les signes d'une angine de poitrine, d'une claudication intermittente des extrémités et une hémiplégie inconstante ou variable par thrombose cérébrale.

Ce fait peut être rapproché des deux suivants :

Un malade de quarante-huit ans, fumeur, dont le père a succombé à des troubles mentaux, dont la sœur diabétique est morte tuberculeuse, présente à cette époque un premier accident lié à l'artério-sclérose : thrombose de l'artère centrale de la rétine gauche. Deux ans après, apparaissent les signes indéniables d'une claudication intermittente des extrémités, le malade s'apercevant qu'il ne peut fournir une course un peu soutenue sans ressentir d'abord une douleur assez vive dans le mollet droit, pour tomber ensuite. Quelque temps après, survient une gangrène limitée d'un orteil, et quelques années plus tard, il meurt d'angine de poitrine.

Un autre malade, atteint également d'angine de poitrine, présente successivement les accidents suivants : une hémiplégie, une gangrène superficielle des extrémités, des douleurs violentes dans les reins dues à des infarctus de ces organes, et il meurt avec des accidents apoplectiques [2].

[1] Voir le chapitre ANATOMIE PATHOLOGIQUE (*Pièces justificatives*), à la fin du volume.

[2] BILHAUT. Artério-sclérose et angine de poitrine. (*Revue gén. de clinique et de thérapeutique*, 1889.) — J. MAGNIN. Angine de poitrine par oblitération vasculaire, se manifestant successivement sur tout le système artériel et donnant lieu à des accidents divers. (*Revue gén. de clinique et de thérapeutique*, 1889.)

Ne voit-on pas, dans ces oblitérations vasculaires multiples, comme la signature anatomique des lésions propre à la sténocardie, et comment les comprendre avec la théorie exclusive de la névralgie ou de la névrite cardiaque?

7° *La névrite cardiaque peut être consécutive à la sclérose coronaire.*

Dans mes leçons sur l'artério-sclérose du cœur, j'ai démontré que la myocardite n'existe pas, à proprement parler, et que toutes les lésions observées sur le myocarde doivent être mises sur le compte de troubles trophiques et nullement inflammatoires. Ces lésions sont dues, en effet, à l'insuffisance de l'irrigation sanguine et de la nutrition. J'ai encore dit que cette insuffisance nutritive portant son action, non seulement sur le muscle, mais sur tous les autres éléments qu'il contient, et particulièrement sur les filets nerveux, il est évident que la diminution où la suppression de l'irrigation sanguine doit produire des altérations absolument semblables à celles qui suivent la section d'un nerf : celui-ci alors dégénère promptement, comme on le sait, il présente des lésions qu'on a coutume d'attribuer encore à l'inflammation sous le nom de névrite, mais qu'on assimilera bientôt aux dystrophies. Nous avons cherché avec Weber s'il n'y avait pas, dans le cœur des angineux, des lésions trophiques des nerfs, comme il y a des lésions trophiques du myocarde à la suite de l'oblitération ou de la sténose des coronaires et nous ne sommes pas encore parvenus à des résultats constants et formels. Cependant, le fait de « névrite périphérique d'origine vasculaire » que Joffroy et Achard viennent de publier, peut déjà servir à l'appui de cette thèse.

Vous savez que les névrites, bien étudiées dans ces derniers temps, peuvent être d'origine : *toxique* (intoxications par l'arsenic, l'oxyde de carbone, le plomb, etc.); *infectieuse* (variole, fièvre typhoïde, pneumonie); *cachectique* (cancer, diabète, tuberculose); *encéphalo-médullaire* (ataxie locomotrice, paralysie générale, etc.). Hé bien, il existe une autre classe de névrites : ce sont celles qui ont une origine *vasculaire;* elles peuvent être consécutives à l'artérite oblitérante des vaisseaux des troncs nerveux. Le fait suivant le démontre :

Une femme de soixante-trois ans éprouvait aux extrémités des quatre membres des douleurs qui survenaient par crises violentes en l'absence de gonflement, de déformation ou même de la moindre rougeur des petites articulations. Au moment de ces accès, il y avait une impotence complète des mains qui s'immobilisaient en demi-flexion, et l'hyperesthésie était telle qu'on avait dû protéger les membres au moyen d'un cerceau contre le contact des couvertures. Quelque temps après, cette femme mourait au milieu d'accidents comateux, après avoir présenté une hémiplégie droite. A l'autopsie, on trouve, dans l'hémisphère gauche de l'encéphale, un foyer de ramollissement. Mais les lésions les plus importantes, à notre point de vue, sont celles qui ont été signalées du côté des vaisseaux et des nerfs des membres : ceux-ci sont en état de dégénérescence, et cette lésion correspond exactement à l'altération des artères situées dans l'épaisseur des troncs nerveux, altération caractérisée par l'épaississement des parois avec rétrécissement du calibre et même oblitération complète. « Il nous semble impossible de ne pas attribuer la dégénération des nerfs à l'épaississement et à l'oblitération de leurs artères nourricières, et nous sommes conduits à supposer que la fibre nerveuse, privée de l'irrigation sanguine, meurt par un mécanisme analogue à celui qui produit le ramollissement du cerveau [1]. »

Cette observation présente un grand intérêt pour nous. Si l'endartérite oblitérante du cœur produit des troubles dystrophiques, non seulement dans ses fibres musculaires, mais aussi dans ses nerfs, on comprend dès lors qu'il peut exister deux sortes de névrite cardiaque : l'une par propagation de la périaortite aux nerfs voisins; l'autre par suite de l'endartérite oblitérante des vasa nervorum et de l'insuffisance d'irrigation sanguine des filets nerveux. Par conséquent, dans ce dernier cas, la névrite cardiaque serait sous la dépendance de la sclérose coronaire. Sans doute, s'il y a des lésions nerveuses d'origine vasculaire, il y a aussi des lésions vasculaires d'origine nerveuse, et je vous ai rappelé [2], qu'après la section des nerfs, le premier phénomène constaté est l'altération vasculaire. Mais, tous ces faits démontrent que si la lésion artérielle joue le principal rôle dans l'angine de poitrine vraie, la lésion nerveuse peut à son tour agir pour son propre compte. Cette discussion prouve encore que je ne nie pas l'existence de la névrite cardiaque; je vous l'apprendrai plus tard, mieux encore, lorsque j'établirai le diagnostic de la sclérose coronaire et de la névrite cardiaque.

8° *L'angine de poitrine dans les rapports avec les affections du cœur.* Ces rapports vont nous donner encore la démonstration de la théorie artérielle.

Dans l'*endocardite aigue* et *chronique*, dans toutes les *cardiopathies valvulaires* d'origine rhumatismale (affections mitrale, tricuspidienne et aortique), on ne voit jamais d'accidents angineux, et si dans l'endocardite rhumatismale on a pu par exception les observer, c'est parce que

[1] Joffroy et Achard. Névrite périphérique d'origine vasculaire. (*Archives de médecine expérimentale et d'anatomie pathologique*, 1889.)

[2] Voir page 152.

celle-ci s'est propagée à la membrane interne de l'aorte et qu'elle s'est compliquée d'aortite, comme Léger en a donné un exemple. Mais, dans toutes les cardiopathies valvulaires arrivées à la période d'hyposystolie et de cardiectasie, il est indubitable que les malades éprouvent des sensations douloureuses un peu vagues dans la région cardiaque sous forme d'oppression douloureuse, de sensibilité précordiale un peu obtuse, de « gonflement au cœur ». Ce sont là des *douleurs de distension*, nullement comparables à celles de la sténocardie.

Dans les cardiopathies valvulaires de nature artérielle (artério-sclérose du cœur à type myo-valvulaire), parfois dans les insuffisances et plus rarement dans le rétrécissement mitral d'origine endartérique, beaucoup plus souvent dans le rétrécissement et l'insuffisance aortique de même origine, on observe l'angine de poitrine. Mais ici, ce n'est pas la lésion orificielle qui faut incriminer, c'est la sclérose coronarienne souvent concomitante.

Dans la *péricardite aiguë* ou *chronique*, Andral a observé l'existence de douleurs ressemblant plus ou moins à celles de l'angine de poitrine. Dans les deux cas cités par lui, le péricarde renfermait un épanchement sanguin ou purulent.

Mais, on peut toujours se demander si ces péricardites ne sont pas survenues dans le cours d'une sclérose cardiaque.

De son côté, Stokes parle d'un cas de péricardite avec myocardite survenue sous l'influence du froid, chez un jeune homme de dix-huit ans. Ce dernier éprouvait une douleur considérable avec phénomènes de collapsus, « les angoisses d'une violente inflammation cardiaque et des souffrances persistantes et indescriptibles ». Il y a loin de cette description à celle de l'angine de poitrine, et si les deux observations d'Andral paraissent cliniquement plus concluantes, elles ne peuvent être d'aucune utilité pour les partisans de la névrite cardiaque, puisque celle-ci n'a pas été révélée à l'autopsie.

Il en est de même des observations de Peter et de Sibson[1].

On a vu dans la péricardite à forme douloureuse des faits absolument disparates ; la douleur est due à l'inflammation du nerf phrénique, ou encore à celle du plexus cardiaque qui peuvent être tous deux englobés dans l'exsudat phlegmasique ; elle est parfois due à l'angine de poitrine vraie, lorsque l'inflammation s'est propagée de la séreuse aux vaisseaux coronaires sous-jacents (ce qu'on n'a pas suffisamment cherché), ou encore lorsqu'elle est survenue chez un malade atteint de cardio-

[1] ANDRAL (*Clinique médicale*, 1834). — STOKES (*loc. cit.*). — PETER. *Leçons de clin. méd.*, 873. — SIBSON. Article « Pericarditis ». (*Reynold's system of medicine*, 1877.)

sclérose, et c'est même là ce qui explique pourquoi la péricardite aiguë des vieillards prend assez souvent la forme douloureuse ou angineuse.

Dans les *cardiopathies myocardiques*, on a coutume de dire que l'angine de poitrine en est le symptôme habituel. « Cette affirmation — comme le dit si judicieusement mon interne Weber — ne doit pas être maintenue sous cette forme. Car, si elle renferme une part de vérité, elle consacre une erreur. Ce n'est pas la myocardite qui détermine le syndrome angineux, c'est la lésion des coronaires qui, s'accompagnant de myocardite, ou plutôt de sclérose, détermine l'angor. En d'autres termes, de toutes les myocardites (interstitielle, parenchymateuses. purulente, dystrophique) cette dernière seule présente le plus souvent des phénomènes angineux, parce qu'elle est sous la dépendance de l'endartérite coronaire [1]. »

Dans les myocardites des maladies infectieuses, on n'observe pas ou presque jamais de phénomènes angineux, parce que la lésion atteint surtout la fibre musculaire ou encore le tissu conjonctif interstitiel.

Dans les formes « interstitielle ou segmentaire » des myocardites chroniques, on n'observe pas de douleurs angineuses, parce que ces maladies ne sont pas sous la dépendance d'une lésion vasculaire.

Il en est de même de la dégénérescence graisseuse du cœur, nom sous lequel on confond deux maladies différentes : d'une part, la stéatose myocardique des maladies infectieuses, dans laquelle on n'observe pas de phénomènes angineux pour les raisons que j'ai données ; d'autre part, l'adipose ou surcharge graisseuse à laquelle les auteurs anciens, Stokes et Friedreich, ont attribué tour à tour l'absence ou l'existence d'accidents angineux. Pour mettre d'accord ces deux auteurs, il importe de dire qu'au point de vue pathogénique, il y a deux sortes d'adiposes cardiaques : l'une que l'on observe dans le cours de l'obésité et qui est rarement en rapport avec des lésions coronariennes ; l'autre qui est sous la dépendance immédiate de l'artério-sclérose du cœur, comme je l'ai démontré à l'anatomie pathologique [2]. Mais alors, je répète pour l'adipose du cœur ce que j'ai dit pour les myocardites. Ce n'est pas l'adipose cardiaque, ce n'est pas la myocardite qui donne lieu à l'angine de poitrine, c'est la lésion vasculaire qui tient sous sa dépendance la production de ces deux états morbides. Encore faut-il faire une autre distinction au sujet des myocardites « vasculaires », entre la myocardite inflammatoire par périartérite qui donne lieu rarement à des accidents angineux et la myocardite dystrophique par endartérite qui les produit ordinairement.

[1] Weber. Travail inédit, prix Vincent (*Soc. méd. des hôpitaux*, juillet 1892).

[2] Voir page 159.

Tous ces faits, en confirmant la théorie artérielle de l'angine de poitrine, ébranlent singulièrement la théorie exclusive de la névrite cardiaque.

9° *Examen des faits d'angines de poitrine rhumatismales.*

L'angine de poitrine rhumatismale, signalée déjà depuis longtemps par les auteurs anciens dès le commencement de ce siècle, et notamment par Lartigue en 1846, viendrait, sous forme de fluxion du plexus cardiaque, compliquer un rhumatisme articulaire aigu, et serait capable de déterminer promptement la mort[1]. Or, sur cinq cas cités par Letulle, cette terminaison a été constatée une fois, il est vrai ; mais rien ne prouve qu'elle doit être attribuée aux causes ou aux lésions invoquées par l'auteur.

Dans cette observation, une femme de vingt-trois ans, atteinte d'un double rétrécissement mitral et aortique, est prise d'un rhumatisme articulaire dans le cours duquel se manifestent des troubles cardio-pulmonaires très graves amenant rapidement en deux semaines les accidents mortels d'une « asystolie aiguë ». Ces accidents ont été caractérisés par des douleurs vives à la région précordiale avec irradiations sur le trajet des nerfs pneumogastriques ou des phréniques au cou, à la partie interne du deuxième espace intercostal gauche, à l'épigastre, à l'épaule et au bras gauche, par une sensation d'étouffement considérable et de fin prochaine, par des lipothymies et des menaces de syncopes fréquentes, par la rapidité et la petitesse du pouls, un état algide, l'œdème des membres inférieurs, etc. Durant cet état si grave, et dès le début, il est noté expressément que les souffles ont acquis plus d'intensité, et que celui de la base est devenu tellement intense que l'on a pu croire à un frottement péricardique ; puis, par moments, les souffles ont diminué, ou ont pris au contraire un caractère plus éclatant.

A l'autopsie, on trouve un état de décomposition cadavérique si grand qu'il n'est pas possible d'examiner, ni les nerfs du cœur, ni le plexus cardiaque, ni le myocarde. Mais tous les viscères, rate, reins, foie, encéphale, sont trouvés congestionnés ; les poumons « gorgés de sang », avec un noyau de broncho-pneumonie au poumon gauche, noyau qui pouvait bien être dû à un infarctus récent ; enfin, il y avait un épanchement pleural léger à droite, et considérable à gauche (2 litres et demi environ).

[1] Lartigue, *loc. cit.*, 1846. — Peter, *loc. cit.* — Viguier (*Thèse inaug. de Paris*, 1873). — Letulle. Sur certaines complications cardiaques du rhumatisme aigu (rhumatisme du cœur et de son plexus). *Arch. de méd.*, 1880. — Martinet. De l'angine de poitrine rhumatismale (hyperémie du plexus cardiaque). *Thèse in. de Paris*, 1884.

Dans cette observation, la seule où une autopsie ait été faite, il se trouve qu'on n'a pu examiner les nerfs du plexus cardiaque accusés pendant la vie de la production de presque tous les accidents. On met sur le compte d'une lésion hypothétique de ces plexus presque tous les accidents observés, quand on découvre d'autres lésions réelles, considérables, qui ont dû certainement jouer le principal rôle : des poumons « gorgés de sang », une cavité pleurale remplie de liquide, un noyau apoplectique pulmonaire, témoignage presque irrécusable d'une thrombose cardiaque, laquelle s'ajoute à tous les symptômes observés pendant la vie (souffles changeant de caractère et d'intensité, état syncopal alternant avec les palpitations, asystolie aiguë, etc.).

Or, l'asystolie rapide venant compliquer un rhumatisme articulaire aigu, n'a-t-elle pas été plutôt provoquée par les lésions révélées à l'autopsie (congestion pulmonaire considérable, double épanchement pleural, etc.) que par des altérations *non constatées* du plexus cardiaque?

Il est vrai que Peter répond implicitement à cette absence de contrôle anatomique, en faisant judicieusement remarquer que le rhumatisme articulaire aigu est une maladie plutôt fluxionnaire qu'inflammatoire, et que « le propre de la fluxion rhumatismale est de produire beaucoup de symptômes avec peu de lésions ». A l'appui, il rappelle les accidents formidables du rhumatisme cérébral avec si peu de lésions matérielles que la science n'est pas encore fixée à ce sujet. Or, « de même qu'on ne trouve rien ou presque rien dans le rhumatisme cérébral, de même on ne trouvera rien ou presque rien dans le rhumatisme du plexus cardiaque ». Tout cela est juste. Mais alors il n'y a pas plus de raison pour admettre les lésions du plexus cardiaque que pour rejeter celles du myocarde, si l'on veut absolument expliquer cette sorte de rhumatisme asystolique.

Du reste, dans ces observations, les mots « asystolie » et « rhumatisme asystolique » sont souvent prononcés. Or, il n'y a rien qui ressemble moins à l'angine de poitrine que le syndrome asystolique, et j'ai même démontré qu'il existe un véritable antagonisme clinique entre ces deux états morbides.

On ne peut nier l'existence de symptômes angineux liés à un état d'hypérémie ou d'inflammation du plexus cardiaque. Ce que je soutiens, et ce que je vous ai fait souvent constater, c'est la différence clinique considérable qui sépare les accès angineux dus à la sclérose coronarienne, des accès pseudo-angineux dus à la névrite cardiaque.

Dans celle-ci, les douleurs sont le plus souvent permanentes, quoique sujettes à des paroxysmes; elles présentent des points *névralgiques* augmentés par la pression exercée sur le trajet des nerfs phréniques, pneumogastriques, intercostaux et au niveau des nerfs cardiaques; les irradiations douloureuses se font plus souvent sur le parcours des nerfs, tandis que dans l'angine artérielle elles paraissent suivre le trajet des vaisseaux; elles augmentent par la pression du doigt, et sont perçues plus fréquemment à l'épaule et surtout dans le trajet cervical des pneumogastriques ; les crises ne sont pas provoquées par les efforts ni par la marche, elles s'accompagnent souvent de troubles respiratoires et dyspnéiques, d'accidents laryngés (spasme du larynx, aphonie, etc.), de congestion pulmonaire aiguë ou subaiguë, d'hémoptysie, d'accélération ou d'irrégularités du rythme cardiaque, etc.

Tous ces accidents, on ne les rencontre pas dans l'angine coronarienne qui se termine presque toujours par la mort subite. Dans la névrite cardiaque, cette terminaison est très rare, elle n'a même jamais été observée dans les pseudo-angines de nature névralgique.

Conclusion

La névrite cardiaque avec accidents pseudo-angineux, et l'angine de poitrine coronarienne sont *deux maladies absolument distinctes*. L'une est une affection *névralgique,* l'autre une affection *artérielle*.

Alors, pourquoi ces discussions interminables, et cette division des médecins en deux camps opposés, les uns « nervistes », les autres « coronariens » ? Réunir sous le même nom deux états morbides absolument distincts, sous le prétexte que leurs symptômes révélateurs présentent quelques ressemblances, c'est commettre une erreur semblable à celle qui consisterait à ne pas séparer nettement la congestion et l'anémie cérébrale, l'hémorragie et le ramollisement du cerveau, pour l'unique raison que ces diverses maladies présentent au point de vue symptomatique beaucoup de points communs. Vous ne les avez pas rangées sous la même désignation, et cependant l'hémiplégie du ramollissement cérébral ressemble beaucoup plus à l'hémorragie du cerveau, que l'angine coronarienne à la pseudo-angine névralgique ou névritique.

Pour trancher cette question qui semblait jusqu'à ce jour insoluble, quelques auteurs ont imaginé une sorte de compromis. Il y a, disent-ils, deux sortes de sténocardie : celle qui est liée aux altérations des vaisseaux du cœur, et celle qui relève des lésions ou des troubles fonctionnels du plexus cardiaque. Et ils ajoutent : « Cette dernière mérite seule le nom d'angine de poitrine. »

Raisonner ainsi, c'est commettre une triple erreur : une erreur historique, une erreur nosologique, et une erreur clinique.

Je dis que c'est une erreur historique, parce que la tradition nous a légué « l'angine de poitrine » avec ses lésions coronariennes indiquées à la fin du siècle dernier par Jenner, Parry et Hunter. C'est une erreur nosologique, parce qu'on réunit ainsi dans le même cadre une affection nerveuse et une maladie du système vasculaire. J'ajoute que c'est une erreur clinique, parce que l'on confond encore, au point de vue symptomatique, deux maladies séparées complètement par des lésions différentes et même opposées.

La confusion des mots entraînant souvent la confusion des choses, continuons, d'après la tradition, à designer du nom d' « *angine de poitrine* » l'affection caractérisée anatomiquement par la lésion des coronaires, et appelons « *névrite* ou *névralgie cardiaque* » ou encore « *cardiodynie* » l'affection due à la souffrance ou à la lésion des nerfs du plexus cardiaque. Dans ces conditions, il n'est plus nécessaire de faire suivre la première de l'épithète de « vraie », et l'on arrive à dire :

Il n'y a pas plusieurs angines de poitrine ; il n'y en a qu'une seule, l'angine coronarienne.

En ne considérant que la névralgie ou la douleur dans la sténocardie, on commet une erreur semblable à celle qui consisterait à voir seulement les douleurs névralgiques d'une tumeur cérébrale. Pour l'angor pectoris, lorsque vous cherchez seulement à calmer la douleur, vous faites de la thérapeutique *symptomatique*, et vous ne vous élevez pas jusqu'à la thérapeutique *pathogénique*, la seule vraie, la seule efficace.

Il n'est plus possible d'élever quelques objections sur cette distinction NOSOLOGIQUE entre l'angine de poitrine et les névralgies cardiaques. On peut me répondre par la citation de quelques faits où la mort est survenue dans ces dernières. Ces faits, on ne peut les nier, quoiqu'ils soient exceptionnels; mais ils ne prouvent rien contre la théorie artérielle.

Avant les travaux de Bretonneau, on confondait, non seulement au point de vue clinique, mais surtout au point de vue nosologique, ce qui est plus grave, le croup et le faux croup, comme on confond encore l'angine de poitrine et les cardiodynies. Or, si la mort peut survenir dans certains cas rares de faux croup, si la laryngite striduleuse peut reproduire d'une façon complète les symptômes du croup, au point même que parfois le diagnostic reste longtemps impossible[1], viendra-t-il à per-

[1] Trousseau a cité des cas où le diagnostic du croup et du faux croup a été impossible jusqu'après la trachéotomie. Pour ma part, j'ai rapporté trois faits semblables (*Société médico-pratique*, 1886-1887).

sonne l'idée de confondre ces deux maladies? Si les symptômes du croup et du pseudo-croup peuvent parfois si bien s'identifier, c'est parce que ces deux affections sont reliées entre elles par un symptôme commun, le spasme laryngé, qui peut tuer le malade dans l'un comme dans l'autre cas. Mais dans le croup, il s'ajoute un élément mécanique et infectieux qui n'existe pas dans la laryngite striduleuse.

Il en est de même pour la distinction clinique et surtout NOSOLOGIQUE qui existe entre l'angine de poitrine et les cardiodynies. Un élément commun les réunit, c'est la névralgie des nerfs cardiaques ; un élément important, capital, sépare la première des secondes, c'est l'ischémie du myocarde. Ce qui le prouve, c'est, encore une fois, la manière dont meurent les angineux : ils meurent par syncope, ils peuvent mourir en l'absence de tout élément douloureux; les autres ne succombent que par excès de douleur ou par épuisement de l'innervation cardiaque.

Telle est, après un siècle de discussions, après les soixante théories diverses qui ont été tour à tour émises sur la nature du syndrome angineux, telle est la manière d'envisager la question et de conclure.

Pour ceux qui ne veulent considérer dans le syndrome angineux que le résultat d'une névralgie ou d'une névrite cardiaque et qui nient d'une façon absolue l'importance et la constance des lésions coronariennes, pour les « intransigeants » de la théorie nerveuse, les objections que je leur ai opposées restent debout, tant qu'elles ne seront pas sérieusement discutées et réfutées.

Il faut les croire irréfutables, parce qu'aux preuves anatomiques et cliniques s'ajoute la sanction thérapeutique. Les médicaments antinévralgiques sont absolument insuffisants, ils sont incapables d'aboutir à la guérison dans une maladie où la douleur est un phénomène secondaire, où l'ischémie cardiaque et la lésion artérielle constituent les seuls dangers. La thérapeutique de l'angine de poitrine, la seule rationnelle, comme je l'ai établi et prouvé à l'aide des médicaments dépresseurs de la tension vasculaire et des iodures, a transformé une maladie incurable en maladie curable, et les guérisons qui lui sont dues ne sont plus ni contestées ni contestables.

Ces résultats ont été obtenus parce que je me suis conformé à ce principe que je ne cesse de répéter :

A maladie artérielle, il faut opposer une médication artérielle.

VINGT-QUATRIÈME LEÇON

ANGINE DE POITRINE (FIN)

V. Traitement.

I. Traitement préventif (dans l'intervalle des accès : traitement de la lésion).

Trois indications thérapeutiques principales : *a*. Combattre l'hypertension artérielle ; *b*. Diriger le traitement contre l'aortite et le développement de l'artério-sclérose ; *c*. Favoriser et faciliter le travail du cœur, en s'adressant surtout aux vaisseaux.

Enumération des nombreuses médications instituées depuis 1768 contre l'angine de poitrine.

Traitement *hygiénique :* régime alimentaire.

Traitement de la cause *anatomique* · aortite, coronarite, artério-sclérose.

Médication iodurée. Action physiologique et thérapeutique des iodures, sur la tension artérielle, sur les parois vasculaires, sur la diminution de la mortalité des angineux. Iodures de sodium et de potassium. L'iodure n'agit pas comme antinévralgique. — Accidents divers d'iodisme. Intolérance iodique, primitive ou secondaire ; moyens de la combattre. Avantages et inconvénients de la médication iodurée.

II. Traitement curatif des accès. — Nitrite d'amyle, nitro-glycérine, nitrites, opium et morphine.

Action physiologique du *nitrite d'amyle* : dilatation artérielle due probablement à une action directe sur la tunique musculaire des vaisseaux ; action sur le sang, sur le cœur qu'il tonifie, sur la tension artérielle qu'il abaisse. Influence antinévralgique indirecte. Explication de son action thérapeutique dans les accès angineux.

Action physiologique et thérapeutique de la *trinitrine* (ou nitro-glycérine), plus lente, plus persistante que celle du nitrite d'amyle.

Action physiologique des *nitrites de sodium et de potassium;* leur pouvoir toxique sur le sang ; dangers de leur emploi thérapeutique.

Mode d'emploi et posologie du nitrite d'amyle et de la trinitrine. Action combinée des deux médicaments Faits d'amylisme (ou intoxication amylique).

Action physiologique et thérapeutique de l'*opium* et de la *morphine*. Expériences démontrant, outre leurs propriétés anesthésique et hypnotique, une action cardio-sthénique, vaso dilatatrice et dépressive de la pression artérielle. Action combinée des inhalations amyliques, de la trinitrine et des injections morphinées.

III. Traitement des complications. — Les unes sont dépendantes, les autres indépendantes des accès. Les premières caractérisées par les accidents dus à la *cardio-scle-*

rose et à l'*insuffisance rénale* souvent concomitantes; les secondes, par un *état syncopal*, ou un *état parétique* du cœur.

Opérations pratiquées sur les angineux ; administration du chloroforme.

IV.—MÉDICATIONS INUTILES OU DANGEREUSES. 1° *Toniques cardiaques*. Contre-indications et indications de la digitale, de l'ergot de seigle. Action de la spartéine, du convallaria, de la caféine et du strophantus.

2° *Belladone, bicarbonate de soude*. Inutilité ou dangers de ces médicaments.

3° *Electricité*. Dangers de l'électricité faradique; parfois, bons effets des courants continus.

4° *Cocaïne*. *Inhalations d'oxygène :* la première, très dangereuse ; les secondes inutiles.

5° *Antipyrine*, sans action sur l'angine coronarienne.

6° *Bromures*. Leur contre-indication.

7° *Chloral. Paraldehyde, sulfonal, uréthane.*

8° *Sels de potasse.*

9° *Emissions sanguines.*

10° Moyens divers : *Inhalations d'ether; inhalations chloroformiques*, etc.

Le traitement de l'angine de poitrine, de cette maladie que l'on a regardée, jusqu'à mes recherches, comme absolument incurable, mérite d'assez longs développements. Il se divise en traitement *préventif* (dans l'intervalle des accès) et *curatif* (traitement des accès). J'étudierai ensuite le traitement des *complications*, et je passerai en revue les *médications inutiles* ou *dangereuses*.

I. TRAITEMENT PREVENTIF. — Pour bien comprendre ce traitement, il suffit de poser nettement les indications thérapeutiques. A ce sujet, je n'ai qu'à répéter ce que j'ai déjà dit au sujet de la symptomatologie de l'angine de poitrine.

a. Presque tous les angineux ont de l'hypertension artérielle, qui précède d'abord et accompagne ensuite le développement de l'artério-sclérose. Donc, première indication thérapeutique :

Il faut combattre par le traitement hygiénique et médicamenteux la tendance à l'hypertension artérielle.

A ce point de vue, je vous renvoie à mes leçons sur l'hypertension artérielle[1].

b. L'angine de poitrine est toujours le résultat, soit d'une aortite, soit d'une sclérose primitive ou secondaire des artères coronaires. D'où, cette deuxième indication thérapeutique :

Il faut diriger le traitement contre l'aortite et le développement de l'artério-sclérose.

[1] Voyez pages 73-77.

Je vous ai indiqué les principes de cette médication dans mes leçons sur l'aortite et l'artério-sclérose.

c. En raison de l'aortite qui peut oblitérer ou rétrécir l'embouchure des coronaires, ou encore par le fait de l'altération de ces vaisseaux qui diminue leur lumière dans leur parcours, le muscle cardiaque possède une nutrition incomplète, consécutive à l'insuffisance de l'irrigation sanguine. Troisième indication thérapeutique :

Il faut favoriser et faciliter le travail du cœur, en s'adressant non au cœur lui-même, mais surtout aux vaisseaux.

Pour remplir cette dernière indication qui vise moins l'angine de poitrine que les phénomènes d'insuffisance myocardique consécutive au syndrome angineux, il ne suffit pas de s'adresser au myocarde, et il est même parfois dangereux d'abuser des toniques du cœur. Celui-ci étant altéré déjà dans sa structure musculaire, comment pourraient-ils efficacement agir ? On n'arriverait qu'à le surmener, en lui imposant un travail qu'il ne peut plus accomplir, en cherchant à provoquer des contractions qu'il est incapable de produire.

Pour tonifier le cœur des angineux, il faut d'abord faciliter son travail, en s'adressant avant tout au cœur périphérique, représenté par les vaisseaux et les capillaires. L'angine de poitrine est une affection artérielle, elle ne devient cardiaque que par la suite, c'est en résumé un des meilleurs types cliniques des cardiopathies artérielles, et c'est moins du côté du cœur que des vaisseaux qu'il faut agir.

Supprimer tous les obstacles périphériques et combattre la tendance au spasme artériel ; favoriser la circulation aux confins du système circulatoire, surveiller la circulation des extrémités par des frictions répétées et par le massage ; diminuer l'hypertension artérielle par l'hygiène alimentaire et la prescription de médicaments vaso-dilatateurs ; en un mot, ouvrir largement les voies circulatoires, n'est-ce pas là un moyen de diminuer d'abord, de faciliter et de fortifier ensuite le travail du cœur central ? Celui des angineux est toujours en imminence de surmenage et de fatigue ; il est placé, par l'insuffisance de son irrigation sanguine, dans des conditions d'infériorité fonctionnelle dont il faut tenir le plus grand compte ; sa puissance contractile s'abaisse de 10 à 5 ; on ne peut donc pas lui demander le même fonctionnement que l'on réclamerait d'un organe absolument sain. D'où le précepte de recommander aux angineux un exercice modéré, d'éviter tous les efforts, les fortes émotions gaies ou tristes qui peuvent imposer momentanément à l'organe un travail exagéré. Donc, les « cures de terrain » en honneur à l'étranger et surtout en Allemagne, sont absolument contre-indiquées dans le traitement de l'angine de poitrine.

On peut s'étonner de ne pas me voir présenter, parmi les premières indications thérapeutiques, l'obligation de combattre la douleur dont « l'intensité et la durée constituent le principal danger de l'angor pectoris », d'après Balfour ; la douleur qui est, selon Peter, « le fait dominateur de l'angine, quel qu'en soit le point de départ, et qu'il faut conjurer par les moyens les plus rapides ».

Oui, sans doute, depuis l'époque déjà lointaine où cette maladie a été pour la première fois décrite, sa thérapeutique en visant toujours la douleur et rien que la douleur, a fait fausse route ; elle n'a pas été mieux inspirée, lorsqu'elle s'est adressée uniquement à la cause diathésique qui détermine la sténocardie.

Nous la voyons ainsi s'épuiser en vains efforts et préconiser les moyens les plus disparates : la chaleur, les liqueurs spiritueuses, le vin, les cordiaux et l'opium avec Heberden ; les saignées et les purgatifs avec Parry, Burns et Wall ; les vomitifs avec Percival ; les cautères à la face interne des jambes avec Wichmann ; les emplâtres de tartre stibié sur le sternum avec Kriegelstein ; les moyens antiphlogistiques avec Odier (de Genève) ; le gaïac et la gentiane avec Bergius et Butter ; l'antimoine, l'arnica, les martiaux, le musc, le castoreum, la ciguë, les vésicatoires à demeure avec Elsner ; la médication contre l'obésité, le régime végétal et le cinabre avec Fothergill ; l'eau de chaux avec Schmidt ; l'eau de laurier cerise avec Pitschaft ; l'arsenic avec Alexander, Harless et Cahen ; le sulfate de zinc associé à l'opium avec Perkins ; la laitue vireuse, les ventouses sèches, les sinapismes, les pédiluves irritants, les frictions sur les membres inférieurs, et « tous les moyens capables d'empêcher et de combattre la congestion du sang vers le cœur, » avec J. Franck ; le nitrate d'argent avec Cape, Harder, Zipp et Bastide ; l'association de la laitue vireuse et de la digitale avec Schlesinger ; le sulfate de quinine, les drastiques et l'abstinence des boissons avec Piorry ; l'association de l'opium au tartre émétique, le camphre avec Schœffer ; la teinture antimoniale de Theden ; l'asa fœtida, la ciguë avec Johnstone ; le musc avec Récamier ; le soufre avec Munck ; l'opium et la jusquiame, l'emploi d'étincelles électriques à travers la poitrine avec Reeder ; l'aimantation et l'électricité avec Laennec et Duchenne (de Boulogne) ; la limonade phosphorique avec Baumes ; la poudre de valériane, l'oxyde de zinc, le cuivre ammoniacal, l'extrait de douce-amère, les inhalations d'oxygène avec Jurine ; les médicaments anti-névralgiques avec Desportes ; la belladone avec Batten ; le cyanure de potassium et l'acide prussique avec Elliotson ; l'aconit, le colchique, le gaïac dans les angines goutteuses, avec Lartigue ; la lithine avec Hayden ; le bicarbonate de soude et la belladone avec Bretonneau ; les injections d'atropine avec Trousseau ; la digitale avec Balfour ; le séton avec Eichhorst ; enfin, la révulsion locale, les émissions sanguines ; les bromures, les divers toniques du cœur ; le salicylate de soude, les anesthésiques comme l'antipyrine, la phénacétine, l'exalgine et même le chloroforme, la cocaïne, avec les contemporains.

Aucun auteur n'a fait mention des iodures et de leur emploi systématique dans l'angine de poitrine ; on n'a même pas pensé à leur prescription lorsque Bouillaud a donné la première observation d'anévrisme aortique guéri par l'emploi de l'iodure de potassium.

Comment expliquer ce fait ? La chose est bien simple : la thérapeutique était dévoyée. Elle ne voyait dans l'angine de poitrine que la cause (goutte, rhumatisme, obésité, etc.) ; elle ne tenait compte que de la douleur, même à une époque où s'affirmait déjà la théorie de la sténose coronaire ; elle ne considérait qu'une affection névralgique ou névritique dans une maladie artérielle, et l'erreur nosologique entraînait toujours une erreur thérapeutique. Elle semblait ignorer que la douleur peut manquer dans les cas si nombreux terminés par la syncope ; elle ne savait pas qu'elle est un élément secondaire de la maladie, loin d'en être le « fait dominateur » ; elle voyait bien un cœur malade, mais elle oubliait qu'il l'était devenu par l'intermédiaire de ses vaisseaux nourriciers, et la notion des cardiopathies artérielles était inconnue, ou encore vague et confuse. Elle n'avait pas encore appris que l'iodure est le médicament artériel par excellence.

Au milieu du siècle dernier, Sénac laissait tomber ces paroles de découragement au sujet de la curabilité des affections du cœur : « Après avoir approfondi de telles maladies, on n'a, ce me semble, que l'inutile satisfaction de mieux connaître l'impossibilité de les guérir. »

En 1768, Heberden, après avoir exposé les principes de son traitement de l'angine de poitrine, ajoutait mélancoliquement ces paroles : « Le temps et l'attention découvriront vraisemblablement des moyens plus efficaces contre une affection si dangereuse et si pénible. »

Plus de cent ans après, G. Sée émettait les mêmes doutes en ces termes : « Que faire contre les altérations des artères coronaires, contre les dégénérescences du muscle cardiaque, contre la dilatation cardiaque, les lésions aortiques qui, en réalité, causent plus souvent encore des accès d'angine que ne le font les lésions mitrales ? Il n'existe pas de moyen certain de guérir ces graves lésions. »

Non, certes, lorsque par les progrès de la sclérose coronaire, les fibres du myocarde ont disparu, lorsque la lésion artérielle est extrême et qu'elle a converti les vaisseaux en tubes rigides et presque osseux, « il n'existe pas de moyen certain de guérir ces graves lésions » ; mais, lorsqu'elles sont à leur début, je ne vois pas pourquoi elles pourraient moins bien guérir que de grands anévrismes de l'aorte.

Plus tard, G. Sée dont je me plais à citer les remarquables travaux sur la médication iodurée dans l'asthme et les dyspnées, prononçait à la tribune académique ces paroles dont le sens n'excluait plus toute idée de curabilité de l'angine de poitrine : « Le plus souvent, il reste pour unique ressource les iodures de potassium et de sodium dont Huchard dit merveille pour fondre la sclérose artérielle en général et coronaire en particulier. C'est une question à l'étude [1]. »

J'espère vous démontrer que l'étude est faite, que la question est close, et que la médication iodurée appliquée de bonne heure, avec persévérance, est capable d'assurer la guérison définitive de l'angine de poitrine coronarienne.

Je vous ai appris quel doit être le but de la médication anti-sténocardique, et il est désormais facile de comprendre que les indications thérapeutiques exposées au commencement de cette leçon sont complètement remplies par la médication suivante :

1° Le traitement *hygiénique*, ai-je dit en 1883, est des plus importants, et doit être ainsi formulé :

Vie calme, retirée, exempte d'ennuis, de soucis, de fortes émotions qui peuvent multiplier et augmenter les accès angineux ; autant que possible, habitation au rez-de-chaussée pour éviter la montée des escaliers, à l'abri de l'humidité et du froid, d'un air trop vif ou du vent, loin de la mer ; éviter l'ascension des étages et tous les actes réclamant un grand effort, la marche précipitée contre le vent et sur un terrain incliné, immédiatement après les repas, et combattre la constipation qui expose aux efforts de défécation ; se livrer à un exercice modéré, faire de courtes promenades à pied, éviter le refroidissement des extrémités, insister sur le massage, sur les frictions, sur les contractions passives des muscles pour prévenir la tendance à l'obésité et à la vaso-constriction périphérique. Observer la plus grande tempérance dans le manger et le boire, s'abstenir de liqueurs fortes, de boissons fermentées, de thé, d'aliments excitants et indigestes, de poissons, de salaisons, de fromages faits, de viandes peu cuites et faisandées ; manger avec beaucoup de modération

[1] G. Sée. Du diagnostic et du traitement des maladies du cœur, 2e édit., 1883. — *Academie de médecine*, 1886.

le soir (surtout lorsque les accès angineux se produisent régulièrement après dîner), et même au besoin remplacer le repas du soir par une alimentation légère et d'une facile digestion comme les œufs et le lait ; boire aux repas, soit de l'eau pure, soit de l'eau dans la proportion de deux tiers pour un tiers de vin et surtout de vin blanc, un litre à un litre et demi de lait par jour pour assurer la diurèse et abaisser la tension artérielle. Fuir la fumée du tabac, éviter les excès vénériens, les fatigues de toutes sortes, le surmenage, qu'il soit d'origine morale, cérébrale ou physique ; éviter les grands mouvements du bras gauche, ou ceux du bras droit, lorsque les douleurs irradiées atteignent ce côté.

Toutes ces prescriptions doivent être fidèlement observées. Je ne me borne pas à dire que les angineux doivent s'abstenir de fumer. Cette formule n'est pas suffisante, et il faut leur recommander de ne jamais fréquenter les cercles et les cafés, de ne jamais se trouver dans une chambre où une atmosphère enfumée par le tabac est plus pernicieuse qu'un ou deux cigares fumés par le malade. Cette recommandation est d'autant plus justifiée que les angineux présentent, comme je l'ai déjà dit, une intolérance plus prompte et facile pour le tabac.

Relativement à la proscription de tout exercice actif ou violent du bras gauche, je rappelle que d'après J. Franck, ce précepte est applicable, non seulement à l'angine de poitrine, mais encore aux autres maladies chroniques du cœur et des gros vaisseaux.

J'ai dit qu'il faut observer la plus grande tempérance dans le manger et dans le boire. Or, dans quelques cas, les troubles dyspeptiques pouvant devenir le point de départ et la cause occasionnelle des accès angineux, il importe alors, pour diminuer l'intensité de ceux-ci, de surveiller l'état gastrique. C'est ainsi que j'ai cité plusieurs observations dans lesquelles des malades atteints d'angine de poitrine voyaient le plus souvent leurs accès revenir sous l'influence d'une indigestion, de troubles dyspeptiques ou d'erreurs dans le régime alimentaire ; il suffisait alors de les soumettre à la diète lactée ou au régime sec pendant plusieurs semaines pour les délivrer de leurs accès angineux. C'est ainsi qu'en 1883[1], j'ai rapporté plusieurs faits relatifs à de promptes améliorations obtenues par le régime alimentaire chez des malades atteints d'angine de poitrine compliquée de dyspepsie. Ce n'était certes pas la guérison ; les accès provoqués par l'effort persistaient toujours, mais avec moins de fréquence et d'intensité.

2° Une des indications thérapeutiques les plus importantes consiste

[1] *Revue de medecine* (*loc. cit.*).

à combattre l'aortite et l'artério-sclérose, causes *anatomiques* les plus fréquentes de la sténocardie.

Quant aux causes *pathologiques*, c'est tout autre chose ; on ne peut rien contre elles. Je m'explique : Voici un goutteux ou un diabétique atteint d'angine de poitrine. Vous aurez beau vous adresser à la cause pathologique, à la goutte ou au diabète, diriger votre thérapeutique contre l'une ou l'autre maladie, vous pourrez modérer la diathèse goutteuse et guérir le diabète, vous ne parviendrez pas à améliorer ou à guérir la manifestation angineuse.

Il faut combattre l'aortite : par des révulsifs sur la paroi précordiale dont on abuse trop souvent (cautères, vésicatoires, pointes de feu, teinture d'iode), par le régime alimentaire, le laitage, par l'emploi de la médication iodurée et de la trinitrine. Ce traitement doit être suivi sans relâche ; il doit être repris de temps en temps, parce que l'aortite est une affection essentiellement récidivante, et qu'elle procède par poussées successives.

Mais, l'aortite aiguë peut disparaître et devenir chronique ; elle est encore un des épisodes du développement de cette affection généralisée à tout le système artériel, de l'artério-sclérose. Celle-ci a des localisations diverses et nombreuses ; le plus souvent elle atteint l'aorte, mais dans des cas rares, ce gros vaisseau peut être relativement peu altéré, et la lésion scléreuse prédominer sur les artères coronaires ; elle peut même accomplir la plus grande partie de son évolution sur ces artères, comme j'en ai rapporté un cas sous le nom de « coronarite primitive ». Par conséquent, la thérapeutique doit viser, non seulement la lésion de l'aorte, mais surtout l'artério-sclérose et l'hypertension artérielle qui est son premier agent provocateur.

Parry, à la fin du XVIIIe siècle, ne nous indique pas des moyens bien énergiques, mais il pose assez nettement l'indication thérapeutique dans ces termes :

« Comme il semble que l'ossification des artères dépend d'une augmentation dans l'impétus du sang, surtout quand il est disposé à l'inflammation, il faut observer la tempérance dans le manger et le boire, la suppression des violents exercices du corps, et faire usage de tous les moyens bien connus pour s'opposer à la diathèse inflammatoire, dans le but de prévenir la lésion des coronaires qui constitue la syncope angineuse. »

Pour combattre la lésion des coronaires, pour en prévenir les effets, j'ai démontré que la thérapeutique met à notre disposition deux médicaments : les *iodures* et les *nitrites*.

3° *Médication iodurée.* — Voici ce que je disais en 1883 au sujet de l'iodure de potassium que j'employais déjà d'une façon systématique depuis l'année 1879, et qui a été l'origine de ma méthode de traitement [1].

« De tous les médicaments, celui auquel nous donnons la préférence et auquel nous ne manquons jamais d'avoir recours, quoique tous les auteurs soient muets à ce sujet pour le traitement préventif des accès d'angor pectoris, c'est l'iodure de potassium. Ce médicament, indiqué dans le traitement des anévrismes et des dilatations de l'aorte par Bouillaud, peut bien, dans certains cas, devoir son efficacité à son action antisyphilitique ; mais lorsque la lésion artérielle ou l'artérite ne relève pas de la syphilis, on est bien obligé de recourir à une autre explication. Faut-il invoquer alors les vertus résolutives des iodures, admises par tous les auteurs ? Mais cette vertu résolutive est un fait que l'on constate et que l'on explique difficilement. Il est probable cependant que les iodures doivent leur efficacité, dans le traitement de l'aortite, des anévrismes et de l'angine de poitrine vraie, à leur action sur la circulation. Sous leur influence, le pouls gagne en force et en fréquence, les capillaires artériels se développent et se dilatent, la chaleur périphérique augmente, la tension vasculaire diminue, et cette fièvre artificielle s'accompagne de congestion faciale et encéphalique, rappelant ainsi de loin les effets du nitrite d'amyle. Les iodures provoquent aussi la résorption des exsudations pathologiques, accélèrent le mouvement de dénutrition en s'opposant à la stagnation globulaire et en rendant le sang plus fluide, comme l'a dit Gubler. La preuve, c'est que, si l'on fait passer de l'eau pure dans un tube capillaire, elle coulera avec une lenteur relative, tandis que, si l'eau est chargée d'iodure, elle semblera plus fluide et passera plus rapidement et plus facilement dans le tube. »

La plupart des affections de l'aorte (anévrismes, dilatation, rétrécissement et insuffisance; sclérose artérielle, angine de poitrine coronarienne) s'accompagnent d'une hypertension artérielle plus ou moins accusée. Or, je suis convaincu que les bons effets produits par les iodures sur les anévrismes aortiques sont dus, non seulement à l'action spéciale de ces médicaments sur les parois artérielles, mais aussi et surtout à leur influence dépressive sur la tension vasculaire. L'élévation de celle-ci peut contribuer à augmenter encore ou à provoquer le travail scléreux des vaisseaux, mais elle est aussi un des principaux facteurs de l'agrandissement d'une poche anévrismale. Il en est de même pour l'an-

[1] En 1880, au sujet d'une observation publiée dans la *Gazette des hôpitaux*, Potain s'est exprimé en ces termes : « L'iodure de potassium, qui a une heureuse influence sur les artérites chroniques, pourra être conseillé; j'en ai recueilli de bons effets. » Il n'emploie l'iodure qu'à petites doses (0,50 centigr. au plus).

gine de poitrine : l'hypertension artérielle augmente le travail du cœur déjà en état d'insuffisance fonctionnelle, et c'est ainsi qu'elle place l'organe dans un état d'imminence morbide pour la production des accès sténocardiques. Puisque les iodures augmentent la vitesse de l'écoulement sanguin dans les vaisseaux et qu'ils les dilatent, la théorie nous indiquait déjà qu'ils devaient abaisser la pression artérielle. Mais j'ai voulu m'en assurer encore par des expériences décisives que j'ai entreprises avec Eloy, expériences dont j'ai exposé les résultats thérapeutiques par la conclusion suivante : *Les iodures abaissent la tension artérielle* [1].

Les iodures guérissent des anévrismes aortiques *non syphilitiques*, ils ont une action favorable sur l'asthme dont la lésion artérielle caractérisée par la sclérose des vaisseaux pulmonaires est, selon moi, des plus probables ; j'ai démontré leurs bons effets dans le traitement de l'artério-sclérose en général et de l'artério-sclérose du cœur en particulier, et comme la sténocardie est assez rarement d'origine syphilitique, on ne peut pas invoquer leur action spéciale sur la syphilis.

Ceux qui font jouer un grand rôle à la douleur dans la symptomatologie de l'angor pectoris pourraient croire à une action antinévralgique des iodures, d'autant plus qu'on a mentionné leur efficacité dans les névralgies, même non syphilitiques, dans les simples névralgies congestives *a frigore* [2]. Mais alors, le médicament était associé au bromure de potassium ; de plus, l'action analgésique des iodures n'est pas démontrée et j'ai prouvé que la douleur ne constitue pas l'élément capital du syndrome angineux.

Donc, au point de vue thérapeutique, la preuve est encore faite : *L'iodure est un médicament artériel.*

C'est en m'appuyant sur la nature artérielle de l'angine de poitrine, et sur les propriétés des iodures, que je suis arrivé, depuis une douzaine d'années, à formuler un nouveau traitement. Mais, une des conditions principales du succès, c'est la persévérance, c'est la constance dans la médication. Il faut soumettre, pendant deux à quatre ans, les malades à la médication iodurée, à la dose quotidienne de 1 à 3 grammes, quand bien même tout accident angineux aurait disparu depuis plusieurs mois, et j'estime que la guérison durable et définitive ne peut être obtenue qu'après plusieurs années de traitement. Mais, comme celui-ci doit être ainsi prolongé et qu'il s'agit d'une affection de l'appareil cardio-vascu-

[1] Bogolopoff (*Arbeit aus dem pharmak. Labor. zu Moskau*, 1876) et Sokolowsky avaient deja pressenti, dès 1876, l'action depressive des iodures sur la tension arterielle.

[2] Jaccoud, Leçons de clin. méd. de la Pitie, 1874-1875.

laire, je recommande plutôt l'emploi de l'iodure de sodium pour les raisons que l'on connaît. Cependant, comme l'iodure de potassium est doué d'une action plus rapide et plus certaine chez quelques artério-scléreux ou angineux, j'ai pour coutume de prescrire ce dernier médicament pendant un mois sur trois [1].

Au moyen de cette médication ,je suis parvenu à abaisser la mortalité de 9, à 3 ou 4 sur 10.

On peut, au sujet de cette médication iodurée, si longtemps prolongée, adresser quelques objections basées sur l'intolérance du médicament, sur ses inconvénients, sur son inefficacité dans certains cas.

L'intolérance est *primitive* ou *secondaire*. Au sujet de la première, je ne vous apprendrai rien en disant que certains malades, en vertu d'une idiosyncrasie particulière dont la cause réside peut-être dans un état méconnu ou latent d'insuffisance rénale, ne peuvent supporter les moindres comme les plus fortes doses du médicament, sans en éprouver des inconvénients : coryza plus ou moins intense, œdème de la face et de la luette, angine pharyngée, raucité de la voix, conjonctivite, dyspnée, douleurs de tête, etc., enfin tous les accidents qui constituent une sorte de grippe iodique. D'autres fois, il y a de l'intolérance gastro-intestinale, de l'anorexie, de la diarrhée ; ou encore des hémorragies diverses, parmi lesquelles le purpura [2], des éruptions et des lésions cutanées qui, dans plusieurs cas cités par quelques auteurs, peuvent prendre une gravité exceptionnelle.

Cette intolérance est due à deux causes :

1° A l'impureté du médicament qui renferme des iodates, et c'est ainsi que j'ai pu expliquer le fait d'un œdème laryngé [3] considérable d'origine iodique pour lequel on fut obligé de pratiquer la trachéotomie ;

2° A l'intolérance du malade dont la cause est souvent due à un état d'insuffisance rénale.

Ce qui tend à prouver la réalité de cette insuffisance rénale, ce sont les faits d'intolérance *secondaire* survenant rapidement chez des malades

[1] Dans la première édition de ces leçons, j'ai rapporté un assez grand nombre de guérisons par l'emploi de l'angine de poitrine. Il m'a semblé inutile de reproduire ces observations, parce que la médication iodurée est maintenant acceptée et suivie par la plupart des praticiens. Dans son « Traité de l'angine de poitrine » (1887), GELINEAU a reproduit encore quelques-unes de mes observations à ce sujet.

[2] HALLOPEAU a même accusé l'iodure de potassium de produire des hémorragies cérébrales, ce qui est à démontrer; car il ne faut pas prendre l'effet pour la cause, l'hémorragie cérébrale pouvant survenir par le fait de l'artério-sclérose contre laquelle on avait institué une médication iodurée.

[3] HUCHARD (*Soc. méd. des hôpitaux*, 1884). Sur quelques formes anormales de l'iodisme. (*Revue gén. de clin. et de thérapeutique*, 1888.)

qui jusqu'alors avaient parfaitement supporté les iodures. Je me rappelle, à ce sujet, un angineux que j'ai longtemps observé, et qui, après avoir pris pendant plus d'un an une dose quotidienne de 1 à 3 grammes d'iodure de sodium, devint tout à coup incapable d'en supporter les moindres doses. Il suffisait de 5 à 10 centigrammes de ce médicament pour déterminer promptement des accidents d'iodisme auxquels il ne pouvait résister et parmi lesquels j'ai constaté l'existence d'une bouffissure pseudo-érysipélateuse du visage, et un eczéma sec, extrêmement prurigineux, au point d'empêcher le sommeil.

On a dit que les grandes quantités d'iodure sont plus facilement supportées que les petites parce qu'alors elles sont plus diurétiques. Cela est vrai dans certains cas ; mais le plus souvent, les malades ont de l'intolérance pour les fortes comme pour les petites doses. Dans ces cas, l'embarras sera grand, la principale, et je dirais presque la seule ressource thérapeutique nous faisant défaut. Alors, on doit avoir recours à la trinitrine, un succédané bien imparfait de l'iodure ; car, elle n'a qu'une influence très douteuse sur les parois artérielles elles-mêmes, et elle n'agit que par ses propriétés vaso-dilatatrices.

On peut encore remplacer l'iodure de sodium ou de potassium par d'autres médicaments, par la teinture d'iode à la dose de 5 à 10 gouttes à prendre avant chaque repas dans un peu de vin de Malaga, par le sirop iodotannique à la dose de deux ou trois cuillerées par jour. Mais ces médicaments sont infidèles, et leur intolérance peut également être observée. Quant à l'iodure de fer, il n'a pas la même action.

Pour assurer la tolérance des iodures, il est quelques règles pratiques dont on ne doit jamais se départir : il faut administrer le médicament au milieu du repas ; on peut l'associer à une petite dose d'extrait thébaïque, ou encore d'atropine, quoique je fasse à cette dernière substance le grand reproche d'élever la tension artérielle et de déterminer promptement des accidents toxiques ; on peut encore l'associer à des préparations d'arsenic[1] :

Il y a encore d'autres inconvénients à la médication iodurée. Chez quelques malades, elle peut produire de la perte d'appétit, quelques dou-

[1] Voici deux formules auxquelles j'ai souvent recours :

1° Eau distillée	300 grammes
Iodure de sodium.	10 à 20 grammes
Extrait thébaïque.	0,10 centigrammes

Deux à trois cuillerées à soupe par jour.

2° Eau distillée	150 grammes
Iodure de sodium.	5 à 10 grammes
Arséniate de soude.	0,05 centigrammes

Deux à trois cuillerées à café par jour.

leurs épigastriques, de la diarrhée. On les évite en suspendant de temps en temps le médicament que l'on peut donner parfois en lavements, et du reste j'ai pour habitude de ne le faire prendre que pendant vingt à vingt-cinq jours chaque mois, pour laisser au malade un peu de repos; mais pour ne pas interrompre les effets de la médication, je prescris, pendant cette dernière période, la solution au centième de trinitrine à la dose de 10 à 12 gouttes par jour, en trois ou quatre fois.

On évite encore ces accidents en associant l'extrait thébaïque et quelques gouttes de teinture de noix vomique à l'iodure de sodium.

On a encore objecté que, parfois, il détermine un amaigrissement plus ou moins considérable et rapide. Or, je ne le crains pas, et chez un angineux obèse dont les accès étaient entretenus par une surcharge graisseuse du cœur, l'iodure a été suivi d'excellents effets, non seulement en agissant sur la sclérose coronaire, mais aussi en activant la nutrition dont le ralentissement se manifestait par l'obésité et la production de tissu graisseux. Du reste, je vous ai dit que, par le fait de l'hypotrophie nutritive due à l'insuffisance de l'irrigation sanguine des organes chez les artério-scléreux, on voit survenir parfois un réel amaigrissement qu'il faut mettre sur le compte de la maladie, loin de l'attribuer au remède. J'ai même observé des cas absolument contradictoires à ce sujet, et l'un de mes malades chez lequel l'iodure excitait démesurément l'appétit engraissait rapidement lorsqu'il était soumis à son action.

En résumé, tous les inconvénients que je viens d'énumérer ne doivent jamais faire abandonner la médication iodurée dans le traitement de l'angine de poitrine. Car il s'agit pour vos malades d'une question de vie ou de mort, et aucune autre médication que celle-là n'est capable d'assurer leur guérison.

Après s'être complus dans l'énumération des inconvénients de la médication iodurée, les détracteurs systématiques peuvent encore s'appuyer sur son inefficacité dans certains cas. Or, celle-ci est parfois réelle, et je ne la nie pas. Je n'annonce pas que des succès; l'infaillibilité en thérapeutique n'existe pas, et elle doit être tenue pour suspecte. Depuis la date de mon premier travail sur cette question en 1879, j'ai observé plus de deux cents faits de fausses angines (des arthritiques, des névropathes et des gastriques) que je ne fais pas entrer dans la statistique des succès obtenus, parce que ces manifestations angineuses guérissent presque toujours spontanément, ou par l'intervention d'une thérapeutique toute différente. Sur un nombre de 80 angines de poitrine organiques, j'en relève 22 terminées par la guérison, 43 par une grande amélioration, et 15 par la mort, malgré la médication employée [1]. Sur ces 15 insuccès, figurent 11 cas dans lesquels on notait concurremment l'existence de lésions graves du côté de l'orifice aortique (insuffisance ou rétrécissement, etc.).

Il existe donc des circonstances défavorables à l'action de la médication : elles résultent de son emploi tardif, à une époque où l'altération artérielle est arrivée à un degré où les iodures ne peuvent plus exercer aucune action utile ; elles résultent encore des accidents d'insuffisance cardiaque que l'on observe souvent à une dernière période chez les angineux et qui commandent plutôt l'indication des toniques du cœur ; elles doivent être encore attribuées à la résistance de certains organismes pour l'action bienfaisante des iodures. Cette résistance à l'action médicamenteuse est un phénomène distinct de l'intolérance : dans le premier cas, l'iodure n'agit pas ; dans le second, il agit trop en déterminant des accidents d'iodisme.

Donc, le traitement ioduré doit être appliqué de bonne heure, dès que l'on constate déjà les signes de l'artério-sclérose même en l'absence de tout accident angineux ; il a beaucoup plus de chances de succès, lorsque la maladie artérielle n'est pas arrivée à la période athéromateuse, lorsque la dystrophie du myocarde n'est pas irrémédiable, lorsque la lésion n'est pas compliquée de rétrécissement ou d'insuffisance aortique, ou encore d'anévrisme. Dans ces cas encore, la médication iodurée longtemps poursuivie peut toujours produire d'excellents résultats, puisque la science possède des faits de disparition de tumeurs anévrismales et de lésions orificielles de l'aorte par le fait de la médication iodurée.

Mais il y a des cas où cette dernière est impuissante ; et vous n'avez qu'à vous reporter à l'étude des figures de la fin de ce volume, pour comprendre cette inefficacité des iodures lorsqu'il s'agit de plaques ossiformes obstruant plus ou moins complètement la lumière des vaisseaux coronaires ; vous y verrez encore les causes irrémédiables de cette insuffisance cardiaque due à la disparition définitive des fibres du myocarde. L'iodure ne peut pas régénérer des fibres musculaires absentes, il est incapable de reproduire des tubes vasculaires à jamais altérés, et la curabilité de toutes les maladies, quelles qu'elles soient, trouve ses limites dans la profonde altération des organes. C'est à vous de la reconnaître, et de la prévenir par l'application *hâtive* de la médication iodurée.

[1] Dans ma communication à la *Société médicale des hôpitaux* sur la « nature et le traitement de l'angine de poitrine » (1887) une erreur d'impression m'a fait dire : 43 guérisons et 22 améliorations. Il faut lire : 43 améliorations et 22 guérisons.

II. Traitement curatif des accès. — J'ai étudié le traitement *préventif* des accès; il est temps de passer en revue les médicaments que l'on doit utiliser contre les accès eux-mêmes. Parmi ces médicaments, le nitrite d'amyle et la nitroglycérine tiennent la première place. Mais vous verrez aussi que, d'après moi, la nitroglycérine peut être prescrite à titre d'agent adjuvant à l'iodure dans la médication préventive des accès.

1° *Nitrite d'amyle; nitroglycérine; nitrite de sodium.* — L'action du nitrite d'amyle est si remarquable que je crois utile de résumer son action physiologique, comme je veux le faire, du reste, pour quelques autres agents médicamenteux employés contre les accès angineux.

a). Le *nitrite d'amyle*, découvert en 1844 par le chimiste français Balard, fut expérimenté pour la première fois en 1859, par Guthrie[1], qui éprouva, sous l'influence de l'inhalation de ses vapeurs, une vive coloration du visage avec augmentation des battements cardiaques. L'action physiologique et thérapeutique du médicament fut ensuite étudiée à l'étranger et en France.

Les effets physiologiques produits par le nitrite d'amyle peuvent être ainsi résumés : dilatation des vaisseaux, diminution souvent considérable de la pression sanguine, augmentation de force et de fréquence des contractions cardiaques.

La dilatation vasculaire, qui est le phénomène principal, existe seulement pour les vaisseaux de la tête, du cou et de la poitrine, avec cette particularité qu'elle va en décroissant de la tête aux extrémités, où elle est presque nulle. Elle ne se borne pas seulement aux vaisseaux de la peau, mais elle atteint aussi ceux des viscères. Ainsi, dans plusieurs expériences relatives à l'influence que certains médicaments exercent sur la circulation de l'encéphale, Schüller a vu, à l'aide d'une ouverture pratiquée à travers la boîte cranienne, une dilatation considérable des vaisseaux de la pie-mère produite chez le lapin par les inhalations du nitrite d'amyle. L'opium détermine au début une dilatation suivie peu à peu d'une contraction vasculaire, et l'ergot de seigle donne lieu au contraire à une contraction intense et durable des mêmes vaisseaux. Schramm est arrivé aux mêmes conclusions en ce qui concerne le nitrite d'amyle : il a vu sous son influence les vaisseaux de la pie-mère prendre un volume double et même triple du diamètre normal[2].

Seuls, les vaisseaux du poumon et de la rétine résistent à cette dilatation vasculaire, comme Filehne l'a remarqué par une ouverture prati-

[1] Guthrie. *The Quarterly Journ. of the chimical Society*, London, 1859.

[2] Schuller. *Centralblatt*, 1874, p. 51. — Schramm, *Arch. f. Psych. Nerv. Krank.*, 1874.

quée au thorax d'un animal, fait qu'il explique par une action spéciale du médicament sur les centres nerveux.

Ce n'est pas l'opinion de Lauder Brunton, puisque cette dilatation persisterait après une section transversale de la moelle cervicale au-dessous de l'atlas. Elle n'est pas due à une action réflexe; la preuve c'est que d'après Mayer et Friedrich[1], après la section des nerfs vagues et dépresseurs qui sont les agents principaux de la dilatation vasculaire réflexe, le phénomène se produit encore à la suite de l'injection directe du nitrite d'amyle dans le torrent circulatoire, et aussi de la compression complète et continue de toutes les artères encéphaliques, qui empêche le fonctionnement du cerveau.

Il résulte de ces faits négatifs, que le nitrite d'amyle agit localement sur les vaisseaux, qu'il est un poison direct du muscle, comme le démontre l'expérience suivante de Pick : Un muscle de grenouille curarisée se contracte parfaitement par les courants électriques, mais il ne se contracte plus si l'on place pendant dix minutes le même muscle sous une cloche remplie de vapeurs amyliques[2].

Cette action sur les vaisseaux, qui peut s'exercer par l'intermédiaire d'une excitation directe des filets nerveux dilatateurs[3], ou par une influence paralysante sur les filets constricteurs, ou plutôt encore sur les éléments vasculaires contractiles, dépend très probablement de l'altération du sang démontrée par un assez grand nombre d'auteurs. En effet, Richardson et Wood d'abord, Gamgee, Jolyet et Regnard ensuite, ont vu que le nitrite d'amyle entrave le travail d'oxydation. Ainsi, le phosphore sur lequel on a versé quelques gouttes de cette substance, ne développe plus à l'air de vapeurs blanches, le sang veineux perd la faculté de redevenir rouge au contact de l'oxygène de l'air, et, à l'autopsie des animaux soumis aux inhalations amyliques, on trouve le cœur et les artères chargés d'un sang noir et foncé.

Telle est, en résumé, l'action physiologique du nitrite d'amyle sur les vaisseaux, action qui s'exerce encore sur le cœur pour augmenter la force de ses contractions. Il était intéressant de l'étudier, pour mieux fixer les effets thérapeutiques et comprendre l'efficacité remarquable de cet agent contre les accès angineux.

Lauder Brunton propose l'explication suivante : Pendant les attaques

[1] MAYER et FRIEDRICH. *Arch. f. experim. Path. und Pharmac.*, 1876.

[2] PICK (*Centralblatt.*, 1873).

[3] On a remarqué que, chaque fois que les grenouilles soumises aux inhalations amyliques exécutent des mouvements un peu violents, les capillaires se rétrécissent ; il en résulte que l'action du nitrite d'amyle ne peut s'expliquer que par une excitation des vaso-dilatateurs et non par une paralysie des vaso-constricteurs.

de sténocardie, si l'on prend quelques tracés sphygmographiques, ils indiquent presque toujours une augmentation plus ou moins considérable de la tension artérielle, laquelle diminuerait ou disparaîtrait avec l'atténuation ou la disparition de l'accès ; cette élévation de la tension artérielle serait elle-même, comme le paroxysme douloureux, le résultat d'un état spasmodique des artères périphériques. Donc, le remède indiqué par ces vues théoriques devait être le nitrite d'amyle, qui a pour propriétés de dilater les vaisseaux et d'abaisser considérablement la pression vasculaire.

Mais cette théorie séduisante est passible d'objections sérieuses :

Si, comme je l'ai dit, et comme j'en ai même cité un exemple[1], il existe des cas où les troubles vaso-moteurs ont précédé et paru produire le paroxysme angineux, il s'agit d'une forme particulière appartenant bien plutôt à la catégorie des pseudo-angines. C'est donc, non seulement une exagération, mais une erreur de croire que toutes les angines de poitrine reconnaissent pour cause un spasme des vaisseaux périphériques. Celui-ci est souvent consécutif à l'accès, et résulte du retentissement des grandes douleurs sur le nerf grand sympathique.

Il n'est donc pas admissible que l'élévation de la tension artérielle existe dans *tous* les cas d'angine de poitrine. Le fait rapporté par l'auteur anglais est même loin d'être concluant à cet égard, et quand même d'autres exemples viendraient à être produits, quand il serait démontré que la contraction des artérioles périphériques et l'élévation de la tension vasculaire sont des phénomènes constants, il resterait encore à prouver, comme G. Johnson le fait remarquer[2], qu'ils sont toujours la cause des accidents angineux. Que de fois, en effet, n'observe-t-on pas cette augmentation de la pression sanguine en l'absence de toute douleur rappelant même de loin l'angor pectoris !

Une seconde explication pour interpréter l'action thérapeutique du nitrite d'amyle a été donnée par Johnson, qui cite à l'appui deux cas de sa pratique où le médicament a été « remarquablement avantageux ». S'appuyant sur ce fait démontré physiologiquement, à savoir que l'irritation électrique du bout central d'un nerf mixte ou sensitif, du sciatique ou du trijumeau par exemple, détermine par influence réflexe à travers le centre vaso-moteur, une contraction générale des artérioles, d'où résulte une haute tension vasculaire, l'auteur en conclut que ces deux phénomènes, loin d'être primitifs, sont secondaires et consécutifs à l'excitation douloureuse partie des nerfs cardiaques. D'après lui, le soulage-

[1] *Revue de médecine*, 1883, obs. LI.
[2] G. JOHNSON (*Brit. med. Journ.*, 1877).

ment apporté souvent d'une façon si remarquable aux accès angineux par le nitrite d'amyle, tient à son pouvoir antinévralgique et non pas directement à son influence vaso-dilatatrice.

C'est là une erreur démontrée par la plupart des observations, et si le nitrite semble doué d'une action anti-névralgique, c'est parce qu'il agit d'une façon indirecte sur l'élément douleur par l'intermédiaire du système circulatoire, comme dans les accès de migraine caractérisés par un spasme artériel plus ou moins prononcé (hémicrânie angiotonique).

D'après moi, le nitrite d'amyle agit de la façon suivante : Il active la circulation intra-myocardique dans le cas où elle est sérieusement entravée par le spasme ou l'oblitération des artères coronaires ; de plus, il agit sur les artères périphériques, dont il détermine la dilatation ; en diminuant les résistances périphériques, il favorise, il augmente l'énergie et le travail de l'organe central de la circulation.

b). La *nitroglycérine*, appelée encore *trinitrine* par Berthelot, et dont les homœopathes se servent depuis longtemps sous le nom de *glonoïne*, a été expérimentée en 1848 par Héring, un an après la découverte de cette substance par Sobrero, puis par Dudgeon en 1853, par Field et Mayer.

Son action est comparable à celle du nitrite d'amyle, et j'ai ainsi résumé, il y a près de dix ans[1], ses effets du côté de l'appareil circulatoire :

« La face se congestionne, rougit et devient vultueuse ; l'impulsion cardiaque devient plus forte, plus rapide ; les artères carotides et temporales battent avec violence ; le pouls radial s'accélère et présente un dicrotisme assez marqué ; la tension artérielle diminue d'une façon très notable. »

Comme pour le nitrite amylique, les propriétés antinévralgiques de la trinitrine, vantées par S. Brady, ont été sérieusement contestées par Fuller et Harley en Angleterre, par Vulpian et Bruel en France[2].

En résumé, la nitroglycérine agit comme le nitrite d'amyle ; elle produit, comme lui, des symptômes d'hypérémie cérébrale, dilate les vaisseaux périphériques, abaisse la tension artérielle, avec cette différence que son efficacité est de plus longue durée (deux ou trois heures), qu'elle est moins rapide et beaucoup moins fidèle (au bout de quatre à cinq minutes, tandis que le nitrite d'amyle produit ses effets au bout de

[1] H. Huchard. Propriétés physiologiques et thérapeutiques de la trinitrine. Note sur l'emploi du nitrite de sodium (*Bull. gén. de thérapeutique*, 1883).

[2] S. Brady (*Med. Times and Gaz*, 1859). — Fuller et Harley, cités par Vulpian (*Gaz. hebd. de médecine et de chirurgie*, 1859). — Bruel (*Thèse inaug. de Paris*, 1876).

quelques secondes). Elle devait donc être expérimentée contre les accès d'angor pectoris ; elle l'a été, en effet, par Murrell [1], de Londres, qui cite trois cas favorables, puis par quelques auteurs étrangers. Je l'ai introduite dans notre thérapeutique en 1883.

c). Le *nitrite de sodium* a été employé pour la première fois par Matthew Hay (d'Edimbourg) qui le prescrit à la dose de 0,15 à 0,20 centigr., par jour en trois fois [2].

Les nitrites de sodium, de potassium ou d'ammonium ont, à peu de chose près, des propriétés physiologiques semblables au nitrite d'amyle et à la nitroglycérine. Mais les expériences que j'ai entreprises avec Eloy sur les animaux à l'aide de ces agents m'ont démontré qu'ils étaient loin d'être inoffensifs. Ce sont des poisons du sang qui changent rapidement l'hémoglobine en méthémoglobine, et je ne suis pas partisan de leur emploi dans le traitement de l'angine de poitrine [3].

Les propriétés physiologiques des nitrites étant bien connues, il faut maintenant indiquer leur action thérapeutique, leur mode d'administration et leur posologie.

Contre l'accès angineux, les inhalations de *nitrite d'amyle*, à la dose de 3 à 6 gouttes que l'on fait respirer au malade dès le début, produisent les effets suivants : en même temps que la face rougit et que les symptômes d'excitation cardio-vasculaire apparaissent, la douleur et l'angoisse disparaissent, et le malade ressent presque toujours un bien-être extraordinaire. D'autres fois, cette jugulation des attaques est moins complète, et le médicament se borne à diminuer leur intensité et leur durée. Dans les formes syncopales, le médicament rend également de grands services, et c'est ainsi qu'il peut conjurer un double péril : celui de l'ischémie cardiaque et celui de la syncope.

La première fois qu'on se sert de ce médicament, on doit toujours employer de petites doses ; il faut commencer par 4 gouttes, que l'on pourra porter par la suite à 6 ou 8 gouttes ; mais, comme l'accoutumance se fait assez rapidement, il sera nécessaire d'élever progressivement et prudemment les doses jusqu'à 10, 12, 15 et même 20 gouttes. J'ai vu un malade qui était arrivé à absorber en inhalations jusqu'à 75 et

[1] Murrell. *The Lancet*, 1879.

[2] Matthew Hay. Nitrite of sodium in the treatment of angina pectoris (*The Practitioner*, 1883). Voici la formule employée par Matthew Hay :

Nitrite de sodium.	14 grammes
Eau de rivière.	340 —

Une à deux cuillerées à café.

[3] Eloy et Huchard (*Soc. de thérap.*, 1883).

80 gouttes par jour. Comme, d'un autre côté, l'action de médicament est rapide et fugace, il est indiqué parfois, dans les accès de longue durée, de répéter deux ou trois fois ces inhalations.

Les angineux doivent toujours porter sur eux une certaine quantité de nitrite d'amyle dans un flacon hermétiquement bouché, renfermé lui-même dans un étui en bois, afin d'empêcher l'émanation de ses vapeurs. Il est préférable de faire usage de petites ampoules en verre contenant une quantité connue de gouttes, ampoules que le malade brise au moment de s'en servir. Leur emploi est excellent; le nitrite d'amyle est très altérable, et il est même nécessaire qu'il soit récemment préparé, pour qu'il exerce toute son efficacité. On ne saurait trop insister sur cette précaution, et beaucoup d'insuccès par cet agent ne sont dus qu'à l'ancienneté ou à l'impureté de sa préparation. J'ai en ce moment, depuis huit mois, une certaine quantité de nitrite amylique qui, bien que contenu dans un flacon bouché à l'émeri, a perdu toute son action et ne produit aucun effet à la dose de 40 à 50 gouttes.

Dans les cas graves, lorsque les accès angineux se reproduisent souvent et avec une grande facilité, lorsqu'ils se compliquent de troubles vaso-constricteurs à la périphérie du système circulatoire, je prescris d'une façon systématique, en dehors ou en l'absence d'accès, deux ou trois fois par jour l'inhalation de deux gouttes de nitrite amylique. Employé de cette manière, le médicament mérite ainsi de prendre place dans la médication préventive des accès, puisqu'il a pour but d'entretenir l'état de dilatation des vaisseaux.

Le nitrite d'amyle, par la sûreté et surtout par la rapidité de son action, est le médicament par excellence de l'accès angineux ; il faut aux injections de morphine quelques minutes, à la nitro-glycérine six à huit minutes pour avoir le temps d'agir, tandis qu'en quelques secondes, le nitrite d'amyle produit tous ses effets, d'autant plus remarquables qu'ils sont instantanés.

En raison même de cette rapidité d'action, il ne présente pas de grands inconvénients. Cependant il est des malades qui en abusent, et l'un d'eux respirait à chaque instant plusieurs gouttes de nitrite d'amyle dans le but de prévenir les accès. Ses vêtements étaient tellement imprégnés de cette odeur que ceux qui l'approchaient en étaient incommodés. Or, il survint à cinq ou six reprises des accidents singuliers que je serais tenté de rattacher à une véritable intoxication par le nitrite d'amyle, à une sorte d'*amylisme*, en un mot. Brusquement, le plus souvent le soir, la face devenait rouge et vultueuse, ses idées se troublaient, et pendant une ou deux minutes, il était en proie à un délire complet avec hallucinations de la vue et de l'ouïe. J'ai vu d'autres malades qui, après avoir abusé des inhalations amyliques, conservaient toujours un état de rougeur ou l'hypérémie faciales, et restaient plongés dans une somnolence imputable à un état congestif de l'encéphale.

La *trinitrine* doit toujours être employée au début, à faibles doses et en ingestion stomacale; son action est moins fidèle, moins sûre, moins rapide, que celle du nitrite d'amyle. Aussi, ai-je l'habitude de faire toujours usage de ce dernier médicament en inhalations contre les accès, et de réserver l'emploi de la nitroglycérine dans leur intervalle, pendant huit ou quinze jours, à la dose de 3 à 4 gouttes de la solution alcoolique au centième, trois ou quatre fois par jour[1]. Celle-ci, continuant l'action bienfaisante du nitrite amylique, favorise la circulation des parois du cœur et prévient ainsi les attaques d'angor pectoris. Je connais plusieurs malades qui ne doivent la disparition de leurs accès qu'à l'influence combinée de ces deux médicaments.

La durée de l'action des inhalations amyliques ne dépassant pas quinze ou vingt secondes au plus, il en résulte que, dans les accès prolongés, on est obligé d'y revenir plusieurs fois; le mieux alors est de les faire au début même de l'accès et d'administrer par la voie gastrique 3 à 6 gouttes de trinitrine d'une solution au centième, ce dernier médicament continuant ainsi après cinq à dix minutes l'action du premier. Quand l'indication se présente d'agir plus vite et plus énergiquement dans les accès intenses et rebelles, il faut joindre aux inhalations amyliques, l'injection sous-cutanée de la moitié d'une seringue de Pravaz, remplie d'une solution contenant 40 gouttes de trinitrine au centième pour 10 grammes d'eau.

Chez certains malades, la nitroglycérine au 100e, même à la faible dose de 6 à 8 gouttes par jour, donne lieu à une céphalalgie sus-orbitaire parfois très pénible sous la forme de battements céphaliques. Il est alors indiqué d'en diminuer la dose.

2° *Opium, morphine.* — L'opium, par ses propriétés analgésiques et hypnotiques, était indiqué pour soulager la douleur si vive de l'angine de poitrine. Aussi, Heberden qui recommandait le repos, la chaleur, le vin et les cordiaux, reconnaissait déjà que « rien n'agissait plus efficacement que les préparations d'opium; 10 à 15 gouttes de teinture thébaïque en entrant au lit font que les malades peuvent y rester jusqu'au

[1] Voici la formule d'une solution titrée que je prescris d'ordinaire :

Eau distillée . . . . 300 grammes
Solution alcoolique de trinitrine au centième . LI gouttes

Deux à quatre cuillerées à soupe par jour (chaque cuillerée à soupe contient 3 gouttes environ de la solution de trinitrine au centième).

matin, tandis qu'ils auraient été obligés de se lever et de se tenir debout pendant deux à trois heures chaque nuit, et cela durant des mois ».

Depuis cette époque déjà bien éloignée, ce sont les préparations opiacées auxquelles les médecins ont eu principalement recours.

Mais il y aurait erreur de croire que l'opium, dans les cas d'angine de poitrine, n'agit qu'à titre de sédatif ou d'antalgique. Il possède encore une action vaso-motrice et des propriétés stimulantes, sur lesquelles on n'a pas assez insisté et qui jouent certainement un grand rôle dans l'apaisement des accès angineux.

Ces propriétés stimulantes sur la circulation étaient bien connues des auteurs anciens, de Sydenham, de Bordeu, de Cullen et d'Hufeland; elles ont été mises en relief de nos jours par quelques autres observateurs, et je les ai indiquées dans un travail sur la « médication opiacée dans l'anémie cérébrale [1] ».

Les recherches expérimentales de Gscheidlen, de Laborde et de Picard (de Lyon) [2] ont démontré que l'administration de l'opium et de la morphine produit trois phénomènes importants : l'excitation des battements cardiaques, la dilatation passive des artères, l'abaissement de la pression sanguine.

Sur un chien en bonne santé, le dernier expérimentateur met à nu la glande sous-maxillaire et ouvre une de ses veinules. Si on injecte alors 6 à 8 centigrammes de morphine dans les veines de l'animal, on voit l'écoulement de sang par la veinule augmenter. On pratique alors la section de la corde du tympan ; cette opération ne modifie plus la quantité de sang qui sort par le vaisseau, et il faut conclure que la rapidité circulatoire qui s'était produite sous l'influence de la morphine résultait d'un état semi-paralytique du sympathique de cet organe.

Je ne discuterai pas ici la question de savoir si cette dilatation des capillaires cutanés et viscéraux qui survient à la suite de l'administra-

[1] *Journal de thérapeutique*, 1877.

[2] GSCHEIDLEN (*Unters. aus den phys.*, Laborat. in Wurzburg, 1868). — LABORDE (*Soc. de biol.*, 1877). — P. PICARD (*Acad. des sciences*, Paris, 1878).

Ce serait être « peu instruit de la vertu de l'opium, disait Sydenham, que de l'employer seulement pour procurer le sommeil, calmer les douleurs et arrêter la diarrhee. L'opium peut servir dans plusieurs autres cas ; *c'est un excellent cordial*, et presque l'unique qu'on ait decouvert jusqu'ici ». — De son côte, Bordeu reconnaissait formellement que « l'opium *elève* le pouls, qu'il le *dilate*, le rend plus *souple*, moins *convulsif*, quelquefois plus frequent ». — Cullen avait bien décrit l'action cardiaque du medicament dans ce passage : « Les narcotiques, au lieu de se comporter toujours comme sedatifs ou de diminuer l'action du cœur, sont souvent des puissants stimulants pour cet organe, et quand ils commencent à agir, ils augmentent souvent sa force et sa frequence. » — Enfin, Hufeland reconnaissait dans l'opium non seulement un calmant du système nerveux, mais aussi un excitant de l'appareil circulatoire, double propriete qui proteste ainsi contre la celèbre et trop exclusive exclamation de Brown : « *Opium, me Hercle, non sedat.* »

tion de l'opium et de la morphine, est due à une action paralysante des vaso-constricteurs ou encore à une action excitatrice des vaso-dilatateurs. Il suffit de savoir que l'opium et l'un de ses alcaloïdes le plus important, la morphine, sont doués non seulement de propriétés sédatives, mais aussi d'une action cardio-vasculaire réelle. Et c'est bien à ce double point de vue que l'opium et surtout les injections morphinées ont un si grand succès contre les attaques angineuses. Pour combattre celles-ci, la sédation de la douleur n'est pas suffisante, il faut encore relever l'énergie contractile du cœur, favoriser son travail en diminuant les résistances périphériques, c'est-à-dire en dilatant les vaisseaux sanguins, en abaissant la tension artérielle. Ces derniers effets sont moins prononcés sans doute qu'avec le nitrite d'amyle, mais ils n'en sont pas moins réels, et il m'a paru nécessaire de les décrire, d'autant plus qu'ils semblaient davantage oubliés. Ai-je besoin de dire que cette action cardio-vasculaire est encore un argument en faveur de la théorie de l'ischémie cardiaque?

Par conséquent, lorsque l'on n'aura pas de nitrite d'amyle sous la main, ou lorsque celui-ci n'aura pas eu toute son efficacité habituelle, on devra recourir aux injections de morphine à la dose de 1 à 2 centigrammes, sans craindre même d'arriver à des doses plus élevées encore; car, dans les cas de douleur extrêmement violente et atroce, comme l'est celle de l'angine de poitrine, il est à remarquer que les malades supportent impunément des doses assez considérables de morphine, tant il est vrai que la *douleur est le meilleur contre-poison de l'opium.*

Enfin, pour calmer les attaques d'angine de poitrine extrêmement violentes, on peut avoir recours à l'*action combinée* des inhalations amyliques et des injections morphinées, comme je l'ai fait plusieurs fois avec un réel succès.

On a cité plusieurs cas de mort rapide ou subite survenant après une injection sous-cutanée de morphine. Or, il s'agit là d'une simple coïncidence, et nullement d'une relation de cause à effet. La mort subite est un fait tellement habituel dans l'histoire clinique de l'angine de poitrine que l'on comprend qu'elle puisse survenir *après* une injection de morphine ou après des inhalations amyliques, et non *à cause* d'elles. Les faits malheureux rapportés à ce sujet par quelques auteurs ne doivent pas recevoir d'autre interprétation.

III. Traitement des complications. — Parmi les complications, les unes se montrent encore dans l'intervalle des accès dont elles sont indépendantes, les autres surviennent sous leur influence. Les premières sont caractérisées souvent par des accidents dus à la *cardio-sclérose* et à l'*insuffisance rénale* souvent concomitants; les secondes, par un *état syncopal* ou encore par les signes de *dilatation ou de parésie du cœur*.

1° La *cardio-sclérose* (ou *sclérose dystrophique* du myocarde) est consécutive à l'endartérite coronaire: elle présente, en outre des accidents angineux, des signes divers que j'ai étudiés dans les précédentes leçons. Elle ne devient une complication réelle qu'à l'apparition des symptômes hyposystoliques. A cette période seulement, les toniques du cœur et la digitale sont indiqués.

2° L'*insuffisance rénale* est due à l'envahissement du rein par la sclérose, elle est caractérisée par la lenteur d'élimination de toutes les substances toxiques introduites dans l'organisme ou formées par lui, elle se traduit le plus souvent par de la dyspnée d'effort ou par des accidents respiratoires analogues au type dyspnéique de Cheyne-Stokes, qu'il ne faut pas confondre avec les accidents angineux. Il en résulte deux indications thérapeutiques :

a). Favoriser, activer la dépuration urinaire par l'emploi des diurétiques et du régime lacté qui devra être absolu ou mixte, suivant les cas ;

b). Supprimer tous les aliments qui renferment des ptomaïnes : viandes peu cuites, poisson, gibier, bouillons et potages gras, salaisons, charcuterie, fromages faits. Insister sur le régime végétarien, sur le laitage, sur les œufs et les viandes bien cuites.

Du reste, cette alimentation doit être prescrite même aux angineux indemnes de tout accident d'insuffisance rénale, car je ne suis pas éloigné de croire que le régime carné excessif et que certains états dyspeptiques, dus souvent à des fermentations gastro-instestinales, sont capables de produire dans l'économie des substances toxiques douées d'une action convulsivante sur le système artériel. Il en résulterait deux conséquences : un état habituel de spasme artériel et d'hypertension vasculaire, deux causes prédisposantes de l'artério-sclérose, laquelle serait ainsi d'origine alimentaire.

3° Pendant les accès ou à leur suite, l'état *syncopal* doit être combattu par les injections de caféine, d'éther ou de camphre, par les applications du marteau de Mayor, les frictions excitantes sur les membres, les injections hypodermiques de trinitrine, et encore par les inhalations de nitrite d'amyle. On doit proscrire les injections de pilocarpine et de cocaïne, en raison de leur action syncopale.

4° Lorsque les accès se répètent au point de devenir subintrants et de constituer ce que j'appelle « l'état de mal angineux », l'indication capitale consiste à soumettre les malades au repos le plus absolu, sur un fauteuil ou au lit, avec la précaution de les faire placer sur leur séant, parce que la position couchée ou horizontale en augmentant la tension artérielle a une tendance naturelle à produire ou à aggraver les accès angineux. Dans la claudication intermittente des extrémités, on arrive souvent à éviter la gangrène par ce repos absolu ; dans l'angine de poitrine à accès répétés et subintrants, on prévient souvent de la même manière la terminaison fatale qui surviendrait inévitablement sans cette précaution.

5° A la suite d'accès intenses et répétés, le cœur peut être frappé d'un état *parétique* très grave, se caractérisant par les signes d'une cardiectasie progressive, par l'affaiblissement des contractions cardiaques, par l'abaissement considérable et rapide de la tension artérielle dont l'embryocardie est l'un des effets, par la production d'un œdème pulmonaire aigu, enfin par tous les accidents qui traduisent le tableau symptomatique de l'insuffisance myocardique. Ici encore, deux indications :

a). Il faut faciliter le travail du myocarde en supprimant tous les obstacles périphériques par l'emploi de la trinitrine et du nitrite d'amyle, des frictions excitantes, etc., qui dilatent les vaisseaux ;

b). Il faut agir directement sur le myocarde par l'emploi des toniques cardiaques.

La digitale remplit incomplètement cette indication parce qu'elle agit trop lentement ; cependant elle est encore, dans ces cas, le médicament de choix, à la condition d'employer une dose suffisante (trente à quarante gouttes en une fois et pendant un seul jour, de la solution de digitaline cristallisée au millième). La sparteine et les préparations de convallaria sont infidèles. Le strophantus peut être essayé en raison de son action tonique sur le cœur qui s'exercerait en l'absence de tout phénomène de vaso-constriction.

Tous ces médicaments cardiaques, qui peuvent être indiqués dans les cas de cardiectasie ou de cardioplégie progressive, ont l'inconvénient d'agir trop lentement, lorsque ces accidents prennent des allures aiguës et rapides en menaçant la vie des malades, dans l'espace de quelques jours seulement. On doit leur préférer ou leur adjoindre les injections d'ether et de caféine, ou encore les injections camphrées (une seringue de Pravaz remplie du liquide suivant : 20 grammes de camphre pour 100 grammes d'huile d'olives stérilisée).

6° On peut être amené à pratiquer des *opérations* sur les sténocardiques, sans le secours, ou au contraire avec l'intervention du chloroforme.

Dans le premier cas, l'émotion provoquée par la crainte de la douleur et la douleur elle-même peuvent faire naître des accès ou des syncopes rarement terminées par la mort. Cependant, je rappelle qu'un jour, la simple application d'un cautère à la région précordiale détermina chez un de mes malades un accès angineux avec menace syncopale d'une intensité telle que je crus la mort proche.

Dans le second cas, c'est-à-dire lorsque le malade doit être soumis à l'anesthésie chloroformique pour une opération douloureuse, on peut être appelé à donner son opinion formelle sur les dangers que peut courir le malade. Or, ces dangers paraissent d'autant plus réels, qu'en l'absence de toute lésion cardio-pulmonaire, le bulbe et le cœur sont exposés, d'après Duret, à plusieurs sortes de syncopes dans le cours de la chloroformisation :

a. Au début de la narcose, syncope *laryngo-réflexe*, due à l'irritation des premières voies par la narcose ;

b. Avant la narcose complète, syncope *bulbaire* par l'inhalation brusque et à dose massive des vapeurs ;

c. Dans les dernières périodes de la narcose, syncope *toxique* par intoxication des centres respiratoires et cardiaques ;

d. Enfin, la mort peut encore être produite pendant la narcose par un *choc traumatique* ébranlant des centres nerveux déprimés et incapables de résistance.

Il en résulte que, parmi les affections du cœur, celles qui exposent théoriquement le plus aux lipothymies et aux syncopes contre-indiquent généralement l'emploi du chloroforme. De ce nombre sont l'angor pectoris, les affections aortiques et la cardio-sclérose. Je ne parle pas de la dégénérescence graisseuse, infiniment plus rare qu'on l'a cru jusqu'alors, et qui a dû être souvent confondue avec les scléroses dystrophiques du cœur.

Mais, au point de vue pratique, cette contre-indication des cardiopathies artérielles ou valvulaires à la chloroformisation n'est pas absolue, comme la plupart des auteurs semblent l'avoir érigée en principe.

J'ai observé pendant près de trois ans un malade atteint d'angine de poitrine qui, souffrant cruellement d'une fissure de l'anus, dut subir l'opération de dilatation de cet orifice. Cette opération, malheureusement devenue indispensable, devait se faire dans de mauvaises conditions pour plusieurs raisons : elle devait être pratiquée sur un angineux, et (circonstance aggravante) dans cette région ano-périnéale qui expose à des syncopes assez fréquentes pendant le sommeil chloroformique.

Malgaigne, après avoir perdu un malade du chloroforme pendant cette opération, était arrivé à cette conclusion : « Je ne consentirai à anesthésier un malade devant être opéré de la fissure par dilatation brusque qu'après l'avoir prévenu lui ou sa famille des dangers du chloroforme dans ce cas spécial[1]. » Nicaise[2] et Guyon ont été également témoins d'accidents inquiétants survenus sur des malades atteints de fissure anale et qui avaient été endormis pour subir l'opération. Duret arrive encore à cette même conclusion : « Si on parcourt notre tableau (relatant 135 cas de morts par le chloroforme avec autopsie), on ne trouvera pas moins de 5 à 6 cas de morts subites arrivées sous le chloroforme pour des opérations analogues et presque insignifiantes, telles que la dilatation pour fissures ou hémorroïdes, incisions de fistules, etc., faites sur la marge de l'anus. »

On voit que, dans ces conditions, l'opération avec le chloroforme était presque contre-indiquée chez mon malade, et cependant elle fut pratiquée en ma présence, sans aucun inconvénient. Il n'y eut aucune menace de syncope, et tout se passa régulièrement.

Néanmoins, dans toutes les opérations faites sur des cardiaques et surtout sur les angineux, il faut administrer le chloroforme avec prudence, d'après la méthode des petites doses administrées d'une façon continue, sans intermittences (chloroformisation goutte à goutte). Cette méthode convient surtout aux malades atteints d'affection cardiaque ou aortique, elle constitue le meilleur moyen d'éviter deux sortes de syncopes : 1° la syncope *laryngo-réflexe* due au contact de vapeurs chloroformiques avec les cordes vocales ; 2° la syncope *toxique* résultant de l'absorption de trop fortes doses de chloroforme.

Par conséquent, lorsqu'on est amené à pratiquer la chloroformisation d'un angineux, on doit prendre les précautions suivantes[3] :

Quoique les chirurgiens ne fassent pas mention de cette précaution, je suis d'avis que, dans toutes les chloroformisations et surtout pour celles qui sont pratiquées sur des cardiaques, sur des aortiques ou des angineux, on doit préparer à l'avance le nitrite d'amyle dont l'action sur les syncopes est si favorable.

Le chloroforme doit être pur, dans un flacon fermé par un bouchon à rainure dans laquelle le chloroforme peut tomber goutte à goutte. Il faut laisser de côté tous les appareils ou cornets inventés bien à tort pour la chloroformisation, et se servir tout simplement d'un mouchoir plié, pas trop grand, afin qu'il permette la surveillance des différentes colorations

[1] Malgaigne et Le Fort. Traite de med operatoire, 8e edit. Paris, 1887.

[2] Nicaise. Danger de la chloroformisation dans le traitement de la fissure à l'anus (*Gaz. med.*, 1876). — De la chloroformisation goutte à goutte (*Revue de medecine*, 1892).

[3] Boncour (*France medicale*, 1887). — Labbé (*Acad. de méd.*, 1882). — Nicaise (*loc. cit.*). — Schwartz (*Revue génér. de clinique et de therapeutique*, 1889).

du visage. Il faut préparer à l'avance la pince destinée à saisir la langue dans les cas où celle-ci venant à obstruer l'isthme du gosier peut contribuer à la production d'accidents asphyxiques ; mais pour empêcher ou prévenir cet accident, il vaut mieux que l'aide relève le menton avec les deux mains pendant toute la durée de l'anesthésie.

On verse, au début, seulement quatre ou cinq gouttes de chloroforme sur le mouchoir, de façon à en amener progressivement la tolérance ; puis, lorsqu'on arrive à la période d'excitation, on emploie des doses plus fortes, dix à quinze gouttes, dans le but de produire la période de résolution. Lorsque celle-ci est arrivée, il suffit de verser le chloroforme goutte par goutte pour entretenir l'anesthésie. Par ce procédé, celle-ci est obtenue en quinze ou vingt minutes, ce que l'on constate par la contraction de la pupille et l'absence du réflexe cornéen. Cependant, malgré l'abolition de ce dernier, il ne faut pas oublier que les réflexes anal, vésical et génital sont les derniers à disparaître, de sorte que, lorsqu'on pratique des opérations sur ces régions, il est nécessaire de pousser l'anesthésie chloroformique assez loin.

Quelques médecins timorés, encore imbus de la crainte exagérée de la chloroformisation dans les affections cardiaques ou aortiques, endorment incomplètement leurs malades. C'est là une faute très grave ; car il est démontré qu'au début de l'anesthésie, le nerf d'arrêt du cœur, le pneumogastrique, acquiert une grande excitabilité, d'où l'indication de ne jamais opérer dans toutes les affections et surtout dans les affections cardiaques, tant que la période d'excitation n'est pas complètement terminée, d'où le précepte d'éviter encore pendant cette période toute stimulation des nerfs périphériques. Du reste, comme il a été démontré par Paul Bert que l'excitation dans la chloroformisation est due plus à l'irritation des muqueuses qu'à un commencement d'intoxication chloroformique, la méthode de l'administration des faibles doses a pour résultat utile d'éviter ou d'atténuer cette excitation.

En résumé, la chloroformisation n'est pas contre-indiquée chez les cardiaques, les aortiques ou les angineux ; il suffit seulement de prendre quelques précautions, d'avoir recours à la méthode des doses faibles et continues, de ne jamais oublier de surveiller très attentivement le pouls, la pupille et la respiration pendant le sommeil, et d'*opérer seulement lorsque l'anesthésie est complète et absolue*. Cette dernière prescription est sans doute applicable à toutes les opérations, mais elle l'est surtout à toutes celles qui se pratiquent sur les cardiaques.

IV. Médications inutiles ou dangereuses. — Il y a des médications qui sont sans action sur les accès angineux et d'autres qui sont capables de les aggraver. Cette étude est d'autant plus importante que j'aurai à parler de médicaments encore employés journellement par quelques médecins.

1° *Toniques cardiaques.* — Les angineux sont presque tous des artério-scléreux ; à ce titre, ils sont atteints d'hypertension artérielle qui augmente encore au moment de leurs accès. Il en résulte, à ce moment, une contre indication à l'emploi des vaso-constricteurs et des excitateurs de la tension artérielle. C'est pour cette raison que la *digitale* et l'*ergot de seigle* produisent parfois de mauvais effets dans certains cas que j'ai déjà cités, et auxquels on peut joindre le fait de Stokes relatif à un malade atteint d'une insuffisance aortique avec angine de poitrine, celle-ci « aggravée par la digitale ».

Parmi les toniques du cœur, la *spartéine*, le *convallaria maïalis* ont une action nulle sur le syndrome angineux; ce sont donc des médicaments inutiles.

La *caféine*, dans certains cas, produit des effets favorables, et il en serait de même du *strophantus*, si j'en crois l'histoire d'un malade que j'ai vu, il y a trois ans.

Il s'agit d'un médecin atteint d'angine de poitrine depuis quatre ans; il presente un double bruit de souffle à la base (rétrécissement et insuffisance aortiques), un léger souffle fonctionnel de la pointe dû à la dilatation du cœur, et les signes d'une dilatation de l'aorte. Les accès d'angor présentent ce fait particulier qu'ils sont parfois suivis d'une véritable asystolie ; alors les cavités cardiaques se dilatent, les membres inferieurs s'œdematient promptement, et le foie hypérémié augmente de volume. Soumis à la médication iodurée, à la dose de 1 à 2 grammes par jour pendant un an, il vit d'abord disparaître les accès angineux. Mais, après cette dilatation aiguë du cœur qui suivit une attaque angineuse, ce malade prit tous les jours pendant sept mois quatre pilules d'un milligramme d'extrait de strophantus. Non seulement cette administration presque ininterrompue de ce médicament ne produisit aucun accident, mais elle fut suivie, paraît-il, de la disparition presque complète des accès angineux. Dans ce cas, auquel Bucquoy [2] a fait allusion et qu'il a observé de son côte, l'amélioration de la sténocardie peut être tout aussi bien mise sur le compte de la médication iodurée qui a été suivie pendant une année, et il est à presumer que le strophantus a surtout agi comme

[1] *Soc. de Therap.*, 1888.

[2] BUCQUOY. Le strophantus dans les maladies du cœur (*Academie de medecine*, 1889).

« soutien » de la fibre cardiaque. Sur deux autres observations citées par le même auteur, j'élimine la première parce qu'elle est relative à un cas de pseudo-angine chez un jeune homme « névropathe à l'excès », et je ne retiens que la seconde, concernant une angine de poitrine chez un sujet goutteux ; là encore, l'amélioration aurait été des plus manifestes.

De mon côté, j'ai prescrit le strophantus à plus de vingt angineux et si j'ai observé sous son influence l'amélioration de l'état cardiaque, je n'ai jamais obtenu la disparition des crises douloureuses ; comme la digitale et la caféine, le strophantus peut rendre des services chez les angineux, en agissant non sur la sténocardie elle-même, mais sur la fibre cardiaque qu'il soutient et raffermit dans tous les cas où celle-ci, envahie par la sclérose dystrophique, s'affaiblit et devient insuffisante. Il aurait peut-être une supériorité sur la digitale parce qu'il n'augmente pas la tension artérielle au même degré et qu'il ne détermine pas, comme elle, la vaso-constriction.

2° *Belladone. Bicarbonate de soude.* — Bretonneau avait autrefois imaginé un traitement consistant dans l'association de la belladone et du bicarbonate de soude. Cette médication est non seulement inutile ; elle peut être nuisible. Elle est inutile, parce que le bicarbonate de soude n'a pas plus d'action sur le processus scléro-athéromateux que l'acide phosphorique proposé autrefois par Baumes dans le même but. Elle peut être nuisible, parce que la belladone produit une excitation sur le centre cérébral du pneumogastrique et sur les appareils modérateurs intra-cardiaques, d'où le ralentissement du cœur, enfin parce qu'elle élève la tension artérielle en déterminant le resserrement des artérioles. A dose toxique seulement, l'atropine détermine des phénomènes opposés : accélération des battements cardiaques, abaissement de la tension artérielle, paralysie des ganglions auto-moteurs du cœur, parésie vasculaire produisant la stase sanguine dans les différents organes.

A juste titre, cette médication est complètement abandonnée.

3° L'*électricité* a été indiquée par Laennec, puis en 1821 par Reeder qui proposait « l'emploi d'étincelles électriques à travers la poitrine ». Sous forme de *faradisation cutanée* de la région précordiale, elle aurait donné quelques succès à Duchenne (de Boulogne), à Ed. Becquerel, Aran et à d'autres auteurs.

Sur deux autres faits rapportés par Duchenne, l'un concerne un malade qui, très amélioré par l'emploi de l'électricité, mourut ensuite subitement, ce qui n'est pas positivement un succès, et l'autre, observé par Aran, est relatif à une hystérique, qui aurait sans doute guéri sans l'intervention des courants électriques.

Par conséquent, cette méthode de traitement, infidèle ou dangereuse, est presque toujours contre-indiquée ; elle doit être seulement réservée dans tous les cas où il y a menace de syncope, mais on ne peut recommander l'électrisation cutanée de la région précordiale comme une méthode générale de traitement, non seulement parce qu'elle est capable d'exposer à un accident redoutable, à l'arrêt instantané des contractions cardiaques, mais aussi et surtout parce qu'elle ne peut rien contre la douleur et qu'elle est même capable de la provoquer, comme Duchenne (de Boulogne) en a lui-même cité un exemple.

L'électricité, sous forme de *courants continus*, loin d'exposer aux mêmes dangers, a produit quelques bons résultats entre les mains d'Eulenburg, de Huebner et de Lœwenfuld. Mais cette médication a été appliquée à une époque où la distinction entre l'angine de poitrine et les pseudo-angines n'avait pas encore été nettement établie, et parmi les observations citées par ces divers auteurs il y en a qui sont relatives à des pseudo-angines. Cependant, j'ai vu en 1879, avec Maurice Raynaud, un malade goutteux atteint d'affection aortique et d'angine de poitrine, dont les accès douloureux ont été réellement amendés par l'emploi des courants continus, et ils étaient si violents qu'ils faisaient craindre à bref délai un dénouement funeste. Mais ce fait, et quelques autres encore, ne sont pas suffisants pour en déduire l'indication d'une médication spéciale.

L'aimantation a été employée pour la première fois par Laennec, qui appliquait deux plaques d'acier fortement aimantées, l'une sur la région précordiale gauche, l'autre dans la partie opposée du dos, de manière que les pôles fussent exactement opposés et que le courant magnétique traversât la partie affectée.

« Ce moyen, ajoute Laennec, a réussi entre mes mains plus souvent qu'aucun autre à diminuer les angoisses de l'angor pectoris et les douleurs cardiaques, et à en éloigner le retour. »

Il s'agit encore, dans ces cas, de pseudo-angines probablement névrosiques.

En résumé, les courants faradiques peuvent être nuisibles ; les courants continus sont le plus souvent inutiles.

4° *Cocaïne. Inhalations d'oxygène.* Laschkevitch (de Kharkow) a vanté les bons effets de la *cocaïne* dans la sténocardie. Il cite quatre observations où ce médicament, administré à la dose d'un demi-grain trois fois par jour, fit disparaître en trois jours des accès d'angine de poitrine ; sous son influence, le pouls se ralentissait, devenait plus plein, et la diurèse augmentait.

En même temps, il recommande l'emploi des *inhalations d'oxygène* qui abrègeraient l'accès et rendraient la respiration plus facile, de sorte que, pour lui, ces inhalations jointes à l'emploi interne de la cocaïne remplissent au mieux le problème thérapeutique de la cure des sténocardies : supprimer l'accès et l'empêcher de réapparaître[1].

Il faut renoncer à cette médication pour deux raisons : les inhalations d'oxygène sont inutiles ; l'emploi de la cocaïne peut être très dangereux.

Les inhalations d'oxygène, employées déjà dès 1815 par Jurine, sont inutiles, et l'on comprend parfaitement qu'elles ne puissent agir assez rapidement pour supprimer un accès. D'un autre côté, on ne saisit pas bien l'indication de « faciliter la respiration », dans le cours d'un syndrome où celle-ci n'est nullement atteinte.

La cocaïne est dangereuse. Elle agit en produisant la vaso-constriction et l'ischémie cérébrale. On ne saurait trop s'élever contre cette pratique irrationnelle, et j'en ai pour preuve l'histoire d'un angineux qui a failli succomber à une syncope après l'injection de 3 centigrammes de cocaïne. Du reste, les observations d'intoxication par la cocaïne demontrent aussi que cette substance provoque des accidents cardiaques dont l'analogie avec les phénomènes angineux est démontrée par ce fait : A la suite d'une injection de 5 centigrammes pratiquée sur une gencive, un malade présenta les symptômes suivants : pâleur excessive du visage, refroidissement général, état syncopal ; angoisse précordiale avec sentiment d'une fin prochaine ; collapsus, etc.

La cocaïne (comme la pilocarpine à un moindre degré) prédispose à la syncope, et l'on ne comprend pas qu'elle puisse être jamais indiquée dans une affection où la syncope constitue le principal danger. Du reste, les observations auxquelles je fais allusion annoncent en trois jours la guérison de sténocardies provoquées et entretenues par la sclérose des coronaires ! Passons.

5° *Antipyrine.* Les bons effets obtenus dans le rhumatisme articulaire aigu par Alexander dès 1884, et dans les névralgies diverses par Komiakoff et Lwoff, par Withe, Katzaouroff Ungar (1885-1886), enfin par G. Sée,

[1] LASCHKEVITCH. *Revue de méd.*, 1886, et *Russkaia*, 1886. — JURINE se servait d'un appareil composé d'une grande vessie préparée, ajustée à un tube en cuivre large et court qui se terminait par une embouchure pour s'adapter autour des lèvres et dont le robinet de communication avec la vessie était percé d'une large ouverture pour ne pas gêner la respiration.

devaient en indiquer l'emploi dans les douleurs de la sténocardie. Dernièrement on a vanté les bons effets de ce médicament dans les douleurs cardiaques [1].

J'ai moi-même fait usage de l'antipyrine par la voie stomacale (à la dose de 3 à 4 grammes par jour), et par la voie sous-cutanée (à la dose de 50 centigrammes à 2 grammes par jour). J'ai pratiqué ces injections dès 1885 [2], comme la thèse de mon élève Arduin le démontre, et j'avoue que les résultats ne m'ont pas paru aussi merveilleux qu'on l'a proclamé. Mais il faut faire une distinction importante au point de vue thérapeutique entre l'angine de poitrine et les pseudo-angines. Contre les premières, l'antipyrine n'est d'aucun secours, et on doit lui préférer les inhalations de nitrite d'amyle, les injections sous-cutanées de trinitrine ou de morphine, car il importe beaucoup moins de combattre la douleur que l'ischémie cardiaque, comme je ne cesse de le répéter. Contre les secondes, l'élément douloureux est le symptôme capital, et l'on comprend parfaitement que l'antipyrine possède une action efficace qu'il doit à ses propriétés analgésiques.

En résumé, l'antipyrine, comme tous ses succédanés (phénacétine, exalgine, etc.) n'a aucune action favorable sur la circulation, et s'il est vrai qu'elle détermine la dilatation des vaisseaux cutanés et la contraction des artères centrales, elle serait absolument contre-indiquée dans le traitement de l'angine de poitrine. Pour ma part, je n'en ai obtenu aucun effet sérieux.

En tous cas, aux observations très contestables des auteurs, j'oppose ma statistique concernant l'angine vraie. Une femme de quarante-sept ans, atteinte de sténocardie artérielle, et que j'observe depuis plus de deux ans, n'a pu continuer l'antipyrine parce que ce médicament a déterminé une vive oppression avec refroidissement considérable des extrémités et tendance à la syncope. Un autre malade que j'ai observé pendant trois ans, depuis l'année 1885, a dû cesser au bout de huit jours l'antipyrine, parce que ce médicament n'avait en rien modifié l'intensité ou la fréquence des crises, parce qu'il était toujours suivi d'une tendance lipothymique et d'un anéantissement considérable des forces. Enfin, je note encore plusieurs cas où l'antipyrine a été plutôt nuisible qu'utile, et presque toujours elle m'a paru inutile et même contre-indiquée dans le traitement de l'angine de poitrine coronarienne.

6° *Bromure de potassium.* — Son efficacité a été exagérée dans le traite-

[1] Ignatoff. L'antipyrine dans les douleurs cardiaques (*Thèse inaug. de Paris*, 1887).
[2] Arduin (*Thèse de Paris*, 1885).

ment de l'angine de poitrine coronarienne où l'on ne doit jamais atteindre une dose supérieure à 4 grammes par jour. En effet, les doses plus élevées provoquent assez rapidement un ralentissement avec affaiblissement des mouvements cardiaques, la contraction des petits vaisseaux, l'élévation de la pression sanguine, et entre mes mains elles n'ont jamais produit les effets excellents vantés par quelques auteurs.

Cependant, parfois les bromures rendent quelques services, et on peut les utiliser surtout dans les cas où l'angine de poitrine coronarienne s'accompagne d'une excitabilité nerveuse qu'il importe de réprimer.

Quelques auteurs vantent l'association des trois bromures comme étant douée d'une action plus énergique. Cette polypharmacie bromurée n'a aucune valeur scientifique, elle modifie les doses du médicament sans les préciser, et je conseille d'avoir recours seulement au bromure de potassium, ou au bromure de sodium.

7° *Chloral. Paraldéhyde. Sulfonal. Uréthane.* — Comme hypnotique et anesthésique, le *chloral* peut être employé dans l'angine de poitrine. Mais on doit tenir compte aussi de son action sur la circulation. Il provoque en effet un ralentissement très notable des contractions cardiaques, ralentissement qui ne peut être imputé à une excitation des nerfs pneumogastriques, puisqu'il se produit même après la section de ceux-ci, ni à une excitation des appareils modérateurs cardiaques, puisque, après leur parésie déterminée par l'atropine, les battements du cœur continuent toujours à se ralentir, mais bien plutôt à une diminution de l'excitabilité des ganglions moteurs cardiaques ou encore à une sorte de parésie du centre vaso-moteur bulbaire (Vulpian).

Ce médicament donne encore lieu à deux phénomènes importants, à la dilatation des vaisseaux périphériques par parésie vaso-dilatatrice et à la diminution souvent considérable de la tension sanguine. Il ne faut cependant jamais oublier que le chloral détermine non seulement un ralentissement, mais aussi un réel affaiblissement des contractions cardiaques, qu'à toutes doses il est un poison du cœur, et qu'il arrête cet organe en diastole ; d'où la contre-indication de son emploi dans tous les cas de dégénérescence ou de débilité du cœur, d'où encore le précepte de ne jamais l'ordonner à doses massives ; aussi les doses de 1 à 2 grammes en potion ou en lavement sont-elles ordinairement suffisantes.

Malgré sa rapidité et sa sûreté d'action. on n'obtient pas ordinairement des effets comparables à ceux des injections de morphine et surtout des inhalations de nitrite d'amyle, et l'on répond rarement avec lui aux deux indications principales du traitement des accès angineux : calmer la douleur, prévenir la syncope, et pour cela tonifier, exciter le cœur.

J'ai employé la *paraldéhyde* dans plusieurs cas sans résultat bien précis, ce qui se comprend en raison même de l'inconstance de son action, et de ses propriétés défavorables sur la respiration et sur la composition du sang. Expérimentée sur les animaux et sur le lapin en particulier, elle détermine une diminution de l'acte respiratoire et la mort par asphyxie, phénomènes accompagnés d'un abaissement thermique et d'une réduction de l'hémoglobine d'après Hénocque. Ces résultats ont été confirmés par Davy Rolleston qui, deux fois, a vu survenir de la dyspnée et du collapsus cardiaque après l'administration de ce médicament [1].

Quant au *sulfonal*, je n'en suis nullement partisan, et j'ai démontré que s'il produisait le sommeil à la dose de 50 centigrammes à 2 grammes, il déterminait au réveil, pendant plusieurs heures, une sensation de lassitude, d'ivresse, d'accablement et de somnolence. C'est pour ces raisons que j'ai dû rapidement en cesser l'emploi chez un angineux, et je le crois avec Scheney [2] contre-indiqué dans l'angine de poitrine et l'artério-sclérose en général.

Du reste, c'est un médicament qui agit lentement, une heure ou deux après son administration, et en le supposant même complètement inoffensif dans la plupart des cas, il manquerait complètement son effet contre le syndrome angineux qui, le plus souvent, disparaît en moins d'un quart d'heure.

Même réflexion pour l'*uréthane* ou *carbamate d'éthyle* qui, à la dose de 2 à 4 grammes, peut bien déterminer un sommeil calme et paisible, sans troubles digestifs ou cephaliques consécutifs, mais dont l'action est souvent lente et infidèle.

8° *Sels de potasse.* — On connaît leur action défavorable sur la fibre cardiaque, et j'ai déjà dit que, dans tous les cas où l'on doit prescrire les iodures pendant longtemps, il faut substituer le plus souvent l'iodure de sodium à l'iodure de potassium. Cette proscription des sels de potasse est d'autant plus logique que presque tous les angineux sont artério-scléreux, et qu'à ce titre ils sont atteints d'insuffisance rénale. Dès lors, les reins fonctionnent mal, ils éliminent incomplètement tous les poisons venus du dehors ou formés par l'organisme, et il en résulte ce précepte de thérapeutique :

Il faut employer avec une grande circonspection tous les médica-

[1] DAVY ROLLESTON. *Practitioner*, 1888.

[2] SCHENEY (*Therap. Monatshefte*, 1888).

ments dont la rétention dans l'économie peut à la longue déterminer des accidents toxiques. Cependant, cette proscription, en ce qui concerne surtout l'iodure de potassium, n'est pas absolue.

9° *Emissions sanguines.* — Elles ont été mentionnées de tout temps dans le traitement des accès angineux. Au siècle dernier, à côté d'Heberden qui en proscrivait l'emploi, il faut citer Parry, Percival et Wall, qui en vantaient les bons effets. Plus tard, Joseph Franck recommandait les évacuations sanguines, parce qu'il considérait l'angine de poitrine comme « le résultat d'une congestion de sang vers le cœur, congestion finissant par intéresser les nerfs cardiaques et phréniques ». Peter pose l'indication suivante : « Dans le cas où, indépendamment de la douleur, il y a une dyspnée suffocante, une saignée générale n'a rien de téméraire. »

Je veux bien l'admettre ; mais alors quand il y a « dyspnée suffocante », il ne s'agit plus d'angine de poitrine. Celle-ci est le résultat d'une ischémie cardiaque, et l'on ne s'explique pas alors les bons effets des émissions sanguines. Elles peuvent bien combattre avec succès les poussées d'aortite aiguë ou subaiguë, mais elles sont inefficaces ou insuffisantes pour triompher des accès angineux. Elles doivent même être condamnées pour les raisons suivantes :

a. Parce qu'elles cherchent à combattre une fluxion ou une congestion du cœur ou de ses plexus nerveux, qui peuvent bien exister dans certaines formes de pseudo-angines, mais qui font défaut dans le syndrôme de Rougnon-Heberden ;

b. Parce que leur action est tardive, lente à se produire. L'application de sangsues, de ventouses scarifiées, etc., est relativement longue pour un accident qui menace si rapidement la vie, et le malade a ainsi le temps de succomber pour la plus grande gloire d'une théorie !

c. Les émissions sanguines, comme les révulsifs sur la paroi précordiale, peuvent *prévenir*, dans une certaine mesure, les accès angineux en combattant les poussées d'aortite, mais elles sont incapables de *guérir* les accès eux-mêmes.

Quant aux émissions sanguines *générales*, elles peuvent provoquer ou favoriser la syncope ; pour cette raison, elles doivent être absolument condamnées dans une maladie qui a déjà une tendance si naturelle à présenter cette terminaison. Les améliorations obtenues par les saignées concernent pour la plupart des angines fausses. En résumé, comme le disait si judicieusement Trousseau : « Bien qu'elles aient été conseillées par les médecins les plus recommandables, par Laennec lui-même, les saignées du bras, les applications de sangsues à l'épigastre ou à la région précordiale, me semblent tout au moins irrationnelles. »

10° *Inhalations chloroformiques.* — Elles ont été recommandées chez les angineux, par Carrière d'abord, Friedreich et Balfour ensuite. Vergely (de Bordeaux[1]) a affirmé que ces inhalations dans l'angine de poitrine rendent les plus signalés services. « En arrêtant, dit-il, les excitations dont le plexus cardiaque est le siège, et qui, en stimulant outre mesure les mouvements du cœur, menacent de l'arrêter, comme font les décharges électriques multipliées et rapides sur cet organe, l'anesthésique suspend l'excitation de la sensibilité ou tout au moins la modère et en évite les terribles conséquences. »

C'est là une théorie ; mais elle a le tort d'être incomplète ou erronée, car elle ne vise que la douleur et ne s'appuie que sur deux faits, tous deux terminés par la mort ; et si, dans le premier de ces faits, le malade a éprouvé quelque soulagement sous l'influence des inhalations chloroformiques, dans le second, au contraire, on fut obligé de les cesser, à cause de l'état de malaise qu'elles produisaient.

Malgré ces insuccès, je ne conclus pas à la contre-indication absolue du chloroforme ; mais je ne vous engage à l'employer que dans les cas où les inhalations de nitrite d'amyle et les injections de morphine ont complètement échoué. Alors, il faut y recourir en prenant les précautions ainsi exposées par Vergely :

« Cette inhalation chloroformique doit être très courte, puis réitérée après deux ou trois inspirations à l'air libre ; on répète la même manœuvre à plusieurs reprises, de façon à éventer, pour ainsi dire, le malade avec cet air chloroformé. La main sur le pouls, les yeux fixés sur la physionomie du malade, on suit les effets de l'inhalation. »

Dans ces conditions, il est certain que celle-ci offre moins de danger; mais les inconvénients de cette médication ne sont pas suffisamment compensés par ses avantages.

11° Moyens divers : *inhalations d'éther ;* etc. — Je ne cite que pour mémoire : les *inhalations d'éther* que Romberg recommandait au moment des accès et qui échouent toujours dans l'angine coronarienne ; l'ingestion de fragments de *glace* et l'emploi du froid, non seulement à l'intérieur, mais aussi à l'extérieur, que le même auteur vantait dans quelques cas ; l'*immersion du bras gauche* douloureux dans de l'eau bien

[1] CARRIÈRE (*Bull. de thérap*, 1852). — FRIEDREICH. Traité des maladies du cœur, *édit. française*, 1873. — BALFOUR (*Clin. lectures of the heart and aorta*, 1876). — VERGELY. Sur l'emploi du chloroforme dans les affections cardiaques (*Soc. méd. des hôp.*, 1880).

chaude, moyen indiqué autrefois par Blackall et Morgagni ; les applications d'eau très chaude à 50° sur la paroi précordiale ; les bains chauds, généraux ou locaux prescrits par Leyden ; la métallothérapie ; les applications de *terre glaise* sur la paroi précordiale, etc. [1].

Ces divers moyens sont tous infidèles ; ils ont pu être recommandés dans un temps où la distinction capitale de l'angine coronarienne et des pseudo-angines n'était pas encore nettement établie. Mais aujourd'hui, ils ne sont applicables et ne réussissent que dans les sténocardies fausses.

J'ai terminé l'étude thérapeutique de l'angine de poitrine en particulier et des cardiopathies artérielles en général. Il me semble utile de la faire suivre des considérations suivantes :

Quand un obstacle siège dans une machine, l'ouvrier, s'il ne le trouve pas dans le jeu des soupapes, dans le piston ou dans le corps de pompe, s'empresse de le chercher dans les tubes de conduite ou de canalisation. Jusqu'ici, le médecin n'avait qu'une préoccupation presque constante dans les diverses maladies du cœur : la recherche des lésions orificielles et la constatation des souffles valvulaires. Or, dans l'angine de poitrine et dans les cardiopathies artérielles, l'obstacle n'est pas aux valvules, mais dans les vaisseaux du myocarde, à l'extrémité du courant circulatoire, et c'est à le vaincre que doivent concourir tous nos efforts. Notre outillage thérapeutique peut y parvenir par une hygiène bien entendue et par l'emploi de médicaments ayant pour but et pour effet de rendre aux vaisseaux la perméabilité qu'ils ont perdue.

A cette période, chercher à exciter directement le cœur par la digitale ou les toniques cardiaques [2], serait aussi illogique que si un ouvrier voulait exercer une forte pression sur le piston de sa machine pour triompher d'un obstacle situé à la périphérie. En cardiothérapie, les mêmes principes doivent nous guider : il ne faut pas se contenter de constater

[1] SOKOLOFF. Emploi de cataplasmes d'argile humide sur la paroi precordiale dans les attaques angineuses (*Botkin's Weekly med. Gaz.*, 1881). — MUHLBERGER. *Memorabilien*. Heft 3.

[2] K. BETTELHEIM (*Zeitschr. f. Klinische méd.* Band XX, 1892) vient de demontrer, après tant d'autres, que la compression de l'artère coronaire anterieure donne lieu a l'affaiblissement du ventricule gauche qui produit ensuite l'œdeme pulmonaire. C'est la confirmation experimentale de mes recherches cliniques qui m'ont demontre l'existence d'un œdeme pulmonaire presque chronique et precoce dans les cardiopathies artérielles et chez les vieux angineux. Alors, la digitale n'est pas contre-indiquee, puisqu'il s'agit d'une forme speciale de l'hyposystolie placee sous la dependance de l'affaiblissement du ventricule gauche dû lui-même a l'insuffisance de son irrigation sanguine. Plus tard seulement, survient l'asystolie ultime (asystolie bi-ventriculaire), due à l'asthenie et à la dilatation des deux ventricules. A ce sujet, il est juste que rappeler que DESPLATS (de Lille) et son eleve, VAN HEUVERSWYN (*Thèse de Paris*, 1889), ont bien étudie les symptômes différents de l'asystolie du cœur gauche et de l'asystolie du cœur droit.

un obstacle, il faut savoir en discerner la nature et le siège pour l'atteindre plus sûrement ; il faut encore se rappeler, comme Marey l'a si bien dit, que « l'élasticité des artères économise le travail du cœur ». Elle n'augmente ni la production, ni la quantité de ce travail, mais elle l'utilise et ne le laisse pas perdre. Comme cette élasticité est profondément atteinte dans toutes les lésions arterielles, dans l'endartérite en particulier, le rôle du thérapeute consiste, dans les diverses cardiopathies artérielles dont l'angine de poitrine n'est qu'une émanation, à soulager ou alléger le travail du cœur. Tel est le principe de l'*artériothérapie* dans les maladies de cet organe.

Ainsi, se trouve justifiée la thérapeutique que j'ai proposée contre l'angine de poitrine. Il faut sans doute combattre la douleur ; mais, avant tout, il faut diriger la médication contre l'artério-sclérose dont le développement prépare la dégénérescence du muscle cardiaque, contre la lésion coronaire, et surtout contre l'ischémie cardiaque qui constitue le principal et le seul danger de ce redoutable syndrome. J'ai longuement insisté sur les bases de ce traitement, heureux si, après avoir montré l'importance de la distinction clinique et nosologique de l'angine de poitrine et des pseudo-angines, j'ai pu faire partager ma confiance dans la curabilité de la première de ces affections, qui jusqu'ici avait fait le désespoir des médecins et des malades, et dont l'étude n'était qu'une décourageante « méditation sur la mort ».

VINGT-CINQUIÈME LEÇON

ANGINES DE POITRINE TOXIQUES

(ANGINES TABAGIQUES)

I. Historique. — Faits de Kreysig, Graves, Stokes, Beau, Kleefeld, Gélineau.

II. Action physiologique et toxique du tabac. — Principes renfermés dans la fumée du tabac : nicotine, nicotianine, collidine, picoline, oxyde de carbone, acide prussique, sels d'ammoniaque.

1° *Action du tabac sur les centres nerveux et les nerfs pneumogastriques.* Son extrême toxicité; son accoutumance rapide démontrée par les expériences physiologiques et les observations cliniques. Action du tabac sur la protubérance et sur la moelle allongée. — Action sur les nerfs pneumogastriques (Cl. Bernard), sur les ganglions nerveux du cœur. — Antagonisme de la digitale et du tabac. — Action du tabac sur la respiration. Ralentissement permanent de la circulation (Eloy et Huchard).

2° *Action sur le système musculaire et sur les vaisseaux.* Déplétion et vacuité du système artériel sous l'influence du tabac. Son action vaso-constrictive et hémostatique. Le tabac est la strychnine du système vasculaire. Augmentation de la tension artérielle.

3° *Action sur le sang.* Action *directe* du tabac sur le sang, les globules sanguins. et *indirecte* par l'intermédiaire de l'état asphyxique dû à l'intoxication tabagique.

4° *Symptômes généraux du nicotisme.* Accidents dus à l'action vaso-constrictive et ischémiante du tabac sur les organes : parésies musculaires et tremblements; irritation cérébro-spinale, vertiges, fausses migraines, diminution de la mémoire, troubles hémiplégiques, aphasie, signes de tumeur cérébrale ; dyspnée par contraction des vaisseaux pulmonaires ; diurèse, diarrhée. — *Nicotisme* du cœur (arythmie, intermittences, tachycardie, bradycardie, sténocardie, pouls tabagique).

Angine de poitrine *fonctionnelle* bénigne, par spasme des coronaires (*angor spasmo-tabagique*). — Angine *organique* grave, par lésion des coronaires (*angor scléro-tabagique*). — Angine *fonctionnelle* bénigne, d'origine dyspeptique (*angor gastro-tabagique*).

Causes de l'intolérance tabagique.

III. Symptômes de l'angine de poitrine tabagique. — Forme *vaso-motrice*, avec accompagnement d'accidents étrangers à la sténocardie . vertiges, dyspnée, lipothymies, frissons, palpitations, bourdonnements d'oreilles, etc. Prédominance des accidents d'intoxication nicotinique sur les accès angineux. Formes frustes.

Caractères distinctifs des angines tabagiques :

1° Forme vaso-motrice ; 2° association de l'angor avec d'autres accidents d'empoisonnement tabagique ; 3° existence de troubles cardiaques dans l'intervalle des accès ; 4° fréquence des formes frustes ; 5° accès spontanés ou provoqués ; 6° disparition rapide de l'angine *fonctionnelle* due au retrécissement spasmodique des coronaires, de l'angine *gastro*-tabagique après la guérison de l'état dyspeptique, disparition lente de l'angine *scléro*-tabagique.

IV Pronostic, variable suivant les diverses formes.

V. Traitement, différent suivant les causes : rétrécissement spasmodique, rétrécissement organique des coronaires, état dyspeptique.

VI. Accidents cardiaques dus à l'ergot de seigle, à l'intoxication oxycarbonique, à l'abus du thé ou du café.

J'ai étudié l'histoire clinique de l'angine de poitrine *organique*, dont l'anatomie pathologique est représentée par toutes les lésions susceptibles de produire le rétrécissement des coronaires et une ischémie du myocarde. Or, cette ischémie — et cela principalement dans l'intoxication tabagique — peut être également d'origine *fonctionnelle*, par suite du retrecissement spasmodique des mêmes artères. Donc, elle doit reproduire plus ou moins fidèlement la symptomatologie de l'angine de poitrine, ce que je vais démontrer.

I. Historique. — Il peut se résumer en quelques mots.

Si j'ai trouvé dans l'ouvrage de Kreysig la simple mention d'abus tabagiques à propos d'un cas de sténocardie, et si Graves le premier a indiqué, comme je vous l'ai déjà dit, l'influence nocive du tabac sur les fonctions du cœur et sur la production d'accès angineux, il est juste d'attribuer à Beau le mérite d'avoir publié en 1862 des observations concluantes à cet égard. Celles-ci sont au nombre de huit, et sur ce chiffre, il y a deux cas mortels.

De son côté, Stokes, après avoir attribué au tabac certaines palpitations, s'exprime en ces termes :

« Le principal symptôme est un battement de cœur violent dont le malade a la conscience et qui le tourmente beaucoup. L'exercice devient impossible ou pénible, surtout à pied ; le décubitus sur le côté gauche augmente les accidents. Les signes physiques sont ceux des palpitations nerveuses ordinaires ; l'irrégularité des battements du cœur et les bruits de souffle sont rares. Il est certain que le tabac agit sur les nerfs du cœur. Dans l'armée, certains individus mal intentionnés avalent du jus de tabac dans le but de produire des palpitations violentes et irrégulières. »

Kleefeld, en 1824, a publié la relation d'une épidémie d'angine de poitrine observée à Dantzig. Mais, si les malades étaient pris tout à coup

« d'un resserrement de la poitrine, d'une douleur poignante derrière le sternum, de chaleur et de douleur se prolongeant jusque dans les épaules et les bras », ils présentaient d'autres symptômes absolument étrangers à la sténocardie : douleur de tête et fièvre rémittente. Du reste, dans aucune des observations citées, il n'est question d'excès tabagiques.

Les faits de Gélineau, en 1862, sont plus concluants. L'épidémie a été observée à bord d'un vaisseau sur des marins qui, prédisposés à de nombreuses causes débilitantes (maladies antérieures, cachexie scorbutique, alimentation insuffisante) « fumaient, chiquaient avec acharnement » en vivant continuellement dans une atmosphère remplie de fumée de tabac [1].

II. ACTION PHYSIOLOGIQUE ET TOXIQUE DU TABAC. — Avant d'aborder la question clinique, il est utile d'étudier l'action physiologique et toxique du tabac et de son principal alcaloïde, la nicotine.

D'abord, il s'agit de savoir quels sont les principes renfermés dans la fumée de tabac. Si quelques auteurs ont prétendu qu'elle ne contient pas de nicotine, ils ont au moins démontré que la combustion donne lieu à la production de bases volatiles, bases de pyridine, ayant des propriétés à peu près semblables à celles de la nicotine.

D'après Heubel, on doit expliquer cette dissidence d'opinions par l'existence de la nicotine dans les feuilles de la plante, non pas sous forme d'alcaloïde libre, mais à l'état de malate et de citrate [2]. Ensuite, Drysdale a démontré que la fumée de tabac contient l'énorme quantité de 30 grammes de nicotine pour 4,500 grammes de fumée. Plus tard, le Bon a indiqué la présence de l'acide prussique, et dans les tabacs du Levant et de la Havane, celle d'un alcaloïde inconnu jusqu'alors, la *collidine*, dont les propriétés toxiques sont telles que la vingtième partie d'une goutte suffit pour tuer rapidement une grenouille avec des symptômes de paralysie ; pour lui encore, la matière noire demi-liquide qui se condense dans l'intérieur des pipes et des porte-cigares est extrêmement toxique, puisque deux à trois gouttes suffisent pour tuer un petit animal.

Ces conclusions confirment celles qui avaient été signalées dès 1846 par un pharmacien français, Malapert, lequel avait obtenu 17 grammes de nicotine en brûlant 200 grammes de tabac de Tonneins, soit 8,50 pour 100 du tabac employé. Sans doute, comme le croit Dragendorf [3], une

[1] KLEEFELD. Extrait de la *Revue médicale*, 1824. — GÉLINEAU (*Gaz. des hôpitaux*, 1862).

[2] HEUBEL (*Centralblatt*, 1872).

[3] CH. DRYSDALE (*The med. Press. and Circular*, 1873). — LE BON (*Journal de Thérap.*, 1880). — MALAPERT. Cité par A. GUÉRARD (*Ann. d'hyg. publ. et de med. légale*, t. LXVIII,

partie de la nicotine peut échapper à la combustion et rester dans l'intérieur des pipes et des porte-cigares ; mais on doit formellement conclure à la présence de cet alcaloïde dans la fumée du tabac. Celle-ci contiendrait encore d'autres principes : l'*oxyde de carbone* d'après Gréhant, en quantité suffisante pour empoisonner un chien de forte taille avec les produits de combustion de 20 grammes de tabac ; l'*acide prussique*, d'après Le Bon ; des *sels d'ammoniaque*, d'après Wohl, Eulenberg et Ludwig[1], ce qui expliquerait en partie l'action irritante du tabac sur la langue, le pharynx, et la production du cancroïde des fumeurs ; enfin, d'autres bases mal définies encore, comme la *picoline* pour Eulenberg, et la *nicotianine* pour Johnston.

Au point de vue qui nous occupe, le tabac porte son action :
1° Sur les centres nerveux et sur les nerfs pneumogastriques ;
2° Sur les vaisseaux et sur le tissu musculaire.

1° *Action du tabac sur les centres nerveux et les nerfs pneumogastriques.* — La nicotine est un des poisons les plus violents qui existent, et presque tous les animaux sont atteints par son action, à l'exception, dit-on, des moutons et des chèvres qui pourraient manger impunément de grandes quantites de feuilles de tabac. Il suffit de l'instillation de quelques gouttes sur la conjonctive d'un animal pour le tuer instantanément, et de huit gouttes pour amener la mort d'un cheval en quatre minutes, au milieu de convulsions généralisées très intenses. Les muscles sont dans un état de tétanisation telle qu'ils paraissent avoir perdu leur contractilité ; mais ce n'est là qu'une apparence, d'après Cl. Bernard, et « s'ils ne se raccourcissent plus sous l'influence du galvanisme, c'est qu'ils ne pourraient le faire davantage ».

Les résultats de cette toxicité exceptionnelle sembleraient faire supposer que la fumée de tabac renferme de très faibles quantités de nicotine, puisque les fumeurs n'en ressentent pas toujours des effets immédiats. Ce fait, en apparence contradictoire, doit être attribué à une propriété très importante du poison, je veux parler de son *accoutumance rapide* démontrée cliniquement par de nombreuses observations, et physiologiquement par les expériences suivantes de Traube[2] : Avec 1/24 de goutte de nicotine, on obtient des effets réels sur l'appareil circulatoire chez les animaux ; le lendemain, il en faut une goutte, et quatre jours après

et *Bull. de la Soc de méd. de Poitiers*, mai 1852). — DRAGENDORFF (Manuel de toxicologie, *traduit par Ritter*, 1873). — ROSE (*Thèse de Nancy*, 1881).

[1] LUDWIG (*Arch Klin. Chir*, 1876).

[2] TRAUBE. Versuch uber den Einfluss des nicotins (*Gesamm. Beitrage*, 1871).

quatre à cinq gouttes pour obtenir les mêmes résultats. J'ai fait, de mon côté, des expériences qui ont confirmé ces faits.

Il a été démontré par Vulpian que le poison n'agit ni sur les extrémités nerveuses, ni sur les muscles, ni sur la moelle, mais sur la protubérance, puisque les convulsions cessent de se produire ou ne se produisent pas après l'ablation de cette partie de l'encéphale. Je pense, pour ma part, que l'action du tabac doit se porter également sur la moelle allongée, si j'en crois deux faits de paralysie bulbaire avec pouls lent permanent et attaques épileptiformes, que j'ai observés sous l'influence de l'intoxication nicotinique [1].

Cl. Bernard [2] a démontré le premier que le tabac est un poison pour les nerfs vagues. Chez les animaux auxquels on administre de faibles doses de nicotine, on observe, en effet, du côté du poumon et du cœur, l'accélération et l'ampleur des respirations, l'accélération ou le ralentissement des battements cardiaques, phénomènes qui ne se produisent plus après la section des nerfs vagues. Chez une chienne adulte qui avait 115 pulsations et 28 respirations par minute, Cl. Bernard injecte sous la peau trois gouttes de nicotine. Une ou deux minutes après, l'animal avait 332 pulsations et 42 respirations à la minute. Après vingt-cinq minutes, les symptômes d'intoxication avaient disparu. Sept jours après, le même animal qui avait 120 pulsations et 26 respirations subit la section des nerfs vagues, ce qui élève le nombre des pulsations à 206 et des respirations à 9. Dix minutes après l'injection de trois gouttes de nicotine, les pulsations sont au nombre de 195, et les respirations à celui de 7. Il est ainsi démontré que l'action de la nicotine est portée au poumon et au cœur par les nerfs, puisqu'elle se manifeste à peine ou ne se manifeste pas après la section des nerfs vagues. Le grand sympathique est également intéressé, et la pupille est plus ou moins contractée sous l'influence de cette intoxication.

Il existerait, d'après Gubler, une espèce d'*antagonisme* entre les effets de la digitale et ceux du tabac : la digitale diminue la fréquence des battements du cœur en accroissant leur énergie ; la nicotine produit tout le

[1] VULPIAN (*Progrès médical*, 1875). Voyez encore : Note sur les effets de la nicotine sur les grenouilles (*Soc. de Biologie*, 1859).

[2] CL. BERNARD. Leçons sur les substances toxiques et médicamenteuses. Paris, 1857. NOTHNAGEL et ROSSBACH (*Nouveaux éléments de matière médicale et de thérapeutique*, édit. française, 1880), dans leur article sur la nicotine (p. 643-651), ne citent pas une seule fois les expériences mémorables de Cl. Bernard sur la nicotine. Ils ne citent pas davantage les recherches de Vulpian, comme si ces deux physiologistes français n'existaient pas pour les auteurs allemands. Mais ces derniers sont abondamment cités, même avec leurs erreurs. D'après eux, les expériences de Frensberg ont démontré « que de faibles doses de nicotine excitent tout d'abord toutes les parties de la moelle épinière ».

contraire, puisque le pouls, devenu irrégulier, s'accélère et perd à la fois son ampleur et sa tension.

D'autres expériences ont démontré les mêmes résultats de l'intoxication nicotinique : accélération primitive, puis ralentissement consécutif des mouvements respiratoires, enfin véritable tétanisation des muscles respiratoires avec l'emploi de fortes doses (ce qui prouve que les accidents du côté de la respiration sont complexes, puisqu'ils sont dus à l'action du poison sur les nerfs vagues d'une part, et sur les muscles pectoraux d'une autre part) ; enfin, le ralentissement initial de la circulation suivi bientôt par son accélération rapide [1].

Pour ma part, je suis disposé à admettre ce ralentissement de la circulation, non seulement comme phénomène initial de l'action du tabac, mais à titre de phénomène permanent lorsque la dose injectée n'est pas toxique d'emblée. Je l'ai démontré dernièrement, avec Éloy, dans les expériences que j'ai faites devant vous. L'injection d'un cinquième de goutte de nicotine pratiquee sous la peau d'un cobaye du poids de 340 grammes, a été suivie au bout de dix minutes, d'une diminution considérable des pulsations dans la proportion de 132 à 56, et aussi d'un abaissement de température équivalant à un degré et demi. Après quarante-cinq minutes, la temperature s'était abaissée de 37° 5, à 34° 6, et les battements du cœur s'etaient élevés du chiffre de 56 à celui de 168 par minute. Mais, à ce moment, étaient survenus quelques symptômes asphyxiques, de sorte que dans cette expérience il faut savoir, comme dans beaucoup d'autres, faire la part de l'action directe de la substance toxique sur les nerfs vagues, et de son action indirecte due aux accidents d'asphyxie consécutive.

Le tabac exerce-t-il encore une action spéciale sur les ganglions automoteurs du cœur ? La chose est possible, probable même, comme on va le voir :

Quelques expériences de Schmiedeberg semblent être, à ce sujet, en contradiction avec celles de Cl. Bernard, car elles ont prouvé que, chez la grenouille, la section des pneumogastriques n'empêche nullement les modifications du rythme cardiaque, puisque celles-ci font défaut lorsqu'on a paralysé préalablement l'appareil modérateur par l'atropine. D'un autre côté, Colas et Wertheimer (de Lille) [2] auraient encore démontré l'action du poison sur les centres nerveux intra-cardiaques, puisque après trois expériences faites sur les chiens, l'accélération cardiaque due à la nicotine

[1] Guinier (*Thèse de Montpellier*, 1883).

[2] Schmiedeberg, cité par Et. Colas et Wertheimer : Action de la nicotine sur la circulation (*Arch. de physiologie*, 1891).

a pu se produire alors que « le cœur a perdu toute connexion avec les centres accélérateurs, soit bulbo-médullaires, soit de la chaîne du sympathique ». Mais ici, les phénomènes sont évidemment complexes ; on peut, en effet, se demander si les modifications rythmiques du cœur par la nicotine (ralentissement d'abord et accélération ensuite) ne sont pas en grande partie sous la dépendance des changements produits par cet agent dans la tension artérielle ou, encore sous l'influence d'une action directe du poison sur la fibre musculaire du cœur, les expériences de Rouget ayant démontré que la nicotine renforce l'énergie du myocarde et prolonge la durée de son irritabilité [1].

Ces prémisses physiologiques expliquent déjà quelques-uns des phénomènes observes chez l'homme à la suite d'abus tabagiques, et le mécanisme suivant lequel ils se produisent.

D'abord, du côté de la respiration, on peut constater les accidents suivants : polypnée, dyspnée (sorte d'asthme nicotinique), hoquet, sensation de constriction thoracique, et dans les cas graves, respiration bulbaire de Cheyne-Stokes, respiration stertoreuse.

Du côté du centre circulatoire : accélération ou ralentissement du pouls, intermittences et arythmie du cœur, lipothymies et syncopes, sentiment d'angoisse et d'anxiété précordiale, palpitations, battements tumultueux, arrêts subits et angoissants du cœur, instabilité extrême des fonctions circulatoires, et état particulier que je propose d'appeler « cœur irritable » des fumeurs.

Sans doute, quelques-uns de ces accidents peuvent être attribués à l'action du tabac sur le système nerveux en général et sur les nerfs pneumogastriques en particulier ; mais on aurait tort de croire, comme certains auteurs, à cette seule action nerveuse. Il en est une autre plus importante encore qui s'exerce sur le système musculaire tout entier, et sur les parois vasculaires en particulier.

2° *Action du tabac sur le système musculaire et sur les vaisseaux.* — Le tabac est non seulement un poison cardiaque, mais aussi et surtout un poison musculaire et artériel, comme je vais le démontrer.

Les animaux intoxiqués par la nicotine présentent des convulsions tétaniques extrêmement accusées dans tous les muscles, convulsions dont vous avez été les témoins dans mes récentes expériences. Or, cette action convulsivante s'exerce au plus haut point sur la musculature vasculaire.

Sur une grenouille nicotinisée, on voit sous le microscope, dans la

[1] Rouget (*Journal de physiologie*, 1860).

membrane interdigitale, se produire immédiatement « une déplétion du système artériel dont les vaisseaux se rétrécissent de façon à se vider complètement. Le cœur continue cependant à battre ; il semble que, seul, le système capillaire ait subi l'action du poison[1] ». Cl. Bernard, auteur de ces expériences, explique la différence des symptômes offerts par les diverses parties du même système circulatoire en évoquant la différence de contractilité des gros et des petits vaisseaux artériels : les premiers sont riches en fibres élastiques et pauvres en fibres musculaires, et le contraire existe pour les seconds; il en résulte que la nicotine doit plutôt porter son action sur les artères de petit calibre et sur le système capillaire, abondamment pourvus d'éléments musculaires.

J'ai pu, de mon côté, dans les expériences auxquelles j'ai déjà fait allusion, confirmer d'une façon indirecte cette action vaso-constrictive si importante de l'alcaloïde du tabac ; car vous avez vu qu'après l'injection sous-cutanée d'un cinquième de goutte à un cobaye, la section des pattes était presque exsangue. Ces propriétés vaso-constrictives de la nicotine en font une substance *hémostatique*, à ce point qu'elle pourrait être considerée comme la strychnine du système vasculaire.

Il résulte de cet état de *rétraction du système artériel*, un phénomène consécutif auquel on doit s'attendre, je veux parler de l'*augmentation de la tension artérielle* que Cl. Bernard a également notée dans ses experiences, et que j'ai confirmée cliniquement pour ma part chez tous les grands fumeurs avec son symptôme accusateur auquel j'attache une grande importance, le retentissement diastolique de l'aorte.

Ces propriétés vaso-constrictives ont été révoquées en doute par Vulpian qui attribue l'arrêt de la circulation périphérique aux troubles cardiaques. Mais il a eu tort d'étudier la nicotine chez des animaux soumis en même temps à l'action du curare, cette dernière substance déterminant un certain degré de relâchement vasculaire[2].

D'autres expérimentateurs, Praag, Rosenthal, et surtout Ostrooumoff[3], ont encore admis que la nicotine produit souvent l'excitation des vaso-dilatateurs; puis, Langley et Dickinson ont constaté que, dans certaines régions, la vaso-constriction primitive est suivie de dilatation, et que, d'autres fois, on observe des phénomènes précisément inverses. C'est même ainsi que les choses se passent, d'après Et. Colas et Wertheimer, qui sont arrivés aux conclusions suivantes :

[1] Je dois faire remarquer que, dans mes expériences, j'ai constate la cessation très rapide des battements du cœur, ce qui est en contradiction avec les resultats expérimentaux de Cl Bernard.

[2] VULPIAN Leçons sur l'appareil vaso-moteur, 1875.

[3] OSTROOUMOFF (*Archiv fur d., ges. physiologie*, 1876). — LANGLEY et DICKINSON (*Journal of phys.*, 1890). — PRAAG, ROSENTHAL cités par E. COLAS et WERTHEIMER (*loc. cit.*).

« 1° Si l'on enregistre en même temps que la pression générale le volume d'un des organes abdominaux, rate ou rein, on constate que celui-ci diminue au moment où celle-là augmente. Survient ensuite une deuxième phase, pendant laquelle la chute de la pression concorde avec l'augmentation de volume de l'organe; les deux modifications successives de la pression sont donc liées, la première à la constriction des petits vaisseaux splanchniques, la seconde à leur relâchement;

2° Pendant que la pression artérielle monte, la muqueuse des lèvres et de la langue devient le siège d'une congestion intense, par excitation des vaso-dilatateurs de la région ;

3° Après la destruction complète de la moelle épinière, l'injection de la nicotine détermine encore une augmentation de tension artérielle qui peut aller à 12 centimètres ;

4° De même, si on énerve complètement un des côtés de la langue ou des lèvres, la rougeur de ces parties, produite par la nicotine, est aussi manifeste que celle du côté sain;

5° Les résultats de ces deux dernières expériences tendent à faire admettre l'existence d'actions nerveuses vaso-constrictives et vaso-dilatatrices purement périphériques, et, par conséquent, l'excitabilité propre et indépendante des ganglions correspondants. »

Malgré ces expériences contradictoires, les observations cliniques démontrent l'existence des contractures vasculaires et de la déplétion artérielle. En 1850, alors même que l'on ne connaissait pas les propriétés vaso-constrictives de la nicotine, dans l'empoisonnement du comte de Bocarmé sur son beau-frère, on a constaté à l'autopsie les phénomènes suivants : un état de rigidité extrême des membres, la vacuité complète des vaisseaux artériels revenus sur eux-mêmes avec la pâleur des tissus et la distension du système veineux. Dans les empoisonnements par le tabac, on note toujours ces accidents : pâleur extrême, état glacial des extrémités, sueurs froides, pouls radial rétracté, imperceptible, faiblesse extrême du pouls. Du reste, vous n'avez qu'à vous rappeler les accidents éprouvés par tous ceux qui fument leur première cigarette pour vous convaincre encore de l'état de tension et de contraction de tout le système artériel.

Dans deux observations d'intoxication nicotinique, les symptômes se sont traduits par des accidents d'irritation spinale, des douleurs rachidiennes très vives avec irradiations dans les cuisses, tremblement, secousses musculaires, vertiges avec constriction céphalique, inaptitude au travail intellectuel, somnolence, amblyopie; il y eut ensuite des palpitations, des accidents angineux, des troubles digestifs qui aboutirent à un amaigrissement rapide. Après la mort, on a constaté à l'autopsie « une anémie très prononcée » des centres nerveux et des méninges; le cœur était mou, sans consistance, petit, ne renfermant pas le moindre caillot [1].

Dans les quatre expériences que j'ai faites devant vous, je vous ai montre également le cœur des cobayes, arrêté en diastole ou en demi-systole, et rempli d'un sang fluide.

3° *Action sur le sang.* — Elle n'est pas encore démontrée. Cependant Richardson l'a trouvé plus pâle, les globules ayant perdu la forme ronde pour devenir ovales, avec des contours irréguliers, et n'ayant plus la même attraction les uns pour les autres. Mais il ne faut pas confondre les altérations du sang produites par l'intoxication tabagique elle-même, et celles qui relèvent de l'état asphyxique déterminé par l'empoisonnement.

4° *Symptômes généraux du nicotisme.* — Les effets du tabac sont semblables à ceux produits par la galvanisation du grand sympathique, ce qui prouve que c'est par l'intermédiaire de ce nerf que la nicotine agit probablement sur les vaisseaux. Cette sorte de tétanisation vasculaire détermine une véritable ischémie musculaire, ce qui explique en partie les phénomènes de tremblement, d'affaiblissement musculaire et de parésie que l'on observe souvent chez les animaux nicotinisés et aussi chez certains fumeurs.

Je vous ai montré, chez les cobayes empoisonnés par la nicotine, l'existence d'un fremissement musculaire généralisé ayant l'apparence d'un violent frisson, et ressemblant, comme l'a si bien fait remarquer Cl. Bernard, au tremblement qui se produit quand, par une ligature, on empêche le sang d'arriver dans un muscle. J'appelle votre attention sur le *tremblement des fumeurs* dont jusqu'ici aucun auteur n'a fait mention. Il est rare sans doute, mais il vous sera possible de l'observer parfois en dehors de l'alcoolisme, du saturnisme ou de l'état nerveux. Il est caractérisé par des oscillations fibrillaires de faible amplitude et de longue durée, dernière circonstance qui explique la raison pour laquelle il peut souvent passer inaperçu.

Vous allez comprendre encore les nombreux accidents résultant dans les divers organes de l'action vaso-constrictive du tabac.

Du côté des centres nerveux, on constate les signes de l'ischémie encéphalo-médullaire : irritation cérébro-spinale, vertiges, céphalalgie

[1] RICHTER (*Arch. f. psych. und Nervenk,* 1879).

avec vomissements, fatigues matinales, diminution de la mémoire, irritation psychique[1], inaptitude au travail. On a même signalé parfois de l'aphasie transitoire avec hémiplégie incomplète passant successivement de gauche à droite[2]. J'ai observé, pour ma part, un malade, grand fumeur, vivant par sa profession continuellement dans une atmosphère de tabac, et qui a présenté pendant une dizaine de jours des accidents ayant beaucoup de ressemblance avec une tumeur cérébrale : vertiges avec chute, céphalalgie, vomissements, résolution des membres et respiration stertoreuse.

Du côté de l'appareil respiratoire, outre les accidents dyspnéiques graves produits par l'action du tabac sur le bulbe et sur les muscles respiratoires, il en est d'autres que l'on doit attribuer à la contraction des vaisseaux pulmonaires.

La contracture vasculaire détermine secondairement un état d'*hypertension artérielle* qui vous explique ainsi les propriétés *diurétiques* du tabac signalées déjà par Fowler à la fin du siècle dernier, puis par Fouquier[3] et bien démontrées par Cl. Bernard.

C'est surtout du côté du centre circulatoire que la tétanisation vasculaire produit les plus déplorables effets. Decaisne les a signalés sous le nom de « nicotisme du cœur » et a démontré surtout la fréquence des intermittences (21 fois sur 28 fumeurs). Celles-ci, comme certaines arythmies et l'angine de poitrine tabagique, doivent être rattachées à l'ischémie cardiaque déterminée par la contraction spasmodique des artères coronaires. Cette vaso-constriction explique encore les caractères du *pouls tabagique* qui est dur, serré et concentré, et qui devient, par la suite, presque insensible. Le Roy (de Mirecourt) a décrit ainsi quelques accidents nicotiniques observés sur lui-même : subitement, il était pris de palpitations de cœur, le pouls devenait insensible, la radiale ne donnait plus au toucher que la sensation d'un frémissement à peine perceptible ; le corps était inondé de sueur froide, et « rien ne peut ressembler mieux à l'approche de la mort ». J'ai observé sur moi-même les quelques accidents cardiaques suivants : précipitation de quelques battements, sensation de constriction précordiale et d'angoisse sans douleur.

Quelques accidents peuvent être dus à l'action convulsivante du tabac sur l'appareil musculaire ; sur le diaphragme pour le « hoquet tabagique » dont j'ai observé de nombreux cas ; sur l'œsophage au point de

[1] CERSOY. Nervosisme par abus du tabac (*Bull. gen. de thérapeutique*, 1867).
[2] CORDIER (*Lyon médical*, 1876).
[3] *Bull. de la Faculte de médecine*, 1819.

produire l'œsophagisme, sur les muscles du thorax, sur les nerfs et vaisseaux du poumon, ce qui donne lieu à une sensation de constriction circumthoracique et même aux symptômes de « pseudo-asthme tabagique » disparaissant après la cessation du tabac et dont quelques auteurs[1] ont rapporté des exemples.

Jusqu'ici, il ne s'agit que de troubles fonctionnels. Mais à la longue, et par suite de la répétition ou de la permanence des contractures vasculaires qui constituent comme une sorte de barrage circulatoire périphérique, la tension artérielle s'élève, le cœur subit des dilatations successives qui, à leur tour, deviennent permanentes ; cet état d'hypertension artérielle peut devenir à son tour une cause d'artério-sclérose généralisée, laquelle, se localisant sur le myocarde, y détermine des dégénérescences diverses parmi lesquelles la sclérose dystrophique.

C'est ainsi que, dans mes nombreuses observations de sténocardies organiques ayant évolué dans le cours de l'artério-sclérose, j'ai noté parfois dans les antécédents les abus de tabac longtemps prolongés et répétés. On a rapporté l'exemple d'un malade âgé de soixante ans, qui fumait depuis de longues années de forts havanes ; quelques semaines avant sa mort, il fut pris d'accès de palpitations et d'asthme, la température resta très basse (de 34° 6 à 36° 6), le pouls très fréquent et petit (140-160), les pupilles contractées et presque punctiformes ; à l'autopsie, on trouva une dilatation avec une dégénérescence du cœur, et un ulcère de l'estomac ayant determine une hémorragie mortelle[2].

Voilà un tableau bien sombre des accidents nicotiniques ; mais, à ce sujet, on aurait tort de me ranger parmi ces « jansénistes de l'hygiène », qui exagèrent comme à plaisir les méfaits du tabac.

Il s'en faut de beaucoup que tous les fumeurs éprouvent ces accidents. Le plus souvent, l'usage modéré du tabac est inoffensif ; chez beaucoup, l'accoutumance est rapide et complète ; chez quelques-uns, en vertu d'une prédisposition particulière, l'intolérance est primitive et absolue ; chez d'autres qui avaient pu fumer impunément, il s'établit tout à coup une intolérance secondaire dont il importe d'étudier les principales causes.

Je vous ai déjà parlé de la relation intéressante donnée par Gélineau, en 1862, au sujet d'une véritable épidémie d'angine de poitrine ayant sévi à bord du bateau *l'Embuscade* sur des matelots fumant avec rage du matin au soir et du soir au matin dans un air confiné, et pré-

[1] BLATIN (*Bull. gén. de thérap*, 1870). — RUSSO-GILIBERTI (*Soc. d'hygiène di Palermo*, 1888).
[2] FAVARGER (*Soc. império-royale des médecins de Vienne*, 1887).

disposés à l'intoxication par des maladies antérieures, par le scorbut et l'alimentation insuffisante. Or, ce sont là précisément les causes prédisposantes de l'empoisonnement tabagique auquel les fumeurs sont exposés, et Leudet[1] a indiqué parmi les circonstances capables de provoquer l'intolérance de la fumée de tabac : l'adynamie des convalescents, la nutrition insuffisante, c'est-à-dire l'hypoglobulie ; l'alcoolisme surtout compliqué de troubles gastriques ; la fatigue intellectuelle et morale, les excitations anormales de l'appareil circulatoire chez les gens anémiques, lymphatiques ou obèses ; les affections du cœur.

A ce dernier point de vue, la prédisposition est plus évidente, surtout lorsqu'il s'agit d'affections de l'aorte, ou d'une artério-sclérose commençante. Je connais deux fumeurs atteints d'insuffisance aortique qui ne peuvent faire usage du tabac sans eprouver immédiatement des accidents cardiaques caractérisés par des palpitations violentes et douloureuses, par des sensations angineuses des plus nettes. J'en ai observé trois autres qui avaient pu fumer impunément jusqu'à l'âge de quarante-cinq à cinquante ans, et qui présentèrent alors à cette période de leur vie où ils commencèrent à devenir artério-scléreux, l'intolérance la plus complète pour la fumée de tabac. Il est facile de comprendre ces faits, si l'on tient compte de la tendance aux spasmes artériels que présentent les artério-scléreux et les aortiques, et de l'action vaso-constrictive de la nicotine. Enfin, ces accidents tabagiques furent encore très accusés et rapides chez un jeune homme atteint de palpitations de la puberté.

Ainsi, d'une façon générale, les affections cardiaques constituent pour le cœur un *locus minoris resistentiæ ;* mais, parmi elles, ce sont moins les maladies mitrales que les affections aortiques et artérielles qui prédisposent à l'angine et aux accidents tabagiques.

Les affections de l'estomac, les états dyspeptiques, un simple embarras gastrique, les excès alcooliques, les vives émotions qui amènent à leur suite de graves perturbations dans le système nerveux, enfin la convalescence de maladies graves, peuvent encore devenir des causes occasionnelles d'intolérance tabagique. Un grand fumeur, depuis de longues années, éprouva pour la première fois des accidents tabagiques (syncopes, lipothymies, arythmie et intermittences du cœur) dans la convalescence d'une fièvre typhoïde grave. Ici, la cause était complexe : elle devait être rapportée, non seulement à l'état d'anémie dans lequel une maladie sévère avait plongé le malade, mais aussi et surtout à l'atteinte plus ou moins profonde portée au système artériel par la dothiénentérie,

[1] LEUDET. Clinique med. de l'Hôtel-Dieu de Rouen, 1874.

et qui avait placé ainsi ce convalescent dans un état d'imminence morbide pour la production des accidents nicotiniques.

Les alcooliques supportent parfois assez mal le tabac, surtout lorsqu'ils présentent des troubles digestifs plus ou moins accentués, des accidents aigus de l'éthylisme, ou un début d'artério-sclérose.

Il en est de même de la goutte, comme de tous les états morbides prédisposant aux dégénérescences artérielles.

Dans l'intoxication saturnine, j'ai vu survenir chez les fumeurs des troubles cardiaques (lipothymies, irrégularités cardiaques) que j'ai attribués à une intolérance tabagique transitoire. Celle-ci s'explique-t-elle par l'état de vaso-constriction commune aux deux intoxications, tabagique et saturnine ? La chose est probable.

Enfin, les morphinomanes fumeurs sont également très sujets aux accidents d'intolérance nicotique.

Tous ces faits sont intéressants à signaler, puisqu'ils permettent de ne pas méconnaître certains accidents tabagiques se produisant dans des conditions déterminées, et à une époque où l'accoutumance pouvait sembler définitivement acquise depuis de longues années.

Vous connaissez maintenant l'action physiologique et toxique de la nicotine, vous n'ignorez pas ses nombreuses causes d'intolérance ; il vous sera donc plus facile de comprendre les symptômes et les allures cliniques de l'angine de poitrine tabagique.

III. Symptomes de l'angine de poitrine tabagique. — D'après les développements dans lesquels je suis entré au sujet de l'action physiologique et toxique du tabac, on peut déjà comprendre que l'angine de poitrine tabagique répond à trois modalités différentes :

1° L'angine de poitrine *fonctionnelle*, relativement bénigne, résultant de l'état spasmodique des artères coronaires sans lésion du myocarde. C'est l'angine *spasmo-tabagique*. Elle guérit rapidement par la cessation de l'habitude de fumer ;

2° L'angine de poitrine *organique*, à caractère grave, résultant de la sclérose coronaire. C'est l'angine *scléro-tabagique*. Elle ne guérit pas, elle ne peut plus guérir par la seule suppression du tabac ;

3° Il existe encore une troisième forme d'angine tabagique, la plus bénigne de toutes, et que j'étudierai plus tard au sujet de mes leçons sur les pseudo-angines. C'est encore une angine *fonctionnelle* (angine *gastro-tabagique*), bénigne, d'origine indirectement tabagique, puisqu'elle résulte des troubles digestifs fréquents produits par le tabac (gastralgie, dilatation de l'estomac, insensibilité de sa muqueuse).

Chez les tabagiques, l'angine de poitrine prend parfois la forme *vaso-motrice*, et s'accompagne assez souvent d'accidents absolument étrangers d'ordinaire à la sténocardie. Parmi eux, il faut citer les vertiges, la sensation de dyspnée, la tendance aux lipothymies et aux syncopes, une sensation d'affaiblissement extrême, de refroidissement des extrémités, etc. Ainsi, j'ai vu un fumeur qui éprouvait en même temps que ses douleurs rétro-sternales, un vertige giratoire des plus prononcés avec refroidissement extrême des extrémités, frissons et palpitations excessivement violentes. — Un malade présente, outre ses douleurs caractéristiques, de la pâleur de la face, du refroidissement des extrémités, des sueurs froides, une tendance au vertige, à la syncope, avec des palpitations et des intermittences cardiaques[1]. — Un autre est pris d'angoisse, de vertige, et tombe en syncope ; on constate un ralentissement du pouls considérable avec des intermittences cardiaques ; toutes les deux heures environ, le malade était atteint de crises syncopales avec vertige giratoire, bourdonnements d'oreilles avec anxiété précordiale, accès de suffocation et de dyspnée. Pendant la durée de son séjour à l'hôpital, il est privé de tabac, et tous ces accidents cessent comme par enchantement, ce qui infirme le diagnostic de dégénérescence graisseuse du cœur que l'on pouvait poser en raison du ralentissement du pouls, des accidents vertigineux et des tendances syncopales. Mais un jour, le malade fume de nouveau un cigare, et aussitôt éclatèrent de nouveau les mêmes accidents qui ne se reproduisirent plus du moment où le malade abandonna pour toujours son habitude.

Ces divers accidents d'empoisonnement nicotinique, parfois associés à l'accès angineux, sont le plus souvent dissociés, comme l'observation suivante nous l'apprend :

Un homme de trente-cinq ans, robuste et d'une santé excellente, se met à fumer une dizaine de cigares par jour. Bientôt, il est en proie à un nervosisme très accentué, il est atteint de quelques troubles visuels (amblyopie, scotôme). puis de vertiges avec sensation de constriction de la tête, hyperesthésie de l'ouïe, douleurs rachidiennes, incertitude de la marche, tremblement des membres, impuissance génésique, inaptitude au travail, anorexie et amaigrissement. Le pouls se ralentit et devient faible. Cet etat durait depuis quelque temps, quand un beau jour, il fut pris d'une crise angineuse. Soumis aussitôt à un traitement dont l'abstinence complète du cigare forma la base, le malade guérit complètement, et même on put remarquer la rapidité avec laquelle tous ces accidents disparurent[2].

J'ai vu plusieurs malades, chez lesquels les accès étaient simplement

[1] VALLIN (*Revue d'hygiène et de police sanitaire*, 1883).

[2] RICHTER (*Arch. f. Psych. und Nervenk*, 1879).

annoncés par une suffocation étrange dont le siège était aussi bien au cou qu'à la poitrine, avec sensation de strangulation cervicale, très légère angoisse sous-sternale sans aucune irradiation, accès de palpitations avec arythmie, tendance syncopale et sensation de faiblesse extrême. On voit donc ici déjà les douleurs angineuses occuper le second plan, tandis que les accidents généraux d'intoxication tabagique tiennent la première place.

Un homme qui ne cessait de fumer des cigarettes jour et nuit (et l'on sait que ce sont les fumeurs de cigarettes d'abord, de cigares ensuite, qui sont le plus exposés aux accidents du tabagisme), éprouvait plusieurs fois par jour, subitement, un vertige avec sentiment de défaillance générale « comme si la vie allait cesser », des bourdonnements d'oreilles, une tendance syncopale, de la dyspnée suivie d'apnée légèrement angoissante ; mais il n'y avait, à proprement parler, aucune douleur rétro-sternale ou même irradiée. Le malade — un médecin — avait peine à croire à l'imminence d'une angine de poitrine, « puisqu'il n'éprouvait pas de douleur ». Un jour, elle se manifesta en arrière du sternum, avec irradiation au bras gauche.

Ce sont là des cas de forme *ébauchée* ou *fruste* de l'angine tabagique.

Mais cette forme ébauchée ou fruste n'est pas spéciale à l'angine tabagique ; car la douleur rétro-sternale avec toutes ses irradiations peut être également très vive et dominer la scène pathologique. Un malade observé par Liégeois, terrassier, faisant un usage immodéré de la chique, fut pris un jour en essayant de soulever une pierre de grès avec sa pioche, d'une douleur des plus déchirantes dans la poitrine au niveau du sternum avec irradiations dans l'épaule et jusqu'à l'auriculaire gauche ; l'intensité en fut telle qu'il fut obligé de s'asseoir et qu'il crut mourir. Un autre, observé par Gauthier (de Charolles), âgé de soixante-cinq ans et fumant la pipe avec excès, fut pris soudainement d'un évanouissement complet avec sensation énorme de constriction thoracique, pâleur du visage, sueurs froides, pouls serré et ralenti, inspiration pénible et lourde, sensation de base transversale dans la poitrine et céphalalgie. Plus tard, les mêmes accidents se reproduisirent avec plus d'intensité encore, « surtout au point de vue de la douleur précordiale », et cessèrent enfin dès que cet homme usa plus modérément du tabac.

L'angine de poitrine tabagique présente-t-elle également le caractère de provocation de ses accès par l'effort ? Ma réponse, à ce sujet, est affirmative, et un médecin principal d'armée, le Dr Widal, que j'ai interrogé à ce sujet et qui a bien voulu m'adresser plusieurs observations[1], m'a fait la réponse suivante :

« D'après mes observations, les accès d'angine tabagique peuvent survenir comme les accès d'angine vraie, à la suite de la marche et des efforts, mais le plus souvent ils sont spontanés. »

Voici une des observations où on note la coexistence d'accès spontanés et provoqués chez le même malade :

Le Dr E..., âgé de vingt-huit ans, d'une constitution forte, d'un tempérament arthritique, fumait depuis des années, du matin au soir. La cigarette était allumee a la précédente, il n'y avait d'arrêt que pendant les repas. Dans le courant du mois de novembre 1882, il fut pris d'accès d'angine se répétant presque toutes les nuits pendant qu'il etait couché, et se traduisant par un sentiment de suffocation subite avec constriction thoracique et irradiation douloureuse dans le bras gauche. Effrayé de ces accès, le Dr E.. cessa brusquement de fumer du jour au lendemain, et huit jours apres, il n'avait plus que des accès légers et beaucoup moins penibles. Pendant un mois encore, il fut sujet à des crises peu prolongées de constriction thoracique qui survenaient après *une marche trop rapide* ou après un *effort quelconque*. Enfin, un mois et demi après le premier accès. il ne ressentit plus rien. L'abstinence du tabac dura pendant un an sous mes yeux, les accès ne reparurent plus.

Je vous signale quelques accès *nocturnes* qui paraissent spontanés et qui ne le sont réellement pas. Car il s'agit souvent, comme j'en ai observé deux cas, d'individus qui s'endorment dans une atmosphère enfumée par le tabac. Certaines *syncopes nocturnes* n'ont parfois pas d'autre origine.

La lecture de la plupart des observations, comme de presque toutes celles que nous avons recueillies, permet de formuler cette conclusion :

Les accès disparaissaient rapidement après la cessation complète de l'habitude de fumer, fait extrêmement important en clinique et commun à presque tous les accidents du tabagisme. Cette disparition a lieu assez souvent, dès le jour même où le fumeur renonce à sa funeste habitude; d'autres fois, seulement après huit ou quinze jours.

Mais cette règle souffre quelques exceptions, et, dans certains cas, on voit encore persister, très atténuées, ces crises douloureuses pendant un ou deux mois. Or, je crois que le plus souvent cette persistance des crises est due à deux causes :

1° A l'action du tabac sur les fonctions gastriques, ce qui donne lieu à des crises pseudo-angineuses dont la disparition ne peut survenir qu'après la guérison de l'état dyspeptique;

[1] Ces observations ont ete reproduites dans la premiere edition de cet ouvrage (p. 521-529).

2° A la lésion scléreuse des coronaires (angine tabagique artérielle) ; Sans doute, l'existence de l'artério-sclérose tabagique n'est pas encore absolument démontrée; cependant, j'ai observé quelques faits qui semblent plaider en sa faveur.

Un sous-intendant militaire âgé de quarante-huit ans (adressé par le Dr Benckart, de Kaisersberg en Alsace), ni alcoolique, ni syphilitique, ni rhumatisant ou goutteux, vient me voir en fevrier 1885. Le malade, grand fumeur, n'a renoncé que depuis six semaines, à son habitude. Il y a quatre mois, il a eté pris, en marchant un peu vite, d'une sorte « d'oppression très douloureuse » qu'il a fait aussitôt cesser en s'arrêtant. Le même accident se reproduit les jours suivants avec ces caractères. La douleur souvent annoncée et precédée par des palpitations violentes, commence au-dessous du sein gauche, traverse la poitrine jusqu'a l'omoplate correspondante, et consiste dans une sensation de tenaillement, d'écrasement, de barre transversale, d'angoisse telle qu'il « se refuserait alors de marcher, même avec un revolver appliqué sur la paroi du thorax ». Elle s'étend très vite aux deux bras, surtout au bras gauche jusqu'au petit doigt qui devient d'une blancheur mate, « comme si le petit doigt etait mort » ou il eprouve de l'engourdissement et des fourmillements. Bientôt, les acces devinrent nocturnes, tres violents, de longue duree (1/2 heure à 1 heure) et parurent revenir périodiquement tous les jours entre 9 et 10 heures.

Au cœur et à l'aorte, je ne trouve aucun signe anormal, le pouls radial est seulement un peu dur et concentre, et les fonctions digestives s'accomplissent normalement. Après avoir supprimé completement le tabac, j'instituai la médication iodurée à la dose de 1 a 3 grammes d'iodure de potassium par jour, et ce ne fut qu'apres 15 mois de ce traitement que la guérison put être définitivement obtenue.

Voici un autre malade que j'ai vu dans ces derniers temps et dont l'observation avait été autrefois donnée comme un exemple de guérison[1] par le bromure de potassium et les inhalations d'oxygène, ce qui prouve qu'en matière d'angine de poitrine, il ne faut jamais se hâter de proclamer trop tôt les guérisons.

Le malade fumait avec exces, ayant toute la journée la cigarette à la bouche et avalant la fumée ; mais à cette époque, on ne constatait absolument rien d'anormal du côté des vaisseaux. Bientôt, il fut pris de douleurs pré-sternales tres vives avec irradiations à l'épaule, au bras, à la main gauche et au petit doigt, ce dernier devenant le siège d'engourdissements et de fourmillements ; il cessa de fumer, et pendant quatre ans ne ressentit plus aucune crise angineuse, quoiqu'il eût repris de temps en temps l'usage du tabac. En novembre 1886, les crises angineuses se reproduisent avec plus de fréquence et plus d'intensité, sous l'influence de la marche, d'un mouvement ou d'un effort, et il cesse de nouveau complètement le tabac. Malgré cela, les crises persistent avec la même violence, elles sont très intenses,

[1] GRAUX (*Soc. de Med. de Paris*, 1881).

obligeant le malade de s'arrêter à chaque pas et présentant cette particularité, qu'au moment de la crise il survenait un gonflement tel des deux petits doigts qu'il ne pouvait plus enlever sa bague. Il vient pour la première fois me consulter en mai 1887 avec son médecin, Raynaud (de Saint-Étienne). Alors, je constate l'existence d'une légère ectasie aortique (la matité de ce vaisseau mesurant 7 centimètres), le premier bruit aortique est prolongé, le deuxième est retentissant. parcheminé et sourd ; les artères sont manifestement athéromateuses ; je remarque enfin un léger soulèvement de la sous-clavière, ce qui confirme le diagnostic d'ectasie aortique.

Ainsi donc, ce malade fait de l'artério-sclérose, et comme je ne trouve aucune autre cause pour en expliquer la production, je pense que c'est le tabagisme le vrai et seul coupable.

Mais souvent aussi, l'alcoolisme s'allie au tabagisme, de sorte que l'on ne peut jamais savoir, comme dans quelques observations, si c'est à l'une ou à l'autre de ces intoxications que l'on doit rapporter les lésions artérielles, et c'est ainsi qu'on peut attribuer au tabagisme une angine de poitrine due à des lésions artérielles provoquées par un alcoolisme méconnu [1].

Les faits observés me permettent d'indiquer ainsi les caractères cliniques de l'angine tabagique :

1° L'angine de poitrine tabagique prend souvent la *forme vaso-motrice* (pâleur extrême de la face avec vertiges, resserrement du pouls, tendance syncopale, anxiété précordiale avec ou sans douleur, refroidissement des extrémités, sueurs froides) ;

2° L'attaque angineuse est souvent associée à d'autres accidents d'empoisonnement nicotinique : vertiges, bourdonnements d'oreilles, dysphagie, céphalalgie, suffocation et dyspnée (asthme nicotinique) ; sensation de faiblesse générale, de vague cérébral, hypéresthésie rachidienne, troubles de la vue, etc. Mais ces accidents peuvent être dissociés et s'observer aussi en dehors des accès ;

3° Les angineux tabagiques présentent presque toujours, en dehors ou dans le cours de leurs accès, des troubles dans le fonctionnement du cœur : ralentissement avec affaiblissement des battements cardiaques, tachycardie ou bradycardie, intermittences, arythmies, palpitations, tendances lipothymiques ou syncopales, accès de palpitations avec irrégularités extrêmes du cœur (folie cardiaque, *delirium cordis*) ;

4° Les attaques angineuses sont assez souvent très pénibles et complètes par l'intensité des douleurs et leurs irradiations. Mais, c'est dans l'angine tabagique surtout qu'on observe les formes *ébauchées* et *frustes*, consistant dans l'existence d'une dyspnée avec légère angoisse précor-

[1] Hirtz (*Société médicale des hôpitaux de Paris*, 1887).

diale, ou simplement dans un peu de gêne sous-sternale avec sensation d'arrêt du cœur et de mort imminente;

5° L'angine tabagique présente le plus souvent des accès spontanés; ils peuvent être aussi provoqués par la marche ou l'effort. Elle offre donc les caractères cliniques de l'angine coronarienne;

6° Les accès de l'angine *fonctionnelle* tabagique due au rétrécissement spasmodique des coronaires, disparaissent rapidement après la suppression absolue du tabac, caractère clinique presque commun à tous les accidents du tabagisme sans lésions;

7° Il n'en est pas de même des accès de l'angine *organique* tabagique due au rétrécissement organique des coronaires (par artério-sclérose nicotinique) : cette forme est plus tenace, elle ne disparaît que lentement, ou elle peut être permanente; elle est justifiable de la médication iodurée;

8° Il existe encore une autre forme de sténocardie, la plus bénigne de toutes : elle est d'origine, mais non de nature nicotinique; elle est due à l'état dyspeptique produit par l'abus du tabac; elle guérit par la suppression du tabac et par la disparition de l'état dyspeptique.

IV. Pronostic. — Puisque l'intoxication tabagique peut, à la longue, produire la sclérose artérielle, on comprend que l'angine de poitrine symptomatique de la coronarite se termine par la mort.

D'un autre côté, — quoique le fait soit extrêmement rare, la science n'ayant relevé qu'un seul cas concluant de ce genre — la mort peut survenir dans l'angor tabagique, en l'absence de toute lésion du côté de l'aorte ou des coronaires. Il s'agit encore là d'une angine de poitrine par ischémie du myocarde, celle-ci étant due à un état spasmodique des artères cardiaques.

J'ai cité le fait auquel je fais allusion dans mon travail de 1883 :

Il s'agissait d'un homme de quarante-deux ans, non alcoolique, qui depuis une vingtaine d'années fumait journellement soixante à quatre-vingts cigarettes. En 1872, il a une première attaque d'angine de poitrine survenant après une période de troubles digestifs tenaces. Il continue néanmoins ses excès tabagiques, et en juin 1873, il meurt subitement après déjeuner. A l'autopsie, on trouve une intégrité absolue de tous les organes; le cœur, l'aorte et leurs plexus nerveux ne présentaient aucune lésion, et les artères coronaires ouvertes étaient perméables et vides.

De son côté, F. Siredey m'a cité deux cas de mort par angine nicotinique à l'âge de trente-huit et de cinquante ans chez deux individus indemnes de toute intoxication par l'alcool. Mais, dans ces deux cas, il n'y a pas eu d'autopsie, et l'absence de signes cardio-aortiques constatée pendant la vie n'est pas un argument suffisant contre la possibilité de lésions artérielles ou cardiaques. Rappelez-vous, à ce sujet, l'observation que j'ai publiée avec mon interne, le Dr Pennel : Alors, l'aortite avait été absolument latente ; le malade était fumeur, et avant même d'être terrassé par son accès angineux, il venait de fumer plusieurs cigarettes, de sorte que, si la nécropsie n'eût pas été pratiquée, on n'eût pas manqué d'attribuer ce cas mortel à la seule influence d'une intoxication tabagique sans lésions. Or, on a trouvé à l'autopsie une oblitération complète d'une des artères cardiaques par une plaque récente d'aortite.

Enfin, dans certains cas de mort d'individus ayant passé la nuit dans une chambre enfumée, ou qui avaient fait un abus excessif de tabac, il s'agit d'intoxication générale par la nicotine où l'angine de poitrine n'a joué qu'un rôle très effacé et secondaire.

Malgré toutes ces restrictions et ces causes d'erreur, j'admets et j'affirme que l'angine tabagique peut déterminer la mort : quelquefois, lorsqu'elle est liée à la sclérose coronaire ; très rarement, lorsqu'elle est due au spasme coronaire ; jamais ou presque jamais, lorsqu'elle est d'origine gastrique, c'est-à-dire lorsqu'elle résulte de troubles dyspeptiques provoqués par le tabac. Dans le premier cas, il s'agit de l'angine *scléro-tabagique ;* dans le deuxième, de l'angine *spasmo-tabagique ;* dans le troisième, de l'angine *gastro-tabagique*. La dernière variété doit être rangée parmi les pseudo-angines qui seront étudiées dans une des leçons suivantes. Vous connaissez déjà la première d'après la description que je vous ai donnée de l'angine de poitrine. Celle-ci présente plusieurs caractères distinctifs avec l'angine spasmo-tabagique, comme le tableau suivant va le démontrer :

Angine de poitrine (*par sclerose coronaire*).	**Angine spasmo-tabagique** (*par spasme des coronaires*).
Cause anatomique : aortite, sclérose et sténose des coronaires.	Cause anatomique : état spasmodique des coronaires.
Symptômes : accès d'angor isolés de tout autre accident.	Symptômes : accès d'angor associés à des accidents divers d'intoxication tabagique : vertiges, troubles gastriques et respiratoires, etc.
— Accès angineux, souvent en l'absence de troubles cardiaques. Accès de courte durée.	— Accès angineux s'accompagnant souvent de troubles dans le fonctionnement du cœur : ralentissement des battements, intermittences, arythmies, palpitations, lipothymies, etc. Accès souvent plus longs.
— Accès le plus souvent provoqués, rarement spontanés.	— Accès spontanés le plus souvent, rarement provoqués.
Pronostic : *lente* disparition des accès par le traitement. Mort très fréquente.	Pronostic : *rapide* disparition des accès par la suppression de la cause (tabac). Mort très rare.

Vous voyez, par ce tableau, que les distinctions cliniques séparant l'angine de poitrine (due à la sclerose des coronaires) de l'angine spasmo-tabagique (due au spasme des coronaires) sont peu accentuées. C'est là une preuve de l'identité de leur mécanisme et de leur nature. J'ai donc eu raison de vous décrire la seconde à la suite de la première, et de les ranger toutes deux dans le même cadre nosologique, quoiqu'elles présentent un pronostic sensiblement différent.

V. Traitement. — Il diffère suivant les cas :

1° Quand l'angine de poitrine tabagique est liée à la sclérose coronaire, elle est justifiable du traitement que je vous ai exposé dans la dernière leçon ;

2° Quand elle resulte d'un état spasmodique des coronaires, il suffit souvent de la suppression absolue du tabac pour amener la disparition rapide et complète des accès.

3° Quand elle est due à la dyspepsie nicotinique, c'est cette dernière qu'il faut avant tout combattre ;

La suppression *complète* et *définitive* du tabac doit être imposée d'une façon générale à tous les angineux.

Quelquefois cette suppression n'est pas suffisante, il faut encore combattre les accès lorsqu'ils se produisent. Vous y arriverez par les inhalations de nitrite d'amyle, et aussi par la prescription quotidienne de huit à dix gouttes de la solution alcoolique au centième de trinitrine, ces deux médicaments possédant, par le fait de leurs propriétés vaso-dilatatrices, une action remarquable sur la forme de sténocardie due à la vaso-constriction des coronaires.

VI. — L'*alcoolisme* dont vous connaissez l'action sur le système artériel, et le *tabagisme* que je viens d'étudier, peuvent donner lieu à des accidents angineux. Pour ces deux intoxications, la démonstration est faite depuis longtemps. En est-il de même pour d'autres causes toxiques ou infectieuses? C'est ce que nous allons voir.

L'*ergotisme* est sans doute, par suite de l'action vaso-constrictive du seigle ergoté, capable de produire quelques manifestations angineuses; mais la question reste en suspens; et si Nesley Mills a observé des accidents douloureux ressemblant à l'angine de poitrine après une application locale d'ergotine, ce fait est insuffisant pour démontrer l'existence d'une sténocardie ergotique.

Il en est de même de l'*impaludisme aigu* qu'on pourrait bien accuser, par analogie, de produire des ischémies viscérales ou cardiaques, puisqu'il donne lieu si souvent à des troubles vaso-moteurs et à la syncope locale des extrémités. Je n'ai pu trouver à ce sujet qu'une seule observation[1], dans laquelle les attaques d'angor pectoris survenaient après les frissons de l'accès de fièvre chez un paludique atteint de la maladie de Raynaud. Mais, cette observation est sujette à contestation, puisque le malade présentait « un bruit de souffle systolique assez râpeux ». Or, à ce sujet, il suffit de vous rappeler que l'*impaludisme chronique* prédisposant dans une certaine mesure aux dégénérescences artérielles, peut ainsi donner lieu, quoique rarement, à la production de lésions coronariennes. Mais, dans ce cas, l'angine de poitrine ne procède pas directement de l'impaludisme puisqu'elle est due à l'altération artérielle.

L'angine de poitrine dans l'empoisonnement par l'*oxyde de carbone* attend encore sa preuve, quoique J. Renaut (de Lyon) ait vu survenir sous cette influence des troubles passagers du muscle cardiaque (palpitations, faux-pas du cœur, tendance à l'état syncopal, etc.), et des accidents ressemblant d'assez loin à l'angor pectoris[2].

Il n'en serait pas de même de l'influence du *thé*, et dès 1817, Percival rapportait une observation suivie d'autres faits signalés ensuite par Stokes[3].

J'ai observé, pour ma part, deux cas d'angine de poitrine chez des malades faisant abus du thé :

Mme S., âgée de trente ans, de constitution lymphatique, aurait présenté, il y a trois ans, quelques accidents du côté de la poitrine caractérisés par des bronchites répétées et une toux fréquente. Plusieurs médecins consultés à l'étranger, en Allemagne, en Espagne et en Angleterre où la malade s'est trouvée successivement, ont été d'un avis différent, les uns admettant une tuberculose au premier degré et à droite, les autres soutenant qu'il n'y avait aucune trace d'affection tuberculeuse. En tout cas, je ne constatai au mois d'avril 1886, aucun signe permettant d'affirmer l'existence d'une tuberculose commençante. Ce qui tourmente le plus la malade, c'est l'existence,

[1] MOURSOU. Étude clinique sur l'asphyxie locale des extrémités et sur quelques autres troubles vaso-moteurs dans leurs rapports avec la fièvre intermittente (*Arch. de méd. navale*, 1880).

[2] RENAUT. Contribution à l'histoire de quelques cardiopathies d'origine anoxémique (stéatose cardiaque, angine de poitrine, etc.) (*Lyon médical*, 1880).

[3] EDWARD PERCIVAL. Quelques remarques sur les effets médicamenteux et délétères du thé vert (*Dublin Hospital Reports*, 1817). — STOKES (*loc. cit.*).

depuis plus de deux ans, d'accidents extrêmement douloureux qui surviennent de la façon suivante : subitement. sous l'influence d'une émotion, ou encore d'une façon spontanée, pendant le jour et le plus souvent pendant la nuit, elle est prise de folles palpitations « à lui rompre la poitrine », à un tel point que la paroi précordiale paraît violemment soulevée en masse, puis une douleur extrêmement vive commence à la pointe du cœur sous le mamelon, remonte vers le sternum, irradie au cou, à la face, et de là se dirige vers le bras gauche où elle ne dépasse pas le coude; la malade alors, en proie à une vive angoisse, se soulève, se penche en avant, et attend pendant quelques minutes que l'orage se calme. La face se couvre parfois d'une sueur froide, devient très pâle, et les extrémités se refroidissent. Ces accès se sont produits un très grand nombre de fois, presque tous les jours ou tous les deux jours, depuis deux ans.

L'examen du cœur et de l'aorte est absolument négatif, et les deux pouls sont normaux et égaux. Cette dame n'est ni nerveuse, ni rhumatisante. C'est alors que, recherchant dans ses antécédents héréditaires ou personnels, pour bien connaître l'origine de ces accidents cardiaques, j'appris qu'elle faisait depuis près de deux ans et demi un abus de thé très fort qu'elle prenait à la dose de six à huit tasses par jour. Pensant que cet excès pouvait être la cause de ces attaques angineuses, j'ordonnai pour seule prescription de cesser l'emploi de cette boisson. Après quinze jours, les accès avaient complètement disparu, et aujourd'hui 15 septembre 1886, la malade ne conserve plus que le souvenir des attaques passées.

Mme B..., âgée de quarante-six ans, sans antécédents névropathique ou rhumatismal, sans aucune trace de lésion aortique ou cardiaque, vient me consulter pour des palpitations extrêmement violentes qui surviennent dans la journée ou la nuit, le plus souvent d'une façon spontanée, avec douleur à la partie moyenne du cœur, se propageant jusqu'au cou et à l'épaule gauche. L'angoisse est peu marquée. J'apprends qu'à l'occasion des visites du jour de l'an, cette dame avait bu quotidiennement depuis quinze jours trois ou quatre tasses de thé assez fort, et qu'elle avait continué depuis cette époque jusqu'au mois d'avril à prendre quatre à cinq tasses de thé pendant ses visites, à cause de la coutume du *tea five o'clock*. Je lui fis supprimer cette habitude et tous les accidents disparurent.

Ces observations ne sont pas absolument concluantes. Je commence par les miennes : elles sont relatives à des femmes, et par conséquent, on peut toujours et on doit discuter l'influence d'un état névropathique primitif, ou d'une névropathie secondaire produite par le théisme, et devenant ainsi la cause indirecte d'accidents pseudo-angineux.

Ce qui le prouve, c'est que dans une de ses observations, Stokes insiste sur l'existence d'accidents névropathiques rappelant ceux de l'agoraphobie : « Le malade ne pouvait marcher sur un terrain uni, au point que, pour traverser la ville, il était obligé de se tenir aux barreaux qui bordent le chemin », et cependant il pouvait gravir ou descendre à la course les montagnes les plus accidentées.

Quant aux observations de Harvey et de Percival, elles sont encore sujettes à contestation; car on y lit que les malades ont eu ces crises angineuses « après avoir absorbé plusieurs tasses de thé vert », et l'on peut dès lors incriminer l'état gastrique.

Néanmoins, l'abus du thé, plus que celui du café, est capable de déterminer des troubles cardiaques parmi lesquels des palpitations extrêmement violentes et pénibles occupent la première place. Ces palpitations sont du reste notées dans beaucoup de ces observations, et dernièrement Potain attirait comme moi l'attention sur ce point :

« J'ai vu, dit-il, un confrère sujet à des palpitations fréquentes, énergiques, intenses, presque continues, qui avaient fait croire à une affection cardiaque. C'est à ce point que le jour où je le vis, il venait ne me demander qu'une chose : combien il lui restait de temps à vivre. Je l'auscultai. Ne trouvant pas de lésions cardiaques capables d'expliquer les symptômes dont se plaignait le malade, je songeai à des palpitations indépendantes d'une lésion organique, et je cherchai dans l'histoire du malade si je ne rencontrerais pas une circonstance capable de les expliquer. Comme il n'y avait pas l'ombre d'une maladie nerveuse, je recherchai si je ne trouverais pas l'explication désirée dans l'hygiène suivie par le malade. C'est alors que j'appris qu'il faisait habituellement un usage excessif du thé. Le thé fut supprimé et la maladie du cœur disparut[1]. »

Le thé renferme près de 2 pour 100 de caféine, tandis que le café n'en contient que 0,20 ou 0,80 pour 100, 15 pour 100 d'acide tannique, au lieu de 5 pour le café. Il est probable que l'action physiologique du thé est due, non seulement à la caféine, mais aussi et surtout à l'essence qu'il contient. Dans tous les cas, la caféine du café est absolument analogue à la caféine ou théine du thé, et l'une n'a pas une action plus forte que l'autre, contrairement à l'opinion de quelques auteurs.

Chez les dégustateurs de thé en Amérique, Morton (de New-York) a, dès 1879, constaté les signes d'un véritable empoisonnement caractérisé par de l'excitation cérébrale, de la céphalalgie, un sentiment d'augmentation des forces; puis bientôt, par des accidents de dépression, par de l'affaissement mental, de l'insomnie, des terreurs, des hallucinations de l'ouïe, l'augmentation de la diurèse et la dyspepsie. De son côté, William Bullard (de Boston), revenant encore sur cette question, confirmait ces dernières recherches, et signalait chez les buveurs de thé (par profession ou par passion) l'existence de troubles psychiques, d'altérations fonctionnelles de la sensibilité et de la motilité, de troubles gastro-intestinaux, et d'un état neurasthénique des plus prononcés.

[1] *Semaine médicale*, 1884.

Tous ces accidents, bien mis en relief par Eloy[1], ne peuvent-ils pas être invoqués pour expliquer la production des accès angineux ? Il en résulterait que ceux-ci seraient produits *indirectement* par le thé, et seulement à la faveur de la neurasthénie et des troubles dyspeptiques qu'il détermine.

Il en serait de même pour le *café*, et Gueilliot (de Reims)[2], dans ses études sur le « cafeisme chronique », n'a pas noté, plus que moi, l'existence de crises angineuses. Mais, comme l'abus du thé, le caféisme chronique aboutit le plus souvent à des symptômes de dyspepsie, de nervosisme, à des névralgies diverses, à une excitation cardiaque caractérisée par de violentes palpitations augmentées encore par l'état anémique des sujets, à des secousses musculaires et à du tremblement. Dans ces conditions, je ne serais pas étonné de voir signalée un jour l'existence de crises *pseudo*-angineuses; mais alors, celles-ci ne relèveraient qu'indirectement de l'intoxication cafeique à la faveur de troubles gastriques et névropathiques produits par cette dernière.

Je vous ai montré dernièrement un malade qui absorbait depuis deux ans, près d'un demi-litre d'infusion de café par jour. Il en était résulté un état névropathique très accusé, et l'existence de palpitations *douloureuses* très intenses, s'accompagnant le plus souvent d'une sensation d'angoisse cardiaque. — De son côté, Max Cohn[3] a observé un cas de caféisme *aigu* chez un malade qui avait fait usage d'une infusion de 80 grammes de graines torréfiées de café. Deux heures après, survinrent des vertiges, de la céphalalgie, un tremblement généralisé, des palpitations *angoissantes*, des nausees et des vomissements, des rougeurs de la face, une *angoisse* précordiale sans irradiations douloureuses; le pouls était à 100, très plein; les battements du cœur étaient normaux, et le malade éprouvait de fréquents besoins d'uriner.

Que conclure de tous ces faits ? C'est qu'il s'agit le plus souvent d'accidents pseudo-angineux; c'est que l'étude de ces angines toxiques constitue encore un chapitre d'attente. Il n'y a d'exception que pour les angines tabagiques, dont je vous ai prouvé l'existence réelle, et dont je vous ai tracé les caractères cliniques.

[1] Ch Eloy. La maladie des buveurs de thé (*Union méd.*, 1888).

[2] Gueilliot (de Reims). *Union médicale et scientifique du Nord-Est*, 1885, et *Revue générale de clinique et de therapeutique*, 1888.

[3] Max Cohn. (*Therap. monatshefte*, 1889.)

VINGT-SIXIÈME LEÇON

PSEUDO-ANGINES NÉVROSIQUES

(NÉVRALGIES CARDIAQUES, PRÉCORDIALGIES, CARDIALGIES CARDIACALGIES, CARDIODYNIES

Différences séparant l'angine coronarienne des pseudo-angines des hystériques, des neurasthéniques, des dyspeptiques, etc. *Il n'y a qu'une angine de poitrine, toutes les autres sont fausses.*

I. **Pseudo-angine de poitrine hystérique** — Deux observations mises en opposition : l'une, concernant une angine coronarienne, l'autre une pseudo-angine hystérique. L'angine hystérique peut se rencontrer dans les quatre circonstances suivantes :

1° *Angor hystérique chez l'homme.* — Observations.

2° *Angor hystérique, première manifestation de la névrose.* — Exemples d'hystéries à début viscéral (débuts gastrique, pulmonaire, cardiaque). Caractère *périodique* et *nocturne* de certaines manifestations hystériques. — Exemples d'hystéries viscérales débutant par le cœur et par un accès pseudo-angineux.

3° *Angor hystérique chez les cardiaques et les aortiques.* — Caractères cliniques permettant de reconnaître une pseudo-angine hystérique chez un malade atteint d'affection cardio-aortique.

4° *Angor hystérique chez les cardiaques héréditaires.* — L'hérédité crée dans les organes des *loci minoris resistentiæ.*

5° *Angor pectoris dans le cours d'une hystérie confirmée.* — Observations.

DIAGNOSTIC. — *a*). Angine coronarienne fréquente à l'âge de l'artério-sclerose, après quarante ou cinquante ans. Angine *fausse* des hystériques pouvant exister dès l'âge de six ans ;

b). Angine *vraie* plus fréquente chez l'homme ; Angine *fausse* hystérique, plus fréquente chez la femme ;

c). Dans l'angine *vraie*, provocation des accès par tout acte nécessitant un effort; dans l'angine fausse, spontanéité des accès, lesquels sont souvent périodiques, nocturnes, revenant à la même heure ;

d). La pseudo-angine hystérique presque toujours alliée à d'autres symptômes névrosiques : anesthésie de l'épiglotte, hémianesthésie, hypéresthésie ovarienne. Les crises sont souvent précédées, accompagnées ou suivies de symptômes névropathiques ;

e). Forme vaso-motrice fréquente dans la pseudo-angine hystérique ;

f). Forme névralgique ;

g). Forme mixte, névralgique et vaso-motrice ;

h). Caractères de la douleur : sensation de distension du cœur, d'un cœur trop gros. Souvent longue durée des accès. Attitude différente des malades dans l'angine vraie et les pseudo-angines ;

i). Dans l'angine *vraie*, c'est l'ischémie du myocarde, c'est la lésion artérielle qu'il faut combattre, la douleur n'est qu'un élément secondaire. Dans l'angine *fausse*, la douleur du plexus cardiaque est le fait dominateur;

j). Gravité souvent inexorable de l'angine vraie qui peut tuer sans douleur; benignité de la pseudo-angine qui ne tue jamais, même avec les plus violentes douleurs. — Médication arterielle dans le premier cas, médication antinévralgique ou antinerveuse dans le second.

II **Pseudo-angine de poitrine du goitre exophtalmique** — Caractères cliniques semblables à ceux de la pseudo-angine de poitrine hysterique, le goitre exophtalmique étant une névrose généralisée, proche parente de l hysterie, et non une névrose cardiaque. — Possibilite d'angine *coronarienne* dans le goitre exophtalmique, due aux lesions de l'aorte et des arteres cardiaques.

III **Pseudo-angines de poitrine dans la neurasthénie et le neuro-arthritisme.** — Expose clinique de la neurasthenie, ses relations étroites avec l'arthritis. — Pseudo-angine neurasthénique ou neuro-arthritique par névralgie ou névrite du plexus cardiaque, tableau du diagnostic entre l'angine artérielle et la pseudo-angine nerveuse. Observation d'angine coronarienne compliquée de pseudo-angine névralgique ou névritique. — Exemple de zona aortique.

IV. **Pseudo angine de poitrine dans l'epilepsie** — Erreurs de diagnostic. Conclusion *L'angine de poitrine n'est pas une manifestation de l'epilepsie.*

Tableau diagnostique de l'angine vraie et de la pseudo-angine hystérique.

Traitement. — Injections de morphine, inhalations d'ether ou de chloroforme dans la forme nevralgique; inhalations de nitrite d'amyle dans la forme vaso-motrice Trinitrine. Frictions excitantes sur les membres. Chloral, bromure, aconitine, courants continus, hydrothérapie. Préparations de quinine. Pulvérisations d'éther ou de chlorure de methyle sur la colonne vertebrale dans l'hysterie compliquée d'irritation spinale. Cautérisations ponctuées sur le trajet du rachis. — Traitement hydrominéral. Traitement moral, suggestion, changement de milieu, isolement

Il y a une angine de poitrine qui se termine presque toujours par la mort subite; il y a des pseudo-angines [1] qui se terminent presque toujours par la guérison. La première, d'origine coronarienne, ne guérit que par l'intervention d'une medication appropriée, s'adressant à la lésion arterielle; les secondes, qui n'ont de l'angor pectoris que l'apparence, guérissent spontanément, malgré la médecine et les médecins, en l'absence de toute medication, ou encore au moyen de médications differentes visant les causes nombreuses et variables qui en provoquent les accès.

C'est ce que je veux vous démontrer en étudiant les caractères clini-

[1] Voici un point d'histoire qui n'est pas sans interêt

Le mot « pseudo-angine » a ete employe pour la premiere fois en 1846 par Lartigue, qui avait etabli une distinction importante entre la nevralgie des nerfs cardiaques ou angine de poitrine, et la nevralgie du nerf pneumogastrique ou *pseudo*-angine differant de la premiere « par le caractere de la douleur, par les etouffements dont elle s'accompagne, par la persistance des acces, etc. ».

Cette distinction est bien subtile, d'autant plus que l'auteur écrit ensuite : « Dans l'angine de poitrine, la nevralgie ne reste pas bornee aux nerfs cardiaques, elle ne tarde pas a s'etendre, mais sans conserver son caractère aigu, aux parties ascendante et descendante du pneumogastrique, de la, gêne de la respiration, malaise, engourdissement après le paroxysme, disparition lente et non plus soudaine des attaques, etc. »

ques des anginoïdes nerveuses (névrosiques ou réflexes). Vous verrez ainsi que les symptômes angineux des hystériques, des neurasthéniques, des dyspeptiques et des arthritiques diffèrent à tous les points de vue de l'angine coronarienne, ou maladie de Rougnon-Heberden.

1. Pseudo-angine de poitrine hystérique.

Pour bien faire saisir les éléments de ce diagnostic, le hasard nous sert aujourd'hui, je puis vous présenter deux femmes couchées dans la même salle et atteintes toutes deux de phénomènes angineux d'une nature absolument différente :

L'une (n° 26 de la salle Récamier), âgée de cinquante-deux ans, est atteinte d'un rétrécissement aortique avec aortite chronique. Au mois de décembre 1883, étant alors dans mon service à l'hôpital Tenon, elle eut une poussée d'aortite aiguë durant laquelle elle éprouva, sous l'influence d'un effort, une crise violente de sténocardie caractérisée par une douleur rétro-sternale très vive, une sensation d'étau et d'angoisse, de compression avec irradiations à l'épaule et au coude gauches. L'effort cessant, l'orage s'est vite calmé, la douleur constrictive a disparu en quelques minutes. D'autres paroxysmes douloureux sont survenus encore, mais toujours avec le même caractère de provocation par le moindre mouvement, à ce point que lorsque je vins à l'hôpital Bichat, j'ai hésité, par humanité, à accomplir son désir de me suivre dans mon nouveau service.

La poussée d'aortite dont elle avait été atteinte s'est amendée; sous l'influence probable du traitement ioduré, les accidents angineux n'ont plus reparu depuis trois mois; la malade a pu arriver dans notre service, elle est devenue calme et paisible dans son lit, et à la voir ainsi superficiellement, vous pourriez la croire guérie, ou regarder son affection comme tout à fait bénigne. Ce serait là une grave erreur.

Dans un lit voisin (n° 18 de la même salle), se trouve une autre femme, jeune, âgée de trente ans, bien constituée, avec des antécédents neuro-arthritiques des plus prononcés. Son père est dyspeptique et atteint de lithiase- biliaire ; sa mère est nerveuse, impressionnable à l'excès, sujette à des migraines et à des douleurs de rhumatisme vague ; une de ses sœurs est hystérique ; son grand-père paternel est mort à soixante-huit ans d'un anévrisme de l'aorte, son grand-père maternel d'un affection de cœur ; sa grand'mère maternelle d'une hémorragie cérebrale, l'une de ses tantes est goutteuse.

Vous voyez dans tous ces antécédents une preuve nouvelle de l'affirmation que vous m'entendez souvent émettre, et que j'ai formulée pour la première fois, il y a longtemps déjà, dans le *Traité des névroses*, sur les rapports pathogéniques établissant une certaine parenté entre les manifestations arthritiques et les maladies nerveuses. Car cette jeune femme est névropathe, hystérique. J'en ai pour preuve l'existence chez elle des « stigmates de la névrose » : anesthésie complète de l'épiglotte, hypéresthésie ovarienne gauche, hémi-anesthésie sensitive et sensorielle avec dyschromatopsie du même côté.

Tous les soirs, à *la même heure*, alors qu'elle est dans le calme le plus absolu et *qu'elle ne se livre à aucun effort*, on la voit prise subitement de palpitations violentes avec douleur très vive à la région précordiale, sensation de constriction thoracique, irradiations jusqu'au cou, à la mâchoire, à l'épaule gauche, et engourdissement de tout le bras. Le pouls est vibrant et précipité, la face vultueuse; la malade, en proie à une anxieté extrême, s'écrie qu'elle va mourir si on ne lui porte secours; elle demande de l'air et fait ouvrir les fenêtres. Les mains et les extrémites inférieures sont froides et presque glacées, elle claque des dents parce qu'elle est agitée par un grand frisson, et cet accès ne se calme qu'après une heure et demie.

Déjà, elle avait eu pendant la nuit, au commencement de l'année 1882, quelques crises moins violentes, mais seulement caractérisées par des étouffements, de l'oppression et des palpitations; puis en décembre 1883, ces accès avaient changé de nature, se reproduisant tous les soirs et toutes les nuits avec ce luxe symptomatique que je viens de vous tracer. Le 1er février 1884, les crises deviennent subitement diurnes, revenant toujours aux mêmes heures, à 10 heures du matin et à 4 heures du soir.

Le 12 février, elle quitte la salle, elle va se promener au dehors et revient immédiatement à son lit en proie à une crise des plus violentes qui dure deux heures et demie. Cette fois, ce sont les troubles vasomoteurs qui dominent la scène : la face est pâle, les bras et le bout des doigts sont blancs et presque exsangues, les extrémités froides, le pouls radial est faible, petit, contracté; la syncope à chaque instant imminente. La malade accuse des éblouissements, des vertiges; le diaphragme est agité de secousses rythmiques, et lorsqu'on promène le doigt sur le trajet des deux nerfs phréniques, on détermine une douleur très vive, surtout à gauche. Puis, l'accès reprend de temps en temps une intensité nouvelle, la patiente porte à chaque instant la main au cœur, voulant y arracher un poids énorme qui l'étouffe; la douleur en « traits de feu » irradie à l'épaule gauche, au bras, à l'avant-bras et jusqu'aux derniers doigts qui deviennent extrêmement pâles et insensibles. Au sortir de cette crise, qui a duré deux heures et demie, la malade est atteinte d'amblyopie qui dure encore toute la journée, et d'une aphonie complète qui, depuis un mois, a résisté à tous nos moyens.

Voilà deux malades que je viens de vous opposer. Si vous mesurez la gravité d'une affection à l'intensité de ses symptômes, à ses allures tapageuses, à la durée des accès, à la multiplicité et au tumulte des accidents, vous penserez sans doute que cette jeune femme est gravement atteinte, et que la situation de la première comporte un pronostic bénin. Je suppose — et cette supposition est souvent réalisée, — que celle-ci ne présente aucun signe stéthoscopique d'une aortite ou d'une lésion quelconque de l'aorte, la lésion étant seulement limitée au pourtour des artères coronaires, aurez-vous l'idée que cette première malade, ayant présenté seulement quelques crises angineuses promptement réprimées et rapidement disparues, est plus gravement atteinte que la seconde, tourmentée sans cesse par des crises plus fréquentes, d'une durée plus longue, d'une provocation plus facile et d'une intensité en apparence plus alarmante ?

Sans doute, vous avez eu ici, pour éclairer ou conduire votre diagnostic, l'existence de symptômes et d'antécédents nerveux qui vous ont permis d'admettre assez facilement une angine de poitrine hystérique. Mais, lorsque la sténocardie affecte un jeune homme chez lequel vous n'avez ni su ni pu encore dépister la grande névrose, lorsqu'elle est la première et la seule manifestation d'un état névropathique ou d'une hystérie naissante, ou enfin, lorsqu'elle éclate sur un malade atteint incidemment d'une affection de l'aorte, votre embarras pourra être grand. Et cependant, j'affirme que le diagnostic est facile dans la plupart des cas, et même dans ceux auxquels je viens de faire allusion ; j'affirme que le pronostic peut et doit se faire : la première malade mourra très probablement[1] ; la seconde guérira sûrement[2].

Etudions donc les conditions diverses dans lesquelles peuvent apparaître les manifestations pseudo-angineuses de l'hystérie.

1° *Pseudo-angine hystérique chez l'homme.* — Vous savez que l'hystérie chez l'homme est plus fréquente qu'on le croyait autrefois ; vous devez donc vous attendre à rencontrer la sténocardie parmi ses manifestations. Voici un des exemples que j'ai observés :

Un jeune homme de trente-quatre ans m'est adressé en janvier 1885, comme atteint d' « angine de poitrine vraie ». C'était là une erreur qui trouvait sa raison apparente dans la grande intensité des crises angineuses,

[1] Deux mois après cette leçon, la malade mourait subitement.

[2] Un mois après cette leçon, la malade sortait de l'hôpital, complètement guérie.

et aussi dans ce fait, que le malade avait été autrefois réformé pour une hypertrophie du cœur. Il avait sans doute eu des palpitations et une hypertrophie cardiaque de la puberté, car lorsqu'il vint me consulter, il ne présentait rien d'anormal du côté du système circulatoire. En tout cas, j'insiste sur ce fait important au point de vue de l'étiologie ; il prouve que l'état cardiaque ancien, constaté à l'âge de vingt et un ans, constituait déjà un *locus minoris resistentiæ* pour la production d'accidents ultérieurs vers l'organe central de la circulation.

Cet homme présente quelques stigmates hystériques : il a de l'insensibilité de l'épiglotte et un léger degré d'anesthésie gauche ; son caractère est mobile, un peu fantasque, et les descriptions de sa maladie qu'il donne, dans ses lettres ou son récit, sont empreintes d'une certaine exagération. Il eut son premier accès en 1871, à l'âge de vingt et un ans, quelques mois après avoir été réformé ; pendant une conversation des plus calmes, sans cause et sans provocation aucune, il fut pris d'une douleur subite avec angoisse profonde, siégeant dans la région moyenne du cœur, sans irradiations, et comparable à une sensation de déchirement et de brûlure. En même temps, survinrent des tintements d'oreilles, des vertiges et des frissons avec refroidissement des membres et de tout le corps, au point de le faire grelotter. L'attaque dura quelques minutes seulement, et se termina par des bâillements répétés.

Trois ou quatre mois plus tard, il eut deux nouveaux accès, qui se répétèrent ensuite tous les mois *périodiquement* pendant cinq ans. Le malade renonce alors à ses occupations sédentaires de pharmacien, il part à la campagne et n'éprouve rien pendant six mois ; puis il retourne demeurer à la ville où les attaques angineuses plus violentes et plus fréquentes que jamais se reproduisent d'abord tous les huit jours, puis tous les jours, enfin trois ou quatre fois par jour depuis environ trois semaines. L'angoisse est si vive au moment de la crise, la crainte de la mort s'empare tellement de l'esprit du malade, que plusieurs fois il fait ses adieux à sa famille, croyant succomber. « Chose curieuse, dit-il, au début de chaque accès dont la durée ne depasse pas trois ou quatre minutes, mon cerveau me retraçait une vision que je voyais se derouler chaque fois de la même façon, dont j'avais conscience pendant l'accès au point de la reconnaître, sans cependant pouvoir la décrire, une fois l'accès passé. »

Les premières attaques étaient *nocturnes;* elles sont maintenant diurnes et surviennent d'une façon *spontanée ;* elles ne sont provoquées que par une émotion, ou même seulement par la crainte continuelle d'une nouvelle attaque (*anginophobie*), elles ont une courte durée de quelques minutes à peine et ne sont jamais provoquées par la marche ou par un effort. En dehors de ces accès, il y a de l'insomnie, des palpitations, un état douloureux à la pression de la région précordiale, une grande impressionnabilité morale et une certaine irritabilité du caractère.

Cette observation montre que, dans certains cas, les crises angineuses peuvent avoir dans l'hystérie une durée de quelques minutes seulement; mais, en m'appuyant sur les caractères des crises, sur les antécédents nerveux du malade, j'ai rejeté le diagnostic d'angine coronarienne pour admettre celui de pseudo-angine, confirmé du reste par la suite.

En 1887, je voyais, avec un de mes confrères, un jeune homme âgé de vingt-cinq ans qui eut, il y a deux ans, des crises convulsives d'hystérie. Depuis un mois, il était pris, à chaque instant, d'attaques angineuses avec troubles vaso-moteurs, refroidissement des membres, engourdissement et gonflement du bras gauche. Je rassurai de mon mieux la famille qui croyait à l'existence d'une affection du cœur, et j'en affirmai au contraire la bénignité et la guérison certaine. Deux mois après un traitement hydrothérapique, tout rentrait dans l'ordre, et j'apprends (mars 1889) que, depuis deux ans, la guérison s'est complètement maintenue.

2° *Pseudo-angine hystérique, première manifestation de la névrose.* — L'hystérie peut avoir un début viscéral et commencer par des manifestations pulmonaires, gastriques ou cardiaques. Vous pourrez lire à ce sujet, dans un travail inaugural[1] l'observation d'une de mes malades atteinte d'hystérie de la ménopause qui s'est traduite tout d'abord par un tel état dypnéique qu'un de mes collègues crut pendant quelque temps à une tumeur du médiastin. Vous verrez aussi dans la thèse d'un de mes élèves[2], la relation d'un certain nombre de cas où la névrose s'est traduite pour la première fois par des troubles de l'estomac.

Un des faits les plus intéressants d'hystérie à début viscéral est celui que j'ai observé en 1885 chez une jeune fille de quinze ans. Elle étonnait l'entourage par son « tempérament calme, son humeur égale, et son esprit pondéré ». Telles étaient les expressions qu'on employait, comme autant d'objections à ma manière de voir. Subitement, elle avait été prise de crachements de sang abondants qui se répétèrent pendant plusieurs jours, pour revenir ensuite quotidiennement à la même heure, à huit heures et demie du soir, et cela pendant vingt-cinq jours consécutifs. Grand émoi dans la famille ! La malade pâlissait à vue d'œil, on

[1] Fouquet. Étude clinique sur quelques spasmes d'origine hystérique (*Thèse de Paris*, 1880).
[2] Deniau. De l'hystérie gastrique (*Thèse de Paris*, 1883).

la voyait maigrir, elle était d'une grande faiblesse, le danger semblait imminent, et c'est dans ces conditions que je dus me rendre à Laon pour la voir ; car « son état était si grave, qu'elle n'aurait jamais pu faire le voyage de Paris ». Il s'agissait d'une fille unique, idolâtrée par sa mère, femme très intelligente, qui prenait exactement, jour par jour, heure par heure, l'histoire détaillée de cette maladie, au point d'en écrire presque un volume, sollicitude un peu exagérée qui devait contribuer pour sa bonne part à entretenir chez la malade une habitude morbide.

Une chose m'avait frappé dans cette histoire : c'était la régularité avec laquelle se présentaient ces hémoptysies, toujours à la même heure, et il ne m'en fallait pas davantage pour affirmer leur nature hystérique. Quoiqu'elle n'eût jamais eu d'accidents nerveux, quoiqu'elle fût d'une nature calme en apparence, et qu'elle ne présentât aucune manifestation névropathique autre qu'une anesthésie incomplète de l'épiglotte, je conclus à une hystérie viscérale d'emblée se manifestant par des hémoptysies, et cela en m'appuyant sur leur périodicité, caractère très important que je vous conseille de chercher toujours pour dépister une névrose latente ou larvée. L'avenir m'a donné raison, les accidents nerveux qui se sont déroulés depuis, la disparition rapide de ces hémoptysies si fréquentes et si abondantes, et l'intégrité absolue de l'appareil pulmonaire, ont démontré pleinement l'exactitude, non seulement du diagnostic, mais aussi du pronostic.

J'insiste sur le caractère *périodique* de certaines manifestations hystériques.

Un jour, on m'amène une jeune fille de treize à quatorze ans, qui n'avait jamais présenté aucun accident névrosique. Tous les jours, à onze heures du matin, elle était prise d'une violente douleur dans la région du foie (hépatalgie hystérique), ressemblant à une crise de coliques hépatiques. La parfaite périodicité des attaques m'en fit reconnaître la nature nerveuse, ce qui fut du reste absolument confirmé par la suite.

Une autre malade, âgée de vingt-neuf ans, avait tous les soirs, à sept heures et demie précises, une syncope avec quelques mouvements convulsifs des paupières ; il s'agissait encore d'accidents hystériques.

D'autres fois, les manifestations de l'hystérie sont *nocturnes* comme celles de la diathèse arthritique, sa proche parente. Vous savez, en effet, que les accès de faux croup, les attaques d'asthme surviennent pendant la nuit, que la goutte subit alors des exacerbations, au point que Sydenham l'appelait « sa visiteuse nocturne ». Il en est de même de l'hystérie, et surtout de l'hystérie arthritique : ses principales manifestations viscérales, sont souvent nocturnes.

Si l'hystérie peut être d'emblée viscérale, comme je viens de le démontrer, si elle peut porter ses premières manifestations du côté de l'estomac ou de l'appareil pulmonaire, elle peut aussi s'installer au cœur sous la forme de palpitations, de syncopes, de lipothymies ou d'accès angineux. Et quoique la malade n'ait jamais eu auparavant aucune autre manifestation de la névrose, celle-ci se trouve inscrite en gros caractères d'après les allures mêmes de l'angine de poitrine.

En voici la preuve :

Je suis appelé en octobre 1886 par un de mes confrères, le Dr W. (de Compiègne) près d'une malade âgée de trente-cinq ans, prise d'accidents nerveux et cardiaques si intenses et si prolongés, que l'on crut à une angine de poitrine grave.

Je la trouve dans son lit, couchée, immobile, anxieuse, ayant à la main un flacon d'éther dont elle respire à chaque instant les vapeurs. Mon arrivée qu'on lui avait annoncée avec force ménagements, détermine immédiatement une douleur dechirante que la malade traduit par ces mots : « J'étouffe, de l'air », et la respiration devient précipitée, singultueuse et entrecoupee. Du doigt, et sans prononcer une parole, elle indique le trajet douloureux qui débute au niveau de la région cardiaque moyenne, remonte jusqu'à l'épaule gauche où elle se termine; puis, elle est bientôt prise d'un tremblement nerveux, de frissons répétés, de refroidissement des extrémites, de pâleur de la face. Au bout de quelques instants, l'orage est calmé, et la malade peut enfin m'adresser la parole.

J'apprends alors, qu'il y a six mois, elle a été prise *pendant la nuit, sans cause appréciable*, d'un accès douloureux reproduisant par sa violence et ses allures, l'accès déjà décrit. Depuis cette époque, elle est restée couchée, immobile dans son lit, n'osant faire un mouvement, et ayant, dit-elle, — fait confirmé par son médecin — 40 à 50 accès par jour, lesquels surviennent sans cause ou sous l'influence de la plus petite émotion. Mais jamais ces accès ne sont provoqués par un effort ou par la marche, celle-ci, au contraire, serait toujours suivie d'un véritable bien-être.

Voulant l'examiner, je la fais mettre sur son séant, et alors, sous l'influence de ce simple mouvement, elle se plaint immediatement de douleurs très vives, non plus dans la région du cœur, mais au niveau du rachis qui est sensible à la pression dans toute son etendue, et qui presente, surtout à la partie moyenne des vertèbres dorsales, un point d'hyperesthesie, sorte de *clou dorsal* analogue au clou hysterique du sommet de la tête. Le simple mouvement pour s'asseoir est douloureux en raison de l'hypéresthesie de certaines parties du corps, et le seul frottement des doigts est tres sensible au niveau des 7e, 8e nerfs intercostaux du côte gauche ; la pression sur l'ovaire gauche est douloureuse et determine une irradiation vers la région du cœur avec menace de syncope. Le nerf phrénique gauche entre les scalènes, sur les parties latérales du sternum à gauche, au niveau des insertions du diaphragme et du bouton diaphragmatique est également tres sensible à la pression. Il existe en outre une douleur occipitale tres vive ; et la malade éprouve, souvent sans douleur angineuse, la sensation de l'onglée, de doigt mort avec fourmillements, toujours du côté gauche.

Fait important à noter, elle n'a jamais eu aucun accident nerveux, ni dans son enfance ni dans sa jeunesse. Mère de quatre enfants, blonde, lymphatique, elle n'a jamais rien éprouvé du côté de l'appareil circulatoire, jusqu'à l'explosion de ces derniers accidents, et il est certain qu'elle a commencé son hystérie par le cœur. Celle-ci se reconnaît à l'existence de ses stigmates : insensibilité de l'epiglotte, ovarie et anesthésie gauches, hypéresthesie droite. Elle est compliquée d'un état d'irritation spinale des plus nettes (hypéresthésie de la région rachidienne, douleurs névralgiques multiples etc.).

Je prescris tous les jours des pulvérisations d'éther le long de la colonne vertebrale, trois grammes de bromure de potassium associes à trois granules d'aconitine d'un quart de milligramme.

Mon confrere qui continue a voir la malade, ne note rien de nouveau, sinon l'apparition de violentes douleurs dans le sein, des fourmillements dans le bras, la cuisse et la jambe du côté gauche ; il remarque en outre que si la pression du doigt sur un point quelconque de la région hyperesthesiée arrache un cri de douleur a la malade, l'application de la main à plat sur la même région provoque moins de sensibilité avec une pression plus forte.

L'histoire de cette malade est intéressante ; car, d'après les seuls caractères des accès douloureux, j'avais été amené à chercher, à dépister l'hystérie, et à faire sur ce complexus symptomatique si tumultueux et d'une apparence si grave, un pronostic des plus rassurants.

3° *Pseudo-angine hystérique chez les cardiaques et les aortiques.* — Ici, le diagnostic peut être rendu difficile, parce qu'on a une tendance naturelle à rapporter à l'affection cardiaque ou aortique ce qui doit être attribué à l'hystérie.

Landouzy a cité l'observation d'une femme qui, atteinte d'un rétrécissement sous-aortique avec signes d'atherome de la crosse, fut prise, à l'époque de ménopause, d'accidents neurasthéniques divers et d'une attaque sévère d'angine de poitrine dont les caracteres cliniques permirent de l'attribuer à la névrose [1].

J'ai vu il y a quelques années avec mon regretté collègue Dreyfous, une femme âgee de quarante-huit ans dont la mere rhumatisante était morte d'affection cardiaque. Depuis six ans, elle souffrait de palpitations très violentes survenant par accès.

L'annee derniere, pour la premiere fois, elle ressentit dans la région du cœur des crises angineuses dont les caractères rappellent ceux de l'angine de poitrine vraie, mais avec des differences sensibles. Ainsi, ces accès ne sont jamais influencés par la marche ou par un effort ; ils surviennent spontanement, sans cause, le plus souvent *à heure fixe pendant la nuit*, vers 3 heures du matin, et dans la journée, de 2 à 3 heures de l'apres-midi, parfois cependant, les crises surviennent à 11 heures du soir et

[1] *Progres medical*, 1883.

le matin au réveil ; elles remplacent les accès de la nuit et de la journée ou se surajoutent à eux. Subitement, elle est prise d'une vive douleur à la région moyenne du cœur au niveau des deuxième et troisième espaces intercostaux gauches, jusque vers la région mammaire, avec irradiations au cou ou au bras gauche, avec sensation de barre présternale et un peu d'angoisse ; le nez, le pavillon de l'oreille, les lèvres deviennent très pâles, les extrémités se refroidissent, pour faire place, à la fin de l'accès, à la rougeur de la face et à la chaleur de la peau. Les irradiations douloureuses se font sentir au cou où elles donnent la sensation d'un spasme et de la boule hystérique, au bras où elle ne suivent pas le trajet anatomique d'un nerf, à l'estomac où la douleur s'accompagne d'un véritable état dyspnéique.

Je constate une augmentation de la matité aortique (6 centimètres), l'existence d'un souffle systolique à la base du cœur, ayant son maximum à la partie interne du deuxième espace intercostal droit, à timbre saccadé et parcheminé. En m'appuyant sur ces caractères, je conclus à l'existence d'une ectasie aortique, avec retrécissement de l'orifice. J'affirme la nature bénigne des accidents cardiaques et je porte le diagnostic de pseudo-angine hysterique. Depuis quatre ans, ce diagnostic a été absolument confirmé.

Ainsi donc, voilà deux femmes atteintes d'une affection aortique prédisposant à l'angine coronarienne, et chez lesquelles cependant la physionomie des crises douloureuses a permis d'établir formellement le diagnostic de pseudo-angine hystérique.

L'école de la Salpêtrière admet que « l'angine de poitrine des hystériques est tout aussi parfaitement analogue à l'angine de poitrine vulgaire que l'hémianesthésie des hystériques est comparable à l'hémianesthésie produite par la lésion de la partie postérieure de la capsule interne[1] ». En ce qui concerne la pseudo-angine de poitrine hystérique, c'est là une erreur absolue, et s'il est vrai que souvent l'hystérie est « la grande simulatrice des affections organiques » ou qu'elle est « une pathologie en raccourci » (comme le disait si bien Axenfeld), on aurait tort d'accepter à la lettre une opinion aussi dogmatique. Les caractères cliniques que j'assigne aux accès pseudo-angineux me permettent, au contraire, d'affirmer de la façon la plus formelle, que le diagnostic est facile et ne doit jamais être en défaut, même dans les cas les plus complexes en apparence, dans ceux où chez la même personne « on se trouverait en présence, d'une part d'accès hystériques, et d'autre part d'accès organiques[2] ».

[1] MARIE. Deux observations d'angine de poitrine dans l'hysterie (*Revue de médecine* 1882).

[2] GILLES DE LA TOURETTE (*Progrès Médical*, 1891), qui pose ce probleme, tend à le croire insoluble par les procedes ordinaires de l'observation clinique. C'est la une erreur. J'ai vu deux de ces cas ou la differenciation clinique de deux sortes de crises chez la même malade (angine *mixte*) a pu être facilement faite par les signes de diagnostic que j'ai

4° Pseudo-angine hystérique chez les cardiaques héréditaires. — Un fait doit déjà vous frapper à la lecture de ces observations : c'est l'existence, dans les antécédents héréditaires, de cardiopathies organiques chez ces malades atteintes de troubles fonctionnels du cœur. Cela prouve que l'hérédité exerce une réelle influence sur la fixation de la névrose dans un organe ou un appareil, comme je l'ai déjà dit; cela prouve que l'hérédité crée dans les organes des *loci minoris resistentiæ*. Un traumatisme, une affection aigue quelconque, ou un état de suractivité fonctionnelle s'emparent ainsi d'un organe en état de réceptivité héréditaire et de moindre résistance pour en troubler les fonctions. C'est ainsi que vous voyez des antécédents cardiopathiques chez nos angineuses hystériques; c'est ainsi qu'il faut comprendre une observation de mon travail sur « les angines de poitrine » de la *Revue de médecine*, en 1883. Il s'agit d'une jeune femme qui, à plusieurs reprises, éprouva des accès angineux très violents à forme vaso-motrice, caractérisés par un appareil symptomatique si grave en apparence que je ne puis résister au désir de vous citer l'observation tout entière :

Mme L. B.., âgée de trente quatre ans, est fille d'une cardiopathe. Pâle, anémique, extrêmement nerveuse et impressionnable, elle souffre depuis quatorze mois de palpitations cardiaques très pénibles, contre lesquelles toutes les médications ont échoué. Elles surviennent surtout *pendant la nuit,* et sont d'abord suivies de quelques sensations sanginoïdes : douleur au cœur,

établis entre l'angine coronarienne et les pseudo-angines. Il est donc, sinon inutile, au moins superflu, de chercher toujours, comme il le propose, les éléments du diagnostic dans l'examen des urines (voir « la nutrition dans l'hystérie, » par GILLES DE LA TOURETTE et CATHELINEAU, *Progrès Médical*, 1890). Cet examen montre que « le paroxysme hystérique, quel qu'il soit, se juge par une diminution considérable du résidu fixe, de l'urée, des phosphates avec inversion de la formule de ces derniers, celle-ci étant caractérisée par le fait suivant si tous les phosphates ont diminué en totalité, il n'en reste pas moins que la proportion des phosphates terreux aux alcalins qui était normalement comme 1 est à 3 est devenue comme 1 est à 2, ou parfois comme 1 est à 1, suivant les cas.

Mais lorsque l'angine de poitrine est *mixte* chez le même sujet (accès d'angine coronarienne et de pseudo-angine hystérique), ces accès peuvent être, ou séparés ou réunis dans la même crise. Dans le premier cas, l'analyse des urines peut être de quelque utilité; mais, dans le second, le résultat de cet examen avec la constatation des troubles de l'excrétion urinaire et de « l'inversion de la formule des phosphates » peut contribuer à faire méconnaître l'élément coronarien d'une angine mixte chez une hystérique Sur les deux cas auxquels j'ai fait allusion plus haut, j'ai vu une hystérique atteinte, au moment de la ménopause, d'une aortite subaigue caractérisée, entre autres symptômes, par des accès angineux francs survenant sous l'influence des efforts et dans le cours ou à la fin desquels survenaient des symptômes de pseudo angine nerveuse (troubles vaso-moteurs, syncope locale des extrémités, douleur à la pression sur le trajet des pneumogastriques au cou, polypnée et dyspnée, aphonie persistante et émission abondante d'urine après l'accès, etc.). Dans ce cas, il était facile, par les seuls caractères cliniques de ces accès angineux et pseudo-angineux imbriqués, d'établir formellement le diagnostic que le résultat de l'examen des urines aurait pu fausser ou troubler en faisant reconnaître l'élément pseudo angineux et méconnaître l'angine de poitrine artérielle.

(Voir encore, à ce sujet, aux leçons suivantes, pages 747 et 763, deux angines coronariennes compliquées de pseudo-angine, par névrite du plexus cardiaque.)

angoisse précordiale, sensation de cœur trop gros ; puis, quelques fourmillements dans le bras gauche, avec sensation de doigt mort.

Un jour, je la vois arriver avec l'effroi peint encore sur son visage ; elle venait d'éprouver *pendant plus d'une heure* une attaque de douleur précordiale très violente avec une angoisse telle que, deux heures après, le souvenir la terrifiait encore et lui faisait toujours craindre une fin prochaine. La face était pâle, bouleversée, et les extrémités froides.

Elle me raconta que, la veille, elle avait été prise, un peu *avant minuit*, d'un frisson général intense avec claquement de dents, tremblement des membres, refroidissement considérable et très appréciable à la main, sueurs froides et un peu d'état cyanotique des extremités. Son mari, qui est medecin, constata en même temps la petitesse extrême du pouls. Puis, survinrent une oppression très vive, une douleur intense avec angoisse extrême et crainte de mort prochaine. La douleur qui existait, non pas sous le sternum, mais dans toute la région précordiale et surtout à sa partie moyenne au niveau du quatrième espace intercostal, était caractérisée par une sensation de plénitude, de distension cardiaque, de « cœur trop gros » ; elle présentait des irradiations vers le cou, l'épaule et l'avant-bras avec engourdissement et pseudo-parésie du membre supérieur gauche. En même temps, elle éprouvait des palpitations tres vives et douloureuses, le cœur venant frapper violemment contre la paroi précordiale, et une anhélation réelle. Cet état persista pendant une heure. Une nouvelle crise moins forte se reproduisit pendant la nuit, puis le lendemain matin, mais en laissant persister une sorte d'anéantissement moral et physique pendant plusieurs jours.

L'examen répété du cœur et des vaisseaux fut toujours négatif.

J'ai revu cette malade douze jours après. Elle présentait alors une hémianesthésie gauche incomplète, une anesthesie complète du pharynx et de l'épiglotte, une douleur légère à la pression profonde de l'ovaire gauche. Les extrémités étaient encore froides, et à plusieurs reprises, depuis ses crises de pseudo-angine, elle avait encore été prise d'un sentiment d'angoisse sans douleur, de plénitude et de distension cardiaques, de palpitations, avec quelques phénomènes de syncope locale dans les deux mains. Mais un nouvel accident s'était produit : elle avait eu quelques crachements de sang que je rattachai à l'hystérie, en l'absence de tout phénomène stéthoscopique du côté des poumons. Du reste, elle avait eu deja plusieurs hémoptysies qui n'avaient jamais laissé aucune trace, et surtout à l'âge de quinze, seize et dix-sept ans, époque à laquelle Demarquay consulté crut toujours à l'imminence d'une tuberculose sans jamais en constater les signes.

J'aurais encore beaucoup d'autres observations semblables à vous présenter ; le fait suivant démontrera que l'existence d'une cardiopathie organique chez les ascendants place le cœur dans un état d'imminence morbide de troubles fonctionnels ou d'accès pseudo-angineux :

J'ai vu, en janvier 1888, une malade âgée d'une trentaine d'années, qui depuis deux mois a éprouvé des accès angineux d'une grande violence. Ces accès sont effrayants à voir, me dit un de mes confreres, ils ont une durée de quatre à cinq heures, sont caractérisés par une douleur précordiale en plein cœur et non au niveau du sternum, avec sensation de déchirure, de compression intra-thoracique, sentiment d'indicible terreur et de fin prochaine, irradiations au bras gauche et jusqu'au petit doigt, sur le nerf phrénique gauche jusqu'au bouton diaphragmatique. La face est pâle, les doigts sont exsangues et deviennent le siège de fourmillements et d'engourdissements tels qu'il est impossible à la malade de sentir les objets; en même temps, la paroi précordiale est violemment agitée par de folles palpitations au point de rompre la poitrine. Ces accès qui surviennent d'une façon spontanée, se terminent par une douleur ovarienne gauche avec sensation de gonflement au niveau des ligaments larges, et aussi par l'émission d'une urine claire, abondante et limpide comme l'eau de roche, ou encore par une attaque de nerfs.

Le diagnostic précis de cette angine de poitrine était d'autant plus important que l'entourage s'effrayait des antécédents cardiopathiques de la malade et voulait voir dans cet état la transmission d'un mal héréditaire. Sa mère, était, en effet, morte d'une affection aortique, son père d'une maladie de cœur et sa grand'mère paternelle d'un anévrisme de l'aorte. Je rassurai la famille, non seulement parce que je ne constatais chez la malade aucun signe de maladie organique du cœur ou des gros vaisseaux, mais aussi parce que la physionomie clinique des accès angineux me permettait d'affirmer une pseudo-angine de poitrine. J'ajoutais qu'ici, la transmission héréditaire d'une maladie sur le même organe pouvait se faire sous deux formes différentes. soit sous forme de maladie organique, soit seulement sous forme de troubles fonctionnels.

5° *Pseudo-angine hystérique dans le cours d'une hystérie confirmée.* Ici, le diagnostic est facile, et j'ai cité dans la thèse de mon élève Le Clerc, plusieurs observations dans lesquelles les crises angineuses alternent avec les manifestations hystériques, ou leur succèdent.

Diagnostic. — Après avoir décrit les symptômes spéciaux de la pseudo-angine de poitrine hystérique et considéré les diverses circonstances au milieu desquelles elle se produit, il est temps de démontrer en quoi elle diffère d'une angine de poitrine coronarienne.

a. L'angine *vraie* se montre surtout à l'âge de l'artério-sclérose, le plus souvent après quarante ans, et je rappelle que Lartigue, sur un total de 65 cas, a vu apparaître le syndrome en question 55 fois après quarante ans. Pour ma part, sur 237 cas que j'ai rassemblés au point de vue de l'âge, 40 fois seulement l'angine de poitrine a été observée avant quarante ans.

Chez les hystériques et les névropathes, l'angine *fausse* s'observe à tous les âges, à six ans, comme Tommasi[1] en a cité un exemple; le

[1] Tommasi (Cité par Cardarelli. *Le malattie nervose e funzionale del cuore*, 1882).

plus souvent avant trente ou quarante ans, ou encore chez la femme au moment de l'hystérie de la ménopause, après quarante ans. Sur 141 faits dont j'ai pris les observations, la pseudo-angine hystérique s'est developpée 2 fois avant dix ans, 17 fois avant vingt ans, 51 fois entre vingt et trente ans, 32 fois entre trente et quarante ans, 21 fois entre quarante et cinquante ans, et 18 fois après cinquante ans.

b. L'angine de poitrine *vraie* est plus fréquente chez l'homme que chez la femme, en raison de la plus grande fréquence des causes productrices des affections artérielles, parmi lesquelles il faut citer l'alcoolisme, la syphilis, l'intoxication saturnine, le tabagisme, la goutte, le surmenage, etc. C'est ainsi que sur 67 cas, Lartigue a compté 60 hommes et 7 femmes, et que John Forbes, sur 88 malades, a vu 80 hommes et 8 femmes. Ma statistique qui comprend 237 faits d'angines coronariennes, correspond à 95 hommes et à 42 femmes.

La *pseudo*-angine hystérique est plus fréquente chez la femme que chez l'homme, en raison de la prédominance de l'état nerveux chez la première (98 femmes et 43 hommes). Mais il ne faut pas oublier que l'hystérie n'est pas rare chez l'homme, et que celui-ci peut être atteint de pseudo-angine. Je vous en ai cité quelques cas, et mon élève, Le Clerc, en a relaté des observations nouvelles dans sa thèse inaugurale[1].

c. Dans la maladie de Rougnon-Heberden, les accès sont presque toujours *provoqués* par tout mouvement qui nécessite un effort, par la marche précipitée, contre le vent, ou sur un plan incliné, par les montées d'étages.

Chez les hystériques, les accès sont le plus souvent *spontanés*, ils surviennent dans le calme de la conversation, au repos, et parfois sous l'influence d'une simple émotion. Souvent *périodiques, nocturnes, revenant à la même heure, sujets à répétition*, et pouvant former pendant un mois ou deux, des crises d'accès auxquelles succède le plus souvent une periode d'accalmie plus ou moins longue. Aussi, ces accès peuvent se répeter un nombre considérable de fois sans amener ou sans indiquer le moindre trouble dans la santé. J'ai cité l'observation d'une malade qui avait 40 à 50 accès par jour, j'en ai vu une autre qui a eu plus de 300 crises

[1] LE CLERC a cite dans sa thèse inaugurale sur « l'angine de poitrine hysterique » (Paris 1887), trente-quatre observations, parmi lesquelles, celles de : HILL (*The medical and physical journal of London*, 1800. — DESPORTES (Paris, 1811). — MILLOT (*These inaug. de Paris*, 1812). — BOUCHUT (*Revue medicale*, 1841). — CARDARELLI. Le malattie nervose e funzionalie del cuore. Napoli, 1882. — H. HUCHARD (*Revue de médecine*, 1883). — LANDOUZY. Leçons de 1882, publiees en 1885 par le *Progres médical*. — MARIE (*Revue de médecine*, 1882). — AUBRY (*Thèse de Paris*, 1882). — HURD (*New-York med. Record*, 1883). — LIEGEOIS a cite (*Revue med. de l'Est*, 1882-1883), et (*Bull. méd. des Vosges*, 1887) plusieurs cas d'angine de poitrine chez les hysteriques.

dans une année, et dans le *Traité des Névroses*, j'ai parlé d'une malade qui eut dans l'espace de deux ans, plus de 200 accès angineux très intenses.

Quelle différence, au point de vue de la gravité, entre les pseudo-angines hystériques qui ne se terminent jamais par la mort après deux cents ou trois cents accès, et l'angine coronarienne qui peut tuer si rapidement les malades dès les premières atteintes du mal ! Sans doute, on peut voir dans cette dernière forme des malades chez lesquels le moindre mouvement ou le plus petit effort déterminent le retour des crises, et celles-ci peuvent être aussi très nombreuses dans l'espace d'une journee ; mais leur retour est absolument subordonné à la répétition des causes occasionnelles.

d. Dans les cas où la pseudo-angine de poitrine peut être la première manifestation d'une hystérie latente jusqu'alors, elle est *associée* à d'autres symptômes qu'il faut savoir chercher (anesthésie de l'épiglotte, hémianesthésie, hypéresthésie ovarienne) ; elle peut remplacer d'autres troubles nerveux parmi lesquels, des crises convulsives, des douleurs névralgiques, des accidents parétiques ou spasmodiques divers, etc. ; enfin, le plus souvent, les crises pseudo-angineuses sont précédées, accompagnées ou suivies de quelques symptômes névropathiques. C'est ainsi qu'on observe quelques phénomènes prodromiques caractérisés par une sensation de frisson, de refroidissement périphérique, par quelques sueurs froides. Une malade de Charcot sentait d'abord toute la partie gauche de son corps devenir froide comme le marbre. Une autre éprouvait dans l'intervalle des accès une très vive douleur au petit doigt. Chez une autre encore, il s'agissait d'une aura à siège abdominal, consistant dans une sensation de gonflement profond, d'expansion douloureuse de tous les viscères abdominaux qui convergeait vers le plexus solaire en déterminant ensuite une angoisse thoracique et une sensation de barre entre les deux mamelons. — Parfois, la crise commence par une lipothymie ou par une syncope, par un frisson général, un tremblement des membres, elle peut encore être précédée par une aphonie subite. Chez une malade, chaque accès était annoncé par un gonflement douloureux des seins[1].

Le plus souvent, les crises angineuses des hystériques sont accompagnées de manifestations névropathiques, et parmi elles il n'en est pas de plus fréquentes que les troubles respiratoires se montrant sous la forme de dyspnée, de polypnée, de suffocation, de respiration précipitée, singultueuse ou entrecoupée, de respiration sifflante ou d'arrêt respira-

[1] A. CIANCIOSI (*Lo Sperimentale*, 1878).

toire avec état lipothymique, de soupirs, de spasmes diaphragmatiques ; d'autres fois, ce sont des éblouissements, des troubles de la vue, des bourdonnements d'oreilles, etc.

Enfin, les accès se terminent par des crises de larmes, par une émission d'urine abondante et limpide, par des éructations et des émissions répétées de gaz, des bâillements, une syncope ; elles peuvent laisser à leur suite quelques symptômes qui deviennent comme des témoins de la névropathie, et c'est ainsi qu'une malade dont je vous ai raconté l'histoire est restée aphone pendant plusieurs mois, qu'une autre a conservé une douleur fixe au petit doigt dans l'intervalle des attaques, qu'une autre encore a été prise d'une contracture du bras gauche.

Tous ces accidents ne sont pas observés dans l'angine coronarienne, ils portent avec eux l'empreinte, le cachet spécial, et comme l'estampille de la maladie. Quand ils existent, ils ne permettent aucune hesitation sur le diagnostic.

En supposant même l'accès de pseudo-angine hystérique complètement isolé de toutes ces manifestations nerveuses, comme le fait se rencontre assez souvent, le diagnostic n'en est pas moins possible et facile si l'on s'appuie sur trois caractères auxquels j'attache une grande valeur, je veux parler de la *spontanéité* des accès, de leur *périodicité*, et aussi de leur apparition souvent *nocturne*.

Il n'en est pas de même, comme je ne cesse de le répéter, pour l'angine vraie ; ses crises sont presque toujours *provoquées* par l'effort.

e. Dans la pseudo-angine, les crises prennent plus franchement la forme *vaso-motrice :* alors, l'accès produit par un spasme artériel généralisé débute par un refroidissement extrême des extrémités, par un frisson violent avec claquement de dents ; les deux bras ou le bras gauche surtout, les extrémités des doigts sont pâles, livides et exsangues, d'autres fois violettes et cyanosées ; la sensation d'onglée et de doigt mort est très accusée, la face présente des alternatives de pâleur et de rougeur, les pupilles peuvent être contractées et inégales, la pupille gauche dilatée ; les artères du cou battent avec violence, le cœur est agité par de folles palpitations qui ébranlent la paroi précordiale, il peut même devenir le siège de souffles transitoires, comme je l'ai constaté quelquefois ; le pouls est fort, vibrant, précipité, ou il est faible, petit, serré, presque absent des deux côtés ; d'autres fois, il est rapide, incomptable, et c'est ainsi que Byrom Bramwell a signalé un accès terminé par un véritable état de collapsus dans lequel on comptait jusqu'à 180 et 200 pulsations par minute. D'autres fois cependant, le cœur est calme, ralenti, et les modifications du pouls sont presque nulles. Puis, la douleur s'accuse au cœur, non pas dans la région sternale, mais à la partie moyenne de la région précordiale, avec ou sans irradiations au cou, à l'épaule, au bras, à l'avant-bras et aux doigts.

f. D'autres fois, la pseudo-angine hystérique prend la forme franchement *névralgique*. Ici, les troubles vaso-moteurs sont à peine accusés, le mal ne commence pas par la péripherie, mais par le cœur ; la douleur est précordiale, puis elle irradie dans divers sens, au cou, à la tête, aux bras, aux membres inférieurs ; elle s'accompagne de névralgies diverses qui souvent peuvent survivre à l'accès, de nevralgies intercostales, mammaires, crurales, ou même de névralgie phrénique, ce qui prouve l'erreur de ceux qui croient toujours que cette dernière est l'indice d'une angine de poitrine organique.

La pseudo-angine hystérique peut prendre encore la forme *mixte* dans laquelle les troubles névralgiques et vaso-moteurs sont mélangés à des degrés divers dans le même accès.

g. La *douleur* n'a pas le plus souvent les caractères d'une compression, d'un étau comme dans l'angine coronarienne, mais bien plutôt ceux d'une distension, d'un cœur trop gros, d'un cœur sur le point de « rompre la poitrine », d'une distension des organes thoraciques. Parfois la souffrance est moins angoissante, moins franchement sous-sternale, plus limitée à la région precordiale, souvent à la pointe. Bientôt, on voit les douleurs s'amender pendant quelques minutes pour reprendre encore, et c'est ainsi qu'il y a des crises composées d'accès subintrants avec une durée d'une heure, de deux, et même de douze heures.

h. Pendant ces crises qui peuvent être si violentes et de si longue durée, quelle est l'*attitude* des malades ?

Elle n'est pas celle des angineux qui, silencieux et immobiles, retenant tout effort, osant à peine respirer, dans la crainte d'un grand danger qui les menace et dont ils ont conscience, attendent avec une anxieté muette, la fin de cette « agonie de douleurs ».

L'hysterique n'aime pas souffrir en silence : elle crie, elle s'agite, elle est tapageuse, elle ne craint pas l'effort, elle repète qu'elle va mourir, et elle ne meurt pas ; de plus, elle exagère ses souffrances, et présente toujours les mêmes attributs de son caractère que je vous ai souvent décrits[1]. Ses crises pseudo-angineuses sont plus bruyantes que dangereuses, il y a plus de bruit que de mal, et c'est d'elles que l'on

[1] H. HUCHARD Caractere, mœurs, état mental des hysteriques (*Archives de neurologie* 1882, et « Traité des nevroses », 1883).

peut dire, comme de toutes les manifestations névrosiques ou hystériques : Beaucoup de bruit pour rien. (*Much ado about nothing.*)

Landouzy a, de la même manière, exprimé cette situation, en disant des malades atteints d'angine organique et de ceux atteints d'angine hystérique : « Les premiers sont à plaindre et ont tout à craindre ; les seconds sont à plaindre et n'ont rien à craindre. »

Lartigue, en reproduisant quelques observations empruntées au mémoire de Bouchut[1], les fait suivre de judicieuses réflexions :

« Cette douleur pongitive sous le sternum, cette anxiété extrême, cette instantanéité dans l'apparition des douleurs, tout cela appartient à l'angine de poitrine ; mais ce qui ne lui appartient plus, c'est cette agitation en tous sens, ces cris que poussaient les malades, ces étouffements, cette prolongation de l'attaque, etc. Cette agitation et ces cris ne sont plus les caractères de la douleur qui appartient aux nerfs ganglionnaires ; ce sont, au contraire, ceux de la douleur qui réside dans les nerfs cérébraux. Cette main qui parcourait la partie antérieure de la poitrine, comme pour en arracher la griffe de fer qui la labourait, cette voix alterée qui demandait du secours, ces poings fortement serrés qui frappaient le sol, tous ces traits constituent le véritable tableau de la douleur ordinaire, lorsqu'elle est intense ; mais ce n'est certes, ni le tableau de l'angine de poitrine, ni le caractère de sa douleur. »

On voit combien Lartigue, dès 1846, était près de la vérité lorsqu'il reconnaissait une différence si frappante entre l'angine hystérique et l'angine vraie. Sans doute, les distances cliniques qui séparent celle-ci de celle-là ne sont pas toujours aussi grandes ni aussi tranchées, et leurs caractères peuvent se ressembler par plusieurs points. Mais les exemples que j'ai mis sous les yeux doivent montrer qu'il s'agit, à proprement parler, de deux affections absolument différentes, non seulement au point de vue clinique, mais encore au point de vue nosologique.

L'une est une affection artérielle ; l'autre une affection nerveuse. La première relève d'un rétrécissement organique le plus souvent, spasmodique parfois, des artères nourricières du cœur ; l'autre procède de

[1] BOUCHUT. Marche et nature de l'angine de poitrine (*Revue médicale*, 1841). — LARTIGUE. De l'angine de poitrine. Paris, 1846. LARTIGUE, à l'exemple de TEALLIER, admettait l'existence de la *pneumogastralgie*, et « soit qu'on la regarde comme une affection de poitrine, ou qu'on la considère comme une variete, une espece particulière de cette maladie », il lui reconnaissait les caracteres distinctifs suivants : La pneumogastralgie est plus fréquente chez les jeunes sujets et les femmes, « elle ne paraît pas avoir besoin pour débuter de l'influence des causes qui font éclater les attaques d'angine », la douleur sous-sternale « n'a pas le caractere ordinaire de la douleur de l'angine de poitrine », et elle s'accompagne d'etouffements. Le premier accès, au lieu de durer quelques secondes et de se dissiper par le repos comme le font les premiers paroxysmes de l'angine, dure plusieurs heures et disparaît lentement. Au lieu d'aller sans cesse en s'aggravant, comme l'angine de poitrine, elle disparaît habituellement apres quelques acces.

causes multiples : ici, c'est l'élément névralgique qui prédomine, là ce sont les troubles vaso-moteurs, c'est un état spasmodique généralisé à tout le système artériel qui bientôt retentit sur le cœur et donne lieu à cette sensation de distension cardiaque si caractéristique. Dans les deux cas, les nerfs du cœur sont en souffrance ; mais, dans le premier, ils souffrent secondairement, par ischémie de leurs expansions terminales, et c'est cette ischémie, c'est la lésion artérielle que la thérapeutique doit s'appliquer à combattre ; dans le second, au contraire, c'est le plexus cardiaque qui est atteint primitivement d'hypéresthésie, et c'est contre elle seule que doivent être dirigés les efforts du thérapeute. En un mot, médication artérielle dans un cas, médication antinerveuse ou antinévralgique dans l'autre.

Voici le résumé de ce diagnostic sous forme de tableau :

Angine coronarienne	Pseudo-angine hystérique
Siège et cause anatomique : système artériel, sclérose et sténose des artères coronaires.	Siège et cause anatomique : système nerveux, névralgie des nerfs et plexus cardiaques, névrose vaso-motrice.
Plus fréquente à l'âge de l'artériosclérose, après quarante ou cinquante ans.	A tout âge, même dans l'enfance ; parfois de 40 à 50 ans (hystérie de la ménopause.
Plus fréquente chez l'homme.	Plus fréquente chez la femme.
Symptômes : *Provocation* des accès par tout acte nécessitant un effort. Accès spontanés parfois, relativement rares.	Symptômes : Provocation exceptionnelle des accès par l'effort. Le plus souvent, accès spontanés.
Rarement accès périodiques et nocturnes. Parfois, *fausse* périodicité des accès.	Fréquemment accès périodiques, survenant à heures fixes, et nocturnes.
Accès isolés de tout autre symptôme.	Accès associés à d'autres symptômes névrosiques.
Forme vaso-motrice rare.	Forme vaso-motrice fréquente.
Douleur angoissante avec sensation de compression et d'étau.	Douleur moins angoissante avec sensation de distension du cœur.
Siège sous-sternal de la douleur, le plus souvent au niveau de l'aorte.	Siège franchement cardiaque de la douleur qui est souvent limitée à la pointe.
Douleur de peu de durée (2 à 15 minutes), cessant avec l'effort ou avec l'arrêt de la marche.	Douleur souvent de longue durée (1 à 2 heures), ne cessant pas avec l'effort.
Attitude du malade : silence, arrêt de la marche, immobilité absolue, faisant le plus souvent disparaître la douleur.	Attitude du malade : agitation incessante, continuation de la marche, ou son arrêt sans disparition de la douleur.
Pronostic : Affection grave, presque toujours mortelle.	Pronostic : Affection bénigne, jamais mortelle.
Traitement : Médication artérielle.	Traitement : Médication anti-nerveuse ou anti-névralgique.

En résumé, vous devez voir un enseignement dans la *gravité* souvent inexorable de l'angine coronarienne qui tue le malade, non pas au milieu du paroxysme de la douleur, mais souvent par une syncope sans douleur, et dans la *bénignité* de cette pseudo-angine caractérisée presque toujours par des douleurs plus longues, parfois plus intenses, et qui ne se termine jamais par la mort. Il en résulte, que ce n'est pas, comme on l'a dit, la douleur qui est « le fait dominateur de l'angine de poitrine », puisque ce n'est pas par elle que les malades succombent ; mais c'est bien l'état permanent d'ischémie myocardique qui les place sans cesse dans une imminence morbide de syncope mortelle. Dans l'angine hystérique, il n'en est plus de même, et la douleur est alors réellement le « fait dominateur » que la thérapeutique doit combattre.

II. Pseudo-angines de poitrine du goitre exophtalmique.

Lorsque des accidents angineux se produisent dans le goitre exophtalmique, ou maladie de Parry [1], on peut poser la question suivante :

Est-on en présence d'une sténocardie d'origine nerveuse ou d'origine cardiaque ? L'hésitation n'est pas légitime quand on tient compte des modalités de l'accès, des circonstances au milieu desquelles intervient cet accident et de la nature même de cette maladie. Celle-ci présente, il est vrai, parfois des symptômes cardiaques, des phénomènes asystoliques, voire même des lésions anatomiques de l'organe central de la circulation ; mais, ce n'est pas une raison pour croire que l'angine de poitrine est toujours imputable au cœur. Car, le goitre exophtalmique n'est pas seulement une névrose cardiaque, mais une névrose généralisée, proche parente de l'hystérie. La preuve en est fournie par la multiplicité des accidents nerveux que l'on rencontre dans cette affection : tremblement, convulsions, paralysies et parésies diverses, dyspnée et polypnée, toux et hémoptysies névrosiques, altérations des facultés psychiques, hypocondrie, circonstances étiologiques qui lui donnent naissance (hérédité d'affections nerveuses diverses, émotions vives, colère), son association fréquente avec l'hystérie ou la neurasthénie, etc.

Voilà ce que je disais en 1883 [2] ; voilà ce que je répète aujourd'hui

[1] On commet une injustice au profit de Basedow, en appelant du nom de ce dernier le goitre exophtalmique. Car, c'est Parry qui en a donné la première observation en 1786. Puis, viennent les observations très incomplètes de Flajani publiées à Rome en 1809, où cet auteur note la coïncidence du goitre avec les palpitations et la dyspnée, sans parler de l'exophtalmie. C'est en 1835 que Graves a publié le premier travail complet sur ce sujet, et les recherches de Basedow ne parurent que cinq ans après, c'est-à-dire en 1840. Si l'on tient absolument à donner au goitre exophtalmique le nom de l'auteur qui l'a décrit le premier, il est juste de l'appeler : *Maladie de Parry*.

[2] H. Huchard. Traité des névroses, 1883.

avec la plupart des auteurs, avec Beni-Barde[1] qui, l'un des premiers, a insisté sur la notion de la maladie de Parry considérée comme une névrose générale. Mais, comme je le disais encore, admettre le siège d'une maladie dans les centres nerveux, ce n'est pas croire à l'origine toujours centrale de toutes ses manifestations ; et dans le goitre exophtalmique, les symptômes angineux reconnaissent une interprétation pathogénique variée.

En effet, dans cette affection on observe parfois des dilatations du cœur subites et passagères, les phénomènes du cœur forcé qui peuvent conduire à l'asystolie. Il y a encore des accidents névralgiques, des troubles vaso-moteurs capables de provoquer des accidents sténocardiques. Et les troubles gastro-intestinaux si fréquents et parfois si intenses, peuvent encore donner lieu à une autre forme de pseudo-angine par suite de leur retentissement sur le cœur droit.

La maladie de Parry peut encore à la longue s'accompagner de lésions permanentes des valvules auriculo-ventriculaires et des sigmoïdes de l'aorte ; on a même signalé des insuffisances aortiques consécutives, non seulement à cette ectasie artérielle généralisée qui est l'un des principaux caractères de la maladie, mais aussi à des lésions scléreuses qui peuvent s'étendre à l'ouverture des coronaires et donner lieu à tous les symptômes d'une angine coronarienne.

Quoi qu'il en soit, je vous ai fait voir trois modalités différentes d'angines de poitrine dans le cours du goitre exophtalmique, et il n'est pas inutile d'en faire l'histoire.

Les premières observations en date sont celles de Parry qui parle, dans un cas, de douleurs violentes et fréquentes siégeant à la partie inférieure du sternum ; dans un autre, de douleurs violentes et subites à la région du cœur, lesquelles se produisirent par accès pendant près de cinq ans et s'accompagnèrent ensuite de palpitations et d'oppression.

Après Parry, d'assez nombreux auteurs ont signalé la coïncidence de l'angine de poitrine avec le goitre exophtalmique[2].

Voici la relation d'un fait intéressant que vous avez observé dans mon service :

Une jeune fille âgée de vingt-six ans, atteinte d'un rhumatisme articulaire aigu généralisé, il y a sept ans, a conservé depuis cette époque une insuffisance aortique des plus nettes. Cette malade a toujours été nerveuse, émotive, irritable ; elle a éprouvé de profonds chagrins, et je ne doute pas que la lésion

[1] Beni-Barde. *Soc. de méd. de Paris*, 1873.

[2] Observations de Trousseau (*loc. cit.*) ; Laqueur (*Dissert. inaug. de Berlin*, 1861) ; Cardarelli (*loc. cit.*), Marie, Daubresse, Lacaux (*Thèses inaug. de Paris*, 1882, 1883 et 1885).

aortique jointe à l'intervention des causes morales si habituelles dans la pathogénie du goitre exophtalmique, n'ait joué un certain rôle dans la fixation de la névrose sur l'appareil cardio-vasculaire. Quelques mois après le rhumatisme en effet, elle vit apparaître la triade symptomatique de la maladie de Parry : exophtalmie, goitre, accidents cardiaques. Les palpitations devinrent d'une violence extrême et furent accompagnées de « crises » caractérisées par des étouffements très pénibles, une sensation d'angoisse précordiale avec douleur irradiant au bras gauche.

A son entrée à l'hôpital Bichat, le 21 décembre 1885, j'ai constaté encore l'existence d'une induration du sommet droit, induration dont la nature tuberculeuse était révélée de la façon la plus formelle, non seulement par les signes stéthoscopiques, mais aussi par les hémoptysies répetées, les sueurs nocturnes, l'amaigrissement progressif, l'expectoration caracteristique. Pour expliquer cette affection bacillaire datant de deux ans seulement, je ne trouvais aucun antécédent dans la famille. et je n'étais pas éloigné de croire à l'influence des affections aortiques sur la production de la tuberculose pulmonaire, influence que j'ai démontrée à propos de l'aortite aigue. Comme l'examen bacillaire n'a pas éte fait, on pourrait croire encore à l'existence d'une *pseudo*-tuberculose, qui résulte, dans le goitre oxophtalmique, de l'association fortuite de quelques symptômes, et dont j'ai déjà vu plusieurs exemples.

Les crises d'angoisse précordiale sont survenues sous nos yeux tous les jours à la même heure, vers le soir à 6 heures ; elles étaient toujours spons tanées et duraient un quart d'heure environ ; elles étaient accompagnée d'une sensation pénible d'etouffement et de constriction laryngée. A l'epoque de son entrée à l'hôpital, l'exophtalmie et l'hypertrophie du corps thyroide avaient complètement disparu, de sorte qu'en l'absence de l'anamnèse, la nature des accidents cardiaques eût pu être facilement méconnue, et l'un de mes vénérés confreres (Dr Marjolin) nous l'avait adressée surtout pour les symptômes pulmonaires. Mais, comme j'ai déjà constate le fait en pareille circonstance, ceux-ci avaient augmenté d'intensité avec la disparition du goitre et de l'exophtalmie. Un jour, l'ayant fait asseoir sur son lit pour l'ausculter, je fus frappé de l'existence d'un tremblement généralisé si intense, que le corps tout entier paraissait entrer en vibration continuelle. C'est ce qui put me mettre sur la voie du diagnostic. Du reste, celui-ci s'appuyait sur un certain état de fixité du regard, sur les attaques de pseudo-angor, sur les accès de palpitations violentes en désaccord avec la lésion aortique, sur les crises de tachycardie (160 à 180 pulsations sans fievre), sur l'existence de flux diarrhéiques survenant subitement et disparaissant de même, sur les accès de fièvre rapides et fugaces, sur les modifications du caractere, et sur le tremblement généralisé.

Ici, la sténocardie ne dépendait en aucune façon de la lésion aortique, elle avait les caractères des pseudo-angines, et devait être mise sur le compte de l'état nerveux du sujet.

Voici un autre fait que j'ai observé dernièrement en ville et qui présente un certain intérêt en raison de la prédominance d'accidents gastriques auxquels on avait attribué faussement un rôle dans la production des symptômes angineux :

Une femme de trente-sept ans a eu six grossesses successives ; la dernière a presque fait disparaître tous les signes du goitre exophtalmique, sauf le tremblement et les palpitations qui ont persisté, ce qui en fait un exemple de *l'influence suspensive* de l'état gravide sur le goitre exophtalmique. Il existe une dilatation stomacale des plus accentuées, laquelle est certainement un symptôme, un effet de la maladie de Parry. Mais il s'est trouvé un médecin qui a mis celle-ci sur le compte de l'ectasie gastrique. Or, rien n'était plus erroné, et les accès de sténocardie qui survenaient spontanément à heures fixes, présentaient tous les signes des pseudo-angines névrosiques.

En résumé, les caractères cliniques des phénomènes angineux que l'on rencontre parfois dans le cours du goitre exophtalmique, reproduisent le plus souvent ceux de la pseudo-angine hystérique que je viens de passer en revue. Ils ne méritent donc pas une description spéciale.

On ne confondra cependant pas ces accidents douloureux avec les névralgies intercostales ou thoraco-brachiales si fréquentes dans le goitre exophtalmique, avec les palpitations accompagnées d'une certaine anxiété précordiale par suite de l'hypéresthésie des parois thoraciques, avec les accès de dyspnée et les accidents d'asystolie ou de cœur forcé que l'on observe de temps en temps chez ces malades, ni avec les douleurs provoquées par la pression sur le trajet des nerfs intercostaux ou phréniques. Ainsi, dans une des observations de Marie, chez une malade, en pressant sur le paquet vasculo-nerveux du cou, à droite, on déterminait une légère douleur irradiant du côté du sternum et produisant une certaine sensation d'oppression. Ce n'est certainement pas là de l'angine de poitrine, pas plus que dans le cas observé par Henry Marsh[1] et relatif à une malade souffrant de crises dyspnéiques « avec sensation de deplacement du cœur ». Pour ma part, j'ai vu également une jeune malade qui présenta dans le cours d'un goitre exophtalmique, tous les symptômes d'une nevralgie diaphragmatique confondue avec une angine de poitrine.

Il suffit d'être prévenu de ces causes d'erreur pour éviter la confusion.

III. Pseudo-angines dans la neurasthénie et le neuro-arthritisme.

« S'il est une maladie proteiforme, changeante et mobile dans ses manifestations, capricieuse dans ses allures, inconstante dans sa durée

[1] HENRY MARSH. *Soc path. de Dublin*, 1841.

et dans son intensité, c'est bien la neurasthénie. L'étude de cette affection est d'autant plus difficile, qu'elle varie non seulement chez le même malade d'un temps à un autre, mais d'un malade à un autre. Chaque névropathe a une individualité morbide qui lui est propre : chez l'un, ce sont les troubles cérébraux et cardiaques qui prédominent, au point que Krishaber a voulu en distraire la « névropathie cérébro-cardiaque » ; chez l'autre, ce sont les symptômes douloureux ou névralgiques, et ceux-ci ont des sièges différents, dans les muscles et dans les nerfs, à la peau et dans les viscères ; il y en a qui présentent à certains moments les signes d'une sorte de surexcitabilité nerveuse, tandis que d'autres, au contraire, sont plongés dans un état de faiblesse et d'alanguissement continuels. Il s'agit donc d'une maladie confuse, vague et indécise, sans limites bien fixes, remarquable par le grand nombre de ses manifestations (*non morbus, sed morborum cohors*), par la multiplicité de ses souffrances, des spasmes, des douleurs viscérales et des malaises sans nom qui finissent par constituer ce qu'un médecin bien connu par son état névropathique, appelait le *supplice des nerfs* (*supplicium neuricum*). Chez ces malades, l'état de souffrance est général : tous leurs organes peuvent être atteints tour à tour, et cependant aucun d'eux ne subit une altération matérielle ; il en résulte qu'il n'y a pas souvent de localisation possible ni pour le patient, ni pour le médecin, et qu'on peut dire de l'état nerveux ce que Mead disait de l'hypocondrie : *Non unam sedem habet, sed morbus totius corporis est.* »

C'est en ces termes qu'en 1883, dans le « Traité de névroses », j'ai présenté la neurasthénie.

Une maladie semblable ne se définit pas ; elle se décrit. C'est la raison pour laquelle j'ai voulu vous en faire un rapide tableau. Quant à la denomination de « neuro-arthritisme » que je donne à cet état morbide, elle trouve sa raison d'être dans les rapports de causalité et de nature qui unissent intimement l'arthritisme non seulement avec la neurasthénie, mais aussi avec beaucoup de maladies nerveuses. C'est là un point sur lequel j'ai insisté, en rappelant non seulement les rapports si connus de la chorée et du rhumatisme, mais aussi les origines arthritiques de l'hystérie signalées autrefois par Hufeland, Sydenham et Robert Whytt. Au sujet de la neurasthénie et de « l'irritation spinale », qui en est une émanation, laissez-moi vous reproduire le passage suivant que j'écrivais encore, il y a dix ans[1].

« Doit-on faire le diagnostic de la neurasthénie avec une forme de rhumatisme qu'on appelle le rhumatisme vague ou nerveux ? Ce diagnos-

[1] Traite des nevroses, par AXENFELD et HUCHARD (2e édit., Paris, 1883).

tic devient plutôt un parallèle, car nous avons la conviction que ces deux maladies se confondent presque toujours et qu'elles ne forment réellement qu'un seul et même état morbide. Ce qui nous confirme encore une fois de plus dans cette idée, c'est que tous les cas d'irritation spinale ou de neurasthénie que nous avons pu observer et presque tous ceux dont nous avons vu dans les auteurs la relation complète, surtout au point de vue de l'étiologie, sont d'origine rhumatismale ou goutteuse. De là donc, à admettre la nature rhumatismale ou goutteuse de cette maladie, il n'y a qu'un pas, et nous n'hésitons pas à le franchir : *Dans la plupart des cas, la neurasthénie est une névrose arthritique* .»

C'est pour cette raison que, dans les observations nombreuses de neurasthénie[1], on trouve la mention des antécédents arthritiques ou nerveux :

Mme L. B. ., névropathe, âgée de quarante-sept ans, est née d'un pere très rhumatissant, d'une mere qui a été atteinte de gravelle; une de ses filles a eu des coliques hepatiques apres une grossesse; une autre, âgée de seize ans, est extrêmement développee et presque obese. Elle-même a eu a plusieurs reprises de l'eczema, quelques douleurs vagues dans les membres, des névralgies erratiques, et dernierement un rhumatisme articulaire apyretique n'ayant occupe que les articulations du coude et du poignet. Elle a eprouve de temps en temps des douleurs vives dans la région lombaire, quelques accidents de spasme vesical, et depuis sept ans elle se plaint d'une faiblesse singuliere des membres inferieurs sans avoir jamais rien eu qui pût faire supposer l'imminence d'une vraie paraplégie (myélasthénie)

Il y a deux ans, pendant huit jours consécutifs, elle a été réveillée tous les matins, presque à la même heure (de 4 à 5 heures), par des « accès d'oppression très douloureuse ». Tout à coup, elle se leve comme en proie à un cauchemar des plus pénibles; elle « sent alors que sa respiration n'est pas en cause, puisqu'elle respire librement; mais elle éprouve une sensation etrange, une angoisse indéfinissable avec crainte de la mort; la poitrine semble trop etroite pour contenir le cœur qui se gonfle et va éclater; la douleur parcourt ensuite l'epaule gauche, le coude, l'avant-bras et parvient aux deux derniers doigts, qui sont le siège d'un engourdissement très pénible ». Cet état dure une heure et demie a deux heures, sans laisser d'autres traces qu'un certain anéantissement et de la prostration des forces. Puis, tout disparaît au bout de douze jours, et depuis six ans, cette femme, qui ne présente rien d'anormal du côte du cœur ou de l'aorte, n'a plus jamais rien éprouve de semblable.

Mme L S . , âgée de cinquante-cinq ans, femme distinguée, fort intelligente, très impressionnable, a des antécédents arthritiques les plus accusés : grandpere mort de goutte, père hémorroidaire et migraineux, mere ayant eu des coliques hépatiques. Elle a quatre enfants : un fils de trente ans qui a eu dans son enfance des acces fréquents de faux croup et, il y a trois ans, des hémop-

[1] Voir sept observations de pseudo-angine neuro-arthritique dans la premiere edition de cet ouvrage (p. 582-590).

tysies fort abondantes, non suivies de tuberculose, que j'ai toujours regardées comme d'origine arthritique; une fille impressionnable à l'excès, hystérique accès de (pleurs, météorisme abdominal, diarrhée ou constipation, palpitations fréquentes, terreurs nocturnes, quelques phénomènes vagues d'anxiété précordiale, etc.); une autre fille également hystérique, atteinte depuis plus de trois ans d'anorexie, ayant un caractère mobile, fantasque, capricieux.

Il y a quinze ans, cette malade a déjà eu des accidents spasmodiques assez variés, parmi lesquels il faut signaler . un état de contracture du sphincter anal tel que deux chirurgiens des plus éminents crurent à l'existence d'une fissure dont tous les effets disparurent comme par enchantement au moment où ils se disposèrent à pratiquer la dilatation de l'anus; un spasme œsophagien qui nécessita même l'emploi du cathétérisme œsophagien. Puis, dans l'intervalle de plusieurs années, elle eut des accidents divers : spasmes de l'intestin, pseudo-tumeurs intestinales, concrétions muqueuses membraniformes de l'intestin, herpès génital avec douleurs très vives précédant l'éruption vésiculeuse, spasme du col de la vessie, etc. De temps à autre, accès de désespoir, urines claires, limpides et abondantes, et d'autres fois chargées d'acide urique et d'urates. Il y a deux ans, accès de palpitations, phénomène du doigt mort, insommie persistante, fatigues inexplicables, symptômes d'irritation spinale.

Il y a un an, pendant trente jours consécutifs, sans cause connue, elle est réveillée en sursaut presque toujours à la même heure, de 1 heure à 2 heures du matin (la malade se couche ordinairement de 11 heures à minuit) ; elle se lève sur son lit, en proie à une anxiété profonde et indéfinissable, à une douleur violente vers la partie supérieure de la région précordiale, d'autres fois vers sa partie moyenne à gauche, d'autres fois encore exactement sous le sternum. Elle éprouve rarement la sensation complete de constriction de la poitrine, il s'agit plutôt de la sensation d'un « cœur énorme qui va faire éclater le thorax » ; puis, la douleur se propage au cou, aux mâchoires, à l'œsophage, où elle produit une véritable dysphagie pour redescendre à l'épaule, au bras droit et jusqu'aux deux derniers doigts, où se produit le phénomène du doigt mort. Deux fois, les irradiations ont été bilatérales aux membres supérieurs.

Cette attaque, qui dure une demi-heure, mais plus souvent une et même deux heures, s'accompagne de refroidissement général, de sueurs froides, appréciables surtout à la face et a la paume des mains. La malade est très effrayée de cet état, d'autant plus qu'il ressemble, dit-elle, aux accès d'angine de poitrine extrêmement violents éprouvés par un de ses parents, âgé de soixante-quinze ans. Mais, le cœur est absolument indemne de toute lésion ; la durée des accès, leur forme, leurs allures, etc., indiquent qu'il s'agissait bien plutôt de pseudo-angine chez une neurasthénique et arthritique. Je la rassurai de mon mieux, prédisant a ces douleurs une issue favorable. Or, un beau jour. sans cause connue, les accès disparurent pour ne plus jamais revenir. Depuis cette époque, Mme L. S... a continué sa vie tourmentée par les névralgies et les affections spasmodiques les plus diverses et les plus nombreuses.

Il est inutile de multiplier les observations ; on voit par les précédentes, que les accidents pseudo-angineux des malades atteints de neurasthénie, de neuro-arthritisme, avec ou sans irritation spinale, reproduisent à peu près les caractères de la pseudo-angine de poitrine hystérique. Il s'agit, ici encore, de douleurs névralgiques affectant les nerfs du plexus cardiaque, et le tableau suivant va nous servir à montrer les différences profondes séparant l'angine de poitrine coronarienne de la pseudo-angine due à la névralgie, à l'hypérémie ou à l'inflammation du plexus cardiaque :

Angine arterielle	**Pseudo-angine névralgique**
(*Par sclérose rétrécissement ou oblitération des coronaires*)	(*Par névralgie, hyperémie ou inflammation des nerfs cardiaques.*)
Cause anatomique : Aortite avec oblitération des coronaires ; sclérose avec rétrécissement ou oblitération des coronaires Affection *artérielle*.	Causes anatomiques : Aortite avec névrite du plexus cardiaque ; hypérémie et névralgie du plexus cardiaque. Affection névralgique ou *nerveuse*, névritique.
Symptômes : Douleurs presque toujours paroxystiques, non permanentes, provoquées par la marche et l'effort.	Symptômes : Douleurs moins franchement paroxystiques, souvent périodiques, survenant a la même heure (pseudo-angine névralgique des hystériques, des neurasthéniques, etc) ; non provoqués par la marche ou l'effort, mais souvent provoquées par l'action du froid. Douleurs souvent permanentes.
— Douleurs de courte durée, cessant avec l'arrêt de la marche ou la cessation de l'effort	— Douleurs de longue durée, ne cessant pas par l'arrêt de la marche ou la cessation d'un effort.
— Pas de points douloureux à la pression, ceux-ci pouvant exister quand l'angine vraie se complique, ce qui est possible. de névrite cardiaque et phrénique, par suite de la propagation de la péri-aortite aux nerfs voisins.	— Existence de points douloureux à la pression, surtout sur le trajet des phréniques (névrite du plexus cardiaque et du nerf diaphragmatique)
— Parfois, angoisse sous-sternale sans douleur.	— Angoisse moins accentuée, toujours associée a la douleur.
— Pas d'accidents asystoliques dans le cours des accès	— Souvent. accidents asystoliques dans le cours des accès (dans l'hypérémie rhumatismale du plexus cardiaque).
Pronostic : Angine de poitrine vraie presque toujours mortelle.	Pronostic : Pseudo-angine, jamais mortelle, excepté dans les cas assez fréquents où la névrite cardiaque est associée a la sclérose coronaire.
Traitement : médication *artérielle*. — Médication révulsive peu importante.	Traitement : médication *anti-nerveuse*, anti-névralgique, anti-névritique ; bons effets de la médication révulsive.

Il est maintenant facile de faire le diagnostic de l'angine de poitrine coronarienne *compliquée* de névrite cardiaque. Comme cette complication n'est pas absolument rare, en raison même de la fréquence de la *péri-*

aortite, on s'explique, la raison de l'erreur grave commise par quelques auteurs qui ont attribué à la névrite cardiaque une importance qui doit êtrerattachée à la sclérose coronaire, et cela au double point de vue du pronostic et du traitement. En tout cas, lorsque l'aortite, qui détermine, par suite de l'oblitération des coronaires, la phénoménalité de l'angine vraie (accès angoissants provoqués par l'effort), se complique de *péri*-aortite, on peut alors voir évoluer tous les accidents imputables à la névrite du plexus cardiaque et du phrénique (points névralgiques douloureux à la pression, au niveau de la partie interne des premiers espaces intercostaux, sur le trajet du phrénique, etc.).

J'ai même observé dernièrement, à ce sujet, un fait que je crois unique dans la science :

Une femme, âgée de quarante ans, entre, au mois de mars 1889, à l'hôpital pour une insuffisance aortique d'origine artérielle. L'aorte était dilatée, et nous en avions la preuve dans l'augmentation de matité du vaisseau. et aussi dans l'élévation très notable de la sous-clavière gauche. A son entrée et les jours suivants, elle eut quelques accès paroxystiques d'angine de poitrine survenant toujours sous l'influence de la marche ou d'un effort quelconque. A cette époque, il me fut absolument impossible de constater la moindre douleur à la pression du doigt, au niveau des parties internes des espaces intercostaux et sur le trajet des nerfs phreniques.

Quelques semaines apres l'entrée de la malade à l'hôpital, nous l'avons entendue se plaindre de douleurs *permanentes* au-devant du cœur. C'est alors que je constatai manifestement à la partie interne des deuxième et troisième espaces intercostaux, l'existence d'un point douloureux s'exaspérant surtout par la pression du doigt, au point de lui faire pousser des cris. Des ce jour, j'ai fait la remarque qu'un nouvel élément s'ajoutait à la maladie ; j'ai dit que l'inflammation *endo*-aortique se propageait a l'extérieur, et que consécutivement à la *péri*-aortite, les nerfs du plexus cardiaque participaient a l'inflammation; j'ai annoncé que les jours suivants, à cette névrite du plexus cardiaque, s'ajouteraient très probablement les signes d'une névralgie du phrénique, par suite de la propagation inflammatoire d'un nerf à l'autre Or, quelques jours apres, les deux nerfs diaphragmatiques étaient douloureux sur toute leur étendue, et principalement celui du côté droit; au niveau des scalenes, à la partie interne de presque tous les espaces intercostaux, sur le prolongement de la dixieme côte (bouton diaphragmatique), à la base, et sur les parties latéro-posterieures de la poitrine, à droite, la pression avec le doigt était devenue excessivement douloureuse. En même temps, les douleurs *permanentes*, non seulement sur le trajet de ces nerfs, mais aussi au-devant du cœur, présentaient *spontanément* quelques paroxysmes. A ce moment, j'ai fait saisir la différence de ces douleurs *permanentes* à paroxysmes *spontanés*, à caractère légerement angoissant, dus a la névrite vago-phrénique, avec les douleurs franchement angoissantes, non permanentes et *provoquées par l'effort*, imputables à la sclérose des coronaires. On a ainsi vu, chez cette malade, la réalisation de ce diagnostic si important entre la pseudo-angine de la névrite cardiaque, et l'angine vraie de la sclérose coronaire.

Quelques jours après, une autre complication rare venait encore confirmer le diagnostic : un état fébrile s'était declare, entrecoupe de frissons repétés et intenses, la température axillaire s'élevait jusqu'à 40°8, et nous avons vu se developper sous nos yeux, avec des poussées successives, un zona des plus caractéristiques sur le trajet des nerfs du plexus cervical superficiel et du nerf circonflexe, en même temps, je faisais constater l'existence d'une péricardite sèche péri-aortique avec son bruit de va-et-vient tout à fait caracteristique. Puis survinrent des syncopes, du délire, et après huit jours, la malade mourait subitement. L'autopsie nous fut malheureusement refusée.

Ce fait est l'un des plus instructifs que je connaisse : il montre d'abord une malade atteinte d'insuffisance de l'aorte avec dilatation de ce vaisseau et acces d'angine de poitrine *vraie* due au rétrécissement ou à l'obliteration des coronaires. L'endo aortite devient de la péri-aortite, et cette derniere produit par propagation inflammatoire, la névrite du plexus cardiaque et du phrénique, d'ou les douleurs *pseudo*-angineuses, douleurs permanentes et spontanees. La pericardite de la base s'etend et devient intense, de proche en proche, la névrite gagne les filets du plexus cervical superficiel avec lequel les nerfs phréniques présentent quelques connexions, et a la faveur de cette extension phlegmasique et peut-être aussi de causes infectieuses, nous voyons évoluer une névrite, c'est-à-dire un zona du plexus cervical superficiel. Ce zona était ainsi d'*origine aortique*.

Ainsi, loin de nier l'existence de la névrite cardiaque, je l'affirme au contraire. Mais, à l'encontre de ceux qui lui attribuent le principal rôle, le seul rôle dans la production de l'angine de poitrine, je ne la regarde que comme un élément *surajouté* aux lésions productrices de la sténocardie vraie. Lorsque la pneumonie se complique de pleurésie, je ne vais pas attribuer à cette dernière une importance capitale, et je me garderai bien de ne plus voir qu'elle dans ce complexus symptomatique. Penser ainsi, ce serait commettre une grave erreur, semblable à celle des auteurs qui ne voient plus que la névrite cardiaque dans l'aortite, et qui ne tiennent aucun compte de la sclérose des coronaires, sans doute parce que celle-ci présente une symptomatologie, non pas plus obscure, mais moins tapageuse. Or, cette erreur n'est pas seulement grave au point de vue clinique ou theorique, ce qui serait de peu d'importance ; elle est grave surtout, parce que, pendant de longues années, elle a entretenu des illusions thérapeutiques, en préconisant seulement la médication révulsive comme l'unique ressource de notre intervention, et parce qu'elle ne nous a pas fait entrevoir la curabilité de l'angine de poitrine.

IV. Angine de poitrine dans l'épilepsie.

D'après Trousseau, l'angine de poitrine serait une des manifestations de l'épilepsie, elle serait une manière d'être de sa forme vertigineuse, une sorte de névralgie épileptiforme. « Elle en a l'invasion brusque, la marche rapide, la cessation soudaine, et il n'est pas très rare que des malades qui ont autrefois éprouvé des accès d'angor pectoris prennent plus tard de véritables attaques de mal comitial, de même que chez d'autres, l'angine de poitrine a pu être autrefois précédée d'accidents épileptiformes bien nettement caractérisés. »

Je ne partage, en aucune façon, cette opinion que je regarde comme une erreur. L'*angine de poitrine n'est pas une manifestation de l'épilepsie.*

Mais, plusieurs cas peuvent se présenter :

1° Un épileptique peut devenir, par la suite, artério-scléreux, et à ce dernier titre seulement, il a des accès qui ne relèvent en aucune façon de l'épilepsie.

A ce sujet, je vous cite l'observation d'un malade âgé de quarante ans qui, dès l'âge de quinze ans, avait eu des accès d'épilepsie convulsive. Ces derniers ont presque disparu depuis quatorze ans environ sous l'influence de la médication bromurée, et ont été remplacés par des vertiges et des absences. Depuis trois ans, il est atteint de crises angineuses qui surviennent toujours sous l'influence des efforts ou d'une marche un peu précipitée. Or, depuis trois ans, le bromure qui, à la dose de 6 à 8 grammes, a déterminé si rapidement la sédation et la disparition des accès épileptiques, n'a en rien modifié les accès angineux dont la cause devait être attribuée à une aortite subaiguë et dont l'amélioration fut obtenue grâce à l'administration des iodures. Ici donc, il s'agissait d'un ancien épileptique devenu angineux sous l'influence du développement de l'artério-sclérose et de l'inflammation aortique.

2° Il ne faut pas confondre l'aura épileptique cardiaque avec une manifestation angineuse.

En effet, quelques épileptiques éprouvent, parmi les phénomènes précurseurs de leurs attaques, des accidents divers caractérisés par une douleur précordiale plus ou moins vive, par une sensation de poids ou d'oppression sur la poitrine.

3° Il ne faut pas confondre l'*épilepsie* avec les accidents *épileptiformes.*

Ces derniers peuvent être, en effet, une manifestation de l'artério-sclérose ou de l'athérome cérébral, au même titre que les accidents angineux sont dus à l'artério-sclérose du cœur.

4° Enfin, certaines affections de l'estomac peuvent déterminer à la fois du côté du cerveau des accidents réflexes connus sous le nom d'*épilepsie gastrique* [1], et du côté du cœur des accidents *anginiformes* dont je parlerai dans mes prochaines leçons.

Les causes d'erreurs, on le voit, sont assez nombreuses. C'est là sans doute ce qui explique l'assertion erronée de Trousseau.

Traitement. — C'est la douleur que l'on doit surtout chercher à combattre dans les pseudo-angines névrosiques. Donc, il faut employer les injections de morphine au moment des accès, les inhalations d'éther et même de chloroforme, dans les formes névralgiques; dans les formes vaso-motrices, l'inhalation de quelques gouttes de nitrite d'amyle et la nitro-glycérine (à la dose quotidienne de 6 à 12 gouttes de la solution au centième).

On peut encore avoir recours au chloral, soit sous forme de lavement, soit en potion; aux préparations d'antipyrine en injections sous-cutanées ou par la voie stomacale à la dose de 2 ou 3 grammes par jour, ou encore à celles de phénacétine (1 gr. 50 en trois fois dans la journée); au salicylate de soude à la dose de 4 à 5 grammes pendant deux à quatre jours. Quand les crises surviennent surtout pendant la nuit, on peut prescrire, outre les injections de morphine et les préparations de chloral, un nouveau somnifère, le sulfonal, à la dose d'un cachet d'un gramme le soir.

Comme pour toutes les manifestations hystériques, on pourra encore tenter la pression sur la région ovarienne hypéresthésiée; mais ce moyen, souvent excellent pour faire avorter ou disparaître des crises convulsives, ne m'a jamais réussi contre les crises sténocardiques.

Dans l'intervalle des accès, donnez encore des antispasmodiques, des calmants, du bromure de potassium, des préparations d'aconitine à la dose de trois pilules d'un quart de milligramme par jour.

Enfin, n'hésitez pas à conseiller l'hydrothérapie, soit sous la forme de lotions froides ou tièdes, soit encore sous celle de frictions au drap mouillé, ou de douches générales. Cependant l'enveloppement avec le drap mouillé et les lotions froides devront être prescrites avec prudence, à cause de la sensation de froid trop rapide qu'elles déterminent, et parce que j'ai vu ces pratiques produire des accès angineux. Quant aux douches, il faut les administrer d'après les règles suivantes sur lesquelles j'ai déjà insisté : L'hydrothérapie doit être employée en dehors des accès, sous forme de douches légères, de courte durée, en com-

[1] H. Pommay. Contribution à l'étude de l'épilepsie gastrique et des relations existant entre cette épilepsie et certaines névroses du nerf vague (*Revue de médecine*, 1881).

mençant d'abord par des douches tièdes à jet brisé et n'arrivant que progressivement à la douche froide à 24°. On doit se garder de la diriger d'abord sur la région précordiale qu'il ne faudra pour ainsi dire qu'effleurer, et vous devrez surtout porter son action sur les membres inférieurs.

Lorsque les accès offrent une périodicité réelle, on prescrira des préparations de quinine, et plus particulièrement le valérianate ou bromhydrate de quinine à la dose de 50 à 60 centigrammes par jour, en y associant même l'arséniate de soude à la dose quotidienne de 2 à 6 milligrammes, pendant un mois ou six semaines. L'arsenic agit ici, à la fois comme sédatif et tonique du système nerveux ; on en connaît les bons effets dans la chorée, et, pour ma part, j'ai renoncé depuis longtemps aux préparations dites antispasmodiques, à la valériane, au musc, à l'asa fœtida, et même au bromure de potassium qui n'ont aucune action dans le traitement de l'hystérie.

On voit souvent, surtout dans la forme névralgique de la pseudo-angine, la névrose compliquée d'irritation spinale. C'est alors qu'il faut faire pratiquer tous les jours des pulvérisations d'éther auxquelles je préfère les pulvérisations de chlorure de méthyle sur le trajet du rachis. Cette médication analgésique que j'ai instituée depuis plusieurs années contre l'irritation spinale qui n'est autre chose qu'une névralgie ou une hypéresthésie de la moelle, a pour résultat d'insensibiliser le centre spinal et de faire disparaître les névralgies les plus rebelles d'origine centrale[1]. On peut encore y joindre l'application de teinture d'iode et de pointes de feu renouvelées tous les huit ou dix jours, et même l'application de courants continus, le pôle positif placé à la région cervicale, le pôle négatif à la région dorsale. C'est pour répondre à la même indication que Laennec s'est servi de l'aimant avec un certain succès.

Il est également indiqué d'avoir aussi recours au traitement hydrominéral, et parmi les eaux que je conseille, je recommande celles de Néris, Luxeuil, Royat, Plombières, Bagnères de Bigorre, la Malou, Dax et Saint-Amand, Bourbon, Lancy, Ax, Ussat, etc.

Enfin, comme pour toutes les affections hystériques, le traitement moral et le changement de milieu, ainsi que l'isolement produiront les meilleurs effets. C'est ainsi que Stokes, après sa description de la névralgie du cœur, ajoute ces sages conseils : « L'un des moyens les plus efficaces pour la guérison, c'est de convaincre le malade qu'il n'est point atteint d'une affection du cœur. » Il ne sera donc pas irrationnel

[1] H. Huchard. Des pulvérisations de chlorure de méthyle sur le rachis dans le traitement de la chorée, de l'irritation spinale, des névralgies, etc. (*Soc. de thérapeutique*, 1888).

d'appliquer la suggestion au traitement de ces speudo-angines hystériques.

Dans le but d'obéir à l'indication d'isolement et de changement de milieu si judicieusement conseillés par Beard et Weir Mitchell, je ne serais pas éloigné d'envoyer les malades à Gérardmer ou à Divonne pour les faire en même temps bénéficier du traitement hydrothérapique.

Comme ces pseudo-angines se terminent par la guérison, il en résulte que toutes les statistiques connues dans la science avant la distinction capitale de l'angine vraie et des angines fausses, sont entachées d'erreur. C'est un point sur lequel j'insiste depuis longtemps, et ces statistiques ne sont pas plus exactes que celles qui, avant Bretonneau, réunissaient en bloc tous les cas de croup et de faux croup.

VINGT-SEPTIÈME LEÇON

PSEUDO-ANGINES RÉFLEXES

1° *Pseudo-angines réflexes d'origine périphérique.* Observation de pseudo-angine réflexe après une névralgie intercostale. Pseudo-angines consécutives aux névralgies de la paroi thoracique, à la névralgie diaphragmatique, à une excitation périphérique douloureuse des nerfs des extrémités, aux névromes, aux névralgies ou traumatismes du bras gauche.

Troubles fonctionnels du cœur (palpitations, syncopes, douleurs angineuses) et lésions du cœur (cardiectasie, hypertrophie du cœur) consécutifs aux névralgies ou névrites du membre supérieur.

Historique. Influence des exercices actifs du bras gauche dans les maladies du cœur ou des gros vaisseaux (Odier, Zecchinelli, J. Franck). Observations de Téallier et de Riberi. Deux observations de Valleix. Observation d'une pseudo-angine pectorale consécutive à la névralgie du moignon du membre inférieur gauche) (Névralgie du plexus cardiaque consécutive à une névralgie du plexus brachial. Cardiectasie (et non hypertrophie du cœur) consécutive à la névralgie ou névrite du membre supérieur gauche. Observation d'angine coronarienne compliquée de pseudo-angine (par névrite du plexus cardiaque).

Diagnostic. Thérapeutique : Traitement de la cause, de la névralgie du plexus brachial, pour atteindre et guérir la névralgie du plexus cardiaque.

2° *Pseudo-angines réflexes d'origine viscérale.* Trois théories pour expliquer la production des accès pseudo-angineux sous l'influence des troubles digestifs : 1° *theorie mécanique ;* 2° *théorie humorale ;* 3° *théorie réflexe*, cette dernière confirmée par les experiences et les observations cliniques.

Trois formes d'accidents cardio-pulmonaires consécutifs aux maladies des voies digestives : 1° palpitations, faux pas et intermittences du cœur, arythmie, gêne et anxiété précordiale avec irradiation dans le membre supérieur, dilatation des cavités droites du cœur, insuffisance tricuspidienne, bruit de galop droit (forme *cardiaque*) ; 2° anhélation, accès d'oppression, de dyspnée ou d'orthopnée, augmentation de tension dans la petite circulation, retentissement diastolique de l'artère pulmonaire (forme *pulmonaire*) ; 3° association de troubles pulmonaires et cardiaques (forme *cardio-pulmonaire*).

Retentissement cardiaque des affections gastro-intestinales, surtout dans les maladies superficielles des organes. Loi de pathologie générale énoncée par Lasègue. Rôle du système nerveux. Le retentissement cardiaque de ces affections n'est pas affaire de maladie, mais de malade.

Symptômes et Diagnostic. — Signes différentiels tirés de l'âge, du sexe des malades ; de la forme de la douleur ; de la durée des accès ; de leur association avec des troubles pulmonaires ou dyspnéiques, de leur provocation par l'ingestion alimentaire ou l'influence digestive, etc. — Diagnostic avec l'angine de poitrine coronarienne *pseudo-gastralgique;* avec l'angine coronarienne dont certains accès surviennent après les repas du soir. — Angines mixtes (angine vraie chez les dyspeptiques). — Tableau diagnostique.

TRAITEMENT. — Il doit s'adresser à la cause des accès pseudo-angineux, c'est-à-dire à l'état gastrique.

J'aborde dans cette leçon une autre variété des pseudo-angines : les angines réflexes. Elles sont de deux sortes, suivant que l'origine est *périphérique* ou *viscérale.*

1° *Pseudo-angines réflexes d'origine périphérique.* — J'entre immédiatement dans mon sujet, en citant une observation qui fera tout d'abord bien comprendre la nature de cette pseudo-angine.

Le 29 octobre 1883, entrait dans mon service de l'hôpital Tenon une marchande ambulante, femme de cinquante-cinq ans. Quinze jours avant son admission dans nos salles, elle avait été soumise à un refroidissement subit, et elle avait été aussitôt atteinte d'une névralgie intercostale avec névralgie du nerf phrénique. Quelques jours seulement plus tard, elle éprouva pour la première fois, une douleur subite dans les deux derniers doigts de la main gauche avec propagation dans l'avant-bras, le bras, l'épaule, le dos, la nuque, et venant aboutir à la région du cœur. D'autres fois, la douleur irradiait au cou, à l'hypogastre, avec de violentes palpitations accompagnées d'une sensation d'étreinte rétro-sternale, et ces accès d'une durée d'une à deux heures survenaient trois ou quatre fois dans la journée sous l'influence des mouvements exécutés par la malade, ou encore de la pression exercée sur les nerfs douloureux.

A son entrée à l'hôpital, elle avait été atteinte d'un nouvel accès ; mais à l'exploration du thorax, nous avions trouvé les points douloureux d'une névralgie siégeant au niveau du sixième espace intercostal gauche, et en même temps sur le trajet du nerf phrénique, entre les scalènes, en dehors du sternum ainsi que dans un point bien limité, signalé depuis longtemps par Gueneau de Mussy sous le nom de « bouton diaphragmatique », au niveau de l'intersection de deux lignes dont l'une serait le prolongement horizontal de la dixième côte et l'autre le prolongement vertical du bord externe du sternum. Sous l'influence d'un traitement par les injections hypodermiques de morphine, cette malade nous quittait complètement guérie après un mois environ de séjour à l'hôpital.

Quelle était la nature de ces accès, et quelle signification convenait-il d'accorder à cette association syndromique de douleurs ?

Cette femme n'était ni rhumatisante, ni nerveuse, et l'exploration des vaisseaux, de l'aorte et du cœur ne révélait aucun signe morbide. Elle avait été prise d'une névralgie intercostale et phrénique, et les douleurs cardiaques étaient survenues quelques jours après. Sous l'influence d'un refroidissement, il s'était produit une névralgie intercostale et phrénique, et les moindres mouvements exécutés par la malade avaient eu pour effet le réveil subit des douleurs; celles-ci retentirent bientôt sur les nerfs voisins, l'innervation cardiaque fut mise en jeu, de là production d'une *pseudo-angine névralgique d'origine réflexe*, d'une pseudo-angine bénigne et curable, comme l'a prouvé l'heureuse terminaison de la maladie.

De tels phénomènes angineux ne sont pas l'exception; on les rencontre assez souvent dans la pratique de la ville, quelquefois aussi à l'hôpital, et on en trouve le point de départ dans les nerfs périphériques ou dans les nerfs viscéraux.

Pour les nerfs périphériques, une névralgie intercostale peut les provoquer, comme on vient de le voir. C'est ainsi que Bouchut a cité des observations de cardialgies[1] provoquées par des névralgies de la paroi thoracique. Tout à coup, sans motif apparent, quelques femmes éprouvent des accès de suffocation, des palpitations et de l'anxiété précordiale avec ou sans irradiations dans les membres. Souvent, l'état névropathique du sujet joue le rôle principal dans la production de ces accidents; mais souvent aussi, il n'en est rien, et il faut invoquer d'autres causes occasionnelles. Or, d'après cet auteur, la pression du corset sur un ou plusieurs points de névralgie intercostale est suffisante pour expliquer l'explosion de ces phénomènes douloureux. Par les nerfs intercostaux, l'excitation retentit sur la moelle et sur le bulbe, atteint les origines des nerfs vagues d'où elle se propage au plexus cardiaque pour former ainsi un arc réflexe dont la névralgie intercostale est le point de départ et le plexus nerveux du cœur le point de terminaison.

La névralgie du phrénique est aussi l'origine de manifestations semblables dont le mécanisme est analogue. Je vous en ai donné la preuve, il y a un instant; et comme on a établi à tort des rapports cliniques entre cette névralgie et l'angine de poitrine, je tiens à bien faire remarquer que la douleur de la première est tout à fait différente de la douleur angoissante de la seconde.

Parmi ses observations de cardiodynies, Bouchut cite le fait suivant : un général laisse tomber dans sa botte, une de ses décorations et ne s'en aperçoit pas de toute la journée. Le soir, au moment où il retire sa chaussure, il est pris d'une vive douleur dans le pied, et cette excitation

[1] Bouchut (*Congrès pour l'avancement des sciences de Rouen*, 1883). — *Cardialgie* a ici le sens de « nevralgie du cœur ».

périphérique retentit sur le cœur d'une façon assez violente pour déterminer une syncope, après avoir donné lieu à quelques phénomènes angineux.

Comment ne pas établir un rapprochement entre ce fait et ceux rapportés par Thurn en 1875? Cet auteur a, en effet, publié un mémoire dans lequel il attribue à l'irritation des nerfs périphériques des pieds et à leur endolorissement par la fatigue, les symptômes angineux et syncopaux que présentent parfois les fantassins pendant les marches forcées. D'après lui, l'irritation des nerfs périphériques par la marche produit chez les soldats des spasmes vasculaires du cerveau pour déterminer la syncope, du pont de varole pour donner lieu à des accidents épileptiformes, ou encore des vaisseaux du thorax et du cou pour engendrer des phénomènes angineux. Cette forme d'angor se distinguerait surtout par son apparition et sa disparition subites, par son peu de durée, par sa coïncidence avec des accidents syncopaux ou épileptiformes; elle réaliserait encore une des formes vaso-motrices dont j'ai déjà parlé.

Cependant, je dois faire remarquer que cette variété d'angine de poitrine réflexe est encore bien hypothétique, et il y aurait à tenir compte, pour expliquer l'angine de poitrine des soldats, d'autres facteurs bien plus importants, tels que l'alcoolisme et la syphilis qui prédisposent aux lésions artérielles, ou encore l'abus du tabac qui, dans les conditions essentiellement déprimantes où ils se trouvent les prédisposent singulièrement aux accidents du nicotisme. Enfin, il ne faut pas oublier que certains accidents syncopaux et pseudo-angineux doivent être mis sur le compte du coup de chaleur si fréquent dans les armées en marche. De plus, l'observation de Bouchut citée plus haut me semble bien contestable, au moins au point de vue de son interprétation.

Les excitations morbides, lorsqu'elles partent du bras gauche et qu'elles sont constituées par des névromes, des névralgies ou des traumatismes, peuvent retentir sur le cœur, comme Potain l'a démontré [1]. Alors, elles donnent lieu par action réflexe, soit à une lésion de l'organe (hypertrophie ou plutôt dilatation du cœur), soit à des troubles fonctionnels (palpitations, syncopes, douleurs angineuses). On voit ces dernières signalées dans deux observations déjà anciennes de Capelle et de Caizergues relatives à des malades atteints de névromes du bras gauche, et Black, Blackwall et Jurine ont cité chacun un cas d'angine de poitrine ayant eu pour origine une violence extérieure sur le thorax [2].

[1] POTAIN. *Congrès de la Rochelle*, 1882.

[2] CAPELLE (*These inaug. de Paris*, 1861). — CAIZERGUES. Du névrome, *thèse de Montpellier*, 1867. — LASSÈGUE. Cardiopathies reflexes d'origine brachiale, *thèse de Paris*, 1883. — JURINE. *Loc. cit.*

Ici donc, le point de départ des accidents angineux est périphérique ; c'est la lésion des nerfs du bras qui, retentissant sur le cœur, provoque secondairement des accidents angineux, et « l'angine de poitrine est renversée » (Potain).

HISTORIQUE. — Il est intéressant de rappeler qu'Odier (de Genève) et Zecchinelli (de Padoue) avaient autrefois insisté sur la proscription de tout exercice actif et de tout effort du bras gauche dans les maladies du cœur et des gros vaisseaux. « J'ai vu, dit J. Franck, des malades se trouver fort mal d'un exercice excessif du bras gauche, et je serais disposé à me ranger à l'avis de ceux qui pensent que l'on doit se servir en pareil cas plutôt du bras droit que du gauche pour ne point fatiguer le cœur ou les gros vaisseaux[1]. »

Téallier (*Bull. des travaux du cercle méd. de Paris*, 1826) a rapporté l'histoire d'une maladie qui aurait débuté, treize ans auparavant, par une névralgie lombaire suivant ensuite les nerfs dans leurs distribution à l'aine, à la cuisse et à la jambe. Deux ans après, elle fut remplacée par une gastralgie, puis par une névralgie qui « se fit sentir derrière le sternum », avec irradiations à la partie inférieure de cet os, aux nerfs laryngés, aux plexus brachiaux, au pneumogastrique, aux plexus cardiaque et pulmonaire.

Riberi (*Gaz. des hôpitaux*, 1840) parle d'une malade de vingt ans qui, après une saignée pratiquée au pli du coude, fut atteinte d'une névralgie de l'avant-bras et du bras. Pour produire les accidents pseudo-angineux, il suffisait d'étendre promptement ou de fléchir avec force l'avant-bras sur le bras, de pincer le doigt medius, de comprimer la cicatrice de la saignée, de frictionner ces parties légèrement avec la main, ou que la manche de sa robe portât dessus. Alors, éclataient des symptômes de suffocation, de serrement de la poitrine et de syncope. La douleur était continue sur le trajet du nerf médian, du pli du coude aux doigts. On guérit la malade par plusieurs séances d'acupuncture sur le trajet du nerf médian.

(Ce cas est complexe et me paraît être plutôt un exemple d'*hystérie traumatique.*)

L'historique de la question sera complet, si je rappelle deux observations rapportées par Valleix, dès 1841[2] :

L'une d'elles, intitulée « angine de poitrine, névralgie dorso-intercostale, hypertrophie du cœur », est relative à un homme de cinquante-deux ans, bijoutier en cuivre. Depuis deux ou trois ans, il était sujet à des attaques caractérisées par une douleur vive et subite vers le bord gauche du sternum, à la hauteur des quatrième et cinquième côtes, par une menace de suffocation

[1] J. FRANCK. *Traité de path. interne*, 1857. — ODIER. *Journal de Genève*, 1796. — ZECCHINELLI. Discorso sull' uso della mano destra e preferenza della sinistra. Padova, 1815.

[2] VALLEIX. Traite des nevralgies. Paris, 1841.

imminente et par un malaise extrême. Ces accès qui, dans certains cas, se dissipent très rapidement, durent quelquefois plusieurs minutes et même un quart d'heure. Pendant qu'il les éprouve, il est obligé de s'arrêter, de suspendre son travail et de s'asseoir, jusqu'à ce que la douleur soit dissipée. Dans les premiers temps, ces accès n'avaient lieu que fort rarement; mais vers le mois de novembre 1838, ils revinrent deux ou trois fois par semaine. Les causes qui déterminent le plus souvent ces accès sont l'acte de la défécation, les mouvements pour descendre un escalier, un faux pas et le coït. A l'examen de la poitrine, on trouve les signes d'une hypertrophie du cœur; les bruits sont réguliers, sans souffle, sourds, presque étouffés. Le malade se plaint de palpitations presque continuelles, d'essoufflement dans les travaux pénibles et les marches rapides. Une pression légère exercée entre les troisième et quatrième vertèbres dorsales, un peu en dehors de la ligne médiane et à gauche, cause une douleur vive ; on trouve un autre point douloureux en avant dans le même espace intercostal, très près du sternum.

Valleix convient qu'il a vu seulement une seule fois ce malade, à une consultation du bureau central, de sorte que ce dernier fait peut, à bon droit, ne pas paraître absolument concluant. Car son malade présentait les signes d'une hypertrophie cardiaque, et si les bruits du cœur ne s'accompagnaient d'aucun souffle, ils étaient « sourds, presque étouffés et nullement en rapport avec la force extrême de l'impulsion ». De plus, si l'on tient compte de la nature même des accès qui survenaient sous l'influence des efforts, on ne sera pas éloigné de croire qu'il s'agissait sans doute d'une artério-sclérose du cœur avec angine de poitrine. Il est vrai que celle-ci s'accompagnait encore de symptômes de névralgie dorso-intercostale ; mais la présence de cette dernière n'est pas toujours une raison suffisante pour conclure à l'existence d'une pseudo-angine névralgique.

En un mot, deux cas peuvent se présenter :

1° Une angine de poitrine vraie, par sclérose coronaire, est accompagnée fortuitement d'une névralgie dorso-intercostale, sans que celle-ci joue le moindre rôle dans la production des accidents sténocardiques ;

2° Une névralgie périphérique — et le plus souvent il s'agit d'une névralgie brachiale ou dorso-intercostale — s'accompagne d'accès pseudo-angineux, de nature névralgique, sous la dépendance de l'état douloureux des nerfs périphériques.

Cette distinction est importante au double point de vue du pronostic et du traitement, et cependant elle n'a été faite par aucun auteur. Elle est possible à établir cliniquement ; car, dans le premier cas, les accès angineux doivent présenter les caractères symptomatiques de la sténocardie coronarienne et se manifester surtout à l'occasion des efforts, tandis que, dans le second cas, les accès sont plus souvent spontanés.

Quant à Valleix, il a cependant le mérite d'avoir posé la question et d'avoir indiqué la possibilité des pseudo-angines consécutives aux névralgies périphériques, comme en témoigne le passage suivant :

« Le malade avait-il trois maladies tout à fait distinctes : une angine de poitrine, une hypertrophie du cœur et une névralgie dorso-intercostale ? Ou bien, y a t-il eu entre ces affections une lésion assez marquée, un rapport assez intime pour qu'on doive admettre qu'elles n'en formaient qu'une seule, que tous les symptômes appartenaient à la névralgie, et que l'hypertrophie du cœur n'était autre chose que la lésion anatomique de l'affection? »

La seconde observation de Valleix est plus concluante dans le sens d'une pseudo-angine névralgique ; car, ainsi qu'on va le voir par le résumé que j'en donne, les crises sont provoquées par les mouvements du bras et nullement par les efforts ou la marche.

Un homme de quarante-sept ans éprouve depuis dix-huit mois des douleurs qui viennent par crises, qui sont bien plus intenses et qui se répètent tous les jours depuis six mois. « Elles sont provoquées par tous les mouvements un peu forts du bras; elles ne se manifestent ni quand le malade monte un escalier, ni quand il marche, ni quand il va à la selle. Elles ont lieu par accès, pendant lesquels des palpitations surviennent quelquefois. Elles partent alors de la partie antérieure du bras gauche qu'elles occupent jusqu'à l'aisselle, et vont retentir dans la région precordiale et dans le côté gauche du cou. En même temps, il existe de l'anxiété, des angoisses, de l'oppression, des sueurs; mais il n'y a pas menace de suffocation. »

Le cœur est normal, non hypertrophié ; ses bruits sont réguliers. En arrière, un peu en dehors des apophyses épineuses dorsales, et au niveau des quatre premiers espaces intercostaux, la pression détermine une douleur plus intense qu'on retrouve vers le milieu des trois premiers espaces sur le trajet d'une ligne abaissée du creux axillaire. En avant, ces trois premiers espaces sont également douloureux à la pression, vers l'union des cartilages et des côtes.

Certes, on élève encore des objections contre ces faits. Je crois cependant à leur existence, à leur réalité, comme le prouve un cas dont j'ai été témoin à l'hôpital Tenon.

Le 18 novembre 1883, un homme de cinquante-trois ans entrait à l'hôpital Tenon (salle Barth, n° 27). Il avait été amputé un an auparavant, du membre inférieur gauche, pour une tumeur maligne du genou. Depuis cette opération, il a été atteint de cette affection rebelle et essentiellement douloureuse connue sous le nom de « névralgie du moignon ». Bientôt après, survinrent consécutivement à ces douleurs névralgiques, des accidents angineux durant de quinze à trente minutes, accompagnant souvent les douleurs de la jambe gauche ou alternant avec elles. Ces accès dans lesquels prédominait la douleur et non l'angoisse, survenaient le jour comme la nuit, sous l'influence d'aucune cause appréciable, et ils n'étaient jamais provoqués par la marche ou par un effort. Du reste, le malade ne présentait aucun signe de lésion cardio-vasculaire, il ne fumait pas et on ne constatait dans ses antécédents personnels ou héréditaires aucun vice rhumatismal ou névropathique.

En raison de l'association fréquente des douleurs cardiaques avec les douleurs névralgiques du membre inférieur, et de leur alternance avec elles, je portai le diagnostic de pseudo-angine de poitrine névralgique consécutive à la névralgie du membre inférieur gauche. Le résultat du traitement confirma cette manière de voir; cet homme resta longtemps dans le service, et nous avons pu constater la disparition des douleurs cardiaques coïncidant avec la diminution des accidents névralgiques du moignon.

Potain a signalé des faits à peu près semblables; mais il s'agit le plus souvent, dans ces observations, de pseudo-angines consécutives à des névralgies ou à des névrites du membre supérieur gauche.

Un malade, amputé du bras gauche, avait éprouvé, à la suite de cette opération, des douleurs assez vives qu'il ressentait à l'extrémité du membre absent et qui se propagaient jusqu'au cœur. A son entrée à l'hôpital, on remarqua dans le moignon l'existence de névromes dont l'extirpation amena la sedation des douleurs. Mais quelque temps après, les troubles du cœur s'accentuèrent de nouveau, le moignon était un peu douloureux et l'on constatait l'existence d'une hypertrophie cardiaque en l'absence de tout bruit morbide, de lésions d'orifice, de mal de Bright ou de surtension artérielle. Après trois séances de galvanisation du plexus brachial, les douleurs cardiaques et périphériques s'amendèrent et l'hypertrophie du cœur diminua dans des proportions considérables.

Un officier, blessé le 16 août 1870 par un éclat d'obus au bras gauche, éprouva quelque temps après, des sensations si douloureuses dans son moignon, qu'il ne pouvait se coucher sur le côté gauche et que la moindre pression lui était extrêmement pénible; il se réveillait souvent en sursaut, au milieu de la nuit, éprouvant dans tous les membres des douleurs très vives et une sensation de chaleur insupportable. En 1873, il vit se développer à la partie interne du moignon une petite tumeur, dont la pression déterminait des phénomènes très douloureux, irradiant jusque dans la région cervicale du côté gauche. Guyon extirpa ce petit névrome, opération qui détermina un soulagement très marqué. Mais, dès la fin de 1875, le malade ressentait de nouveau des douleurs qui, cette fois, siégeaient dans le dos. Lorsqu'il se livrait à un travail quelconque, c'était une sensation de constriction à la poitrine, un point douloureux à la région précordiale dont il se plaignait. Il présentait alors les signes physiques d'une hypertrophie très notable du cœur, sans qu'il y eût ni modification du pouls, ni modification de la pression artérielle.

Soumis à la médication bromurée, il n'en éprouva qu'un soulagement imparfait, puis il fit successivement deux cures à Bagnères, et ce n'est que deux ans après qu'on put constater une amélioration très sensible; les douleurs s'étaient amendées, l'impressionnabilité était moindre, et le cœur avait repris un volume presque normal.

Dans presque tous ces cas, on voit qu'il est question d'hypertrophie cardiaque consécutive à la névralgie ou à la névrite du membre supérieur gauche ; mais je remarque que cette hypertrophie est passagère, et qu'elle disparaît même assez rapidement en quelques jours par un traitement approprié. Or, il ne s'agit pas, à proprement parler, d'hypertrophie cardiaque, et en cela je diffère d'opinion avec quelques auteurs. J'en ai d'abord pour preuve la disparition rapide des accidents qui ne se comprendrait pas avec l'état hypertrophique du myocarde ; j'en ai encore pour preuve la production de la dilatation du cœur qui survient, comme on va le voir plus loin, dans des conditions à peu près analogues, à la suite de troubles digestifs. Du reste, j'ai constaté plusieurs fois, consécutivement à des névralgies ou à des névrites brachiales, tous les signes de la cardiectasie, et le fait suivant me confirme encore dans cette opinion :

Il s'agit d'une malade atteinte de névralgie cervico-brachiale depuis de longues années, et qui fut prise consécutivement d'une crise angineuse assez violente. L'examen du cœur permit de constater une dilatation marquée des cavités droites avec augmentation de sa matité transversale, et accentuation du second bruit à gauche du sternum.

Du reste, Potain, après avoir parlé d'hypertrophie, reconnaît qu'au début, le cœur commence par se dilater, puisqu'il invoque, pour l'explication de tous ces faits, le mécanisme suivant :

« Le réflexe partant du plexus brachial détermine du côté du cœur une diminution de résistance de sa paroi ; il est comme retenu pendant la diastole qui est alors le temps prédominant de la révolution cardiaque ; le cœur se distend, mais en même temps, il s'hypertrophie, car l'effort nécessaire pour mettre en mouvement une certaine quantité de liquide est d'autant plus considérable que celui-ci s'étend davantage en surface. »

Un homme de trente-neuf ans[1], tonnelier, avait eu, trois ans auparavant, une attaque de rhumatisme articulaire aigu pour laquelle il avait été obligé de faire un séjour de cinq mois à l'hôpital. Il est probable que ce malade avait eu quelques complications du côté du cœur, si on en juge par les traces de révulsion existant à la région précordiale, et par la sensation facile d'essoufflement qu'il éprouvait sous l'influence d'efforts un peu considérables. Un jour, il y a cinq mois, en gerbant des futailles, c'est-à-dire en les entassant les unes sur les autres, il fut pris d'une douleur aigue, violente à la région sternale avec sensation d'angoisse très accusée, irradiations dans l'epaule et les bras, et refroidissement des extrémités. Le premier accès dura peu ; mais d'autres se manifestèrent bientôt, toujours à l'occasion du même mouvement d'élévation des bras ; puis il en survint même au milieu de la nuit. Dans l'intervalle des accès, le malade ne ressentait rien, il pouvait courir, monter les étages sans éprouver autre chose qu'un peu de dyspnée. Pour compléter

[1] Potain. *Semaine médicale*, 1888 et 1889.

son histoire, il faut ajouter que cet homme n'a pas eu la syphilis, qu'il ne présente aucun signe d'intoxication alcoolique, qu'il n'est pas nerveux, et qu'il n'y a pas de nerveux dans sa famille.

L'examen du cœur et de l'aorte donne des résultats négatifs ; il est cependant impossible de déterminer l'endroit où bat la pointe, et l'on constate à son niveau une légère oscillation et une dépression correspondant à la systole ventriculaire (adhérences péricardiques). Du côté des poumons, existe à la base gauche une légère submatité avec un peu de dimunition du murmure vésiculaire (traces de pleurite ancienne).

En tout cas, chez ce malade, il n'existe aucune lésion importante du cœur ou de l'aorte, les accès sont nocturnes et spontanés, ils ne sont pas provoqués par les efforts ou la marche ; donc, sa maladie n'a rien à voir avec l'ischémie cardiaque déterminée par la sténose des coronaires. Cependant, ses accès sont de temps en temps provoqués par des efforts ; mais ceux-ci consistent en efforts musculaires particuliers qui prennent à la genèse de certains accès d'angor une part spéciale et fort différente de celle qui incombe aux mouvements de la marche.

Chez certains malades atteints de névralgie simultanée du plexus cardiaque et du plexus brachial, les mouvements du bras déterminent des accès angineux, non pas en provoquant des contractions plus énergiques du cœur, mais uniquement parce qu'ils mettent en jeu le plexus brachial névralgié [1]. Cela est si vrai que, lorsqu'il s'agit du plexus brachial gauche seulement, le malade peut faire de son bras droit tous les efforts imaginables sans en ressentir aucun malaise, tandis que la douleur sous-sternale angoissante survient dès qu'il fait executer à son bras gauche une besogne même infiniment moindre.

Chez ce malade, la névralgie n'était pas d'origine diathésique ou toxique, car il n'était ni saturnin, ni alcoolique, ni tabagique. Mais cette névralgie était provoquée ou entretenue par un léger état de symphyse cardiaque, et de plus comme étant de nature rhumatismale, le salicylate de soude a produit une réelle amélioration. Plus tard, il faudra recourir aux révulsifs sur la paroi précordiale, aux applications iodées, aux vésicatoires, aux frictions générales, aux bains sulfureux et même aux bains de vapeur.

Dans ce cas intéressant, la névralgie du plexus cardiaque a été primitive, celle du plexus brachial a été secondaire à la première ; mais elle a joué également son rôle, et l'ébranlement des nerfs du bras produit par les mouvements du membre supérieur, a suffi pour se propager aux nerfs du plexus cardiaque et déterminer des accès pseudo-angineux d'origine névralgique.

Il est facile de saisir l'intérêt pratique qui s'attache à tous ces faits, et de comprendre que dans les cas de pseudo-angines névralgiques consécutives à un état douloureux des nerfs du bras, la thérapeutique en

[1] J'ai signalé, au sujet de l'aortite, page 624, d'après FAURE, ces douleurs nevralgiques du plexus brachial produites par la dilatation et la compression des artères sous clavières.

s'adressant à ce dernier, peut faire disparaître à la fois la névralgie brachiale et les accès pseudo-angineux.

On comprend encore pourquoi et comment l'angine de poitrine vraie peut se compliquer d'angine fausse. Je m'explique :

Un angineux est atteint d'aortite subaiguë ; les accès sont dus bien certainement à l'ischémie du myocarde par suite d'un rétrécissement ou d'une oblitération des coronaires. Mais le travail phlegmasique de l'aorte se propage aux tissus ou aux organes voisins, principalement aux nerfs du plexus cardiaque et au nerf phrénique, de sorte que vous avez affaire à une sténocardie *mixte*, résultant, d'une part de la sténose coronaire, (angine vraie, artérielle) et d'une autre part de la névrite vago-phrénique, (angine fausse, nerveuse). Dans ces conditions, les mouvements du bras gauche, et même ceux du bras droit peuvent retentir sur le plexus cardiaque et produire des accès pseudo-angineux ; de même aussi, la pression sur les points douloureux du nerf phrénique est encore capable de déterminer les mêmes effets.

A ce sujet, je rappelle l'histoire d'un malade atteint d'angine vraie. Les accès étaient classiques et survenaient toujours sous l'influence des efforts ou de la marche ; mais il en existait d'autres d'une nature tout à fait différente, que je faisais naître pour ainsi dire à volonté par la pression un peu forte exercée sur les points douloureux du nerf phrénique gauche atteint de névralgie, ou plutôt de névrite. Un jour, j'applique deux cautères vers la partie interne du troisième et du quatrième espace intercostal gauche sur le trajet du nerf diaphragmatique. L'irritation douloureuse de ce dernier retentit sur le plexus cardiaque et détermina des crises pseudo-angineuses assez violentes.

Pour bien faire comprendre les différences essentielles qui séparent l'angine vraie des angines névralgiques réflexes, je présente ce diagnostic sous forme de tableau :

Angine de poitrine coronarienne.	**Pseudo-angine névralgique réflexe.**
Affection artérielle.	Affection nerveuse.
Symptômes : Provocation des accès par la marche, l'effort, etc.	Symptômes : Accès spontanés parfois, mais souvent provoqués par les mouvements du bras gauche, par la pression sur les nerfs douloureux.
Pas de douleurs provoquées à la pression.	Douleurs provoquées à la pression des nerfs douloureux.
Pronostic grave. Mort fréquente.	Pronostic bénin ; ne se termine jamais par la mort.
Traitement : iodure, trinitrine, en résumé, médication artérielle.	Traitement : révulsifs, calmants, anti-névralgiques, etc. En résumé, médication nerveuse ou anti-névralgique.

Traitement. — L'exemple que j'ai cité plus haut ne doit pas être l'indice d'une contre-indication pour l'emploi de la révulsion ; mais il démontre que celle-ci doit être superficielle et non profonde, et que, dans certains cas, elle doit être modérément pratiquée sur le trajet des nerfs douloureux. Du reste, dans la médication de l'angine coronarienne, il ne faut pas se borner seulement au traitement de la lésion ou de la sténose artérielle, il faut encore chercher à supprimer tous les réflexes, périphériques ou viscéraux, dont l'excitation est capable d'entretenir un état douloureux du plexus cardiaque. C'est ainsi que l'on voit certaines de ces douleurs calmées par l'application de révulsifs superficiels sur la paroi préaortique et que l'on peut, d'une manière indirecte, en combattant l'état dyspeptique d'un angineux vrai, déterminer une diminution de nombre et d'intensité de ses crises.

Mais, dans les cas où la pseudo-angine névralgique réflexe existe à l'état isolé, il faut la combattre par des applications révulsives sur le trajet des nerfs périphériques, primitivement névralgiés (vésicatoires, teinture d'iode, pointes de feu, pulvérisations de chlorure de méthyle, etc.), par l'application de courants continus, par les médicaments antinévralgiques ou dolorifuges (antipyrine par la voie gastrique ou sous-cutanée, quinine, aconitine, etc.). Il ne faut pas oublier, en un mot, que la meilleure manière de combattre une pseudo-angine névralgique d'origine réflexe, ce n'est pas de s'adresser au plexus cardiaque, du reste peu accessible à nos moyens d'action, mais plutôt aux nerfs périphériques, parce que leur état douloureux est la cause première de certaines attaques pseudo-angineuses. En un mot, il faut faire ici, comme toujours, de la thérapeutique pathogénique. Une névralgie brachiale est le point de départ d'une névralgie cardiaque? Guérissez la première pour triompher de la seconde.

2° *Pseudo-angines réflexes d'origine viscérale.* — La speudo-angine réflexe n'est pas seulement consécutive à l'irritation des nerfs périphériques ; elle résulte encore de l'irritation des nerfs viscéraux. Or, de cette nouvelle catégorie de pseudo-angines réflexes, les plus importantes et les moins contestables sont celles qui ont leur source dans un trouble des fonctions digestives.

Il y a longtemps déjà, les auteurs anciens, et parmi eux Heberden, Wichmann et Butter, avaient remarqué la provocation fréquente des accès angineux par le travail digestif, et Macqueen avait même relaté cette parole d'un de ses malades : « Je me porterais bien, si je ne mangeais pas. »

En 1808, Ullersperger signalait un certain nombre de cas d'angor pectoris consécutifs à des affections abdominales, et quelques années plus tard, en 1816, Brera et Averardi avaient remarqué certaines relations entre l'angine de poitrine et l'hypertrophie du foie. Puis, vinrent J. Franck et Desportes, qui reconnurent l'existence d'une relation entre l'estomac et le cœur. Enfin, vers 1821, Reeder s'exprimait en ces termes au sujet des accidents cardiaques produits par les troubles fonctionnels ou autres de l'estomac :

« L'indigestion, qu'elle vienne d'une affection de l'estomac primitive ou consécutive à d'autres maladies du foie ou des autres viscères de l'abdomen, ou même du pelvis, amène fréquemment une douleur plus ou moins aiguë dans la région du cœur, s'étendant parfois jusqu'à l'épaule ou à l'avant-bras gauche. Les palpitations et les irrégularités l'accompagnent quelquefois. Une douleur sympathique peut affecter la région du cœur, quand quelques-uns des viscères abdominaux ou pelviens sont malades et sans que l'estomac soit aucunement atteint, ou du moins pas assez pour supposer que ce soit par l'intermédiaire de cet organe ; dans ce cas, la douleur doit être considérée comme dépendante d'une sympathie directe entre l'organe malade et le cœur. Cette occurrence doit être tenue comme rare en comparaison des autres cas. »

L'auteur anglais parle vaguement de « douleur au cœur » consécutive aux troubles gastriques, mais il ne prononce pas une fois, à ce sujet, le terme d'angor pectoris. C'est, beaucoup plus tard, dans la thèse de Capelle, en 1861, qu'on peut lire l'observation d'un malade dont les accès d'angor diminuèrent avec l'amélioration des troubles digestifs ; et à une époque plus rapprochée de nous, en 1870, Handfield Jones cite un cas « d'association de troubles cardiaques et gastriques » caractérisé par des palpitations et des phénomènes angineux.

Pathogénie. — Pour expliquer la production d'accès angineux sous l'influence des troubles digestifs, on a édifié trois théories : les théories *mécanique, humorale* et *réflexe*.

a). Voici d'abord la théorie *mécanique :* elle prétend trouver la raison de ces phénomènes dans la gêne mécanique du cœur produite par l'augmentation de volume des principaux organes abdominaux (distension de l'estomac ou hypertrophie du foie).

Sur quelles bases a-t-on voulu l'étayer ? On a dit que, dans certaines affections de l'estomac, il existe de la dyspnée, des palpitations, des tendances syncopales après chaque repas. Mais cette hypothèse ne mérite pas une longue réfutation : en effet, si l'existence de la dyspnée et des palpitations est incontestable chez certains dyspeptiques, ces accidents ne constituent pas encore une angine de poitrine, ils ne sont pas proportionnels dans tous les cas à la plénitude et à la dilatation de l'estomac, ou encore à la quantité d'aliments ingérés. La preuve, c'est que l'absorption d'une seule cuillerée de bouillon ou de liquide est capable de produire, chez certains dyspeptiques, des accidents respiratoires et cardiaques. D'autre part, on a observé des malades qui faisaient cesser leurs accès en prenant quelques aliments. Voilà donc des faits suffisants pour juger la valeur de cette théorie mécanique, et passer condamnation sur elle.

b). La théorie *humorale* n'est pas mieux démontrée, malgré les raisons que Murchison a fait valoir en sa faveur. D'après lui, les accidents cardiaques des maladies du foie et de l'estomac sont dus à l'irritation du nerf pneumogastrique par des substances toxiques résultant des déchets organiques résiduaires de la nutrition interstitielle, déchets ayant échappé à l'action de la dépuration hépatique. De plus, par sa persistance, cet état morbide du sang aurait pour conséquence la dégénération de la fibre cardiaque.

On a encore invoqué l'action que, dans les ictères, la bile exerce sur la fibre cardiaque, l'état parétique du myocarde que les injections de bile dans le sang provoquent, d'après les expériences de Kleinpeter. Mais cette théorie est erronée, parce qu'elle ne rend pas compte des phénomènes observés (accentuation du second bruit pulmonaire, etc.), parce qu'elle n'explique pas la production subite ou rapide des accidents cardiaques observés par Chomel après l'ingestion stomacale de quelques cuillerées de liquide par exemple, et aussi parce que l'ictère n'est jamais l'intermédiaire obligé entre la maladie du foie et les accidents cardiaques.

c). Les deux premières théories étant mises hors de cause, il faut admettre la théorie *réflexe*. Le raisonnement y conduit, et les observations la confirment. Commençons d'abord par les observations :

Dès 1854, Stokes admettait le retentissement par voie nerveuse des affections gastro-hépatiques sur le cœur. Il cite d'abord le fait d'une malade qui éprouvait depuis plusieurs années « des palpitations violentes et extraordinaires revenant sous forme d'accès très prolongés ». Pendant ces accès, le cœur était en proie à une excitation violente, ses battements très irréguliers s'accompagnaient d'un bruit de souffle fort, se rapprochant du bruit de râpe. On la croyait atteinte d'une affection valvulaire, et cependant, durant les périodes d'accalmie, toute trace de bruit morbide disparaissait au cœur. Or, la malade avait trouvé un moyen de se guérir : il consistait en un émétique pris au moment des accès. Bientôt ceux-ci disparurent pour ne jamais plus revenir.

Stokes rapporte encore une observation semblable, et revenant plus loin sur ces accidents, il paraît adopter une théorie mixte qu'il formule en ces termes : « Dans l'appréciation de ces faits, il est difficile de séparer les palpitations dues à un état sympathique de l'estomac, de celles qui sont produites par certains *ingesta* toxiques, agissant sur le système nerveux, tels que le thé, le tabac, les boissons alcooliques, etc. »

Les accidents cardio-pulmonaires consécutifs aux maladies des voies digestives, peuvent affecter trois formes :

a). Tantôt, ce sont des palpitations, des faux pas du cœur, de l'arythmie, avec gêne ou anxiété précordiale, et même avec des irradiations dans le membre supérieur gauche (forme *cardiaque*);

b). Tantôt, ce sont des accès d'oppression, de dyspnée ou d'orthopnée. Le plus souvent, on observe la dilatation des cavités droites du cœur, l'accentuation du deuxième bruit pulmonaire, un léger souffle tricuspidien et un bruit de galop droit que l'on doit opposer au bruit de galop gauche des affections rénales (forme *pulmonaire*);

c). Enfin, au lieu de prendre ces apparences plus ou moins tumultueuses, ces phénomènes affectent une forme fruste, quoique complexe, qui peut parfois échapper à l'attention du médecin. Les malades ne se plaignent, en effet, que d'une faible anhélation avec palpitations et un léger sentiment d'anxiété précordiale (forme *cardio-pulmonaire*).

Pour expliquer la pathogénie de tous ces accidents, il faut d'abord tenir compte d'un fait important qui domine toute cette symptomatologie : je veux parler de l'exagération de la tension vasculaire dans le cœur droit, laquelle se traduit par l'accentuation du deuxième bruit à gauche du sternum, c'est-à-dire au niveau même de l'artère pulmonaire. Le ventricule droit se laisse distendre et se dilate, parce qu'il doit vaincre un obstacle constitué par la contracture réflexe des capillaires du poumon, la principale cause instrumentale de l'hypertension sanguine dans le système de la petite circulation. La dyspnée n'a donc pas lieu par défaut d'air, mais par manque de sang, elle survient par un mécanisme à peu près analogue à celui qui caractérise la dyspnée de l'embolie pulmonaire.

En regard des preuves cliniques qui démontrent l'existence d'une hypertension sanguine dans le réseau de la petite circulation, il faut placer les preuves expérimentales :

Morel[1] et Arloing, après avoir mis le cœur à nu, chez un animal trachéotomisé et curarisé, de façon à pratiquer la respiration artificielle, ont adapté à l'artère pulmonaire un tube communiquant avec un manomètre enregistreur, et par des excitations de la muqueuse stomacale, ils ont noté une élévation de la tension sanguine dans l'artère pulmonaire.

[1] MOREL. Thèse inaugurale de Lyon.

Une expérience plus simple de Barié donne les mêmes résultats : la paroi abdominale est ouverte, et par cette boutonnière, on excite le foie; si, au même moment, on ausculte la région précordiale, l'oreille constate une accentuation du deuxième bruit pulmonaire.

De plus, en pratiquant des excitations cutanées douloureuses, et en tenant compte, au moyen des appareils enregistreurs, des phénomènes observés, on a constaté des effets cardiaques, vasculaires et respiratoires, d'origine manifestement réflexe.

Enfin, il existe des faits cliniques dans lesquels on voit une excitation viscérale de l'estomac ralentir les battements du cœur, et les suspendre au point de provoquer la syncope.

La pathogénie des phénomènes pseudo-angineux d'*origine gastro-intestinale* a été surtout révélée par les recherches de Potain. L'excitation réflexe, qui peut avoir son point de départ dans le foie, dans l'intestin, plus souvent dans l'estomac, détermine une contraction exagérée des vaisseaux pulmonaires et une élévation de tension dans ces vaisseaux, d'où un certain obstacle dans la circulation du cœur droit et une dilatation consécutive de ses cavités. Il est probable, dès lors, que c'est l'état du muscle cardiaque qui doit être incriminé dans les attaques de pseudo-angine d'origine gastrique. « En effet, par suite de la distension de ses cavités, le cœur droit a perdu sa tonicité physiologique et résiste mal à l'ondée sanguine qui lui arrive de l'oreillette; d'autre part, sa force de contraction est amoindrie, et l'obstacle qu'il rencontre dans l'artère pulmonaire, plus grand; il en résulte des perturbations profondes dans l'activité fonctionnelle du cœur droit, et pour peu que les causes premières de dilatation persistent ou s'aggravent, cet état de souffrance ne tarde pas à réagir sur le cœur gauche lui-même[1]. »

Il est juste d'ajouter que les maladies de l'estomac peuvent retentir sur le cœur, non seulement par l'intermédiaire de la circulation, mais aussi par le fait de l'innervation commune de ces deux organes. J'ai insisté sur cette pathogénie, à propos d'une angine de poitrine qui a demontré de la façon la plus formelle l'importance des « *synergies morbides du pneumogastrique*[2] ». Avant moi, Anstie[3] avait compris ainsi la question, lorsqu'il attirait l'attention sur les relations pathologiques et thérapeutiques de l'asthme, de l'angine de poitrine et de la gastralgie. De son côté, Habershon jetait, quelques années plus tard, les bases de

[1] Barie (*Revue de médecine*, 1883).
[2] *Union med.*, 1879 et 1883.
[3] Anstie (*Brit. med. Journ.*, 1872).

la pathologie du nerf pneumogastrique, en émettant les propositions suivantes :

1° Les altérations du nerf vague, à son origine, peuvent fournir cliniquement des symptômes d'irritation dans un des organes innervés par le même nerf ;

2° L'irritation dans un groupe de branches périphériques peut produire des troubles dans une des régions innervées par le nerf ou dans le tronc nerveux lui-même ;

3° Les symptômes d'irritation nerveuse peuvent alterner de telle sorte que les troubles des diverses régions innervées par le même nerf vague se succèdent à des intervalles plus ou moins éloignés [1].

Étiologie. — Vous connaissez l'existence du retentissement cardiaque des affections gastro-intestinales et son explication pathogénique ; il importe maintenant d'étudier ses causes.

En un mot, dans quelles affections du tube digestif ces troubles fonctionnels doivent-ils survenir ? Dans les affections graves du tube digestif, allez-vous dire ? Bien au contraire, ils accompagnent les maladies les plus légères.

Or, ce fait ne doit point vous étonner, si vous comparez ces phénomènes morbides avec ceux qu'on observe dans d'autres organes. Une goutte d'eau qu'on avale de travers et qui pénètre à l'entrée du larynx, provoque de violents efforts de toux et parfois une dyspnée intense, tandis qu'une ulcération profonde de cet organe ne détermine que rarement les mêmes phénomènes réactionnels. Parfois, les vers intestinaux donnent lieu à des manifestations réflexes, graves en apparence (syncopes, accidents épileptiformes), quand une ulcération étendue et profonde de l'intestin, quand une affection cancéreuse de cet organe n'en provoquent que peu ou point. Il en est de même pour les affections gastriques : les accidents caractérisés par de la dyspnée, des crises angineuses, etc., surviennent surtout dans les cas les moins graves, dans le cours d'une dyspepsie ; un simple catarrhe gastrique peut en être la cause occasionnelle, tandis qu'un cancer ou un ulcère de l'estomac poursuivent silencieusement leur cours sans susciter d'aussi bruyantes manifestations. On dirait qu'alors toute l'activité morbide s'est concentrée sur l'estomac et sur la lésion anatomique.

Il ne faut pas s'en étonner. Ces phénomènes dépendent d'une loi de pathologie générale que vous m'entendez souvent répéter, et qui a été judicieusement formulée par Lasègue : Une lésion superficielle ou de

[1] Habershon, Some clinical facts connected with the pathology of the pneumogastric nerve (*Guy's Hosp. reports*, 1875).

simples troubles fonctionnels des organes exaltent les réflexes, tandis que les lésions organiques plus ou moins profondes les suppriment. C'est ainsi qu'un dyspeptique éprouvera du côté du cerveau et du cœur des accidents que vous n'observerez pas au même degré chez un malade atteint de cancer de l'estomac.

Mais, voici une objection :

Tous les dyspeptiques n'éprouvent pas les mêmes manifestations réactionnelles ; pourquoi les observe-t-on chez les uns, et pas chez d'autres ? La réponse à cette question est aisée. C'est sans doute affaire de maladie, mais c'est plutôt affaire de malade et de réflectivité nerveuse. En un mot, c'est une question de prédisposition individuelle. Celle-ci trouve surtout son élément dans un état d'impressionnabilité du système nerveux ; aussi, les femmes sont-elles plus exposées que les hommes (28 observations chez les femmes contre 19 chez les hommes) à cette sorte d'accidents. Chez elles, les causes prédisposantes le plus fréquemment en jeu sont l'état névropathique, la chlorose, l'hystéricisme, etc. C'est là, sans doute, une des raisons pour lesquelles la pseudo-angine de poitrine d'origine gastro-intestinale prend souvent des caractères mixtes ; il en résulte qu'il est souvent malaisé de démêler ce qui appartient à la neurasthénie ou à l'état gastrique.

Symptomatologie. — Cette pseudo-angine gastro-intestinale présente des caractères cliniques qui nous permettront de la reconnaître facilement :

a). Elle s'observe à tout âge, aussi bien dans l'un que dans l'autre sexe, mais plus souvent chez la femme que chez l'homme.

b). Les accès sont moins violents que dans l'angine de poitrine coronarienne, mais leur durée est plus longue, puisqu'elle peut atteindre une demi-heure à une heure au plus. Ils surviennent le plus souvent après les repas, pendant le travail de la digestion, quelquefois immédiatement après l'ingestion de quelques parcelles alimentaires.

c). La douleur existe au-devant du cœur, et non sous le sternum, elle est *précordiale* et non sous-sternale ; elle présente moins fréquemment que dans l'angine coronarienne des irradiations vers les membres supérieurs ; elle consiste dans une sensation de plénitude de la poitrine, plutôt que dans celle d'étreinte et de compression.

d). L'angine de poitrine coronarienne n'est pas alliée à des phénomènes respiratoires ou dyspnéiques, et lorsqu'elle survient après les repas, elle se reconnaît toujours par son siège franchement sous-sternal, par ses douleurs plus angoissantes, par ses irradiations plus précises, par l'existence concomitante d'accès provoqués par les efforts et la marche.

La pseudo-angine de poitrine des dyspeptiques qui survient le plus souvent après les repas et sous leur influence, se manifeste d'abord par une certaine anhélation, un état d'oppression variable, une sensation pénible au niveau de l'épigastre, accidents auxquels viennent s'ajouter la douleur précordiale, le refroidissement des extrémités, la petitesse du pouls, un état lipothymique plus ou moins marqué, et une douleur vague ou confuse dans toute la région cardiaque. Cette forme d'angor est donc caractérisée par la production presque simultanée d'accidents pulmonaires et cardiaques, par l'existence d'une sorte de dyspnée ou d'anhélation qui accompagne ordinairement ces accès.

e). Presque toujours, on observe, en même temps, les signes d'un retentissement de l'affection gastrique sur le cœur : palpitations, intermittences, lipothymies, syncopes, symptômes asystoliques, augmentation de la matité précordiale surtout dans le sens transversal, existence d'un bruit de galop droit et d'une insuffisance tricuspidienne plus ou moins durable, accentuation du second bruit pulmonaire.

f). Dans les attaques pseudo-angineuses même les plus sévères, la guérison est la règle, et la mort est extrêmement rare.

Diagnostic. — Comme on le voit, il est facile avec l'angine coronarienne. Mais plusieurs cas peuvent se présenter :

1° La douleur de l'angine de poitrine coronarienne, par sa prédominance au creux épigastrique au niveau de l'appendice xiphoïde, peut simuler une affection stomacale. C'est cette forme angineuse que j'ai décrite sous le nom d' « angine de poitrine vraie pseudo-gastralgique, à siège épigastrique ». Je renvoie, pour ce diagnostic, aux détails dans lesquels je suis entré dans une des leçons précédentes. Qu'il me suffise de rappeler que le *siège* de la douleur peut être à la région de l'estomac, mais que la *cause* ne réside pas dans cet organe, et on en a la preuve dans la provocation des accès par la marche ou les efforts.

2° Les accès de l'angine de poitrine coronarienne peuvent survenir à l'occasion d'un repas et surtout du repas du soir, et l'on commettrait une grave erreur de diagnostic en les attribuant à un trouble des fonctions digestives; car ici, l'ingestion alimentaire n'a joué que le rôle de cause occasionnelle, très probablement en augmentant la tension artérielle, comme lorsqu'il s'agit d'un effort, d'une marche précipitée et contre le vent. Dans la description symptomatique de l'accès d'angine vraie, j'ai cité des cas où celui-ci survenait non seulement sous la seule influence du travail digestif, mais aussi et surtout par la marche après les repas. Du reste, comme toujours, la production habituelle des accès par les efforts permet d'établir le diagnostic de sténocardie coronaire.

3° Je vous ai dit que, si la cause occasionnelle des pseudo-angines gastriques est due au travail de la digestion, leur cause prédisposante résidait souvent dans l'état névropathique du sujet. C'est pour cette raison que vous avez souvent affaire à des cas *mixtes*, la pseudo-angine revêtant à la fois les caractères de l'angor des neurasthéniques et des dyspeptiques. Si vous ne savez pas toujours reconnaître cette association symptomatique, la faute n'a pas une grande importance, puisque les anginöides, qu'elles soient d'origine névrosique ou névralgique, se terminent par la guérison. Mais il n'en est pas de même des cas assez fréquents, où fortuitement l'angine coronarienne est associée à des troubles gastriques. Voici un goutteux : de par sa goutte, il est dyspeptique et atteint d'artério-sclérose. Celle-ci siège dans les artères coronaires, d'où accès d'angine vraie. Mais, comme ces derniers peuvent être relativement rares, tandis que les troubles des fonctions digestives sont plus fréquents, survenant après chaque ingestion alimentaire, et s'associant parfois aux accès angineux qu'ils précèdent ou suivent, vous pouvez, en raison de la prédominance de ces derniers, leur accorder une importance exagérée en mettant tous les accidents sur le compte de l'estomac.

A ce sujet, je me souviens d'un malade que, depuis deux ans, la plupart des médecins avaient soigné pour une simple dyspepsie. Celle-ci se manifestait, il est vrai, par des éructations nombreuses et abondantes après les repas, par des renvois acides, une sensation de plénitude stomacale et de dyspnée. Mais on n'avait pas remarqué que souvent, non seulement lorsqu'il marchait après les repas, mais lorsqu'il gravissait une pente légèrement rapide, il éprouvait une sensation douloureuse dans la région sternale avec irradiation à l'épaule gauche, et que cette sensation disparaissait immédiatement après l'arrêt de la marche. J'auscultai le malade, je trouvai les artères athéromateuses, les battements du cœur secs et parcheminés, le premier bruit soufflant surtout à droite du sternum ; je constatai encore l'existence d'une légère dilatation de l'aorte reconnaissable par l'augmentation de la matité de ce vaisseau et l'élévation des artères sous-clavières. Dès lors, il n'y avait plus de doute : il s'agissait d'un angineux vrai atteint de dyspepsie, et non d'un dyspeptique atteint de pseudo-angine. Le traitement ioduré, en amenant assez promptement une grande amélioration dans l'état du malade, contribua pour sa part à confirmer le diagnostic.

Le tableau suivant vous aidera encore à bien préciser le diagnostic de l'angine coronarienne et des pseudo-angines réflexes :

Angine coronarienne (*d'origine artérielle*).	**Pseudo-angine réflexe** (*d'origine gastro-intestinale*).
Cause anatomique : Rétrécissement ou oblitération des artères coronaires par coronarite ou aortite.	Cause anatomique. Distension des cavités du cœur, consécutive aux troubles gastriques.
Symptômes : Plus fréquente après quarante ans et chez l'homme.	Symptômes. S'observe à tout âge, peut-être plus souvent chez la femme.
— Durée courte des accès qui sont provoqués par l'effort.	— Longue durée des accès, non provoqués par la marche ou l'effort, survenant apres le repas, ou sous l'influence du travail digestif.
— Douleur sous-sternale, sous forme de compression ou d'étau, le plus souvent isolée d'autres troubles respiratoires ou autres.	— Douleur précordiale et non sous-sternale, avec sensation de plénitude de la poitrine, de distension du cœur, avec moins d'irradiations aux membres supérieurs. Douleur vague et confuse de la région cardiaque, s'accompagnant souvent d'anhélation, d'oppression et de dyspnée avec état lipothymique.
— Signes d'artério-sclérose, d'hypertension artérielle, de dilatation de l'aorte. Pas d'asystolie. Retentissement diastolique de l'aorte, siégeant à *droite* du sternum, au foyer aortique. Parfois bruit de galop gauche. Augmentation de la matité précordiale, surtout dans le sens vertical.	— Signes de dilatation du cœur droit accompagnée parfois d'insuffisance tricuspidienne, d'augmentation dans la tension du système pulmonaire. Attaques fréquentes de cardiectasie et d'asystolie. Retentissement diastolique de l'artère pulmonaire, siégeant à *gauche* du sternum. Parfois, bruit de galop droit. Augmentation de la matité précordiale, surtout dans le sens transversal.
— Dans l'angine de poitrine coronarienne *pseudo-gastralgique, a siège épigastrique*, accès provoqués par les efforts.	— Dans la pseudo-angine de poitrine d'origine gastrique avec douleurs gastralgiques, accès non provoqués par les efforts.
— Les accès surviennent parfois apres le repas du soir. Le fait de la provocation habituelle des accès par les efforts, établit le diagnostic. Dans l'angine vraie compliquée de troubles dyspeptiques, accès mixtes présentant à la fois les caractères de la sténocardie vraie et de la sténocardie fausse.	— Jamais les accès ne sont provoqués par les efforts.
Pronostic. Mort très fréquente.	Pronostic. Mort très rare.
Traitement. Médication artérielle (iodure, trinitrine).	Traitement. Médication antidyspeptique, etc.

Tel est le diagnostic de la pseudo-angine d'origine gastrique. Mais parfois il se complique, et certains malades étant à la fois neurasthéniques et arthritiques par exemple, on peut voir des cas *mixtes* où la pseudo-angine est à la fois d'origine nerveuse, arthritique et gastrique. En voici un des nombreux exemples :

J'ai été consulté pour une jeune femme atteinte d'accès d'angor pectoris, et au sujet de laquelle le Dr Saint-Ange (de Toulouse), son médecin habituel, a bien voulu m'adresser les notes suivantes :

« Mme S .. présente des acces d'angine de poitrine de forme variable, mais qui ne constituent qu'un accident secondaire dans l'affection dont elle est atteinte. Agee de vingt-six ans, nee d'un père arthritique, ayant un oncle qui presente des accès de goutte véritable, cette dame a été, pendant toute sa jeunesse, tourmentée par des crises gastralgiques, d'abord eloignées et facilement conjurees, puis plus fréquentes et plus rebelles, surtout depuis sa derniere grossesse, qui remonte à quatre ans. Depuis deux ans, et surtout depuis l'été dernier, les accidents gastriques sont devenus presque permanents . ils consistent dans des douleurs vives, brûlures ou élancements provoques surtout par l'alimentation, météorisme, vomissements, et il est arrivé pendant les mois de décembre et de janvier que l'alimentation a éte réduite aux proportions les plus restreintes ; de là un grand amaigrissement et une perte considérable des forces. Cette affection gastrique a eté inutilement traitee par toutes sortes de moyens : régime lacté, lavage stomacal, poudre de viande, hydrotherapie, saison a Vichy.

« Vers le mois d'octobre dernier, cette gastralgie s'est compliquée de crises d'angine de poitrine caracterisées par une douleur précordiale violente, angoissante, avec sensation de contriction, état lipothymique, crises dont la duree atteignait parfois une heure. D'autres fois, on observait plutôt des accidents pulmonaires . dyspnee avec respirations tres frequentes et brèves, suivie d'un état léthargique qui persiste pendant quelques minutes et pendant lequel la malade ferme les yeux et semble dormir, tout en conservant la notion exacte de ce qui se passe autour d'elle. Ces crises surviennent quelquefois spontanément, mais bien plus souvent à l'occasion de l'ingestion des aliments, même les plus légers.

« Je n'ai jamais cru qu'il s'agît de crises d'angine de poitrine véritable, et j'ai toujours pensé que l'estomac est l'origine de ces accidents cardio-pulmonaires Dans l'intervalle des crises, il existe fréquemment des douleurs precordiales plus ou moins vives, de l'essoufflement et des quintes plus ou moins violentes de toux gastrique.

« Pour compléter le tableau symptomatique, il faut ajouter que, chez la malade, il a paru exister, à différents intervalles, une sorte d'alternance avec les symptômes gastriques et les symptômes cardio-pulmonaires, qui d'autres fois se reunissent. De même, il n'est pas rare de voir les accidents gastriques s'amender pour faire place a des accidents d'entéralgie avec excretion de produits pseudo-membraneux. »

Cette malade que j'avais d'abord vue en 1882, est revenue me voir dans le courant de l'annee 1887, elle venait alors de la ville de Niort qu'elle habitait depuis trois ans environ. En 1882, elle avait ete sur mes conseils à Bagnères-de-Bigorre, et pendant deux ans les crises pseudo-angineuses ont completement disparu, sous l'influence des eaux et d'un traitement dirige principalement contre son etat gastrique.

Il y a deux ans, d'autres douleurs sont survenues dans la région cardiaque ;

mais elles ne ressemblent en aucune façon aux premières : elles surviennent pendant la nuit, jamais après les repas, et sont souvent consécutives à des crises de névralgies variées qui atteignent tour à tour la face, l'épaule et le coude droit. Il n'y a plus de crises dyspnéiques, et les acces pseudo-angineux prennent parfois les caractères que l'on a coutume de rencontrer dans l'hystérie; d'autres fois, ils surviennent sous l'influence du froid et des changements de température, comme on l'observe chez les arthritiques. Du reste, la malade présente une insensibilité de l'epiglotte très accusée, quelques plaques d'anesthésie dans diverses parties du corps, et de plus elle est atteinte de cette sorte d'*ataxie thérapeutique* spéciale aux névropathes, en vertu de laquelle une quantité presque infinitesinale d'opium ou d'un autre médicament produit rapidement des accidents toxiques hors de proportion avec la dose employée.

Cette malade présente encore les attributs du tempérament arthritique puisqu'elle est migraineuse, hémorrhoïdaire et qu'elle a de la gravelle. Enfin, je constate de la façon la plus manifeste l'existence d'une dilatation légere de l'estomac.

Comme on le voit, cette observation nous démontre l'existence de plusieurs causes (état dyspeptique, neurasthénie, arthritisme) qui ont certainement agi pour donner aux attaques de pseudo-angine une apparence variée. Les fonctions digestives, sérieusement troublées chez cette malade, ont eu leur retentissement sur le cœur et ont donné lieu à la production d'accès angineux dont les caractères cliniques étaient ceux que nous venons de décrire dans cette leçon. L'état de l'estomac s'améliora sous l'influence du traitement ; mais le cœur resta troublé, il devint un *locus minoris resistentiæ* pour la neurasthénie et l'arthritisme dont cette femme était atteinte, et ces deux états morbides ont imprimé à leur tour leur cachet tout particulier à de nouvelles crises pseudo-angineuses.

Pronostic. — La pseudo-angine réflexe d'origine gastro-intestinale ne présente pas d'ordinaire une grande gravité, elle ne se termine pas par la mort. Cela ne veut pas dire que les accès ne puissent être extrêmement intenses ; parfois même ils ont l'apparence de la gravité, et cette apparence résulte de trois causes : de l'intensité, de la longue durée des accès, et aussi de l'immixtion frequente d'accidents étrangers au syndrome sténocardique (dyspnée intense, vomissements, état nauséeux).

Voici une observation intéressante d'un malade atteint de pseudo-angine avec les apparences de la gravité :

X..., âgé de trente-sept ans, était soigné par le Dr B. . (de Lommelet, près Lille), qui m'a transmis sur son malade les renseignements suivants :

« Depuis longtemps, il est atteint d'une dyspepsie flatulente, et il éprouve en outre, de temps à autre, des douleurs vives à la région précordiale. Nous avons été témoin, il y a dix ou quinze jours, d'une crise qui a été des plus graves, et comme il n'en avait jamais eu. Elle a duré quelques heures. Pendant ce temps, on a pu constater un etat d'angoisse extrême avec douleurs augmentant par la pression à la région du cœur ; le pouls était très faible, presque insensible, irrégulier, inégal ; la face et les extremites étaient cyanosées, la peau couverte de sueurs, et à l'auscultation de la poitrine, on pouvait entendre le murmure vésiculaire sans râles d'aucune sorte. Mais, au niveau du cœur, il etait difficile de percevoir le premier bruit. Cette crise a été suivie d'une légere élevation de la température et d'un abattement profond qui a dure deux ou trois jours. Depuis longtemps, j'ai songé à l'existence d'une angine de poitrine symptomatique d'une affection de l'appareil central de la circulation, et le traitement a ete dirigé dans ce sens... »

Je vois le malade le 30 mai 1887, et je note dans ses antécédents l'existence d'un rhumatisme articulaire aigu à l'âge de dix-neuf ans, rhumatisme qui n'a laissé aucune trace du côté du cœur ; à l'auscultation de cet organe, je ne puis constater qu'une légère surdité du premier bruit; mais je suis immédiatement frappe par l'intensité du *retentissement diastolique de l'artère pulmonaire* à gauche du sternum ; il n'existe aucun bruit de souffle et pas de bruit de galop; la matité précordiale est augmentée dans le sens transversal, mais faiblement. Le murmure vésiculaire est normal, le foie présente son volume habituel et n'est pas douloureux. *L'estomac est notablement dilaté* (clapotement stomacal des plus nets), et cependant les nodosites phalangiennes sont à peine marquées. Le malade souffre beaucoup de son estomac : apres le repas, émission de gaz tres abondants, douleurs au creux epigastrique.

Il y a trois ans environ, il éprouva pour la premiere fois une crise angineuse caractérisée par la sensation d'un étau, d'une sorte de compression au niveau de l'appendice xiphoide, avec douleur remontant au-devant de sternum, puis irradiant à l'épaule et au bras gauche. Les trois premières crises sont survenues à trois mois de distance, *elles n'ont éte provoquées ni par l'effort ni par la marche* (le malade assure même qu'il se trouve mieux lorsqu'il marche), elles ont apparu trois heures après le repas, pendant la nuit, et ont eu une durée d'environ deux heures. La quatrieme crise, qui a été la derniere, est survenue, sans cause, a 10 heures du matin et ne s'est terminée qu'à 4 heures du soir; douleur au-devant du sternum sans irradiations, avec dyspnée, et symptômes aphysiques, menaces de syncope, éructations nombreuses, etc.

En m'appuyant sur les troubles gastriques, sur leur retentissement cardiaque, sur l'existence du retentissement diastolique de l'artere pulmonaire, sur la nature des acces non provoqués par la marche ou par l'effort et accompagnes d'accidents étrangers à l'attaque d'angine vraie (dyspnée, accidents asphyxiques, etc.) ; en m'appuyant encore sur la longue durée des accès, je conclus au diagnostic de *pseudo angine d'origine gastrique*, et j'affirme la guérison prochaine du malade par un traitement dirigé principalement contre l'etat gastrique : hygiene alimentaire, regime sec, laitage, gouttes aperitives et acide chlorhydrique après les repas : deux ans plus tard, son médecin habituel confirmait le diagnostic et le pronostic par une lettre d'où j'extrais le passage suivant : « Le malade va bien, il n'a plus de grandes crises, et l'etat de ses fonctions digestives s'est amélioré. »

J'ai revu moi-même le malade en 1891, c'est-à-dire quatre années après sa premiere visite, et j'ai constaté la guérison definitive des crises angineuses sous l'influence d'un traitement sévère dirige contre l'état gastrique.

Traitement. — D'après les détails dans lesquels je suis entré à propos des observations précédentes, vous devez déjà savoir que la médication doit s'adresser surtout à la cause de ces accès pseudo-angineux, c'est-à-dire à l'état dyspeptique, le plus souvent entretenu par une dilatation de l'estomac. Vous aurez donc alors à prescrire le régime sec si bien formulé par Bouchard, et sur lequel j'ai insisté il y a plusieurs années. En voici les principales indications[1] :

Il faut surveiller et régler le régime alimentaire, en se rappelant toujours ce précepte de Chomel : « Les médicaments ne guérissent la dyspepsie que rarement, et avec le concours de l'hygiène. » C'est encore lui qui a si bien dit : « On digère autant avec ses jambes qu'avec son estomac. » Donc, vous devez conseiller à vos malades l'exercice sous toutes ses formes, et surtout une courte promenade après les repas.

Ceux-ci doivent être réguliers, peu répétés (deux ou trois fois par jour), régulièrement espacés (sept à huit heures d'intervalle entre le déjeuner ou le dîner).

Il faut veiller à la complète cuisson des aliments ; manger lentement et surtout d'une facon modérée, car on se nourrit plus de ce que l'on digère que de ce que l'on ingère ; en un mot, il faut toujours, pour le traitement de toutes les dyspepsies, — qu'elles soient liées ou non à un état de dilatation gastrique, — se rappeler qu'un des premiers problèmes à résoudre est celui-ci : *Ingérer le plus de substances nutritives et digestives sous le plus petit volume possible.*

On doit combattre la constipation, soit par un régime approprié, soit par l'usage de quelques laxatifs, en donnant la préférence aux poudres purgatives (par exemple, une cuillerée à café de magnésie et de crème de tartre à parties égales, une pilule de podophylline à 3 centigrammes, un cachet de 30 centigrammes de cascara sagrada à prendre le soir, ou 50 centigrammes de poudre de rhubarbe et de fleur de soufre au commencement du repas, ou encore après le repas cinq ou six pruneaux laxatifs que je fais préparer en faisant bouillir environ 250 grammes de pruneaux avec 2 ou 3 grammes de follicules de sené renfermés dans un petit sac de mousseline, etc.).

Boire aux repas, peu et souvent ; car, selon la remarque de Beau, les bonnes digestions sont à ceux qui boivent peu ; il faut, au contraire, éviter de boire beaucoup et d'un trait de grandes quantités de boissons

[1] H. Huchard. Du régime sec dans les maladies de l'estomac et principalement dans la dyspepsie des liquides (*Soc. de therap.*, 1884 et *Bull. de thérapeutique*, 1884). — Comment doit-on soigner la dyspepsie flatulente ? (*Revue génerale de clinique et de therapeutique*, 1887.) — La pseudo-gastralgie hyperchlorhydrique ; son traitement par les alcalins à la haute dose (*Soc. de therap.*, 1890).

qui dilatent l'estomac et augmentent son atonie. S'abstenir de boissons alcooliques, fermentées, sucrées ou gazeuses, de vin rouge, de bières fortes. Donner la préférence pour les boissons : au vin blanc léger dans la proportion d'un quart pour trois quarts d'eau d'Alet ou d'Evian (source Cachat), ou encore à la bière faible additionnée d'eau, ou à l'eau aiguisée d'une cuillerée à café de cognac. Le lait ne convient pas à tous les malades ; en tous cas, lorsqu'il détermine des aigreurs, des flatulences ou une tendance diarrhéique, il faut l'additionner d'eau de Vichy (Célestins) ou d'eau de chaux, ou encore contre la constipation, en faire précéder l'emploi d'une dose de 25 à 50 centigrammes de bicarbonate de soude et de poudre de rhubarbe.

Si l'état dyspeptique n'est pas dû à la dilatation gastrique, il faut prescrire le régime lacté exclusif ou mitigé, en ayant soin de recommander aux malades de prendre le lait par petites gorgées et non par grandes tasses ou tout d'un trait, comme ils le font généralement. Les boissons seront prises à la température ordinaire ; cependant, il est des malades qui, en raison d'une idiosyncrasie particulière, supportent mieux, soit les boissons tièdes ou chaudes, et alors, dans ce dernier cas, il faut donner la préference à l'infusion légère de thé.

Eviter dans l'alimentation : d'abord les aliments liquides (potages clairs, café au lait, chocolat au lait, etc.,) qu'on devra remplacer le matin par une bouillie faite avec la farine de froment, additionnée d'un jaune d'œuf ; ensuite les substances grasses et indigestes : la viande de porc, la charcuterie, les cervelles, les foies et le foie gras, les ragoûts, les fritures, les viandes faisandées ou trop épicées, les poissons gras ou indigestes (maquereau, saumon, anguilles, sardines, homards, écrevisses, etc.), les champignons, les truffes, les légumes secs, la plupart des légumes fibreux (choux, navets, salsifis, radis) ; les féculents non dépouilles de leur écorce ; les crudités, les acidités, le fromage fermenté ; parmi les fruits : les fraises, figues, noix, noisettes, groseilles, etc. ; les sucreries ou pâtisseries, le pain imparfaitement ou fraîchement cuit.

Donner la préference aux viandes rôties, grillées ou bouillies sans sauce ; aux viandes froides, aux purées de viandes, aux purées de légumes bien dépouillés de leur enveloppe, aux œufs peu cuits, aux œufs au lait, aux compotes de fruits, au pain grillé ou bien cuit.

Il faut empêcher le développement des flatulences, par l'emploi des substances antifermentescibles et de poudres absorbantes. Parmi les médicaments que l'on doit recommander dans le traitement des dyspepsies, je n'en connais pas de meilleur que le chloroforme. L'action de cette substance est, en effet, multiple : ç'est un *antifermentescible* assez puissant, comme on le sait ; à titre d'*anesthésique*, il doit encore agir favorablement dans les dyspepsies flatulentes ; enfin, par son action topique *congestive*, il peut certainement ajouter quelque chose à la congestion physiologique de la digestion. Mais, en raison de cette action locale et irritante, il ne faut pas l'employer à l'état de pureté ou en capsules, comme on l'ordonne trop souvent. Le mieux, comme Lasègue l'a démontré, est d'avoir recours à l'eau chloroformée saturée, d'après la formule suivante :

Eau chloroformée saturée	150 grammes.
Eau distillée, ...	120 —
Eau de menthe	30 —

Prendre, avant ou pendant le repas, une cuillerée de cette mixture.

Voici encore une préparation que j'emploie, et dans laquelle le chloroforme est associé aux excitants de la fibre gastrique :

Teinture de gentiane	} ââ 4 grammes.
— de badiane	}
— de noix vomique.	}
Chloroforme.	XX à XL gouttes.

Filtrez. Prendre 10 à 20 gouttes dans un peu d'eau, un quart d'heure au moins avant le repas.

Immédiatement après, ou même pendant le repas, si l'emploi de l'eau chloroformée reste insuffisant, il faut avoir recours à l'acide chlorhydrique qui joint à ses propriétés eupeptiques une action antifermentescible. On le prescrit, soit à la dose de 4 à 5 gouttes dans un peu d'eau, soit sous forme de sirop (250 grammes de sirop de menthe pour 1 gramme d'acide chlorhydrique, en prendre une cuillerée à dessert ou à bouche après le repas), soit encore sous forme de solution d'après cette formule : 4 grammes d'acide chlorhydrique dans un litre d'eau ; en prendre un verre à liqueur ou à madère à chaque repas.

On parle beaucoup, et on abuse de l'emploi des poudres dites absorbantes dans le traitement de la dyspepsie flatulente. Or, si l'on ne peut contester, comme le dit Chomel, leurs propriétés absorbantes lorsqu'elles sont placées avec certains gaz dans un récipient inerte, il n'en est pas de même lorsqu'elles sont introduites dans le « récipient vivant », comme dans l'estomac ou dans l'intestin. En un mot, les *absorbants n'absorbent rien*, et quand ils agissent, c'est en vertu d'une action *mécanique* sur la muqueuse sternale. Donc, lorsqu'on veut les employer, il faut les prescrire à jeun, à l'état de vacuité de l'estomac, alors qu'entrant en contact direct avec sa muqueuse, ils peuvent en modifier le fonctionnement ; il ne faut pas les prescrire au début ou dans le cours des repas, alors que, perdus dans la masse alimentaire, ils deviennent incapables d'exercer la moindre influence sur cette muqueuse. Ordonnés de cette façon, ils rendent encore quelques services.

Puisque ces poudres dites « absorbantes » ont une action purement mécanique, il est préférable d'avoir recours à des médicaments insolubles et doués d'un pouvoir antiseptique. Car il faut toujours se rappeler que le traitement de certaines dyspepsies est une question d'antisepsie stomacale. C'est pour cette raison que l'on doit donner la préférence à ces deux formules :

Naphtol B.	àâ 5 grammes.
Salicylate de bismuth.	
Magnésie	

Pour 30 cachets. Un cachet à chaque repas.

Benzonaphtol	20 grammes.
Pancréatine (ou pepsine)	10 —

Pour 40 cachets. Un cachet à chaque repas.

Lorsque l'estomac est dilaté, il renferme toujours une certaine quantité de liquide appréciable par le phénomène du clapotement stomacal. Si les divers moyens que je viens de passer en revue restent insuffisants, il faut alors pratiquer tous les jours ou tous les deux jours le lavage de l'estomac. On doit le faire, plutôt le matin à jeun, à l'aide du siphon de Faucher, avec un liquide un peu tiède, additionné d'une substance antiseptique ou antifermentescible. Celle à laquelle je donne la préférence est l'eau chloroformée saturée dans la proportion de 3 à 4 cuillerées à soupe pour un litre d'eau naturelle ou d'eau de Vichy, ou encore l'eau additionnée de 5 grammes d'acide borique pour 1000.

Tel est le traitement *préventif* de la pseudo-angine de poitrine d'origine gastro-intestinale. Il a une importance capitale qui justifie les nombreux détails dans lesquels je suis entré à son sujet. Car vous connaissez suffisamment le traitement des accès pseudo-angineux, au moment même où ils se produisent, et j'estime qu'il n'est pas nécessaire de répéter ce que j'ai déjà dit à ce point de vue.

Pour vous convaincre de la réalité de ces pseudo-angines gastriques, il suffit de rapporter quelques observations pour lesquelles le traitement anti-dyspeptique est devenu en même temps un traitement anti-angineux.

Voici deux observations résumées dans mon travail sur les « angines de poitrine[1] » :

Un homme de cinquante-trois ans, observé par Rendu, était devenu dyspeptique à suite d'abus alcooliques; il présentait, depuis plusieurs années, les

[1] *Revue de médecine*, 1883.

signes d'une dilatation cardiaque portant presque exclusivement sur le cœur droit. A plusieurs reprises, on assiste à des retours de cette cardiectasie, caractérisée par du bruit de galop, l'accentuation du second bruit pulmonaire, un souffle tricuspidien passager, et un état de congestion hépatique ou rénale. Un jour, se croyant guéri, il se fait servir un plat de choucroute. « A la fin du repas, sans cause connue, il est tout à coup envahi par une douleur atroce qui occupe les deux bras, le devant de la poitrine, la base du cou, et va irradiant jusqu'à la nuque. En même temps, un sentiment d'angoisse inexprimable se déclare, la figure est couverte de sueur, il lui semble qu'il va tomber en syncope. Cet état de douleur agonique se prolonge plus d'une heure, et les souffrances des bras persistent pendant presque toute la journée, en dépit de vomissements qui surviennent et le soulagent notablement. Le soir, grâce à une injection de morphine, la crise est calmée; mais la constriction thoracique se fait encore sentir, et cette angoisse ne cesse que le lendemain dans l'après-midi, trente-six heures après le début des accidents. Le malade purgé de nouveau, et de nouveau soumis au régime lacté, n'a jamais vu depuis reparaître d'accès semblable. »

Le second malade est goutteux et obèse, sans signes d'artério-sclérose ou d'athérome artériel. En 1881, à la suite de plusieurs repas copieux, il est pris d'étourdissements, de vertiges, suivis bientôt de palpitations irregulières, d'arythmie, et de sentiment de défaillance. Un jour, apres un nouvel exces de régime, il s'affaisse sur une chaise, en proie à une douleur angoissante, qui part du cœur et irradie vers l'épaule gauche. Cette attaque dura dix minutes, et une nouvelle crise se reproduisit à quelques jours de là. Or, l'auscultation du cœur ne permettait de constater aucune lésion de l'appareil circulatoire, et le seul traitement dirigé contre l'état gastrique fit disparaître les accès angineux.

Pour compléter cette démonstration, voici l'observation d'une malade que j'ai observée pendant près de dix-huit mois.

Agée de vingt-sept ans, sans tare diathésique, elle souffre de l'estomac depuis plus de deux ans. Souvent, à la suite des repas, apres avoir ingéré quelques cuillerées de bouillon ou de potage, elle éprouve une sensation d'étouffement accompagnée de palpitations folles et d'une douleur se propageant du cœur à l'épaule et au bras gauches. Ces crises d'étouffement et de douleur durent dix à quinze minutes; cependant, quelques-unes ont persisté pendant près de deux heures. Jamais elles ne surviennent sous l'influence de la marche ou d'un effort, elles sont liées de la façon la plus formelle à l'état gastrique et aux troubles digestifs éprouvés par la malade. L'ingestion de la moindre quantité de liquide, et même du lait, a provoque, depuis un mois, des crises pseudo-angineuses de plus en plus intenses. Des le premier jour où je la vois, je constate l'existence d'une dilatation gastrique assez considérable, d'après l'intensité et l'étendue du clapotement stomacal. A l'auscultation du cœur, on constate un retentissement diastolique très accentué, au niveau de l'artère pulmonaire. Je la vois une dizaine de fois pendant les annees 1886 et 1887, elle m'affirme toujours que les crises pseudo-angineuses surviennent après les repas, souvent après la première cuillerée de potage, au point qu'elle craint de manger et qu'elle ne mange presque plus, non par manque d'appétit, mais par crainte de la douleur. Elle en est arrivée à un état de maigreur considérable, puisqu'elle aurait perdu de son poids plus de trente livres en une année. Enfin, elle m'apprend que quelques-unes de ses crises se terminent par de véritables attaques de nerfs, par des pleurs, et par l'émission d'une urine abondante et claire comme l'eau de roche. On reconnaît du reste, chez cette malade, l'existence d'un état névropathique réel, caractérisé par la sensation de la boule hystérique, par des pleurs sans motif, par l'anesthesie presque complète de l'épiglotte.

Chez cette malade, il s'agissait d'une de ces pseudo-angines *mixtes* dont j'ai déjà parlé, et deux indications thérapeutiques s'imposaient :

1° Il fallait modifier l'état gastrique ;

2° Il fallait modifier l'état du système nerveux.

J'ai rempli la première indication en la soumettant au régime sec, en lui faisant pratiquer fréquemment des lavages d'estomac. J'ai rempli la seconde en prescrivant le séjour à la campagne et l'hydrothérapie. Après deux ans de traitement, cette malade était complètement guérie de ses accès pseudo-angineux qui avaient tant effrayé son entourage.

Ici encore, les pseudo-angines réflexes reçoivent leur sanction thérapeutique.

VINGT-HUITIÈME LEÇON

LES CARDIOPATHIES ARTÉRIELLES

(CONSIDÉRATIONS GÉNÉRALES ; CONCLUSIONS)

Messieurs,

Arrivé au terme de ces leçons, je crois utile, pour conclure, de jeter un regard en arrière, et de vous montrer par quelle série naturelle de travaux poursuivis depuis bientôt un quart de siècle, je suis arrivé à la notion des cardiopathies artérielles, à la connaissance de maladies jusqu'à ce jour inexplorées, et destinées à marquer leur grande empreinte sur la pathologie entière.

I. En 1870 — il y a donc vingt-deux ans, — j'appelai pour la première fois, avec M. Desnos dont j'étais alors interne, l'attention sur la MYOCARDITE dans la variole [1]. Ce travail, qui devint dès lors le point de départ de recherches semblables pour la fièvre typhoïde, la diphtérie, l'érysipèle, les fièvres pernicieuses et la puerpéralité, inaugura l'histoire des manifestations myocardiques dans les maladies infectieuses.

A la même époque, Hayem, après avoir établi les rapports existant entre la mort subite et les altérations vasculaires du cœur dans la fièvre typhoïde, publiait une étude importante au point de vue anatomo-pathologique sur les *myosites symptomatiques,* et nous faisait l'honneur de l'appuyer sur notre description clinique de la myocardite aiguë. Comme lui — et tout en attribuant au processus inflammatoire une importance prépondérante — nous avions admis l'existence « d'endartérites qui, « par l'épaississement de la membrane interne des petites artères et aussi « par l'accumulation des globules sanguins et de bouchons fibrineux, « peuvent, ou rétrécir considérablement la lumière des vaisseaux, ou

[1] DESNOS et HUCHARD. Des complications cardiaques dans la variole, et notamment de la myocardite varioleuse (*Union médicale.* Paris, 1870).

« l'oblitérer tout à fait. Ces thromboses multiples donnent lieu à des « infarctus hémorragiques, et, dans tous les cas, l'ischémie musculaire « qui résulte du rétrécissement artériel doit singulièrement hâter la « dégénérescence graisseuse. Celle-ci reconnaîtrait donc deux causes « dans la myocardite : l'inflammation et le défaut d'irrigation sanguine « par l'oblitération des petites artères ».

Ces lignes, on les dirait écrites d'hier. Elles ont, dès cette époque déjà éloignée, posé et résolu la question de l'*ischémie et des dégénérescences du myocarde* consécutives à l'endartérite coronaire des fièvres, question dont la confirmation se retrouve encore dans mon travail sur les « causes de la mort dans la variole », et dans une « étude critique sur la pathogénie de la mort subite dans la fièvre typhoïde ». Voici ce qu'à la date de 1877 je disais encore [1] :

« Dans un muscle, dans le myocarde enflammé, il faut considérer « deux choses : d'une part, l'inflammation du muscle avec tous ses « caractères de gonflement, de prolifération, de multiplication des élé- « ments ; d'autre part, l'inflammation des artérioles du muscle, et con- « sécutivement le rétrécissement de leur calibre, l'oblitération de leur « lumière favorisant d'une façon plus rapide encore l'anémie de l'organe, « sa dénutrition et la dégénération de ses fibres, ainsi que des produits « inflammatoires. »

De la sorte, se trouvait confirmée à nouveau cette question de la coronarite aiguë dans les fièvres (variole, fièvre typhoïde, etc.), et si je fais ces citations en précisant les dates, c'est moins pour défendre un patrimoine scientifique incontesté que pour indiquer l'idée dominante et inspiratrice de travaux poursuivis sans relâche et vers le même but depuis plus de vingt années.

II. Bientôt, apparaît une seconde phase de ces études.

Ce qui avait été admis pour les affections aiguës du myocarde, il fallait le chercher pour ses affections chroniques, et c'est ainsi que j'arrivai à la conception des CARDIOPATHIES ARTÉRIELLES, de ces maladies qui ont le cœur pour siège et les artères pour origine, et dont un de mes élèves ébauchait, en 1886, l'histoire clinique [2].

Trois ans auparavant, en 1883, une autopsie d'angine de poitrine avec oblitération d'une des artères coronaires me fit abandonner la théorie

[1] Etude sur les causes de la mort dans la variole (*Archives de médecine*, 1871, et *Thèse inaugurale de Paris*, 1872) — Etude critique sur la pathogenie de la mort subite dans la fievre typhoide ; deductions therapeutiques (*Union medicale*, 1877).

[2] RÉGIS SABATIER Quelques considerations sur les cardiopathies arterielles (*Thèse inaugurale de Paris*, 1886).

nerveuse de ce syndrome que j'avais défendue à deux reprises différentes en 1879 et en 1883 [1] dans le *Traité des névroses*, et accepter l'ancienne théorie artérielle de Parry, Jenner et Hunter, laquelle plaçait le siège et la cause de la sténocardie dans la lésion des artères cardiaques. Depuis, les preuves anatomiques se sont encore accumulées, et aujourd'hui l'origine vasculaire de l'angor pectoris est définitivement fondée.

En médecine, les études purement spéculatives sont insuffisantes. La théorie artérielle de l'angor pectoris avait trouvé sa preuve anatomique ; il lui fallait la sanction thérapeutique. Or, le raisonnement m'avait dicté cette conclusion : *à maladie artérielle on doit opposer une médication artérielle*, d'où la notion de la CURABILITÉ DE L'ANGINE DE POITRINE que je poursuivais depuis 1879, que j'avais admise en 1883, et que j'ai démontrée en 1885 et en 1887 par des observations plus concluantes et plus nombreuses [2].

Encore fallait-il se prémunir contre les illusions thérapeutiques, en évitant d'enregistrer des succès dont on aurait pu, à bon droit, contester la valeur ou la réalité. Il y avait lieu d'établir une distinction précise dans le groupe vague et confus des angines de poitrine, en indiquant les signes diagnostiques entre l'angine de poitrine *vraie* d'origine artérielle, qui se termine presque constamment par la mort, et les *fausses* angines, le plus souvent d'origine nerveuse, et qui guérissent toujours malgré la médecine et les médecins. Car, lorsque le système nerveux — ce fou du logis — et lorsque l'hystérie, « cette grande simulatrice des affections organiques », viennent mêler leurs notes discordantes dans le concert symptomatique d'une maladie, il en résulte une fausse apparence de gravité, et les pseudo-angines névrosiques sont de celles dont on peut dire : beaucoup de bruit pour rien (*much ado about nothing*).

L'histoire du syndrome angineux s'était donc complétée à un triple point de vue : l'anatomie pathologique en avait démontré la lésion ; la thérapeutique avait été dirigée dans le sens de son siège artériel ; la clinique, en séparant définitivement l'angine vraie des angines fausses, avait créé deux groupes nosologiques absolument distincts.

III. La conception des cardiopathies artérielles, dont la sténocardie

[1] Angine de poitrine cardiaque et pulmonaire, paralysie consecutive du nerf pneumogastrique. Remarques sur les synergies morbides du nerf pneumogastrique (*Société médico-pratique*, 1879). — Traite des nevroses, par AXENFELD et HUCHARD, 1883.

[2] Des angines de poitrine (*Revue de médecine*, 1883). — Nature et traitement curatif de l'angine de poitrine vraie (*Congres de Grenoble*, 19 août 1885). — Nature arterielle et traitement de l'angine de poitrine vraie (*Société méd., des hôp.*, 25 mars et 22 avril 1887). — Leçons de clinique et de therapeutique de l'hôpital Bichat (*Journal de med., et de chir., pratiques*, 1884, 1886 et 1887).

est l'un des types les plus importants, s'est aussi affirmée par l'anatomie pathologique, par la thérapeutique et par la clinique.

Les recherches *anatomiques*[1] faites avec l'assistance de mon interne, Weber, dont la thèse inaugurale sur « l'étude anatomo-pathologique de l'artério-sclérose du cœur » fait époque dans l'histoire des cardiopathies, nous ont permis d'établir plusieurs variétés de scléroses cardiaques dont la plus importante, la sclérose *dystrophique*, est consécutive à l'endartérite coronaire. Cette cardio-sclérose dystrophique, en ce qui concerne la pathogénie, la clinique et l'anatomie pathologique, reste bien distincte de la « myocardite scléreuse hypertrophique », de la « myocardite interstitielle », et d'autres myocardites chroniques décrites par divers auteurs.

Au point de vue *thérapeutique*[2], un fait capital résulte de ces études : l'origine vasculaire de ces cardiopathies étant reconnue, la médication devait consister, moins dans l'emploi des toniques du cœur dont on abusait, que dans la prescription des médicaments artériels ; elle devait viser les artères pour atteindre plus sûrement le cœur dont la nutrition était devenue insuffisante par la lésion de ses vaisseaux nourriciers. C'est ainsi que la curabilité de l'angine coronarienne a eu pour corollaire la CURABILITÉ DES CARDIOPATHIES ARTÉRIELLES.

La *clinique*[3], en établissant le diagnostic précoce et la symptomatologie des scléroses artérielle et cardiaque dès leurs premières périodes, venait au secours de la thérapeutique. Car, si les cardiopathies artérielles et si l'angine vraie sont curables, elles ne le sont qu'à une seule condition : c'est que les lésions ne soient pas trop avancées, et qu'à la période *vasculaire* de l'artério-sclérose n'ait pas déjà succédé la période *viscérale* avec ses lésions indélébiles et irrémédiables. La médication iodurée peut bien modifier les parois artérielles et arrêter le processus scléreux dans son évolution progressive, elle peut guérir des anévrismes ; mais elle est incapable de dissoudre des plaques ossiformes d'athérome, ou encore de régénérer des fibres musculaires à jamais

[1] Contribution à l'étude anatomo-pathologique de la sclérose du myocarde consécutive à la sclérose des coronaires, par HUCHARD et WEBER (*Soc. méd. des hôpitaux*, 24 juin 1887). — Coronarite primitive avec atrophies partielles du cœur (Contribution à l'étude de l'artério-sclérose du cœur). (*Société médicale des hôpitaux*, 10 février 1888.)

[2] Les cardiopathies artérielles et leur curabilité (*Congrès de Nancy*, 18 août 1886). — Traitement et curabilité de la cardio-sclérose (cardiopathies artérielles, artério-sclérose du cœur). (*Bulletin de thérapeutique*, août et septembre 1892.)

[3] Les cardiopathies valvulaires et les cardiopathies artérielles (*Revue gén. de clin. et de thérap.*, 1887). — Contribution à l'étude clinique de l'artério-sclérose du cœur (*Soc. méd. des hôp.*, 25 novembre 1887). — Étude clinique de la cardio-sclérose (*Revue de médecine*, 1892). L'artério-sclérose du cœur à type myo-valvulaire (*Arch. de méd.*, 1892).

disparues. Dès lors, la thérapeutique devenait absolument dépendante de nos connaissances cliniques, et le succès de la médication était subordonné à l'étude des causes, du mode pathogénique et des symptômes de l'artério-sclérose.

IV. La sclérose des artères et du cœur présente des CAUSES[1] nombreuses (diathésiques, toxiques, infectieuses); mais celles-ci ne peuvent nous donner la clef des indications thérapeutiques. Exemple : L'artério-sclérose est souvent due à la goutte ; or, une médication antigoutteuse composée de colchique, de sulfate de quinine ou de salicylate de soude, est absolument incapable d'enrayer l'envahissement progressif des artères. Donc, la médication doit viser directement ces dernières et s'adresser au mode *pathogénique* suivant lequel se produisent les dégénérescences vasculaires.

V. En étudiant la TENSION ARTÉRIELLE dans les maladies[2], j'ai remarqué que son abaissement existe non seulement dans les cardiopathies valvulaires, mais aussi dans d'autres maladies assez nombreuses, principalement dans la fièvre typhoïde, dans la grippe et dans toutes les maladies adynamiques ou infectieuses, où l'hypotension artérielle à son dernier degré peut être une des causes du collapsus et d'un syndrome à peine signalé par Stokes (rythme fœtal des bruits du cœur), que j'ai étudié sous le nom d'*embryocardie*.

J'ai vu surtout que l'artério-sclérose en général et celle du cœur en particulier présentent une période initiale plus ou moins longue pendant laquelle le tension vasculaire est augmentée. Cette hypertension — cause et non effet de la sclérose artérielle — est le plus souvent produite par l'état de spasme permanent ou intermittent des vaisseaux[3]. Les anciens insistaient autrefois sur la pléthore, Parry parlait de « la violence de l'impétus du sang », et ils n'avaient pas absolument tort. Mais ils donnaient là une formule vague et confuse, capable d'entretenir l'idée d'une thérapeutique toujours spoliative. Le Broussaisisme en est né, il en a vécu, et il a fini par en mourir.

[1] L'aortisme héréditaire (*Soc. med. des hôpitaux*, 2 mai 1890). — Les causes de l'artério-sclerose et des cardiopathies artérielles; leur origine alimentaire et leur traitement preventif (*Congrès de Marseille*, 21 septembre 1891). — Arterites chroniques et arterio-sclerose; etiologie et pathogenie (*Gazette hebdomadaire*, juin 1892).

[2] La tension arterielle dans les maladies et ses indications thérapeutiques (*Semaine médicale*, 9 mai et 27 juin 1888). — Angine de poitrine et autopsie. Consequences pratiques de l'hypertension arterielle (*Soc. méd. des. hôp.*, juillet 1888). — Hypotension et hypertension arterielles (*Gazette hebdomadaire*, 1892).

[3] L'arterio-sclerose subaigue et ses rapports avec les spasmes vasculaires (*Congrès de Toulouse*, et *Revue génerale de clinique et de therapeutique*, 24 nov. 1887).

La notion pathogénique de la vaso-constriction et de l'hypertension artérielles, substituée à celle de la pléthore et de l'augmentation de la masse sanguine, posait et résolvait l'indication capitale de la médication vaso-dilatatrice et dépressive au début de l'artério-sclérose [1]. Cette première période, *sine materia*, est importante à reconnaître, parce qu'à ce moment l'affection est curable [2]. Alors, tout médicament est superflu, et le régime ainsi que l'hygiène doivent faire les frais de la médication.

Je suis convaincu, pour ma part, que les excès et surtout les erreurs d'alimentation, en jetant dans l'organisme un grand nombre de substances toxiques, telles que les ptomaïnes non éliminées par le filtre rénal devenu de bonne heure insuffisant ou imperméable, sont une cause fréquente d'artério-sclérose ; en un mot, certaines toxines alimentaires possèdent des propriétés convulsivantes agissant, les unes sur les muscles des membres comme dans le cas de contracture des extrémités d'origine gastrique, les autres sur la musculature vasculaire. Il en résulte, dans tout le système artériel, un état de spasme plus ou moins permanent, lequel produit d'abord de l'hypertension, et consécutivement l'artério-sclérose. La conclusion thérapeutique est celle-ci : Il faut prescrire un régime d'où sont exclus les aliments plus ou moins riches en ptomaïnes ou en matières extractives [3].

VI. Au stade prémonitoire et fonctionnel de l'ARTERIO-SCLEROSE (stade *préartériel*), succède la période des lésions (stade *artériel*). La maladie est constituée, elle est encore curable, elle doit être combattue, non seulement par le régime et l'hygiène, mais aussi par les iodures et tous les médicaments qui agissent sur la contractilité et la tension artérielles qu'ils diminuent, et sur les parois vasculaires elles-mêmes qu'ils modifient. Il faut que la médication soit poursuivie de bonne heure et sans relâche, si l'on veut éviter ou retarder la troisième période, *artério-viscérale*, le plus souvent incurable, puisqu'elle est caractérisée par la sclérose et la disparition des éléments nobles des organes.

Un exemple va démontrer l'importance pratique de cette division de l'artério-sclérose en périodes *artérielle* et *viscérale*, c'est-à-dire en périodes *curable* et *incurable*. Voici un syphilitique : Vous avez reconnu chez lui,

[1] Propriétés physiologiques et thérapeutiques de la trinitrine (*Soc. de thérap.*, 1883). — Action des iodures (*Soc. de thérap*, 1885). — Utilité des médicaments dépresseurs de la tension artérielle dans les cardiopathies artérielles (*Revue de clin. et de thérap*, 1887). Action de la morphine sur la tension artérielle (*Soc. méd. des hôp.*, 9 mai 1890).

[2] Les cardiopathies valvulaires et les cardiopathies artérielles (parallèle clinique et thérapeutique) (*Revue générale de clinique et de thérapeutique*, 4 et 11 août 1887).

[3] Leçons sur les maladies du cœur et des vaisseaux, 1re édit., 1889. — (*Congrès de Marseille, loc. cit.*, 1891.)

de bonne heure, l'existence d'une artérite cérébrale, et jusque-là votre thérapeutique a pu être efficace si vous avez su agir avec énergie et rapidité. Mais cette endartérite s'accompagne, par la suite, d'une sténose du vaisseau, bientôt suivie d'une oblitération et d'un ramollissement cérébral. Contre cette nouvelle lésion, d'*origine* et non de nature syphilitique, contre cette mort partielle de la substance encéphalique, vous ne pouvez plus rien, ou vous pouvez peu de chose.

Pour l'artério-sclérose des organes et du cœur en particulier, — qu'elle soit due à la syphilis ou à toute autre cause, — les mêmes considérations sont applicables. Tant que l'artérite cardiaque n'a pas envahi le myocarde d'une façon définitive, la thérapeutique n'est pas désarmée. Mais, du jour où l'oblitération et la sténose artérielles ont amené la régression du muscle par insuffisance de l'irrigation sanguine et de la nutrition, nos moyens d'action deviennent de plus en plus limités. Alors, on abuse des toniques du cœur et de la digitale en particulier, sans songer qu'un myocarde ainsi altéré est incapable de répondre à leur excitation. A cette période, une médication d'un autre genre s'impose : Il s'agit d'alléger, de favoriser le travail du cœur en cherchant partout et toujours à supprimer les barrages vasculaires, en ouvrant largement les voies circulatoires du cœur périphérique, en facilitant au profit du cœur central la dilatation des vaisseaux. Là, dans cette troisième période, est le succès, ou plutôt l'espoir de la thérapeutique.

Tels sont les principes de l'ARTÉRIOTHÉRAPIE appliquée au traitement des affections du cœur ; telle doit être cette thérapeutique « pathogénique » dont j'ai rappelé les excellents résultats[1]. C'est encore d'après le même principe qu'a pu être établie la médication anti-angineuse : celle-ci ne doit pas exclusivement viser la douleur, comme on l'avait cru ; elle doit s'attacher à combattre toujours la lésion artérielle, et surtout l'ischémie cardiaque dans son mode de production et dans ses effets.

C'est ainsi que la *médication artérielle* de la cardio-sclérose et de l'angine de poitrine a été constituée.

VII. J'ai divisé l'évolution clinique et anatomo-pathologique de la CARDIO-SCLÉROSE en trois périodes successives : *artérielle*, *cardio-artérielle* et *mitro-artérielle*. La thérapeutique doit être aussi artérielle, cardio-artérielle et mitro-artérielle. Qu'est-ce que cela veut dire ?

Elle doit être *artérielle*, lorsque la lésion n'a envahi que les vaisseaux sans pénétrer encore l'intimité des organes. C'est à ce moment qu'il

[1] Leçons sur les « indications thérapeutiques » (*Union médicale*, 1886, et Leçons sur les maladies du cœur et des vaisseaux, 1re édit., 1880). — La thérapeutique pathogénique (*Revue de clinique et de thérapeutique*, 4 et 6 mai 1891).

faut surtout agir, je le répète, et la clinique enseigne à la thérapeutique l'indication de tous les moyens propres à combattre l'hypertension artérielle et la vaso-constriction (régime alimentaire, gymnastique et massothérapie, médication iodurée, etc.).

Elle est *cardio-artérielle*, quand l'endartérite périphérique est devenue viscérale et qu'elle a ensuite atteint les vaisseaux du myocarde. La médication de la première période doit être continuée, en y ajoutant parfois l'emploi de la digitale et des toniques cardiaques, lorsque les premiers symptômes d'hyposystolie font leur apparition. A cette période, il s'agit d'une forme spéciale de l'hyposystolie, sous la seule dépendance de l'affaiblissement fonctionnel du ventricule gauche, dû lui-même à l'insuffisance de son irrigation sanguine.

La médication doit être *mitro-artérielle;* elle est alors celle des affections mitrales mal compensées, puisque cette période est surtout caractérisée par la dilatation des cavités cardiaques et des orifices auriculo-ventriculaires, par l'affaiblissement du cœur, et surtout par la diminution de la tension artérielle. C'est la période de l'asystolie bi-ventriculaire, due à l'asthénie et à la dilatation des deux ventricules. Dès lors, la thérapeutique modifie sa tactique, elle doit surtout chercher à faire de la médication palliative, en s'adressant principalement aux toniques du cœur.

VIII. J'ai montré que les cardiopathies chroniques doivent être divisées désormais en deux grands groupes : l'un, celui des cardiopathies VALVULAIRES qui commencent à la valvule pour finir au muscle cardiaque et aux vaisseaux, et qui sont caractérisées dès leur début par la tendance à l'*hypotension* artérielle ; l'autre, celui des cardiopathies ARTERIELLES qui commencent aux vaisseaux et au myocarde pour finir à la valvule, et qui se traduisent au contraire par tous les signes de l'*hypertension* artérielle ; les premières indirectement héréditaires par l'intermédiaire du rhumatisme, les secondes directement héréditaires et relevant du processus scléreux général par des causes diverses et nombreuses dont l'action sur le système artériel est incontestable : vieillesse, tabagisme, saturnisme, alcoolisme, syphilis, maladies infectieuses, régime alimentaire, etc. On comprend dès lors leur grande fréquence, à ce point que la proportion de celles-ci, comparées au nombre de celles-là, est dans le rapport de 7 à 3. Différentes des cardiopathies valvulaires par leur étiologie, par leur pathogénie, par leur processus anatomique, par leurs indications thérapeutiques, les cardiopathies artérielles ont une physionomie clinique tout à fait spéciale :

Elles sont latentes dans leur évolution, insidieuses dans leur début, paroxystiques dans leur marche, accidentées et saccadées dans leurs allures, compliquées et variables dans leurs manifestations viscérales, soudaines et brutales dans leurs explosions asystoliques.

Elles présentent des physionomies diverses : d'où les formes *douloureuse, arythmique* et *tachycardique*, *myo-valvulaire*[1], *cardiectasique* ou *asystolique*.

Ces formes cliniques résultent de la prédominance de quelques symptômes ; il en est d'autres qui, dues à l'association fréquente de l'artério-sclérose d'autres organes à celle du cœur, se divisent en : *cardio-rénale, cardio-hépatique, cardio-pulmonaire* et *cardio-bulbaire*[2].

Toutes ces formes cliniques sont soumises à une symptomatologie des plus précises que, depuis les temps les plus reculés jusqu'à nos jours, on regardait comme impossible à établir. Or, après dix années de recherches, depuis mon second travail sur les angines de poitrine en 1883, depuis mes leçons en 1884-1885 sur l'artério-sclérose[3], enfin depuis la thèse d'un de mes élèves sur les cardiopathies artérielles en 1886, j'ai démontré que le diagnostic de la cardio-sclérose doit se faire aussi sûrement que celui des cardiopathies valvulaires. Il s'appuie sur la constatation de *symptômes extra-cardiaques* et de *symptômes cardiaques*.

Les *symptômes extra-cardiaques* sont de trois ordres : symptômes d'hypertension artérielle, symptômes méiopragiques et symptômes toxiques. Tous, ils révèlent des indications thérapeutiques spéciales dont l'observance contribue à démontrer encore la curabilité de ces maladies. Parmi eux, les symptômes toxiques[4] (dyspnée, certains vertiges et délires) méritent une mention spéciale, parce que leur notion, nouvellement introduite dans l'histoire clinique des cardiopathies, conduit à des indications thérapeutiques absolument précises et à une médication suivie de succès remarquables. La notion de l'hypertension artérielle nous avait déjà donné la thérapeutique préventive de l'artério-sclérose, et celle des symptômes méiopragiques nous a montré le danger des « cures de terrain » en honneur chez quelques médecins étrangers.

Les *symptômes cardiaques* nous ont permis d'établir le diagnostic de

[1] Insuffisance aortique artérielle (*Semaine médicale*, 1890). — L'artério-sclérose du cœur à type myo-valvulaire (*Arch. de médecine*, juillet 1892).

[2] Maladie de Stokes-Adams (*loc. cit.*, 1889 et *Bulletin médical*, 1890). — Pouls lent permanent avec attaques syncopales et épileptiformes (*Soc. méd. des hôpitaux*, 6 fév. 1891).

[3] Résumé d'une de ces leçons (*France médicale*, 1885).

[4] La dyspnée cardiaque (*Rev. gen. de clinique et de thérapeutique*, 1887-1888). La dyspnée toxique dans les cardiopathies artérielles (*Société de thérapeutique*, 1889). — La dyspnée chez les cardiaques (*Semaine médicale*, 1890). La dyspnée dans l'insuffisance aortique artérielle (*Semaine médicale*, 1891). — La thérapeutique pathogénique ; des différentes variétés de la dyspnée cardiaque et leur traitement (*Revue gén. de clinique et thérapeutique*, 1891). — De la dyspnée toxique dans les affections du cœur (*Soc. méd. des hôpitaux*, 1892).

la maladie artérielle propagée au cœur, ils nous ont révélé encore les indications thérapeutiques s'adressant au cœur central, les indications de la digitale, même dans les cas d'albuminurie concomitante, dans la sclérose cardio-rénale, et ses contre-indications dans certaines arythmies, dans le rythme couplé du cœur et surtout dans cette forme trop souvent méconnue de « rythme couplé et tricouplé alternant[1] ».

Lorsque la cardio-sclérose prend la forme valvulaire, elle peut se traduire par un souffle mitral particulier auquel j'ai donné le nom de souffle « mitro-aortique », montrant par là qu'*un malade peut être mitral par le souffle et aortique par la maladie*. Et, du reste, le diagnostic avec les cardiopathies mitrales d'origine rhumatismale est toujours facile, parce que, dans les cas de sclérose valvulaire, il existe toujours au début un certain degré d'état scléreux du myocarde avec lequel la maladie a toujours à compter. C'est pour cette raison qu'à cette forme convient le nom de *myo*-valvulaire.

En résumé, la symptomatologie des cardiopathies artérielles obéit aux six lois cliniques suivantes :

a). *Symptômes extra-cardiaques.* — 1° L'artério-sclérose du cœur, comme l'artério-sclérose généralisée, étant l'effet et non la cause de l'hypertension artérielle, est caractérisée pendant la plus grande partie de son évolution clinique, par les symptômes de cette hypertension (symptômes d'hypertension artérielle) ;

2° Dans l'artério-sclérose, sous l'influence des sténoses artérielles, organiques par endartérite, ou fonctionnelles par spasme vasculaire, tous les viscères et appareils sont en imminence continuelle de fatigue ou de méiopragie (symptômes méiopragiques) ;

3° L'insuffisance rénale (à laquelle peut se joindre l'insuffisance hépatique) est un symptôme précoce et presque constant des cardiopathies artérielles, même en l'absence d'albuminurie (symptômes toxiques).

b). *Symptômes cardiaques.* — 4° En raison de la dégénérescence du myocarde et de la lésion vasculaire, toute cardiopathie artérielle est en imminence continuelle de dilatation cardiaque et d'accidents angineux ;

5° En raison de la dégénérescence du myocarde, le rythme du cœur étant fonction du muscle cardiaque, les cardiopathies artérielles s'accompagnent souvent de symptômes arythmiques ;

6° En raison de la généralisation de l'artério-sclérose, les cardiopa-

[1] Danger de l'emploi de la digitale et des médicaments excitateurs de l'artério-tension dans les cardiopathies artérielles (*Rev. gén. de clin. et de thérapeutique*, 1887). — L'administration de la digitale dans les affections rénales (*Soc. méd. des hôpitaux*, 29 avril 1892). — Le rythme couplé du cœur et la mort par la digitale (*Soc. méd. des hôpitaux*, et *Revue générale de clinique et de thérapeutique*, 4 mai 1892).

thies artérielles sont souvent associées à la sclérose d'autres organes, elles se terminent non seulement par l'asystolie, la cardiectasie et la mort subite, mais aussi par hémorragie cérébrale, urémie, etc.

IX. La cardio-sclérose n'est pas toujours, comme on l'a cru à tort, une maladie diffuse, étendue à tout l'organe ; elle se localise de préférence dans un point du cœur ou sur un autre, parce qu'elle est sous la dépendance de tel ou tel territoire vasculaire atteint d'oblitération complète ou incomplète. Quand elle affecte seulement la cloison interventriculaire, ou la pointe du cœur, ou encore les régions ganglionnaires, elle donne lieu à une symptomatologie spéciale qui, loin d'être en rapport avec l'étendue de la lésion, est sous la dépendance de son siège, de sorte que pour une *petite* lésion, on peut avoir de *gros* accidents. Tel est le principe des LOCALISATIONS MYOCARDIQUES que mes recherches ont établi[1].

X. Enfin, la cardio-sclérose étant souvent associée à l'inflammation de l'aorte, il était utile de faire l'histoire clinique de l'AORTITE chronique, et surtout des aortites aiguës ou subaiguës, d'autant plus que l'autonomie de ces dernières a été niée par quelques observateurs[2]. Cette étude a d'autant plus d'importance qu'à l'aortite se lient deux symptômes de la plus haute gravité : l'angine de poitrine et l'œdème aigu du poumon[3].

XI. A ceux qui me reprocheraient de voir l'artério-sclérose partout et toujours, je réponds :

L'artério-sclérose est l'œuvre de tous les jours et de tous les instants, à ce point qu'on en a trouvé les traces déjà moins d'un mois après la naissance, et que l'on pourrait décrire une *artério-sclérose physiologique*. Elle est bien, comme l'a dit Bichat, la « rouille de la vie », et c'est ainsi que la vie est par elle-même la cause de la mort. Quand l'artério-sclérose survient ainsi normalement, elle échappe d'abord à l'observation, elle appartient à peine au domaine de la pathologie. Mais, quand elle arrive avant l'âge, et d'une façon hâtive, le médecin doit en scruter les causes, en étudier la symptomatologie, en poursuivre la guérison ; il doit la reconnaître dans les maladies aiguës dont elle peut modifier la physionomie et aggraver le pronostic ; il doit se rappeler qu'elle domine la pathologie tout entière, et ce n'est pas l'une des études les moins intéressantes que celle de l'INFLUENCE CARDIAQUE DANS LES MALADIES.

[1] Leçons sur les maladies du cœur, 1re édition, page 274, 1889. — Arterio-sclerose de la pointe du cœur ; contribution à l'etude des localisations myocardiques (en collaboration avec WEBER) (*Soc. méd. des hôp.*, 31 juillet 1891).

[2] *Loc. cit.*, 1889. — Leçons sur les aortites (*Progrès médical*, 1892).

[3] Œdème aigu du poumon dans les affections de l'aorte (*Soc. méd. des hôp.*, 1890).

Lorsqu'une pneumonie, une simple bronchite, lorsqu'une pleurésie atteint un vieillard ou un homme vieux par ses artères, et que ces affections se terminent par les symptômes de défaillance du myocarde, je dis que *la maladie est au poumon et le danger au cœur*, et j'affirme que la thérapeutique doit viser surtout ce dernier organe. Aussi, depuis 1882, à la suite de recherches réitérées sur la CAFÉINE, j'ai trouvé souvent, dans ce médicament, un agent précieux pour relever la force contractile du cœur, assurer la diurèse, et tonifier les malades [1].

XII. Quand l'artério-sclérose généralisée n'est pas le résultat d'une des causes diathésiques, toxiques ou infectieuses, interrogez les antécédents héréditaires, vous y verrez souvent la diathèse goutteuse qui est aux artères ce que le rhumatisme est au cœur; vous verrez, à travers plusieurs générations, des maladies diverses du système artériel, des anévrismes de l'aorte, des angines de poitrine, des cardiopathies artérielles, des hémorragies cérébrales, des hémiplégies, des affections du cerveau et de la moelle, des paraplégies, des néphrites interstitielles, etc. Il faut aussi admettre l'influence de l'AORTISME HÉRÉDITAIRE [2] pour comprendre la production de morts subites jusqu'alors inexpliquées. Dans une famille, le grand-père, le père, le frère et le fils meurent subitement; puis, les enfants ne présentent plus, à l'époque de la puberté ou de la ménopause, que des troubles *fonctionnels* du cœur. Pourquoi cela? C'est parce que l'artério-sclérose est héréditaire; c'est elle la coupable des morts subites qui ont frappé trois générations successives; c'est elle qui atteint le cœur d'une façon organique chez l'un, et fonctionnelle chez l'autre, tant il est vrai, comme je l'ai dit, qu'à côté de l'hérédité dans les lésions il faut placer l'hérédité dans les organes.

XIII. Je vois l'artério-sclérose dans ces asystolies rapides et inopinées, survenant souvent à l'occasion de la cause la plus légère; chez ces dyspnéiques dont l'oppression est due à un état d'insuffisance ou d'imperméabilité rénales, et qui est si merveilleusement combattue par le régime lacté; chez le vieillard dont la mort fréquente par « congestion pulmonaire » est presque toujours d'origine myocardique; chez ces faux emphysémateux qui sont avant tout des artério-scléreux, pour lesquels on peut, à l'aide de la description symptomatique que j'en ai donnée, diagnosti-

[1] De la caféine dans les affections du cœur (*Bulletin de thérapeutique*, 1882). — La congestion pulmonaire grave du début de la rougeole, et utilité des injections caféiques (*Revue mensuelle des maladies de l'enfance*, 1888). — De l'influence cardiaque dans les maladies; utilité des injections sous-cutanées de caféine (*Société de thérapeutique*, juin 1888). — La caféine dans les états adynamiques (*Société de thérapeutique*, juin 1889).

[2] L'aortisme héréditaire (*Soc. méd. des hôp.*, 1890.)

quer une cardiopathie artérielle de forme cardio-pulmonaire, et qui succombent un jour subitement ou rapidement aux progrès de la coronarite.

Je la vois encore et souvent dans ces arythmies que l'on attribue trop souvent à des affections mitrales sans souffle et qui sont dues à une insuffisance partielle du muscle cardiaque ; véritables boiteries du cœur, elles constituent presque une infirmité contre laquelle la digitale et les médicaments cardiosthéniques sont parfois impuissants, comme serait impuissante l'électricité sur un muscle ou sur une partie d'un muscle définitivement dégénéré.

Je la reconnais dans ces fausses myélites des diabétiques, des goutteux et des tabétiques, se manifestant le plus souvent par les phénomènes de paralysie *variable* et « d'effondrement des jambes » (*giving way of the legs*, de Buzzard) ; elles trahissent des troubles de nutrition consécutifs à des endartérites médullaires. De sorte que le temps n'est peut-être pas éloigné où le mot « myélite » n'aura parfois pas plus de raison d'être que ceux de myocardite ou d'encéphalite.

Je la reconnais toujours à travers cette succession d'accidents multiples, distincts par le siège des organes atteints, semblables par le processus anatomique ; et lorsqu'une famille, à travers plusieurs générations, a présenté des accidents cérébraux, cardiaques ou rénaux, ou encore lorsqu'un individu, dans le cours de son existence, après avoir été frappé d'hémorragie cérébrale, contracte une néphrite interstitielle et meurt angineux, je vois dans toute cette histoire pathologique si accidentée les localisations diverses et multiples d'un même processus anatomique, l'artério-sclérose. Lorsque j'affirme l'*unité de la maladie* chez cet individu, atteint hier d'hémorragie cérébrale, aujourd'hui malade de néphrite interstitielle, et pouvant succomber demain à des accidents cardiaques ou à une angine de poitrine, j'ai proclamé aussi l'*unité de la thérapeutique*. J'ai dit que ce cérébral, devenu rénal et mort cardiaque ou angineux, n'a fait qu'une seule et même maladie, l'artério-sclérose, et qu'il doit être traité par une seule et même médication.

Enfin, lorsque j'ai mis en parallèle les cardiopathies *valvulaires* et *artérielles*, les premières avec leur tendance à l'hypotension artérielle, les secondes caractérisées au contraire dès leur début par l'hypertension, j'ai reconnu tout un groupe de MALADIES PAR MODIFICATIONS DE LA PRESSION ARTÉRIELLE. C'est montrer par là le but de la thérapeutique cardio-vasculaire et son indication principale. Il ne s'agit pas seulement d'énumérer et de connaître les propriétés des médicaments, il faut encore savoir les appliquer ; il ne suffit pas de passer en revue tous les succédanés de la digitale dont le nombre s'accroît chaque jour, mais il faut savoir comment on peut tonifier le cœur par l'hygiène, ou encore avec un seul et même médicament. C'est pourquoi j'ai tant insisté sur les indications et contre-indications de la digitale sans laquelle la thérapie cardiaque serait impossible, sur son mode d'emploi et d'administration, sur sa posologie[1].

J'ai voulu dire comment on doit traiter une cardiopathie artérielle.

J'ai voulu démontrer, pour ma part, l'inexactitude de la proposition suivante de Bouillaud : « L'endocardite est le point culminant du cœur. » C'est là une erreur ; le siège de la lésion valvulaire n'a qu'une importance secondaire, et le pronostic comme la thérapie des affections cardiaques sont sous la dépendance absolue de l'état du myocarde, à ce point que la cardio-pathologie n'est autre que la pathologie du muscle cardiaque.

J'ai voulu prouver enfin que la connaissance clinique des cardiopathies artérielles avec leur retentissement rapide et habituel sur le myocarde, doit servir d'introduction et de préparation à l'étude des cardiopathies valvulaires que je vais bientôt aborder dans une autre série de leçons.

Telle est l'œuvre de plus de vingt années. Pour l'accomplir, j'ai été soutenu par l'attention et la confiance de tous mes élèves qui m'ont fait l'honneur d'écouter mes leçons et d'assister à mes recherches, par ceux d'entre eux qui ont poursuivi avec moi et sous ma direction les mêmes études de cardio-pathologie, par tous ceux, en un mot, qui, dans leurs thèses inaugurales ou dans des mémoires spéciaux[2], ont contribué à

[1] Quand et comment doit-on prescrire la digitale ? (*Revue de clin., et de thérap.*, 1887 et 1888, et *Soc. de thérap.*, 1889). — Sur le pouvoir diurétique de la digitaline cristallisée et le traitement des cardiopathies à la période d'hyposystolie (*Soc. de thérapeutique*, 9 juillet 1890). — Traitement des pneumonies grippales. Mode d'emploi de la digitaline (*Soc., de thérap.*, et *Bulletin médical*, 1892 ; *Soc. méd. des hôp.*, 1892, p. 287). — Le rythme couplé du cœur et la mort par la digitale (*Soc. méd. des hôp.*, 1892).

[2] CESBRON. Congestion et anémie cérébrales dans les maladies du cœur et de l'aorte (*Thèse de Paris*, 1878). — H. DUCROUX. Quelques considérations sur la polyurie et son traitement par la pilocarpine (Paris, 1882). — PENNEL. Observation d'angine de poitrine avec oblitération des coronaires (*loc. cit. Revue de méd.*, 1883). — FLEUROT. Action thérapeutique de la digitale dans les affections organiques du cœur (1884). — LEGROS. Causes de la mort rapide et soudaine chez les goutteux (1886). — R. SABATIER. Quelques considérations sur les cardiopathies artérielles (1886). — LE CLERC. L'angine de poitrine hystérique (1887). — THIERRY. La saignée dans les affections organiques du cœur et de l'aorte (1887). — A. WEBER. Étude anatomo-pathologique sur l'artério-sclérose du cœur (1887). — ROLAND. Traitement de l'urémie (1887). — H. GILLET. De l'embryocardie, ou rythme fœtal des bruits du cœur (1888). — D. COURTADE. Contribution à l'étude thérapeutique de la digitale dans les affections organiques du cœur (1888). — AMAT. La caféine ; action tonique et excitante des injections sous-cutanées (1889). — VINCENT. Des tachycardies ; valeur séméiologique et pathogénique (1891). — JACQUET. Contribution à l'étude de l'insuffisance aortique d'origine artérielle (1891). — HUC. Cardiopathies et névroses (1891). — GIOCANTI. Arythmie dans les maladies du myocarde (1892). — TOURNIER. La dyspnée cardiaque ; étude clinique et thérapeutique (1892). — R. FAURE-MILLER. Des cardiopathies artérielles à type myo-valvulaire (1892). — A. WEBER. Angine de poitrine symptomatique de l'artério-sclérose (Mémoire inédit Prix Vincent ; *Soc. méd. des hôp.*, 1892).

faire connaître et à propager mes idées après les avoir acceptées. Aussi, je tiens à leur adresser mes plus sincères remerciements, et particulièrement à mon ancien interne, le docteur Weber, qui m'a aidé de sa constante collaboration et de son travail personnel dans les recherches anatomo-pathologiques.

En résumé, ces leçons ont eu pour but d'étudier les *maladies par hypertension artérielle* (artério-sclérose, aortites, cardiopathies artérielles, angine de poitrine, etc.). Le dirai-je? Je suis presque confiant dans l'accueil qui leur est réservé. Car, en France, malgré l'orientation étrangère qu'on voudrait imprimer à notre science, malgré la passagère faveur dont paraît jouir la médecine de laboratoire, malgré cet état d'instabilité thérapeutique où nous jettent des innovations hâtives, sans frein et sans contrôle, il y a encore de bons esprits qui n'ont pas renié la science d'observation, hier encore notre gloire, et notre force demain; il y en a qui, tout en étant de leur temps, s'obstinent à rester de leur pays; il en est qui tout en reconnaissant les services rendus à la clinique par la physiologie, la chimie et la bactériologie, ne veulent pas asservir la clinique à la bactériologie, à la chimie et à la physiologie; il en est enfin qui répètent volontiers et mettent en pratique ces belles paroles de Claude Bernard :

« Il ne faut pas subordonner la pathologie à la physiologie. C'est l'inverse qu'il faut faire. Il faut poser d'abord le problème médical tel qu'il est donné par l'observation de la maladie, puis chercher à fournir l'explication physiologique. Agir autrement, ce serait s'exposer à perdre le malade de vue et à défigurer la maladie. »

Pour « ne pas perdre de vue le malade et ne pas défigurer la maladie », j'ai appuyé toutes les idées que je défends sur plus de 400 faits cliniques et de 150 constatations anatomo-pathologiques. Je n'ai pas utilisé une centaine d'autres observations personnelles, pensant que la preuve était suffisamment faite, et que la grande classe des « cardiopathies artérielles » était définitivement fondée.

Ces observations cliniques et anatomo-pathologiques resteront, parce que les théories passent et les faits restent, parce que « les systèmes sont périssables et l'art éternel »; parce qu'enfin, suivant le précepte de Baglivi :

In medicina majorem vim facit experientia quam ratio.

CHAPITRE ADDITIONNEL

ANATOMIE PATHOLOGIQUE DE L'ANGINE DE POITRINE

(PIÈCES JUSTIFICATIVES)

Ce chapitre additionnel contient la relation abrégée de 145 autopsies d'angines de poitrine avec constatation de lésions des artères coronaires (athérome avec rétrécissement ou oblitération de ces vaisseaux). Pour réunir tous ces faits, j'ai voulu puiser aux sources mêmes où ils ont été publiés en France comme à l'étranger. Ce sont là des recherches longues et fastidieuses que je ne regret°e pas, si elles peuvent, comme je l'espère, confirmer définitivement et sans appel la théorie artérielle que je défends.

En tout cas, la relation de tous ces faits a contribué à me fournir les éléments de la statistique, la plus importante par le nombre, qui ait été donnée jusqu'à ce jour sur l'angine de poitrine coronarienne, avec élimination absolue de toutes les pseudo-angines.

1° Sur ces 145 autopsies, on peut en compter 17, dans lesquelles on a constaté une lésion importante des coronaires sans mention de leur rétrécissement, et 128 indiscutables et complètes, qui se répartissent de la façon suivante au sujet du *siège* des lésions :

64 fois, les lésions intéressaient les deux coronaires ;
37 fois, — — la coronaire gauche ;
15 fois, — — la coronaire droite ;
12 fois, le siège de la lésion coronarienne n'était pas spécifié.

Sur ces 128 faits, l'oblitération ou la sténose des coronaires avait lieu : 121 fois par rétrécissement athéromateux ou thrombose de ces vaisseaux ; 5 fois par embolie, et 2 fois par compression.

Enfin, les lésions suivantes ont été observées en même temps que celles des artères cardiaques : 11 ruptures du myocarde, 3 ruptures de la coronaire gauche et 1 rupture de la coronaire droite ; 4 infarctus du ventricule gauche, 1 infarctus du ventricule droit ; 4 anévrismes du cœur.

2° Une autre série de 237 angines de poitrine coronariennes se divise de la façon suivante au sujet de la fréquence de ce syndrome d'après le *sexe :* 195 hommes et 42 femmes.

Ce grand écart dans la fréquence de l'angine de poitrine chez l'homme et la femme résulte lui-même de la plus grande fréquence, chez le premier, des causes productrices de l'artérite chronique : alcoolisme, tabagisme, goutte, saturnisme et syphilis. Celle-ci entre dans une proportion assez considérable parmi les causes de l'angine de poitrine (35 fois sur 150 cas ; puis 41 fois sur un total de 237 observations). Ainsi, se trouve démontrée la fréquence relative de la syphilis cardiaque, fréquence sur laquelle les auteurs n'ont pas insisté parce qu'ils ont souvent omis de rechercher cette cause parmi les antécédents pathologiques des malades.

Pour les pseudo-angines, on note une proportion inverse : 98 femmes et 43 hommes sur 141 cas.

3° Ces 237 observations d'angines coronariennes se répartissent de la façon suivante, d'après l'*âge :*

2 fois	entre	10 et 20 ans.	49 fois	entre	50 et 60 ans.
4	—	20 et 30	36	—	60 et 70
34	—	30 et 40	24	—	70 et 80
81	—	40 et 50	7	—	80 et 85

On voit, par ce tableau, que la fréquence la plus grande de l'angine de poitrine s'observe entre quarante et cinquante ans, puis entre cinquante et soixante ans, entre soixante et soixante-dix, enfin entre trente et quarante ans.

Pour les pseudo-angines (toxiques, réflexes et surtout névrosiques), une proportion inverse est observée : sur un chiffre de 141 cas, il y en a 19 entre dix et vingt ans ; 51 entre vingt et trente ans ; 32 entre trente et quarante ans ; 21 entre quarante et cinquante ans ; enfin, 18 entre cinquante et soixante ans.

On a dit, avec quelque raison, que la statistique appliquée à la médecine est sujette à l'erreur. Sans doute, on aurait tort de lui attribuer plus de valeur qu'elle n'en mérite. Cependant, il faut avouer que tous ces chiffres ont leur éloquence, puisqu'ils confirment si bien les idées émises dans ces leçons sur les maladies cardio-artérielles.

Autopsies d'angines de poitrine avec lésions des coronaires.

Obs. 1. — En 1703, on observa chez un malade mort très vraisemblablement d'angor pectoris « *des pierres développées dans les artères coronaires* ». (Bellini. De morbis pectoris. Venise, 1703.)

Obs. 2. — Homme de 59 ans, mort subitement après avoir été affecté « d'une sensation interne, telle que s'il avait une défaillance ».

Autopsie : « La face interne de l'aorte etait tout entière remplie de proéminences et de pustules se continuant dans toutes les branches qui furent ouvertes, et nommement dans les artères sous-clavieres, les carotides et les *artères coronaires du cœur lui-même ;* ces dernières *etaient, de plus, extremement dilatées, surtout l'une, qui egalait presque la grosseur de la carotide gauche.* » (Morgagni. De causis et sedibus morborum, 1715.)

Obs. 3. — Bellamy, 56 ans, « corpulent, intempérant, herpétique », atteint de crises angineuses avec sensation de resserrement thoracique, pâleur de la face, refroidissement, sueurs abondantes et faiblesse extrême du pouls. Il vécut en parfait état de santé depuis le premier accès du 12 avril 1783 jusqu'au mois de mars 1786. Le passage de la douleur à un état de bien-être était si prompt que le malade « ressentait presque dans le même instant les deux extrêmes ».

Autopsie : Double épanchement pleural; surcharge graisseuse du péricarde, du médiastin et du cœur. « La lame interne du péricarde et de l'aorte était garnie de petites granulations que nous supposâmes être l'effet de l'inflammation... Les tuniques de l'aorte, à deux pouces des valvules, avaient une épaisseur double de celle qu'elles ont à l'état de santé.

En coupant les artères coronaires, on sentait les tuniques d'une durete cartilagineuse et leur surface interne était enduite d'une substance assez semblable à celle qui se développe dans la trachee artère par l'effet du croup et qui en diminuait beaucoup le calibre. Cette substance membraneuse s'étendait dans les plus petites ramifications de ces vaisseaux ; elle était ferme et durcie jusqu'à la première bifurcation de chaque artère et se ramollissait toujours davantage en avancant vers la pointe du cœur. (Parry. An inquiry into the symptoms and causes of the syncopa anginosa. London, 1799.)

Obs. 4. — S .., prêtre anglais, 66 ans. Mort subite par angine de poitrine.

Autopsie : Ossification des valvules aortiques, dilatation de l'aorte avec irritation inflammatoire de la tunique externe. « *Les coronaires étaient ossifiées en divers endroits depuis leur origine jusqu'a la distance de quatre pouces, ou davantage, et ne permettaient pas l'introduction d'un petit chalumeau dans leur cavite.* » (Parry. Loc. cit.)

Obs. 5. — Homme de 66 ans, dyspeptique et goutteux, sujet à des accès d'angor, l'un si fort qu'on ne sentait plus le pouls. Mort rapide.

Autopsie : Dilatation du cœur, de l'aorte, avec incrustations calcaires de ce dernier vaisseau et des sous-clavières. « *Les artères coronaires renfermaient l'une et l'autre dans leurs cavités des incrustations qu'on put enlever aisément et qui formaient des espèces de tubes d'un pouce et demi, dans lesquels la plus petite sonde ne put pas pénetrer.* » (Parry Loc. cit.)

Obs. 6. — Homme de 73 ans, ayant présenté des « douleurs de poitrine », avec des symptômes probables de néphrite interstitielle (*accedente simul dyspnœa, urina pauca .. sæpe insultus suffocationis, præsertim noctu, experiebatur antequam adhuc pedes tumuerint*). Mort subite le 30 octobre 1809, pendant la nuit.

Autopsie pratiquée par le Dr Standenheim : ossification des cartilages costaux :

« *Sectio cadaveris exhibuit... totam arteriam coronariam osseam, aortam ab origine usque ad exitum e cavo pectoris ad superficiem suam internam materia calcarea obductam, extus punctis osseis notatam. Et cordis valvulæ lithiasi correptæ erant.* » (J. et P. Franck. Path. int., 1809.)

Obs. 7. — Angineux chez qui les accès étaient provoqués par des efforts. Mort subite en voulant soulever un morceau de bois.

Autopsie : Dilatation du cœur avec amincissement des parois, anévrisme de l'aorte, valvules aortiques épaisses et ossifiées. *Artères coronaires plus épaisses, moins elastiques, non pas ossifiees, mais avec rétrécissement des vaisseaux.* (Kreysig, Burns.)

Obs. 8. — Homme de 58 ans, observé en 1799 par Kreysig. Mort subite au milieu d'une conversation, le 9 juillet 1802. Le jour même de sa mort, il écrivait à un médecin l'histoire suivante de sa maladie :

Dès qu'il sort pour ses affaires, il est forcé de s'arrêter tous les dix pas, à cause d'une sensation de poids thoracique et de gêne respiratoire. Le même fait se produit par l'abus du tabac, à l'occasion d'une émotion, de la marche, de tout exercice et de tout effort, même celui d'aller à la garde-robe. Cette sensation douloureuse est en général de courte durée, mais atteint quelquefois une demi-heure et plus. Kreysig diagnostique à cette époque de l'asthme chez un obèse, dont « la cause devait être recherchée dans des troubles circulatoires abdominaux ».

Plus tard, les accès survenaient après le repas. « Ce n'était plus réellement de la constriction de la poitrine qu'il éprouvait, mais une sorte de brûlure au-devant du creux épigastrique, immédiatement au-dessous de l'os de la poitrine. » L'accès débutait par une crampe avec tension de la mâchoire inférieure et écoulement de la salive, et s'accompagnait d'irradiations douloureuses vers le coude. Pendant l'accès, il était obligé de s'arrêter pour respirer profondément ; puis, celui-ci terminé, il respirait et parlait avec facilité. En poussant un peu l'interrogatoire, on faisait préciser par le malade la nature de la sensation : c'est ainsi que celui-ci affirma n'avoir pas en réalité de « *Becklemmung* » (d'oppression par constriction de la poitrine). Kreysig rattacha alors tous ces accidents à la goutte.

Vers la fin, les acces prirent une intensité nouvelle, ils se répétèrent toutes les nuits ; le lendemain de ces crises, le malade conservait une violente douleur rétro-sternale. Mort subite le 16 janvier 1802.

Autopsie : Cœur volumineux, mou et flasque. Ossification et athérome de l'aorte, avec léger rétrécissement de son calibre à son origine, dilatation de la crosse. Ossification des valvules sigmoïdes et de la partie correspondant aux orifices des coronaires. Le ventricule « postérieur » du cœur était dilaté et vide de sang. La substance de ce viscère offrait un aspect graisseux très net ; de plus, la graisse entourait ses vaisseaux.

La coronaire droite, disséquée sur une étendue de 4 centimètres, était indurée, cartilagineuse, de telle sorte que son calibre était fort réduit. La coronaire gauche presentait des dépôts cartilagineux en forme de grains de chapelet. (Kreysig. Horn's Archiv. f. médic. Erfarung. Berlin, 1803.)

Obs. 9. — Angine de poitrine observée par Reece et Ch. Bell. Mort subite.

Autopsie : Cœur gros et flasque. *Les parois des artères coronaires étaient tellement epaisses, que leur calibre avait presque disparu.* (Reece. The medical Guide. London, 1812.)

Obs. 10. — Un cuisinier, âgé de 60 ans, éprouve subitement, après avoir porté un fardeau trop pesant, une gêne extrême de la respiration et une douleur vive dans le côté gauche de la poitrine. A son entrée à l'hôpital, signes probables de cardio-sclérose (dyspnée, arythmie, palpitations, œdème des membres inférieurs, et vers la fin, somnolence et délire).

Autopsie : Epanchement modéré des plèvres. Dilatation considérable du ventricule droit, dilatation de l'orifice auriculo-ventriculaire. Rien dans les cavités gauches. L'orifice de l'aorte était inégalement dur, raboteux et rétréci.

L'embouchure et le commencement d'une des artères coronaires étaient dans un état d'ossification très avance. (CORVISART. « Essai sur les maladies et les lésions organiques du cœur et des gros vaisseaux. » Paris, 3e édition, 1818.)

OBS. 11. — Une femme se plaignait depuis longtemps de palpitations et d'irrégularités dans l'action du cœur qui lui occasionnaient des syncopes fréquentes et des vertiges. Pendant qu'elle était au service divin. elle éprouva tout à coup une attaque dont elle mourut avant qu'on eût pu lui donner des secours.

AUTOPSIE : Le cœur paraissait extraordinairement petit ; sa substance était molle et très flasque ; les parois des deux ventricules n'avaient qu'un huitième de pouce d'épaisseur, et ils étaient si mous et si tendres qu'on pouvait facilement faire passer le doigt à travers dans toute leur étendue ; leur tissu musculaire était d'un brun pâle.

Les artères coronaires provenaient d'un seul tronc ; elles étaient converties, jusque dans leurs dernières ramifications, en tubes calcaires, et ce n'était qu'avec peine qu'on pouvait introduire une soie de sanglier dans leur cavité resserrée. (HOGDSON. « Traité des maladies des artères et des veines, » trad. française 1819.)

OBS. 12. — Une dame de 70 ans, obese, éprouvait depuis six ans une difficulté de respirer accompagnée de tous les autres symptômes de l'asthme. Au mois d'août 1811, attaque d'apoplexie, à laquelle succéda une légère affection paralytique du bras et de la jambe gauches, dont elle ne recouvra jamais entièrement l'usage. La difficulté de respirer augmenta après cette attaque. Elle ressentit une douleur constante sous le sternum ; le pouls était petit et intermittent, et la moindre anxiété ou le plus léger exercice amenaient un état de syncope. Dans la nuit du 25 janvier 1812, elle se réveilla avec une douleur cruelle à la région du cœur ; le pouls était plus plein qu'à l'ordinaire, et la respiration difficile et précipitée. La douleur diminua un peu par une légère saignée du bras. Elle ne put se rendormir et resta très agitée ; son pouls tomba, sa figure devint livide et elle mourut subitement le lendemain à six heures du soir.

AUTOPSIE : Poumons sains ; péricarde distendu par environ douze onces de sang coagulé très foncé, épanché par une rupture à la partie antérieure du sommet du ventricule gauche. Cette rupture avait un pouce de long à la surface interne du cœur, et extérieurement n'avait qu'un quart de cette étendue. Le cœur présentait une grande surcharge graisseuse, et ses fibres musculaires étaient très remarquables par leur flaccidité et leur amincissement, surtout au niveau du ventricule gauche.

Valvules semi-lunaires de l'aorte dans leur état naturel, mais une croûte étendue de matière calcaire entourait l'origine des artères coronaires. La membrane interne de l'aorte, devenue cartilagineuse, était parsemée de points calcaires nombreux, dont quelques-uns se détachaient et s'avançaient dans la cavité du vaisseau.

Les artères coronaires étaient encroûtées de matières calcaires, et il y en avait une si grande quantité dans celle qui se distribue au côté gauche du cœur, que sa cavité en était complètement oblitérée. (J. HOGDSON. Loc. cit.)

OBS. 13. — Homme de 60 ans, rhumatisant ; a ressenti douze mois avant sa mort des crises de douleurs au creux épigastrique, lesquelles apres quelques minutes, passaient entre les épaules et de là dans chacun des bras jusqu'aux coudes. Il éprouvait de plus un malaise tres grand qui se portait sur la vessie et qui était accompagné d'un besoin pénible et irrésistible d'uriner. « Au début, les paroxysmes étaient occasionnés en montant une colline, et ensuite par la moindre fatigue de corps et d'esprit, comme par un excès de table. Les acces devinrent plus frequents à mesure que la maladie fit des progrès. Les causes les plus légères les excitaient ; ils attaquèrent enfin occasionnellement le malade dans son lit après son premier sommeil. Il était alors obligé de se lever, et la strangurie devenait tout à fait inquiétante...

Des palpitations et un pouls bondissant présageaient d'ordinaire une forte attaque pour la nuit suivante... Il éprouvait si peu de dyspnée que, jusqu'au dernier moment, il continua à jouer du basson dans les concerts publics. Après quelques semaines, le malade étant dans la rue, se plaignit d'un sentiment de défaillance extrême, il tomba, on le releva mort.

AUTOPSIE : Quelques adhérences du poumon gauche. Cœur développé, flasque et chargé de graisse. Aorte osseuse et enflammée; valvules semi-lunaires, ossifiées, l'une d'elles portant une concrétion osseuse du volume d'un pois qui devait nuire beaucoup au jeu normal des valvules.

« *L'artère coronaire droite, a plus d'un pouce de son origine, était ossifiée jusqu'à être presque oblitérée, mais non pas de tous les côtés jusqu'au centre uniformément, seulement en travers de l'aire de l'artère d'un côté a l'autre. La coronaire gauche avait augmenté de volume, et aussi loin qu'on put la suivre, ses tuniques étaient presque entièrement ossifiées.* (BLACKALL. « Several cases of angina pectoris with dissection. » London, 1813.)

OBS. 14. — Un médecin, durant les dix dernières années de sa vie, fut sujet à des syncopes répétées, se distinguant toutefois d'une syncope ordinaire par la façon subite et inattendue dont l'attaque se montrait et disparaissait ensuite sans laisser après elle aucune suite fâcheuse. A l'âge de 68 ans, il fut pris à l'improviste de symptômes ressemblant à ceux d'une angine de poitrine : douleur thoracique vive s'étendant le long du bras droit et s'accompagnant d'engourdissement. La vue était obscurcie, le malade avait des vertiges très courts, mais sans perte de connaissance. Depuis ce moment, la respiration devint gênée, et le pouls qui était extrêmement faible au bras gauche, disparut complètement à droite. Ce malade vécut encore six semaines avec une grande difficulté de respirer et un affaiblissement graduel des forces; pendant tout ce temps, l'examen le plus minutieux ne permit de découvrir aucune trace de pulsation sur le trajet de toutes les artères. Les battements du cœur ne se sentaient plus à la main, et l'oreille ne pouvait découvrir qu'une sensation obscure d'ondulation.

AUTOPSIE : *Les dépôts osseux ou calcaires n'étaient pas limites a l'aorte; ils s'étendaient aux artères coronaires qui etaient si complètement transformées par ces dépôts qu'elles étaient presque solidifiées et imperméables dans l'étendue d'un pouce à partir de leur origine.* (ADAMS. « Dublin hospital reports, » 1827.)

OBS. 15. — Mme X..., 70 ans, d'une forte constitution, est sujette depuis plusieurs années à des « accès de suffocation » particuliers pendant lesquels elle éprouve une douleur vive, angoissante, occupant la base de la poitrine, la partie gauche de cette cavité et se propageant à l'épaule ainsi que sur tout le membre supérieur gauche. Cette douleur constrictive, « semblable à un écrasement », est accompagnée d'un sentiment de faiblesse et de défaillance tel, qu'elle est obligée de chercher immédiatement un point d'appui. Ces douleurs angineuses et ces défaillances n'étaient calmées que par le repos ou l'arrêt de la marche. Les battements du cœur étaient tres accusés, le pouls fort et plein, les artères dures et athéromateuses. Le 3 janvier, on trouva le malade dans son lit, sans connaissance, sans parole, avec un état de résolution complète des membres, les extrémités froides, le tronc, le thorax et le visage couverts de sueur, une respiration, libre d'ailleurs, accompagnée déjà de râles trachéaux.

AUTOPSIE : Aucune lésion appréciable du cerveau ; dans les plevres, deux verres environ d'une sérosité rougeâtre ; un peu de sérosité dans le péricarde ; léger engouement pulmonaire des deux côtés avec quelques adherences pleurales sans importance. Le cœur est hypertrophié avec épaississement des parois et agrandissement des cavités. Plaques opaques et cartilagineuses à la valvule mitrale. L'aorte cependant est peu ossifiée. Graisse accumulée à la surface du cœur.

Ossification complète avec rétrécissement considérable des artères coronaires. (Noel GUENEAU DE MUSSY. Obs. inédite, 1836.)

Obs. 16. — Homme de 73 ans, souffrant depuis dix ans d'accès angineux, de coliques néphrétiques, présentant un affaiblissement progressif des membres inférieurs. Pouls irrégulier, inégal, intermittent, sensation de barre épigastrique. Il succombe à une apoplexie cérébrale.

Autopsie : Cœur volumineux, stéatosé. Ossification des artères vertébrales, des carotides, et ramollissement cérébral.

Les artères coronaires transformées en tubes rigides, ossifiées, offraient un calibre rétreci par places. (Brunn, de Kôthen. « Lasper's Wochenschr », 1836.)

Obs. 17. — Homme de 63 ans, ayant commencé à éprouver il y a huit ans des accès de constriction douloureuse de la poitrine, semblables aux accès d'angor; ils survenaient fréquemment sous l'influence de la moindre fatigue, à tel point que le malade redoutait de monter un escalier. Il meurt d'une pneumonie.

Autopsie : Outre les lésions pulmonaires, on trouve les cartilages costaux ossifiés, la crosse de l'aorte dilatée avec amincissement de ses parois.

Les artères coronaires ossifiées donnaient au toucher la sensation d'un collier de perles. La lésion était surtout très accusée a l'origine de la coronaire gauche. (Fischer. Ueber Brustbraune, Hannover annal, 1837.)

Obs 18. — P... cordonnier, 40 ans, alcoolique, entre à l'hôpital le 21 mai 1834. Depuis quelque temps, il éprouvait en travaillant une difficulté de respirer qui allait jusqu'à la defaillance, et son bras gauche perdait de sa force. Deux jours avant son entrée, en revenant chez lui par un vent violent, il sentit au cœur une vive douleur, qui s'étendit à l'épaule et au bras gauches, le fit chanceler et le « priva momentanément de l'usage des sens internes et externes ». Pareils accidents lui étaient advenus d'autres fois. Ce malade resta huit jours à l'hôpital pendant lesquels les crises devenaient de plus en plus intenses. Mort subite.

Autopsie : Cœur d'un volume triple ; épanchement sanguin dans le péricarde.

Rupture de l'artère coronaire droite dans l'étendue de deux lignes, avec renversement de ses bords. (Antonio Galliardi, Annal, d'Omodei, 1840.)

Obs. 19. — Malade de 47 ans. En juin 1839, en montant une colline, il eut une première attaque d'angor ; trois mois après, attaque plus violente, et plusieurs autres crises durant de cinq à vingt-cinq minutes, caractérisées par une sensation de froid dans la région dorsale et par les douleurs précordiales. Un jour, il tombe mort dans sa chambre.

Autopsie : Cœur gros, mou et dilaté, à parois fermes et pâles, criant sous le ciseau, « comme si l'on coupait un cartilage ». Valvules aortiques épaissies avec quelques solutions de continuité ; au-dessus d'elles, l'aorte présentait des lésions athéromateuses.

Les arteres coronaires semblaient un peu rétrécies (une figure annexée à cette observation montre au contraire l'embouchure très notablement rétrécie des artères coronaires). (Wilkinson) « Physiological reflections on the nature and treatment of angina pectoris, » London med. gaz., 1841.)

Obs. 20. — 77 ans, corroyeur. Jamais d'excès; vingt-huit mois auparavant, attaque d'apoplexie avec hémiplégie gauche. Le 15 juin, après un repas copieux, malaise, vomissement, douleur précordiale. Mort subite le 17 juin 1843.

Autopsie : Péricarde distendu par un caillot entourant le cœur; à la partie moyenne et antérieure du ventricule gauche, rupture d'environ 14 millimètres, bifide inférieurement. Surcharge graisseuse à la base du cœur. Le sang épanché dans le péricarde venait d'une dilatation anévrismale de l'artère coronaire du volume d'une grosse noisette; la rupture pénétrait dans le ventricule. L'intérieur de l'anévrisme offrait des caillots fibrineux, et *quelques ossifications existaient dans le reste de l'artère coronaire.* (Peste. Archives de médecine, 1843.)

Obs. 21. — H... rhumatisant, décrit ainsi, en 1822, ses douleurs : « Quand je montais un escalier, quand je marchais d'un pas un peu précipité, quand je m'habillais un peu vite, enfin à tout mouvement musculaire un peu forcé, il me prenait une douleur dans la poitrine qui se répandait dans le cou, à la nuque, dans les bras, qui augmentait si je persévérais à me mouvoir, et me forçait à m'arrêter. Il me suffisait de m'asseoir et de rester immobile deux à trois minutes, pour que tout sentiment de souffrance disparût. Jamais je ne m'en ressentis quand je restais tranquille, jamais non plus à cheval, pourvu que je restasse dessus sans aucun mouvement que celui que je recevais du cheval ; cette incommodité m'est restée depuis. Il y avait, et il y a des temps où, même en m'y prenant avec la plus grande lenteur, je ne puis me chausser, mettre mon pantalon et mes bottes sans m'en ressentir. » En 1826, les accidents augmentèrent de telle sorte qu'aux environs du 10 janvier le malade ne pouvait plus ni « marcher ni s'habiller sans produire ces souffrances qui, comme d'habitude, cessaient après un repos complet ». Bientôt cependant, provoquées par le moindre mouvement, surtout après dîner, elles ne cessèrent plus qu'après dix à quinze minutes d'immobilité.

Il écrit encore en 1830 : « Le poumon ne peut être pour rien dans ce que j'éprouve, car ce n'est pas seulement quand je monte un escalier que la sensation douloureuse se manifeste, mais quand je remue de toute autre manière, ne fût-ce que des bras, sans bouger de place, surtout quand, pour me chausser, je lève les jambes. Si le poumon y était pour quelque chose, l'effet devrait être le même à toute heure du jour, avant comme après le repas, tandis qu'il n'en est rien : il devrait encore en être de même quand je monte à cheval, ce qui n'est pas. Souvent, après le dîner, je ne peux pas relever le feu, jouer au billard, pas même quelquefois aller d'une chambre à une autre sans sentir se développer la souffrance. Elle me prend quelquefois en dînant, plus souvent vers la fin qu'au commencement du repas, plus habituellement quand je mange un peu vite, ou quelque chose de dur... » Pendant six ans, de 1830-1836 les crises augmentèrent d'intensité, et il mourut après avoir eu dans les quatre derniers jours de son existence une série d'accès des plus violents.

Autopsie : Petite quantité de sang dans le péricarde ; tous les orifices du cœur parfaitement libres. Les parois du ventricule gauche étaient indurées, d'aspect « fibreux, nacré, très dense » et les colonnes charnues avaient subi la même altération. Le ventricule droit était complètement étranger à cette transformation. Aorte saine sans ossification ; une seule valvule sigmoïde présentait une petite plaque calcaire au voisinage de son bord libre. Nerfs phréniques et pneumogastriques sains.

Les artères coronaires présentaient une ossification très circonscrite à quelques lignes de leur origine. (On ne dit pas s'il y avait rétrécissement) ; leurs divisions étaient dans l'état normal (Lartigue. Mémoire couronné par la Société de médecine de Bordeaux, novembre 1844.)

Obs. 22. — X..., 77 ans, ayant fait des excès alcooliques. Ce malade a eu des symptômes d'ischémie cérébrale (vertiges, étourdissements, bourdonnements d'oreille, chute, etc.). Le 22 juillet 1847, sensation de lourdeur de tête et d'étourdissement. Douleur s'étendant depuis le sternum jusqu'entre les deux épaules. Pouls faible, mais régulier ; battements du cœur faibles. Dans la nuit du 26 au 27 juillet, mort subite.

Autopsie : Péricarde distendu par du sang épanché ; cœur hypertrophié et dilaté de couleur pâle ; à la coupe, amincissement du myocarde au niveau de la rupture qui siège à la pointe du cœur. Aorte dilatée et athéromateuse. Valvules rétrécies et insuffisantes, rétrécissement mitral.

L'artère coronaire gauche est ossifiée jusqu'au niveau de la rupture ventriculaire. (On ne dit pas si elle était rétrécie.) (Campbell. Bull. de la Société anatomique, 1847.)

Obs. 23. — X... 51 ans, boucher, se vantait autrefois des poids qu'il pouvait soulever. Un mois avant la mort rapide, il souffrait de « douleurs rhumatismales », de toux et d'oppression. Pendant les dix jours qu'il passa à l'hôpital, il se plaignit de symptômes de bronchite, et cependant pas de gêne de respiration, ni de cyanose. Pouls non accéléré, faible et inégal; pas d'augmentation de la matité précordiale, bruits du cœur complètement masqués par les râles de la poitrine. « On n'eut aucun soupçon d'une maladie cardiaque, bien qu'on l'eût examiné à plusieurs reprises. » La veille de sa mort, il se plaignit d'une douleur à la région précordiale, et on entendit un bruit particulier, comme un battement accompagnant le choc du cœur et distinct des bruits cardiaques ordinaires; il était très fort le long du sternum et vers le côté gauche.

AUTOPSIE : Péricarde distendu par un fluide séro-purulent jaune pâle. A la base du ventricule gauche, dilatation anévrismatique de l'artère coronaire antérieure dont le sac était enclavé dans le ventricule. La portion de l'artère comprise entre le sinus de Valsalva et l'anévrisme était un peu dilatée et convertie en un cylindre complètement osseux.

Au-dessous du sac anévrismal, un stylet était arrêté, probablement par la courbure que le vaisseau avait subie sous la pression du sac. Dépôts athéromateux le long de l'aorte, et surtout a l'origine des coronaires. (PEACOCK. Trans. soc. Path., 1847-48.)

OBS. 24. — P..., instituteur, 39 ans, se plaint depuis huit à neuf mois, de douleurs profondes à la région précordiale avec irradiations au bras gauche. Quelques semaines avant la mort, accès d'une grande intensité. Mort subite.

AUTOPSIE : Dégénérescence graisseuse du cœur et cavités cardiaques remplies de sang avec distension des veines coronaires, hypertrophie avec dilatation des ventricules; valvules auriculo-ventriculaires saines; orifice aortique tellement rétréci qu'il pouvait à peine laisser pénétrer le petit doigt. Plaques d aortite récente avec plaques molles à la base de l'aorte.

Les orifices des arteres coronaires étaient considérablement rétrécis par des dépôts athéromateux. (WILLIAMS. Trans. path. London, t. XIII.)

OBS. 25. — 47 ans, tailleur, se plaignait depuis quelques années d'une douleur à la région du cœur. On diagnostiqua une angine de poitrine. Mort subite.

AUTOPSIE : Dépôt considérable de graisse à la surface du cœur; dégénérescence graisseuse des deux ventricules, surtout à la partie supérieure du ventricule droit. Effusion de sang dans le tissu dégénéré.

Ossification et rétrecissement de la coronaire droite. (QUAIN. Med. chir. Trans., vol. XV, 2e série, 1849-1850.)

OBS. 26. — Homme de 44 ans, se plaignant de douleurs qui lui traversaient la poitrine avec irradiations dans les bras, avec « sentiment de détresse et de suffocation ». Ces accès revenaient à intervalles plus rapprochés depuis huit jours, quand il mourut subitement. Pouls régulier, à 74; rien de particulier aux bruits du cœur.

AUTOPSIE : Cœur dilaté, non hypertrophié; beaucoup de graisse sur le ventricule droit, dégénérescence graisseuse avec disparition des stries transversales dans les fibres musculaires du ventricule gauche. A la surface interne du sommet de ce ventricule, la substance musculaire etait ramollie, désorganisée, et contenait un caillot ferme et fibrineux du poids d'une demi-once, comme on en trouve dans les sacs anévrismaux.

Les deux artères coronaires étaient malades et rétrécies. (FLETCHER. Provincial med. and surg. Journal, 1849.)

OBS. 27. — Femme de 50 ans. Antécédents syphilitiques. Dans les derniers jours de la vie « anxiété respiratoire ». (On ne fait pas mention d'accidents angineux.)

AUTOPSIE : Ramollissement de la paroi ventriculaire droite.

L'artère cardiaque droite est obliteree dans la plus grande partie de son étendue. Ses parois sont le siège de nombreuses concrétions calcaires, et son canal rempli par un caillot adhérent et ferme, décoloré, qui commence a un demi-centimètre de son embouchure. (CRUVEILHIER, Soc. anat., 1850.)

Obs. 28. — B..., coutelier, alcoolique, âgé de 46 ans. Pris subitement pendant son travail, d'une douleur très vive dans la région du cœur, avec sentiment de constriction et de suffocation, irradiations au bras gauche, un peu au bras droit. Cette attaque a duré dix minutes environ. Depuis lors, ces accès se renouvelèrent un grand nombre de fois. A l'examen du cœur, aucun souffle; l'impulsion de l'organe est seulement exagérée. Grisolle est témoin, à huit heures du matin, d'une crise qui a débuté vers minuit et qui a duré sans interruption jusqu'à cette heure. A dix heures, la crise n'a pas cessé, le malade pâlit tout à coup et tombe à terre sans connaissance. On le couche et il se ranime au bout de quelques minutes. Une demi-heure après, le malade, étant couché, a une syncope à laquelle il succombe.

Autopsie : Poumons sains; péricarde entouré d'une grande quantité de graisse, cœur surchargé de graisse et volumineux; ventricule gauche hypertrophié, à parois épaissies, et à cavités dilatées. Les orifices aortique et auriculo-ventriculaire sont normaux, les valvules sigmoïdes de l'aorte et les valvules mitrale et tricuspide présentent de petites taches blanchâtres qui se retrouvent aussi à l'origine de l'aorte notablement dilatée.

L'ossification des artères coronaires est des plus manifestes. L'artère coronaire gauche, à un centimètre environ de son origine, est ossifiée dans tout son pourtour et dans l'étendue de 3 centimètres environ; elle est d'ailleurs perméable. L'artère coronaire droite ne présente d'ossification qu'en un point très limité, à un pouce de son origine; mais il y a en ce point oblitération presque complète de l'artère. (O Masson. Gaz. hebd., 1855.)

Obs. 29. — Homme de 61 ans, atteint depuis huit mois d'accès angineux survenant à la suite d'efforts. Ils devinrent si fréquents et si violents que le malade essaya de se suicider. Il n'existait d'autre signe physique d'une affection du cœur qu'une matité cardiaque un peu plus étendue qu'à l'état normal. Mort au milieu d'un accès violent et prolongé.

Autopsie : Stéatose cardiaque.

Les artères coronaires, ossifiées sur une grande étendue, sont complètement rigides. (Wilks. « Angina pectoris in connexion with ossified coronary arteries and fatty heart. » Med. times and Gazette, 1855.)

Obs. 30. — Femme de 50 ans, atteinte d'oppression, d'un sentiment de gêne et de douleur à l'épigastre; battements du cœur faibles; pouls petit, non fréquent. Léger bruit de souffle à la base. Quelques jours après son entrée a l'hôpital, le pouls devient plus faible ainsi que les battements du cœur, la dyspnée s'accroît, les extrémités se cyanosent et la malade se trouve dans un état de malaise indéfinissable. Dans la nuit, elle est prise d'une dyspnée excessive, puis subitement elle pousse un cri et tombe sans connaissance, elle revient à elle quelques instants, et elle meurt subitement pendant qu'on la relève.

Autopsie : Cœur flasque, mou, graisseux. Dilatation des orifices et des cavités. Plaques athéromateuses aux valvules.

Le calibre des coronaires est rétréci par des plaques jaunâtres. (Lancereaux. Société de biologie, 1860.)

Obs. 31. — L..., âgé de 66 ans, est atteint un jour de douleurs rétro-sternales qui se reproduisent sans irradiations, les jours suivants. Six jours apres, il est pris tout à coup d'une sensation de suffocation, et il meurt en un quart d'heure.

Autopsie : Péricarde rempli de deux onces de sérosité et d'une quantité égale de caillots sanguins noirs; ventricule gauche, près de la pointe du cœur, et à côté de la cloison, présentant une déchirure longue d'un centimètre. L'obstruction artérielle d'une branche des coronaires avait eu pour conséquence un ramollissement lent du tissu musculaire et la rupture s'était opérée lentement, en plusieurs temps pendant les jours où le malade fut soumis à l'observation.

Une des artères coronaires était tortueuse, sa branche antérieure contenait un thrombus ancien qui déterminait une obstruction complète de la lumière du vaisseau. (MALMSTEN, Société de médecine de Suède, et Dublin medical Press, 1861.)

OBS. 32. — B..., âgée de 60 ans, souffre depuis quelque temps de douleurs d'angoisse dans la région précordiale. Le 25 janvier 1862, elle éprouve une douleur plus violente que d'habitude derrière le sternum et au-dessous du sein gauche. Quelques jours après, la douleur continuait encore, il lui était impossible de quitter sa chambre. Le 29 janvier, la douleur et le sentiment d'angine dans la région précordiale étaient intolérables; elle conservait la main sur sa poitrine, éprouvait quelque difficulté pour respirer. Les mouvements du cœur étaient bruyants et tumultueux; le pouls était petit, faible, fréquent, mais régulier. Il n'y avait pas de lividité de la face; les mains et les pieds étaient froids. Depuis longtemps elle souffrait dans le bras gauche. Le 30 janvier, la douleur est moindre, mais la malade est extrêmement faible, le pouls petit, à peine perceptible. Les extrémités se refroidissent, et elle meurt le lendemain matin.

AUTOPSIE : Dans les deux plèvres, épanchement de sérosité claire (un peu moins d'un litre). Péricarde distendu par du sang noirâtre, à moitié coagulé; cœur graisseux et un peu hypertrophié. A la partie supérieure de la paroi ventriculaire gauche, sorte de fissure irrégulière, à bord ecchymosé. On crut à une rupture du cœur, mais on ne put faire penétrer dans le ventricule ni de l'air, ni de l'eau, ni un stylet. L'hémorragie provenait de diverses petites branches de la coronaire gauche présentant de petits nodules athéromateux, et rompues au niveau de la fissure ventriculaire. La quantité de sang contenue dans le péricarde était de 450 grammes environ. L'aorte était très dilatée et athéromateuse,

L'artère coronaire gauche fut disséquée dans le sillon antérieur du cœur, en passant un stylet dans sa cavité, jusqu'à son origine dans l'aorte. La surface interne de celle-ci était tellement tapissée de dépôts athéromateux, qu'on ne pouvait découvrir l'orifice de la coronaire qu'à l'aide du stylet introduit de dehors en dedans. (OSBORNE. Médical Times and Gaz., 1862.)

OBS 33. — H..., 74 ans, frappé d'hémiplégie gauche il y a six ans. Deux jours avant sa mort, le malade éprouve une sensation pénible avec angoisse dans tout le côté gauche du thorax et à l'épigastre. Mort subite.

AUTOPSIE : Péricarde rempli par un caillot du poids de 350 grammes, et rupture du ventricule gauche à sa face postérieure. Aorte athéromateuse, myocarde decoloré et graisseux.

Les artères coronaires sont incrustées de matière calcaire et leur calibre est diminué. (DE FONT-RÉAULX et BOZONET. Bull. de la Soc. anat., 1865.)

OBS. 34. — Homme de 52 ans, sans antécédents pathologiques ou héréditaires, pris il y a cinq semaines, la nuit, par une grande oppression avec vive douleur au cœur irradiant dans tout le côté et le bras gauches. En cinq semaines, il se produisit quatre attaques entre lesquelles le malade était faible et souffrait d'une douleur intense d'abord au niveau du cœur, puis derrière la partie supérieure du sternum, et enfin au creux épigastrique. Impulsion du cœur faible; pouls petit, dépressible, irrégulier, athérome artériel; en arrière, à gauche, le long de la colonne vertébrale, les battements du cœur sont plus intenses. Mort en quelques secondes dans une attaque d'angine de poitrine.

AUTOPSIE : A l'extrémité du cœur, tumeur du volume d'une petite orange (anévrisme du cœur). Les artères coronaires sont entourées d'une épaisse couche de tissu adipeux.

Les deux coronaires sont ossifiées et complètement rigides dans toute leur étendue; en outre, leur calibre est diminué et présente des rétrécissements notables dans plusieurs points. La coronaire antérieure contient même, à sa partie terminale, au niveau de la tumeur, un caillot fibreux qui l'oblitère en entier. (MEURIOT. Bull. de la Soc. anat., 1866.)

Obs. 35. — P.., 75 ans, arrive à l'hôpital dans un état de subdélirium qui ne permet pas d'obtenir de renseignements précis; il se plaint seulement d'une douleur vague dans la région épigastrique irradiant à la base du thorax et vers les hypocondres. Cette douleur s'exaspère par moments, et à cette exaspération s'ajoutent des accès dyspnéiques. Battements du cœur faibles et lointains, précipités, très irréguliers; à des séries de battements précipités succédent des battements très lents. Matité cardiaque augmentée. D'après les renseignements obtenus par la suite, on apprit que cette maladie avait commencé, il y a huit jours, par une forte douleur cardiaque. Mort subite.

Autopsie : Péricarde rempli d'un énorme caillot sanguin, et au niveau de la pointe du cœur, sur le bord gauche, une solution de continuité de 2 centimètres et demi à 3 centimetres, oblique de haut en bas et de gauche à droite.

Par la dissection de l'artère coronaire anterieure, on arrive à un rameau oblitéré complètement par un thrombus de 7 a 8 millimètres de longueur, dur, de couleur blanc jaunâtre qui bouche complètement la lumière du vaisseau. (Doléris. Bull. de la Soc. anat., 1866.)

Obs. 36. — X..., 45 ans, souffrait depuis huit ans d'une affection cardiaque ; pendant trois ans, accès d'angine de poitrine. Deux jours avant sa mort, accès caractérisé par une violente constriction thoracique avec douleur, engourdissement et refroidissement du bras gauche, et facies d'une pâleur livide. Mort subite.

Autopsie : Dilatation de l'estomac, hypertrophie du cœur avec contraction des ventricules, dépôts athéromateux de consistance molle sur les valvules aortiques et à la base de l'aorte, principalement au pourtour des artères coronaires.

L'orifice de la coronaire gauche était complètement obstrué par une plaque athéromateuse, a tel point qu'on ne pouvait retrouver son embouchure qu'en remontant le vaisseau. Son calibre était très rétréci. La coronaire droite avait son orifice considérablement rétréci, tout en présentant un calibre normal. On ne remarquait aucune trace d'athérome sur le trajet de ce vaisseau. (Dickinson. Transact. Path. London, t. XVII, et Med. Times, 1866.)

Obs. 37. — X..., 42 ans, garde chasse, entre à l'hôpital où il est vu par Fuller. Depuis deux ans, il ressentait de vives douleurs épigastriques attribuées à tort à une affection de l'estomac. Pendant son séjour à l'hôpital, il eut plusieurs attaques violentes et mourut sous les yeux mêmes de son médecin au cours de l'une d'elles. Cette attaque, comme les précédentes, avait éclaté immédiatement après les repas.

Autopsie : Plusieurs noyaux d'apoplexie à la surface du cœur, ventricule gauche en diastole (uncontracted), valvules saines. Le cœur, légèrement graisseux, pesait 13 onces et demie.

A l'origine de l'aorte, nombreux dépôts atheromateux sans consistance qui avaient empiété sur la lumiere des artères coronaires a tel point qu'aucune d'elles ne pouvait laisser passer le bout d'un stylet ordinaire. (Dickinson. Med. Times, 1866.)

Obs. 38. — On amène à l'hôpital un soldat de 35 ans, que l'on avait trouvé inanimé. La mort était survenue pendant ou après le coït, et l'on apprit que le malade avait eu auparavant des accès angineux.

Autopsie : Cœur hypertrophié (14 onces), ventricule gauche en diastole; athérome de la base de l'aorte.

L'embouchure de la coronaire droite était obstruée au point qu'il était impossible de l'apercevoir et qu'on ne put la decouvrir qu'en suivant le vaisseau par une dissection faite en dehors. L'orifice de l'autre coronaire était également très rétréci par la présence de plaques athéromateuses. (Dickinson. Med. Times, 1866.)

Obs. 39. — Femme de 59 ans, entre le 2 mars 1866 à l'hôpital. Depuis quelques mois, gêne de la respiration au moindre exercice. Le 1er mars, après son dîner, elle est prise subitement de malaise, d'étouffements; puis surviennent, pendant la nuit, des accès de suffocation accompagnés d'une douleur vive siégeant à la région précordiale et irradiant vers le cou, l'épaule gauche, le bras gauche, jusqu'aux doigts et même vers l'épaule droite. Bruits du cœur normaux ; pouls régulier, non fréquent. Le 2 mars, pendant la visite, elle est prise d'un accès : respiration sifflante, profonde, vive anxiété ; elle penche le corps en avant et craint d'étouffer. Puis, la douleur disparaît assez rapidement, et la malade revient à l'état normal. Les jours suivants, les accès sont moins fréquents, la malade meurt le 22 avril.

Autopsie : Cœur développé, pâle et flasque; vers le tiers inférieur, près du sillon interventriculaire antérieur, tache brune, noirâtre, irrégulière, grande comme une pièce de 20 francs, exalant une odeur gangréneuse. Valvules mitrales et aortiques athéromateuses ainsi que l'origine de l'aorte. Au niveau de la cloison interventriculaire, poche anévrismale renfermant des caillots fibrineux stratifiés.

Artères coronaires très athéromateuses chargées de dépôts calcaires, qui rétrécissent leur calibre L'artère droite est oblitérée après sa bifurcation. (Potain, cité par Pelvet[1], thèse inaugurale de Paris sur « les anévrismes du cœur », 1867.)

Obs. 40 — X.. , tambour, 47 ans, entre à l'hôpital le 28 mai 1867. Ni fumeur, ni alcoolique, il ressentit, il y a un an, une violente douleur à la partie antérieure de la poitrine au moment où il s'habillait. Cette douleur dura deux minutes, pendant lesquelles le malade resta debout et immobile ; elle occupait la ligne des articulations sterno-costales du côté gauche, irradiait vers l'ombilic d'une part et vers le bras gauche, le coude d'autre part. L'examen clinique fit constater le fonctionnement régulier des organes de la respiration et de la circulation. Après plusieurs crises, le 3 juin, à dix heures, on appelait en toute hâte le médecin de garde qui ne put que constater le décès survenu, paraît-il, sans avoir été précédé de nouvelles douleurs.

Autopsie : Etat normal des poumons; dépôt graisseux assez abondant dans le médiastin antérieur et dans le péricarde viscéral ; distension du cœur et des cavités droites par une grande quantité de sang noir, complètement fluide; transformation graisseuse des parois du cœur au niveau des zones auriculo-ventriculaires; « l'altération profonde des deux artères coronaires converties en tubes résistants, demi-calcaires, dont la surface interne, constituée par la juxtaposition de plaques athéromateuses, toutes de forme et de dimensions différentes, présente des rugosités très saillantes. » L'aorte est normale comme volume, coloration et consistance de ses parois; elle ne présente aucune dégénérescence à son origine, et près de sa crosse seulement, existe une plaque atheromateuse de 5 à 6 millimètres de diamètre.

Cette saillie de plaques a notablement diminué le calibre des vaisseaux coronaires et donné à leur lumière les aspects les plus différents (triangulaire, ovale, etc.), suivant les points où l'on en fait la section. (Colin. Gaz. hebd. de méd., 1867.)

Obs. 41. — Femme se plaignant de douleurs d'estomac irradiant parfois vers l'omoplate et survenant apres les repas. Mort subite quelques jours plus tard.

Autopsie : Valvules du cœur saines, avec de nombreuses plaques d'athérome dans l'aorte; plus bas, érosion étendue de la tunique interne dont les bords, irréguliers, surélevés, étaient le siege d'un dépôt considérable de fibrine.

Le bord inférieur avait atteint les artères coronaires dont l'une était complétement oblitérée par de la fibrine. (Broadbent. Medical Times and Gazette, 1867.)

Obs. 42. — B..., 64 ans, fut apporté mort à l'hôpital Saint-Georges. Il se trouvait dans un parc avec une jeune femme, quand tout à coup, atteint d'angoisse avec

[1] La thèse de Pelvet renferme une observation de Vulpian (anevrisme de la pointe) dans laquelle on a note des accidents dysneiques non douloureux ; à l'autopsie, aorte atheromateuse, artères coronaires ossifiees, la gauche tres retrecie par des plaques cretacees; la droite presente les mêmes altérations moins prononcees.

constriction à la gorge, il chancela et tomba inanimé. On ne sait qu'une chose sur ses antécédents, c'est qu'il se plaignait depuis longtemps d'une maladie du cœur et d'accès semblables.

Autopsie : Cœur hypertrophié et couvert de tissu adipeux, à demi contracté et et renfermant une petite quantité de sang dans ses cavités ; myocarde mou et pâle avec traces d'infiltration graisseuse constatée au microscope ; larges plaques d'athérome à la face interne de la crosse aortique. Les deux artères coronaires ne présentaient que quelques plaques d'athérome dans leur parcours. Dégénérescence très avancée des reins.

L'orifice de la coronaire gauche était tellement recouvert par l'une de ces plaques qu'il était absolument impossible d'y introduire un stylet. Il en etait de même de la coronaire droite. (Wadham. The Laucet, 1868.)

Obs. 43. — R..., 81 ans, dans la nuit du 17 au 18 mai 1869, se réveille brusquement à 4 heures du matin avec un sentiment de malaise et une faiblesse générale. Quatre heures après, douleur en barre, sans irradiations, à la partie inférieure du sternum. A 10 heures du matin, la douleur sous-sternale a beaucoup augmenté, la dyspnée est intense, la face pâle, les extrémités légèrement cyanosées. Mort subite trois quarts d'heure après.

Autopsie : Surcharge graisseuse considérable du péricarde et du cœur ; cavité péricardique renfermant un verre de sang, rupture du cœur à la face antérieure du ventricule gauche et longue de 2 centimètres environ. A l'œil nu et au microscope, dégénérescence avancée du myocarde. Les valvules et la crosse aortique présentent quelques plaques athéromateuses.

L'orifice des artères coronaires est considerablement rétréci; ces deux artères, recouvertes dans leur trajet par une couche de tissu adipeux assez épaisse. presentent au plus haut point la dégenérescence calcaire. Leur cavité, très rétrécie et hérissée de saillies, laisse à peine passer un stylet très fin. (Le Piez. Bull. de la Soc. anat., 1869.)

Obs. 44. — Homme de 47 ans, atteint d'angine de poitrine, dont les accès devinrent très fréquents et très violents dans les cinq dernières semaines de la vie. Il mourut dans un de ces accès.

A l'autopsie, dilatation énorme du ventricule droit, hypertrophie du ventricule gauche, dégénérescence graisseuse du myocarde.

L'athérome de l'aorte recouvrait presque complètement l'orifice des artères coronaires. Celles-ci, très minces, ne présentaient aucune trace d'athérome. (Lockhart-Clarke. (Saint George's hosp. Rep., 1869.)

Obs. 45. — Homme de 41 ans. Depuis quelque temps, palpitations et dyspnée ; il y a cinq jours, a été pris d'anasarque. Jamais de rhumatisme. On constate de l'hypertrophie du cœur, et une lésion très manifeste des valvules aortiques. Pendant son séjour à l'hôpital, crise de douleurs pectorales violentes, accompagnées d'un sentiment de suffocation, avec pâleur de la face et sueurs froides. Cette crise offrait tous les caractères de l'angine de poitrine. Au moment où une deuxième attaque allait commencer, il voulut se lever et tomba raide mort.

Autopsie : Poumons sains, comprimés par un fort épanchement pleural. Dans le péricarde, abondant épanchement de liquide trouble. Surface interne de l'aorte tapissée de plaques atheromateuses et calcaires, et de dépôts fibrineux.

Par suite de l'un de ces dépôts fibrineux, l'orifice de l'une des artères coronaires était entièrement obliteree Sur tout le reste de son parcours, le calibre de l'artère était normal. Cependant, les deux artères coronaires presentaient dans leurs parois des dépôts atheromateux. (John Ogle. « British med. and. chir. review. », 1870.)

Obs. 46. — W. S..., 52 ans, est admis à l'hôpital le 17 juillet 1866 dans un état désespéré ; il meurt quelques instants après son entrée, sans que l'on ait pu avoir de renseignements sur lui.

Autopsie : Surface du cerveau un peu ramollie. Symphyse cardiaque complète. Valvules du cœur saines. La surface interne de l'aorte est très athéromateuse, des plaques d'athérome qui s'en détachent, font saillie dans la lumière du vaisseau et deviennent ainsi le siège de dépôts fibrineux allongés. Ventricule gauche hypertrophié. Foie et reins très congestionnés.

Les produits athéromateux empiètent considérablement sur les orifices des coronaires, au point de boucher presque complètement l'orifice de la coronaire droite et complètement celui de la coronaire gauche. (John Ogle. Loc. cit.)

Obs. 47. — Marie H., 30 ans, est apportée à l'hôpital le 11 septembre 1866. Elle vient de mourir subitement, sans qu'on ait aucun détail sur elle.

Autopsie : Rien à l'extérieur du cadavre. Poumons très congestionnés, bronches pleines d'un liquide spumeux. Valvules aortiques opaques, épaissies et complètement insuffisantes. La valvule mitrale est également épaissie. L'aorte, sur une longueur d'un centimètre et demi, est couverte de produits athéromateux. Les capsules des reins sont adhérentes, la couche corticale est diminuée d'épaisseur. Les autres organes sont sains.

L'orifice de l'artère coronaire gauche est presque entièrement bouché par l'athérome, il admet avec difficulté une aiguille très fine. Au dela, l'artère est saine. (John Ogle. Loc. cit.)

Obs. 48. — Homme de 52 ans, menant une vie très active. Trois semaines avant sa mort, éclate la premiere attaque d'angine de poitrine, qui fut très sévère. Il n'a que trois ou quatre attaques avant l'accès fatal suivi de mort presque subite.

Autopsie : Dégénérescence graisseuse du cœur et *obstruction des artères coronaires.* (John Ogle. Loc. cit.)

Obs. 49. — J. B., 33 ans, admis à l'hôpital avec symptômes d'affection du cœur : hydropisie, orthopnée, etc. Un matin, il veut s'asseoir pour boire, quand il retombe subitement en arrière, et meurt.

Autopsie : Anciennes adhérences pleurales et péricardiques. Hypertrophie et dilatation du cœur. Valvule mitrale saine, valvules aortiques épaissies. Aorte athéromateuse ; au-dessus des valvules aortiques, poche anévrismale du volume d'un œuf.

L'origine de la coronaire postérieure etait complètement obturé par l'atherome. La coronaire anterieure etait perméable. (John Ogle. Loc. cit.)

Obs. 50. — M. P., femme de 32 ans, est amenée morte à l'hôpital, le 7 mars 1863. Elle n'aurait jamais eu de signes de maladie cardiaque. Le matin de sa mort, elle sortit pour assister à une céremonie publique, et mourut subitement au milieu de la foule.

Autopsie : Rien au cerveau. Poumons emphysémateux. Parois ventriculaires très épaisses, cœur hypertrophié, ventricule gauche contracte et contenant de nombreux caillots. Valvules sigmoïdes de l'aorte legèrement épaissies ; au-dessus de l'origine de l'aorte ascendante, dépôt mou d'atherome, et à ce niveau, dilatation anévrismale ampullaire dont la cavité pouvait contenir une bille.

L'empiétement des plaques athéromateuses sur les orifices des coronaires contribuait a beaucoup rétrécir ceux-ci. L'une d'elles admet a peine le stylet le plus fin. (John Ogle. Loc. cit.)

Obs. 51. — J. W., 71 ans, sujet à des crises de palpitations avec « sensation désagréable » à l'épigastre et à la région scapulaire. Vertiges. Bruits du cœur lointains (were divided in a triple manner ; bruit de galop ?). Double bruit de souffle au niveau de l'orifice aortique. Pas de dyspnée ni d'œdème. Un jour, après avoir dormi un peu, il ressent de « l'oppression cardiaque », puis le soir, il pâlit, expectore quelques mucosités, et meurt en moins de dix minutes.

Autopsie : Athérome des artères cérébrales et de l'aorte, ventricule gauche très hypertrophié et contracté. Artères brachiales rigides, non athéromateuses.

Les artères coronaires sont très atheromateuses (leur rétrécissement n'est pas noté). (John Ogle. Loc. cit.)

Obs. 52. — M. C., 39 ans, admis à l'hôpital, le 16 août 1866, a été dernièrement affecté de dyspnée, d'ascite et d'anasarque. Bruits du cœur sourds, irréguliers, sans souffle. Augmentation de la matité précordiale. Albuminurie légère. Sous l'influence des mouvements, il s'arrête et la face « devient pourpre ». Le 22 août, mort subite.

Autopsie : Poumons congestionnés avec noyaux d'apoplexie. Cœur hypertrophié, très contracté, rempli de caillots noirâtres. Dégénérescence granulo-graisseuse du cœur. Valvules saines. Reins et foie très congestionnés.

Tout autour de l'orifice des coronaires, les produits athéromateux accumulés sont en telle abondance que leurs orifices sont notablement obstrues. (John Ogle. Loc cit.)

Obs. 53. — Domestique, d'environ 30 ans, se plaignait seulement de temps en temps « d'un sentiment de malaise avec douleur dans les lombes ». (L'auteur pense que le malade n'a pas eu de franches attaques d'angor, affirmation douteuse, puisque le malade vivait seul et qu'on « n'a jamais su grand'chose sur ce qui le concernait personnellement ».) Un jour, il se dispute, puis on le voit tomber à la renverse ; il était mort.

Autopsie : Congestion considérable des poumons qui sont atteints d'emphysème. Foie gras. Reins granuleux, contractés, irréguliers, bosselés et kystiques à leur surface ; leur capsule est adhérente et la substance corticale réduite d'epaisseur. Cerveau ramolli. Dans la carotide interne gauche, à la bifurcation des cérébrales antérieure et moyenne, on trouve un caillot ferme et décoloré, non adhérent à l'artère. Le cœur est en systole et vide, sa paroi est ferme et d'apparence normale. L'aorte est très athéromateuse surtout à son origine.

Les produits fibrineux et granulo-graisseux ont presque entièrement oblitéré les orifices des coronaires à ce point qu'un très fin stylet peut à peine y penétrer. Dans le reste de leur parcours, elles sont saines. (John Ogle. Loc. cit.)

Obs. 54. — Femme de 56 ans qu'on avait considérée comme hystérique. Peu de temps avant sa mort, se plaignait de douleurs précordiales extrêmement vives.

Autopsie : Ramollissement du corps strié gauche, et caillot dans l'artere carotide interne gauche. Paroi du ventricule gauche changée en un tissu blanc jaunâtre. Cavités cardiaques contenant des caillots mous.

Une branche de l'artère coronaire nourrissant la portion du ventricule gauche altéré, était obstruée par un caillot fibrineux remplissant sa lumière. (John Ogle. Loc. cit.)

Obs. 55. — Un malade de 61 ans, fut pris subitement, pendant une promenade, d'une douleur précordiale intense avec oppression et sensation syncopale. Le pouls était petit, faible. Reconduit chez lui, il ressentit alors des douleurs dans le bras gauche, puis dans le bras droit. La respiration est calme et l'impulsion cardiaque est étendue sur une large surface, mais elle est faible. Après une nuit d'insomnie, l'oppression reparaît, et le malade s'éteint.

Autopsie : Epanchement sanguin du péricarde avec déchirure de la paroi cardiaque. On trouve *une branche des coronaires athéromateuse et oblitérée par une masse d'un rouge jaunâtre.* (Lund. « Ruptura cordis. » Norsk. magaz. for Laegevidsk. Bd. XXIV. Foshandl, 1870.)

Obs. 56. — M..., 78 ans, entre le 13 février 1870 à l'hôpital et meurt subitement le soir du même jour. Le jour de son entrée, il s'est plaint d'un malaise général, de douleurs vagues dans la poitrine avec sentiment d'oppression et besoin instinctif de faire par moments une grande inspiration.

Autopsie : Péricarde rempli par un caillot de sang noir. Déchirure de la paroi ventriculaire, située à gauche du sillon vertical et dirigée dans le même sens, s'arrêtant à 2 centimètres environ du bord droit. Cette rupture mesure 2 centimètres et demi, elle est obstruée par un caillot; ce dernier enlevé, on pénètre dans la cavité du ventricule gauche. Le ventricule droit est vide. Il n'existe ni rétrécissement ni insuffisance de la valvule mitrale. Pas d'insuffisance à l'orifice aortique. L'aorte est légèrement athéromateuse, mais sans induration calcaire. On remarque un degré semblable de dégénérescence athéromateuse à l'embouchure, irrégulièrement cylindrique, des deux artères coronaires, et, par points disséminés, sur les parois de leurs branches principales. En quelques endroits même de ces dernières, il y a une véritable calcification des tuniques principalement le long de l'artère coronaire droite.

L'artère coronaire gauche porte des lésions fort importantes. Immédiatement au-dessus de sa première bifurcation, c'est-a-dire après un trajet de 8 centimètres, la branche superficielle est oblitérée par un caillot de 15 a 18 millimètres de longueur, et dont la tête arrondie et libre est tournée du côté de l'aorte. Ce caillot présente les caractères d'un thrombus remontant à quelques jours. Au niveau de la partie moyenne du caillot, on constate un épaississement de la paroi artérielle allant jusqu'à 2 millimètres et constitué par une substance molle, grisâtre, sorte de bouillie athéromateuse.

C'est dans le territoire arrosé en grande partie par les rameaux de l'artère coronaire gauche actuellement oblitérée que siege la rupture du ventricule. A ce niveau seulement, les fibres musculaires sont atteintes de dégénérescence graisseuse, le muscle cardiaque est sain dans le reste de son étendue. (Cauchois. Gazette des hôpitaux, 1870.)

Obs. 57. — Chez un angineux observé à l'Hôtel-Dieu, *l'orifice de l'une des artères cardiaques pouvait a peine admettre la pointe d'une epingle, l'autre était transformé en une fente très etroite par une plaque néoplasmatique de la paroi aortique qui la recouvrait à la manière d'une valvule;* sur les autres points, les arteres peu altérées paraissaient avoir leur calibre normal. (Parrot. « Dict. encycl. », 1870.)

Obs 58. — G..., 67 ans, travaille depuis quatre ans dans les serres maintenues à une haute température. Dyspnée d'effort depuis neuf mois et douleurs rétro-sternales irradiant aux épaules et aux deux membres supérieurs jusqu'aux articulations radio-carpiennes. Pouls a 80, plus faible à droite. Bruit diastolique rude et prolongé au foyer aortique; matité avec saillie notable à droite de la partie supérieure du sternum. Point douloureux dans la région inter-scapulaire où l'on remarque une matité croissante. Le Dr Wilkes, hésitant entre le diagnostic d'anévrisme aortique et de tumeur du médiastin, adresse ce malade au Dr Quain. Celui-ci n'ose se prononcer pour un anévrisme de l'artère innominée, qu'il est disposé cependant à admettre. Quelque temps plus tard, ce malade éprouve des douleurs vives dans les bras, les lombes, et de la dysphagie. La voussure du thorax diminue, et un examen plus complet permet de constater un bruit de souffle à droite du sternum au niveau du troisième espace intercostal, une matité le long du bord droit de la premiere pièce sternale et derrière l'épaule droite. Mort par syncope, après des efforts de vomissements, le 15 avril 1871, deux ans après le début des accidents.

Autopsie : Emphyseme pulmonaire, épanchement d'un litre de liquide dans la plèvre droite, dilatation de la veine cave supérieure, hypertrophie et distension des cavités cardiaques. Valvules aortiques saines, insuffisance aortique, dilatation anévrismale de la convexité aortique jusqu'à l'artère innominée. Tunique interne de l'aorte, épaisse, rugueuse, avec saillies jaunâtres.

L'artère coronaire gauche est oblitérée dans sa première portion par un caillot d'un pouce de long fortement adhérent. Son orifice n'est plus visible. L'artère coronaire droite est normale et perméable. (Wilkes. Trans. path. London, t. XXIII.)

Obs. 59. — Un homme de 40 ans, souffrant d'angor pectoris, meurt au milieu d'un de ces accès après une injection de morphine.

A l'autopsie, on trouve les lésions de l'artério-sclérose *avec rétrécissement des artères coronaires, et de la myocardite sclereuse*. (Runeberg. Ett fall af. ut bredd myocardit med. plotzlig paralysi af hjartat kort efter en subscutæn morfin injection.)

Obs. 60. — T. âgé de 35 ans, militaire, en congé de réforme pour une blessure assez grave à la région précordiale (il avait été violemment serré entre deux voitures chargées de terre). Deux ans après cet accident, des douleurs angineuses survenaient et l'on constatait un rétrécissement et une insuffisance aortiques. Les accès de douleur reviennent à d'assez courts intervalles ; en outre de la douleur et des irradiations, quelques-uns sont caractérisés par une impossibilité de mouvoir le bras gauche, par quelques pulsations inégales survenant pendant l'accès. Pendant la nuit, il fait un effort pour s'asseoir sur son lit ; aussitôt il pousse un cri déchirant et tombe mort.

Autopsie : Emphysème pulmonaire surtout à droite ; quelques épaississements du péricarde, hypertrophie du cœur qui pèse 710 grammes. Caillot mou et récent dans l'aorte ascendante, volumineux caillot dans le ventricule gauche dont les parois ont triple d'épaisseur. L'épreuve de l'eau fait constater l'existence de l'insuffisance aortique. La portion du péricarde qui recouvre l'aorte est très épaissie, rougeâtre et indurée ; la paroi interne de l'aorte est parsemée de plaques dures et d'ulcérations.

On trouve au niveau du plexus cardiaque une grande quantité de ganglions lymphatiques hypertrophiés et indurés, qui occupent tout l'espace compris entre l'aorte, la branche droite de l'artère pulmonaire et le canal artériel ; ils ont dû comprimer, en les englobant dans leur masse, les nerfs du plexus et le ganglion de Wrisberg.

Les orifices des artères coronaires sont, surtout le gauche, rétrécis et peu en rapport avec le calibre des vaisseaux qui ont éte dilates par l'hypertrophie cardiaque. (Abblart. Thèse inaug. de Paris sur « l'angine de poitrine », 1872.)

Obs. 61. — 64 ans, atteint d'accidents épileptiformes avec vertiges. (Maladie de Stokes-Adams.) Accidents angineux, douleurs rétro-sternales. Pouls ralenti : au début 50 pulsations, puis 32.

Autopsie : Arteres radiales presque completement calcaires. Insuffisance aortique par incrustation calcaire des valvules. Artère basilaire, à 3 centimetres au-dessous de la protubérance manifestement rétrécie par les mêmes lésions. Lésions de péri-aortite. « Les nerfs du plexus cardiaque sont englobés au milieu du foyer de phlegmasie chronique. » Ventricule gauche hypertrophié avec dégénérescence graisseuse. L'aorte présente des incrustations calcaires au niveau des points où le bord de chaque valvule sigmoïde s'en vient battre sa paroi ; « *elle est également inscrutée au niveau de l'orifice des coronaires* ». (Peter. Clinique méd., 1873.)

Obs. 62. — B..., 49 ans, arrive à l'hôpital se plaignant d'un peu d'oppression habituelle, de douleurs cardiaques depuis un mois. Il n'a pas d'œdème des membres inférieurs, et paraît peu malade quoique très pâle. Au moment où, après avoir monté deux étages, il entre dans la salle, il tombe brusquement et meurt en quelques instants.

Le malade, avant de tomber, avait poussé un cri entendu par plusieurs personnes. De plus, on a appris qu'il était souffrant depuix dix-huit mois. Le symptôme dominant était l'oppression ; il ne pouvait plus faire aucun mouvement sans étouffer, il était sujet à des étourdissements et à des syncopes. Parfois, il éprouvait dans la poitrine une douleur profonde et une vive sensation d'angoisse, sans irradiation aux membres supérieurs. Il toussait fréquemment et avait eu l'an dernier plusieurs hémoptysies.

Autopsie : Aucune lésion pulmonaire, sauf un léger état congestif aux deux bases ; foie volumineux ; reins avec des traces d'anciens infarctus ; au cerveau, aucune lésion capable d'expliquer la mort subite ; cœur assez volumineux, mesurant 14 centimètres de la pointe à l'origine de l'artère pulmonaire, 13 et demi transversalement à la base ; ventricule droit peu dilaté. Hypertrophie de l'oreillette et du ventricule gauches. Etat scléreux avec épaississement des valvules mitrales et sigmoïdes sans rétrécissement ou insuffisance. Aucun caillot dans les cavités cardiaques.

Les lésions principales siègent à l'aorte qui est dilatée, puisque son diamètre dépasse 8 centimètres au niveau de l'orifice aortique ; elle est dans toute son étendue, indurée, parsemée de plaques athéromateuses, calcaires, rugueuses et ulcérées sur quelques points ; en un mot, il y a là des lésions avancées de l'aortite chronique. Or, malgré ces lésions si profondes et si avancées de l'aorte, il n'existait d'athérome dans aucune des artères ; celles de la base du crâne et des membres étaient saines.

En suivant l'artère coronaire gauche (antérieure), on constate qu'elle est vide de sang, qu'elle est fort dilatée et parsemée, comme l'aorte elle-même, de plaques athéromateuses. Mais au niveau de son passage sous l'auricule, on la voit brusquement diminuer de calibre, au point qu'elle n'a plus qu'un demi-millimètre de diamètre. L'orifice de l'artère au niveau de l'aorte est converti en un pertuis filiforme par une induration athéromateuse et ne permet pas l'introduction d'un fin stylet. L'artère coronaire droite présente les mêmes lésions à un moindre degré.

L'artère circonférentielle de la base du cœur est dilatée, ce qui prouve qu'il s'est établi une circulation supplémentaire... Le myocarde, dans une étendue qui correspond à la circonscription vasculaire de la coronaire gauche, présente des altérations qui correspondent à un infarctus en voie de dégénérescence graisseuse. (Rendu. Bull. de la Soc. anat. de Paris, 1874.)

Obs. 63. — Malade atteint d'angine de poitrine avec bruit de souffle systolique à la base et à la pointe du cœur. Mort subite.

Autopsie : *Les deux artères coronaires qui s'ouvraient vers les plaques athéromateuses de l'aorte présentaient leur orifice très rétréci d'un millimètre de diamètre à peine.* (G. Sée. Journal des conn. médicales, 1875.)

Obs. 64. — X. entré à l'hôpital en octobre 1874, avec une anxiété formidable ne ressemblant ni à l'asthme, ni à la dyspnée cardiaque, mais qui, s'accompagnant de douleur précordiale et de douleur de l'épaule gauche, démontrait l'existence de l'angine de poitrine. A l'auscultation du cœur, bruit de souffle systolique sus et sous-mamelonnaire. Les accès se répètent cinq ou six fois par jour, et deviennent même parfois subintrants. Il succombe bientôt dans un accès.

Autopsie : Cœur dilaté et hypertrophié, surtout au niveau du ventricule gauche ; athérome considérable de l'aorte, qui avait déterminé un gonflement de l'endartère au-dessus des valvules sigmoïdes. On constate encore un amincissement avec induration d'une des principales colonnes charnues du cœur qui contribuait, avec sa dilatation, à donner lieu à une insuffisance relative de l'orifice mitral.

L'orifice de l'artère coronaire gauche était extrêmement rétréci et induré ; il avait perdu son élasticité, et l'on y sentait un petit rebord dur, saillant ; son calibre se trouvait ainsi réduit de moitié. L'artère coronaire était rétrécie dans toute son étendue et oblitérée même complètement dans un point de son trajet. (A. Guérin. Thèse inaug sur l'angine de poitrine. Paris, 1876, p. 17.)

Obs. 65. — 35 ans, maître canonnier, est pris entre deux voitures chargées de terre et blessé assez grièvement à la région précordiale pour être réformé. Deux ans après, symptômes angineux.

Autopsie : Cœur gras, graisseux, pesant 710 grammes. Péricarde triplé d'épaisseur.

Orifices des artères coronaires très rétrécis, surtout à gauche.

Dans la région du plexus cardiaque, grande quantité de ganglions pouvant comprimer les nerfs du plexus et le ganglion de Wrisberg. (Guérin. Loc. cit.)

Obs. 66. — François V. 44 ans, ébéniste, non alcoolique, peu fumeur, entré à l'hôpital le 25 octobre 1874. Depuis un an, palpitations, battements violents du cœur avec choc précordial senti au septième espace. A la base, souffle au deuxième temps avec premier bruit à peine appréciable ; à la pointe, souffle systolique assez intense. Le 31 octobre et le lendemain, crise angineuse avec face pâle, refroidie, grande anxiété. Les jours suivants, les crises reviennent quotidiennement presque à la même heure, entre 3 et 4 heures du soir ; leur durée ne dépasse jamais un quart d'heure. Quelques-unes se suivent de si près et sont si rapprochées qu'elles semblent s'imbriquer l'une sur l'autre. Dans leur intervalle, le calme est parfait, il n'y a pas même la plus légère douleur à la région précordiale. Le 6 décembre, il succomba dans un accès à 4 heures du matin.

Autopsie : Cœur hypertrophié, ventricule droit extrêmement dilaté, à parois hypertrophiées ; ventricule gauche dilaté et hypertrophié avec dilatation et insuffisance assez considérables de l'orifice mitral. Dilatation de l'orifice tricuspidien. Rétrécissement et insuffisance aortiques. Valvules sigmoïdes indurées, semi-cartilagineuses et épaissies sur leurs bords. Au-dessus d'elles, il existe une plaque athéromateuse, très consistante et presque calcaire, entourée d'autres noyaux jaunâtres demi-transparents. Il n'y a ni périaortite, ni péricardite, et le plexus cardiaque est parfaitement sain. L'aorte thoracique est athéromateuse dans tout son trajet.

Les orifices des artères coronaires débouchant au milieu de ces plaques d'athérome ne peuvent être traversées par l'extrémité d'un fin stylet. Dans leur trajet, ces artères sont saines. (G. Gauthier. « Recherches sur l'étiologie et la pathogénie de l'angine de poitrine. » Thèse inaugurale de Paris, 1876.)

Obs. 67. — Homme de 40 ans, ayant eu à plusieurs reprises des accès de sténocardie et de constriction thoracique. Deux jours avant sa mort, le pouls devient fréquent, mais on ne constate aucun bruit morbide du cœur. Après avoir passé une nuit tranquille, il meurt brusquement en quelques minutes au moment où il allait se lever.

Autopsie. — *Dans le tronc de la coronaire gauche, au-dessus d'une partie épaissie et calcifiée, thrombus d'un centimètre de long, oblitérant complètement la lumière du vaisseau.* (Birch Hirchfeld. Lehrb. der path. anat., Leipzig, 1876.)

Obs. 68. — Un homme de 63 ans est pris, en rentrant d'une partie de chasse, de dyspnée avec douleurs violentes dans la poitrine, qui ne cessent que par le repos absolu. Les bruits du cœur étaient sourds, le choc précordial faible, mais régulier comme le pouls. Quelques jours après, le malade meurt subitement à la suite d'une courte promenade.

Autopsie : Cœur volumineux, graisseux, atteint de myocardite. Athérome de l'aorte. *Endartérite des artères coronaires avec dilatation et rétrécissements partiels.* (Lemchen oct Key-Axel. « Fall af hashig doot til foljot af hjart for lamning. » Hygiea, 1876, Swenska lakare sallsk forhandl, p. 224.)

Obs. 69. — Relation du cas de Chalmers (1847). Il s'agit d'une angine de poitrine (probablement à forme pseudo-gastralgique) avec mort subite par syncope à 68 ans. En 1834, il avait eu une attaque d'hémiplégie dont il guérit assez rapidement et qui se répéta cinq mois plus tard.

Autopsie : Cœur dans un état avancé de dégénérescence granulo-graisseuse ; parois ventriculaires d'une minceur anormale.

Les artères coronaires étaient oblitérées par des dépôts calcaires, leur calibre était très rétréci et, dans un point, elles étaient imperméables et présentaient une résistance considérable au scalpel. (Gairdner. A system of medecine edited by Russel Reynolds, London, 1877.)

Obs. 70. — Femme de 36 ans, souffrant depuis longtemps d'accès de dyspnée en montant les escaliers, prise un jour d'une douleur violente à la partie supérieure de la poitrine, en avant du sternum avec irradiation au cou et sensation d'occlusion ou de resserrement des voies aériennes. Quatre jours après, la dyspnée devient excessive, les vomissements surviennent, le pouls est à 136, il y a des râles nombreux dans la poitrine. Mort le lendemain.

Autopsie : Cœur volumineux. Valvules normales; muscle cardiaque atteint de dégénérescence graisseuse ; *origine de l'aorte couverte de dépôts artério-scléreux qui rétrécissaient fort les orifices des coronaires.* (Petterson och Wising. Fall af Jærth-romb. Hygiea, 1878, Jwenska lækaresaliskap fœrhandling.)

Obs. 71. — Femme de 40 ans, entre à l'hôpital dans un état des plus graves : oppression, douleur à la région précordiale présentant les caracteres de l'angine de poitrine, teinte subictérique. N'ayant jamais eu de rhumatisme, elle se plaint de palpitations depuis un an, et d'angine pectorale depuis huit mois. Cœur volumineux, pointe abaissée, deuxième bruit du cœur à la base, éclatant et retentissant ; léger rétrécissement aortique ; pouls fort et régulier Épanchement pleural à droite. — Potion avec infusion de feuilles de digitale : 20 centigrammes. Le surlendemain, grande crise angineuse, et à minuit mort subite au milieu du plus grand calme.

Autopsie : — Épanchement pleural remplissant la moitié de la plèvre droite; léger épanchement péricardique. Hypertrophie du ventricule gauche. Pas de lésion des valvules auriculo-ventriculaires ; valvules aortiques épaissies, mais peu malades. Léger degré d insuffisance aortique. Dilatation de la portion ascendante de l'aorte, à surface irrégulière, chagrinée.

Immédiatement au-dessus des valvules sigmoïdes près des orifices des artères coronaires, on constate deux ou trois points athéromateux, présentant l'aspect et la consistance de véritables plaques d'athérome avec calcification. (L'auteur ne parle pas du trajet intra-cardiaque des artères coronaires, il ne parle pas de leur rétrécissement, et il omet de mentionner les lésions histologiques du myocarde. Poulain, Gaz. heb. de méd., 1879.)

Obs. 72. — Un malade succombe à l'angine de poitrine.

Autopsie : Poumon et aorte sans lésion.

Les artères coronaires portaient seulement deux plaques athéromateuses extrêmement petites, avec rétrécissement tel de leur orifice que celui-ci permettait à peine l'introduction d'une soie de sanglier. (Potain. Gaz. des hôp., 19 août 1880.)

Obs. 73. — Homme de 47 ans, d'aspect robuste. A trente ans, syphilis à la suite de laquelle il eut trois attaques ayant fait craindre une affection cérébrale : perte subite de connaissance avec délire léger, contraction dans les muscles de la face, respiration pénible et bruyante. Chacun de ces accès a eu une durée d'une demi-heure, et furent rattachés à une syphilis cérébrale. Après un traitement approprié, ces accidents disparurent.

Les années suivantes, il eut à plusieurs reprises des accès « d'asthme » de plusieurs heures de durée. Au milieu de la plus parfaite santé apparente, il éprouvait tout à coup une douleur indescriptible avec serrement de la poitrine, et difficulté de la respiration. Ces accidents furent, au début, rattachés à tort à des accès d'asthme chez un emphysémateux. Mais, comme ce malade travaillait beaucoup dans l'intervalle des accès sans éprouver la moindre gêne, Samuelson conclut à des accès légers d'angine de poitrine. Le cœur n'est pas notablement augmenté de volume, ses bruits sont normaux, le pouls est régulier (70 à 75 pulsations).

Le 26 janvier 1879, après une journée d'excès de tous genres, il fut pris, en pleine rue, d'une violente douleur, accompagnée et suivie de plusieurs selles diarrhéiques et de vomissements alimentaires. A 7 heures du soir, on trouva le malade pâle de frayeur et se plaignant d'une douleur indescriptible à la poitrine et au ventre. Respiration difficile. Le pouls est tres lent (35 pulsations), régulier, mou et dépressible. Au cœur, bruits normaux. Au bout d'une demi-heure, le pouls remonte à 40. Le malade avait toute sa connaissance. Deux heures après, il était encore plus pâle et plus froid qu'auparavant, répondant avec peine aux questions. Le pouls était retombé à 35, plus faible et plus dépressible. La respiration se ralentit également, la mort survint à 10 heures et demie après cinq heures de collapsus.

Autopsie : Poumons sains, hypertrophie du cœur marquée surtout au ventricule gauche; valvules saines ; très léger état scléreux commençant à l'aorte; lésions de la myocardite avec dégénérescence graisseuse du myocarde. Foie normal ; lithiase biliaire, kystes rénaux.

Les artères coronaires etaient envahies par le processus scléreux a un tel point qu'elles étaient reduites a des cordons minces et durs. Leur calibre était fort rétréci, surtout à leur origine, leurs parois epaissies; enfin il n'était pas possible, en apparence du moins, que le courant sanguin pût pénétrer dans leur calibre. (Samuelson. Zeitschrift für klin. méd. 1880.)

Obs. 74. — Pendant la vie du malade, on n'avait pas pu percevoir le battement de la carotide gauche et la douleur se localisait pendant les accès, au cou et au menton.

Autopsie : Athérome de l'aorte oblitérant l'embouchure de la carotide gauche.

Oblitération complète d'une des coronaires, incomplète de l'autre avec dépôts calcaires de leurs parois. (Leech. « Occlusion of left carotid arteries with angina. » Brit. med. journ., 1880.)

Obs. 75. — X..., 31 ans, fort, bien musclé, grand buveur de bière. Depuis quelques mois, et surtout pendant la marche, accès angineux qui le forcent à s'arrêter subitement (douleur précordiale, avec sensation de compression atroce, d'angoisse avec crainte de la mort) Le 6 septembre 1880, après une vive discussion, accès d'un quart d'heure qui se termina par une abondante expectoration rougeâtre. Après un accès survenu dans la rue, aspect terrifié, front et extrémités couverts d'une sueur froide, parole entrecoupée, faiblesse extrême ; pouls faible, intermittent, dépressible, à 50 par minute. Choc cardiaque très faible. Foie débordant les fausses côtes de trois travers de doigt. L'examen pratique par le médecin fit tout à coup éclater un accès d'une violence inouie. Le malade devint pâle comme un mort, tout le corps se couvrit de sueurs froides, et une douleur d'une extrême violence s'élança de la région précordiale vers l'épaule et le bras gauche. Une frayeur mortelle était peinte sur son visage, et d'une voix entrecoupée qui dénotait une grande angoisse, il dit qu'il allait mourir. Il réclamait de l'air, quoique que sa respiration ne semblât pas embarrassée. Les battements du cœur s'affaiblirent considérablement et devinrent souvent peu distincts. Vers la fin de l'accès qui dura une demi-heure, le malade rendit une grande quantité de salive rougeâtre ; l'auscultation, pratiquée à ce moment, fit reconnaître une grande quantité de râles comme ceux de l'œdème. Le 10 septembre, pendant la nuit, après avoir poussé un cri, le malade mourut subitement.

Autopsie : Cœur flasque, hypertrophié avec surcharge graisseuse peu considérable. Péricarde sain dans toute son étendue. Sang noir demi-fluide et dépôt fibrineux dans toutes les cavités cardiaques ; valvules saines. L'aorte présente sur l'endartère de nombreux dépôts calcaires et sclérotiques dans sa portion ascendante ; elle est dilatée et ses tuniques sont épaissies. Aux poumons, congestion œdémateuse à la base et en arrière ; foie hypertrophié, dur, atteint d'un commencement de dégénérescence graisseuse.

L'orifice de la coronaire droite qui affecte la forme d'entonnoir est situé au milieu d'amas sclérotiques le retrécissant au point qu'il ne peut admettre qu'un fin stylet. La coronaire gauche présente un orifice complètement oblitéré par des dépôts calcaires; son calibre, de même que celui de la droite, était normal.

Le plexus cardiaque préparé et examiné avec le plus grand soin était absolument normal. (K. Dehio. Petersburger medicinische Wochenschrift, 1880.)

Obs. 76. — Femme de 43 ans, souffrant depuis deux ans de « douleurs rhumatismales ». Au début, lorsqu'elle portait les chaises qu'elle avait revernies, il lui arrivait d'être forcée de s'arrêter à cause d'une sensation de brûlure siégeant derrière la partie moyenne du sternum, accompagnée de palpitations sans irradiation. Cette sensation de brûlure rétro-ternale revenait souvent après les repas ; de plus, elle a eu des accès de suffocation nocturne. — On constate un souffle systolique et diastolique au foyer aortique, un souffle systolique à la pointe du cœur. Cinq jours après son entrée, elle est prise le soir d'une orthopnée épouvantable, se plaint d'un poids qui l'oppresse à l'estomac et meurt en dix minutes.

Autopsie : Plaques d'aortite récente, confluentes à l'origine du vaisseau, au niveau des valvules qui sont elles-mêmes tres compromises.

Sous l'influence des lésions de la membrane interne, les orifices des vaisseaux qui prennent naissance dans l'aorte, sont très atteints, ceux des artères coronaires échappent a la vue ; c'est avec la plus grande peine que l'on retrouve celui de la coronaire antérieure. La recherche de l'orifice de la posterieure a lassé notre patience. (Obs. de Robert. Th. de Rousseau, Paris, 1880.)

Obs. 77. — Autopsie d'un malade qui a présenté pendant longtemps des accès d'angine de poitrine.

Autopsie : *Artère coronaire gauche calcifiée et obstruée au niveau de sa bifurcation avec la branche ventriculaire descendante.* (Vislizenius. Saint-Louis médical, 1880.)

Obs. 78. — 75 ans, ordinairement bien portant, est pris, le 7 octobre 1880, de douleurs dans la poitrine et le bras gauche; plus tard, il eut un peu de faiblesse dans le bras droit au point de ne pouvoir tenir son journal. Le 8 octobre, subitement, il éprouve une violente douleur au creux épigastrique avec sensation de poids et de serrement du côté gauche de la poitrine, puis phénomènes de collapsus Au cœur, souffle systolique rude à la pointe. Pouls insensible à droite, absent à gauche. Mort dans la nuit.

Autopsie : Cœur peu augmenté de volume, rupture de la cloison interventriculaire faisait communiquer les deux ventricules; surface de la déchirure couverte d'un exsudat fibrineux. Le muscle cardiaque est gris et jaunâtre.

Les artères coronaires sont très athéromateuses, surtout au point où l'une d'elles passe sur le bord droit du cœur ; un thrombus de 4 centimètres de long oblitérait le vaisseau correspondant au territoire occupé par la déchirure du cœur. (Key et Kjelberg. « Fall af ruptur a septum cordis ». Hygiea, 1880.)

Obs. 79. — J..., glaceur de papier, 37 ans. Depuis longtemps, douleurs très violentes dans la poitrine et les deux bras Il y a deux ans, œdème généralisé et crachats sanguinolents. Ni rhumatisme, ni syphilis, ni alcoolisme. Face pâle, amaigrie.

Actuellement, le malade n'a plus d'œdème, mais il se plaint de ne plus pouvoir faire un mouvement sans avoir des « faiblesses au cœur » tellement douloureuses qu'il est obligé de s'arrêter. Dyspnée d'effort et accès angineux avec irradiations dans l'epaule, le bras et parfois jusqu'aux aines A la fin de l'accès, besoin irrésistible d'uriner. L'effort détermine parfois des pertes de connaissance. — A l'auscultation du cœur et de l'aorte, souffle diastolique au foyer aortique. Impulsion cardiaque ralentie, affaiblie, intermittente, et pouls radial présentant les mêmes caracteres (60 pulsations). Battements forts et douloureux dans les carotides. Les acces deviennent de plus en plus fréquents, longs et douloureux, surtout lorsqu'ils se montrent la nuit, et sont comparés par le malade « a une sensation d'arrachement, de déchirement dans la région du cœur ». Mort subite dans un effort de défécation.

Autopsie : Adhérences pleurales généralisées à gauche. Reins à tissu induré et congestionné, substance corticale un peu atrophiée, artère rénale peu altérée. Foie induré et diminué de volume. Artères cérébrales légèrement opalines et épaissies.

Articulations fémoro-tibiales atteintes d'arthrite sèche. Cœur volumineux, hypertrophié à gauche, dilaté à droite, caillot non fibrineux et sang noir dans les deux ventricules. L'aorte est à peu près intacte au niveau des nids valvulaires; mais à un centimètre de ces nids, saillies considérables de 5 à 6 millimetres d'épaisseur et formées aux dépens de la tunique moyenne. Cette aortite, d'origine assez récente, s'étend jusqu'à la crosse de l'aorte. Les gros troncs vasculaires sont rétrécis à leur origine.

L'orifice de la coronaire gauche est absolument caché et impossible à trouver, ce n'est qu'en remontant l'artère avec un fin stylet qu'on réussit à le mettre en évidence. Il admet tout au plus la tête d'une épingle. Il existe au-dessus de lui un petit néoplasme formant valvule et qui empêche absolument l'accès du sang. L'orifice de l'artère coronaire droite est aussi rétréci, mais libre. Il admet à peine une sonde cannelée ordinaire. Dans le reste de leur longueur, le calibre des deux artères est absolument normal.

La tunique externe de l'aorte et les nerfs du plexus cardiaque, disséqués avec délicatesse, ont été examinés avec beaucoup de soin, soit à l'œil nu, soit au microscope, et nulle part on n'a trouvé d'altération. (Lancereaux. Leçons de clinique médicale. Union médicale, 1880-1882).

Obs. 80. — Femme de 37 ans, entre le 1er mars 1881 à l'hôpital. Sa mère a succombé à la goutte. La malade a eu une attaque de rhumatisme en 1870. A partir de cette époque, essoufflement, anhélation dès qu'elle faisait une marche un peu rapide ; depuis lors, à deux reprises, paralysie de la langue ayant duré cinq minutes chaque fois. Il y a six mois, l'état de fatigue et de malaise s'est aggravé, des nausées et des vomissements sont survenus en même temps que des palpitations violentes. Il y a deux mois, accès d'étouffement subit. Elle éprouvait alors des douleurs partant du cœur avec irradiations à l'épaule, au bras gauche et sensation d'angoisse extrême. Cette femme, qui menait une vie désordonnée, fumait plus de vingt cigarettes par jour et restait dans une chambre fréquentée par de nombreux fumeurs ; elle niait tout excès alcoolique. — A l'auscultation, rien d'anormal. Depuis huit jours, elle n'avait pas eu d'accès, quand, après avoir pris un bain en rentrant chez elle, elle eut tout à coup une crise de suffocation épouvantable avec pâleur de la face, etat syncopal, pouls imperceptible, battements sourds et petits du cœur. A l'auscultation, congestion intense du poumon gauche ; quatre heures plus tard, congestion de tout le poumon droit.

A son entrée, le 2 mars, la malade reproduit le tableau exact de l'asystolique à la période ultime : bruits du cœur sourds, sans souffle, pas de choc précordial, mais à la région cardiaque, douleur très vive augmentant par la pression, empêchant même toute percussion. Le lendemain, le pouls se sent à gauche et non à droite, la dyspnée est intense, la voix rauque et entrecoupée. A l'auscultation, le fait dominant est l'affaiblissement du premier bruit. On pose le diagnostic de myocardite scléreuse. Les accidents augmentent d'intensité, l'œdème des membres inferieurs s'accuse, les battements du cœur réguliers sont imperceptibles à la main, du délire survient dans le dernier jour, et la malade meurt avec la face cyanosée. (Depuis l'apparition des troubles asystoliques, il est à remarquer que les accès d'angor avaient cessé.)

Autopsie : Cœur volumineux, renfermant une grande quantité de sang ; aorte dilatée, athéromateuse, valvules suffisantes et normales ; congestion généralisée des poumons avec induration tuberculeuse du sommet gauche. Reins ayant l'aspect du rein cardiaque ; foie muscade. Le myocarde présente un état fenêtré et disparition partielle ou totale dans certains points de la trame musculaire avec trois hémorragies interstitielles résultant de la rupture de petites artérioles. Au centre d'un des piliers du ventricule gauche, grande quantité de tissu conjonctif coloré en rose.

Presque toutes les artères sont malades ; les unes présentent de l'endartérite oblitérante complète, les autres un simple bourgeon partant de la lame élastique interne et obturant partiellement la lumière du vaisseau. (Rigal et Juhel Renoy. Arch. gén. de méd., 1881.)

Obs. 81. — L..., plombier, 56 ans. Pendant les quatre années qui précédèrent sa mort, il fut atteint de dyspnée, et à la région précordiale, de douleurs constrictives produites et exagérées par le moindre exercice. Il y a trois ans, on avait constaté une inégalité des deux pouls et l'existence d'un souffle systolique au foyer aortique. Arythmie et palpitations cardiaques. Dans les derniers mois de sa vie, l'oppression et les douleurs précordiales augmentent d'intensité sous l'influence de la marche ou d'un exercice, à tel point qu'il ne pouvait faire 4 metres sans s'arrêter. Pour accomplir une promenade d'un demi-mille, il lui fallut quatre heures. Les douleurs précordiales irradiaient parfois dans le bras gauche. Son frere mourut, ce qui lui causa un vif chagrin, et quatre jours après, en s'habillant, il fut terrassé par une douleur atroce dans la région du cœur suivie d une syncope. Il succomba vingt minutes après.

Autopsie : Adhérences pleurales anciennes. Surcharge graisseuse du cœur gauche; hypertrophie du ventricule gauche ; épaississement des valvules. Aortite avec ulcération et bords irréguliers et rugueux qui laissaient à nu les tuniques de l'aorte. Obstruction de l'orifice de la sous-claviere gauche et rétrécissement de l'orifice de la carotide primitive gauche par une plaque d'athérome. Myocarde sain, indemne de dégénérescence graisseuse.

L'orifice de la coronaire droite ne laissait passer que la tête d'une épingle; celui de la coronaire gauche était complètement fermé, laissant voir à sa place une dépression en forme de cæcum, et cependant le calibre des deux vaisseaux était resté normal. Elles communiquaient entre elles par une anastomose. (John Watson. Transact Path. London, t. XIX, et thèse de Roussy, 1881.)

Obs. 82. — Homme de 24 ans, entré le 6 octobre 1877 à l'hôpital, pour des palpitations avec douleurs précordiales. Il souffrait depuis un an environ de douleurs tantôt tres intenses, tantôt légères. Aucun autre organe que le cœur n'était en souffrance. Battements cardiaques accélérés (120) et tumultueux, mais réguliers. Souffle diastolique doux au foyer aortique. Les acces douloureux finirent par amener la mort.

Autopsie : Légère dilatation du cœur avec hypertrophie peu accusée des parois ; valvules normales. Dépôts athéromateux en cercle, sur la paroi interne de l'aorte, au-dessus des valvules sigmoides. Myocarde sain.

Les orifices des artères coronaires étaient compris dans ce cercle athéromateux et étaient rétrécis au point de ne pouvoir admettre le passage d'une sonde ordinaire. (V. Balfour. Edimb. med. journ., 1881.)

Obs. 83. — Femme de 80 ans, ayant souffert pendant de longues années de violents accès d'angine de poitrine, meurt lentement comme dans le cas précédent.

Autopsie : Aorte très indurée par l'athérome. Cœur dilaté ; ses parois minces, d'une coloration jaune claire, sont atteintes de dégénérescence graisseuse très accusée.

L'artère coronaire moyenne (elle en avait trois) était entièrement remplie de débris athéromateux. (W. Balfour. Loc. cit.)

Obs. 84. — Homme, atteint d'angine de poitrine, meurt huit jours après avoir subi deux accès violents, suivis d'œdème pulmonaire. Il s'était alité, et c'est au moment où il voulut se relever, se sentant mieux, que survint la parésie cardiaque ; il n'éprouva d'autre douleur que le malaise qui lui était habituel. La mort eut lieu au bout d'une demi-heure.

Autopsie . Cœur dilatc ; un foyer de dégénérescence graisseuse occupait la paroi ventriculaire gauche.

On trouva les artères coronaires athéromateuses et oblitérées. (W. Balfour. Loc. cit.)

Obs. 85. — Homme de 40 ans. syphilitique, souffrant depuis plusieurs années d'angine de poitrine, mort subitement.

Autopsie : Cœur très dilaté ; le territoire correspondant à la coronaire oblitérée était atrophié au point que la paroi cardiaque était constituée par un tissu excessivement mince.

Artères coronaires très athéromateuses, celle de gauche était tellement altérée qu'il a été impossible d'en reconnaître le plus petit canal (lumen) ou la plus petite ouverture. Une thrombose récente oblitérait la coronaire droite dans le voisinage de sa bifurcation. (HOLMBERG. Ett Pall af. ateromatos degeneration af koronarterien. Finska lækare. Sallsk's handb., 1881.)

OBS. 86. — B..., ingénieur, 42 ans, fortement constitué, a fait un séjour de dix ans aux Indes. Il y a un mois, en gravissant une hauteur, il éprouva une douleur vive, angoissante, avec sensation de constriction précordiale et avec irradiations dans le bras, l'avant-bras, les doigts du côté gauche, à la nuque, au maxillaire inférieur. Depuis ce jour, il ne peut marcher sur un plan incliné sans souffrir. Battements du cœur faibles, choc de la pointe peu sensible ; bruits du cœur sans souffle, artères faiblement athéromateuses. L'inhalation du nitrite d'amyle ne produit aucun soulagement et le tracé sphygmographique du pouls radial pris au moment des accès a toujours montré une tension vasculaire plus faible qu'à l'état normal. Quelques semaines après, attaque cérébrale avec aphasie, puis mort subite.

AUTOPSIE : A la pointe du cœur, amincissement de la paroi ventriculaire gauche avec dégénérescence fibreuse ; aorte saine. Nerfs cardiaques sans altération.

L'artère coronaire gauche est normale dans l'espace d'un demi-pouce; mais à un point de sa bifurcation, on voit un épaississement de ses tuniques avec tous les caractères d'une artérite deformante. A un pouce de sa naissance, la lumière du vaisseau est complètement oblitérée et remplie par des detritus puriformes, vestiges d'un caillot ancien. Au niveau de cette lésion arterielle, les fibres musculaires et les filets nerveux sont intimement soudés aux parois vasculaires. (WALTER MOXON. Croonian sections on the influence of the circulation on the nervous system. The Lancet, 1881.)

OBS. 87. — B..., 48 ans. Tous les organes, examinés avec grand soin, semblent parfaitement sains. Au cœur, aucun souffle anormal. Depuis plusieurs semaines, il se plaint d'accès consistant en une douleur tres vive à la région sous-sternale supérieure accompagnée d'étouffement ou plutôt de cessation momentanée de la respiration ; il voudrait pouvoir retarder le mouvement d'inspiration pour ne pas augmenter la douleur. Ces accès viennent assez irrégulièrement, leur durée est aussi tres variable, de quelques minutes à un quart d'heure au plus. Le plus souvent, ils surviennent sous l'influence de la marche, d'un effort, d'un exercice un peu violent. Du 25 septembre au 14 novembre 1882, il a neuf acces ; l'interne du service assiste à l'un d'eux, le 20 octobre, et constate que le pouls gauche est difficile à percevoir, tandis que le pouls droit est régulier et bien frappé. Le 14 novembre, sans que le malade ait fait d'exercice violent, sans avoir éprouvé d'émotion, il meurt subitement en causant avec son voisin.

AUTOPSIE : Poumons légèrement emphysémateux ; foie plus gros qu'à l'état normal ; reins congestionnés. Cerveau sain ; léger ramollissement de la partie antérieure et superficielle du bulbe, les racines du pneumogastrique s'arrachent facilement ; les troncs de ces deux nerfs ne presentent rien de particulier ; les nerfs phréniques, surtout celui de gauche, sont manifestement hypertrophiés. Le myocarde présente une teinte un peu jaunâtre ; pas de lésion valvulaire. L'aorte n'est pas athéromateuse, mais elle est d'un rouge vif qui ne disparait pas par le lavage.

L'orifice des artères coronaires est considérablement rétréci ; tout le pourtour de l'intérieur du vaisseau semble occupé par un disque épais, portant un simple pertuis a son centre. Dans le reste de leur trajet, elles ne semblent pas malades. (H. HENROT, de Reims. Observation inédite, 1882.)

OBS. 88. — F..., âgé de 70 ans, observé en 1880. Vers 5 heures du matin, cet homme, qui avait passé la nuit au violon, est amené à l'hôpital. A peine était-il rentré dans la salle qu'il mourait subitement.

AUTOPSIE : Artères de la base du cerveau dilatées et flexueuses. L'aorte n'est pas athéromateuse. La région des tempes semble légèrement ecchymosée. Y a-t-il eu un traumatisme, une chute pendant qu'il était en état d'ivresse? On ne sait, et il a été impossible d'avoir les antécédents de ce malade. Mais la rapidité de la mort par syncope, et la lésion si considérable limitée aux artères coronaires, semblent prouver que ce malade a succombé à une angine de poitrine.

Autopsie : Ventricule gauche très hypertrophié; cordages de la mitrale indurés; pas d'autres lésions dans le cœur droit ou le cœur gauche.

Les artères coronaires sont le siège d'une dégénerescence athéromateuse considérable avec retrecissement de leur calibre a leur point d'émergence; elles renferment un caillot resistant et adhérent qui se prolonge jusque dans les petites divisions de ces vaisseaux. (H. Henrot, de Reims. Obs. inédite, 1882.)

Obs. 89. — Homme de 64 ans, mort subitement à la suite d'une « sorte d'attaque d'apoplexie ». Ordinairement bien portant, sauf sensation de constriction thoracique depuis quelques mois.

Autopsie : Hypertrophie moyenne du cœur, adipose sous-péricardique, dilatation du ventricle gauche. Aorte parsemée de plaques athéromateuses dures et molles.

L'artère coronaire gauche présente un epaississement general de ses parois avec retrécissement manifeste de son calibre, très accentué aux 2/3 inférieurs de la branche ascendante antérieure et aux rameaux qui en partent. L'artère coronaire droite est moins altérée, legèrement spiroide et de calibre normal. (K. Huber. « Ueber den Einfluss der Kranzarterienerkrankungen auf das Herz und die chronische myocarditis. » Virchow's archiv., 1882.)

Obs. 90. — C. S..., sénateur américain, a eu son premier accès de sténocardie en 1858 et mourut en 1874.

Autopsie : On trouve une atrophie d'une partie du ventricule gauche avec *une obturation complète d'une des artères coronaires, « obturation due a une hypertrophie des parois du vaisseau ».* (Brown-Sequard, cité par Huchard. Revue de médecine, 1883.)

Obs. 91. — G... (Adrien), 32 ans, chauffeur, entre à l'hôpital Tenon, service de Huchard, le 6 février 1883. Alcoolique, il a contracté la syphilis en 1872. Depuis un mois, il ressent dans la poitrine des douleurs vagues, survenant pendant son travail, accompagnées d'irradiations dans le bras gauche, le coude et les deux derniers doigts de la main gauche. Ces douleurs éclatent par accès, pendant lesquels il est forcé d'interrompre son travail. — Les poumons et le cœur sont en parfait état; ni à la pointe, ni à la base, dans la région aortique, on ne constate de phénomènes anormaux; il n'y a pas trace d'hypertrophie cardiaque. Les urines sont claires, assez abondantes, sans albumine. — Le 11 février, à la visite du matin, il se plaint de gêne dans la région précordiale, avec quelques douleurs légères dans le bras gauche. Le malade peut se lever, et la journée se passe d'une manière assez calme. A 9 heures du soir, il s'éveille brusquement, se plaint d'une violente angoisse, d'une douleur atroce avec sensation d'étouffement dans la région précordiale, se tordant dans son lit. La face devient violacée, le malade portait constamment les mains au-devant de la poitrine comme pour y arracher un poids insupportable. Cet état de crise douloureuse accompagnée d'angoisse se prolongea avec des répits divers, jusqu'a 11 heures et demie du soir, a aucun moment durant cette attaque terminale, le malade ne se plaignit de douleurs dans le bras. Il succomba vers minuit.

Autopsie. Les poumons sont fortement congestionnés, laissant écouler un sang très noir à la coupe. Sur le trajet de l'aorte, depuis sa naissance jusqu'aux piliers du diaphragme, injection énorme se traduisant par un lacis vasculaire extrêmement marqué. Dans la gaine de l'artère à sa partie postérieure, au niveau du péricarde périaortique, ecchymoses au nombre de quatre, situées l'une entre la naissance du tronc brachio-céphalique et la carotide primitive gauche et trois autres plus bas à 2 centimètres environ l'une de l'autre, leur surface est à peu près égale à celle d'une lentille.

En disséquant l'aorte, on trouve une vascularisation très marquée des organes qui l'avoisinent, mais la congestion ne s'étend pas jusqu'aux nerfs pneumogastriques. — A la partie terminale de la crosse aortique, au moment où elle devient verticale, il existe dans son intérieur une grande plaque d'aortite, longue de 3 centimètres et demi suivant l'axe du vaisseau et large de 2 centimètres à peu près. Cette plaque est située à la partie latérale gauche et un peu en arrière de l'aorte; elle fait une saillie très marquée dans l'intérieur du vaisseau et n'est nullement calcaire; elle présente une consistance gélatino-fibreuse, de couleur gris blanchâtre, à bords irréguliers et surélevés. Une coupe fraîche, examinée au microscope, a montré une prolifération très abondante du tissu conjonctif au niveau de la tunique interne, et un épaississement tres marqué de la tunique moyenne; la tunique externe est elle-même légèrement épaissie, et le tissu conjonctif y est plus abondant qu'à l'état normal. Il n'existe pas au niveau de la plaque d'aortite de dégénérescence graisseuse ou calcaire.

En continuant d'inciser le vaisseau, dans la direction du ventricule gauche, on trouve une autre plaque d'inflammation au niveau précis de la naissance de la carotide primitive gauche ; aussi, le calibre de cette artère est-il très rétréci et ne présente-t-il plus que le tiers à peine de l'ouverture normale. Cette plaque fait le tour complet de la carotide, mais ne s'étend pas à plus d'un demi-centimètre dans son intérieur. Elle est aussi fibreuse et non calcaire. Plus bas encore, on remarque à la naissance de l'aorte, dans toute la largeur du vaisseau, sur une hauteur de 3 centimètres, dépassant de 1 centimètre et demi le bord libre des valvules sigmoïdes, une surface boursouflée de couleur gris blanchâtre, à bord supérieur sinueux, un peu dure au toucher, mais non calcaire. Il semble donc qu'on ait affaire à de l'aortite relativement récente.

Le muscle cardiaque a une apparence pâle, avec un peu de surcharge graisseuse. Pas de lésions inflammatoires sur la mitrale ou la tricuspide. Les valvules aortiques sont suffisantes sans aucune lésion ou trace d'inflammation. Le muscle cardiaque, examiné au microscope, a été trouvé sain.

Tous les autres organes sont très congestionnés : les reins, le foie, la rate, la pie-mère, le cerveau, le bulbe ; ils ne présentent aucune autre altération.

Le plexus cardiaque n'a pas été examiné au microscope, mais à l'œil nu, il a été impossible de constater la moindre trace d'inflammation ou d'hypérémie périaortique. Les ecchymoses qui ont été trouvées en avant de l'aorte n'etaient que l'effet de troubles asphyxiques qui avaient terminé l'accès; elles ne peuvent en aucune façon être invoquées comme cause de l'attaque angineuse.

L'inflammation de l'aorte a produit un retrécissement considerable de l'ouverture des artères coronaires. Ces artères elles-mêmes offrent une particularité importante : ainsi, on ne trouve qu'une seule coronaire naissant au niveau du bord libre des valvules sigmoïdes; elle a son ouverture tellement diminuée sous l'influence de l'inflammation de l'endartère qu'a peine on peut y passer la pointe d'un stylet de trousse très fin. Immediatement après, le calibre s'elargit et reprend son diamètre normal. (H. Huchard et Pennel. Revue de Médecine, 1883.)

Obs. 92 — F..., employé, un peu amaigri, à teint pâle. Ni syphilis ni arthritisme; pas d'excès de tabac. Il se plaint depuis un an et demi de crises douloureuses ayant pour siège la région du cœur étreignant fortement la base de la poitrine avec irradiations dans l'épaule, les bras et l'avant-bras gauche (partie interne). Les crises, séparées d'abord par un intervalle d'un mois, sont devenues plus fréquentes et se reproduisent actuellement jusqu'à trois et quatre fois par semaine. Elles surviennent à la suite d'une émotion, d'une marche rapide et surtout après un repas copieux; elles ont une durée d'un quart d heure à une demi-heure.

A l'auscultation du cœur, au premier temps et à la base, souffle rude ; au deuxième temps, tendance au souffle. A la pointe, bruits sourds, mal frappés. En outre, le pouls radial qui, à droite, a une force normale, est très faible à gauche. Pas d'albumine dans les urines. — Les 13 et 14 décembre, deux crises d'angine de poitrine, et mort subite.

Autopsie : Poumon droit légèrement emphysémateux vers son bord antérieur. — L'orifice de l'artère sous-clavière gauche est très rétréci; ce qui explique la faiblesse des battements de la radiale du même côté. L'artère carotide gauche et le tronc brachio-cephalique présentent comme anomalie une origine commune.

Le plexus cardiaque a été l'objet d'un examen minutieux dans le laboratoire de Cornil. Voici la note remise par Babinski. « Les branches du plexus cardiaque situées à la base du cœur avant qu'elles ne pénètrent dans le muscle cardiaque ont été disséquées, soumises aux divers réactifs, puis soigneusement examinées. Sur toutes les préparations qui ont été faites, on trouve partout la même disposition. Au milieu de fibres pâles parsemées de noyaux et paraissant être pour la plupart des fibres de Remak, on voit des fibres à myéline bien moins nombreuses que les précédentes. Ces fibres à myéline sont absolument normales. Dans aucune préparation on ne trouve de fibres en voie de dégénération. C'est là le fait le plus important et le plus positif que cet examen révèle. »

Le cœur est surchargé de graisse. Le ventricule gauche est très hypertrophié et dilaté, le myocarde un peu anémié. Les orifices sont normaux, sauf l'orifice aortique qui est dilaté par des lésions des valvules. La partie ascendante et la partie horizontale de la crosse de l'aorte sont le siège d'une dilatation surtout prononcée au-dessus des orifices sigmoïdes. Les parois sont épaissies, injectées, et présentent çà et là de larges plaques calcaires.

La lésion la plus remarquable réside a l'origine des artères coronaires dont le diamètre est réduit à ce point qu'on peut a peine y faire pénetrer un stylet très fin.

L'examen histologique donne donc un résultat négatif en ce sens que sur les portions du plexus cardiaque examinées, on n'a trouve aucune particularité pouvant permettre de dire qu'il y a une altération quelconque.

De l'examen qui précède on est autorise à conclure que, dans le cas actuel, l'angine de poitrine a eu pour point de départ la lésion des artères coronaires, que le retrécissement de ces artères a leur origine a déterminé une ischemie cardiaque avec nevralgie consecutive des filets du cœur. (Hérard. Bull. de l'Acad. de méd., 29 décembre 1883.)

Obs. 93. — B.., 50 ans, garçon distillateur, entre le 6 juillet 1882 à l'hôpital Cochin (service de Bucquoy). Habitudes alcooliques, syphilis en 1857. Depuis dix-huit mois, palpitations et dyspnée, celle-ci nocturne et passagère; le malade se plaint aussi d'une grande gêne intrathoracique. A son entrée à l'hôpital, facies pâle et terreux, orthopnée considérable, membres inférieurs très œdématiés ainsi que le scrotum. Pouls inégal, petit, fréquent. Le 7 juillet, oppression considérable avec sensation de strangulation, de resserrement interne, mais sans irradiation douloureuse. Battements cervicaux. A l'auscultation, bruit de galop, souffle systolique et diastolique au foyer aortique. Matité aortique débordant le bord droit du sternum. Matité à la base droite avec râles sous-crépitants. Le malade a surtout de nombreux accès de dyspnée auquel il finit par succomber le 17 juillet.

Autopsie : Dans la plèvre droite, environ 380 grammes de sérosité. Poumons congestionnés et emphysémateux; cœur hypertrophié et dilaté. Lésions très prononcées d'aortite avec plaques molles et gelatineuses donnant à la surface interne du vaisseau un aspect plisse et chagriné. Aorte dilatée, présentant 12 centimètres de circonférence; orifice aortique insuffisant. Au-dessous des valvules sigmoïdes, on trouve une induration donnant probablement lieu a un rétrécissement sous-aortique.

Les coronaires, surtout la droite, sont rétrecies par des plaques athéromateuses. (Bornèque. These sur l'aortite aigue, 1883.)

Obs. 94. — Homme de 47 ans, malade depuis dix ans. Il souffrait surtout en marchant et était incapable depuis longtemps de faire le moindre exercice. La nuit qui précéda l'attaque mortelle, il se plaignit d'une douleur rétro-sternale extrêmement violente avec sensation d'oppression et de mort imminente. Puis, la nuit suivante, cette douleur, accompagnée d'irradiations brachiales, revint avec angoisse extrême, refroidissement des extrémités, petitesse et irrégularité du pouls, toux, expectoration muco-sanguinolente. Il mourut très rapidement avec des symptômes attribués à un épuisement du cœur.

Autopsie : Cœur du poids de 14 onces un quart, contenant dans ses cavités un sang fluide ; ventricule droit un peu dilaté, à parois graisseuses, contenant un gros caillot ; myocarde pâle et graisseux ; muscles papillaires dégénérés ; toutes les valvules saines.

Au-dessus de la sigmoïde aortique gauche, on voit une large plaque athéromateuse qui « circonscrit » l'ouverture de l'artère coronaire. (Barr. Liverpool Medical Institut, 1884. Med. press. and circular, 1884.)

Obs. 95. — F..., propriétaire, 69 ans, robuste et vigoureux. Il y a trois ans, rhumatisme articulaire et catarrhe bronchique avec dyspnée, sensation de poids vague à la région précordiale, ce qui fit croire d'abord à une péricardite. Les bruits du cœur restent normaux, le pouls est plus fréquent, et les membres inférieurs présentent un œdème assez considérable ; urines rares, sans albumine. La digitale et la morphine amènent une amélioration rapide ; mais dans le cours de la convalescence, le malade eut, pendant une heure, un violent accès de douleurs précordiales avec palpitations, pouls à 160, petit, misérable, sensation d'angoisse rétro-sternale, expectoration de crachats spumeux et teints de sang.

Trois ans après, en 1881, à la suite d'un refroidissement, nouveau catarrhe bronchique avec vive oppression, accès de dyspnée se calmant par le repos et s'accompagnant souvent d'une sensation de poids précordial. Bientôt, il lui est impossible de se coucher ; il doit rester assis, en proie à une angoisse violente. Le pouls est à 140, régulier et d'une tension normale jusqu'aux derniers moments de la vie, choc précordial très faible, léger souffle à l'aorte, hypostase pulmonaire.

Le traitement n'a aucun effet. La digitale n'a aucune action, elle paraîtrait même avoir accru les accidents ; la morphine et le chloral mal supportés ont exagéré l'angoisse sans provoquer le sommeil. Le malade est bientôt pris de délire, de somnolence, de dyspnée, selon le type de Cheyne-Stokes, et il meurt.

Autopsie : Légère hypertrophie du cœur. Dilatation du ventricule gauche. Myocardite scléreuse, sans dégénérescence graisseuse du muscle.

Les coronaires, surtout la gauche, sont sclérosées et calcifiées ; sa branche descendante antérieure l'est a un tel point, qu'elle est complètement oblitérée vers le milieu du sillon antérieur du cœur. (Leyden. « Zeitchr. f. Klin. med. », 1884.)

Obs. 96. — Homme de 61 ans. Accès d'asthme avec arythmie. En 1881, après un voyage dans les montagnes, accès de dyspnée, de sensation de constriction thoracique pendant la marche, l'obligeant de s'arrêter. Ces acces augmentent a tel point qu'il est obligé de garder un repos absolu pendant quinze jours ; l'expression de l'angoisse est continuelle avec sensation de pression sous-sternale, constriction au cou, irradiations aux deux bras. Au cœur, battements fréquents, tumultueux ; choc précordial, vibrant, diffus ; matité cardiaque normale ; pouls à 120 et 140. Mort le sixième jour avec les symptômes d'un affaiblissement graduel du cœur

Autopsie : Hydrothorax, œdème pulmonaire, adipose péricardique ; dilatation du ventricule droit. Valvules normales ; ventricule gauche avec foyers de sclérose diffuse, surtout dans la moitié inférieure.

Tronc de la coronaire gauche libre, mais oblitération par thrombose de sa branche descendante. (Leyden. Loc. cit.)

Obs. 97. — Femme de 66 ans ayant eu pendant la vie des accès angineux.

Autopsie : Œdème pulmonaire aigu, foyers multiples de dégénérescence graisseuse du myocarde.

Endartérite proliférante et thrombose des coronaires. (Leyden. Loc. cit.)

Obs. 98. — Homme de 58 ans, d'une constitution robuste, plutôt maigre que gras. Après une fluxion de poitrine (?) en 1879, accès d'oppression sous l'influence de la marche, puis quelque temps après des crises angineuses de six à dix heures de durée avec œdeme pulmonaire aigu. Pas d'hydropisie. Les accès de sténocardie deviennent nocturnes. A l'auscultation, on trouve tous les signes d'affaiblissement du cœur : choc de la pointe imperceptible, etc. Les accidents reparaissent en 1882 ; en 1883, mort après un violent accès d'angor avec œdeme pulmonaire aigu.

Autopsie. Cœur volumineux, ventricule gauche dilaté et hypertrophié. Le myocarde présente quelques foyers blanchâtres disséminés, de consistance tendineuse ; l'endocarde a un aspect fibreux surtout au niveau des muscles papillaires. Endartérite des vaisseaux coronaires.

Les deux coronaires sont sclérosées dans leurs branches principales et secondaires. La branche gauche principale est presque entièrement oblitérée. (Leyden. Loc. cit.)

Obs. 99. — S..., aubergiste, 56 ans, entre à l'hôpital le 1er décembre 1878. En 1864, pleurésie et péricardite. Il y a un an, il fut pris brusquement en entrant dans un hôtel, d'un violent accès de dyspnée avec douleur intense existant sur toute l'étendue du thorax, avec palpitations, sans perte de connaissance ; il croyait qu'il allait s'évanouir. Il n'y a pas eu de nouveaux accès de ce genre. Il y a sept semaines, à la suite d'un refroidissement, douleurs dans le bras gauche, puis accès de dyspnée sans toux ni râles.

État actuel : Homme robuste, chargé d'embonpoint, face pâle, ictère conjonctival ; œdème des jambes. Pouls petit, régulier, à 88. Il se plaint d'une angoisse précordiale, avec douleur constrictive débutant insidieusement et atteignant progressivement une grande intensité. Cette douleur siège au milieu de la poitrine et s'étend jusqu'à l'épigastre. Pas de toux ni de vomissement. Signes d'hypostase pulmonaire. Urines de 800 à 1 000 grammes, très albumineuses. Matité cardiaque peu augmentée ; choc du cœur tres faible ; le siege de la pointe est impossible à fixer. Léger souffle systolique à l aorte. Le 7 décembre, accès douloureux de plusieurs heures. Huit jours après, dyspnée continue. Souffle systolique à la pointe et au niveau de l'aorte. Bruit diastolique pur, peu accentué. Urines très albumineuses. — Au commencement de janvier, insomnie, délire ; douleurs précordiales paroxystiques, se montrant de temps en temps, le 30 janvier 1879, il succombe à un érysipèle du cou.

Autopsie : Hypertrophie du cœur, surtout au niveau du ventricule gauche ; valvules aortiques suffisantes. Myocardite scléreuse.

L'artère coronaire gauche est complètement oblitérée sur une étendue de 2 centimètres par un caillot adhérent; au-dessous, l'artère est rétrécie. La coronaire droite est dilatée, sans altération des parois. (Leyden. Loc. cit.)

Obs. 100. — Homme de 52 ans, entré le 25 mars 1885 à l'hôpital Bichat. Diagnostic . aortite subaiguë avec cardio-sclérose et péricardite; accidents angineux ; épanchement de l'abdomen et du péricarde d'origine cardiaque. Tuberculose pulmonaire et epanchement pleural d'origine tuberculeuse[1].

Autopsie : Tuberculose pulmonaire et pleurale. Péricardite ancienne. Lésions de l'aortite subaiguë et chronique. Légère dilatation de l'aorte.

Les artères coronaires présentent une ouverture normale et sont peu altérées dans leur parcours ; cependant, les orifices de presque toutes les collatérales sont très notablement rétrécis, quelques-uns complètement oblitérés par des plaques d'endartérite récente. (H. Huchard. Leçons sur les mal. du cœur, 1re édition 1889, obs. de 1885.)

Obs. 101.— M . , âgé de 76 ans. Depuis trois ans, et toujours à l'occasion d'efforts, ce malade est atteint d'angor pectoris. L'arc sénile est très accentué, les radiales sont athéromateuses, le pouls lent à 60 Il n'existe pas de bruits anormaux au niveau de l'aorte et de la valvule mitrale. On constate de la matité avec souffle d'un des côtés du poumon. Trois jours après, il est trouvé mort dans son lit.

Autopsie : Gangrène sèche des poumons. Cœur hypertrophié. Rien aux orifices. *Les artères coronaires sont crayeuses à leur origine sur une longueur d'un centimètre et l'on peut difficilement faire entrer une soie de sanglier dans leur orifice.* (Liégeois. Mémoire inédit sur l' « angine de poitrine », Académie de médecine, 1885.)

Obs. 102. — B.., 22 ans, d'une constitution faible, amaigrie, d'un facies pâle, ayant passé deux ans dans la Guyane, entre à l'hôpital le 10 décembre 1883, se plaignant depuis douze jours de suffocation, surtout lorsqu'il se couche sur le côté gauche. Les battements du cœur sont énergiques et fréquents, la pointe du cœur bat au cinquième espace intercostal, au-dessous et en dehors du mamelon. Dans les régions sous-claviculaires, la main appliquée perçoit un soulevement isochrone au pouls et appartenant aux artères sous-clavières. Pouls radial, fort, plein, fréquent, dicrote. A l'auscultation, bruit de souffle systolique à la pointe ; à l'orifice aortique double bruit de souffle, de va-et-vient. Dyspnée intense. Urines normales.

Le 11 décembre 1883, le lendemain de son entrée à l'hôpital, douleur tres vive au-dessous de l'omoplate gauche. — Le 21 décembre, violent frisson, avec accès de fièvre (40° 5 dans l'aisselle). L'accès se termine par des sueurs profuses à 5 heures du soir. A 9 heures, le malade éprouve une douleur qu'il déclare épouvantable et qui le fait suffoquer : « C'est, dit-il, un fer rouge qu'on lui promène dans le cœur » ; vers 10 heures, cet accès de dyspnée douloureuse s'amende, grâce à une injection morphinée. — Le 25, mêmes phénomènes avec une égale intensité. Accès de fièvre vers midi et le soir, douleur angoissante avec engourdissement du bras gauche. L'état général s'aggrave, et le 12 mars, la mort survient au milieu de symptômes asphyxiques.

Autopsie : Adhérences très intimes des plèvres et du péricarde, adhérences très fortes des deux feuillets péricardiques au niveau de la pointe sur une etendue égale à une pièce d'un franc. Volume du cœur considérable et pesant 810 grammes. Rétrécissement et insuffisance aortiques, avec perforation d'une des valvules sigmoïdes ; végétations nombreuses sur la face ventriculaire et au niveau du sinus mitro-sigmoïdien. Crosse aortique athéromateuse et calcifiée ainsi que les artères poplitées et tibiales. — Artères du bras, du cerveau, carotides et sous-clavières intactes. L'aorte présente un point fortement rétréci vers le milieu de la portion horizontale de la crosse, au-dessous duquel le vaisseau se dilate et se couvre de végétations multiples. Poumons congestionnés et adherents à la plèvre. Foie muscade.

Artères coronaires atteintes par le processus atheromateux, surtout dans la partie qui avoisine leur embouchure. (A. Hervé. These de Montpellier, 1885. « Symptômes de l'aortite chronique. ») Cette thèse renferme encore deux autopsies d'aortite chronique avec symptômes angineux. Dans la premiere, il n'est pas fait mention des coronaires ; dans la seconde, il est seulement dit que l'ouverture des artères coronaires est athéromateuse. L'observation que je viens de rapporter n'est pas absolument concluante, en raison de la symptomatologie anormale (fièvre, etc.) qu'elle présente.

Obs. 103. — Femme de 36 ans. Depuis quelque temps, elle éprouve des douleurs, une sensation de poids à la région épigastrique, un sentiment de malaise et de faiblesse générale, anoxerie légere et insomnie. De temps en temps, surtout après le repas, elle a de véritables crises de gastralgie qui lui « coupent la respiration ». L'examen physique ne révèle à ce moment rien de particulier, en dehors de l'aspect anémique. Pas de syphilis ni de rhumatisme, mais abus de biere. — Au mois d'octobre 1883, les crises gastriques deviennent plus fréquentes et plus intenses, puis elles sont suivies d'une période d'amélioration qui dure jusqu'en fevrier 1884. A cette époque, nouvelle recrudescence des accidents gastriques. Pendant une promenade, surprise par la douleur, elle fut obligée de s'arrêter et de se tenir appuyée à un mur voisin. Elle avait l'air très déprimé, le visage pâle et défait, puis bientôt cyanosé, la respiration était courte et fréquente, la parole brève, elle était en proie à la plus grande frayeur. Elle expliqua plus tard que la douleur irradiait vers le cou et sur tout le côté gauche de la poitrine. — Bruits du cœur normaux, sauf le deuxième bruit aortique, un peu plus retentissant et métallique. — Après une série d'accès qui se répétèrent de plus en plus, elle succomba assez lentement au collapsus survenu par suite d'une crise angineuse.

Autopsie : Œdème pulmonaire aux deux bases. Congestions splénique et rénale. Ventricule gauche hypertrophié. Couche adipeuse étendue sur le cœur, sans dégénérescence graisseuse du muscle. L'aorte, à son origine, est très épaissie (3 à 5 millimètres). Dépôts scléreux sur la valvule mitrale.

L'artère coronaire gauche est normale, mais la coronaire droite présente une sclérose très accentuée depuis son origine jusque dans ses points les plus éloignés. A son origine, en effet, il est presque impossible, même en poussant énergiquement, d'y faire pénétrer une sonde fine, sans déchirer les tissus. L'examen microscopique révèle, comme signe de la sclérose de ce vaisseau, une augmentation du tissu conjonctif de la tunique interne. (Wille (de Memmingen). Münch., Aertzl., Intell. Blatt, 1885. Carl Franck. Dissert., Munich, 1884.)

Obs. 104. — Homme de 41 ans, bien portant jusqu'à l'âge de vingt-trois ans. Typhus en 1866. Depuis 1870, il souffre au printemps et à l'automne de douleurs rhumatismales. Observé pour la première fois en juin 1882, il présente alors des signes nombreux et certains de tabes dorsalis. — Matité du cœur normale. Souffle systolique et diastolique à la base du cœur. Pouls petit et mou, quelquefois intermittent. Albuminurie passagère. Œdème malléolaire peu accentué, et à plusieurs reprises état syncopal léger

Le 28 décembre, au retour d'une course à la campagne, le malade est pris d'un malaise subit qui l'oblige à s'aliter. Immédiatement après, il éprouva des douleurs thoraciques d'une violence telle qu'il poussait des cris aigus et continuels, retenant sa respiration avec force. Le visage était couvert de sueur, le regard fixe et égaré, peu cyanosé, le pouls petit, irrégulier et fréquent, le choc cardiaque peu perceptible. L'opium fut administré sans succès. L'agitation se transforma en délire furieux, qui au bout d'une heure fut remplacé par un coma mortel.

Autopsie : Poids du cœur : 260 grammes ; dégénérescence graisseuse du muscle cardiaque, principalement de la paroi ventriculaire droite. Athérome très marqué de la crosse de l'aorte, insuffisance et rétrécissement des valvules sigmoïdes, qui sont athéromateuses. Il n'existe qu'une artère coronaire, la gauche. Elle se divise, quelques millimètres après sa naissance, en une branche volumineuse, verticale qui va se perdre vers la pointe du cœur, et en une seconde branche de moindre calibre, qui suit le sillon circulaire.

Il est à peine possible, même avec une sonde fine et forçant beaucoup, de pénétrer dans l'artère coronaire par son orifice aortique, le calibre du vaisseau est envahi par le processus athéromateux jusqu'au niveau de la bifurcation et réduit à une très petite lumière. (Wille. Loc. cit.)

Obs. 105. — X..., 57 ans, magistrat, souffrant depuis longtemps d'oppression et de fréquents accès de dyspnée. Huit jours avant sa mort, il eut à deux reprises différentes des attaques subites et intenses caractérisées par une dyspnée extrême avec sensation douloureuse de poids (angor pectoris). Toutes ces manifestations avaient été de courte durée, quand il succomba subitement au troisième accès.

Autopsie : Sclérose artérielle généralisée, dilatation et hypertrophie des deux ventricules. Emphysème pulmonaire ; reins atrophiés. La portion nécrosée de la paroi ventriculaire correspond exactement à la branche oblitérée de l'artère coronaire.

Sclérose des coronaires avec thrombose d'une branche de la coronaire droite et « nécrose » de la paroi postérieure du ventricule gauche. (E. Graser, d'Erlangen. Deutsche Archiv. für klinische medicin, 1885.)

Obs. 106. — Femme de 68 ans, sujette depuis quatre ans à des accès d'angine de poitrine. Dans l'intervalle de ces accès, on ne découvre chez cette malade aucune manifestation morbide cardiaque, soit par les phénomènes objectifs, soit par les phénomènes subjectifs. Dans ces derniers temps, les accès sont plus répétés; mais les phénomenes douloureux diminuent et finissent par disparaître entièrement. Seuls, les signes d'une faiblesse cardiaque persistent dans l'intervalle des accès d'étouffement. Dans les derniers mois de la vie, on constate l'apparition d'une insuffisance mitrale avec congestions du foie, des reins et des poumons. La mort survient d'une façon absolument brusque et inattendue, sans œdeme ni asystolie, la malade s'étant parfaitement bien portée dans la journée.

Autopsie : Hypertrophie du ventricule gauche ; au niveau de la pointe, paroi très amincie en un point qui donne la sensation de fluctuation. De plus, on constate l'*athéromasie* de l'aorte et des *artères coronaires* et une myocardite très accusée. (Posner. Soc. de méd. interne de Berlin, mars 1885. Deutsche med , Zeitung, 12 mars 1885.) Observation rapportée sous ce titre : « Un cas d'anévrisme du cœur. » Observation peu concluante, puisque la sténose coronaire n'est pas même mentionnée.

Obs. 107. — Le professeur Carl Gustav Sautesson (67 ans) ressentit sous l'influence de la marche une violente dyspnée avec douleur rétro-sternale. Ces accidents se développèrent de plus en plus, et quatorze jours avant sa mort, il éprouva souvent des douleurs très violentes sous le sternum avec irradiations dans le côté gauche. Le jour de sa mort, il put se lever, mais il disait : « Il n'est besoin que d'une mouche dans mes coronaires pour que tout soit fini ». Ce jour-là, il mourut subitement.

Autopsie : Cœur gros et mou, large de 13 centimètres; vers la pointe, lésions mal limitées; endocarde et péricarde légèrement atteints, valvules normales.

Arterio-sclérose des coronaires sur une faible etendue. Au sommet du ventricule gauche, on constatait un caillot thrombosique dans une des bifurcations de cette artère. (Eira Journal suédois de Gotenborg, 1886.)

Obs. 108. — Femme de 47 ans, entre à l'hôpital le 19 mars 1886, en proie à une oppression des plus violentes. Les premiers accès d'oppression datent de deux ans. A cette époque (au mois d'avril), elle fut prise assez brusquement d'une violente suffocation avec sensation d'angoisse précordiale. La gêne extrême de la respiration était accompagnée d'une sensation de brûlure et de constriction au niveau du cœur. Elle ne pouvait essayer de se lever sous peine de voir redoubler ses suffocations et ses douleurs. Cette violente dyspnée et les troubles d'angor pectoris furent les symptômes dominants du début de cette maladie; ils se calmèrent au bout de quelques semaines, mais en même temps la malade éprouva une céphalée qui n'a jamais complètement disparu. Elle se souvient qu'elle urinait plus fréquemment que d'habitude, et elle raconte en détail tous les symptômes du doigt mort qui se sont reproduits fréquemment depuis deux ans. — Les douleurs cardiaques augmentent lorsque la malade, au milieu de ces accès d'oppression, ouvre sa croisée pour respirer un air plus frais; elles prennent parfois une acuité excessive sous l'influence d'un mouvement un peu brusque. Il y a huit jours, pour la premiere fois, œdème des pieds et des jambes. On entend quelques râles d'œdème pulmonaire a la base des poumons, œdeme très limité, qui ne pourrait à lui seul rendre compte de l'excessive dyspnée de la malade.

Le cœur est tres hypertrophié, ses battements sont violents, le rythme est régulier, on ne constate à l'auscultation aucune lésion d'orifice, mais on perçoit assez nettement le bruit de galop des néphrites. Les urines, peu abondantes, n'ont jamais présenté la moindre trace d'albumine. La malade était tres améliorée, éprouvait un grand bien-être, lorsque le 24 mars se déclara une broncho-pneumonie à laquelle elle succomba le lendemain.

Autopsie : Volume des reins normal. La substance corticale, amincie et résistante contient dans chaque rein trois ou quatre petits kystes. L'examen histologique, révèle dans les reins des lésions peu considérables : sclérose des artérioles de la substance corticale, dont la lumiere est rétrécie. De la périphérie des artères parten de petites travées conjonctives qui s'enfoncent très peu entre les tubuli contorti.

Cœur volumineux, dilaté; valvules normales. L'aorte présente des lésions d'aortite ancienne et récente. L'orifice des coronaires est induré, mais libre, et leur trajet ne présente aucune altération.

Examen histologique du cœur : il est très atteint. Sur une coupe des piliers du ventricule gauche, on retrouve des faisceaux de tissu scléreux. Les artères, même dans les points sains, offrent des traces d'endopériartérite et envoient des prolongements fibreux. L'arterio-sclérose a donc été le point de départ de la myocardite interstitielle.

Les vaisseaux artériels sont rétrécis et emettent a leur pourtour des prolongements qui s'enfoncent entre les vaisseaux musculaires. (Dieulafoy. « Contribution à l'étude clinique et expérimentale de la maladie de Bright sans albuminurie. » Société med. des hôp , 1886)

Obs. 109. — Dans la nuit, en 1886, un malade, âgé de 60 ans, ressent une douleur en plein sternum avec pesanteur et douleur tres vive dans les deux bras, le bras gauche principalement, tout le corps et surtout les extrémités étaient couverts d'une sueur froide. Respiration libre, pouls plein, un peu lent, régulier. Rien à l'auscultation du cœur et de l'aorte. Le soir, à 5 heures et demie, mort subite.

Autopsie : Cœur large, mou, chargé de graisse, ventricule gauche complètement vide, aorte saine un peu dépolie à sa surface interne, sans athérome, valvules mitrale et sigmoide intactes.

L'artère coronaire droite est épaissie, mais non durcie, perméable. L'artère coronaire gauche est dure, incompressible, a la coupe son calibre est fort rétreci et ses parois ont une consistance crétacée. (Lota, de Trinidad. Journal de médecine de Paris, 1886.)

Obs. 110. — B..., âgée de 48 ans, marchande ambulante, se plaint depuis huit mois de douleur dans le côté gauche du thorax, et a toujours toussé depuis cette époque. Pas de souffle au niveau des quatre orifices, mais un affaiblissement notable des bruits du cœur. Léger athérome des radiales; pas d'œdeme aux jambes ni ailleurs. Pouls régulier, mais petit et faible.

Le 18 novembre, à l'heure de la contre-visite du soir, cette malade est prise d'une crise douloureuse débutant par une sensation de boule remontant de l'estomac à la gorge. Peu après, elle est envahie par une atroce douleur siégeant au niveau du sternum. Le bras gauche devient lui-même tres douloureux. Les lèvres et la face se cyanosent un peu. La température prise immédiatement avant l'attaque était de 39°; le pouls très faible battait de 115 à 120 fois pendant la crise douloureuse. Celle-ci a duré de vingt-cinq a trente minutes environ. On apprend alors que cette malade eprouve souvent de semblables attaques d'angine de poitrine depuis plusieurs mois. Ces crises arrivent le plus habituellement dans la seconde moitié de la nuit. Trois quarts d'heure après cette premiere attaque, une seconde crise éclate, provoquée seulement par les manœuvres faites pour examiner la malade. On pratique aussitôt une injection de morphine qui amène du calme. Dans la nuit, vers 4 heures du matin, elle mourait apres avoir été agitée et avoir poussé des plaintes pendant plus de deux heures.

Autopsie : Dans la plèvre gauche, épanchement séreux, non inflammatoire, de 1 500 grammes. Dans la plèvre droite, adhérences anciennes jusqu'à la partie postérieure Le poumon gauche, revenu sur lui-même, présente une atelectasie complète. Rien au poumon droit Le cœur pèse 350 grammes, un peu surchargé de graisse. Le ventricule gauche semble un peu hypertrophié, et mesure 11 centimètres de longueur, et le ventricule droit 10 centimètres dans le même sens L'orifice de l'aorte est manifestement insuffisant par épaississement et raccourcissement de la valvule sigmoide postérieure. Immédiatement au-dessus des valvules, dans les nids de pigeons, et sur toute l'aorte, plaques d'aortite chronique extrêmement abondantes, non arrivées encore à la crétification ou à l'ulcération.

Les deux orifices des artères coronaires sont réduits à des trous presque imperceptibles. Quand on ouvre ces vaisseaux, leur calibre est par places presque complètement disparu, du fait de l'épaississement des parois. Cet état anatomique se constate dans les artères du sillon interauriculo-ventriculaire, comme dans les artères du sillon interventriculaire.

Dans la coronaire antérieure, au niveau du point où elle fournit le rameau qui se dirige à gauche dans le sillon interauriculo-ventriculaire, on trouve un coagulum fibrineux oblitérant complètement le calibre artériel. La circulation était ainsi interrompue, d'une part dans la partie gauche du cercle artériel interauriculo-ventriculaire, d'autre part dans la moitié antérieure du cercle artériel interventriculaire; et en réalité par conséquent, dans la moitié environ de la substance du cœur.

Le coagulum dont il s'agit était adhérent à la paroi artérielle et de coloration blanchâtre. Il présentait les caractères des caillots d'origine thrombosique déposés peu à peu dans les vaisseaux au contact des irrégularités de leur surface. Le processus qui a amené cette coagulation a donc été causé par les altérations athéromateuses des artères coronaires. (Mesnard [de Bordeaux]. Gaz. hebd. des Sciences méd. de Bordeaux, 1886.)

Obs. 111. — L..., 46 ans, couturière. Depuis trois ou quatre mois, par moments, gêne respiratoire, poids sur la poitrine, palpitations; ces phénomènes sont aggravés par les excès de travail ou une marche rapide. — Deux heures après son entrée à l'hôpital, on trouve la malade assise dans son lit, le tronc soutenu par des oreillers. Dyspnée intense. Parole hachée, brève, entre coupée de profondes inspirations bruyantes. Cyanose très accentuée de la face. Congestion pulmonaire intense; la poitrine est pleine de râles rendant impossible l'auscultation du cœur et de l'aorte. Pouls petit, un peu fréquent (82 p.). L'artère radiale est souple, non athéromateuse. Urine sans albumine. — On entend les bruits du cœur, ils paraissent normaux et sont passablement énergiques. Le pouls, au contraire, est petit et faible, en disproportion évidente avec l'énergie du choc cardiaque.

Le 17 avril, sept jours après l'entrée, l'état général est devenu excellent. L... dit qu'elle n'éprouve plus aucune douleur; elle se lève sans aucune gêne et se prépare à sortir dans deux jours. Se sentant fatiguée, elle se couche après son déjeuner et s'assoupit. Quelque temps après on entend la tête de L... frapper la table près du lit. La respiration est à peine sensible, les yeux fermés, la face violacée. Elle meurt en quelques minutes.

Autopsie : Rien au cerveau, poumons sains, sans infarctus; reins et foie normaux. Le cœur seul offre des lésions très marquées; il pèse 375 grammes; surcharge graisseuse, parois un peu épaissies, surtout celles du ventricule gauche. Endocardite végétante de la valvule mitrale; rien au cœur droit. L'aorte, légèrement athéromateuse, a ses valvules intactes.

L'artère coronaire antérieure présente un épaississement très considérable de sa membrane interne. Au haut du sillon interventriculaire, le vaisseau est rétréci à un très haut degré; il admet à peine un fil de platine; à ce niveau il est entouré d'une zone d'aspect fibreux. (Robert Leudet, Soc. anat., 1886.)

Obs. 112. — O. A..., 33 ans, atteinte d'asthme et de « désordres fonctionnels du cœur ». On constate un souffle diastolique à la base du cœur, à l'orifice aortique, de l'œdème des membres inférieurs et un épanchement pleural à droite. La malade éprouve des douleurs fréquentes au cœur caractérisées par de vrais accès d'angor. La dyspnée est continuelle et progressive.

Autopsie : Deux onces d'un liquide clair et transparent dans le péricarde; cœur recouvert de graisse pesant 450 grammes. L'épaisseur de la paroi ventriculaire gauche mesure 13 millimètres, celle de la paroi ventriculaire droite 6 millimètres.

L'aorte épaissie présente les lésions de l'aortite. L'artere coronaire gauche est saine. Les fibres musculaires du cœur ont conservé leur striation, contenant une petite quantité de granulations, mais elles sont entourées de bandes de tissu adipeux; à la partie inferieure du ventricule droit (correspondant à l'artère coronaire rétrécie), îlot de tissu conjonctif à la périphérie duquel on trouve des fibres musculaires minces, pâles, à striation peu visible, à noyau à peine appréciable, et plus loin. on trouve des débris de fibres musculaires. Dans le voisinage de ces îlots, les vaisseaux sont epaissis et rétrécis.

L'artère coronaire droite presente a un centimètre et demi de son origine une dilatation anévrismale de 8 millimètres de diamètre qui contient un caillot adhérent à sa paroi, lequel cependant ne paraissait pas empêcher l'arrivee du sang dans la coronaire ; plus loin, elle est epaissie, rétrécie et recouverte de plaques jaunâtres dures au toucher. (Hoffmann. Thèse inaug. de Saint-Petersbourg, 1886.)

Obs. 113. — J..., 70 ans, atteint d'accès de pseudo-asthme et de douleur dans la région du cœur avec irradiation dans les deux bras (angine de poitrine). La mort survint par affaiblissement progressif du cœur.

Autopsie : Cœur couvert de graisse, atrophié ; son poids est de 200 grammes ; ses cavités sont dilatées. La portion ascendante de l'aorte est épaissie ; mais il existe peu de lesions dans le reste de son étendue et dans les autres artères.

A l'examen histologique, les fibres musculaires du ventricule gauche sont minces, contenant une grande quantité de granulations pigmentaires jaunes, amassées autour de leur noyau, la striation est peu visible. Dans la couche graisseuse souspéricardique, les vaisseaux sont altérés, quelques-uns épaissis, avec atrophie des fibres musculaires dans leur tunique moyenne et accumulation de cellules rondes dans l'adventice. A la partie inferieure des parois anterieure et postérieure du ventricule gauche, près de la cloison, îlots de tissu conjonctif; à côté d'eux, capillaires élargis, et entre les fibres musculaires, amas de globules rouges et vaisseaux renfermant des caillots. Au milieu des îlots de tissu conjonctif se voient des débris de fibres charnues; à leur périphérie, les fibres sont sans striation, sans noyau, presque détruites

Les plexus nerveux présentent les modifications suivantes : hyperplasie du tissu conjonctif semé d une grande quantité d'eléments ronds et fusiformes; protoplasma contenant beaucoup de granulations, à noyaux peu visibles, épaississement de la couche endothéliale de la capsule fibreuse contenant les plexus. Ceux-ci se trouvent dans l'anneau musculaire qui entoure la fosse ovale, dans l'espace prismatique formé par la divergence des faisceaux musculaires des oreillettes droite et gauche.

Les arteres coronaires, un peu après leur origine, sont épaissies ; l'artère descendante est rétrecie, mais non complètement obliteree. (Hoffmann. Loc. cit.)

Obs. 114. — Homme de 50 ans, syphilitique depuis dix ans. Début des accidents, il y a deux ans, par haleine courte, en montant les étages ; dyspnee et palpitations; vertiges, digestions laborieuses. Depuis six mois, douleurs retro-sternales avec exacerbations, il y a trois mois, acces violent d'angine de poitrine avec irradiations au bras gauche ; provocation des acces par les efforts. Insuffisance aortique avec aortite probablement d'origine syphilitique. Mort, trois heures après une perte de connaissance en se levant.

Autopsie : Aortite intense ; insuffisance aortique ; aorte abdominale saine ; plaques athéromateuses et foyers calcaires plus ou moins considerables à l'origine de l'aorte. Rien aux artères peripheriques

Les artères coronaires, sur leur trajet comme a leur naissance, sont diminuées de calibre par les plaques atheromateuses. (Cornil. Journal des connaissances medicales, 1886.)

Obs. 115. — B..., 38 ans, couturière, entre le 13 septembre 1886 à l'hôpital Bichat.

Pas d'antécédents héréditaires ou personnels. Au mois de février dernier, après une fluxion de poitrine, elle a conservé de l'oppression en marchant, des palpitations, et depuis un mois ces symptômes se sont aggravés. Dyspnée et étouffements pendant la nuit. Depuis trois jours, léger œdeme péri-malléolaire.

A son entrée à l'hôpital, pouls petit, concentré, face cyanosée sur un fond pâle, battements artériels du cou, accès de dyspnée avec angoisse, sans douleur. La dyspnée d'effort est le symptôme dominant. — Vers le 15 octobre, accès de douleur vive, constrictive au creux épigastrique avec irradiation à l'hypocondre droit. On constate alors un retentissement insolite du bruit diastolique de l'aorte, l'augmentation considérable de la matité cardiaque, une étendue plus grande de la matité aortique, un bruit de souffle systolique d'intensité variable traduisant une insuffisance fonctionnelle de la valvule mitrale. Diagnostic : angine de poitrine à forme pseudo-gastralgique, aortite subaigue avec myocardite et dilatation du cœur. Le 7 novembre, mort subite après avoir éprouvé un violent étouffement nécessité par l'effort pour remonter à son lit.

Autopsie : Traces de péricardite ancienne à la base ; cœur flasque, mou et dilaté avec élargissement considérable de l'orifice mitral. Très légere insuffisance aortique. Aortite intense. Epaississement des valvules sigmoïdes. Pas de caillots intra-cardiaques; aspect lavé de l'endocarde. L'examen histologique démontre l'existence d'une sclérose du myocarde avec endoperiartérite.

L'orifice de la coronaire droite est à peu pres normal, quoique un peu rétréci, mais il laisse passer facilement une sonde cannelée.

L'orifice de la coronaire gauche est impossible a trouver, et on ne peut en fixer la place qu'en disséquant le tronc de la coronaire a l'extérieur ; on trouve ainsi un thrombus adherent aux parois de l'artère qui l'oblitere complètement sur une étendue d'un centimètre. Quant a l'orifice, il est manifestement fermé par une plaque dure d'aortite ancienne. (H. Huchard. Soc. méd. des hôpitaux, 1887.)

Obs. 116. — T..., 84 ans, sans intécédents héréditaires, entre le 6 mai 1887 à l'hôpital. Le 3 mars, à 8 heures du soir, il avait éprouvé des douleurs précordiales très vives avec sensation d'écrasement, d'arrachement, d'étau et irradiations brachiales. En même temps, grande oppression. La crise cessa au bout de quatre minutes, mais les douleurs du bras et de l'épaule persistaient encore le lendemain matin. Le surlendemain, même heure, nouvelle crise avec sensation de mort imminente. — La matité cardiaque est augmentée ; les battements sont sourds, mal frappés. sans souffle ; quelques frottements péricardiques peu accusés. Les 7 et 8 mars, à 5 heures du soir, nouveaux accès. Dans la nuit du 9 mars, oppression sans acces angineux, et le lendemain matin, la dyspnée domine la douleur. Râles nombreux dans la poitrine avec matité et respiration obscure aux deux bases. Le 12 mars, à 5 heures un quart, crise angineuse très forte. La nuit du 13 mars n'a été qu'une longue succession de crises angineuses, et le lendemain la face est très pâle, la respiration anxieuse, le pouls rapide et faible. Accalmie pendant la journée quand, à 9 heures du soir, il poussa un grand cri : il était mort.

Autopsie : Un verre de liquide dans chaque plèvre sans fausses membranes Poumons tres emphysémateux ; aux sommets, des cicatrices, des tubercules calcifiés. Il s'échappe à la coupe des poumons une grande quantité de sérosité spumeuse. Lobes inférieurs congestionnés ; à la base du poumon gauche, dilatations cylindriques des branches entourées d'un tissu induré de pneumonie chronique. — Traces de péricardite récente. Cœur volumineux ; ventricule gauche épaissi, de teinte feuille morte. A la pointe, tissu cardiaque friable se dissociant facilement ; mais à la base des gros piliers, sclérose et induration. Valvule mitrale peu altérée; valvules aortiques saines. Cœur droit dilaté avec myocarde réduit à une mince couche doublée de graisse. Aorte peu dilatée à son origine, avec quelques plaques athéromateuses semi-calcifiées à l'origine des vaisseaux du cou ; mais elle paraît saine dans le reste de son étendue. M. Robin, qui m'a communiqué cette observation, avait noté que l'orifice des coronaires entouré de quelques plaques athéromateuses n'était nullement rétréci. Mais un examen plus complet nous fit, à Weber et à moi, remarquer les lésions suivantes :

Les orifices des deux coronaires sont parfaitement libres et ne présentent aucun rétrécissement, mais leur trajet est le siège de lésions athéromateuses intenses.

Les parois de la coronaire gauche sont très altérées, et tous les orifices des collatérales sont rétrécis ou oblitérés ; en deux points de la branche descendante antérieure, on trouve une véritable oblitération.

La coronaire droite ou postérieure offre une dilatation énorme de son tronc avec plaques calcaires confluentes donnant au vaisseau l'aspect d'un tube rigide. Tous les orifices des collatérales resserrés au milieu des plaques calcaires sont aux trois quarts oblitérés. Dans l'une des branches terminales de la coronaire postérieure, on voit une plaque athéromateuse qui l'oblitère presque entièrement. (Weber. Thèse inaug. de Paris, 1887.)

Obs. 117. — Gal.., 49 ans, alcoolique, entre à l'hôpital Bichat le 11 décembre 1885 (service de Huchard). Il y a huit mois, après une congestion pulmonaire, on constate pour la première fois l'œdème des membres inférieurs; mais depuis plusieurs années, palpitations douloureuses survenant au moment de son travail et le forçant à l'immobilité. Plus tard, accès de dyspnée et d'angor pectoris; depuis longtemps, pesanteur épigastrique ; à l'auscultation, souffle de rétrécissement aortique et souffle diastolique très léger. Il meurt d'une pleuro-pneumonie droite grippale.

Autopsie. Cœur volumineux, surchargé de graisse; dilatation de la crosse aortique; lésions de la sclérose dystrophique : plaques de sclérose intra myocardiques situées à la périphérie de chaque territoire vasculaire obturé.

Orifices des coronaires rétrécis par des dépots athéromateux. Les artérioles cardiaques sont toutes le siège d'une endartérite proliférante, et la lumière du vaisseau est plus ou moins rétrécie par le bourgeonnement de la tunique interne. (H. Huchard. Obs. Thèse de Weber, sur l'artério-sclérose du cœur, 1887.)

Obs. 118. — R.., âgé de 64 ans, entre à l'hôpital Bichat, service de Huchard. Ce malade est alcoolique, sans rhumatisme ni syphilis. Depuis un an, essoufflement par la marche ou par l'effort; depuis quelques mois, accès douloureux rétro-sternaux qui se répètent à l'hôpital plusieurs fois par jour. A l'auscultation du cœur, à la base, premier bruit aortique sec, second bruit clangoreux sans souffle avec élévation des sous-clavières, battements artériels du cou, sinuosités et dureté des artères périphériques. — *Diagnostic :* artério-sclérose avec aortite chronique et accès angineux vrais. Du 24 septembre 1885, jour de son entrée, jusqu'au 12 mars, jour de la mort du malade, on observa une série d'accès angineux qui peu à peu s'atténuèrent pour faire place à des phénomènes d'asystolie générale. Dans les derniers temps, une véritable « cachexie artérielle » s'installe avec œdème des jambes et du scrotum, accès de pâleur, dyspnée, albuminurie, et le malade meurt lentement avec un affaiblissement progressif du cœur. (A plusieurs reprises, l'auscultation du cœur pratiquée tous les jours a révélé un léger souffle d'insuffisance aortique.)

Autopsie · Epanchement pleural droit, hypostase pulmonaire, cirrhose cardiaque, lésions très avancées d'aortite chronique avec légère dilatation et insuffisance des valvules.

L'étendue des plaques athéromateuses était telle que l'orifice de la coronaire gauche était fort rétréci et celui de la coronaire droite entièrement oblitéré. (H. Huchard. Loc. cit.)

Obs. 119. — Michel M..., 43 ans, peintre, entre à l'hôpital le 20 novembre 1886. Sans hérédité morbide, il a eu, il y a trois ans, des accidents légers d'intoxication saturnine (coliques de plomb). L'an dernier, pleurésie droite. Depuis lors, dyspnée, palpitations, accès d'angor pour la moindre marche, à ce point qu'il est obligé de renoncer à tout travail. Homme amaigri, paraissant plus que son âge, très pâle Les accès angineux surviennent maintenant pendant la nuit, et aux douleurs se joint une dyspnée constante. Urines non albumineuses. Battements artériels au cou et à l'épigastre, matité cardiaque augmentée. Souffle rude au deuxième temps et à la base, pouls de Corrigan. Sous l'influence du régime lacté et du traitement ioduré, il survient un peu d'amélioration quand, en sortant des cabinets, le malade mourut subitement.

Autopsie : Athérome généralisé, vaste dilatation de l'aorte ascendante et d'une partie de la crosse ; aorte pavée de plaques calcaires. Cœur hypertrophié et dilaté surtout dans son ventricule gauche vide de sang. Myocarde dur, couleur feuille morte, avec surcharge graisseuse à la partie postérieure. Légère symphyse à la pointe. Valvules mitrale et tricuspide saines ; valvules aortiques insuffisantes, plutôt par dilatation de l'anneau que par envahissement de l'athérome. — Reins volumineux, durs, bosselés, tendance à l'atrophie de l'écorce.

L'artère coronaire gauche est perméable, plutôt dilatée, présentant sur son trajet quelques îlots de dégénérescence. Son orifice est néanmoins en partie recouvert par une plaque d'athérome qui en bouche la lumière dans un quart environ de son étendue. C'est surtout dans la première moitié de la branche verticale antérieure (artère de la cloison) que l'athérome est le plus développé.

L'orifice de l'artère coronaire droite est introuvable. Il faut presser sur son trajet en remontant vers son origine pour faire à grand'peine apparaître une gouttelette de sang, qui fixe cette origine. L'orifice ainsi reconnu est punctiforme, caché au milieu des altérations athéromato-calcaires de l'aorte ; il laisse à peine passer un crin de cheval, et il faut le déchirer pour qu'un mince stylet puisse y être introduit. (Huchard et Hallez. Soc. méd. des hôp., 1887.)

Obs. 120. — Malade ayant présenté un accès subit d'angine de poitrine, avec ralentissement du pouls, perte de connaissance, dilatation pupillaire, pâleur de la face, secousses convulsives.

Autopsie : Double lésion de l'aorte avec myocardite fibreuse. *Embolie d'une des artères coronaires* qui aurait été diagnostiquée (?) pendant la vie à l'aide de ces symptômes. (Korczinski. *Centralb. f. Klin. med.*, 1887.)

Obs. 121. — X..., 48 ans, employé de commerce, entre le 11 avril 1887 à l'hôpital Laennec, service de Damaschino. Jamais de rhumatisme articulaire aigu ou subaigu. Son passé morbide comprend toutefois une fièvre typhoïde bénigne à vingt-quatre ans ; une legère atteinte de fièvres intermittentes, à vingt-six ans ; en 1866, un chancre infectant ; enfin, il présente des signes manifestes d'alcoolisme. Il vient à l'hôpital parce que depuis longtemps, il a des crises de palpitations très pénibles, des vertiges, des éblouissements, et parfois une sensation de constriction thoracique très douloureuse et d'étouffement. En outre, il tousse beaucoup, il n'a jamais eu d'épistaxis, mais de petites hémoptysies.

L'examen de la poitrine permet de constater des signes de bronchite et d'emphysème, sans tuberculose. Il existe de la voussure précordiale, une augmentation de la zone de matité, surtout dans le sens vertical ; la pointe notablement abaissée bat presque dans le sixième espace et en dehors du mamelon. La systole est très forte, et la paroi thoracique est violemment soulevée ; les battements cardiaques sont fréquents. A l'auscultation, souffle systolique à timbre rude, ne se propageant pas dans l'aisselle, plus marqué à la base qu'à la pointe, et souffle diastolique, siégeant aussi à la base, mais bien moins marqué. Le pouls est plein, régulier, un peu fréquent, sans intermittence. Les artères sont scléreuses. Les veines du cou sont agitées de battements isochrones à la diastole cardiaque. Pas d'œdème en aucun endroit du corps. Foie un peu volumineux, non douloureux. Pas d'albumine dans les urines.

Pendant son séjour à l'hôpital, le malade présenta plusieurs crises d'angine de poitrine peu intenses et une attaque d'asystolie. Celle-ci était très améliorée par un traitement approprié, lorsque le malade succomba pendant la nuit, subitement, sans que l'on ait eu aucun renseignement précis sur ses derniers moments.

Autopsie. — Hydrothorax d'un demi-litre à droite ; hydropéricarde d'un verre environ ; très peu d'ascite. Cœur énorme (cœur de bœuf), l'augmentation de volume portant surtout sur le ventricule gauche. Sur une coupe transversale de la pointe, on constate : disparition de la cavité ventriculaire droite dont les parois, d'épaisseur normale, sont affaissées ; large béance du ventricule gauche, dont les parois, sont très épaissies. Le cœur gauche est rempli par un caillot cruorique facile à détacher. Artère pulmonaire normale. Les parois de l'aorte sont épaissies, dures, criant à la coupe ; la paroi interne montre une abondance toute particulière de lésions athéromateuses, s'étendant dans toute la crosse et dans les branches qui en partent ; les sigmoïdes aortiques sont également calcifiées et l'expérience du liquide montre qu'il y a à la fois insuffisance et surtout rétrécissement. Les orifices auriculo-ventriculaires et leurs valvules, l'orifice pulmonaire et ses valvules sont normaux.

L'examen histologique du cœur n'a pas été pratiqué. L'auteur de l'observation fait remarquer que, dans son observation, la possibilité d'une névrite du plexus cardiaque n'est pas exclue.

Les artères coronaires sont athéromateuses, surtout l'antérieure ; l'orifice de celle-ci, extrêmement rétréci, n'admet qu'un stylet du volume d'une aiguille a coudre ; celui de l'artère coronaire postérieure est également un peu retréci, mais plus largement beant. (Potherat. Bull. de la Soc. anat., 1887.)

Obs. 122. — Le 9 novembre 1887, à 4 heures du matin, F. D..., âgée de 45 ans (hospice de la Salpêtriere), était en proie à une douleur extrêmement vive qui l'empêcha de prononcer une parole pendant cinq minutes environ. Sous mes yeux se succédèrent sept ou huit crises de quatre à cinq minutes chacune, séparées par des intervalles de dix minutes environ. La première crise douloureuse remontait à plusieurs années ; celle du 9 novembre avait commencé le 8 dans la journée et s'était un peu apaisée le soir pour reparaître dans la nuit. Après avoir passé environ une heure et demie auprès de la malade, je la quittai, et dans la matinée elle mourut au milieu d'une forte douleur.

Autopsie : Cœur hypertrophié ; aucune alteration valvulaire ; tous les orifices étaient suffisants Aorte tapissee de plaques laiteuses récentes, sans dépôt calcaire jusqu'à la naissance de la sous-clavière gauche, à partir de laquelle le vaisseau reprenait son état normal.

Les artères coronaires étaient rétrécies, surtout à leur embouchure ; le calibre était tellement rétréci qu'il était impossible de faire penetrer le bout d'un stylet de trousse. Ce retrécissement n'allait pas plus loin qu'un centimètre. (Berbez. Obs. inédite, 1887.)

Obs 123. — G .., 51 ans, vitrier, ni rhumatisant, ni goutteux, ni saturnin ; ne fume pas. Début en octobre 1886 par toux sans expertoration sanguine, crises d'étouffement nocturnes apparues vers le mois de janvier, avec douleur épigastrique et thoracique, et irradiations brachiales. Entré à l'hôpital pour ces acces, il présente un cœur hypertrophié ; claquement du premier bruit. Pas d'albuminurie, pollakiurie nocturne. Accès d'angor à l'hôpital, provoqués par le moindre mouvement et soulagés par le nitrite d'amyle Acces du 30 juin, tres intense, durant une demi-heure ; grande pâleur consécutive. Douleurs vagues dans les membres, léger œdeme des membres inferieurs ; 42 battements cardiaques par minute, pouls imperceptible. Saignée. Mort dans la soirée.

Autopsie · Quelques kystes dans les reins qui se décortiquent facilement ; atrophie de la substance corticale. Cœur, du poids de 620 grammes ; hypertrophie localisée au ventricule gauche ; pas de lésions valvulaires, cœur dilaté et en diastole, aortite chronique.

Cornil émet l'hypothèse d'un rétrécissement congénital de la coronaire droite, la coronaire gauche ayant suppléé à cette irrigation insuffisante jusqu'à l'apparition des accès angineux par rétrécissement de l'orifice gauche.

Pas d'athérome sur le trajet des coronaires; mais leur orifice est rétréci au point d'avoir un demi-millimètre de diametre. L'orifice de la coronaire droite surtout, laisse juste passer un crin. (F. Regnault. Bulletin de la Société anatomique, 1887.)

Obs. 124. — R..., 53 ans. Ménopause depuis trois ans, entre à l'hôpital le 23 décembre 1886, a eu une crise le 11 du même mois, caractérisée par une douleur au cœur et des irradiations brachiales gauches, suivie de gêne des mouvements des bras et de la jambe gauche, sans perte de connaissance. A son entrée, hémiplégie gauche en voie d'amelioration.

Cœur : pointe dans le sixième espace, souffles systolique et diastolique, siégeant sous la partie moyenne du sternum; le souffle diastolique est doux, prolongé en jet de vapeur; pouls bondissant, dépressible, régulier. Au sphygmographe, le crochet caractéristique du pouls de Corrigan est remplacé par un plateau. Battements des arteres du cou, double souffle intermittent crural. Douleurs rétro-sternales. Le 2 février, douleur précordiale, pâleur, angoisse. Mort le 5 février, pendant une nouvelle crise.

Autopsie : Aorte dilatée et athéromateuse (plaques calcaires anciennes et récentes); aortite subaigue de l'une des valvules sigmoides et rétraction athéromateuse des deux autres. Myocarde flasque, décoloré. Congestion des bases des poumons. Foyer de ramollissement cérébral occupant le pied de la circonvolution frontale ascendante droite et un peu la pariétale ascendante.

L'irrigation du cœur se fait par un seul tronc coronaire; celui-ci s'ouvre dans l'aorte, au-dessus de la valvule cretifiee qui est immobilisée par l athérome et qui faisait ecran pendant la systole au-devant de l'embouchure de cette coronaire unique. De plus, cet orifice est fort retreci, autre obstacle a la penetration du sang, il a la forme d'une depression en cul de poule, et mesure a peine deux millimètres de large. Avec un stylet introduit dans le vaisseau, on voit que cette artère unique irrigue le cœur tout entier (division en deux branches anterieure et posterieure); le rétrecissement ne siegeant qu'au niveau de l'orifice, le calibre s'élargit aussitôt après et reprend son diamètre normal. (Cochez. Revue générale de clinique et de thérapeutique, 1888.)

Obs. 125. — M..., 42 ans, cordonnier, entré le 25 septembre 1887. Ni rhumatismes, ni fièvres. Tousse depuis quelques années. Dyspnée d'effort; depuis quatre mois, il éprouve en plus, des douleurs rétro-sternales vives et subites, sans irradiations, surtout vers le soir. Accès d'étouffement avec sensation de barre épigastrique.

A son entrée : pâleur, oppression, dyspnée, quelques râles muqueux aux bases des poumons. Cœur un peu hypertrophié, battements faibles et par intervalles, bruit de galop (plutôt tactile). Pas de bruit de souffle. Pouls faible et régulier (92 p). Pas d'œdème, ni albumine ni sucre. Les jours suivants, signes de bronchite, crachats fétides. Syncope le 23 octobre. (M. Huchard remplace le diagnostic d'emphysème avec bronchite par celui d'artério-sclérose du cœur.) Lipothymies fréquentes les jours suivants. Le 30 octobre survient une poussée de congestion pulmonaire avec dilatation du cœur. Amélioration passagère au bout de quelques jours. Puis, peu à peu, dyspnée croissante, accès de pâleur, inégalité des deux pouls, œdème des jambes, pouls veineux jugulaire. La digitale et la caféine ne donnent aucun résultat. Le malade meurt presque subitement.

Autopsie : Epanchement pleural droit; emphysème pulmonaire. Surcharge graisseuse du cœur droit. Oreillettes très dilatées (surtout la droite). Insuffisance mitrale et tricuspide. Amincissement de la paroi ventriculaire gauche dans la region de la pointe, formant une poche pseudo-anévrismale avec caillots stratifies sur la face interne. Dilatation générale du ventricule gauche. — Sclérose dystrophique des piliers et des parois du cœur. Très légère aortite (quelques plaques molles disséminées). Atrophie notable du pilier postérieur du cœur gauche.

Atherome excessif des coronaires sur tout leur trajet. Leurs orifices sont libres, bien que celui de gauche soit très petit. Plusieurs branches principales de la coronaire anté-

rieure sont rétrécies ou oblitérées. Oblitération de la branche cardiaque verticale postérieure. (H. Huchard et Weber. Soc. méd. des hôpitaux, 1888.)

Obs. 126. — G..., 57 ans, entrée le 22 mars 1887, à l'hôpital Bichat Accès pseudo-gastralgiques d'angine de poitrine, puis accès nocturnes et diurnes sous l'influence des efforts. Rétrécissement et insuffisance aortiques; aortite subaigue; dilatation de l'aorte. Signes d'hypertension artérielle; augmentation du souffle diastolique de l'aorte sous l'influence des accès. Amélioration par la médication iodurée ; aggravation par la digitale, l'antipyrine et l'acétanilide. Mort subite.

Autopsie : Emphysème pulmonaire; rien d'anormal, ni au foie, ni aux reins (congestion et légère atrophie corticale). Aorte : crosse dilatée (9 centimètres et demi de circonférence), très athéromateuse, épaissie ; lésion orificielle double ; calcification des sigmoides. Cœur, 485 grammes; foyer de myocardite scléreuse avec atrophie pariétale de 3 centimètres carrés environ, siégeant vers la pointe à l'intersection de la cloison et de la face antérieure des ventricules droit et gauche. Hypertrophie du ventricule gauche. Surcharge graisseuse du cœur droit. Artères périphériques saines. Sclérose dystrophique au microscope.

Oblitération complète de l'orifice de la coronaire gauche. Coronaire droite très athéromateuse et très dilatée. (Huchard. Soc. méd. des hôpitaux, 1888.)

Obs. 127. — Peintre en bâtiments, chez lequel l'atrophie rénale progressive n'avait encore déterminé aucun phénomène brightique autre que l'hypertrophie du ventricule gauche ; jamais il n'avait eu d'œdème ; pendant les quelques jours qu'il fut soumis à l'observation, ses urines étaient d'apparence normale et ne contenaient pas trace d'albumine ; il n'y avait pas de polyurie. Le malade était en proie à des accès intenses d'angor pectoris qui se répétaient journellement et se plaignait en outre, d'une angoisse précordiale permanente. Il mourut dans le cours d'une crise violente qui se prolongea près de trois heures.

Autopsie : Les reins étaient d'un gris rougeâtre, granuleux, de volume moyen, pesant 130 et 140 grammes, en voie d'atrophie. Cœur hypertrophié pesant 600 grammes. Aorte épaissie, rugueuse, fissurée et fendillée, semée de saillies et de plaques gélatiniformes ou indurées.

Les orifices des deux artères coronaires étaient tellement retrecis qu'ils étaient a peine visibles, apparaissant comme un point, et ne laissant passer qu'une soie de sanglier. (Lecorché et Talamon. Traité de l'albuminurie, 1888.)

Obs. 128. — E..., bijoutier, 46 ans, souffre, depuis neuf ans, d'une douleur « précordiale qui l'anéantit pendant quelques minutes ». Insensiblement les attaques deviennent plus fortes et plus fréquentes, et, pendant plusieurs années, il n'obtenait de calme que par le repos à la chambre. Souffle d'insuffisance aortique, un faux pas du cœur tous les sept ou huit battements, bouffées de râles secs petits et gros mélangés dans divers points des poumons, lesquels changent de place du jour au lendemain. Le malade a eu souvent de fortes poussées bronchiques. Peu dyspnéique le soir, la nuit il se réveille comme suffoqué. Les accès d'angine de poitrine sont le plus souvent suivis de sensations vertigineuses Inégalité pupillaire, dilatation et insensibilité à la lumière du côté droit. Mort à la suite d'un accès d'angor.

Autopsie : Ventricule droit petit, ventricule gauche hypertrophié. Aorte petite à parois peu altérées. La fibre cardiaque ne paraît pas malade dans le cœur droit, mais l'examen microscopique démontre la dégénérescence du ventricule gauche. Etat fenêtré congénital des valvules aortiques.

L'orifice de la coronaire droite est petit, mais très perméable, en rapport avec le volume de l'artère.

La coronaire gauche a son orifice complètement fermé par une plaque athéromateuse d'un blanc jaunâtre qui fait saillie autour de l'orifice et constitue une sorte d'infundibulum. Dans cette plaque, se trouve tres distinctement l'orifice d'une coronaire supplé-

mentaire. Dans tout son trajet, la coronaire gauche reste perméable et d'un calibre égal à celui de la coronaire droite. Les anastomoses des deux artères ne sont pas apparentes. (Thèse inaug. de Budor, 1888.)

Obs. 129. — Homme de 54 ans. Angine de poitrine pendant plus de trente ans; un peu d'alcoolisme. Depuis quelque temps, crises d'angor plus fréquentes, et dans l'intervalle des accès, la gêne de la respiration persistait et rendait le décubitus presque impossible. Facies pâle, un peu jaunâtre. Faux pas du cœur, arythmie, extrême faiblesse des battementss cardiaques. A la base, bruit de roulement à renforcement systolique. Mort subite en allant à la garde-robe.

Autopsie : Rupture du cœur gauche, à 2 centimètres de la pointe au niveau du bord gauche, 250 grammes de sang coagulé dans la cavité péricardique. Athérome généralisé et dilatation de la crosse aortique.

Oblitération de la coronaire gauche par une plaque d'athérome dure et vitreuse; son orifice aortique n'est plus marqué que par une depression; il est encore possible d'y introduire un stylet d'un millimètre de diamètre. La coronaire gauche n'a pas perdu son calibre dans tout son parcours; elle est oblitérée de place en place par des saillies plus ou moins anciennes. La coronaire droite est peu altérée et son orifice n'est nullement rétréci. (Budor. Loc. cit.)

Obs. 130. — Homme de 42 ans, sans antécédents morbides. « Il y a environ un mois, dit-il, j'étais en retard et j'ai voulu presser le pas. Je n'avais pas fait 100 mètres, quand tout à coup je fus arrêté par une douleur au cœur, et ce ne fut qu'a grand'peine que j'arrivai au chantier. » Depuis, l oppression n'a fait qu'augmenter, et il y a quelques jours, les jambes ont commencé à enfler. A son entrée à l'hôpital. il se plaint d'une gêne pour respirer dès qu'il fait un effort, et montre au-devant de la poitrine, vers le bord gauche du sternum, un point fixe douloureux. On ne constate aucun souffle au cœur; pouls rapide un peu vibrant, mais faible et irrégulier. Battements des jugulaires très marqués des deux côtés. Sensations vertigineuses, besoin de sommeil incessant. Toux et expectoration depuis quinze jours (congestion pulmonaire aux deux bases et bronchite sèche dans le reste de la poitrine). Foie volumineux. Quelques jours après son entrée à l'hôpital, léger épanchement de la plèvre droite, hémoptysie, avec odeur aigrelette de l'haleine; apoplexie pulmonaire. Puis, épanchement à gauche, œdème considérable des membres inférieurs, ascite. Mort lente au milieu d'accidents comateux et délirants.

Autopsie : Cœur volumineux, dilaté, à parois minces, flasques et décolorées, rempli de caillots. Dans le reste de l'aorte, plaques laiteuses peu étendues et peu saillantes, surtout agglomérées au niveau de l'embouchure des vaisseaux libres cardiaques présentant la dégénérescence granuleuse avec disparition des striations. Certaines fibres ont subi la transformation vitreuse. Aux poumons. infarctus hémorrâgiques nombreux; épanchement moins considérable à gauche qu'a droite. Encéphale, foie et reins très congestionnés.

Pas d'athérome des coronaires. Dans l'aorte, grande plaque boursouflée rouge, qui occupe tout le pourtour du vaisseau et oblitère à peu près complètement l'orifice des deux artères coronaires. Dans ces orifices, il est difficile de faire penétrer une soie de sanglier. Cette oblitération ne va pas plus loin que l'embouchure; les artères sont permeables dans tout le reste de leur étendue. (Budor. Loc. cit., 1888.)

Obs. 131. — P..., 50 ans. Père rhumatisant, mort cardiaque; mère cardiaque dyspnéique, morte d'hémorragie cérébrale; frère mort de rhumatisme; deux autres, frère et sœur, morts en bas âge. Antécédents personnels : fièvre typhoïde, angines, douleurs articulaires et migraines dans sa jeunesse. A partir de 20 ans, exces de tabac, de boissons (thé, cafe, absinthe). Syphilis à 32 ans; puis, santé relativement satisfaisante jusqu'à il y a six mois. A ce moment, il est pris pour la premiere fois d'un accès d'angor bien caractérisé (douleurs précordiales et brachiales, pâleur, suffocation). Accès d'abord éloignés, puis de plus en plus fréquents (aura dans la main gauche). « Griffe au-devant du cœur. » Petits et grands accès. L'inspection, la palpation et l'auscultation de la région du cœur ne dénotent rien d'anormal. Seule, la matité aortique est accrue (7 centim.). Pouls régulier à 64 pulsations, égal des deux côtés. Depuis son entrée à l'hôpital, l'état du malade s'aggrave. Les accès augmentent de nombre et de fréquence. Mort subite.

Autopsie : Lésions d'aortite aigue et chronique intenses de l'aorte thoracique et abdominale.

« *Une des plaques d'aortite prend naissance au-dessus des valves gauche et postérieure et se prolonge sous forme de bande saillante sur la partie convexe de la crosse. Au niveau de cette plaque a son origine, on aperçoit l'orifice de l'artère coronaire gauche, qui est très retreci ; il a a peine 1 millimètre de diamètre ; il est a proprement parler punctiforme, mais il n'est point oblitéré, car on peut y faire penetrer un crin de brosse.* (Troisier et Hudelo. Soc. méd. des hôp., 1888.)

Obs. 132. — Homme, âgé de 50 ans : double lésion aortique, avec accès violents d'angine de poitrine, ayant cause la mort.

Autopsie : Aortite assez étendue, et rétrécissement de l'orifice aortique avec insuffisance des valvules sigmoides. Le calibre de l'artère coronaire antérieure était normale.

La coronaire postérieure qui paraissait au premier abord dilatée, présentait bientôt, à un centimètre de son orifice, un rétrécissement marqué. (Barié. Soc. méd. des hôp ,1888.).

Obs. 133. — Homme de 46 ans, alcoolique, ayant exercé des métiers pénibles Hydarthrose du genou à 8 ans. Accès angineux d'effort. Insuffisance aortique, vertiges, syncopes. Mort subite.

Autopsie : Cœur en systole ; myocardite interstitielle : insuffisance aortique. Aorte tres altérée par l'athérome, oblitération presque complete du tronc brachio-céphalique d'une des carotides, etc.

« *L'artère coronaire posterieure est un peu rétrécie à son orifice; on y introduit facilement une soude cannelée et l'on peut constater que les parois de l'artère ne sont pas atheromateuses.* » L'artere coronaire antérieure ne présente pas d'alterations, et son orifice n est pas obliteré. (Les auteurs concluent de cette observation — laquelle constate cependant un leger rétrécissement de l'une des coronaires — que « la relation de cause à effet entre l'endartérite coronaire et le syndrome angineux n'est pas démontrée ». (Déjerine et Huet. Sur « l'aortite oblitérante ». Revue de médecine, 1888.)

Obs. 134. — Malade de 44 ans, ferblantier. Comme antécédents personnels : tabagisme, saturnisme, alcoolisme et syphilis. Debut de la maladie, il y a trois ans, par des palpitations et de l'oppression A son entrée à l'hôpital en novembre 1888, on trouve les signes d'une dilatation de l'aorte, un souffle systolique à la base au foyer aortique avec retentissement diastolique, souffle d'insuffisance mitrale. Accès d'angine de poitrine survenant sous l'influence des efforts. Mort subite par syncope.

Autopsie : Aortite chronique des plus intenses avec rétrécissement aortique et insuffisance mitrale fonctionnelle. Le cœur est volumineux, sclérose.

Il est impossible de trouver l'ouverture de la coronaire droite; lorsqu'on la suit de l'extérieur et qu'on y introduit un stylet, on est arrêté par une plaque atheromato-calcaire qui obture et cache absolument l'ouverture de la coronaire. Celle de gauche laisse passer le sang par un petit pertuis, mais ses branches sont extrêmement developpées. (H. Huchard, 1888, obs. inedite.)

Obs. 135. — Femme de 21 ans. Syphilis congénitale probable. Deux ans avant la mort, attaques de douleurs dans la poitrine sous l'influence des émotions et surtout des efforts; pendant la periode menstruelle, attaque angineuse mortelle.

Autopsie : Cœur dilaté recouvert d'une couche légère de tissu adipeux. Veines coronaires non distendues. Le myocarde présente une coloration gris jaunâtre du muscle, à consistance ferme. Valvules normales. Tunique interne de l'aorte opaque, ridée vers les coronaires. Au microscope, épaississement fibreux et dégénérescence graisseuse des tuniques de l'aorte. *Periartérite, endartérite des coronaires qui ferment leur lumière.* Elles sont saines dans d'autres parties de leur étendue. Un peu de périnévrite. Le myocarde présente une augmentation du tissu connectif autour des fibres musculaires. L'aorte était de couleur grisâtre avec aspect cicatriciel et épaississement fibreux de ses tuniques.

Endartérite des petites artères se rendant aux fibres musculaires. « *Les orifices des artères coronaires sont très petits, admettant a peine l'introduction d'un stylet.* (Wild. The medical chronicle, 1889.)

Obs. 136. — L.., 65 ans, malade depuis sept ans. Chancre induré, à 32 ans. Dyspnée, arythmie cardiaque, douleurs angineuses, mort subite, le 16 juin 1888.

Autopsie : Cœur énorme, très hypertrophié. Foyer de sclérose blanchâtre au niveau de l'angle formé par la cloison et la paroi postérieure du cœur. Aorte peu athéromateuse, tandis que les coronaires sont très altérées. La branche verticale postérieure de la coronaire droite (ou artère du sillon vertical postérieur) en rapport avec le foyer scléreux, est le siège d'une oblitération complete. (H. Huchard. Obs. inédite, 1889.)

Obs. 137. — Homme de 39 ans, alcoolique. Début de la maladie en 1882 par des palpitations et la dyspnée d'effort. Double souffle systolique et diastolique à la base. Douleurs rétro-sternales. Symptômes d'asystolie auxquels le malade succombe apres un mois.

Autopsie : Dilatation aortique, rétrécissement et insuffisance de l'aorte. Aortite subaigue entée sur une aortite chronique. Cœur hypertrophié avec sclérose dystrophique. Nephrite interstitielle.

Les artères coronaires sont atteintes d'endarterite, surtout celle de droite, qui est presque oblitérée a son origine et qui presente sur son parcours des retrecissements nombreux. (H. Huchard. Leçons sur les maladies du cœur, 1re édition. 1889, 2e édition, 1892, p. 486.)

Obs. 138. — Observation d'angine de poitrine.

Autopsie : *Oblitération partielle de l'artère coronaire droite.* (Israel. Berlin, Klin. Woch, 13 août 1889.)

Obs. 139. — Femme de 29 ans, sans antécédent syphilitique ou rénal. Mort par angine de poitrine avec syncopes.

Autopsie : Dégénérescence graisseuse des muscles papillaires ; plaques d'athérome circonscrivant l'orifice aortique et *l'orifice des artères coronaires, surtout a gauche.* (Owen. Brit. med. Journ., 19 octobre 1889.)

Obs. 140. — D..., ancien matelot, 47 ans; abus alcooliques; fièvre intermittente en Chine. Il y a quatre ans, céphalée, palpitations, sensation d'etouffement; puis, pollakiurie nocturne sans polyurie, vertiges. Artères radiales et temporales dures et flexueuses. Au cœur, dédoublement du premier bruit a la pointe, et claquement diastolique intense au foyer aortique. Crises d'angine de poitrine auxquelles il succombe.

Autopsie : Rein droit petit, bosselé, granuleux, kystique. Rein gauche moins altéré. Foie petit et atrophié; cavité abdominale renfermant plusieurs litres de liquide louche, floconneux (péritonite péri-hépatique). Rate petite (80 gr.) à capsule épaissie. Cœur (530 gr.), dont l'hypertrophie porte surtout sur le ventricule gauche (2 cent. d'épaisseur des parois). Parois des oreillettes et du ventricule droit, notablement épaissies. Péricarde hypérémié, parsemé de petites houppes fibrineuses.

On trouve a l'intérieur du ventricule gauche un kyste fibrineux gros comme une forte noisette adhérent seulement à la pointe du cœur. Ce kyste a été le point de départ d'embolies multiples des coronaires. On observe en effet, dans la paroi du ventricule gauche, plusieurs infarctus occupant tout ou partie de l'épaisseur de la paroi. Les artères coronaires sont très élargies, leurs parois sont épaissies. (GRASSET Du vertige cardio-vasculaire ou vertige des artério-scléreux. Montpellier médical, 1890.)

OBS. 141. — J.., cultivateur, 63 ans, fièvre typhoïde à l'âge de 10 ans Jamais de rhumatisme ni de syphilis; excès tabagiques depuis 42 ans (chique et fume; « avait toujours du tabac dans la bouche, sauf à l'heure du repas ». Excès alcooliques, souffre d'oppression et de douleurs angineuses depuis le 15 septembre 1889. Les crises angineuses se font ensuite sentir à l'épigastre (angine de poitrine pseudo-gastralgique), puis au sternum et aux bras. Le 3 février 1890, mort subite.

AUTOPSIE : Un litre et demi de liquide citrin dans la plevre gauche ; deux litres environ du même liquide dans la plèvre droite. Emphysème et œdème pulmonaires. Reins et foie congestionnés. Péricarde normal ; cœur gros, rempli de sang noir et liquide. Epaississement des bords libres des valvules mitrale et tricuspide. Plusieurs foyers de « myocardite » au niveau de la partie antérieure du septum. Aorte suffisante.

Les orifices des coronaires sont libres. La coronaire postérieure présente quelques plaques d'endartérite sans oblitération vasculaire. L'artère coronaire antérieure laisse voir au niveau d'une de ses deux branches principales (la branche descendante), immédiatement après sa bifurcation, un retrécissement dû a une plaque d'endartérite qui en a amené l'obstruction presque totale. » (H. AUDÉOUD. Revue médicale de la Suisse romande, 20 mai 1890.)

OBS. 142. — Malade apporté mort à l'hôpital Bichat en 1890. Peu de renseignements sur sa maladie antérieure ; on apprend seulement que, depuis plusieurs mois, il s'arrêtait sans cesse pendant la marche ou à la suite d'un effort, et qu'il se plaignait de souffrir au niveau de la région sternale. Mort subite à 49 ans.

AUTOPSIE : Cœur volumineux (650 grammes), sans caillots, avec surcharge graisseuse du ventricule droit. Plaque d'atrophie à la face postérieure et inférieure du ventricule gauche. Pas d'insuffisance aortique, mais plaques nombreuses d'aortite ancienne.

Les orifices des deux coronaires sont largement ouverts, sauf celui de la postérieure plus petit qu'à l'état normal ; dans leur trajet, elles sont très athéromateuses. Les branches ventriculaires obliques de la coronaire gauche sont tres athéromateuses. *Une dissection attentive des branches les plus importantes permet de reconnaître une oblitération complète de la première branche ventriculaire oblique issue de la verticale antérieure. La coronaire postérieure est moins altérée; cependant, l'artère du sillon vertical postérieur est le siège de deux rétrécissements très prononces allant presque jusqu'a l'oblitération.* (H. HUCHARD. Obs. inédite, 1890.)

OBS. 143. — M. J..., 78 ans, entré à l'hôpital le 17 mars 1889 avec les symptômes suivants : dyspnée douloureuse, douleurs rétro-sternales, œdème des membres inférieurs, congestion des bases pulmonaires, signes d'emphyseme, battements du cœur sourds et irréguliers. Deux jours après, mort subite.

AUTOPSIE : Quelques plaques d'athérome sur les artères basilaires ; rien au cerveau. Sclérose légère des reins et surtout du rein gauche. Foie muscade. Rate dure au toucher avec de nombreux infarctus et dépressions cicatricielles. Athérome artériel généralisé. Sclérose intense à la partie inférieure de la cloison au voisinage de la pointe. Cette sclérose est due à la confluence d'un certain nombre de foyers occupant surtout la moitié gauche de la cloison. Ces foyers empiètent sur la paroi antérieure du ventricule gauche, et en particulier dans la région correspondante à la branche verticale anterieure.

Les coronaires à leur origine sont parfaitement perméables, mais sur leur trajet on constate de nombreuses plaques d'athérome. La branche verticale antérieure (ou artère du sillon vertical antérieur) est très athéromateuse et complètement oblitérée a son origine. Au niveau et au-dessous du point oblitéré, on voit se détacher quelques collatérales atrophiées. (HUCHARD, en collaboration avec WEBER. Soc. méd. des hôp., 1891.)

OBS. 144. — Homme de 44 ans, ferblantier. Antécédents pathologiques : alcoolisme, syphilis, saturnisme et tabagisme. Signe d'aortite chronique avec dilatation de l'aorte. Symptômes d'angine de poitrine. *Diagnostic :* aortite aigue dans le cours d'une aortite chronique avec accidents angineux ; rétrécissement et insuffisance aortiques ; insuffisance mitrale et tricuspidienne fonctionnelles par dilatation aigue du cœur ; artério-sclérose du myocarde et du rein. Mort assez rapide, en huit jours, parasystolie.

AUTOPSIE · En outre des lésions absolument confirmatives du diagnostic porté pendant la vie, on trouve *une oblitération complète de l'artère coronaire postérieure par un depôt atheromateux obturant l'embouchure de ce vaisseau.* (H. HUCHARD. Leçons sur les maladies du cœur, 1re édition, et 2e édition, p. 484. Leçons sur les aortites. (*Progrès medical.* 1892.)

OBS. 145. — B.., 60 ans, entré à l'hôpital le 10 juin 1891 pour une dyspnée douloureuse avec œdème notable des membres inférieurs. A l'examen, absence de choc précordial, dilatation cardiaque, arythmie. Pas de bruit de galop, ni de souffle. Le moindre effort provoque de la douleur rétro-sternale et de la dyspnée. Mort subite, le 15 juin.

AUTOPSIE : Cœur, très augmenté de volume ; poids, 400 grammes (sans caillots) ; forme globuleuse. — La section auriculo-ventriculaire gauche laisse voir des cavités dilatées. Mais déjà à l'inspection, on remarque que la partie inférieure de la face antérieure du ventricule gauche est comme deprimée ; à la palpation, on sent moins de résistance sous le doigt que partout ailleurs. L'ouverture du cœur gauche montre, en effet, qu'il s'agit là d'un amincissement notable de la paroi (4 à 5 millimetres au plus), qui augmente d'ailleurs à mesure qu'on se rapproche de la pointe. Au toucher, la région atrophiée donne une consistance dure, peu elastique, tandis qu'à l'extrême pointe, au centre du foyer, on éprouve la sensation du cartilage. A la vue, la paroi cardiaque est remplacée presque entièrement par un tissu blanc, ferme, lardacé ; le scalpel ne peut qu'entamer la plaque cartilagineuse dont l'étendue mesure un peu plus d'un centimètre carré. Examinée du côté du péricarde, la région atrophiée est manifestement envahie par une couche de graisse dans laquelle se perdent les vaisseaux.

Du côté de l'endocarde, on aperçoit un caillot fibrineux considérable accolé à la paroi atrophiée. Ce caillot est très adhérent et se détache avec peine. Au-dessous de lui, les trabécules pariétaux sont durs, blanchâtres, sclérosés et atrophiés. Les petites dépressions formées par leurs entre-croisements sont remplies par les prolongements du caillot (ce qui semble expliquer son adhérence). Celui-ci mesure dans sa plus grande épaisseur 1 centimètre et demi, et dans son plus grand diamètre 3 centimetres environ. Tout autour de lui, dans un rayon de 2 à 4 centimètres, l'endocarde a l'aspect blanc nacré, scléreux, déjà constaté au niveau même de la région atrophiée. Un trabécule volumineux, dirigé verticalement, limite le caillot du côté du ventricule. Il envoie de sa partie moyenne un cordage très délié, long de 3 centimètres, qui se dirige transversalement vers l'intersection de la cloison avec la paroi ventriculaire. Il est probable que ce cordage a joué un certain rôle dans la formation du caillot.

La cloison participe à l'atrophie scléreuse par sa partie inférieure.

Les piliers de la mitrale et les cordages qui en naissent sont légèrement atrophiés et sclérosés. Quelques plaques jaunes recouvrent la grande valve de la mitrale. Mais les bords libres de cette dernière ne sont pas épaissis. L'orifice mitral est dilaté (insuffisance mitrale fonctionnelle).

Les valvules sigmoïdes de l'aorte sont saines. Sauf quelques petites plaques à peine visibles dans le voisinage des orifices coronaires, la paroi aortique n'est pas ou peu atteinte par l'athérome.

Les coronaires, par contre, présentent des altérations très considérables. Tout près de son orifice, qui est sain, la *coronaire antérieure* se divise en deux grosses branches. Le tronc de cette artère, qui atteint ordinairement une longueur d'un centimètre environ, est à peine indiqué. Il est vrai qu'il est rétréci et déformé par une plaque saillante d'athérome Des deux grosses branches de division, l'une, *horizontale*, contourne la base du cœur. Elle est dilatée, pavée de dépôts athéromateux au milieu desquels on distingue quelques rares orifices de collatérales. A 3 centimètres environ de son origine, au point où elle contourne la base de l'auricule gauche, on trouve un point nettement rétréci, mais non oblitéré. Au delà, l'athérome se continue avec moins d'intensité. Après avoir émis de nombreuses branches descendantes, dont l'une, plus importante à la face antérieure du ventricule gauche, elle se ramifie sur la paroi postérieure du cœur.

La seconde branche de division de la coronaire antérieure, ou *verticale antérieure*, est remarquable par les lésions qu'elle présente. Très rétrécie dès sa naissance, elle ne tarde pas à se diviser en deux branches secondaires ; l'une, dirigée obliquement vers les parois du ventricule gauche, est perméable. Toutefois, le cours du sang devait être entravé à partir de la moitié inférieure de son parcours par un petit caillot accolé et adhérent à la paroi (thrombose pariétale). Les orifices des collatérales de cette *artère ventriculaire* sont partout visibles. Quant aux parois elles-mêmes de l'artère, elles sont relativement minces, comme atrophiées.

La seconde branche de division du tronc rétréci de la verticale antérieure n'est autre que l'artère du *sillon vertical antérieur*. Dès son origine, cette artère est transformée en un cordon fibreux sur une longueur de 2 centimètres. La lumière du vaisseau est complètement effacée sur une coupe transversale de son bout périphérique, tandis qu'à son extrémité supérieure, elle a la dimension d'un millimètre à peine de diamètre. Immédiatement au-dessous du cordon fibreux, l'artère du sillon donne naissance à l'*artère de la cloison*. Celle-ci, quoique perméable, est atrophiée ; elle pénètre dans le myocarde au niveau de l'angle formé par la paroi de l'infundibulum pulmonaire et le bord antérieur de la cloison. Quant à l'artère du sillon vertical antérieur, elle poursuit son trajet représenté exactement par l'intersection de la cloison et de la paroi antérieure du cœur. Après avoir fourni une branche superficielle et quelques petites collatérales au myocarde de la cloison, elle se divise à mi-hauteur du cœur, en deux branches terminales d'égal volume. L'une de ses branches suit la direction de l'artère, l'autre se porte obliquement à gauche sur la partie inférieure de la face antérieure du ventricule. *C'est dans l'angle formé par ces deux branches terminales que se trouve compris le foyer d'atrophie scléreuse de la pointe.* Le tissu adipeux qui les enveloppe facilite leur dissection et permet de les suivre jusqu'à leur terminaison autour de la plaque cartilagineuse de la pointe.

La *coronaire postérieure*, quoique très athéromateuse, est loin d'offrir des lésions aussi intenses. Le tronc de cette artère est un peu déformé par les dépôts d'athérome, mais non dilaté. Les branches qu'elle envoie au ventricule droit rampent dans un tissu adipeux très abondant. Aucune d'elles n'est oblitérée, sauf peut-être l'*artère du sillon vertical postérieur* que nous avons perdue à 2 centimètres environ de la région de la pointe, et dont le calibre paraissait un peu rétréci.

L'absence de dilatation compensatrice de cette artère s'explique, dans une certaine mesure, par la présence d'une coronaire supplémentaire volumineuse, qui vient irriguer toute la face antérieure du ventricule droit. Cette artère décrite par Vieussens, sous le nom d'*artère graisseuse*, présente chez notre malade un développement inusité, à tel point qu'on pourrait fort bien admettre l'existence d'une troisième coronaire, à en juger par son calibre et par les trois orifices distincts constatés dans la région sigmoïdienne.

En résumé, il existe chez ce malade une sclérose manifeste avec atrophie de la région de la pointe. et une lésion artérielle dont le siege bien précis nous oblige à établir une relation de cause à effet. Il est impossible de ne pas tenir compte des lieux d'élection du foyer scléreux et de l'oblitération artérielle. Quant à la thrombose pariétale de l'artere ventriculaire gauche, elle a dû, à notre avis, jouer un rôle important et provoquer la mort subite par syncope.

L'étude des coupes histologiques de la paroi atrophiée et des parties voisines restées saines en apparence, permet de constater les particularités suivantes : îlots musculaires para-artériels de la sclérose dystrophique surtout apparents à la périphérie du foyer scléreux ; vastes champs de sclérose environnés de tissu musculaire parfaitement sain et à limites festonnées ; ces dentelures des nappes scléreuses sont formées par des prolongements musculaires renfermant le plus souvent la section d'un vaisseau ; les artérioles sont en général peu altérées, mais l'endartérite est très manifeste sur un certain nombre d'entre elles. La transformation scléreuse de la paroi occupe de préférence la moitié interne de la coupe. Ni le péricarde, ni l'endocarde ne semblent prendre part au processus : zone de fibres musculaires séparant ces deux membranes des champs de sclérose. Ceux-ci sont formés par un tissu en général peu dense et qui ne paraît pas avoir atteint son entier développement.

Dans les piliers de la mitrale, on retrouve de petits foyers de sclérose diffuse au voisinage de l'endocarde enflammé (sclérose par propagation). Ici, on ne retrouve pas de dégénérescence granulo-graisseuse en masse des fibres cardiaques comme dans le foyer pariétal. (H. Huchard et Weber. Soc. méd. des hôpitaux, 1891.)

Je termine par cette observation, donnant sur l'autopsie une relation complète, qui me paraît importante en raison du triple intérêt qu'elle présente : par les nombreux rétrécissements constatés sur le trajet des coronaires ; par l'étendue des lésions scléreuses du myocarde en rapport avec les sténoses artérielles ; enfin, par l'existence d'une circulation complémentaire effectuée aux dépens de l'artère graisseuse de Vieussens.

PLANCHE III

ANGINE DE POITRINE CORONARIENNE

Fig. 64. — *a*, *a'*, plaques d'aortite chronique (athérome).

b, plaques d'aortite bouchant l'ouverture de la coronaire gauche.

c, ouverture de la coronaire gauche presque complètement oblitérée, ne laissant pas même traverser une soie de sanglier. De l'autre côte, ouverture de la coronaire gauche perméable et normale dans laquelle penètre facilement un gros stylet. (Dans tout le parcours de son trajet, elle était même dilatée.)

d, *e*, petites ouvertures de coronaires supplémentaires.

PLANCHE IV

AORTITE AVEC ANGINE DE POITRINE

Fig. 65. — *a*, *a*, plaques d'aortite chronique.

b, legère dilatation de l'aorte.

c, artère coronaire gauche dont l'ouverture rendue irregulière par une plaque athéromateuse est très retrécie.

c', artère coronaire droite complètement oblitérée et dont l'ouverture est transformée en sept ou huit petits pertuis absolument imperméables.

TABLE DES SOMMAIRES

PREMIÈRE LEÇON

LA TENSION ARTÉRIELLE DANS LES MALADIES

I. Hypotension artérielle.

DEUXIÈME LEÇON

LA TENSION ARTÉRIELLE DANS LES MALADIES (SUITE)

I. Hypotension artérielle (FIN).

TROISIÈME LEÇON

LA TENSION ARTERIELLE DANS LES MALADIES (suite)

II. Hypertension arterielle.

QUATRIÈME LEÇON

LA TENSION ARTÉRIELLE DANS LES MALADIES (suite)

II. Hypertension artérielle (suite).

brale, la migraine (*migraines menstruelles*), dans la syncope locale des extrémités, dans les névralgies, la sciatique.

La tension artérielle dans les maladies du sang, du cœur et des vaisseaux ; chlorose, cardiopathies diverses, affections de l'aorte, néphrite interstitielle, goitre exophtalmique, angine de poitrine (cause de l'attitude verticale des angineux) ; dans les intoxications, les maladies de l'appareil respiratoire.

Hypertension passagère et hypertension permanente. — Rapports pathogéniques entre l'hypertension permanente et le développement de l'artério-sclérose. — L'hypertension précède et produit la sclérose artérielle. Exemples à l'appui et objections ; le tonus vasculaire.

Cardiopathies de la ménopause. Six formes. Artério-sclérose, et tachycardie de la ménopause. — Accidents cardiaques de la puberté (fausse hypertrophie de croissance). — Rapports de la migraine ophtalmique avec l'artério-sclérose (débuts migraineux de l'artério-sclérose). — Dangers des névroses vaso-motrices.

Pages 38 à 56

CINQUIÈME LEÇON

LA TENSION ARTÉRIELLE DANS LES MALADIES (fin)

II. Hypertension artérielle (fin).

Symptomatologie de l'hypertension artérielle.

I. Symptômes vaso-moteurs ou vasculaires : Algidités locales, syncopes locales des extrémités, douleurs rhumatoïdes, vertiges, céphalée, troubles visuels, somnolence, accès de pâleur, etc., symptomes dus à la vaso-constriction. — Bourdonnement d'oreilles, vertiges congestifs, paresse de la mémoire et de l'intelligence, légère excitation psychique, céphalalgie congestive et pulsatile, etc., symptômes dus à la vaso-dilatation active.

Caractères du *pouls :* plein, fort, vibrant, résistant dans l'hypertension due à la vaso-dilatation; serré, concentré, cordé et tendu dans l'hypertension due à la vaso-constriction. — Pouls rétracté et résistant, avec fausse apparence de petitesse (opinion de Sénac). Exemple de contracture artérielle généralisée dans un cas de saturnisme aigu, avec terminaison fatale. — Pouls régulier, sans intermittences ou inégalités dans les pulsations de la même artère. Inégalité des deux pouls (pouls gauche moins fort). — *Tachycardie* de l'hypertension. en désaccord avec une loi de Marey. Mensurations sphygmométriques. Tracés sphygmographiques.

Conditions morbides (état fébrile, hémiplégie. etc.) capables d'abaisser l'hypertension. Hémi-hypertension artérielle.

I. Symptômes aortiques : *Retentissement diastolique de l'aorte.* Son siège, à droite du sternum, ses caractères cliniques, sa cause de production : augmentation de la tension dans le système aortique. Diagnostic avec le retentissement diastolique de l'artère pulmonaire, situé à gauche du sternum, et indice d'une augmentation de tension dans la petite circulation. — Diagnostic avec le « bruit clangoreux » de l'aorte, indice d'une dilatation de ce vaisseau. Insuffisance aortique fonctionnelle. — Hypertension artérielle, cause d'artérite généralisée (opinion de Boerhaave). — Tableau des maladies avec retentissement diastolique de l'aorte ou de l'artère pulmonaire. Cardiopathies *artérielles* avec retentissement diastolique de l'aorte ; cardiopathies *valvulaires* avec retentissement diastolique de l'artère pulmonaire.

III. Symptômes cardiaques. — Bradycardie, tachycardie, palpitations, modifications du choc précordial. Bruit de galop mésosystolique ou bruit de trot : prolongation de la systole et polysystolie. — *Dilatation aigue du cœur.* Cardiectasie par perte d'élasticité du myocarde, et cardiectasie par perte de contractilité. Insuffisance mitrale fonctionnelle, conséquence de la cardiectasie. Caractères du souffle de l'insuffisance fonctionnelle. Bruits de galop.

IV. Symptômes viscéraux. — Congestions, hémorragies capillaires, épistaxis, etc. Dyspnée d'effort (dyspnée de Corvisart), polyurie, etc. — Exemples d'épistaxis et d'hémoptysies précédant de plusieurs années l'évolution de l'artério-sclérose.

Pronostic. — Hypertension passagere, prolongée ou permanente.

Traitement. — Plusieurs indications : a) *Combattre l'hypertension* dans ses causes : alimentation, réduction des boissons, proscription des médicaments vaso-constricteurs ; — b) *Combattre l'hypertension dans ses conséquences :* médicaments artériels vaso-dilatateurs : iodures, nitrites ; action de la saignée générale.

Conclusion : La thérapeutique de l'hypertension artérielle est une thérapeutique preventive de l'artério-sclérose, des cardiopathies artérielles, etc. Pages 39 à 77

SIXIÈME LEÇON

ARTÉRIO-SCLEROSE

I. Exposé clinique.

Observations d'artério-scléroses du rein, du cerveau, du cœur. Dans les cardiopathies *artérielles*, absence de cycle mobide spécial aux cardiopathies *valvulaires*, les organes devenant malades au hasard des lésions artérielles. Multiplicité des localisations de la sclérose dans divers organes ; unicite du processus anatomo-pathologique. — Aspect protéiforme des artérites ; diversité de leur siege et de leurs accidents.

Scleroses *associees :* scléroses du cœur et du foie, du cœur et du rein, du cœur et du poumon, du cœur et du cerveau, de l'aorte et de la moelle. Théories mécaniques ou dyscrasiques de Rayer, Bright, Traube, etc. *Arterio capillary-fibrosis* de Gull et Sutton. Néphrites et myocardites sclereuses associées.

Hémorragies diverses produites par l'artério-sclérose ; anévrismes miliaires du cerveau et leur géneralisation. Gangrène des extrémités dans les néphrites arterielles. Gastrites interstitielles, cirrhoses hépatiques. Exemples d'indurations scléreuses de l'estomac et du pylore

Scléroses du foie. du cœur et du rein. Différents modes de début de l'artério-sclérose. Rapports de celle-ci avec l'emphysème, les pneumonies chroniques, les scléroses pulmonaires, les bronchectasies, etc.

Rapports des affections médullaires avec celles de l'aorte. Les scléroses médullaires *diffuses*, plus que les scléroses *systématiques*, peuvent être une manifestation de l'arterio-sclerose. Arterio sclérose oculaire.

Déduction thérapeutique : L'artério-sclérose, maladie du système circulatoire tout entier (cœur, arteres, veines, capillaires). Angio-sclérose. Varices (phlébo-sclérose) et artério-sclérose. Pléthore abdominale, hemorroides, etc. — La médication doit viser, non pas tel organe malade, mais tout un système anatomique, le systeme arteriel. Pages 78 à 93

SEPTIÈME LEÇON

ARTERIO-SCLEROSE (suite)

II. Anatomie pathologique.

Artério-sclérose, maladie generale. Distinction entre les scléroses viscérales dépendantes de l'arterio-sclérose généralisée, et les scléroses viscérales, *primitivement locales*, d'origine lymphatique ou glandulaire. (Pneumonies chroniques, cirrhoses du foie, syphilitiques, cirrhoses biliaires, rein sénile et néphrites épithéliales des saturnins.)

I. ARTÉRIO-SCLÉROSE ET ATHÉROME. — L'artério-sclérose et l'athérome artériel désignent deux états, deux localisations distinctes d'un même processus morbide, l'artérite des petits vaisseaux. L'athérome est la lésion ; l'artério-sclérose, la maladie. — Scléroses viscérales et dégénérescences athéromateuses des artères, conséquences d'un trouble nutritif par irrigation insuffisante des organes ou des parois artérielles. — *Arterio-capillary fibrosis* de Gull et Sutton. L'artério-sclérose généralisée presque d'emblée viscérale (*sclérose artério-viscerale*) et étendue non seulement aux artères, mais aux veines, c'est-à-dire au système circulatoire tout entier (*angio-sclérose*). L'athérome artériel seulement généralisé aux artères avec peu de lésions viscérales.

Anatomie normale du système artériel.

II. DESCRIPTION de l'athérome artériel. C'est un mélange d'inflammation et de nécrobiose. — Trois théories : 1° théorie *inflammatoire* et premier stade *actif;* 2° théorie *dégénérative* et premier stade *passif;* 3° théorie de H. Martin : Premier stade de l'athérome constitué par l'endartérite oblitérante de vasa vasorum: deuxième stade constitué par la diminution d'apport sanguin dans les parois artérielles, et surtout dans la couche profonde de la tunique interne. Objections à cette dernière théorie. — Endartérites *nodulaires* et en *plaques*. Infarctus viscéraux microscopiques.

Conséquences de l'endartérite : 1° mortification, nécrobiose des éléments nobles des organes ; 2° excitation de nutrition du tissu conjonctif. — Scléroses viscérales *dystrophiques* par endartérite ; scléroses *inflammatoires* par péri-artérite. Dans le premier cas, scléroses *para*-vasculaires ; dans le second, scléroses *péri*-vasculaires.

Examen des principales manifestations locales de l'artério-sclérose : *Néphrite interstitielle* ou *artérielle*, toujours dominée par la généralisation de l'artério-sclérose. Scléroses rénale et cardiaque souvent associées. Le rein sénile et la néphrite saturnine sont des néphrites à la fois épithéliales et artérielles. — *Cirrhose du foie* d'origine artérielle. Trois classes d'hépatites chroniques : cirrhoses vasculaires, biliaires, lymphatiques. Trois ordres de cirrhoses vasculaires : cirrhoses atrophique alcoolique de Laennec; cirrhose cardiaque, cirrhose cardio-artérielle. — *Foie sénile* avec endartérite hépatique. — *Artério-sclerose pulmonaire*. Rapports de l'emphysème constitutionnel avec l'athérome et l'artério-sclérose. Distinction entre l'artério-sclérose pulmonaire et deux sortes de scleroses pulmonaires d'origine cardiaque ; induration cyanotique, et induration œdémateuse du poumon. — *Artério-sclérose cardiaque* consécutive à l'endartérite oblitérante, comme l'artério-sclérose du rein, du foie et du poumon. Examens anatomo-pathologiques à l'appui. Artério-sclérose valvulaire (cardiopathie artérielle à type valvulaire). — *Artério-sclérose des centres nerveux :* paralysie générale, sclérose diffuse de la moelle ou du cerveau dans la maladie de Parkinson, la chorée sénile, etc. Tabes dorsal et lésions aortiques ou artérielles. — *Artério-sclerose des organes genito-urinaires, de la rate, de l'estomac, du pancréas*, etc. Pages 94 à 118

HUITIÈME LEÇON

ARTÉRIO-SCLEROSE

III. Étiologie.

1° Causes *diathesiques :* rhumatismes aigu et chronique. Goutte, diabète, arthritis, hérédité, aortisme héréditaire. Les cardiopathies *artérielles* peuvent être directement héréditaires, les cardiopathies *valvulaires* ne le sont pas, ou ne le sont qu'indirectement. Faits à l'appui : hérédité dans les lésions, hérédité dans les organes.

2° Causes *toxiques :* alcoolisme, saturnisme, tabagisme, erreurs d'alimentation, surmenage, sénilité, ménopause. Observations d'athérome artériel dans le jeune âge. — Influence du *surmenage :* myocardite aiguë par intoxication, cœur forcé et artério-sclérose du surmenage moral et intellectuel. Surmenage artériel par les émotions répétées. Choc traumatique et choc moral, action des émotions sur le cœur par l'intermédiaire du système artériel : contracture vasculaire, hypertension artérielle, artério-sclérose. Influence des émotions sur le système vasculaire d'abord. et sur le cœur ensuite. Action de la sénilité.

3° Causes *infectieuses*. Parmi les infections aigues : fièvre typhoide, variole, scarlatine, grippe, diphtérie, etc. Parmi les infections chroniques : syphilis, impaludisme.

Pathogénie. — Agents de l'irritation vasculaire contenus dans le sang : excès d'acide urique dans le sang des goutteux, des saturnins, des alcooliques ; acide lactique dans le sang des rhumatisants ; plomb considéré comme agent d'irritation artérielle et d'excitation musculaire. Théorie parasitaire du rhumatisme. Contractures vasculaires des saturnins. Influence de la pression artérielle. Fréquence de l'athérome artériel d'après les différentes arteres.

Rôle du systeme nerveux dans la production des altérations cardio-vasculaires et des lésions scléro-athéromateuses. Expériences et observations diverses. Influence trophique *directe* des nerfs sur les tissus ; influence trophique *indirecte* par l'intermédiaire des vaisseaux (*tropho-neurose vasculaire*). Pages 119 à 153

NEUVIÈME LEÇON

ARTÉRIO-SCLÉROSE DU CŒUR

(CARDIO-SCLÉROSE OU CARDIOPATHIES ARTERIELLES)

I. Anatomie pathologique.

Opinion de Corvisart sur la nature anatomique du « carditis ». Trois théories :

1° Le travail pathologique commence par le muscle ; la myocardite est primitivement *parenchymateuse* (Sobernheim, Rokitansky, Riegel, Ruhle, Koster). La myocardite segmentaire de J. Renaut (de Lyon) est une lesion commune à des états morbides divers, mais non une maladie ;

2° Le travail pathologique commence par le tissu conjonctif : la myocardite est *interstitielle* (Bristowe, Friedreich, Lancereaux, Bard et Philippe) ;

3° Le travail pathologique commence par les vaisseaux, les altérations scléreuses sont consécutives : à la *périartérite*, et dans ce cas la sclérose est *inflammatoire* (Duplaix, Debove et Letulle, Juhel-Rénoy et Rigal, Haushalter et Demange) ; à l'*endartérite*, et dans ce dernier cas, il s'agit toujours de sclérose *dystrophique* (H. Martin, Huchard et Weber). Le mot de myocardite chronique, remplacé par celui d'*artério-sclerose du cœur*.

Anatomie pathologique macroscopique de l'artério-sclérose du cœur. — Etude du volume, du poids, de la forme, de la consistance, de la coloration du myocarde. Differents aspects du tissu scléreux à l'œil nu. Sclérose jeune et sclerose adulte. Répartition des foyers scléreux dans les diverses régions du cœur. — Topographie de la sclérose cardiaque, en rapport avec les lésions coronariennes. — Conséquences anatomiques de ces lésions et de l'oblitération des coronaires : sclérose cardiaque dystrophique ; dilatations partielles et anévrismes pariétaux, ruptures du cœur. Artères cardiaques supplémentaires. — Cause de l'hypertrophie du cœur. coincidant avec l'atrophie scléreuse d'autres organes ; l'hypertrophie du cœur précede le plus souvent l évolution du processeus scléreux.

Anatomie pathologique microscopique. — Développement du tissu scléreux à l'extrémité des territoires vasculaires Etude histologique des nappes scléreuses. Altérations des fibres musculaires : atrophie, dégénération granulo-fragmentaire, état vacuolaire ou évidement des cellules musculaires, hypertrophie, aspect normal des fibres musculaires autour des artérioles atteintes d'endartérite. — Irritation

DIXIÈME LEÇON

ARTÉRIO-SCLÉROSE DU CŒUR (SUITE)

II. Clinique. (*Symptomatologie.*)

ONZIÈME LEÇON

ARTÉRIO-SCLEROSE DU CŒUR (SUITE)

II. Clinique. (*Symptomatologie.*)

DOUZIÈME LEÇON

ARTERIO-SCLÉROSE DU CŒUR (SUITE)

II. Clinique (*Formes cliniques.*)

TREIZIÈME LEÇON

ARTÉRIO-SCLÉROSE DU CŒUR (suite)

II. Clinique. (*Formes cliniques.*)

QUATORZIÈME LEÇON

ARTÉRIO-SCLÉROSE DU CŒUR (suite)

II. Clinique. (*Diagnostic.*)

artérielles. Souvent aussi, même dès le début, quand la sclérose envahit l'appareil valvulaire, signes de rétrécissement et d'insuffisance aortiques, etc. Souffle mitral ne signifie pas toujours insuffisance mitrale.

Parallele clinique entre les cardiopathies *valvulaires* et les cardiopathies *artérielles*. Quatre périodes dans les cardiopathies valvulaires : eusystolie, hypersystolie, hyposystolie, asystolie.

Dans les cardiopathies *valvulaires*, souffle systolique à la pointe avec pouls petit irrégulier, inegal et intermittent ; face ordinairement rouge et vultueuse (*facies propria* de Corvisart). Dans les cardiopathies *vasculaires*, souffle systolique à la pointe avec pouls fort, vibrant, régulier ou irrégulier, face pâle et anémiée. Avec un souffle mitral, le malade est et reste aortique. — Insuffisance mitrale *fonctionnelle* par dilatation des cavités cardiaques et des orifices. — Imminence continuelle de cardiectasie aigue dans les cardiopathies artérielles ; ses caractères cliniques comparés à ceux des cardiopathies valvulaires.

Résumé des signes de l'artério-sclérose généralisée, celle-ci comprenant deux périodes : l'une, *artérielle* et primitive avec lésions scléreuses limitées au système vasculaire ; l'autre, *viscérale* et secondaire, avec lésions scléreuses des organes.

Symptômes attribués à la néphrite interstitielle et dus à l'artério-sclérose généralisée : gangrenes, hémorragies, syncopes et algidités locales, phénomène du doigt mort, acces de pâleur de la face et des téguments, etc. Spasme artériel. Affection valvulaire rhumatismale devenant artérielle par la suite.

Trois causes d'hypertension artérielle dans la cardio-sclérose. Rôle des réflexes vasculaires Crises asystoliques des cardiopathies valvulaires et des cardiopathies artérielles. Cause de la gravité des pneumonies des vieillards et des artério-scléreux : la maladie est au poumon, le danger au cœur. Mort subite dans la pleurésie, par dégénérescence antérieure du myocarde. Les trois asystolies des cardiopathies artérielles : asystolie méiopragique, asystolie cardiectasique, asystolie urémique. — Aortite, souvent concomitante dans les cardiopathies artérielles.

La mort dans les cardiopathies artérielles mort *lente* par asystolie et cachexie artérielle (caracteres distinctifs de cette cachexie avec la cachexie cardiaque); mort *rapide* par rupture d'anévrisme des coronaires (très rare) du cœur, par hémorragie et ramollissement du cerveau, par urémie; mort *subite* par syncope et angine de poitrine. — Durée des cardiopathies artérielles.

Les cardiopathies valvulaires commencent par la valvule pour finir au myocarde ; les cardiopathies vasculaires commencent par les vaisseaux et le myocarde pour finir a la valvule ; les premières commencent par le cœur central pour finir par le cœur peripherique, et les secondes par les vaisseaux pour finir au cœur.

Résumé des symptômes *extra-cardiaques* et *cardiaques* avec les six lois cliniques.

Diagnostic de la cardio-sclérose avec les diverses myocardites, les arythmies, etc.

Diagnostic des complications (anévrismes du cœur, ruptures cardiaques), etc.

Pages 343 à 376

QUINZIÈME LEÇON

ARTÉRIO-SCLEROSE DU CŒUR (FIN)

III. Therapeutique.

I. Traitement de la cardio-sclérose à ses diverses périodes : artérielle, cardio-arterielle, mitro artérielle.

1° Période *artérielle*. — Traitement hygiénique et alimentaire. Médication de l'hypertension artérielle. Emploi de la trinitrine et des iodures.

2° Periode *cardio-arterielle*. — Trinitrine et médication iodurée. Leur action physiologique et thérapeutique. Mode d'emploi. Résultats de cette médication et

SEIZIÈME LEÇON

ARTÉRIO-SCLÉROSE DES GOUTTEUX ET GOUTTE RENALE

d'asthme, phtisie goutteuse). Diagnostic de ces complications avec les congestions passives des cardio-aortiques, avec les hémo-bronchites des albuminuriques, avec le faux asthme des affections du cœur ou des reins.

Goutte *cardiaque*. Embolies pulmonaires dues à la phlébite goutteuse. Stéatose cardiaque, asystolie. L'angine de poitrine des goutteux est vraie ou fausse. L'angine de poitrine albuminurique ou diabétique n'existe pas.

Goutte *cérébrale*. Son diagnostic avec les affections diverses produites par les lésions des vaisseaux encéphaliques (hémorragie et ramollissement cérébral, hémorragie méningée); avec les accidents d'alcoolisme aigu, avec l'urémie cérébrale. Exemple d'une céphalée urémique chez un goutteux, d'origine non goutteuse.

Importance des manifestations urémiques de la goutte aigue ou chronique; modifications pupillaires. Dans la goutte, la lésion rénale exerce une grande influence sur la maladie et les affections intercurrentes.

III. Indications thérapeutiques. — 1° Combattre la tendance à l'artério-sclérose pour prévenir la néphrite interstitielle; 2° combattre la formation exagérée d'acide urique pour prévenir la néphrite uratique; 3° combattre la tendance à la gravelle pour éviter la néphrite graveleuse; 4° combattre ou prévenir les accidents urémiques.

1° Traitement hygiénique et médicamenteux : proscription des boissons alcooliques, du tabac, d'une alimentation exclusivement azotée. Médication iodurée; trinitrine. etc.

2° Influence favorable de l'exercice, de la gymnastique, des frictions, des bains, du libre fonctionnement de la peau. Proscription des boissons alcooliques fermentées, des vins de Bourgogne, des acides minéraux ou végétaux. — Maladies par nutrition accélérée ou retardée. La goutte, maladie par hypernutrition. — Emploi des alcalins et des eaux alcalines (Vals, Royat, Pougues, Wildungen, Neunahr, Bilin, etc.). Lithine et iodure de lithium. Acide benzoique et benzoate de soude.

3° Traitement des différentes gravelles. — Traitement d'un accès de goutte chez un rénal.

IV. Le foie des goutteux. — Congestions hépatiques et lésions du foie chez les goutteux. Albuminurie et urémie hépatiques. — *Médication hépatique* de la goutte (eaux de Vichy, Carlsbad, Marienbad, Brides, Châtel-Guyon, etc.). — Goutte, pléthore abdominale et hémorroides.

4° Indications thérapeutiques relatives à l'urémie chez les goutteux : méthodes de réduction et d'élimination. Emploi de la caféine.

Conclusion : Le traitement de la goutte doit viser deux organes : le foie qui fabrique l'acide urique, le rein qui l'élimine.

DIX-SEPTIÈME LEÇON

AORTITES

I. Aortites aiguë et subaigue.

Historique. Aortite *aigue* et *subaigue*. (Portal en 1803, P. Franck et J. Franck, Bertin et Brouillaud, Bizot, etc.) — L'aortite et l'artérite aigues, autrefois question doctrinale : fièvre *inflammatoire* de Franck; fièvre *vasculaire* de Reill; fièvre *angioténique* de Pinel; *angiocardite* de Bouillaud; artérite, lésion de toutes les fièvres pour Broussais. — Au point de vue anatomique, erreurs des auteurs démontrées par Laennec, Louis, Trousseau et Rigot. Au point de vue clinique, erreurs et opinions contradictoires des auteurs contemporains.

Pathogénie. — Influence de la pression artérielle, de la quantité et de la qualité du sang.

ÉTIOLOGIE. 1° *Diathèses* (goutte, arthritis, rhumatisme, etc.). — 2° *Intoxications* (saturnisme et tabagisme, etc.). — 3° *Maladies infectieuses* (variole, fièvre typhoïde, scarlatine, rougeole, syphilis, etc.). — Influence du froid. — Ménopause. — (Observations.)

II. ANATOMIE PATHOLOGIQUE. — Lésions de la tunique externe de l'aorte (*péri-aortite*), des tuniques interne et moyenne (*endo-aortite*). Coloration de l'endartère. — Description des plaques molles et gélatiniformes de l'aortite aigue. — Dilatation aiguë de l'aorte. — Insuffisance aortique fonctionnelle ou organique. — Hypertrophie *vraie* et hypertrophie *fausse* du cœur, cette dernière étant due à la sclérose dystrophique du myocarde.

III. **Clinique**. PHYSIOLOGIE PATHOLOGIQUE DE LA SYMPTOMATOLOGIE. — Ischémie du myocarde par aortite *péri-coronaire;* rétrécissements vasculaires et ischémies viscérales par aortite *oblitérante;* symptômes de voisinage par *peri-aortite.*

MODES DE DÉBUT. — Début rapide ou insidieux. — Début par aortite aiguë, puis aortite chronique consécutive, et réciproquement. Début de l'aortite aigue par la dyspnee, ou par l'angine de poitrine, par la péricardite sèche, sous forme d'anémie, par hypertrophie cardiaque, etc. L'aortite aiguë, maladie apyrétique.
Pages 445 à 464

DIX-HUITIÈME LEÇON

AORTITES (SUITE)

Aortites aigue et subaiguë (FIN).

SYMPTOMATOLOGIE. — 1° Symptômes de l'endoaortite. — Rapports anatomiques de l'aorte avec le sternum et les parois cardio-aortiques. — Dilatation de l'aorte; procédés cliniques pour la constater. — Élévation des sous-clavières. — Absence possible de bruits de souffle. — Insuffisance fonctionnelle des orifices aortique et mitral. — Rétrécissement *relatif* de l'orifice aortique sans lésion valvulaire. — Battements artériels du cou. — Causes de l'hypertrophie cardiaque. — Accès de pâleur de la face. — Importance des réflexes vasculaires (ischémies et algidités locales), étourdissements, vertiges, syncopes. — Oblitérations artérielles. — Cachexie artérielle.

2° Symptômes de la péri-aortite. — Symptômes douloureux permanents ou passagers. — Angine de poitrine. — Dyspnée. — Pseudo-asthme cardiaque, et pseudo-asthme aortique. — Quatre variétés de dyspnée.

3° Œdème des membres inférieurs. — Hyposystolie et asystolie. — Troubles gastriques, cérébraux, etc.

PRONOSTIC. — Aortite aigue, maladie à répétition et à poussées. — Mort *subite* (par angine de poitrine). Mort *rapide* par complication (embolie cérébrale). Mort *lente* par asystolie.

DIAGNOSTIC. — Aortite aigue *primitive*, et *secondaire* à l'aortite chronique. L'aortite aigue est une affection *dyspneique*, *douloureuse* et *syncopale.* — Importance de ces trois éléments symptomatiques, la dyspnée, la douleur, quelquefois l'état syncopal ou lipothymique, pour le diagnostic.

Diagnostic de l'aortite aigue *secondaire.* — Observations. — Diagnostic avec les anévrismes de l'aorte, les pseudo-angines de poitrine, l'endocardite, l'endocardite rhumatismale avec aortite, la péricardite, le goitre exophtalmique, la phtisie pulmonaire. — Diagnostic du *siège* de l'aortite. — Aortite de la portion ascendante de la crosse, de la portion descendante (souffle dorsal à propagation xiphoïdienne). Observations.
Pages 465 à 491

DIX-NEUVIÈME LEÇON

AORTITES (FIN)

II. Aortite chronique.

HISTORIQUE. *a*). L'aortite *chronique* décrite pour la première fois au point de vue anatomo-pathologique par Morgagni. Mention des embolies par cet auteur. — Un siècle plus tard, description clinique incomplete par Hogdson. — Première observation d'insuffisance aortique *organique*, par Vieussens en 1703. — Premiere description d'insuffisance aortique *fonctionnelle* (par dilatation simple de l'orifice aortique), par Hogdson en 1815. — Observations de Bertin et Bouillaud en 1824. — Travaux de Hope (1831), Corrigan (1832), Guyot (1834), Gintrac (1835), Charcelay (1836), Norman Chevers (1838), etc.

b. Aortite *suppurée*. Première observation d'Andral en 1829. — Faits de Spengler, Virchow, Schutzenberger, Leudet, Rokitansky, Lebert. — Aortite suppurée donnant lieu aux symptômes de l'infection purulente ; ou plutôt, infection purulente produisant l'aortite suppurée.

c). Aortite *ulcéreuse :* faits de Stokes, Lebreton, Lecorché, Garcin, Turner.

ANATOMIE PATHOLOGIQUE. — Plaques aortiques, jaunâtres, consistantes et dures. Plaques ossiformes et lamelleuses. Ramollissement des plaques athéromateuses. Pseudo-abcès athéromateux. — Anévrismes dissequants de l'aorte et anévrismes en général. — Dilatation de l'aorte, et dilatation consécutive de l'orifice aortique sans lésion valvulaire (insuffisance aortique *fonctionnelle*), lésions des valvules semilunaires (insuffisance aortique *organique*). — Hypertrophie du cœur, puis sclérose du myocarde. Parfois, atrophie du cœur.

SYMPTÔMES. — Dilatation de l'aorte. Retentissement diastolique de l'aorte, et bruit clangoreux. Timbre parcheminé des bruits aortiques. Double souffle aortique (rétrecissement et insuffisance aortique). Souffle systolique de la base sans rétrécissement aortique. Bondissement des artères. Pouls sénile. Caractère de reptation artérielle (Stokes). — Crises dyspnéiques et angineuses.

Complications : hypertrophie du cœur, embolies et thromboses artérielles ; gangrene des extrémités, etc. Emphysène pulmonaire. Dilatation des bronches, hémoptysies, etc

Forme *latente* de l'aortite chronique.

ÉTIOLOGIE. — Elle est celle de l'aortite aigue et de l'artério-sclérose généralisée. — Aortite chronique, parfois de cause inconnue. — Aortite et tuberculose pulmonaire. Celle-ci, à titre de maladie infectieuse, peut produire l'aortite, et l'aortite peut aussi produire la tuberculose pulmonaire. Observations.

TRAITEMENT. — Traitement de l'aortite aigue et de l'aortite chronique : régime lacté, médication iodurée. — Traitement des symptômes. Pages 492 à 512

VINGTIÈME LEÇON

ANGINE DE POITRINE

(ANGINE DE POITRINE VRAIE, ARTÉRIELLE, OU CORONARIENNE)

I. Symptomatologie.

Angine de poitrine *vraie* (ou angine *coronarienne*, *artérielle*) opposée aux angines *fausses* (ou angines *nerveuses*) ; la première, due à la lésion des coronaires obturées ou rétrécies par leur inflammation et celle de l'aorte au niveau de leur naissance ;

VINGT ET UNIÈME LEÇON

ANGINE DE POITRINE (suite)

VINGT-DEUXIÈME LEÇON

ANGINE DE POITRINE (suite)

III. Historique et pathogenie.

VINGT-TROISIÈME LEÇON

ANGINE DE POITRINE (SUITE)

IV. Pathogénie (FIN).

VINGT-QUATRIÈME LEÇON

ANGINE DE POITRINE (FIN)

V. Traitement.

I. TRAITEMENT PRÉVENTIF (dans l'intervalle des accès : traitement de la lésion).

Trois indications thérapeutiques principales : *a.* combattre l'hypertension artérielle ; *b.* diriger le traitement contre l'aortite et le développement de l'artério-sclérose ; *c.* favoriser et faciliter le travail du cœur, en s'adressant surtout aux vaisseaux.

Énumération des nombreuses médications instituées depuis 1768 contre l'angine de poitrine.

Traitement *hygiénique :* régime alimentaire.

Traitement de la cause *anatomique :* aortite, coronarite, artério-sclérose.

Médication iodurée. Action physiologique et thérapeutique des iodures, sur la tension artérielle, sur les parois vasculaires, sur la diminution de la mortalité des angineux. Iodures de sodium et de potassium. L'iodure n'agit pas comme antinévralgique. — Accidents divers d'iodisme. Intolérance iodique, primitive ou secondaire ; moyens de la combattre. Avantages et inconvénients de la médication iodurée.

II TRAITEMENT CURATIF DES ACCÈS. — Nitrite d'amyle, nitro-glycérine, nitrites, opium et morphine.

Action physiologique du *nitrite d'amyle :* dilatation artérielle due probablement à une action directe sur la tunique musculaire des vaisseaux ; action sur le sang, sur le cœur qu'il tonifie, sur la tension artérielle qu'il abaisse. Influence antinévralgique indirecte. Explication de son action thérapeutique dans les accès angineux.

Action physiologique et thérapeutique de la *trinitrine* (ou nitro-glycérine), plus lente, plus persistante que celle du nitrite d'amyle.

Action physiologique des *nitrites de sodium et de potassium;* leur pouvoir toxique sur le sang; dangers de leur emploi thérapeutique.

Mode d'emploi et posologie du nitrite d'amyle et de la trinitrine. Action combinée des deux médicaments. Faits d'amylisme (ou intoxication amylique).

Action physiologique et thérapeutique de l'*opium* et de la *morphine.* Expériences démontrant, outre leurs propriétés anesthésique et hypnotique, une action cardio-sthénique, vaso-dilatatrice et dépressive de la pression artérielle. Action combinée des inhalations amyliques, de la trinitrine et des injections morphinées.

III. TRAITEMENT DES COMPLICATIONS. — Les unes sont dépendantes, les autres indépendantes des accès ; les premières caractérisées par les accidents dus à la *cardio-sclérose* et à l'*insuffisance rénale* souvent concomitantes; les secondes, par un *état syncopal,* ou un *état parétique* du cœur.

Opérations pratiquées sur les angineux ; administration du chloroforme.

IV. — MÉDICATIONS INUTILES OU DANGEREUSES. 1° *Toniques cardiaques.* Contre-indications et indications de la digitale, de l'ergot de seigle. Action de la spartéine, du convallaria, de la caféine et du strophantus.

2° *Belladone, bicarbonate de soude.* Inutilité ou dangers de ces médicaments.

3° *Électricité.* Dangers de l'électricité faradique; parfois, bons effets des courants continus.

4° *Cocaïne. Inhalations d'oxygène :* la première, très dangereuse ; les secondes inutiles.

5° *Antipyrine,* sans action sur l'angine coronarienne.

6° *Bromures*. Leur contre-indication.
7° *Chloral. Paraldéhyde, sulfonal, uréthane.*
8° *Sels de potasse.*
9° *Emissions sanguines.*
10° Moyens divers : *Inhalations d'éther; inhalations chloroformiques*, etc.

Pages 654 à 692

VINGT-CINQUIÈME LEÇON

ANGINES DE POITRINE TOXIQUES

(ANGINES TABAGIQUES)

I. Historique. — Faits de Kreysig, Graves, Stokes, Beau.

II. Action physiologique et toxique du tabac. — Principes renfermés dans la fumée du tabac : nicotine, nicotianine, collidine, picoline, oxyde de carbone, acide prussique, sels d'ammoniaque.

1° *Action du tabac sur les centres nerveux et les nerfs pneumogastriques.* Son extrême toxicité, son accoutumance rapide démontrée par les expériences physiologiques et les observations cliniques. Action du tabac sur la protubérance et sur la moelle allongée. — Action sur les nerfs pneumogastriques (Cl. Bernard), sur les ganglions nerveux du cœur. — Antagonisme de la digitale et du tabac. — Action du tabac sur la respiration. Ralentissement permanent de la circulation (Eloy et Huchard).

2° *Action sur le système musculaire et sur les vaisseaux.* Déplétion et vacuité du système artériel sous l'influence du tabac. Son action vaso-constrictive et hémostatique. Le tabac est la strychnine du système vasculaire. Augmentation de la tension artérielle.

3° *Action sur le sang.* Action *directe* du tabac sur le sang, les globules sanguins, et *indirecte* par l'intermédiaire de l'état asphyxique dû à l'intoxication tabagique.

4° *Symptômes généraux du nicotisme.* Accidents dus à l'action vaso-constrictive et ischémiante du tabac sur les organes : parésies musculaires et tremblements; irritation cérébro-spinale, vertiges, fausses migraines, diminution de la mémoire, troubles hémiplégiques, aphasie, signes de tumeur cérébrale ; dyspnée par contraction des vaisseaux pulmonaires ; diurèse, diarrhée. — *Nicotisme* du cœur (arythmie. intermittences, tachycardie, bradycardie, sténocardie, pouls tabagique)

Angine de poitrine *fonctionnelle* bénigne, par spasme des coronaires (*angor spasmo-tabagique*). — Angine *organique* grave, par lésion des coronaires (*angor scléro-tabagique*). — Angine *fonctionnelle* bénigne, d'origine dyspeptique (*angor gastro-tabagique*).

Causes de l'intolérance tabagique.

III. Symptômes de l'angine de poitrine tabagique. — Forme *vaso-motrice*, avec accompagnement d'accidents étrangers à la sténocardie : vertiges, dyspnée, lipothymies, frissons, palpitations, bourdonnements d'oreilles, etc. Prédominance des accidents d'intoxication nicotinique sur les accès angineux. Formes frustes.

Caractères distinctifs des angines tabagiques :

1° Forme vaso-motrice ; 2° association de l'angor avec d'autres accidents d'empoisonnement tabagique ; 3° existence de troubles cardiaques dans l'intervalle des accès ; 4° fréquence des formes frustes ; 5° accès spontanés ou provoqués ; 6° disparition rapide de l'angine *fonctionnelle* due au rétrécissement spasmodique des coronaires, de l'angine *gastro*-tabagique après la guérison de l'état dyspeptique ; disparition lente de l'angine *sclero*-tabagique.

IV. Pronostic, variable suivant les diverses formes.

V. Traitement, différent suivant les causes : rétrécissement spasmodique, rétrécissement organique des coronaires, état dyspeptique.

VINGT-SIXIÈME LEÇON

PSEUDO-ANGINES NEVROSIQUES

(NEVRALGIES CARDIAQUES, PRECORDIALGIES, CARDIALGIES, CARDIACALGIES, CARDIODYNIES)

Différences séparant l'angine coronarienne des pseudo-angines des hystériques, des neurasthéniques, des dyspeptiques, etc. *Il n'y a qu'une angine de poitrine, toutes les autres sont fausses.*

I. Pseudo-angine de poitrine hystérique. — Deux observations mises en opposition : l'une, concernant une angine coronarienne, l'autre une pseudo-angine hystérique. L'angine hystérique peut se rencontrer dans les quatre circonstances suivantes :

1° *Angor hystérique chez l'homme.* Observations.

2° *Angor hystérique, première manifestation de la névrose.* — Exemples d'hystéries à début viscéral (débuts gastrique, pulmonaire, cardiaque). Caractère *périodique* et *nocturne* de certaines manifestations hystériques. — Exemples d'hystéries viscérales débutant par le cœur et par un accès pseudo-angineux.

3° *Angor hystérique chez les cardiaques et les aortiques.* — Caractères cliniques permettant de reconnaître une pseudo-angine hystérique chez un malade atteint d'affection cardio-aortique.

4° *Angor hystérique chez les cardiaques héréditaires.* — L'hérédité crée dans les organes des *loci minoris resistentiæ.*

5° *Angor pectoris dans le cours d'une hystérie confirmée.* — Observations.

Diagnostic — *a*). Angine coronarienne fréquente à l'âge de l'artério-sclérose, après quarante ou cinquante ans. Angine *fausse* des hystériques pouvant exister dès l'âge de six ans ;

b). Angine *vraie* plus fréquente chez l'homme ; Angine *fausse* hystérique, plus fréquente chez la femme ;

c) Dans l'angine *vraie*, provocation des accès par tout acte nécessitant un effort ; dans l'angine fausse, spontanéité des accès, lesquels sont souvent périodiques, nocturnes, revenant à la même heure ;

d) La pseudo-angine hystérique presque toujours alliée à d'autres symptômes névrosiques : anesthésie de l'épiglotte, hémianesthésie, hypéresthésie ovarienne. Les crises sont souvent précédées, accompagnées ou suivies de symptômes névropathiques ;

e). Forme vaso-motrice fréquente dans la pseudo-angine hystérique ;

f). Forme névralgique ;

g). Forme mixte, névralgique et vaso-motrice ;

h) Caractères de la douleur : sensation de distension du cœur, d'un cœur trop gros. Souvent, longue durée des accès. Attitude différente des malades dans l'angine vraie et les pseudo-angines ;

i). Dans l'angine *vraie*, c'est l'ischémie du myocarde, c'est la lésion artérielle qu'il faut combattre, la douleur n'est qu'un élément secondaire. Dans l'angine *fausse*, la douleur du plexus cardiaque est le fait dominateur ;

j). Gravité souvent inexorable de l'angine vraie qui peut tuer sans douleur ; bénignité de la pseudo-angine qui ne tue jamais, même avec les plus violentes douleurs. — Médication artérielle dans le premier cas, médication antinévralgique ou antinerveuse dans le second.

II Pseudo-angine de poitrine du goitre exophtalmique. — Caractères cliniques semblables à ceux de la pseudo-angine de poitrine hystérique, le goitre exophtalmique-

étant une névrose généralisée, proche parente de l'hystérie, et non une névrose cardiaque. — Possibilité d'angine *coronarienne* dans le goitre exophtalmique, due aux lésions de l'aorte et des artères cardiaques.

III. **Pseudo-angines de poitrine dans la neurasthénie et le neuro-arthritisme.** — Exposé clinique de la neurasthénie ; ses relations étroites avec l'arthritis — Pseudo-angine neurasthénique ou neuro-arthritique par névralgie ou névrite du plexus cardiaque ; tableau du diagnostic entre l'angine artérielle et la pseudo-angine nerveuse. — Observation d'angine coronarienne compliquée de pseudo-angine névralgique ou névritique. Exemple de zona aortique.

IV. **Pseudo-angine de poitrine dans l'épilepsie.** — Erreurs de diagnostic. Conclusion : *L'angine de poitrine n'est pas une manifestation de l'épilepsie.*

Tableau diagnostique de l'angine vraie et de la pseudo-angine hystérique.

Traitement. — Injections de morphine, inhalations d'éther ou de chloroforme dans la forme névralgique ; inhalations de nitrite d'amyle dans la forme vaso-motrice. Trinitrine. Frictions excitantes sur les membres. Chloral, bromure, aconitine, courants continus, hydrothérapie. Préparations de quinine. Pulvérisations d'éther ou de chlorure de méthyle sur la colonne vertébrale dans l'hystérie compliquée d'irritation spinale. Cautérisations ponctuées sur le trajet du rachis. — Traitement hydrominéral. Traitement moral, suggestion, changement de milieu, isolement

Pages 719 à 752

VINGT-SEPTIÈME LEÇON

PSEUDO-ANGINES RÉFLEXES

1° *Pseudo-angines reflexes d'origine périphérique.* Observation de pseudo-angine réflexe après une névralgie intercostale. Pseudo-angines consécutives aux névralgies de la paroi thoracique, à la névralgie diaphragmatique, à une excitation périphérique douloureuse des nerfs des extrémités, aux névromes, aux névralgies ou traumatismes du bras gauche.

Troubles fonctionnels du cœur (palpitations, syncopes, douleurs angineuses) et lésions du cœur (cardiectasie, hypertrophie du cœur) consécutifs aux névralgies ou névrites du membre supérieur.

Historique. Influence des exercices actifs du bras gauche dans les maladies du cœur ou des gros vaisseaux (Odier, Zecchinelli, J. Franck). Observations de Téallier et de Riberi. Deux observations de Valleix. Observation d'une pseudo-angine pectorale consécutive à la névralgie du moignon du membre inférieur gauche. Névralgie du plexus cardiaque consécutive à une névralgie du plexus brachial. Cardiectasie (et non hypertrophie du cœur) consécutive à la névralgie ou névrite du membre supérieur gauche. Observation d'angine coronarienne compliquée de pseudo-angine (par névrite du plexus cardiaque).

Diagnostic. — Thérapeutique : Traitement de la cause, de la névralgie du plexus brachial, pour atteindre et guérir la névralgie du plexus cardiaque.

2° *Pseudo-angines réflexes d'origine viscérale.* Trois théories pour expliquer la production des accès pseudo-angineux sous l'influence des troubles digestifs : 1° *théorie mécanique ;* 2° *théorie humorale ;* 3° *théorie réflexe*, cette dernière confirmée par les expériences et les observations cliniques.

Trois formes d'accidents cardio-pulmonaires consécutifs aux maladies des voies digestives : 1° palpitations, faux pas et intermittences du cœur, arythmie, gêne et anxiété précordiale avec irradiation dans le membre supérieur, dilatation des cavités droites du cœur, insuffisance tricuspidienne, bruit de galop droit (forme *cardiaque*) ; 2° anhélation, accès d'oppression, de dyspnée ou d'orthopnée, augmen

TABLE DES OBSERVATIONS ET FAITS PRINCIPAUX

TABLE ANALYTIQUE DES MATIÈRES

A

Angine de poitrine.

B

C

D

F

G

H

I

P

Q

R

S

T

U

V

ERRATA

Page 27, à la 13ᵉ ligne du sommaire, au lieu de : alimentation *cornée*, lisez : CARNÉE.

Page 32, en note, lisez hémoptysies ARTHRITIQUES.

Page 71, à la 22ᵉ ligne, au lieu de : *Pe* ap — pa, lisez : PL ap — pa.

Page 137, à la 28ᵉ ligne du texte, au lieu de : n'avaient pas encore *être* suivis, lisez : n'avaient pas encore ÉTÉ SUIVIS.

Page 192, à la première ligne, au lieu de *antério*-sclérose, lisez : ARTÉRIO-sclérose.

Page 343, à la 7ᵉ ligne du sommaire, au lieu de : *eusystologie*, lisez : EUSYSTOLIE.

Page 357, à la 6ᵉ ligne du texte, au lieu de *asthémie*, lisez : ASTHÉNIE.

Page 512, à la 2ᵉ ligne du texte, au lieu de *novice*, lisez : NOCIVE.

Page 751, à la 32ᵉ ligne du texte, au lieu de *Bourbon, Lancy*, lisez : BOURBON-LANCY.

ÉVREUX, IMPRIMERIE CHARLES HÉRISSEY

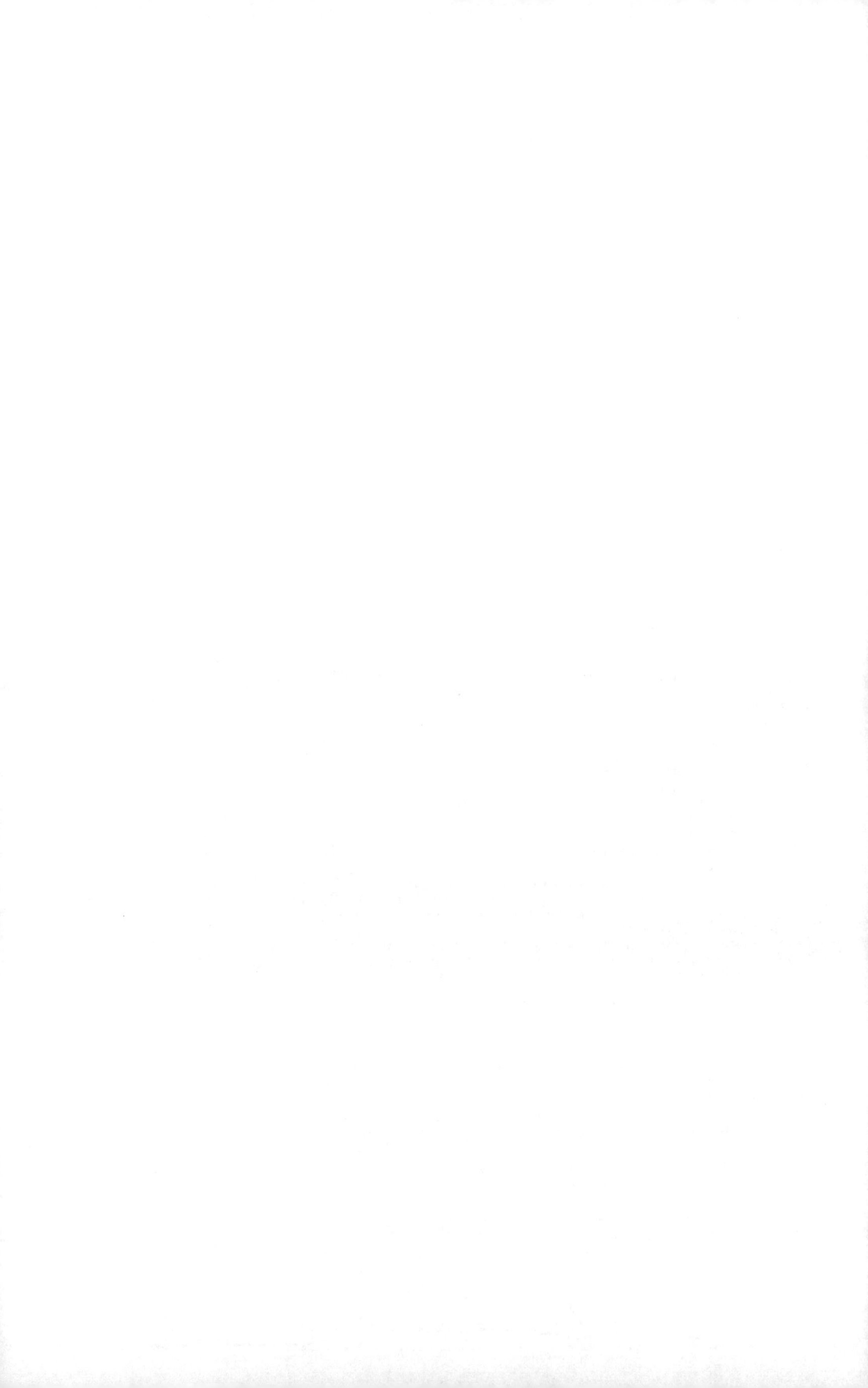

www.ingramcontent.com/pod-product-compliance
Ingram Content Group UK Ltd.
Pitfield, Milton Keynes, MK11 3LW, UK
UKHW020146250726
13967UKWH00002B/892